疾病、傷害及び死因の統計分類提要

ICD-10（2013年版）準拠

第 1 巻
Tabular list
（内容例示表）

厚生労働省大臣官房統計情報部編
一般財団法人厚生労働統計協会

1990年の第43回世界保健総会は、国際疾病分類の第10回改訂版を承認（WHA43.24）するとともに、10年ごとの改訂周期（revision cycle）の間の改正プロセス（updating process）の確立についてICDの第10回改訂のための国際会議（1989年9月26日～10月2日、於ジュネーブ）の勧告を承認した。1996年に東京で開催されたWHO国際統計分類協力センターの年次会議でこの勧告の実施に向けた動きが始まり、その後、改正プロセスについて公式な仕組みが確立された。この改正の仕組みに従い、小改正は毎年行われ、大改正は、必要に応じ、3年ごとに行われている。

　改正に関する更なる情報及び改正の累積一覧表については、http://www.who.int/classifications/を参照いただきたい。今後の改正もこのサイトに掲載される。

　本書は「International Statisitical Classification of Diseases and Related Health Problems, 10th revision, Volume 1 Tabular list, 2010 edition（世界保健機関、2011年刊行）」及び上記WHOサイトに掲載された2013年公表版の日本語訳に基づき作成されたものである。

　日本語版翻訳権は世界保健機関の事務局より日本国厚生労働省に対し与えられており、翻訳の正確性については厚生労働省大臣官房統計情報部がその責を負うものである。

本提要の発行にあたって

　本書は、世界保健機関（WHO）により定められた「疾病及び関連保健問題の国際統計分類第10回改訂」（International Statistical Classification of Diseases and Related Health Problems, Tenth Revision: ICD-10）について、2013年までに公表された改正に基づいて定められた、我が国で使用する「疾病、傷害及び死因の統計分類」の解説書として編集したものである。

　今時の「疾病、傷害及び死因の統計分類」の改正はICD-10に対応するものとしては3回目となるものである。ICD-10が勧告されてからすでに25年が経過しているが、WHOでは、ICD-10に対し改正を続けることで医療をめぐる状況の変化に対応してきている。我が国では、統計の継続性の観点も勘案し、適切なタイミングで改正を行ってきている。

　「ICD-10（2013年版）準拠」への改正は、平成25年11月に厚生労働大臣から社会保障審議会に諮問されたものであり、社会保障審議会統計分科会に設置された、学識経験者からなる「疾病、傷害及び死因分類部会」及び「疾病、傷害及び死因分類専門委員会」において検討がなされ、その後、社会保障審議会統計分科会及び社会保障審議会で了承され、平成26年9月25日社会保障審議会で答申された。平成26年11月17日には総務大臣より統計委員会に諮問、平成26年12月8日統計委員会で答申、平成27年2月13日に「疾病、傷害及び死因の統計分類」が定められた。

　この分類が、情報化の進む保健医療関連分野において幅広く活用され、正確な情報の作成や関係者間のコミュニケーションに貢献し、我が国における健康長寿社会の発展に資するものとなるよう祈念している。

　発刊にあたり、社会保障審議会統計分科会疾病、傷害及び死因分類部会並びに疾病、傷害及び死因分類専門委員会委員各位をはじめとする、ICD-10（2013年版）の適用に関して多大なご協力をいただいた全ての関係者の方々に深く御礼申し上げます。

　平成28年3月

厚生労働省大臣官房統計情報部長
小　川　　　誠

ICD-10（2003年版）の発行にあたって

　本書は、世界保健機関（WHO）により、定められた「疾病及び関連保健問題の国際統計分類第10回修正」（International Statistical Classification of Diseases and Related Health Problems, Tenth Revision: ICD-10）及び1990年以降2003年までの勧告に基づいて我が国で使用する「疾病、傷害及び死因分類」の解説書として編集したものである。

　第10回改訂（ICD-10）は、1990年5月17日の第43回世界保健総会において加盟各国に対して1993年から使用するよう勧告されたものであるが、第10回改訂以降は、第10回改訂のままで一部改正を行うこととされ、3年に1回の大改正と毎年の小改正が行われており、現在の分類は、22章、3桁、4桁分類は併せて約14,000となっている。

　「ICD-10（2003年版）準拠」は、平成17年1月に厚生労働大臣から社会保障審議会に諮問されたものであり、社会保障審議会統計分科会に設置された、医学の各分野において専門的知識を有する学識経験者からなる「疾病、傷害及び死因分類部会」において検討がなされ、平成17年7月にとりまとめられた勧告が社会保障審議会統計分科会及び社会保障審議会で了承され、社会保障審議会答申を経て、平成17年10月7日に我が国が使用する「疾病、傷害及び死因統計分類」が定められた。

　この分類が、疾病、傷害及び死亡の正確な実態把握に活用されるとともに、他の分野においても広く活用され、国民の健康・福祉の増進にさらに貢献することを切に願う次第である。

　発刊にあたり、ICD-10（2003年版）の適用に関して多大なご協力をいただいた社会保障審議会統計分科会「疾病、傷害及び死因分類部会」委員各位並びに関係学界の諸賢に深く感謝の意を表する。

　平成17年10月

厚生労働省大臣官房統計情報部長
桑島　靖夫

ICD-10（1990年版）

まえがき

　本書は，世界保健機関（WHO）により，定められた「疾病及び関連保健問題の国際統計分類第10回改訂」（International Statistical Classification of Diseases and Related Health Problems, Tenth Revision：ICD-10）に基づいて我が国で使用する「疾病，傷害及び死因分類」の解説書として編集したものである。

　この分類は，明治30年代に人口動態統計の国際死因分類として制定され，その後は医学の進歩や社会の変化に伴いほぼ10年毎に改訂が行われ，今回で10回の改訂を経たものである。特に，第6回改訂以後は死因分類から疾病，傷害及び死因分類に変貌し，更に，近年に至っては病歴整理や医学検査にも採用可能な方向へと修正がすすめられてきた。今回改正の主な点は，17章と二つの補助分類の構成が21章の構成へ，連続コードから章別コードへ，分類項目数の拡大など従来の改正と比べ相当大幅なものとなった。

　ICD-10は1990年5月17日の第43回世界保健総会において加盟各国に対して1993年から使用するよう勧告されたものである。

　我が国においては，第9回改正の場合と同様に厚生省に設置されている「厚生統計協議会」の第4部会「疾病，傷害及び死因統計分類に関する部会」を中心に検討が行われ，ICD-10に準拠した日本で使用する「疾病，傷害及び死因分類」を定めた。

　この分類が情報処理の一環として関係各分野に広く活用され，国民の健康・福祉の増進にさらに貢献することを切に願う次第である。

　発刊にあたり，長期間にわたり終始絶大なご協力をいただいた厚生統計協議会委員の各位並びに関係学界の諸賢に深く感謝の意を表する。

　平成7年3月

厚生省大臣官房統計情報部長

小　野　昭　雄

第 1 巻

目　　次

本提要の発行にあたって …………………………………………………………………… 3
ICD-10（2003年版）の発行にあたって ………………………………………………… 4
まえがき ……………………………………………………………………………………… 5
解説 …………………………………………………………………………………………… 9
使用上の注意 ………………………………………………………………………………… 10
1. 導入 ……………………………………………………………………………………… 13
　1.1　ICD-10 の 3 つの巻の内容 ……………………………………………………… 14
2. 謝辞 ……………………………………………………………………………………… 16
3. 改正（updates） ……………………………………………………………………… 17
4. トレーニング ………………………………………………………………………… 17
5. WHO 国際統計分類協力センター ………………………………………………… 18
6. 第 10 回改訂 ICD 国際会議報告 …………………………………………………… 21
　6.1　国際疾病分類（ICD）の利用の歴史と展開 …………………………………… 22
　6.2　ICD 第 10 回改訂のための提案準備活動の概観 ……………………………… 22
　6.3　提案された ICD 第 10 回改訂版の一般的特徴及び内容 …………………… 23
　6.4　母子保健に関する基準と定義 …………………………………………………… 25
　6.5　コーディングルール及び選択ルール並びに製表用リスト ………………… 26
　　6.5.1　死亡のためのコーディングルール及び選択ルール …………………… 26
　　6.5.2　疾病のためのコーディングルール及び選択ルール …………………… 27
　　6.5.3　死亡及び疾病の製表用リスト …………………………………………… 27
　6.6　分類のファミリー ………………………………………………………………… 28
　　6.6.1　分類のファミリーの概念 ………………………………………………… 28
　　6.6.2　専門分野における適用 …………………………………………………… 30
　　6.6.3　プライマリーヘルスケアへの情報支援 ………………………………… 30
　　6.6.4　機能障害、能力低下及び社会的不利 …………………………………… 31
　　6.6.5　医療行為 …………………………………………………………………… 31
　　6.6.6　国際疾病用語 ……………………………………………………………… 32
　6.7　ICD 第 10 回改訂版の実施 ……………………………………………………… 32

- 6.8 ICDの将来の改訂について……………………………………………………33
- 6.9 第10回改訂ICDの採択……………………………………………………34
7. ICD-10 3桁分類リスト……………………………………………………………35
8. 包含用語及び4桁細分類の内容例示表……………………………………………101
9. 勧告された特定製表用リスト………………………………………………………1042
   - 9.1 死亡製表用リスト 1……………………………………………………1042
   - 9.2 死亡製表用リスト 2……………………………………………………1045
   - 9.3 死亡製表用リスト 3……………………………………………………1048
   - 9.4 死亡製表用リスト 4……………………………………………………1050
   - 9.5 疾病製表用リスト………………………………………………………1051
10. 定義…………………………………………………………………………………1061
11. 世界保健機関分類規則……………………………………………………………1064
12. 我が国における対応………………………………………………………………1066
   - 12.1 疾病、傷害及び死因の統計分類について……………………………1066
     - 12.1.1 統計法との関連………………………………………………1066
     - 12.1.2 ICD-10（1990年版）の適用（平成6年告示）……………1066
     - 12.1.3 ICD-10（2003年版）の適用（平成17年告示）…………1066
     - 12.1.4 統計法の全面施行に伴う統計基準としての設定……………1066
     - 12.1.5 ICD-10（2013年版）の適用（平成27年告示）…………1067
   - 12.2 国内における検討組織について………………………………………1067
     - 12.2.1 社会保障審議会統計分科会疾病、傷害及び死因分類部会及び専門委員会…………1067
     - 12.2.2 社会保障審議会統計分科会疾病、傷害及び死因分類部会委員名簿……………1068
     - 12.2.3 社会保障審議会統計分科会疾病、傷害及び死因分類専門委員会委員名簿………1069
   - 12.3 ICD-10（2013年）準拠版の概要………………………………………1070
     - 12.3.1 主な改正点：ICD-10（2013年版）………………………1070
     - 12.3.2 分類項目数：ICD-10（2013年版）………………………1072
     - 12.3.3 日本における死亡診断書等の様式…………………………1073
13. 我が国で使用する分類表…………………………………………………………1074
   - 13.1 疾病、傷害及び死因の統計分類 基本分類表…………………………1074
   - 13.2 疾病、傷害及び死因の統計分類 疾病分類表…………………………1075
   - 13.3 疾病、傷害及び死因の統計分類 死因分類表…………………………1095
   - 13.4 日本で追加している細分類項目…………………………………………1099
参考資料………………………………………………………………………………………1100

参1．疾病、傷害及び死因の統計分類の変遷 ………………………………………………1100
参2．疾病、傷害及び死因の統計分類の改正に係る資料 ……………………………………1101
 参2.1 社会保障審議会への諮問 …………………………………………………………1101
 参2.2 社会保障審議会答申 ………………………………………………………………1102
 参2.3 統計委員会への諮問 ………………………………………………………………1104
 参2.4 統計委員会答申 ……………………………………………………………………1105
参3．関係法令（抄）………………………………………………………………………………1106
 参3.1 統計法（平成19年法律第53号）（抄）…………………………………………1106
 参3.2 平成27年2月13日総務省告示第35号 …………………………………………1107
参4．過去の改訂及び改正に係る資料 …………………………………………………………1109
 参4.1 WHOにおけるICD-10の主な概要 ……………………………………………1109
  参4.1.1 第43回世界保健総会におけるICD-10採択について ……………………1109
  参4.1.2 第9回改訂から第10回改訂の主な概要 ……………………………………1109
  参4.1.3 WHOにおけるICD-10の改正（update）プロセスについて ……………1110
 参4.2 ICD-10（1990年版）の適用 ……………………………………………………1111
  参4.2.1 経緯 ………………………………………………………………………………1111
  参4.2.2 我が国における死亡診断書等 …………………………………………………1111
  参4.2.3 我が国で使用する分類表：ICD-10（1990年）準拠版 ………………………1114
  参4.2.4 日本における細分類項目：ICD-10（1990年）準拠版 ………………………1114
  参4.2.5 分類項目数：ICD-10とICD-9との比較 ……………………………………1116
 参4.3 ICD-10（2003年版）の適用 ……………………………………………………1117
  参4.3.1 社会保障審議会統計分科会疾病、傷害及び死因分類部会 …………………1117
  参4.3.2 主な改正点：ICD-10（2003年）準拠版 ……………………………………1118
  参4.3.3 分類項目数：ICD-10（2003年）準拠版 ……………………………………1120
 参4.4 統計法（平成19年法律第53号）の全面施行に伴う統計基準としての設定について 1121

解説

　本巻は、我が国で使用する「疾病、傷害及び死因の統計分類」について、各基本分類項目及びそれぞれに含まれる疾患及び傷害を例示として掲載したものである。編集にあたっては、WHOの「疾病及び関連保健問題の国際統計分類第10回改訂（International Statistical Classification of Diseases and Related Health Problems, 10th Revision）」の和訳を主体としている。

　我が国では、1899（明治32）年からICDに準拠して「疾病、傷害及び死因の統計分類」を定めており、本書は、ICD-10（2013年版）に準拠した改正内容を反映した内容となっている。今回の改正までに計12回の国内適用が行われてきた。今回の改正にあたっては、社会保障審議会統計分科会に設置された、学識経験者からなる「疾病、傷害及び死因分類部会」及び「疾病、傷害及び死因分類専門委員会」において御審議いただいた内容を踏まえながら、我が国の傷病の実態のより適切な表示の観点から、日本医学会が定める用語との整合性を図る等の改正が行われ、本書では、使用する和訳の統一など、過去のICD-10（2003年版）及びICD-10（1990年版）の内容も含めて全体的に見直しを行った。また、従来の日本語版書籍では、「疾病、傷害及び死因統計分類提要」の第2巻を内容例示表としていたが、WHOが刊行する書籍では、分類項目及びその内容例示を含むものを第1巻、その解説書を第2巻としているため、本書から日本語版書籍でも第1巻を内容例示表、第2巻を総論として整理した。

　各分類項目中の内容例示には、頻度の高いもの、項目内容の輪郭を示す代表的なもの、特に必要と思われるもの等を示し、頻度の低いもの及び特殊なものについては、第3巻索引表に掲載している。また適訳のないもの、原語表記が理解の助けになると考えられるもの等については、原語をそのまま示すか，和訳の後に＜　＞で原語を示した。

　なお、腎尿路生殖器に関する用語については、ICD-10（2003年版）改正の時点において、その原語が意味する内容に立ち返り検討した上で和訳の再整理を行っているため、同一原語に対して異なった和訳がなされている場合もある。

　本巻の使用にあたっては、その分類項目のタイトルとして示されている用語自体が内容例示を兼ねており、例示される内容の中には繰り返し示されてはいないので注意されたい。また、分類内容を明確にするために、「包含」「除外」「注」があるが、それらは、章の目頭だけでなく、中間分類項目及び3桁・4桁の分類項目にもあるので、これらを見落とすことのないように注意されたい。

　本書についてお気づきの点等があれば、厚生労働省大臣官房統計情報部あて連絡いただければ幸いである。

使用上の注意（本内容例示表に使用されている記号）

1 ※

　　各分類項目内容の傷病名の冠頭に※が付されている場合は、WHO版の内容例示には表示されていないが、日本では必要と思われる傷病名を例示として追加したことを示す。
　（例　示）
　E05.0　　びまん性甲状腺腫を伴う甲状腺中毒症
　　　　　　※バセドウ＜Basedow＞病

2 ：

　　：が後に続いている用語は、それ自体では不完全な用語で、：の後に続く用語と組み合わせて完全な用語となることを意味する。：の後に続く用語には・が付いている。
　（例　示）
　　　　　　喉頭炎（急性）：
　　　　　　　・NOS
　　　　　　　・浮腫性
　　　　　　　・声門下
　　　　　　　・化膿性
　　　　　　　・潰瘍性
　　上記の記載は、下記の意味である。
　　　　　　喉頭炎（急性）NOS
　　　　　　浮腫性喉頭炎（急性）
　　　　　　声門下喉頭炎（急性）
　　　　　　化膿性喉頭炎（急性）
　　　　　　潰瘍性喉頭炎（急性）

3　包含・除外の例示の記載順は、WHO版の内容例示に合わせた。

4　NOS

　　国際疾病分類の内容例示中における"not otherwise specified"の略で、他に何らかの説明や記載がないものの意味である。
　（例　示）
　　　　　　喉頭炎 NOS
　　上記の記載は、「詳細不明」または「性質不明」の喉頭炎の意味である。

5　NEC

　　国際疾病分類の内容例示中における"not elsewhere classified"の略で、他のいずれの項目にも分類されないものの意味である。
　（例　示）
　　　　　　慢性肝炎 NEC
　　上記の記載は、他に分類されない慢性肝炎という意味である。

6 （　）

　　（　）内の語は、あってもなくてもコードには影響しないことを示す。
　（例　示）
　　　　　　　喉頭炎（急性）
　　上記の記載は、下記の意味である。
　　　　　　　喉頭炎
　　　　　　　急性喉頭炎

7 ＜　＞

　　ある用語について、その中の一部または全体にわたって異なった表現がある場合には、＜　＞を使用してこれを表示した。
　（例　示）
　　L93.0　　　円板状エリテマトーデス＜紅斑性狼瘡＞＜DLE＞
　　M31.3　　　ウェゲ＜ジ＞ナー＜Wegener＞肉芽

8 ［　］

　　［　］内の語は、WHO版の原文において、同義語、別の表現または内容の説明、限定を示す。
　（例　示）
　　G36.0　　　視神経脊髄炎［デビック＜Devic＞病］

9 剣印（†）および星印（*）

　　ICD-9で導入された剣印（†）および星印（*）を使用した二重分類は、ICD-10においても継続している。
　　二重分類が使用される傷病名には、基礎疾患としての分類項目であることを示すために剣印（†）が使用され、また、症状発現（臓器）の分類項目であることを示すために星印（*）が使用されている。
　　なお、二重分類の詳細については、第2巻 総論を参照されたい。
　　本内容例示表における剣印（†）および星印（*）には下記のような使用形態がある。

① A17.0†　　　結核性髄膜炎（G01*）
　　　　　　　　（脳）（脊）髄膜結核
　　　　　　　　結核性軟膜炎
　　この場合、A17.0†に分類されるすべての疾患がG01*のコードも持つことを示す。

② N74.1*　　　結核性女性骨盤炎症性疾患（A18.1†）
　　　　　　　　結核性子宮内膜炎
　　この場合、N74.1*に分類されるすべての疾患がA18.1†のコードも持つことを示す。

③ A39.5†　　　髄膜炎菌性心疾患
　　　　　　　　髄膜炎菌性：
　　　　　　　　　　・心炎 NOS（I52.0*）
　　　　　　　　　　・心内膜炎（I39.8*）
　　　　　　　　　　・心筋炎（I41.0*）
　　　　　　　　　　・心膜炎（I32.0*）
　　この場合、A39.5†に分類されるすべての疾患が二重コードを持つが、同一のコードを持つのではなく、それぞれの疾患ごとにコードが指示されることを示す。

④ I32.0*　　他に分類される細菌性疾患における心膜炎
　　　　　　心膜炎：
　　　　　　　・淋菌性（A54.8†）
　　　　　　　・髄膜炎菌性（A39.5†）
　　　　　　　・梅毒性（A52.0†）
　　　　　　　・結核性（A18.8†）
　この場合、I32.0*に分類されるすべての疾患が二重コードを持つが、同一のコードを持つのではなく、それぞれの疾患ごとにコードが指示されることを示す。

⑤ E22.0　　　末端肥大症＜先端巨大症＞及び下垂体性巨人症
　　　　　　末端肥大症＜先端巨大症＞に関連する関節障害†（M14.5*）
　　　　　　成長ホルモンの産生過剰
　この場合、E22.0に分類される疾患のうち、末端肥大症＜先端巨大症＞に関連する関節障害がM14.5*のコードも持つことを示す。

1. 導入

疾病の分類は、疾病単位（morbid entities）が確立した基準に従い割り当てられる分類項目の体系（system of categories）と定義することができる。多くの分類軸が可能で、いずれが選ばれるかは集計した統計がどのように使用されるかによって決まることになる。

疾病及び関連保健問題の国際統計分類第10回改訂版は、Bertillon分類又は国際死因リストとして1893年に作成されたシリーズの最新のものである。分類の歴史的背景の完全な概説については、第2巻に掲載されている。分類の内容及び目的を明確にするとともに、分類が疾病及び傷害の範囲を超えて発展的に拡大したことを反映して、タイトルは修正されたが、親しまれてきた「ICD」という略称はそのまま残された。最新の分類においては、一般疫学目的のため及び保健医療の評価のためにより適切と思われるように、諸病態をグループ化している。

ICDの第10回改訂作業は、1983年9月にジュネーブで準備会議が開かれてスタートした。作業プログラムはWHO疾病分類協力センター長会議の定例会議で方向付けられた。方針についての概要は、1984年及び1987年に開かれたICD第10回改訂版に関する専門家委員会を含む何回かの特別会議で提示された。

多くの専門家及び専門家グループからの技術的貢献に加え、1984年及び1986年にICD改訂のための草案を世界的な規模で回覧した結果、WHO加盟国及び地域事務局より多大なコメントと提案が得られた。これらのコメントから、多くのユーザーはICDに対して、ICDが常に包含してきた「診断情報」（もっとも広い意味において）以外のデータ形式を幅広く取り込むように望んでいることが明らかになった。こうしたユーザーのニーズに対応するために、よく知られている形態と構成を持った伝統的なICDを中心とした分類の「ファミリー」の概念が生まれた。このように、ICD自体は、一般的な目的で診断情報を得るための要求に応える一方、その他のさまざまな分類がICDとともに使用され、同じ情報に対する異なったアプローチ又は異なった情報（特に内科的・外科的処置と身体障害について）の扱いに応えることになる。

分類の第9回改訂版の開発時に、これまでとは異なった基本構成にすることで多くのさまざまなユーザーのニーズにより良く応えられるだろうという提案がなされたことを受け、いくつかのモデルが代替案として検討された。しかし、分類の伝統的な単独変数軸設計並びに頻度が高い、費用がかかる又は公衆衛生的に重要な病態に重きを置くという分類構成のその他の側面は、時の流れによる試練に耐えてきたものであり、それに代わるべきものとして提案されたモデルは、いずれも多くのユーザーを満足させるものではないということが明らかになった。

従って、第10回改訂版を精査すると分かるように、伝統的なICDの構成は維持されたが、従来の数字による分類法から英字と数字による分類法に変わることになる。これは、過去の改訂で見られたような番号付けシステムの混乱を起こすことなく、より大きなコーディング枠を与え、将来の改訂のための余地を残すものである。

利用可能なスペースを最適に使用するために、免疫機構の障害が血液及び造血器の疾患とともに

含められることとなった（第Ⅲ章）。眼及び付属器の疾患並びに耳及び乳用突起の疾患のために新しい章が創設された。外因並びに健康状態に影響を及ぼす要因及び保健サービスの利用に関する以前の補助分類は、現在は分類本体の一部となっている。

第9回改訂版で導入された診断的記述のための二重分類である剣印（†）及び星印（*）システムは維持、拡張され、星印（*）の軸は、3桁分類レベルで同種の分類項目に与えられるようになった。

1.1 ICD-10の3つの巻の内容

分類の提示方法が変わり、現在は3巻となった：

第1巻　Tabular list（内容例示表）

これは第10回改訂ICD国際会議報告、3桁及び4桁レベルでの分類、新生物＜腫瘍＞の形態の分類、死亡及び疾病の特殊製表用リスト、定義及び世界保健機関分類規則が含まれている。

第2巻　Instruction manual（総論）

これは以前第1巻（内容例示表）に含まれていた死亡診断書及び分類に関する注に、前回までの改訂版では欠けていた第1巻の使用、製表、ICD使用のための計画づくりについて、多くの背景情報、使用説明、手引きを新たに追加したものである。また、これには以前第1巻の導入部に書かれていた歴史的な文章も含まれている。

第3巻　Alphabetical index（索引表）

これは分類の索引であり、その使用に関する詳しい説明も書かれている。

※本書では、国内での使用に適するよう、第1巻の末に関係法令（抄）等を掲載した。また、本書の過去の版では、第1巻を総論、第2巻を内容例示表としていたが、本書（ICD-10（2013年）準拠版）より、原文の順序に合わせた。

* * *

本分類は1989年の第10回改訂ICD国際会議により承認され、第43回世界保健総会により下記のごとく採択された：

第43回世界保健総会は、

第10回改訂ICD国際会議報告に鑑み；

1．同会議の勧告により、下記の事項を採択する：
  (1) 疾病及び関連保健問題の国際統計分類第10回改訂版を構成する、3桁分類項目及び任意使用の4桁細分類項目からなる分類表は、死亡及び疾病の製表用ショートリストとともに、1993年1月1日から効力を発すべきこと；
  (2) 妊産婦死亡、胎児死亡、周産期死亡、新生児死亡及び乳児死亡に関連する定義及び報告要件；
  (3) 原死因コーディング及び主要病態コーディングのためのルール及び解説；

2．WHO本部事務局長に対し、疾病及び関連保健問題の国際統計分類マニュアルの出版を要請する；

3．下記に関する同会議の勧告を支持する：
(1) 疾病及び保健関連分類のファミリーの概念及び実施は、多くの関連分類及び補助分類並びに国際疾病用語に取り囲まれた中心分類としての疾病及び関連保健問題の国際統計分類を含む；
(2) 10年ごとの改訂周期の間の改正プロセスの確立

2. 謝辞

　ICD の定期的改訂は 1948 年の第 6 回改訂以来、世界保健機関（WHO）により調整されてきた。本分類の使用の増加に伴い、当然のことながら、ユーザーから改訂に貢献したいという要望も高まった。第 10 回改訂版は国際的な活動、協力及び折衷の厖大な積み重ねの産物である。WHO は多くの国における国際的及び国内的専門家グループ並びに個人の貢献に対して感謝の念を表明するものである。

　WHO は、ドイツ医療資料情報機構（DIMDI）（ケルン・ドイツ）にあるドイツ WHO 国際統計分類協力センター、特にセンター長の Michael Schopen 氏による今回の ICD-10 改訂版に使用された文章の更新及び電子ファイルの準備といった重要な技術的貢献について、多大な謝意を表明する。

3．改正（updates）

　ICD-10 の出版された各巻に対する公式な改正内容については、WHO の分類に関するウェブサイトにおいて、毎年の変更リストとして入手可能である。
　http://www.who.int/classifications
　これらの改正内容については、WHO 国際統計分類協力センター長による会議において毎年採択されたものである。
　リストには、勧告のソース及び実施年が示されている。
　また、正誤表以外の変更は全て採択年が示されている。

4．トレーニング

　ICD-10 の公式自習トレーニング及びオンライン・サポート・フォーラムについては、次のリンクからアクセス可能である：
　http://www.who.int/classifications/icd/implementation/
　また、オフラインで使用する場合は、要望があれば、ダウンロード及び CD-ROM が入手可能である。

5. WHO国際統計分類協力センター

世界14か所のWHO国際統計分類協力センターは、保健関連分類の開発及び使用、とりわけICDの使用に関して発生するさまざまな問題を抱える国々を支援するために設けられてきた。

各国がICDの使用において遭遇する重要な諸問題について、特にICDでは適切な分類ができないような新しい疾病が頻繁に発生する場合には、これを各センターに伝えることが重要である。今まではICDは次期改訂までの間は更新されてこなかったが、ICD-10からは、センターを通じて、必要な場合には新しい疾病に対して適切なコードの設定ができるような仕組みが導入された。

公式のWHO国際統計分類協力センターに加えて、数多くの国内関連センターがあり、個人のユーザーは、何か問題が生じた場合は、最初にこれらのセンター又は適当な各国のオフィスに対して、指導を仰ぐべきである。

http://www.who.int/classifications/network/collaborating

英語圏のユーザーのために2か所のセンターがあり、連絡は下記の各WHO国際統計分類協力センター長にされたい：

Australian Institute of Health
GPO Box 570
Canberra ACT 2601
Australia

National Center for Health Statistics
Centers for Disease Control and Prevention
3311 Toledo Road
Hyattsville, MD 20782
United States of America

他の12か所のセンターが、それぞれ、個々の言語又は言語グループに基づき下記の場所に設置されている：

Peking Union Medical college Hospital
Chinese Academy of Medical Sciences
Beijing l00730
People's Republic of China（中国語）

INSERM
44 Chemin de Ronde
F-78110 Le Vésinet
France（フランス語）

Nordic Centre for Classifications in Health Care
Norwegian Directorate of Health

PO Box 7000, St Olavs pass
NO-0130 Oslo,
Norway（北欧諸国）

Faculdade de Saúde Publica/Universidade de São Paulo
Avenida Dr Arnaldo 715,
0255 São Paulo, SP
Brazil（ポルトガル語）

National Research Institute for Public Health
12 Vorontsovo pole
105064 Moscow
Russian Federation（ロシア語）

Centro Venezolano de Clasificación de Enfermedades (CEVECE)
El Silencio
Centro Simón Bolívar,
Edificio Sir, Piso 3, Oficina 315
Caracas 1010
Venezuela（スペイン語）

German Institute of Medical Documentation and Information (DIMDI)
Waisenhausgasse 36-38A
50676 Köln
Germany（ドイツ語）

Agenzia Regionale della Sanità
Via Pozzuolo n. 330
33100 Udine
Italy（イタリア語）

National Institute of Public Health and the Environment (RIVM)
PO Box 1
3720 BA Bilthoven
The Netherlands（オランダ語）

Directorato General de Información en Salud
Subsecretariato de Integración y Calidad en Salud
Secretaría de Salud
Reforma No. 450 - 11vo. Piso
Col. Juárez

México D.F.
Mexico

Central Bureau of Health Intelligence (CBHI)
Directorate General of Health Services
Ministry of Health & Family Welfare
New Delhi 110108
India

厚生労働省大臣官房統計情報部
企画課国際分類情報管理室
東京都千代田区霞が関1-2-2
日本

6. 第 10 回改訂 ICD 国際会議報告

　第 10 回改訂 ICD 国際会議はジュネーブの WHO 本部で、1989 年 9 月 26 日から 10 月 2 日にかけて開催された。会議には下記の 43 加盟国の代表が出席した：

　アメリカ合衆国，アラブ首長国連邦，アンゴラ，英国，イスラエル，インド，インドネシア，ベネズエラ，ウガンダ，オーストリア，オランダ，カナダ，韓国，キプロス，キューバ，クウェート，シンガポール，スイス，スウェーデン，スペイン，セネガル，旧ソビエト連邦，タイ，中国，デンマーク，旧西ドイツ，ニジェール，日本，バハマ，ハンガリー，東ドイツ，フィンランド，ブラジル，フランス，ブルガリア，ブルンジ，ベルギー，ベネズエラ，ポルトガル，マダガスカル，マリ，マルタ，モザンビーク，ルクセンブルク

　国連、ILO 及び各 WHO 地域事務局は同会議に代表者を送り、また国際医学機関会議並びに癌登録、ろう、疫学、家庭医療、産婦人科学、高血圧、保健登録、予防社会医学、神経科学、精神医学、リハビリテーション及び性的伝播性疾患に関係する 12 の非政府組織が代表者を送った。

　会議は、本部事務局長代理の Dr. J.-P. Jardel 本部事務局次長補により開会された。彼は、改訂の提案のもとになり、通常の改訂間隔より長期の間隔が必要となった広範囲にわたる専門家への相談や準備作業について言及した。彼は、第 10 回改訂では、その統計目的を強調し、視野の拡大を反映するため、ICD の新タイトルは「疾病及び関連保健問題の国際統計分類」となるだろうと述べた。しかし、便宜上 ICD の略称は保持された。彼はまた、英字と数字による新しい分類表の案についても言及し、それは各章の記述と将来における追加や変更のために残しておく空白との間で、より良いバランスを保つために考えられたものであり、それに加えて、複雑で詳細な 4 桁分類版の使用が不適当な場合に使用するための、索引を持った 3 桁分類項目の ICD マニュアルを作る企画を述べた。

会議では下記の役員が選出された：
　Dr R.H.C. Wells,　　　オーストラリア　（議　長）
　Dr H. Bay-Nielsen,　　デンマーク　　　（副議長）
　Dr R. Braun,　　　　　西ドイツ　　　　（副議長）
　Mr R.A. Israel,　　　　アメリカ　　　　（副議長）
　Dr R. Laurenti,　　　　ブラジル　　　　（副議長）
　Dr P. Maguin,　　　　　フランス　　　　（報告者）
　Ms E. Taylor,　　　　　カナダ　　　　　（報告者）

会議事務局は次のとおりである：
Dr J.P. Jardel,　　　スイス，ジュネーブ，WHO 本部事務局次長補
Dr H.R. Hapsara,　　スイス，ジュネーブ，WHO 衛生統計・健康評価部長
Dr J.-C. Alary,　　　スイス，ジュネーブ，WHO 衛生統計サービス開発課主任医官
Dr G.R. Bramer,　　スイス，ジュネーブ，WHO 同課医官（秘書官）
Mr A. L'Hours,　　　スイス，ジュネーブ，WHO 同課技官

Prof W. Janisch,	東ドイツ	（暫定諮問委員）
Mr T. Kruse,	デンマーク	（暫定諮問委員）
Dr K. Kupka,	フランス	（　〃　）
Dr J. Leowski,	ポーランド	（　〃　）
Ms R.M. Loy,	イギリス	（　〃　）
Mr R.H. Seeman	アメリカ	（　〃　）

　会議事務局は、WHO本部のその他の関連する技術部門の代表者の支援を受けた。

　会議では、提案された第10回改訂版の各章の内容及び公表されるマニュアルに加えられるべき内容、導入のプロセス並びに分類ファミリー及びその関連事項を取り扱う協議事項について採択した。

6.1　国際疾病分類（ICD）の利用の歴史と展開

　会議では、18世紀に遡る統計分類の特記すべき歴史が思い起こされた。初期の分類では、死因のみが取り扱われていたが、1948年の第6回改訂において、死に至らない疾病が含められるよう拡張された。この拡張は、幅広いさまざまな組織の統計的ニーズに応えるための技術革新を伴い、第9回改訂まで続けられた。加えて、1975年にジュネーブで開催された第9回改訂国際会議（参考文献1．参照）において、補助分類である「医療行為」並びに「機能障害、能力低下及び社会的不利」に対する分類の試案の公表についての勧告がなされ、承認された。

6.2　ICD第10回改訂のための提案準備活動の概観

　会議前における提案は、WHO本部や世界各国を通じての厖大な活動の積み重ねの賜物であった。作業プログラムは、定例のWHO協力センター長会議において提示された。方向づけの指針は、多くの特別会議並びに作業のとるべき方向及び最終提案の様式の決定のために、1984年（参考文献2．参照）及び1987年（参考文献3．参照）に開かれた第10回改訂ICD専門家委員会により提示されてきた。

　広範囲にわたる準備作業は、本質的には疾病及びその他の保健問題の統計分類であるICDの構成が、死因及び保健ケアのデータについての幅広い多様なニーズに応えるために適切かどうかという根本的な検討に向けられてきた。引き続いて行われる改訂においては、ICDの異なる各章の内容の間でより良いバランスを保つことができるよう、データの連続性の破壊を最小限にするためのコーディングシステムの確立方法が研究されてきた。

　新しい構成をもってしても、一つの分類では必要のすべてを満たすことができないことは明白である。従って、分類の「ファミリー」という概念が作られてきた。これは、死亡・疾病統計のためのニーズの中心基盤をカバーするICD分類の本体を中心核に持っており、一方、より詳細な分類、よりおおまかな分類、又は異なった分類及び関連する事項に対するニーズは、ファミリーの他の構成メンバーにより取り扱われる。

ICD の構成の代替モデルが、協力センターによっていくつか研究されてきたが、それらはそれぞれに不満足な面を持っており、現存する構成からそれに変更した方が良いというものはなかった。第9回改訂版を評価するための特別会議が開催され、何人かのユーザーからは、現存する ICD の構成は不適切であると指摘されてはいるが、ICD にはたとえ不合理な点があったとしても、多くの固有の長所があると考え、現在の形での継続を望んでいるユーザーが大部分であることが確認された。

英字と数字による表記法を含めたさまざまな案が検討され、それは各章に対してより良いバランスを与え、コードの分裂のない将来の追加及び変更のための十分なスペースを与えるコーディング枠を作成するという観点から行われた。

それらのことについての議論は、第10回改訂版から引き続く各章草案の準備の基礎となった。またそれらの草案は、加盟国のコメントを得るために2回回覧されている。これはその他の関係団体、センター長会議及び専門家委員会の論評を得るためにも同様に行われた。そして、国際的な専門家の協会や個人の専門家、その他 WHO 本部の各部門及び各地域事務局等の多くの人々から、WHO の ICD 担当部門及び協力センターに対し、会議に諮られる提案や関連資料の作成に関する提言や指導がなされており、WHO はこうした支援に対し感謝をしている。

6.3 提案された ICD 第10回改訂版の一般的特徴及び内容

第10回改訂のための提案における主な新機軸は、4桁レベルにおいて1桁目をアルファベットとして、その後に3桁の数字を使用した分類コードを採用したことである。これは第9回との比較において、コーディング枠が倍以上に増加し、大多数の章に独自の文字又は文字グループを指定することができ、それぞれの章には100の3桁分類を与えられるという効果がある。利用可能な26文字のうち25文字が使用され、「U」の文字は将来の追加又は変更のための空白として、また改訂年次間において国内又は国際レベルで生じる問題を解消するための暫定分類として使用できるように残された。

方針として、いくつかの3桁分類項目は、将来における拡張及び各章に応じたコード番号の変更のための空白として確保されている；しかし、主として解剖学的な分類軸を持つものは、将来の内容の変更は実際にはかなり限られるだろうと思われるので、空白の項目はあまりない。

第9回改訂版では、17章に加えて二つの補助分類を有していた：その二つの分類は、損傷及び中毒の外因の補助分類（Eコード）、健康状態に影響を及ぼす要因及び保健サービス受療の理由に関する補助分類（Vコード）であった。第10回改訂に関する準備会議（1983年、ジュネーブ）（参考文献4．参照）において勧告され、続く会議において確認されて、この二つの章は、もはや補助的なものとしては考えられず、中心分類の一部に含められることとなった。

第10回改訂勧告における章の構成は、本質的には第9回と同じであるが、有効スペースの効果的な利用のため、免疫機構の障害が血液及び造血器の疾患とともにまとめられた。これは ICD-9

では栄養及び代謝の疾患に含められていたものであるが、「血液及び造血器の疾患並びに免疫機構の障害」という新しい章は「D」のコードを使い、「新生物＜腫瘍＞」の次の章に配置されている。

「神経系及び感覚器の疾患」の章の初期の草案を作成する過程で、100の3桁分類項目を持つアルファベット1文字に必要な項目を全て収めるのは難しいことが早い段階で明らかになった。そのため3つの章に分割され、「神経系の疾患」は「G」の文字が、「眼及び付属器の疾患」並びに「耳及び乳様突起の疾患」の2つの章には「H」の文字がコードとして使われた。

また「尿路性器系の疾患」、「妊娠、分娩及び産じょく＜褥＞」、「周産期に発生した病態」及び「先天奇形、変形及び染色体異常」に関する章は、XIV章からXVII章に連続して構成された。

補助分類を中心分類の一部として含めたことと新しく二つの章を持ったことにより、第10回改訂版では章の数は21となった。いくつかの章のタイトルは、内容をより適切に表現するために修正された。

下記の各章については、ICDの根本的な変更が提案されており、フィールド・テストが行われた。
第Ⅴ章　精神及び行動の障害
第XIX章　損傷，中毒及びその他の外因の影響
第XX章　傷病及び死亡の外因

第Ⅱ章の「新生物＜腫瘍＞」は、その内容についての変更は小規模であったが、同様に若干のフィールド・テストが行われた。
第10回改訂版のための勧告の新たな特徴は下記のとおりである：

・各章の冒頭にある除外の注釈は、章の相対的階層構成を表現するために拡張されており、また「特殊グループ」の章が、臓器又は器管系の各章より優先してコーディングされ、さらに特殊グループの各章の間においても「妊娠、分娩及び産じょく＜褥＞」、「周産期に発生した病態」が、他の章より優先されることを明確にするために拡張されている。

・また、各章の冒頭に、3桁項目の中間分類項目で概説が加えられており、これに関連して星印（＊）項目が置かれている；これは章の構成を明確にし、星印（＊）項目を使いやすくするためである。

・内容例示表中の注釈は、分類のすべてに使用する：もし一つの注釈が、疾病又は死亡のどちらかのみに適用されるならば、それは疾病又は死亡のコーディングルールのどちらかの固有の注釈の中に含まれている。

・第9回改訂版では、いくつかの病態を薬物に起因するものとして分類してきた；こうしたアプローチは第10回改訂提案においても維持されており、このような多くの病態は、現在区別して分類されている。

一つの重要な改革は、処置後障害のための項目が、いくつかの章の最終部分に創設されたことである。その項目の中で、医療ケアの問題を形成している重要な病態及びある臓器の切除に続発する内分泌疾患、代謝疾患、並びに胃切除後ダンピング症候群その他の特殊な病態を含む重要な病態を分類する。空気塞栓症及び術後ショックのような即時合併症を含む、体の特定の器管系に対して特異的ではない処置後の病態は、「損傷、中毒及びその他の外因の影響」の章の中で引き続き分類されている。

　もう一つの変更は、第9回改訂版においては、4桁項目のタイトルの意味と内容を確認するために、しばしば3桁項目のタイトルと結び付けて読み取らなければならなかったが、会議への提出草案では、タイトルはほとんど常に完全であり、それだけで意味と内容が理解できるようになってきた。

　病因と症状発現のための二重分類は、剣印（†）及び星印（*）システムとして知られており、これらは第9回改訂版で導入され、明らかに批判の対象となっている。これは主として症状発現及び3桁、4桁レベルでのその他の情報の混合物がしばしば分類に含まれ、時に両分類軸の下に同じ診断名が現れてくる事実に関連している。また多くの者は、このシステムは包括的であるには不十分だと考えている。これらの問題を克服するために、第10回改訂草案では、星印（*）情報は任意使用のための82の同種の3桁項目の中に含まれた。この方法は、診断的記述に、全身性な原因疾患の進展過程及び特定の臓器もしくは部位における症状発現又は合併症の両方について、情報を含ませることを可能にし、どちらの分類軸によっても検索及び製表を可能にするものである。

　第10回改訂提案のこれらの特徴は、会議で受け入れられた。

　それぞれの章は、第9回の改訂以後に取り入れられた変更及びいくつかの新機軸についての背景的情報とともに会議で紹介された。章の構成及び内容における変更に関するいくつかの議題が、会議において討論され、事務局によるフォローアップと修正についての同意が得られた。

6.4　母子保健に関する基準と定義

　会議では、妊産婦死亡、胎児死亡、周産期死亡、新生児死亡及び乳児死亡に関して第10回改訂のための勧告された定義、基準及び報告上の要件に関心が集まった。これらの勧告は、一連の特別会議及び討議の成果であり、データの相互比較の向上をめざしたものである。

　会議は、第9回改訂に掲載されている出生及び胎児死亡の定義を存続することが望ましいことに同意した。

　何回かの討議の後、会議は、妊産婦死亡の問題に関する専門委員会を設置し、その勧告に基づき、第9回改訂に明示されている妊産婦死亡の定義を存続させることにも同意した。

　妊産婦死亡データの質を向上し、妊娠中の死亡又は妊娠に関連した死亡のデータを収集する代替方式を示すため、また、妊娠の終了後42日以降に発生した産科的原因による死亡の報告を奨励す

るために、「妊娠に関連する死亡」及び「後期妊産婦死亡」のための二つの追加定義が、専門委員会により作成された。[これらは、定義の節に掲載されている]

会議は、
　　各国が、死亡診断書に今回の妊娠及び死亡前1年以内の妊娠についての質問事項を加えることを考慮するよう**勧告した**。

会議は、世界的にみると、出生数が出産数（出生＋胎児死亡）より入手しやすいため、妊産婦死亡に関する比率の分母としては、出生数を使用すべきことに同意した［第2巻総論に掲載されているように］。

　周産期死亡、新生児死亡及び乳児死亡に関して、出産コホートに基づいて公表される率は、明確に区別されなければならないと強く助言された。

　会議は、年齢は満の単位で表現し、従って出生第1日目を0日に指定することを確認した。

会議は、
　　第10回改訂ICDのマニュアルの中に、妊産婦死亡、胎児死亡、周産期死亡、新生児死亡及び乳児死亡に関する定義、基準並びに報告上の要件を含めるよう**勧告した**。

6.5　コーディングルール及び選択ルール並びに製表用リスト

6.5.1　死亡のためのコーディングルール及び選択ルール

　会議は、いくつかのルールの変更が勧告され、注釈が大規模に変更されることになった第9回改訂にみられるように、原死因のための選択ルール及び修正ルール並びにその関連注釈の再検討の経過について報告を受けた。

会議は、
　　第9回改訂版にみられるような基本死因製表用の死因選択ルールについては、第10回改訂版に移すことを**勧告した**。

　会議は、その後、原死因コーディング用追加注釈及び死因記入の解説の草案が作成され、検討されてきたことについて報告を受けた。それらの注釈は、コーディングの一貫性について改善していこうとするものであり、会議は、それらについても第10回改訂の中に組み入れることに合意した。

　会議は、死因に関連して、複合病態のコーディング及び分析の継続的使用に言及した。会議は、このような活動の奨励を表明したが、第10回改訂においては、従うべき特別な規則又は分析の方法を取り入れるべきであるという勧告はしなかった。

　死亡診断書の国際様式の検討において、専門委員会は、多数の疾病の過程を含む死亡の比率が大

きい老齢化人口の状況、及び関連した治療介入の効果は、原死因と直接死因との間に記載される病名を増加させる傾向があることを認めた：これは多くの国で死亡診断書に記載される病態の数が増加していることを意味する。このことは、死亡診断書のⅠ欄内に（d）の欄を追加する委員会の勧告につながった。

従って、会議は、
　　必要な場合には、各国は死亡診断書のⅠ欄内に（d）欄を追加することの可能性を考慮するよう**勧告した**。

6.5.2　疾病のためのコーディングルール及び選択ルール

　第9回改訂版で初めて、疾病のための登録及びコーディングの指針、特に疾病統計の表章用の単独病態を選択するための登録及びコーディングに関する指針が作成された。第9回改訂版での定義及び準則の使用経験により、それらの有用性は証明され、また、それらの明確化を求める要求、保健ケア従事者による診断情報の記録のさらなる改善を求める要求、及び特殊な問題状況の取り扱いについての一層の説明を求める要求が出てきた。

　会議は、保健ケアのエピソードの単独病態分析のために選択された病態に関する1975年の改訂会議の勧告を支持しており、これは実際には、複合病態のコーディング及び分析は、ルーチンの統計を補充するために試みるべきであるとの見解である。第10回改訂版では、一つのエピソードに対する「主要病態」の製表が適切であった時、及び「エピソード」それ自体の概念がデータ収集の計画にそった時のみ、指針の多くが適用されるということを明確にすべきであると会議で強調された。

従って、会議は、
　　疾病の登録及びコーディングについての追加的指針は、第10回改訂版に含めるべきで、「主要病態」及び「その他の病態」の定義については、明らかに誤って報告された「主要病態」を処理するための修正ルールとともに統合すべきであると**勧告した**。[これらは第2巻総論に掲載されている]

会議はまた、
　　「主要病態」が、ICDの二重分類システムで分類される場合は、どちらでも製表できるよう、剣印（†）及び星印（＊）の両方で記録すべきであると**勧告した**。

　会議は、さらに使いやすくするため、注釈及び例題を拡張することに合意した。

6.5.3　死亡及び疾病の製表用リスト

　会議は、第9回改訂版に基づく基本製表用リストの使用により生じた問題点、並びに死亡データの製表及び公表のための新しいリストの開発のため、特にWHOによって進められてきた活動について報告を受けた。この過程で、多くの国々では、5歳に至るまでの死亡が乳児死亡より多いこ

と，従って，乳児死亡のリストだけよりも，むしろ乳児及び5歳までの小児の死亡を含むリストを使うことが望ましいことが明らかになった。

一般死亡リスト及び乳幼児死亡リストの二つの版は，各章のタイトル及び必要な残りの項目を含む第2版とともに，会議で考察するために作成された。

提示された死亡リストについて，何人かの委員から関心が示されたので，追加項目をいくつか含めることができるかどうか検討するため，小規模の作業部会が召集された。その作業部会の報告は，会議で承認され，それは死亡リストに反映されている。

疾病製表用リストの問題に関しては，会議は，その下に項目の例示を持つ製表用リスト及びモデル公表用リストの両方を検討した。広い意味において，すべての疾患に対するそれらのリストの適合性にかなり関心が集まった。提示されたリストは，おそらく入院患者の疾病に対して適合しやすいだろうという一般的な合意があり，また，その他の疾病にも適合するリストを作成する努力がさらになされるべきであり，また死亡と疾病の製表用リストのどちらも，第10回改訂版では，その使用においては適切な解説と使用法を付すべきであると思われた。

会議での関心及び作業部会の結論に照らし合わせて，会議は，製表用リスト及び公表用リストについては，第10回改訂版の中で明らかにすべきことに同意し，これらのリストには，より明確でより記述的なタイトルを付す努力をすべきであるとした。また，星印（＊）項目を使用した別の製表を容易にするため，星印（＊）項目を含む疾病製表用リストの第2版を作るべきであることが合意された。

6.6 分類のファミリー

6.6.1 分類のファミリーの概念

第9回改訂の作業中すでに，必要な情報をすべてICDのみでカバーすることはできないこと，また，公衆衛生の分野でのさまざまな要求には，疾病及び保健関連分類の「ファミリー」しか応えることができないだろうということが認識されていた。従って1970年代の終わりころより，さまざまな可能性のある解決策が考えられた。その一つは，一連のモジュール，階層的な関連性及びその他の付加的性質を伴うコア分類が必要であるとした。

さまざまな協力センターの協力による研究や討論の後，分類のファミリーの概念は入念に仕上げられ，1987年の専門家委員会により改訂されて，次ページの概念図が勧告された：

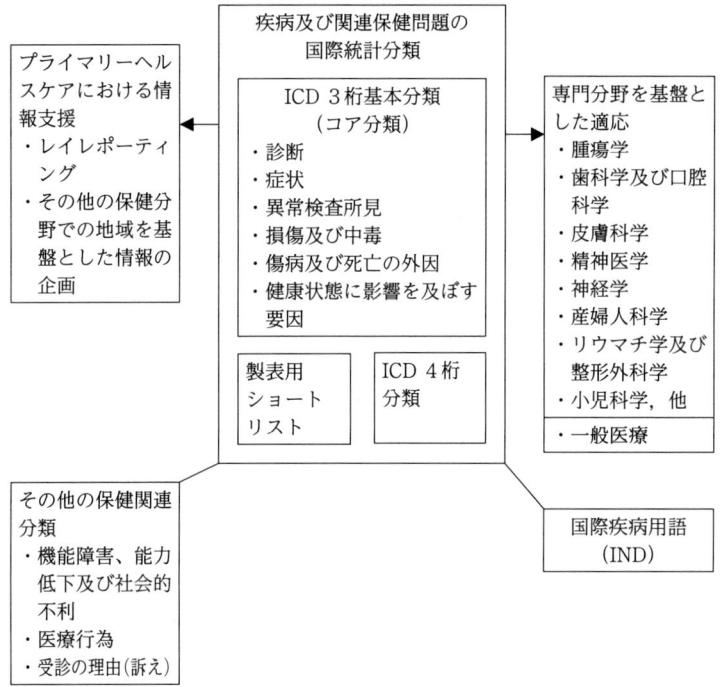

疾病及び保健関連分類のファミリー

会議は、
　疾病及び保健関連分類のファミリーの概念については、WHOによりフォローアップされるべきであると**勧告した**。

ICD自体及びそのファミリーの概念の完全性を維持するため、会議は、
　国際比較のため、翻訳又は適用の準備において、第10回改訂版の3桁分類項目及び4桁細分類項目の内容（タイトルとして表示されたもの）は、WHOで認められたもの以外は変更すべきではないと**勧告した**。WHO事務局はICDについての責任を有しており、その出版（各国の統計出版物を除く）又は翻訳の中央情報センターとして活動している。WHOには、翻訳物及び翻案物、又はその他のICD関連分類を作成する意図があればすみやかに通告すべきである。

　会議は、社会的環境及び物理的環境と同様に、健康のみならず日常生活動作に関連した高齢者の医療社会学的評価及び多次元的評価を行う上での、ICDファミリーの異なるメンバーの使用及び関連の議題について、関心を持って検討を行った。それらの実際の情報はICD及び機能障害、能力低下と社会的不利の国際分類（ICIDH）の使用を通じて得られること、とりわけ第10回改訂版

で提案された第XXI章のコードの使用を通じて得られることが示された。

6.6.2 専門分野における適用

　会議では、精神保健プログラムの分野における第10回改訂版の適用の開発計画について報告された。臨床的指針は、精神病学の分野で働いている臨床医による使用を意図した版が書かれるだろう；研究基準は、精神保健問題の研究の使用のため提案されるだろう；児童期の障害を取り扱うため、及び成人問題の分類のための多軸表現は、一般開業医の使用のための版と同様に開発されるだろう；精神医学及び神経科学に関連するICDコードの編集物についても、これらの課題に関する先の出版物の線にそって作成されるであろう。

　会議ではまた、歯科学及び口腔科学における専門家用分類（ICD-DA）の最初の開発において、その中にICDの基本構成と機能が維持されていることを確認する方法についての報告を受け、また、第10回改訂と関連したICD-DAの新しい版は、開発の最終段階にあると報告された。

　腫瘍学のための国際疾病分類-腫瘍学（International Classification of Diseases for Oncology，ICD-O）第2版では、新生物＜腫瘍＞の局在と形態の両方を含む多軸分類の提案がされた。ICD-Oの形態のコードは、長期間にわたって開発されたもので、修正されて広い範囲でフィールド・テストされている。第2版の局在のコードは、ICD第10回改訂版のC00-C80の分類に基づくもので、それゆえ出版は世界保健総会の第10回改訂版の承認を待って行われるだろう。

　一般医療分野における適用の価値についての同意があり、会議は、この分野においてWHOと協力して働く希望のあるグループについての報告を受けた。他の専門分野への適用については、おそらく次第に多くなり、情報センターとして求められるWHOの役割は、極めて重要になってくると思われた。

6.6.3 プライマリーヘルスケアへの情報支援

　1975年の改訂会議の勧告に従い、1976年にデリーのWHO東南アジア地域事務局においてワーキング・グループ（作業部会）が召集された。そこで詳細な症状関連のリストが作成され、そのリストから二つのショートリストが作られた。一つは死因のためのもので、もう一つは保健サービスを受けた理由のためのものである。このシステムのフィールド・テストは、この地域の国々においてなされ、その結果は症状関連のリスト及び報告書式の修正に活用された。この修正版は、1978年、WHOによって「保健情報のレイレポーティング」（参考文献5．参照）の中で公表されている。

　西暦2000年までにすべての人に健康を（HFA）という世界的保健戦略は、1978年に提唱され、WHO加盟各国においては、情報システムの開発に向けていくつもの挑戦が行われた。HFAのための保健統計に関する国際会議（ベラジオ、イタリア、1982年）（参考文献6．参照）において、「レイレポーティング」の情報を、保健管理目的のために作られ、使用されたその他の情報に統合させることは、レイレポーティング計画のさらに幅広い実施を妨げる主要な問題となってきたとされた。プライマリー・ケアの分類に関する審議会（ジュネーブ、1985年）（参考文献7．参照）は、情報

支援、保健サービス管理及び地域サービスを広い意味で地域を基盤とした情報を使用した、レイレポーティングにもとづく情報を通じて統一することができるアプローチの必要性について強調した。

会議は、保健問題及び保健ニーズ、並びに関連危険因子及び関連資源を対象として含む、地域を基盤とした保健情報の開発及び適用についての各国の経験の報告を受けた。それは、各国における情報のギャップを埋め、これらの国の情報システムを強化する方法として、地域レベルでの独創的方法を開発していく考え方を支援するものである。そして、先進国及び開発途上国の両方について、これらの方法やシステムは地域ごとに作成されるべきことが強調され、また、言語や文化的多様性と同様な、疾病のパターンのような要因があるので、他の地域や国々に移しかえることは試みるべきではないということが強調された。

6.6.4 機能障害、能力低下及び社会的不利

機能障害、能力低下及び社会的不利の国際分類（International Classification of Impairments, Disabilities, and Handicaps, ICIDH）（参考文献8．参照）は、1975年の改訂会議の勧告及び1976年の世界保健総会の決議WHA29.35（参考文献9．参照）に従い、試行の目的で、1980年にWHOにより英語で出版されたものである。それ以降、この分類に関する調査開発は、いくつもの道をたどっている。

この三つの要素－機能障害、能力低下及び社会的不利－の主たる定義は、障害の程度にもとづく対策に役立っていることはまちがいない。機能障害の定義は、ICDの中にある用語とかなりオーバーラップしている部分はあるが、広く受け入れられてきた。能力低下の定義は、リハビリテーションの専門家やグループの活動の分野で使われているものと広く適合しているが、しばしば社会的不利の予測値となる重症の程度に対する関連コードに、もっと注意することが必要と思われた。また、環境との相互作用の効果をより強調する方向で、社会的不利の定義の修正が求められてきている。

障害の取扱いについての理念と実務の急速な進展により、修正ICIDHの作成は会議には提出されたが議論の対象からは除外された。そして新たな出版の計画については第10回改訂版の実施前には見通しが立っていないと述べられた。

6.6.5 医療行為

医療行為の国際分類（International Classification of Procedures in Medicine, ICPM）（参考文献10．参照）は、1975年改訂会議の勧告及び1976年の世界保健総会の決議WHA29.35（参考文献9．参照）に従い、試行の目的で1978年にWHOにより出版された。この分類は、少数の国で採用されて、他の諸国においても外科的手術の国内分類の基本として使用された。

疾病分類に関するWHO協力センター長は、WHOがその完成と公表以前に、必然的に通らなければならない草案の提出、コメントの受け入れ、二次案の作成及びさらなるコメントの要請の過程は、このような急速に展開する分野においては不適当なものであることを認めた。従って各セン

ター長は、ICD の第 10 回改訂版と連携した ICPM の改訂はすべきでないことを確認した。

　1987 年の専門家委員会は、第 10 回改訂にあたって、試行 ICPM の少なくとも第 5 章「外科的処置」の概要については時代に即応した修正を行うことを検討するように WHO に求めた。これらの要請及び各国によるその必要性の表明に対応して、事務局により、医療行為の製表用リストの作成が企画された。

　このリストは、1989 年のセンター長会議に提出され、外科処置に関する各国統計の提出あるいは出版のガイドとなり、また国際比較も容易なものとして同意が得られた。このリストの狙いは医療行為及びそのグループを分類し、国内分類の作成の基礎として明確にすることにより、分類が比較しやすくなるように改善を図るものである。

　会議はこのようなリストの価値を認め、これを発展させる努力は、たとえ ICD 第 10 回改訂版の実施後であっても継続すべきであることで合意した。

6.6.6　国際疾病用語

　1970 年以来、国際医学会議（CIOMS）は、ICD の補足としての国際疾病用語（International Nomenclature of Diseases, IND）を作業の中に含めてきた。

　IND の主たる目的は、それぞれの疾患に対して適切な単独名称を与えることである。その疾患名選択のための主な基準は、特異的で明確であり、できる限り単純で実態を表しており、適切な原因にもとづいていることである。勧告された各疾患又は症候群は、できる限り明確に、かつ簡潔に区分された。同義語のリストについては、それぞれの定義に添えられている。

　会議の時点においてすでに、下気道疾患、感染症（ウイルス性疾患、細菌性疾患、寄生虫症及び真菌症）及び心血管疾患は公表されており、消化器系、女性性器系、尿路及び男性性器系、代謝及び内分泌、血液及び造血器、免疫系、筋骨格系及び神経系については作業中であった。さらに皮膚、耳、鼻及び咽喉、そして眼及び付属器についてと同様に、精神疾患も含めた巻の今後の作成が議題となった。

会議は、権威ある最新の国際疾病用語（IND）が、ICD の作成及び保健情報を比較しやすく改善するために重要であることを確認した。従って、会議は、
　　WHO 及び CIOMS が、この用語の時宜を得た完成とメンテナンスとのため、費用効果の良い
　　方法を開発することに努力するよう**勧告した**。

6.7　ICD 第 10 回改訂版の実施

　会議には、3 巻から成る第 10 回改訂版の詳細な 4 桁分類版を出版するという WHO の意図が報告された：その第 1 巻には内容例示表が掲載され、第 2 巻にはすべての関連する定義、基準、ルール及び指示が掲載され、第 3 巻にはアルファベット順の索引表が掲載されることである。

会議はさらに、第10回改訂版の3桁分類表は、独立した巻として出版され、その中には、内容例示表の中のすべての包含と除外が含まれるであろうとの報告を受けた。それには、すべての関連する定義、基準、ルール及び指示並びに簡略化したアルファベット順の索引表も掲載される予定である。

　第10回改訂版の各国語版を作成しようとする加盟各国は、その意図をWHOに報告しなければならない。3桁又は4桁分類のICD草案のコピーは、印刷物と電子媒体の両方によりWHOにおいて作成されるであろう。

　会議は、内容例示表及びアルファベット順の索引表の両方に対する、ページや印刷形式の物理的外観に関しては、センター長からの勧告やコーダーの意見を考慮し、第9回改訂版と比較してこれらの面を改善するために、さまざまな試みがなされたことを確認した。

　第9回改訂版の時と同様に、協力センターの支援を得て、熟練コーダーの再教育の資料を作ることが意図されている。実際のトレーニング・コースの実施については、WHOの地域事務局及び各国がその任を負うべきであり、これらのコースは第10回改訂版の実施前に終えるため、1991年の終わりから1992年末までに行われるであろう。

　ICDの新規ユーザーの基礎トレーニングのための資料等は、WHOにより作成されるだろう；しかし1993年以前にトレーニング・コースを始めることは計画されていない。

　上記のように、WHOは第10回改訂版（内容例示表及びアルファベット順の索引表の両者）を電子媒体により作成し、また将来、協力センターの支援を得て、他のソフトウェアも作成するであろう。第9回から第10回改訂版への変換、あるいはまた、逆の変換の手掛かりとなるものは、第10回改訂版の実施以前に利用できるようにすべきである。

専門家委員会で承認されたこれらの作成活動は、スケジュールどおりであり、会議は、
　　第10回改訂国際疾病分類が1993年の1月1日より効力を発することを**勧告した**。

6.8　ICDの将来の改訂について

　会議は、第9回改訂の使用期間中において経験した、新しい疾病の出現及びそれらに適応させるためのデータ更新機能の不足などに関する問題点について討論した。

　これらの問題点の克服や、第10回改訂版に関する同様の問題を避けるための機能について、さまざまな提案が討論された。各国間の第10回改訂版の使用の統一を図るために、情報交換を続けていく必要はあるが、第10回改訂版の「存続期間」の間に取り入れられる何らかの変更については、分析及びトレンドに与える影響力と合せて、注意深く検討すべきであるということが明らかに感じられた。そうした変更及び新しいコード又は暫定的なコードの指定における、未使用文字の「U」の使用の可能性について、討論することができるフォーラム型式の議論が行われた。また、10年

毎の周期よりも頻回に改訂会議を行うことはできないことで合意を得た。

意見として表明された必要性に基づくとともに、また分類が使用される正確な過程を定めることを試みたり、定義を試みたりすることは適当ではないという事実に基づき、会議は

次の改訂国際会議は 10 年後に行うべきであり、WHO は改訂年次間においてデータ更新をしていくという考え方を支持すべきであり、いかにして効果的な改正（update）機能を用意することができるかについて検討すべきであると**勧告した**。

6.9　第 10 回改訂 ICD の採択

会議は次の勧告を行った：

国際疾病分類第 10 回改訂版に関する専門家委員会の勧告に基づき、WHO の作成した提案を考慮し、

会議の中で加盟各国より提出された、詳細な点についてのコメントを反映させるため、いくつかのさらなる微修正の必要性を認め、

疾病及び関連保健問題の国際統計分類第 10 改訂版は、提案された改訂された章、3 桁分類項目及び 4 桁細分類項目並びに疾病及び死亡の製表用ショートリストにより構成されることを**勧告した**。

参考文献

1. International Classification of Diseases, 1975 Revision, Volume 1. Geneva, World Health Organization, 1977, pp. xiii-xxiv.
2. Report of the Expert Committee On the International Classification of Diseases – 10th Revision: First Meeting. Geneva, World Health Organization, 1984 (unpublished document DES/EC/ICD-10/84.34).
3. Report of the Expert Committee on the International Classification of Diseases – 10th Revision: Second Meeting. Geneva, World Health Organization, 1987 (unpublished document WHO/DES/EC/ICD-10/87.38).
4. Report of the Preparatory Meeting on ICD-10. Geneva, World Health Organization, 1983 (unpublished document DES/ICD-10/83.19).
5. Lay reporting of health information. Geneva, World Health Organization, 1978.
6. International Conference on Health Statistics for the Year 2000. Budapest, Statistical Publishing House, 1984.
7. Report of the Consultation on Primary Care Classifications. Geneva, World Health Organization, 1985 (unpublished document DES/PHC/85.7).
8. International Classification of Impairments, Disabilities, and Handicaps Geneva, World Health Organization, 1980.
9. WHO Official Records, No. 233, 1976, p. 18.
10. International Classification of Procedures in Medicine. Geneva, World Health Organization, 1978.

7. ICD-10　3桁分類リスト

第Ⅰ章
感染症及び寄生虫症（A00－B99）

腸管感染症（A00－A09）
A00　コレラ
A01　腸チフス及びパラチフス
A02　その他のサルモネラ感染症
A03　細菌性赤痢
A04　その他の細菌性腸管感染症
A05　その他の細菌性食中毒，他に分類されないもの
A06　アメーバ症
A07　その他の原虫性腸疾患
A08　ウイルス性及びその他の明示された腸管感染症
A09　その他の胃腸炎及び大腸炎，感染症及び詳細不明の原因によるもの

結核（A15－A19）
A15　呼吸器結核，細菌学的又は組織学的に確認されたもの
A16　呼吸器結核，細菌学的又は組織学的に確認されていないもの
A17†　神経系結核
A18　その他の臓器の結核
A19　粟粒結核

人畜共通細菌性疾患（A20－A28）
A20　ペスト
A21　野兎病＜ツラレミア＞
A22　炭疽
A23　ブルセラ症
A24　鼻疽及び類鼻疽
A25　鼠咬症
A26　類丹毒
A27　レプトスピラ症
A28　その他の人畜共通細菌性疾患，他に分類されないもの

その他の細菌性疾患（A30－A49）
A30　ハンセン＜Hansen＞病
A31　その他の非結核性抗酸菌による感染症
A32　リステリア症
A33　新生児破傷風
A34　産科破傷風

A35	その他の破傷風
A36	ジフテリア
A37	百日咳
A38	猩紅熱
A39	髄膜炎菌感染症
A40	連鎖球菌性敗血症
A41	その他の敗血症
A42	放線菌症＜アクチノミセス症＞
A43	ノカルジア症
A44	バルトネラ症
A46	丹毒
A48	その他の細菌性疾患，他に分類されないもの
A49	部位不明の細菌感染症

主として性的伝播様式をとる感染症（A50－A64）

A50	先天梅毒
A51	早期梅毒
A52	晩期梅毒
A53	その他及び詳細不明の梅毒
A54	淋菌感染症
A55	クラミジア性リンパ肉芽腫（性病性）
A56	その他の性的伝播性クラミジア疾患
A57	軟性下疳
A58	そけい＜鼠径＞（部）肉芽腫
A59	トリコモナス症
A60	肛門性器ヘルペスウイルス［単純ヘルペス］感染症
A63	主として性的伝播様式をとるその他の感染症，他に分類されないもの
A64	性的伝播様式をとる詳細不明の感染症

その他のスピロヘータ疾患（A65－A69）

A65	非性病性梅毒
A66	フランベジア＜yaws＞
A67	ピンタ＜pinta＞［カラート＜carate＞］
A68	回帰熱
A69	その他のスピロヘータ感染症

クラミジアによるその他の疾患（A70－A74）

A70	オウム病クラミジア感染症
A71	トラコーマ
A74	クラミジアによるその他の疾患

リケッチア症（A75－A79）
A75　発疹チフス
A77　紅斑熱［マダニ媒介リケッチア症］
A78　Q熱
A79　その他のリケッチア症

中枢神経系のウイルス感染症（A80－A89）
A80　急性灰白髄炎＜ポリオ＞
A81　中枢神経系の非定型ウイルス感染症
A82　狂犬病
A83　蚊媒介ウイルス（性）脳炎
A84　ダニ媒介ウイルス（性）脳炎
A85　その他のウイルス（性）脳炎，他に分類されないもの
A86　詳細不明のウイルス（性）脳炎
A87　ウイルス（性）髄膜炎
A88　中枢神経系のその他のウイルス感染症，他に分類されないもの
A89　中枢神経系の詳細不明のウイルス感染症

節足動物媒介ウイルス熱及びウイルス性出血熱（A90－A99）
A90　デング熱［古典デング］
A91　デング出血熱
A92　その他の蚊媒介ウイルス熱
A93　その他の節足動物媒介ウイルス熱，他に分類されないもの
A94　詳細不明の節足動物媒介ウイルス熱
A95　黄熱
A96　アレナウイルス出血熱
A98　その他のウイルス性出血熱，他に分類されないもの
A99　詳細不明のウイルス性出血熱

皮膚及び粘膜病変を特徴とするウイルス感染症（B00－B09）
B00　ヘルペスウイルス［単純ヘルペス］感染症
B01　水痘［鶏痘］
B02　帯状疱疹［帯状ヘルペス］
B03　痘瘡
B04　サル痘
B05　麻疹
B06　風疹［ドイツ麻疹］
B07　ウイルス（性）いぼ＜疣＞＜疣贅＞
B08　皮膚及び粘膜病変を特徴とするその他のウイルス感染症，他に分類されないもの
B09　詳細不明の皮膚及び粘膜病変を特徴とするウイルス感染症

ウイルス性肝炎（B15－B19）
B15 　急性A型肝炎
B16 　急性B型肝炎
B17 　その他の急性ウイルス性肝炎
B18 　慢性ウイルス性肝炎
B19 　詳細不明のウイルス性肝炎

ヒト免疫不全ウイルス［HIV］病（B20－B24）
B20 　感染症及び寄生虫症を起こしたヒト免疫不全ウイルス［HIV］病
B21 　悪性新生物＜腫瘍＞を起こしたヒト免疫不全ウイルス［HIV］病
B22 　その他の明示された疾患を起こしたヒト免疫不全ウイルス［HIV］病
B23 　その他の病態を起こしたヒト免疫不全ウイルス［HIV］病
B24 　詳細不明のヒト免疫不全ウイルス［HIV］病

その他のウイルス性疾患（B25－B34）
B25 　サイトメガロウイルス病
B26 　ムンプス
B27 　伝染性単核症
B30 　ウイルス（性）結膜炎
B33 　その他のウイルス性疾患，他に分類されないもの
B34 　部位不明のウイルス感染症

真菌症（B35－B49）
B35 　皮膚糸状菌症
B36 　その他の表在性真菌症
B37 　カンジダ症
B38 　コクシジオイデス症
B39 　ヒストプラスマ症
B40 　ブラストミセス症
B41 　パラコクシジオイデス症
B42 　スポロトリコーシス
B43 　クロモミコーシス及びフェオミコーシス性膿瘍
B44 　アスペルギルス症
B45 　クリプトコックス症
B46 　接合菌症
B47 　菌腫
B48 　その他の真菌症，他に分類されないもの
B49 　詳細不明の真菌症

原虫疾患（B50－B64）
B50 　熱帯熱マラリア

B51 三日熱マラリア
B52 四日熱マラリア
B53 その他の寄生虫学的に確認されたマラリア
B54 詳細不明のマラリア
B55 リーシュマニア症
B56 アフリカ　トリパノソーマ症
B57 シャーガス<Chagas>病
B58 トキソプラズマ症
B59† ニューモシスチス症（J17.3*）
B60 その他の原虫疾患，他に分類されないもの
B64 詳細不明の原虫疾患

ぜん<蠕>虫症（B65－B83）
B65 住血吸虫症
B66 その他の吸虫感染症
B67 エキ<ヒ>ノコックス症
B68 条虫症
B69 のう<嚢>（尾）虫症
B70 裂頭条虫症及び孤虫症<スパルガーヌム症>
B71 その他の条虫感染症
B72 メジナ虫症<ドラカ<ク>ンクルス症>
B73 オンコセルカ症
B74 フィラリア症<糸状虫症>
B75 旋毛虫症
B76 鉤虫症
B77 回<蛔>虫症
B78 糞線虫症
B79 鞭虫症
B80 ぎょう<蟯>虫症
B81 その他の腸ぜん<蠕>虫症，他に分類されないもの
B82 詳細不明の腸寄生虫症
B83 その他のぜん<蠕>虫症

シラミ症，ダニ症及びその他の動物寄生症（B85－B89）
B85 シラミ症及びケジラミ症
B86 かいせん<疥癬>
B87 ハエ幼虫症
B88 その他の寄生症
B89 詳細不明の寄生虫症

感染症及び寄生虫症の続発・後遺症（B90-B94）
B90 結核の続発・後遺症
B91 灰白髄炎＜ポリオ＞の続発・後遺症
B92 ハンセン＜Hansen＞病の続発・後遺症
B94 その他及び詳細不明の感染症及び寄生虫症の続発・後遺症

細菌，ウイルス及びその他の病原体（B95-B98）
B95 他章に分類される疾患の原因である連鎖球菌及びブドウ球菌
B96 他章に分類される疾患の原因であるその他の明示された細菌性病原体
B97 他章に分類される疾患の原因であるウイルス病原体
B98 他章に分類される疾患の原因であるその他の明示された感染性病原体

その他の感染症（B99）
B99 その他及び詳細不明の感染症

第Ⅱ章
新生物＜腫瘍＞（C00-D48）

悪性新生物＜腫瘍＞（C00-C97）

口唇，口腔及び咽頭の悪性新生物＜腫瘍＞（C00-C14）
C00 口唇の悪性新生物＜腫瘍＞
C01 舌根＜基底＞部の悪性新生物＜腫瘍＞
C02 舌のその他及び部位不明の悪性新生物＜腫瘍＞
C03 歯肉の悪性新生物＜腫瘍＞
C04 口（腔）底の悪性新生物＜腫瘍＞
C05 口蓋の悪性新生物＜腫瘍＞
C06 その他及び部位不明の口腔の悪性新生物＜腫瘍＞
C07 耳下腺の悪性新生物＜腫瘍＞
C08 その他及び部位不明の大唾液腺の悪性新生物＜腫瘍＞
C09 扁桃の悪性新生物＜腫瘍＞
C10 中咽頭の悪性新生物＜腫瘍＞
C11 鼻＜上＞咽頭の悪性新生物＜腫瘍＞
C12 梨状陥凹＜洞＞の悪性新生物＜腫瘍＞
C13 下咽頭の悪性新生物＜腫瘍＞
C14 その他及び部位不明確の口唇，口腔及び咽頭の悪性新生物＜腫瘍＞

消化器の悪性新生物＜腫瘍＞（C15-C26）
C15 食道の悪性新生物＜腫瘍＞
C16 胃の悪性新生物＜腫瘍＞
C17 小腸の悪性新生物＜腫瘍＞

C18	結腸の悪性新生物＜腫瘍＞
C19	直腸S状結腸移行部の悪性新生物＜腫瘍＞
C20	直腸の悪性新生物＜腫瘍＞
C21	肛門及び肛門管の悪性新生物＜腫瘍＞
C22	肝及び肝内胆管の悪性新生物＜腫瘍＞
C23	胆のう＜嚢＞の悪性新生物＜腫瘍＞
C24	その他及び部位不明の胆道の悪性新生物＜腫瘍＞
C25	膵の悪性新生物＜腫瘍＞
C26	その他及び部位不明確の消化器の悪性新生物＜腫瘍＞

呼吸器及び胸腔内臓器の悪性新生物＜腫瘍＞（C30－C39）

C30	鼻腔及び中耳の悪性新生物＜腫瘍＞
C31	副鼻腔の悪性新生物＜腫瘍＞
C32	喉頭の悪性新生物＜腫瘍＞
C33	気管の悪性新生物＜腫瘍＞
C34	気管支及び肺の悪性新生物＜腫瘍＞
C37	胸腺の悪性新生物＜腫瘍＞
C38	心臓，縦隔及び胸膜の悪性新生物＜腫瘍＞
C39	その他及び部位不明確の呼吸器系及び胸腔内臓器の悪性新生物＜腫瘍＞

骨及び関節軟骨の悪性新生物＜腫瘍＞（C40－C41）

C40	（四）肢の骨及び関節軟骨の悪性新生物＜腫瘍＞
C41	その他及び部位不明の骨及び関節軟骨の悪性新生物＜腫瘍＞

皮膚の黒色腫及びその他の皮膚の悪性新生物＜腫瘍＞（C43－C44）

C43	皮膚の悪性黒色腫
C44	皮膚のその他の悪性新生物＜腫瘍＞

中皮及び軟部組織の悪性新生物＜腫瘍＞（C45－C49）

C45	中皮腫
C46	カポジ＜Kaposi＞肉腫
C47	末梢神経及び自律神経系の悪性新生物＜腫瘍＞
C48	後腹膜及び腹膜の悪性新生物＜腫瘍＞
C49	その他の結合組織及び軟部組織の悪性新生物＜腫瘍＞

乳房の悪性新生物＜腫瘍＞（C50）

C50	乳房の悪性新生物＜腫瘍＞

女性生殖器の悪性新生物＜腫瘍＞（C51－C58）

C51	外陰（部）の悪性新生物＜腫瘍＞
C52	腟の悪性新生物＜腫瘍＞

C53	子宮頸部の悪性新生物＜腫瘍＞
C54	子宮体部の悪性新生物＜腫瘍＞
C55	子宮の悪性新生物＜腫瘍＞，部位不明
C56	卵巣の悪性新生物＜腫瘍＞
C57	その他及び部位不明の女性生殖器の悪性新生物＜腫瘍＞
C58	胎盤の悪性新生物＜腫瘍＞

男性生殖器の悪性新生物＜腫瘍＞ (C60-C63)

C60	陰茎の悪性新生物＜腫瘍＞
C61	前立腺の悪性新生物＜腫瘍＞
C62	精巣＜睾丸＞の悪性新生物＜腫瘍＞
C63	その他及び部位不明の男性生殖器の悪性新生物＜腫瘍＞

腎尿路の悪性新生物＜腫瘍＞ (C64-C68)

C64	腎盂を除く腎の悪性新生物＜腫瘍＞
C65	腎盂の悪性新生物＜腫瘍＞
C66	尿管の悪性新生物＜腫瘍＞
C67	膀胱の悪性新生物＜腫瘍＞
C68	その他及び部位不明の尿路の悪性新生物＜腫瘍＞

眼，脳及びその他の中枢神経系の部位の悪性新生物＜腫瘍＞ (C69-C72)

C69	眼及び付属器の悪性新生物＜腫瘍＞
C70	髄膜の悪性新生物＜腫瘍＞
C71	脳の悪性新生物＜腫瘍＞
C72	脊髄，脳神経及びその他の中枢神経系の部位の悪性新生物＜腫瘍＞

甲状腺及びその他の内分泌腺の悪性新生物＜腫瘍＞ (C73-C75)

C73	甲状腺の悪性新生物＜腫瘍＞
C74	副腎の悪性新生物＜腫瘍＞
C75	その他の内分泌腺及び関連組織の悪性新生物＜腫瘍＞

部位不明確，続発部位及び部位不明の悪性新生物＜腫瘍＞ (C76-C80)

C76	その他及び部位不明確の悪性新生物＜腫瘍＞
C77	リンパ節の続発性及び部位不明の悪性新生物＜腫瘍＞
C78	呼吸器及び消化器の続発性悪性新生物＜腫瘍＞
C79	その他の部位及び部位不明の続発性悪性新生物＜腫瘍＞
C80	悪性新生物＜腫瘍＞，部位が明示されていないもの

リンパ組織，造血組織及び関連組織の悪性新生物＜腫瘍＞，原発と記載された又は推定されたもの (C81-C96)

C81	ホジキン＜Hodgkin＞リンパ腫

C82	ろ＜濾＞胞性リンパ腫
C83	非ろ＜濾＞胞性リンパ腫
C84	成熟 T/NK 細胞リンパ腫
C85	非ホジキン＜non-Hodgkin＞リンパ腫のその他及び詳細不明の型
C86	T/NK 細胞リンパ腫のその他の明示された型
C88	悪性免疫増殖性疾患
C90	多発性骨髄腫及び悪性形質細胞性新生物＜腫瘍＞
C91	リンパ性白血病
C92	骨髄性白血病
C93	単球性白血病
C94	細胞型の明示されたその他の白血病
C95	細胞型不明の白血病
C96	リンパ組織，造血組織及び関連組織のその他及び詳細不明の悪性新生物＜腫瘍＞

独立した（原発性）多部位の悪性新生物＜腫瘍＞（C97）

C97	独立した（原発性）多部位の悪性新生物＜腫瘍＞

上皮内新生物＜腫瘍＞（D00－D09）

D00	口腔，食道及び胃の上皮内癌
D01	その他及び部位不明の消化器の上皮内癌
D02	中耳及び呼吸器系の上皮内癌
D03	上皮内黒色腫
D04	皮膚の上皮内癌
D05	乳房の上皮内癌
D06	子宮頚（部）の上皮内癌
D07	その他及び部位不明の生殖器の上皮内癌
D09	その他及び部位不明の上皮内癌

良性新生物＜腫瘍＞（D10－D36）

D10	口腔及び咽頭の良性新生物＜腫瘍＞
D11	大唾液腺の良性新生物＜腫瘍＞
D12	結腸，直腸，肛門及び肛門管の良性新生物＜腫瘍＞
D13	消化器系のその他及び部位不明確の良性新生物＜腫瘍＞
D14	中耳及び呼吸器系の良性新生物＜腫瘍＞
D15	その他及び部位不明の胸腔内臓器の良性新生物＜腫瘍＞
D16	骨及び関節軟骨の良性新生物＜腫瘍＞
D17	良性脂肪腫性新生物＜腫瘍＞（脂肪腫を含む）
D18	血管腫及びリンパ管腫，全ての部位
D19	中皮組織の良性新生物＜腫瘍＞
D20	後腹膜及び腹膜の軟部組織の良性新生物＜腫瘍＞
D21	結合組織及びその他の軟部組織のその他の良性新生物＜腫瘍＞

D22	メラニン細胞性母斑	
D23	皮膚のその他の良性新生物＜腫瘍＞	
D24	乳房の良性新生物＜腫瘍＞	
D25	子宮平滑筋腫	
D26	子宮のその他の良性新生物＜腫瘍＞	
D27	卵巣の良性新生物＜腫瘍＞	
D28	その他及び部位不明の女性生殖器の良性新生物＜腫瘍＞	
D29	男性生殖器の良性新生物＜腫瘍＞	
D30	腎尿路の良性新生物＜腫瘍＞	
D31	眼及び付属器の良性新生物＜腫瘍＞	
D32	髄膜の良性新生物＜腫瘍＞	
D33	脳及び中枢神経系のその他の部位の良性新生物＜腫瘍＞	
D34	甲状腺の良性新生物＜腫瘍＞	
D35	その他及び部位不明の内分泌腺の良性新生物＜腫瘍＞	
D36	その他の部位及び部位不明の良性新生物＜腫瘍＞	

性状不詳又は不明の新生物＜腫瘍＞（D37－D48）

D37	口腔及び消化器の性状不詳又は不明の新生物＜腫瘍＞
D38	中耳，呼吸器及び胸腔内臓器の性状不詳又は不明の新生物＜腫瘍＞
D39	女性生殖器の性状不詳又は不明の新生物＜腫瘍＞
D40	男性生殖器の性状不詳又は不明の新生物＜腫瘍＞
D41	腎尿路の性状不詳又は不明の新生物＜腫瘍＞
D42	髄膜の性状不詳又は不明の新生物＜腫瘍＞
D43	脳及び中枢神経系の性状不詳又は不明の新生物＜腫瘍＞
D44	内分泌腺の性状不詳又は不明の新生物＜腫瘍＞
D45	真正赤血球増加症＜多血症＞
D46	骨髄異形成症候群
D47	リンパ組織，造血組織及び関連組織の性状不詳又は不明のその他の新生物＜腫瘍＞
D48	その他及び部位不明の性状不詳又は不明の新生物＜腫瘍＞

第Ⅲ章
血液及び造血器の疾患並びに免疫機構の障害（D50－D89）

栄養性貧血（D50－D53）

D50	鉄欠乏性貧血
D51	ビタミンB$_{12}$欠乏性貧血
D52	葉酸欠乏性貧血
D53	その他の栄養性貧血

溶血性貧血（D55－D59）

D55	酵素障害による貧血

D56　サラセミア＜地中海貧血＞
D57　鎌状赤血球障害
D58　その他の遺伝性溶血性貧血
D59　後天性溶血性貧血

無形成性貧血及びその他の貧血（D60－D64）
D60　後天性赤芽球ろう＜癆＞［赤芽球減少症］
D61　その他の無形成性貧血
D62　急性出血後貧血
D63*　他に分類される慢性疾患における貧血
D64　その他の貧血

凝固障害，紫斑病及びその他の出血性病態（D65－D69）
D65　播種性血管内凝固症候群［脱線維素症候群］
D66　遺伝性第Ⅷ因子欠乏症
D67　遺伝性第Ⅸ因子欠乏症
D68　その他の凝固障害
D69　紫斑病及びその他の出血性病態

血液及び造血器のその他の疾患（D70－D77）
D70　無顆粒球症
D71　多形核好中球機能障害
D72　白血球のその他の障害
D73　脾疾患
D74　メトヘモグロビン血症
D75　血液及び造血器のその他の疾患
D76　リンパ細網組織及び細網組織球組織のその他の明示された疾患
D77*　他に分類される疾患における血液及び造血器のその他の障害

免疫機構の障害（D80－D89）
D80　主として抗体欠乏を伴う免疫不全症
D81　複合免疫不全症
D82　その他の大きな欠損に関連する免疫不全症
D83　分類不能型免疫不全症
D84　その他の免疫不全症
D86　サルコイドーシス
D89　その他の免疫機構の障害，他に分類されないもの

第Ⅳ章
内分泌，栄養及び代謝疾患（E00－E90）

甲状腺障害（E00－E07）
E00　先天性ヨード欠乏症候群
E01　ヨード欠乏による甲状腺障害及び類縁病態
E02　無症候性ヨード欠乏性甲状腺機能低下症
E03　その他の甲状腺機能低下症
E04　その他の非中毒性甲状腺腫
E05　甲状腺中毒症［甲状腺機能亢進症］
E06　甲状腺炎
E07　その他の甲状腺障害

糖尿病（E10－E14）
E10　１型＜インスリン依存性＞糖尿病＜IDDM＞
E11　２型＜インスリン非依存性＞糖尿病＜NIDDM＞
E12　栄養障害に関連する糖尿病
E13　その他の明示された糖尿病
E14　詳細不明の糖尿病

その他のグルコース調節及び膵内分泌障害（E15－E16）
E15　非糖尿病性低血糖性昏睡
E16　その他の膵内分泌障害

その他の内分泌腺障害（E20－E35）
E20　副甲状腺＜上皮小体＞機能低下症
E21　副甲状腺＜上皮小体＞機能亢進症及びその他の副甲状腺＜上皮小体＞障害
E22　下垂体機能亢進症
E23　下垂体機能低下症及びその他の下垂体障害
E24　クッシング＜Cushing＞症候群
E25　副腎性器障害
E26　アルドステロン症
E27　その他の副腎障害
E28　卵巣機能障害
E29　精巣＜睾丸＞機能障害
E30　思春期障害，他に分類されないもの
E31　多腺性機能障害
E32　胸腺の疾患
E34　その他の内分泌障害
E35*　他に分類される疾患における内分泌腺障害

栄養失調（症）（E40－E46）
E40　クワシオルコル
E41　栄養性消耗症＜マラスムス＞

E42	消耗症（性）クワシオルコル
E43	詳細不明の重度タンパク＜蛋白＞エネルギー性栄養失調（症）
E44	中等度及び軽度のタンパク＜蛋白＞エネルギー性栄養失調（症）
E45	タンパク＜蛋白＞エネルギー性栄養失調（症）に続発する発育遅延
E46	詳細不明のタンパク＜蛋白＞エネルギー性栄養失調（症）

その他の栄養欠乏症（E50－E64）

E50	ビタミンA欠乏症
E51	チ＜サイ＞アミン欠乏症
E52	ナイアシン欠乏症［ペラグラ］
E53	その他のビタミンB群の欠乏症
E54	アスコルビン酸欠乏症
E55	ビタミンD欠乏症
E56	その他のビタミン欠乏症
E58	食事性カルシウム欠乏症
E59	食事性セレン欠乏症
E60	食事性亜鉛欠乏症
E61	その他の栄養元素欠乏症
E63	その他の栄養欠乏症
E64	栄養失調（症）及びその他の栄養欠乏症の続発・後遺症

肥満（症）及びその他の過栄養＜過剰摂食＞（E65－E68）

E65	限局性脂肪症＜脂肪過多症＞
E66	肥満（症）
E67	その他の過栄養＜過剰摂食＞
E68	過栄養＜過剰摂食＞の続発・後遺症

代謝障害（E70－E90）

E70	芳香族アミノ酸代謝障害
E71	側鎖＜分枝鎖＞アミノ酸代謝及び脂肪酸代謝障害
E72	その他のアミノ酸代謝障害
E73	乳糖不耐症
E74	その他の糖質代謝障害
E75	スフィンゴリピド代謝障害及びその他の脂質蓄積障害
E76	グリコサミノグリカン代謝障害
E77	糖タンパク＜蛋白＞代謝障害
E78	リポタンパク＜蛋白＞代謝障害及びその他の脂血症
E79	プリン及びピリミジン代謝障害
E80	ポルフィリン及びビリルビン代謝障害
E83	ミネラル＜鉱質＞代謝障害
E84	のう＜嚢＞胞線維症

E85	アミロイドーシス＜アミロイド症＞
E86	体液量減少（症）
E87	その他の体液，電解質及び酸塩基平衡障害
E88	その他の代謝障害
E89	治療後内分泌及び代謝障害，他に分類されないもの
E90*	他に分類される疾患における栄養及び代謝障害

第Ⅴ章
精神及び行動の障害（F00－F99）

症状性を含む器質性精神障害（F00－F09）
F00*	アルツハイマー＜Alzheimer＞病の認知症（G30.-†）
F01	血管性認知症
F02*	他に分類されるその他の疾患の認知症
F03	詳細不明の認知症
F04	器質性健忘症候群，アルコールその他の精神作用物質によらないもの
F05	せん妄，アルコールその他の精神作用物質によらないもの
F06	脳の損傷及び機能不全並びに身体疾患によるその他の精神障害
F07	脳の疾患，損傷及び機能不全による人格及び行動の障害
F09	詳細不明の器質性又は症状性精神障害

精神作用物質使用による精神及び行動の障害（F10－F19）
F10	アルコール使用＜飲酒＞による精神及び行動の障害
F11	アヘン類使用による精神及び行動の障害
F12	大麻類使用による精神及び行動の障害
F13	鎮静薬又は催眠薬使用による精神及び行動の障害
F14	コカイン使用による精神及び行動の障害
F15	カフェインを含むその他の精神刺激薬使用による精神及び行動の障害
F16	幻覚薬使用による精神及び行動の障害
F17	タバコ使用＜喫煙＞による精神及び行動の障害
F18	揮発性溶剤使用による精神及び行動の障害
F19	多剤使用及びその他の精神作用物質使用による精神及び行動の障害

統合失調症，統合失調症型障害及び妄想性障害（F20－F29）
F20	統合失調症
F21	統合失調症型障害
F22	持続性妄想性障害
F23	急性一過性精神病性障害
F24	感応性妄想性障害
F25	統合失調感情障害
F28	その他の非器質性精神病性障害

F29　詳細不明の非器質性精神病

気分［感情］障害（F30－F39）
F30　躁病エピソード
F31　双極性感情障害＜躁うつ病＞
F32　うつ病エピソード
F33　反復性うつ病性障害
F34　持続性気分［感情］障害
F38　その他の気分［感情］障害
F39　詳細不明の気分［感情］障害

神経症性障害，ストレス関連障害及び身体表現性障害（F40－F48）
F40　恐怖症性不安障害
F41　その他の不安障害
F42　強迫性障害＜強迫神経症＞
F43　重度ストレスへの反応及び適応障害
F44　解離性［転換性］障害
F45　身体表現性障害
F48　その他の神経症性障害

生理的障害及び身体的要因に関連した行動症候群（F50－F59）
F50　摂食障害
F51　非器質性睡眠障害
F52　性機能不全，器質性障害又は疾病によらないもの
F53　産じょく＜褥＞に関連した精神及び行動の障害，他に分類されないもの
F54　他に分類される障害又は疾病に関連する心理的又は行動的要因
F55　依存を生じない物質の乱用
F59　生理的障害及び身体的要因に関連した詳細不明の行動症候群

成人の人格及び行動の障害（F60－F69）
F60　特定の人格障害
F61　混合性及びその他の人格障害
F62　持続的人格変化，脳損傷及び脳疾患によらないもの
F63　習慣及び衝動の障害
F64　性同一性障害
F65　性嗜好の障害
F66　性発達及び方向づけに関連する心理及び行動の障害
F68　その他の成人の人格及び行動の障害
F69　詳細不明の成人の人格及び行動の障害

知的障害＜精神遅滞＞（F70-F79）
F70 軽度知的障害＜精神遅滞＞
F71 中等度知的障害＜精神遅滞＞
F72 重度知的障害＜精神遅滞＞
F73 最重度知的障害＜精神遅滞＞
F78 その他の知的障害＜精神遅滞＞
F79 詳細不明の知的障害＜精神遅滞＞

心理的発達の障害（F80-F89）
F80 会話及び言語の特異的発達障害
F81 学習能力の特異的発達障害
F82 運動機能の特異的発達障害
F83 混合性特異的発達障害
F84 広汎性発達障害
F88 その他の心理的発達障害
F89 詳細不明の心理的発達障害

小児＜児童＞期及び青年期に通常発症する行動及び情緒の障害（F90-F98）
F90 多動性障害
F91 行為障害
F92 行為及び情緒の混合性障害
F93 小児＜児童＞期に特異的に発症する情緒障害
F94 小児＜児童＞期及び青年期に特異的に発症する社会的機能の障害
F95 チック障害
F98 小児＜児童＞期及び青年期に通常発症するその他の行動及び情緒の障害

詳細不明の精神障害（F99）
F99 精神障害，詳細不明

第Ⅵ章
神経系の疾患（G00-G99）

中枢神経系の炎症性疾患（G00-G09）
G00 細菌性髄膜炎，他に分類されないもの
G01* 他に分類される細菌性疾患における髄膜炎
G02* 他に分類されるその他の感染症及び寄生虫症における髄膜炎
G03 その他及び詳細不明の原因による髄膜炎
G04 脳炎，脊髄炎及び脳脊髄炎
G05* 他に分類される疾患における脳炎，脊髄炎及び脳脊髄炎
G06 頭蓋内及び脊椎管内の膿瘍及び肉芽腫
G07* 他に分類される疾患における頭蓋内及び脊椎管内の膿瘍及び肉芽腫

G08	頭蓋内及び脊椎管内の静脈炎及び血栓（性）静脈炎
G09	中枢神経系の炎症性疾患の続発・後遺症

主に中枢神経系を障害する系統萎縮症（G10－G14）
G10	ハンチントン＜Huntington＞病
G11	遺伝性運動失調（症）
G12	脊髄性筋萎縮症及び関連症候群
G13*	他に分類される疾患における主に中枢神経系を障害する系統萎縮症
G14	ポリオ後症候群

錐体外路障害及び異常運動（G20－G26）
G20	パーキンソン＜Parkinson＞病
G21	続発性パーキンソン＜Parkinson＞症候群
G22*	他に分類される疾患におけるパーキンソン＜Parkinson＞症候群
G23	基底核のその他の変性疾患
G24	ジストニア
G25	その他の錐体外路障害及び異常運動
G26*	他に分類される疾患における錐体外路障害及び異常運動

神経系のその他の変性疾患（G30－G32）
G30	アルツハイマー＜Alzheimer＞病
G31	神経系のその他の変性疾患，他に分類されないもの
G32*	他に分類される疾患における神経系のその他の変性障害

中枢神経系の脱髄疾患（G35－G37）
G35	多発性硬化症
G36	その他の急性播種性脱髄疾患
G37	中枢神経系のその他の脱髄疾患

挿間性及び発作性障害（G40－G47）
G40	てんかん
G41	てんかん重積（状態）
G43	片頭痛
G44	その他の頭痛症候群
G45	一過性脳虚血発作及び関連症候群
G46*	脳血管疾患における脳の血管（性）症候群（I60－I67†）
G47	睡眠障害

神経，神経根及び神経そう＜叢＞の障害（G50－G59）
G50	三叉神経障害
G51	顔面神経障害

G52	その他の脳神経障害
G53*	他に分類される疾患における脳神経障害
G54	神経根及び神経そう＜叢＞の障害
G55*	他に分類される疾患における神経根及び神経そう＜叢＞の圧迫
G56	上肢の単ニューロパチ＜シ＞ー
G57	下肢の単ニューロパチ＜シ＞ー
G58	その他の単ニューロパチ＜シ＞ー
G59*	他に分類される疾患における単ニューロパチ＜シ＞ー

多発（性）ニューロパチ＜シ＞ー及びその他の末梢神経系の障害（G60－G64）

G60	遺伝性及び特発性ニューロパチ＜シ＞ー
G61	炎症性多発（性）ニューロパチ＜シ＞ー
G62	その他の多発（性）ニューロパチ＜シ＞ー
G63*	他に分類される疾患における多発（性）ニューロパチ＜シ＞ー
G64	末梢神経系のその他の障害

神経筋接合部及び筋の疾患（G70－G73）

G70	重症筋無力症及びその他の神経筋障害
G71	原発性筋障害
G72	その他のミオパチ＜シ＞ー
G73*	他に分類される疾患における神経筋接合部及び筋の障害

脳性麻痺及びその他の麻痺性症候群（G80－G83）

G80	脳性麻痺
G81	片麻痺
G82	対麻痺及び四肢麻痺
G83	その他の麻痺性症候群

神経系のその他の障害（G90－G99）

G90	自律神経系の障害
G91	水頭症
G92	中毒性脳症
G93	脳のその他の障害
G94*	他に分類される疾患における脳のその他の障害
G95	その他の脊髄疾患
G96	中枢神経系のその他の障害
G97	神経系の処置後障害，他に分類されないもの
G98	神経系のその他の障害，他に分類されないもの
G99*	他に分類される疾患における神経系のその他の障害

第Ⅶ章
眼及び付属器の疾患（H00－H59）

眼瞼，涙器及び眼窩の障害（H00－H06）
H00 　　麦粒腫及びさん＜霰＞粒腫
H01 　　眼瞼のその他の炎症
H02 　　眼瞼のその他の障害
H03* 　他に分類される疾患における眼瞼の障害
H04 　　涙器の障害
H05 　　眼窩の障害
H06* 　他に分類される疾患における涙器及び眼窩の障害

結膜の障害（H10－H13）
H10 　　結膜炎
H11 　　結膜のその他の障害
H13* 　他に分類される疾患における結膜の障害

強膜，角膜，虹彩及び毛様体の障害（H15－H22）
H15 　　強膜の障害
H16 　　角膜炎
H17 　　角膜瘢痕及び混濁
H18 　　角膜のその他の障害
H19* 　他に分類される疾患における強膜及び角膜の障害
H20 　　虹彩毛様体炎
H21 　　虹彩及び毛様体のその他の障害
H22* 　他に分類される疾患における虹彩及び毛様体の障害

水晶体の障害（H25－H28）
H25 　　老人性白内障
H26 　　その他の白内障
H27 　　水晶体のその他の障害
H28* 　他に分類される疾患における白内障及び水晶体のその他の障害

脈絡膜及び網膜の障害（H30－H36）
H30 　　網脈絡膜の炎症
H31 　　脈絡膜のその他の障害
H32* 　他に分類される疾患における網脈絡膜の障害
H33 　　網膜剥離及び裂孔
H34 　　網膜血管閉塞症
H35 　　その他の網膜障害
H36* 　他に分類される疾患における網膜の障害

緑内障（H40-H42）
H40　　緑内障
H42*　　他に分類される疾患における緑内障

硝子体及び眼球の障害（H43-H45）
H43　　硝子体の障害
H44　　眼球の障害
H45*　　他に分類される疾患における硝子体及び眼球の障害

視神経及び視（覚）路の障害（H46-H48）
H46　　視神経炎
H47　　視神経［第2脳神経］及び視（覚）路のその他の障害
H48*　　他に分類される疾患における視神経［第2脳神経］及び視（覚）路の障害

眼筋，眼球運動，調節及び屈折の障害（H49-H52）
H49　　麻痺性斜視
H50　　その他の斜視
H51　　両眼運動のその他の障害
H52　　屈折及び調節の障害

視機能障害及び盲＜失明＞（H53-H54）
H53　　視覚障害
H54　　両眼性及び単眼性視覚障害（盲を含む）

眼及び付属器のその他の障害（H55-H59）
H55　　眼振及びその他の不規則眼球運動
H57　　眼及び付属器のその他の障害
H58*　　他に分類される疾患における眼及び付属器のその他の障害
H59　　眼及び付属器の処置後障害，他に分類されないもの

第Ⅷ章
耳及び乳様突起の疾患（H60-H95）

外耳疾患（H60-H62）
H60　　外耳炎
H61　　その他の外耳障害
H62*　　他に分類される疾患における外耳障害

中耳及び乳様突起の疾患（H65-H75）
H65　　非化膿性中耳炎

H66	化膿性及び詳細不明の中耳炎
H67*	他に分類される疾患における中耳炎
H68	耳管炎及び耳管閉塞
H69	その他の耳管障害
H70	乳（様）突（起）炎及び関連病態
H71	中耳真珠腫
H72	鼓膜穿孔
H73	鼓膜のその他の障害
H74	中耳及び乳様突起のその他の障害
H75*	他に分類される疾患における中耳及び乳様突起のその他の障害

内耳疾患（H80－H83）

H80	耳硬化症
H81	前庭機能障害
H82*	他に分類される疾患におけるめまい＜眩暈＞症候群
H83	その他の内耳疾患

耳のその他の障害（H90－H95）

H90	伝音及び感音難聴
H91	その他の難聴
H92	耳痛及び耳内貯留
H93	耳のその他の障害，他に分類されないもの
H94*	他に分類される疾患における耳のその他の障害
H95	耳及び乳様突起の処置後障害，他に分類されないもの

第Ⅸ章
循環器系の疾患（I00－I99）

急性リウマチ熱（I00－I02）

I00	心臓併発症の記載のないリウマチ熱
I01	心臓併発症を伴うリウマチ熱
I02	リウマチ性舞踏病

慢性リウマチ性心疾患（I05－I09）

I05	リウマチ性僧帽弁疾患
I06	リウマチ性大動脈弁疾患
I07	リウマチ性三尖弁疾患
I08	連合弁膜症
I09	その他のリウマチ性心疾患

高血圧性疾患（I10－I15）
I10　　本態性（原発性＜一次性＞）高血圧（症）
I11　　高血圧性心疾患
I12　　高血圧性腎疾患
I13　　高血圧性心腎疾患
I15　　二次性＜続発性＞高血圧（症）

虚血性心疾患（I20－I25）
I20　　狭心症
I21　　急性心筋梗塞
I22　　再発性心筋梗塞
I23　　急性心筋梗塞の続発合併症
I24　　その他の急性虚血性心疾患
I25　　慢性虚血性心疾患

肺性心疾患及び肺循環疾患（I26－I28）
I26　　肺塞栓症
I27　　その他の肺性心疾患
I28　　その他の肺血管の疾患

その他の型の心疾患（I30－I52）
I30　　急性心膜炎
I31　　心膜のその他の疾患
I32*　他に分類される疾患における心膜炎
I33　　急性及び亜急性心内膜炎
I34　　非リウマチ性僧帽弁障害
I35　　非リウマチ性大動脈弁障害
I36　　非リウマチ性三尖弁障害
I37　　肺動脈弁障害
I38　　心内膜炎，弁膜不詳
I39*　他に分類される疾患における心内膜炎及び心弁膜障害
I40　　急性心筋炎
I41*　他に分類される疾患における心筋炎
I42　　心筋症
I43*　他に分類される疾患における心筋症
I44　　房室ブロック及び左脚ブロック
I45　　その他の伝導障害
I46　　心停止
I47　　発作性頻拍（症）
I48　　心房細動及び粗動
I49　　その他の不整脈

I50	心不全
I51	心疾患の合併症及び診断名不明確な心疾患の記載
I52*	他に分類される疾患におけるその他の心臓障害

脳血管疾患（I60-I69）

I60	くも膜下出血
I61	脳内出血
I62	その他の非外傷性頭蓋内出血
I63	脳梗塞
I64	脳卒中，脳出血又は脳梗塞と明示されないもの
I65	脳実質外動脈（脳底動脈，頚動脈，椎骨動脈）の閉塞及び狭窄，脳梗塞に至らなかったもの
I66	脳動脈の閉塞及び狭窄，脳梗塞に至らなかったもの
I67	その他の脳血管疾患
I68*	他に分類される疾患における脳血管障害
I69	脳血管疾患の続発・後遺症

動脈，細動脈及び毛細血管の疾患（I70-I79）

I70	アテローム＜じゅく＜粥＞状＞硬化（症）
I71	大動脈瘤及び解離
I72	その他の動脈瘤及び解離
I73	その他の末梢血管疾患
I74	動脈の塞栓症及び血栓症
I77	動脈及び細動脈のその他の障害
I78	毛細血管の疾患
I79*	他に分類される疾患における動脈，細動脈及び毛細血管の障害

静脈，リンパ管及びリンパ節の疾患，他に分類されないもの（I80-I89）

I80	静脈炎及び血栓（性）静脈炎
I81	門脈血栓症
I82	その他の静脈の塞栓症及び血栓症
I83	下肢の静脈瘤
I85	食道静脈瘤
I86	その他の部位の静脈瘤
I87	静脈のその他の障害
I88	非特異性リンパ節炎
I89	リンパ管及びリンパ節のその他の非感染性障害

循環器系のその他及び詳細不明の障害（I95-I99）

I95	低血圧（症）
I97	循環器系の処置後障害，他に分類されないもの
I98*	他に分類される疾患における循環器系のその他の障害

I99　　循環器系のその他及び詳細不明の障害

第X章
呼吸器系の疾患（J00-J99）

急性上気道感染症（J00-J06）
J00　　急性鼻咽頭炎［かぜ］＜感冒＞
J01　　急性副鼻腔炎
J02　　急性咽頭炎
J03　　急性扁桃炎
J04　　急性喉頭炎及び気管炎
J05　　急性閉塞性喉頭炎［クループ］及び喉頭蓋炎
J06　　多部位及び部位不明の急性上気道感染症

インフルエンザ及び肺炎（J09-J18）
J09　　特定のインフルエンザウイルスが分離されたインフルエンザ
J10　　その他のインフルエンザウイルスが分離されたインフルエンザ
J11　　インフルエンザ，インフルエンザウイルスが分離されないもの
J12　　ウイルス肺炎，他に分類されないもの
J13　　肺炎連鎖球菌による肺炎
J14　　インフルエンザ菌による肺炎
J15　　細菌性肺炎，他に分類されないもの
J16　　その他の感染病原体による肺炎，他に分類されないもの
J17*　　他に分類される疾患における肺炎
J18　　肺炎，病原体不詳

その他の急性下気道感染症（J20-J22）
J20　　急性気管支炎
J21　　急性細気管支炎
J22　　詳細不明の急性下気道感染症

上気道のその他の疾患（J30-J39）
J30　　血管運動性鼻炎及びアレルギー性鼻炎＜鼻アレルギー＞
J31　　慢性鼻炎，鼻咽頭炎及び咽頭炎
J32　　慢性副鼻腔炎
J33　　鼻ポリープ
J34　　鼻及び副鼻腔のその他の障害
J35　　扁桃及びアデノイドの慢性疾患
J36　　扁桃周囲膿瘍
J37　　慢性喉頭炎及び慢性喉頭気管炎
J38　　声帯及び喉頭の疾患，他に分類されないもの

| J39 | 上気道のその他の疾患 |

慢性下気道疾患（J40-J47）
J40	気管支炎，急性又は慢性と明示されないもの
J41	単純性慢性気管支炎及び粘液膿性慢性気管支炎
J42	詳細不明の慢性気管支炎
J43	肺気腫
J44	その他の慢性閉塞性肺疾患
J45	喘息
J46	喘息発作重積状態
J47	気管支拡張症

外的因子による肺疾患（J60-J70）
J60	炭坑夫じん＜塵＞肺（症）
J61	石綿＜アスベスト＞及びその他の無機質線維によるじん＜塵＞肺（症）
J62	珪酸を含む粉じん＜塵＞によるじん＜塵＞肺（症）
J63	その他の無機粉じん＜塵＞によるじん＜塵＞肺（症）
J64	詳細不明のじん＜塵＞肺（症）
J65	結核を伴うじん＜塵＞肺（症）
J66	特異的な有機粉じん＜塵＞による気道疾患
J67	有機粉じん＜塵＞による過敏性肺臓炎
J68	化学物質，ガス，フューム及び蒸気の吸入による呼吸器病態
J69	固形物及び液状物による肺臓炎
J70	その他の外的因子による呼吸器病態

主として間質を障害するその他の呼吸器疾患（J80-J84）
J80	成人呼吸窮＜促＞迫症候群＜ARDS＞
J81	肺水腫
J82	肺好酸球症，他に分類されないもの
J84	その他の間質性肺疾患

下気道の化膿性及びえ＜壊＞死性病態（J85-J86）
| J85 | 肺及び縦隔の膿瘍 |
| J86 | 膿胸（症） |

胸膜のその他の疾患（J90-J94）
J90	胸水，他に分類されないもの
J91*	他に分類される病態における胸水
J92	胸膜斑＜プラーク＞
J93	気胸
J94	その他の胸膜病態

呼吸器系のその他の疾患（J95-J99）
- J95 処置後呼吸器障害，他に分類されないもの
- J96 呼吸不全，他に分類されないもの
- J98 その他の呼吸障害
- J99* 他に分類される疾患における呼吸器障害

第XI章
消化器系の疾患（K00-K93）

口腔，唾液腺及び顎の疾患（K00-K14）
- K00 歯の発育及び萌出の障害
- K01 埋伏歯
- K02 う<齲>蝕
- K03 歯の硬組織のその他の疾患
- K04 歯髄及び根尖部歯周組織の疾患
- K05 歯肉炎及び歯周疾患
- K06 歯肉及び無歯顎堤のその他の障害
- K07 歯顎顔面（先天）異常［不正咬合を含む］
- K08 歯及び歯の支持組織のその他の障害
- K09 口腔部のう<嚢>胞，他に分類されないもの
- K10 顎骨のその他の疾患
- K11 唾液腺疾患
- K12 口内炎及び関連病変
- K13 口唇及び口腔粘膜のその他の疾患
- K14 舌の疾患

食道，胃及び十二指腸の疾患（K20-K31）
- K20 食道炎
- K21 胃食道逆流症
- K22 食道のその他の疾患
- K23* 他に分類される疾患における食道の障害
- K25 胃潰瘍
- K26 十二指腸潰瘍
- K27 部位不明の消化性潰瘍
- K28 胃空腸潰瘍
- K29 胃炎及び十二指腸炎
- K30 機能性ディスペプシア
- K31 胃及び十二指腸のその他の疾患

虫垂の疾患（K35－K38）
K35　急性虫垂炎
K36　その他の虫垂炎
K37　詳細不明の虫垂炎
K38　虫垂のその他の疾患

ヘルニア（K40－K46）
K40　そけい＜鼠径＞ヘルニア
K41　大腿＜股＞ヘルニア
K42　臍ヘルニア
K43　腹壁ヘルニア
K44　横隔膜ヘルニア
K45　その他の腹部ヘルニア
K46　詳細不明の腹部ヘルニア

非感染性腸炎及び非感染性大腸炎（K50－K52）
K50　クローン＜Crohn＞病［限局性腸炎］
K51　潰瘍性大腸炎
K52　その他の非感染性胃腸炎及び非感染性大腸炎

腸のその他の疾患（K55-K64）
K55　腸の血行障害
K56　麻痺性イレウス及び腸閉塞，ヘルニアを伴わないもの
K57　腸の憩室性疾患
K58　過敏性腸症候群
K59　その他の腸の機能障害
K60　肛門部及び直腸部の裂（溝）及び瘻（孔）
K61　肛門部及び直腸部の膿瘍
K62　肛門及び直腸のその他の疾患
K63　腸のその他の疾患
K64　痔核及び肛門周囲静脈血栓症

腹膜の疾患（K65－K67）
K65　腹膜炎
K66　腹膜のその他の障害
K67*　他に分類される感染症における腹膜の障害

肝疾患（K70－K77）
K70　アルコール性肝疾患
K71　中毒性肝疾患
K72　肝不全，他に分類されないもの

K73　慢性肝炎，他に分類されないもの
K74　肝線維症及び肝硬変
K75　その他の炎症性肝疾患
K76　その他の肝疾患
K77*　他に分類される疾患における肝障害

胆のう<嚢>，胆管及び膵の障害（K80-K87）
K80　胆石症
K81　胆のう<嚢>炎
K82　胆のう<嚢>のその他の疾患
K83　胆道のその他の疾患
K85　急性膵炎
K86　その他の膵疾患
K87*　他に分類される疾患における胆のう<嚢>，胆道及び膵の障害

消化器系のその他の疾患（K90-K93）
K90　腸性吸収不良(症)
K91　消化器系の処置後障害，他に分類されないもの
K92　消化器系のその他の疾患
K93*　他に分類される疾患におけるその他の消化器の障害

第XII章
皮膚及び皮下組織の疾患（L00-L99）

皮膚及び皮下組織の感染症（L00-L08）
L00　ブドウ球菌性熱傷様皮膚症候群<SSSS>
L01　膿か<痂>疹
L02　皮膚膿瘍，せつ<フルンケル>及びよう<カルブンケル>
L03　蜂巣炎<蜂窩織炎>
L04　急性リンパ節炎
L05　毛巣のう<嚢>胞
L08　皮膚及び皮下組織のその他の局所感染症

水疱症（L10-L14）
L10　天疱瘡
L11　その他のアカントリーゼ<棘融解>性障害
L12　類天疱瘡
L13　その他の水疱症
L14*　他に分類される疾患における水疱症

皮膚炎及び湿疹（L20－L30）
L20　アトピー性皮膚炎
L21　脂漏性皮膚炎
L22　おむつ＜ナプキン＞皮膚炎
L23　アレルギー性接触皮膚炎
L24　刺激性接触皮膚炎
L25　詳細不明の接触皮膚炎
L26　剥脱性皮膚炎
L27　摂取物質による皮膚炎
L28　慢性単純性苔せん＜癬＞及び痒疹
L29　そう＜掻＞痒症
L30　その他の皮膚炎

丘疹落せつ＜屑＞＜りんせつ＜鱗屑＞＞性障害（L40－L45）
L40　乾せん＜癬＞
L41　類乾せん＜癬＞
L42　バラ色ひこう＜粃糠＞疹
L43　扁平苔せん＜癬＞
L44　その他の丘疹落せつ＜屑＞＜りんせつ＜鱗屑＞＞性障害
L45*　他に分類される疾患における丘疹落せつ＜屑＞＜りんせつ＜鱗屑＞＞性障害

じんま＜蕁麻＞疹及び紅斑（L50－L54）
L50　じんま＜蕁麻＞疹
L51　多形紅斑
L52　結節性紅斑
L53　その他の紅斑性病態
L54*　他に分類される疾患における紅斑

皮膚及び皮下組織の放射線（非電離及び電離）に関連する障害（L55－L59）
L55　日焼け
L56　紫外線によるその他の急性皮膚変化
L57　非電離放射線の慢性曝露による皮膚変化
L58　放射線皮膚炎
L59　皮膚及び皮下組織の放射線に関連するその他の障害

皮膚付属器の障害（L60－L75）
L60　爪の障害
L62*　他に分類される疾患における爪の障害
L63　円形脱毛症
L64　男性ホルモン性脱毛症
L65　その他の非瘢痕性脱毛症

L66	瘢痕性脱毛症
L67	毛髪の色及び毛幹の異常
L68	多毛症
L70	ざ瘡＜アクネ＞
L71	酒＜しゅ＞さ
L72	皮膚及び皮下組織の毛包のう＜嚢＞胞
L73	その他の毛包障害
L74	エクリン汗腺の障害
L75	アポクリン汗腺の障害

皮膚及び皮下組織のその他の障害（L80-L99）

L80	白斑
L81	その他の色素異常症
L82	脂漏性角化症
L83	黒色表皮腫
L84	うおのめ＜鶏眼＞及びべんち＜胼胝＞
L85	その他の表皮肥厚
L86*	他に分類される疾患における角皮症
L87	経表皮性排除疾患
L88	え＜壊＞疽性膿皮症
L89	じょく＜褥＞瘡性潰瘍及び圧迫領域
L90	皮膚の萎縮性障害
L91	皮膚の肥厚性障害
L92	皮膚及び皮下組織の肉芽腫性障害
L93	エリテマトーデス＜紅斑性狼瘡＞
L94	その他の限局性結合組織障害
L95	皮膚に限局した血管炎，他に分類されないもの
L97	下肢の潰瘍，他に分類されないもの
L98	皮膚及び皮下組織のその他の障害，他に分類されないもの
L99*	他に分類される疾患における皮膚及び皮下組織のその他の障害

第XIII章
筋骨格系及び結合組織の疾患（M00-M99）

関節障害（M00-M25）

感染性関節障害（M00-M03）

M00	化膿性関節炎
M01*	他に分類される感染症及び寄生虫症における関節の直接感染症
M02	反応性関節障害
M03*	他に分類される疾患における感染後関節障害及び反応性関節障害

炎症性多発性関節障害（M05－M14）
M05　血清反応陽性関節リウマチ
M06　その他の関節リウマチ
M07*　乾せん＜癬＞性及び腸病（性）関節障害
M08　若年性関節炎
M09*　他に分類される疾患における若年性関節炎
M10　痛風
M11　その他の結晶性関節障害
M12　その他の明示された関節障害
M13　その他の関節炎
M14*　他に分類されるその他の疾患における関節障害

関節症（M15－M19）
M15　多発性関節症
M16　股関節症［股関節部の関節症］
M17　膝関節症［膝の関節症］
M18　第１手根中手関節の関節症
M19　その他の関節症

その他の関節障害（M20－M25）
M20　指及び趾＜足ゆび＞の後天性変形
M21　（四）肢のその他の後天性変形
M22　膝蓋骨の障害
M23　膝内障
M24　その他の明示された関節内障
M25　その他の関節障害，他に分類されないもの

全身性結合組織障害（M30－M36）
M30　結節性多発（性）動脈炎及び関連病態
M31　その他のえ＜壊＞死性血管障害
M32　全身性エリテマトーデス＜紅斑性狼瘡＞＜SLE＞
M33　皮膚（多発性）筋炎
M34　全身性硬化症
M35　その他の全身性結合組織疾患
M36*　他に分類される疾患における全身性結合組織障害

脊柱障害（M40－M54）

変形性脊柱障害（M40－M43）
M40　（脊柱）後弯（症）及び（脊柱）前弯（症）

M41　（脊柱）側弯（症）
M42　脊椎骨軟骨症＜骨端症＞
M43　その他の変形性脊柱障害

脊椎障害（M45－M49）
M45　強直性脊椎炎
M46　その他の炎症性脊椎障害
M47　脊椎症
M48　その他の脊椎障害
M49*　他に分類される疾患における脊椎障害

その他の脊柱障害（M50－M54）
M50　頚部椎間板障害
M51　その他の椎間板障害
M53　その他の脊柱障害，他に分類されないもの
M54　背部痛

軟部組織障害（M60－M79）

筋障害（M60－M63）
M60　筋炎
M61　筋の石灰化及び骨化
M62　その他の筋障害
M63*　他に分類される疾患における筋障害

滑膜及び腱の障害（M65－M68）
M65　滑膜炎及び腱鞘炎
M66　滑膜及び腱の特発性断裂
M67　滑膜及び腱のその他の障害
M68*　他に分類される疾患における滑膜及び腱の障害

その他の軟部組織障害（M70－M79）
M70　使用，使い過ぎ及び圧迫に関連する軟部組織障害
M71　その他の滑液包障害
M72　線維芽細胞性障害
M73*　他に分類される疾患における軟部組織障害
M75　肩の傷害＜損傷＞
M76　下肢の腱（靱帯）付着部症，足を除く
M77　その他の腱（靱帯）付着部症
M79　その他の軟部組織障害，他に分類されないもの

骨障害及び軟骨障害（M80－M94）

骨の密度及び構造の障害（M80－M85）
- M80　骨粗しょう＜鬆＞症＜オステオポローシス＞，病的骨折を伴うもの
- M81　骨粗しょう＜鬆＞症＜オステオポローシス＞，病的骨折を伴わないもの
- M82*　他に分類される疾患における骨粗しょう＜鬆＞症＜オステオポローシス＞
- M83　成人骨軟化症
- M84　骨の癒合障害
- M85　骨の密度及び構造のその他の障害

その他の骨障害（M86－M90）
- M86　骨髄炎
- M87　骨え＜壊＞死
- M88　骨のパジェット＜ページェット＞＜Paget＞病［変形性骨炎］
- M89　その他の骨障害
- M90*　他に分類される疾患における骨障害

軟骨障害（M91－M94）
- M91　股関節及び骨盤の若年性骨軟骨症＜骨端症＞
- M92　その他の若年性骨軟骨症＜骨端症＞
- M93　その他の骨軟骨障害
- M94　軟骨のその他の障害

筋骨格系及び結合組織のその他の障害（M95－M99）
- M95　筋骨格系及び結合組織のその他の後天性変形
- M96　処置後筋骨格障害，他に分類されないもの
- M99　生体力学的傷害＜損傷＞，他に分類されないもの

第XIV章
腎尿路生殖器系の疾患（N00－N99）

糸球体疾患（N00－N08）
- N00　急性腎炎症候群
- N01　急速進行性腎炎症候群
- N02　反復性及び持続性血尿
- N03　慢性腎炎症候群
- N04　ネフローゼ症候群
- N05　詳細不明の腎炎症候群
- N06　明示された形態学的病変を伴う単独タンパク＜蛋白＞尿
- N07　遺伝性腎症＜ネフロパシー＞，他に分類されないもの
- N08*　他に分類される疾患における糸球体障害

腎尿細管間質性疾患（N10－N16）
N10　急性尿細管間質性腎炎
N11　慢性尿細管間質性腎炎
N12　尿細管間質性腎炎，急性又は慢性と明示されないもの
N13　閉塞性尿路疾患及び逆流性尿路疾患
N14　薬物及び重金属により誘発された尿細管間質及び尿細管の病態
N15　その他の腎尿細管間質性疾患
N16*　他に分類される疾患における腎尿細管間質性障害

腎不全（N17－N19）
N17　急性腎不全
N18　慢性腎臓病
N19　詳細不明の腎不全

尿路結石症（N20－N23）
N20　腎結石及び尿管結石
N21　下部尿路結石
N22*　他に分類される疾患における尿路結石
N23　詳細不明の腎仙痛

腎及び尿管のその他の障害（N25－N29）
N25　腎尿細管機能障害から生じた障害
N26　詳細不明の萎縮腎
N27　原因不明の矮小腎
N28　腎及び尿管のその他の障害，他に分類されないもの
N29*　他に分類される疾患における腎及び尿管のその他の障害

尿路系のその他の疾患（N30－N39）
N30　膀胱炎
N31　神経因性膀胱（機能障害），他に分類されないもの
N32　その他の膀胱障害
N33*　他に分類される疾患における膀胱障害
N34　尿道炎及び尿道症候群
N35　尿道狭窄
N36　尿道のその他の障害
N37*　他に分類される疾患における尿道の障害
N39　尿路系のその他の障害

男性生殖器の疾患（N40－N51）
N40　前立腺肥大（症）

N41	前立腺の炎症性疾患
N42	前立腺のその他の障害
N43	精巣＜睾丸＞水瘤及び精液瘤
N44	精巣＜睾丸＞捻転
N45	精巣＜睾丸＞炎及び精巣上体＜副睾丸＞炎
N46	男性不妊（症）
N47	過長包皮，包茎及びかん＜嵌＞頓包茎
N48	陰茎のその他の障害
N49	男性生殖器の炎症性障害，他に分類されないもの
N50	男性生殖器のその他の障害
N51*	他に分類される疾患における男性生殖器の障害

乳房の障害（N60-N64）

N60	良性乳房異形成（症）
N61	乳房の炎症性障害
N62	乳房肥大
N63	乳房の詳細不明の塊＜lump＞
N64	乳房のその他の障害

女性骨盤臓器の炎症性疾患（N70-N77）

N70	卵管炎及び卵巣炎
N71	子宮の炎症性疾患，子宮頚（部）を除く
N72	子宮頚（部）の炎症性疾患
N73	その他の女性骨盤炎症性疾患
N74*	他に分類される疾患における女性骨盤炎症性障害
N75	バルトリン＜Bartholin＞腺の疾患
N76	腟及び外陰のその他の炎症
N77*	他に分類される疾患における外陰腟の潰瘍形成及び炎症

女性生殖器の非炎症性障害（N80-N98）

N80	子宮内膜症
N81	女性性器脱
N82	女性性器を含む瘻
N83	卵巣，卵管及び子宮広間膜の非炎症性障害
N84	女性性器のポリープ
N85	子宮のその他の非炎症性障害，子宮頚（部）を除く
N86	子宮頚（部）のびらん及び外反（症）
N87	子宮頚（部）の異形成
N88	子宮頚（部）のその他の非炎症性障害
N89	腟のその他の非炎症性障害
N90	外陰及び会陰のその他の非炎症性障害

N91	無月経，過少月経及び希発月経
N92	過多月経，頻発月経及び月経不順
N93	子宮及び腟のその他の異常出血
N94	女性生殖器及び月経周期に関連する疼痛及びその他の病態
N95	閉経期及びその他の閉経周辺期障害
N96	習慣流産
N97	女性不妊症
N98	人工授精に関連する合併症

腎尿路生殖器系のその他の障害（N99）
N99	腎尿路生殖器系の処置後障害，他に分類されないもの

第XV章
妊娠，分娩及び産じょく＜褥＞（O00－O99）

流産に終わった妊娠（O00－O08）
O00	子宮外妊娠
O01	胞状奇胎
O02	受胎のその他の異常生成物
O03	自然流産
O04	医学的人工流産
O05	その他の流産
O06	詳細不明の流産
O07	不成功に終わった人工流産
O08	流産，子宮外妊娠及び胞状奇胎妊娠に続発する合併症

妊娠，分娩及び産じょく＜褥＞における浮腫，タンパク＜蛋白＞尿及び高血圧性障害（O10－O16）
O10	妊娠，分娩及び産じょく＜褥＞に合併する既存の高血圧（症）
O11	慢性高血圧（症）に加重した子かん＜癇＞前症
O12	高血圧（症）を伴わない妊娠浮腫及び妊娠タンパク＜蛋白＞尿
O13	妊娠高血圧（症）
O14	子かん＜癇＞前症
O15	子かん＜癇＞
O16	詳細不明の母体の高血圧（症）

主として妊娠に関連するその他の母体障害（O20－O29）
O20	妊娠早期の出血
O21	過度の妊娠嘔吐
O22	妊娠中の静脈合併症及び痔核
O23	妊娠中の腎尿路性器感染症
O24	妊娠中の糖尿病

O25　妊娠中の栄養失調（症）
O26　主として妊娠に関連するその他の病態の母体ケア
O28　母体の分娩前スクリーニングにおける異常所見
O29　妊娠中の麻酔合併症

胎児及び羊膜腔に関連する母体ケア並びに予想される分娩の諸問題（O30－O48）
O30　多胎妊娠
O31　多胎妊娠に特異的な合併症
O32　既知の胎位異常又はその疑いのための母体ケア
O33　既知の胎児骨盤不均衡又はその疑いのための母体ケア
O34　既知の母体骨盤臓器の異常又はその疑いのための母体ケア
O35　既知の胎児異常及び傷害又はその疑いのための母体ケア
O36　その他の既知の胎児側の問題又はその疑いのための母体ケア
O40　羊水過多症
O41　羊水及び羊膜のその他の障害
O42　前期破水
O43　胎盤障害
O44　前置胎盤
O45　（常位）胎盤早期剥離
O46　分娩前出血，他に分類されないもの
O47　偽陣痛
O48　遷延妊娠

分娩の合併症（O60－O75）
O60　切迫早産及び早産
O61　分娩誘発の不成功
O62　娩出力の異常
O63　遷延分娩
O64　胎位異常及び胎向異常による分娩停止
O65　母体の骨盤異常による分娩停止
O66　その他の分娩停止
O67　分娩時出血を合併する分娩，他に分類されないもの
O68　胎児ストレス［仮死＜ジストレス＞］を合併する分娩
O69　臍帯合併症を合併する分娩
O70　分娩における会陰裂傷＜laceration＞
O71　その他の産科的外傷
O72　分娩後出血
O73　胎盤残留及び卵膜残留，出血を伴わないもの
O74　分娩における麻酔合併症
O75　分娩のその他の合併症，他に分類されないもの

分娩（O80－O84）
- O80　単胎自然分娩
- O81　鉗子分娩及び吸引分娩による単胎分娩
- O82　帝王切開による単胎分娩
- O83　その他の介助単胎分娩
- O84　多胎分娩

主として産じょく＜褥＞に関連する合併症（O85－O92）
- O85　産じょく＜褥＞性敗血症
- O86　その他の産じょく＜褥＞性感染症
- O87　産じょく＜褥＞における静脈合併症及び痔核
- O88　産科的塞栓症
- O89　産じょく＜褥＞における麻酔合併症
- O90　産じょく＜褥＞の合併症，他に分類されないもの
- O91　分娩に関連する乳房の感染症
- O92　分娩に関連する乳房及び授乳のその他の障害

その他の産科的病態，他に分類されないもの（O94－O99）
- O94　妊娠，分娩及び産じょく＜褥＞の合併症の続発・後遺症
- O95　原因不明の産科的死亡
- O96　分娩満42日以後1年未満に発生したあらゆる産科的原因による母体死亡
- O97　産科的原因の続発・後遺症による死亡
- O98　他に分類されるが妊娠，分娩及び産じょく＜褥＞に合併する母体の感染症及び寄生虫症
- O99　他に分類されるが妊娠，分娩及び産じょく＜褥＞に合併するその他の母体疾患

第XVI章
周産期に発生した病態（P00－P96）

母体側要因並びに妊娠及び分娩の合併症により影響を受けた胎児及び新生児（P00－P04）
- P00　現在の妊娠とは無関係の場合もありうる母体の病態により影響を受けた胎児及び新生児
- P01　母体の妊娠合併症により影響を受けた胎児及び新生児
- P02　胎盤，臍帯及び卵膜の合併症により影響を受けた胎児及び新生児
- P03　その他の分娩合併症により影響を受けた胎児及び新生児
- P04　胎盤又は母乳を介して有害な影響を受けた胎児及び新生児

妊娠期間及び胎児発育に関連する障害（P05－P08）
- P05　胎児発育遅延＜成長遅滞＞及び胎児栄養失調（症）
- P07　妊娠期間短縮及び低出産体重に関連する障害，他に分類されないもの
- P08　遷延妊娠及び高出産体重に関連する障害

出産外傷（P10-P15）
- P10　出産損傷による頭蓋内裂傷＜laceration＞及び出血
- P11　中枢神経系のその他の出産損傷
- P12　頭皮の出産損傷
- P13　骨格の出産損傷
- P14　末梢神経系の出産損傷
- P15　その他の出産損傷

周産期に特異的な呼吸障害及び心血管障害（P20-P29）
- P20　子宮内低酸素症
- P21　出生時仮死
- P22　新生児の呼吸窮＜促＞迫
- P23　先天性肺炎
- P24　新生児吸引症候群
- P25　周産期に発生した間質性気腫及び関連病態
- P26　周産期に発生した肺出血
- P27　周産期に発生した慢性呼吸器疾患
- P28　周産期に発生したその他の呼吸器病態
- P29　周産期に発生した心血管障害

周産期に特異的な感染症（P35-P39）
- P35　先天性ウイルス性疾患
- P36　新生児の細菌性敗血症
- P37　その他の先天性感染症及び寄生虫症
- P38　軽度出血を伴う又は伴わない新生児の臍炎
- P39　周産期に特異的なその他の感染症

胎児及び新生児の出血性障害及び血液障害（P50-P61）
- P50　胎児失血
- P51　新生児の臍出血
- P52　胎児及び新生児の頭蓋内非外傷性出血
- P53　胎児及び新生児の出血性疾患
- P54　その他の新生児出血
- P55　胎児及び新生児の溶血性疾患
- P56　溶血性疾患による胎児水腫
- P57　核黄疸
- P58　その他の多量の溶血による新生児黄疸
- P59　その他及び詳細不明の原因による新生児黄疸
- P60　胎児及び新生児の播種性血管内凝固
- P61　その他の周産期の血液障害

胎児及び新生児に特異的な一過性の内分泌障害及び代謝障害（P70－P74）
P70　胎児及び新生児に特異的な一過性糖質代謝障害
P71　カルシウム及びマグネシウム代謝の一過性新生児障害
P72　その他の一過性新生児内分泌障害
P74　その他の一過性新生児電解質障害及び代謝障害

胎児及び新生児の消化器系障害（P75－P78）
P75*　のう＜嚢＞胞線維症における胎便＜メコニウム＞イレウス（E84.1†）
P76　新生児のその他の腸閉塞
P77　胎児及び新生児のえ＜壊＞死性腸炎
P78　その他の周産期の消化器系障害

胎児及び新生児の外皮及び体温調節に関連する病態（P80－P83）
P80　新生児低体温
P81　新生児のその他の体温調節機能障害
P83　胎児及び新生児に特異的な外皮のその他の病態

周産期に発生したその他の障害（P90－P96）
P90　新生児のけいれん＜痙攣＞
P91　新生児の脳のその他の機能障害
P92　新生児の哺乳上の問題
P93　胎児及び新生児に投与された薬物による反応及び中毒
P94　新生児の筋緊張障害
P95　原因不明の胎児死亡
P96　周産期に発生したその他の病態

第XVII章
先天奇形，変形及び染色体異常（Q00－Q99）

神経系の先天奇形（Q00－Q07）
Q00　無脳症及び類似先天奇形
Q01　脳瘤
Q02　小頭症
Q03　先天性水頭症
Q04　脳のその他の先天奇形
Q05　二分脊椎＜脊椎披＜破＞裂＞
Q06　脊髄のその他の先天奇形
Q07　神経系のその他の先天奇形

眼，耳，顔面及び頚部の先天奇形（Q10－Q18）
Q10　眼瞼，涙器及び眼窩の先天奇形

Q11	無眼球（症），小眼球（症）及び巨大眼球（症）
Q12	先天（性）水晶体奇形
Q13	前眼部の先天奇形
Q14	眼球後極部の先天奇形
Q15	眼のその他の先天奇形
Q16	聴覚障害の原因となる耳の先天奇形
Q17	耳のその他の先天奇形
Q18	顔面及び頚部のその他の先天奇形

循環器系の先天奇形（Q20－Q28）

Q20	心臓の房室及び結合部の先天奇形
Q21	心（臓）中隔の先天奇形
Q22	肺動脈弁及び三尖弁の先天奇形
Q23	大動脈弁及び僧帽弁の先天奇形
Q24	心臓のその他の先天奇形
Q25	大型動脈の先天奇形
Q26	大型静脈の先天奇形
Q27	末梢血管系のその他の先天奇形
Q28	循環器系のその他の先天奇形

呼吸器系の先天奇形（Q30－Q34）

Q30	鼻の先天奇形
Q31	喉頭の先天奇形
Q32	気管及び気管支の先天奇形
Q33	肺の先天奇形
Q34	呼吸器系のその他の先天奇形

唇裂及び口蓋裂（Q35－Q37）

Q35	口蓋裂
Q36	唇裂
Q37	唇裂を伴う口蓋裂

消化器系のその他の先天奇形（Q38－Q45）

Q38	舌，口（腔）及び咽頭のその他の先天奇形
Q39	食道の先天奇形
Q40	上部消化管のその他の先天奇形
Q41	小腸の先天（性）欠損，閉鎖及び狭窄
Q42	大腸の先天（性）欠損，閉鎖及び狭窄
Q43	腸のその他の先天奇形
Q44	胆のう<嚢>，胆管及び肝の先天奇形
Q45	消化器系のその他の先天奇形

生殖器の先天奇形（Q50−Q56）
Q50　卵巣，卵管及び広間膜の先天奇形
Q51　子宮及び子宮頚（部）の先天奇形
Q52　女性性器のその他の先天奇形
Q53　停留精巣＜睾丸＞
Q54　尿道下裂
Q55　男性生殖器のその他の先天奇形
Q56　性不確定及び仮性半陰陽

腎尿路系の先天奇形（Q60−Q64）
Q60　腎の無発生及びその他の減形成
Q61　のう＜嚢＞胞性腎疾患
Q62　腎盂の先天性閉塞性欠損及び尿管の先天奇形
Q63　腎のその他の先天奇形
Q64　尿路系のその他の先天奇形

筋骨格系の先天奇形及び変形（Q65−Q79）
Q65　股関節部の先天（性）変形
Q66　足の先天（性）変形
Q67　頭部，顔面，脊柱及び胸部の先天（性）筋骨格変形
Q68　その他の先天（性）筋骨格変形
Q69　多指＜趾＞症
Q70　合指＜趾＞症
Q71　上肢の減形成
Q72　下肢の減形成
Q73　詳細不明の（四）肢の減形成
Q74　（四）肢のその他の先天奇形
Q75　頭蓋及び顔面骨のその他の先天奇形
Q76　脊柱及び骨性胸郭の先天奇形
Q77　骨軟骨異形成＜形成異常＞（症），長管骨及び脊椎の成長障害を伴うもの
Q78　その他の骨軟骨異形成＜形成異常＞（症）
Q79　筋骨格系の先天奇形，他に分類されないもの

その他の先天奇形（Q80−Q89）
Q80　先天性魚りんせん＜鱗癬＞
Q81　表皮水疱症
Q82　皮膚のその他の先天奇形
Q83　乳房の先天奇形
Q84　外皮のその他の先天奇形
Q85　母斑症，他に分類されないもの

Q86	既知の外因による先天奇形症候群，他に分類されないもの
Q87	多系統に及ぶその他の明示された先天奇形症候群
Q89	その他の先天奇形，他に分類されないもの

染色体異常，他に分類されないもの（Q90-Q99）
Q90	ダウン＜Down＞症候群
Q91	エドワーズ＜Edwards＞症候群及びパトー＜Patau＞症候群
Q92	常染色体のその他のトリソミー及び部分トリソミー，他に分類されないもの
Q93	常染色体のモノソミー及び欠失，他に分類されないもの
Q95	均衡型再配列及びマーカー（染色体），他に分類されないもの
Q96	ターナー＜Turner＞症候群
Q97	その他の性染色体異常，女性表現型，他に分類されないもの
Q98	その他の性染色体異常，男性表現型，他に分類されないもの
Q99	その他の染色体異常，他に分類されないもの

第XVIII章
症状，徴候及び異常臨床所見・異常検査所見で他に分類されないもの（R00-R99）

循環器系及び呼吸器系に関する症状及び徴候（R00-R09）
R00	心拍の異常
R01	心雑音及びその他の心音
R02	え＜壊＞疽，他に分類されないもの
R03	血圧測定における異常で診断されていないもの
R04	気道からの出血
R05	咳
R06	呼吸の異常
R07	咽喉痛及び胸痛
R09	循環器系及び呼吸器系に関するその他の症状及び徴候

消化器系及び腹部に関する症状及び徴候（R10-R19）
R10	腹痛及び骨盤痛
R11	悪心及び嘔吐
R12	胸やけ
R13	えん＜嚥＞下障害
R14	鼓腸及び関連病態
R15	便失禁
R16	肝腫大及び脾腫，他に分類されないもの
R17	詳細不明の黄疸
R18	腹水
R19	消化器系及び腹部に関するその他の症状及び徴候

皮膚及び皮下組織に関する症状及び徴候（R20－R23）
R20　皮膚感覚障害
R21　発疹及びその他の非特異性皮疹
R22　皮膚及び皮下組織の限局性腫脹，腫瘤<mass>及び塊<lump>
R23　その他の皮膚変化

神経系及び筋骨格系に関する症状及び徴候（R25－R29）
R25　異常不随意運動
R26　歩行及び移動の異常
R27　その他の協調運動障害
R29　神経系及び筋骨格系に関するその他の症状及び徴候

腎尿路系に関する症状及び徴候（R30－R39）
R30　排尿に関連する疼痛
R31　詳細不明の血尿
R32　詳細不明の尿失禁
R33　尿閉
R34　無尿及び乏尿<尿量減少>
R35　多尿
R36　尿道分泌物
R39　尿路系に関するその他の症状及び徴候

認識，知覚，情緒状態及び行動に関する症状及び徴候（R40－R46）
R40　傾眠，昏迷及び昏睡
R41　認知機能及び自覚に関するその他の症状及び徴候
R42　めまい<眩暈>感及びよろめき感
R43　嗅覚障害及び味覚障害
R44　一般感覚及び知覚に関するその他の症状及び徴候
R45　情緒状態に関する症状及び徴候
R46　外観及び行動に関する症状及び徴候

言語及び音声に関する症状及び徴候（R47－R49）
R47　言語の障害，他に分類されないもの
R48　読字障害及びその他の表象機能の障害，他に分類されないもの
R49　音声の障害

全身症状及び徴候（R50－R69）
R50　その他の原因による熱及び不明熱
R51　頭痛
R52　疼痛，他に分類されないもの
R53　倦怠（感）及び疲労

R54	老衰
R55	失神及び虚脱
R56	けいれん＜痙攣＞，他に分類されないもの
R57	ショック，他に分類されないもの
R58	出血，他に分類されないもの
R59	リンパ節腫大
R60	浮腫，他に分類されないもの
R61	発汗過多＜多汗＞（症）
R62	身体標準発育不足
R63	食物及び水分摂取に関する症状及び徴候
R64	悪液質
R65	全身性炎症反応症候群［SIRS］
R68	その他の全身症状及び徴候
R69	原因不明及び詳細不明の疾病

血液検査の異常所見，診断名の記載がないもの（R70－R79）
R70	赤血球沈降速度促進及び血漿粘（稠）度の異常
R71	赤血球の異常
R72	白血球の異常，他に分類されないもの
R73	血糖値上昇
R74	血清酵素値異常
R75	ヒト免疫不全ウイルス［HIV］の検査陽性
R76	血清のその他の免疫学的異常所見
R77	血漿タンパク＜蛋白＞のその他の異常
R78	正常では血中から検出されない薬物及びその他の物質の検出
R79	その他の血液化学的異常所見

尿検査の異常所見，診断名の記載がないもの（R80－R82）
R80	単独タンパク＜蛋白＞尿
R81	尿糖
R82	尿のその他の異常所見

その他の体液，検体＜材料＞及び組織の検査の異常所見，診断名の記載がないもの（R83－R89）
R83	脳脊髄液に関する異常所見
R84	呼吸器及び胸部＜郭＞からの検体＜材料＞の異常所見
R85	消化器及び腹腔からの検体＜材料＞の異常所見
R86	男性生殖器からの検体＜材料＞の異常所見
R87	女性生殖器からの検体＜材料＞の異常所見
R89	その他の臓器，器官系及び組織からの検体＜材料＞の異常所見

画像診断及び機能検査における異常所見，診断名の記載がないもの（R90－R94）
R90　中枢神経系の画像診断における異常所見
R91　肺の画像診断における異常所見
R92　乳房の画像診断における異常所見
R93　その他の身体構造の画像診断における異常所見
R94　機能検査の異常所見

診断名不明確及び原因不明の死亡（R95－R99）
R95　乳幼児突然死症候群
R96　その他の突然死＜急死＞，原因不明
R98　立会者のいない死亡
R99　その他の診断名不明確及び原因不明の死亡

第XIX章
損傷，中毒及びその他の外因の影響（S00－T98）

頭部損傷（S00－S09）
S00　頭部の表在損傷
S01　頭部の開放創
S02　頭蓋骨及び顔面骨の骨折
S03　頭部の関節及び靱帯の脱臼，捻挫及びストレイン
S04　脳神経損傷
S05　眼球及び眼窩の損傷
S06　頭蓋内損傷
S07　頭部の挫滅損傷
S08　頭部の外傷性切断
S09　頭部のその他及び詳細不明の損傷

頚部損傷（S10－S19）
S10　頚部の表在損傷
S11　頚部の開放創
S12　頚部の骨折
S13　頚部の関節及び靱帯の脱臼，捻挫及びストレイン
S14　頚部の神経及び脊髄の損傷
S15　頚部の血管損傷
S16　頚部の筋及び腱の損傷
S17　頚部の挫滅損傷
S18　頚部の外傷性切断
S19　頚部のその他及び詳細不明の損傷

胸部＜郭＞損傷（S20－S29）
S20　胸部＜郭＞の表在損傷
S21　胸部＜郭＞の開放創
S22　肋骨，胸骨及び胸椎骨折
S23　胸部＜郭＞の関節及び靱帯の脱臼，捻挫及びストレイン
S24　胸部＜郭＞の神経及び脊髄の損傷
S25　胸部＜郭＞の血管損傷
S26　心臓損傷
S27　その他及び詳細不明の胸腔内臓器の損傷
S28　胸部＜郭＞の挫滅損傷及び外傷性切断
S29　胸部＜郭＞のその他及び詳細不明の損傷

腹部，下背部，腰椎及び骨盤部の損傷（S30－S39）
S30　腹部，下背部及び骨盤部の表在損傷
S31　腹部，下背部及び骨盤部の開放創
S32　腰椎及び骨盤の骨折
S33　腰椎及び骨盤の関節及び靱帯の脱臼，捻挫及びストレイン
S34　腹部，下背部及び骨盤部の神経及び脊髄の損傷
S35　腹部，下背部及び骨盤部の血管損傷
S36　腹腔内臓器の損傷
S37　腎尿路生殖器及び骨盤臓器の損傷
S38　腹部，下背部及び骨盤部の挫滅損傷及び外傷性切断
S39　腹部，下背部及び骨盤部のその他及び詳細不明の損傷

肩及び上腕の損傷（S40－S49）
S40　肩及び上腕の表在損傷
S41　肩及び上腕の開放創
S42　肩及び上腕の骨折
S43　肩甲＜上肢＞帯の関節及び靱帯の脱臼，捻挫及びストレイン
S44　肩及び上腕の神経損傷
S45　肩及び上腕の血管損傷
S46　肩及び上腕の筋及び腱の損傷
S47　肩及び上腕の挫滅損傷
S48　肩及び上腕の外傷性切断
S49　肩及び上腕のその他及び詳細不明の損傷

肘及び前腕の損傷（S50－S59）
S50　前腕の表在損傷
S51　前腕の開放創
S52　前腕の骨折
S53　肘の関節及び靱帯の脱臼，捻挫及びストレイン

S54	前腕の神経損傷
S55	前腕の血管損傷
S56	前腕の筋及び腱の損傷
S57	前腕の挫滅損傷
S58	前腕の外傷性切断
S59	前腕のその他及び詳細不明の損傷

手首及び手の損傷（S60－S69）
S60	手首及び手の表在損傷
S61	手首及び手の開放創
S62	手首及び手の骨折
S63	手首及び手の関節及び靱帯の脱臼，捻挫及びストレイン
S64	手首及び手の神経損傷
S65	手首及び手の血管損傷
S66	手首及び手の筋及び腱の損傷
S67	手首及び手の挫滅損傷
S68	手首及び手の外傷性切断
S69	手首及び手のその他及び詳細不明の損傷

股関節部及び大腿の損傷（S70－S79）
S70	股関節部及び大腿の表在損傷
S71	股関節部及び大腿の開放創
S72	大腿骨骨折
S73	股関節部の関節及び靱帯の脱臼，捻挫及びストレイン
S74	股関節部及び大腿の神経損傷
S75	股関節部及び大腿の血管損傷
S76	股関節部及び大腿の筋及び腱の損傷
S77	股関節部及び大腿の挫滅損傷
S78	股関節部及び大腿の外傷性切断
S79	股関節部及び大腿のその他及び詳細不明の損傷

膝及び下腿の損傷（S80－S89）
S80	下腿の表在損傷
S81	下腿の開放創
S82	下腿の骨折，足首を含む
S83	膝の関節及び靱帯の脱臼，捻挫及びストレイン
S84	下腿の神経損傷
S85	下腿の血管損傷
S86	下腿の筋及び腱の損傷
S87	下腿の挫滅損傷
S88	下腿の外傷性切断

S89 下腿のその他及び詳細不明の損傷

足首及び足の損傷（S90－S99）
S90 足首及び足の表在損傷
S91 足首及び足の開放創
S92 足の骨折，足首を除く
S93 足首及び足の関節及び靱帯の脱臼，捻挫及びストレイン
S94 足首及び足の神経損傷
S95 足首及び足の血管損傷
S96 足首及び足の筋及び腱の損傷
S97 足首及び足の挫滅損傷
S98 足首及び足の外傷性切断
S99 足首及び足のその他及び詳細不明の損傷

多部位の損傷（T00－T07）
T00 多部位の表在損傷
T01 多部位の開放創
T02 多部位の骨折
T03 多部位の脱臼，捻挫及びストレイン
T04 多部位の挫滅損傷
T05 多部位の外傷性切断
T06 多部位のその他の損傷，他に分類されないもの
T07 詳細不明の多発性損傷

部位不明の体幹もしくは（四）肢の損傷又は部位不明の損傷（T08－T14）
T08 脊椎骨折，部位不明
T09 脊椎及び体幹のその他の損傷，部位不明
T10 上肢の骨折，部位不明
T11 上肢のその他の損傷，部位不明
T12 下肢の骨折，部位不明
T13 下肢のその他の損傷，部位不明
T14 部位不明の損傷

自然開口部からの異物侵入の作用（T15－T19）
T15 外眼における異物
T16 耳内異物
T17 気道内異物
T18 消化管内異物
T19 尿路性器内異物

熱傷及び腐食（T20－T32）

体表面の熱傷及び腐食，明示された部位（T20－T25）
T20　頭部及び頚部の熱傷及び腐食
T21　体幹の熱傷及び腐食
T22　肩及び上肢の熱傷及び腐食，手首及び手を除く
T23　手首及び手の熱傷及び腐食
T24　股関節部及び下肢の熱傷及び腐食，足首及び足を除く
T25　足首及び足の熱傷及び腐食

眼及び内臓に限局する熱傷及び腐食（T26－T28）
T26　眼及び付属器に限局する熱傷及び腐食
T27　気道の熱傷及び腐食
T28　その他の内臓の熱傷及び腐食

多部位及び部位不明の熱傷及び腐食（T29－T32）
T29　多部位の熱傷及び腐食
T30　熱傷及び腐食，部位不明
T31　傷害された体表面積による熱傷分類
T32　傷害された体表面積による腐食分類

凍傷（T33－T35）
T33　表在性凍傷
T34　組織え＜壊＞死を伴う凍傷
T35　多部位の凍傷及び詳細不明の凍傷

薬物，薬剤及び生物学的製剤による中毒（T36－T50）
T36　全身性抗生物質による中毒
T37　その他の全身性抗感染薬及び抗寄生虫薬による中毒
T38　ホルモン類，その合成代替薬及び拮抗薬による中毒，他に分類されないもの
T39　非オピオイド系鎮痛薬，解熱薬及び抗リウマチ薬による中毒
T40　麻薬及び精神変容薬［幻覚発現薬］による中毒
T41　麻酔薬及び治療用ガス類による中毒
T42　抗てんかん薬，鎮静・催眠薬及び抗パーキンソン病薬による中毒
T43　向精神薬による中毒，他に分類されないもの
T44　主として自律神経系に作用する薬物による中毒
T45　主として全身及び血液に作用する薬物による中毒，他に分類されないもの
T46　主として心血管系に作用する薬物による中毒
T47　主として消化器系に作用する薬物による中毒
T48　主として平滑筋，骨格筋及び呼吸器系に作用する薬物による中毒

| T49 | 主として皮膚及び粘膜に作用する局所用薬物，眼科用薬，耳鼻咽喉科用薬及び歯科用薬による中毒 |
| T50 | 利尿薬，その他及び詳細不明の薬物，薬剤及び生物学的製剤による中毒 |

薬用を主としない物質の毒作用（T51-T65）

T51	アルコールの毒作用
T52	有機溶剤の毒作用
T53	脂肪族及び芳香族炭化水素のハロゲン誘導体の毒作用
T54	腐食性物質の毒作用
T55	石鹸及び洗浄剤の毒作用
T56	金属の毒作用
T57	その他の無機物質の毒作用
T58	一酸化炭素の毒作用
T59	その他の気体，フューム及び蒸気の毒作用
T60	農薬の毒作用
T61	海産食品として摂取された有害物質の毒作用
T62	食物として摂取されたその他の有害物質による毒作用
T63	有毒動物との接触による毒作用
T64	アフラトキシン及びその他の真菌毒素＜マイコトキシン＞による食物汚染物質の毒作用
T65	その他及び詳細不明の物質の毒作用

外因のその他及び詳細不明の作用（T66-T78）

T66	放射線の作用，詳細不明
T67	熱及び光線の作用
T68	低体温（症）
T69	低温のその他の作用
T70	気圧又は水圧の作用
T71	窒息
T73	その他の欠乏・消耗の作用
T74	虐待症候群
T75	その他の外因の作用
T78	有害作用，他に分類されないもの

外傷の早期合併症（T79）

| T79 | 外傷の早期合併症，他に分類されないもの |

外科的及び内科的ケアの合併症，他に分類されないもの（T80-T88）

T80	輸液，輸血及び治療用注射に続発する合併症
T81	処置の合併症，他に分類されないもの
T82	心臓及び血管のプロステーシス，挿入物及び移植片の合併症
T83	尿路性器プロステーシス，挿入物及び移植片の合併症

T84	体内整形外科的プロステーシス，挿入物及び移植片の合併症	
T85	その他の体内プロステーシス，挿入物及び移植片の合併症	
T86	移植臓器及び組織の不全及び拒絶反応	
T87	再接着及び切断に特有の合併症	
T88	外科的及び内科的ケアのその他の合併症，他に分類されないもの	

損傷，中毒及びその他の外因による影響の続発・後遺症（T90-T98）

T90	頭部損傷の続発・後遺症
T91	頚部及び体幹損傷の続発・後遺症
T92	上肢の損傷の続発・後遺症
T93	下肢の損傷の続発・後遺症
T94	多部位及び部位不明の損傷の続発・後遺症
T95	熱傷，腐食及び凍傷の続発・後遺症
T96	薬物，薬剤及び生物学的製剤による中毒の続発・後遺症
T97	薬用を主としない物質の毒作用の続発・後遺症
T98	外因のその他及び詳細不明の作用の続発・後遺症

第XX章
傷病及び死亡の外因（V01-Y98）

不慮の事故（V01-X59）

交通事故（V01-V99）

交通事故により受傷した歩行者（V01-V09）

V01	自転車との衝突により受傷した歩行者
V02	二輪又は三輪のモーター車両との衝突により受傷した歩行者
V03	乗用車，軽トラック又はバンとの衝突により受傷した歩行者
V04	大型輸送車両又はバスとの衝突により受傷した歩行者
V05	鉄道列車又は鉄道車両との衝突により受傷した歩行者
V06	その他の非モーター車両との衝突により受傷した歩行者
V09	その他及び詳細不明の交通事故により受傷した歩行者

交通事故により受傷した自転車乗員（V10-V19）

V10	歩行者又は動物との衝突により受傷した自転車乗員
V11	他の自転車との衝突により受傷した自転車乗員
V12	二輪又は三輪のモーター車両との衝突により受傷した自転車乗員
V13	乗用車，軽トラック又はバンとの衝突により受傷した自転車乗員
V14	大型輸送車両又はバスとの衝突により受傷した自転車乗員
V15	鉄道列車又は鉄道車両との衝突により受傷した自転車乗員
V16	その他の非モーター車両との衝突により受傷した自転車乗員

V17　固定又は静止した物体との衝突により受傷した自転車乗員
V18　衝突以外の交通事故により受傷した自転車乗員
V19　その他及び詳細不明の交通事故により受傷した自転車乗員

交通事故により受傷したオートバイ乗員（V20－V29）
V20　歩行者又は動物との衝突により受傷したオートバイ乗員
V21　自転車との衝突により受傷したオートバイ乗員
V22　二輪又は三輪のモーター車両との衝突により受傷したオートバイ乗員
V23　乗用車，軽トラック又はバンとの衝突により受傷したオートバイ乗員
V24　大型輸送車両又はバスとの衝突により受傷したオートバイ乗員
V25　鉄道列車又は鉄道車両との衝突により受傷したオートバイ乗員
V26　その他の非モーター車両との衝突により受傷したオートバイ乗員
V27　固定又は静止した物体との衝突により受傷したオートバイ乗員
V28　衝突以外の交通事故により受傷したオートバイ乗員
V29　その他及び詳細不明の交通事故により受傷したオートバイ乗員

交通事故により受傷したオート三輪車乗員（V30－V39）
V30　歩行者又は動物との衝突により受傷したオート三輪車乗員
V31　自転車との衝突により受傷したオート三輪車乗員
V32　二輪又は三輪のモーター車両との衝突により受傷したオート三輪車乗員
V33　乗用車，軽トラック又はバンとの衝突により受傷したオート三輪車乗員
V34　大型輸送車両又はバスとの衝突により受傷したオート三輪車乗員
V35　鉄道列車又は鉄道車両との衝突により受傷したオート三輪車乗員
V36　その他の非モーター車両との衝突により受傷したオート三輪車乗員
V37　固定又は静止した物体との衝突により受傷したオート三輪車乗員
V38　衝突以外の交通事故により受傷したオート三輪車乗員
V39　その他及び詳細不明の交通事故により受傷したオート三輪車乗員

交通事故により受傷した乗用車乗員（V40－V49）
V40　歩行者又は動物との衝突により受傷した乗用車乗員
V41　自転車との衝突により受傷した乗用車乗員
V42　二輪又は三輪のモーター車両との衝突により受傷した乗用車乗員
V43　乗用車，軽トラック又はバンとの衝突により受傷した乗用車乗員
V44　大型輸送車両又はバスとの衝突により受傷した乗用車乗員
V45　鉄道列車又は鉄道車両との衝突により受傷した乗用車乗員
V46　その他の非モーター車両との衝突により受傷した乗用車乗員
V47　固定又は静止した物体との衝突により受傷した乗用車乗員
V48　衝突以外の交通事故により受傷した乗用車乗員
V49　その他及び詳細不明の交通事故により受傷した乗用車乗員

交通事故により受傷した軽トラック乗員又はバン乗員（V50－V59）

V50	歩行者又は動物との衝突により受傷した軽トラック乗員又はバン乗員
V51	自転車との衝突により受傷した軽トラック乗員又はバン乗員
V52	二輪又は三輪のモーター車両との衝突により受傷した軽トラック乗員又はバン乗員
V53	乗用車，軽トラック又はバンとの衝突により受傷した軽トラック乗員又はバン乗員
V54	大型輸送車両又はバスとの衝突により受傷した軽トラック乗員又はバン乗員
V55	鉄道列車又は鉄道車両との衝突により受傷した軽トラック乗員又はバン乗員
V56	その他の非モーター車両との衝突により受傷した軽トラック乗員又はバン乗員
V57	固定又は静止した物体との衝突により受傷した軽トラック乗員又はバン乗員
V58	衝突以外の交通事故により受傷した軽トラック乗員又はバン乗員
V59	その他及び詳細不明の交通事故により受傷した軽トラック乗員又はバン乗員

交通事故により受傷した大型輸送車両乗員（V60－V69）

V60	歩行者又は動物との衝突により受傷した大型輸送車両乗員
V61	自転車との衝突により受傷した大型輸送車両乗員
V62	二輪又は三輪のモーター車両との衝突により受傷した大型輸送車両乗員
V63	乗用車，軽トラック又はバンとの衝突により受傷した大型輸送車両乗員
V64	大型輸送車両又はバスとの衝突により受傷した大型輸送車両乗員
V65	鉄道列車又は鉄道車両との衝突により受傷した大型輸送車両乗員
V66	その他の非モーター車両との衝突により受傷した大型輸送車両乗員
V67	固定又は静止した物体との衝突により受傷した大型輸送車両乗員
V68	衝突以外の交通事故により受傷した大型輸送車両乗員
V69	その他及び詳細不明の交通事故により受傷した大型輸送車両乗員

交通事故により受傷したバス乗員（V70－V79）

V70	歩行者又は動物との衝突により受傷したバス乗員
V71	自転車との衝突により受傷したバス乗員
V72	二輪又は三輪のモーター車両との衝突により受傷したバス乗員
V73	乗用車，軽トラック又はバンとの衝突により受傷したバス乗員
V74	大型輸送車両又はバスとの衝突により受傷したバス乗員
V75	鉄道列車又は鉄道車両との衝突により受傷したバス乗員
V76	その他の非モーター車両との衝突により受傷したバス乗員
V77	固定又は静止した物体との衝突により受傷したバス乗員
V78	衝突以外の交通事故により受傷したバス乗員
V79	その他及び詳細不明の交通事故により受傷したバス乗員

その他の陸上交通事故（V80－V89）

V80	交通事故により受傷した動物牽引車乗員又は動物に乗った者
V81	交通事故により受傷した鉄道列車乗員又は鉄道車両乗員
V82	交通事故により受傷した市街電車乗員
V83	主として工業用地内で使用される特殊車両の乗員で，交通事故により受傷した者
V84	主として農業用に使用される特殊車両の乗員で，交通事故により受傷した者

V85	建設用特殊車両の乗員で，交通事故により受傷した者
V86	本来道路外＜オフロード＞で使用するために設計された特殊全地形用又はその他のモーター車両の乗員で，交通事故により受傷した者
V87	事故の形態が明示され，受傷者の輸送形態が不明の路上交通事故
V88	事故の形態が明示され，受傷者の輸送形態が不明の路上外交通事故
V89	車両（駆動形態を問わない）事故，車両の型式不明

水上交通事故（V90－V94）

V90	溺死又は溺水を生じた船舶事故
V91	その他の損傷を生じた船舶事故
V92	船舶事故を伴わない，水上交通機関の関係した溺死及び溺水
V93	船舶事故を伴わない船舶上の事故で，溺死及び溺水を生じないもの
V94	その他及び詳細不明の水上交通事故

航空及び宇宙交通事故（V95－V97）

V95	乗員が受傷した動力航空機事故
V96	乗員が受傷した無動力航空機事故
V97	その他の明示された航空交通事故

その他及び詳細不明の交通事故（V98－V99）

V98	その他の明示された交通事故
V99	詳細不明の交通事故

不慮の損傷のその他の外因（W00－X59）

転倒・転落・墜落（W00-W19）

W00	氷及び雪による同一平面上での転倒
W01	スリップ，つまづき及びよろめきによる同一平面上での転倒
W02	アイススケート，スキー，ローラースケート又はスケートボードによる転倒
W03	他人との衝突又は他人に押されることによる同一平面上でのその他の転倒
W04	他人によって運ばれているとき又は支えられているときの転倒・転落
W05	車椅子からの転落
W06	ベッドからの転落
W07	椅子からの転落
W08	その他の家具からの転落
W09	運動場設備からの転落
W10	階段及びステップからの転落及びその上での転倒
W11	はしごからの転落又はその上での転倒
W12	足場からの転落又はその上での転倒
W13	建物又は建造物からの転落
W14	樹木からの転落

W15	がけからの転落
W16	溺死又は溺水以外の損傷を生じた水中への潜水又は飛込み
W17	その他の転落
W18	同一平面上でのその他の転倒
W19	詳細不明の転落

生物によらない機械的な力への曝露（W20－W49）

W20	投げられ，投げ出され又は落下する物体による打撲
W21	スポーツ用具との衝突又は打撲
W22	その他の物体との衝突又は打撲
W23	物体内又は物体間への捕捉，圧挫，圧入又は挟まれ
W24	持ち上げ装置及び伝達装置との接触，他に分類されないもの
W25	鋭いガラスとの接触
W26	ナイフ，刀剣又は短剣との接触
W27	無動力手工具との接触
W28	動力芝刈り機との接触
W29	その他の動力手工具及び家庭用機械との接触
W30	農業用機械との接触
W31	その他及び詳細不明の機械との接触
W32	拳銃の発射
W33	ライフル，ショットガン及び大型銃器の発射
W34	その他及び詳細不明の銃器の発射
W35	ボイラーの爆発及び破裂
W36	ガスシリンダーの爆発及び破裂
W37	加圧されたタイヤ，パイプ又はホースの爆発及び破裂
W38	その他の明示された加圧された装置の爆発及び破裂
W39	花火の発射
W40	その他の物質の爆発
W41	高圧ジェットへの曝露
W42	騒音への曝露
W43	振動への曝露
W44	目又は自然の孔口からの異物侵入
W45	皮膚からの異物侵入
W46	皮下注射針との接触
W49	その他及び詳細不明の生物によらない機械的な力への曝露

生物による機械的な力への曝露（W50－W64）

W50	他人による叩かれ，打撲，蹴られ，ねじられ，咬まれ又はひっかかれ
W51	他人との衝突
W52	群衆又は人の殺到による衝突，押され又は踏まれ
W53	ネズミによる咬傷

W54	犬による咬傷又は打撲
W55	その他の哺乳類による咬傷又は打撲
W56	海生動物との接触
W57	無毒昆虫及びその他の無毒節足動物による咬傷又は刺傷
W58	ワニによる咬傷又は打撲
W59	その他の爬虫類による咬傷又は挫滅
W60	植物のとげ及び鋭い葉との接触
W64	その他及び詳細不明の生物による機械的な力への曝露

不慮の溺死及び溺水（W65-W74）

W65	浴槽内での溺死及び溺水
W66	浴槽への転落による溺死及び溺水
W67	水泳プール内での溺死及び溺水
W68	水泳プールへの転落による溺死及び溺水
W69	自然の水域内での溺死及び溺水
W70	自然の水域への転落による溺死及び溺水
W73	その他の明示された溺死及び溺水
W74	詳細不明の溺死及び溺水

その他の不慮の窒息（W75-W84）

W75	ベッド内での不慮の窒息及び絞首
W76	その他の不慮の首つり及び絞首
W77	落盤，落下する土砂及びその他の物体による窒息
W78	胃内容物の誤えん＜嚥＞＜吸引＞
W79	気道閉塞を生じた食物の誤えん＜嚥＞＜吸引＞
W80	気道閉塞を生じたその他の物体の誤えん＜嚥＞＜吸引＞
W81	低酸素環境への閉じ込め
W83	その他の明示された窒息
W84	詳細不明の窒息

電流，放射線並びに極端な気温及び気圧への曝露（W85-W99）

W85	送電線への曝露
W86	その他の明示された電流への曝露
W87	詳細不明の電流への曝露
W88	電離放射線への曝露
W89	人工の可視光線及び紫外線への曝露
W90	その他の非電離放射線への曝露
W91	詳細不明の放射線への曝露
W92	人工の過度の高温への曝露
W93	人工の過度の低温への曝露
W94	高圧，低圧及び気圧の変化への曝露

W99　　その他及び詳細不明の人工の環境要因への曝露

煙，火及び火炎への曝露（X00－X09）
X00　　建物又は建造物内の管理されていない火への曝露
X01　　建物又は建造物外の管理されていない火への曝露
X02　　建物又は建造物内の管理された火への曝露
X03　　建物又は建造物外の管理された火への曝露
X04　　高可燃性物質の発火への曝露
X05　　夜着の発火又は溶解への曝露
X06　　その他の着衣及び衣服の発火又は溶解への曝露
X08　　その他の明示された煙，火及び火炎への曝露
X09　　詳細不明の煙，火及び火炎への曝露

熱及び高温物質との接触（X10－X19）
X10　　高温の飲物，食物，油脂及び食用油との接触
X11　　蛇口からの熱湯との接触
X12　　その他の高温液体との接触
X13　　スチーム及び高温蒸気との接触
X14　　高温の空気及びガスとの接触
X15　　高温の家庭用具との接触
X16　　高温の暖房器具，ラジエーター及びパイプとの接触
X17　　高温のエンジン，機械及び器具との接触
X18　　その他の高温金属との接触
X19　　その他及び詳細不明の熱及び高温物質との接触

有毒動植物との接触（X20－X29）
X20　　毒ヘビ及び毒トカゲとの接触
X21　　毒グモとの接触
X22　　サソリとの接触
X23　　スズメバチ，ジガバチ及びミツバチとの接触
X24　　ムカデ及び有毒ヤスデ（熱帯）との接触
X25　　その他の有毒節足動物との接触
X26　　有毒海生動植物との接触
X27　　その他の明示された有毒動物との接触
X28　　その他の明示された有毒植物との接触
X29　　詳細不明の有毒動植物との接触

自然の力への曝露（X30－X39）
X30　　自然の過度の高温への曝露
X31　　自然の過度の低温への曝露
X32　　日光への曝露

X33	落雷による受傷者
X34	地震による受傷者
X35	火山の噴火による受傷者
X36	なだれ，地すべり及びその他の地面の運動による受傷者
X37	暴風雨による受傷者
X38	洪水による受傷者
X39	その他及び詳細不明の自然の力への曝露

有害物質による不慮の中毒及び有害物質への曝露（X40－X49）
X40	非オピオイド系鎮痛薬，解熱薬及び抗リウマチ薬による不慮の中毒及び曝露
X41	抗てんかん薬，鎮静・催眠薬，パーキンソン病治療薬及び向精神薬による不慮の中毒及び曝露，他に分類されないもの
X42	麻薬及び精神変容薬［幻覚発現薬］による不慮の中毒及び曝露，他に分類されないもの
X43	自律神経系に作用するその他の薬物による不慮の中毒及び曝露
X44	その他及び詳細不明の薬物，薬剤及び生物学的製剤による不慮の中毒及び曝露
X45	アルコールによる不慮の中毒及び曝露
X46	有機溶剤及びハロゲン化炭化水素類及びこれらの蒸気による不慮の中毒及び曝露
X47	その他のガス及び蒸気による不慮の中毒及び曝露
X48	農薬による不慮の中毒及び曝露
X49	その他及び詳細不明の化学物質及び有害物質による不慮の中毒及び曝露

無理ながんばり，旅行及び欠乏状態（X50－X57）
X50	無理ながんばり及び激しい運動又は反復性の運動
X51	旅行及び移動
X52	無重力環境への長期滞在
X53	食糧の不足
X54	水の不足
X57	詳細不明の欠乏状態

その他及び詳細不明の要因への不慮の曝露（X58－X59）
| X58 | その他の明示された要因への曝露 |
| X59 | 詳細不明の要因への曝露 |

故意の自傷及び自殺（X60－X84）
X60	非オピオイド系鎮痛薬，解熱薬及び抗リウマチ薬による中毒及び曝露にもとづく自傷及び自殺
X61	抗てんかん薬，鎮静・催眠薬，パーキンソン病治療薬及び向精神薬による中毒及び曝露にもとづく自傷及び自殺，他に分類されないもの
X62	麻薬及び精神変容薬［幻覚発現薬］による中毒及び曝露にもとづく自傷及び自殺，他に分類されないもの
X63	自律神経系に作用するその他の薬物による中毒及び曝露にもとづく自傷及び自殺

X64	その他及び詳細不明の薬物，薬剤及び生物学的製剤による中毒及び曝露にもとづく自傷及び自殺
X65	アルコールによる中毒及び曝露にもとづく自傷及び自殺
X66	有機溶剤及びハロゲン化炭化水素類及びそれらの蒸気による中毒及び曝露にもとづく自傷及び自殺
X67	その他のガス及び蒸気による中毒及び曝露にもとづく自傷及び自殺
X68	農薬による中毒及び曝露にもとづく自傷及び自殺
X69	その他及び詳細不明の化学物質及び有害物質による中毒及び曝露にもとづく自傷及び自殺
X70	縊首，絞首及び窒息による故意の自傷及び自殺
X71	溺死及び溺水による故意の自傷及び自殺
X72	拳銃の発射による故意の自傷及び自殺
X73	ライフル，散弾銃及び大型銃器の発射による故意の自傷及び自殺
X74	その他及び詳細不明の銃器の発射による故意の自傷及び自殺
X75	爆発物による故意の自傷及び自殺
X76	煙，火及び火炎による故意の自傷及び自殺
X77	スチーム，高温蒸気及び高温物体による故意の自傷及び自殺
X78	鋭利な物体による故意の自傷及び自殺
X79	鈍器による故意の自傷及び自殺
X80	高所からの飛び降りによる故意の自傷及び自殺
X81	移動中の物体の前への飛び込み又は横臥による故意の自傷及び自殺
X82	モーター車両の衝突による故意の自傷及び自殺
X83	その他の明示された手段による故意の自傷及び自殺
X84	詳細不明の手段による故意の自傷及び自殺

加害にもとづく傷害及び死亡（X85-Y09）

X85	薬物，薬剤及び生物学的製剤による加害にもとづく傷害及び死亡
X86	腐食性物質による加害にもとづく傷害及び死亡
X87	農薬による加害にもとづく傷害及び死亡
X88	ガス及び蒸気による加害にもとづく傷害及び死亡
X89	その他の明示された化学物質及び有害物質による加害にもとづく傷害及び死亡
X90	詳細不明の化学物質又は有害物質による加害にもとづく傷害及び死亡
X91	縊首，絞首及び窒息による加害にもとづく傷害及び死亡
X92	溺水による加害にもとづく傷害及び死亡
X93	拳銃の発射による加害にもとづく傷害及び死亡
X94	ライフル，散弾銃及び大型銃器の発射による加害にもとづく傷害及び死亡
X95	その他及び詳細不明の銃器の発射による加害にもとづく傷害及び死亡
X96	爆発物による加害にもとづく傷害及び死亡
X97	煙，火及び火炎による加害にもとづく傷害及び死亡
X98	スチーム，高温蒸気及び高温物体による加害にもとづく傷害及び死亡
X99	鋭利な物体による加害にもとづく傷害及び死亡
Y00	鈍器による加害にもとづく傷害及び死亡

Y01	高所からの突き落としによる加害にもとづく傷害及び死亡
Y02	移動中の物体の前への押し出し又は置き去りによる加害にもとづく傷害及び死亡
Y03	モーター車両の衝突による加害にもとづく傷害及び死亡
Y04	暴力による加害にもとづく傷害及び死亡
Y05	暴力による性的加害にもとづく傷害及び死亡
Y06	遺棄又は放置
Y07	その他の虐待
Y08	その他の明示された手段による加害にもとづく傷害及び死亡
Y09	詳細不明の手段による加害にもとづく傷害及び死亡

不慮か故意か決定されない事件（Y10−Y34）

Y10	非オピオイド系鎮痛薬，解熱薬及び抗リウマチ薬による中毒及び曝露，不慮か故意か決定されないもの
Y11	他に分類されない抗てんかん薬，鎮静・催眠薬，パーキンソン病治療薬及び向精神薬による中毒及び曝露，不慮か故意か決定されないもの
Y12	他に分類されない麻薬及び精神変容薬［幻覚発現薬］による中毒及び曝露，不慮か故意か決定されないもの
Y13	自律神経系に作用するその他の薬物による中毒及び曝露，不慮か故意か決定されないもの
Y14	その他及び詳細不明の薬物，薬剤及び生物学的製剤による中毒及び曝露，不慮か故意か決定されないもの
Y15	アルコールによる中毒及び曝露，不慮か故意か決定されないもの
Y16	有機溶剤及びハロゲン化炭化水素類及びそれらの蒸気による中毒及び曝露，不慮か故意か決定されないもの
Y17	その他のガス及び蒸気による中毒及び曝露，不慮か故意か決定されないもの
Y18	農薬による中毒及び曝露，不慮か故意か決定されないもの
Y19	その他及び詳細不明の化学物質及び有害物質による中毒及び曝露，不慮か故意か決定されないもの
Y20	縊首，絞首及び窒息，不慮か故意か決定されないもの
Y21	溺死及び溺水，不慮か故意か決定されないもの
Y22	拳銃の発射，不慮か故意か決定されないもの
Y23	ライフル，散弾銃及び大型銃器の発射，不慮か故意か決定されないもの
Y24	その他及び詳細不明の銃器の発射，不慮か故意か決定されないもの
Y25	爆発物との接触，不慮か故意か決定されないもの
Y26	煙，火及び火炎への曝露，不慮か故意か決定されないもの
Y27	スチーム，高温蒸気及び高温物体との接触，不慮か故意か決定されないもの
Y28	鋭利な物体との接触，不慮か故意か決定されないもの
Y29	鈍器との接触，不慮か故意か決定されないもの
Y30	高所からの転落，飛び降り又は押され，不慮か故意か決定されないもの
Y31	移動中の物体の前又は中への転落，横臥又は走り込み，不慮か故意か決定されないもの
Y32	モーター車両の衝突，不慮か故意か決定されないもの
Y33	その他の明示された事件，不慮か故意か決定されないもの

Y34 詳細不明の事件，不慮か故意か決定されないもの

法的介入及び戦争行為（Y35－Y36）
Y35 法的介入
Y36 戦争行為

内科的及び外科的ケアの合併症（Y40－Y84）
治療上の使用により有害作用を引き起こした薬物，薬剤及び生物学的製剤（Y40－Y59）
Y40 全身性抗生物質
Y41 その他の全身性抗感染薬及び抗寄生虫薬
Y42 ホルモン類及びその合成代替薬及び拮抗薬，他に分類されないもの
Y43 主として全身に作用する薬物
Y44 主として血液成分に作用する薬物
Y45 鎮痛薬，解熱薬及び抗炎症薬
Y46 抗てんかん薬及びパーキンソン病治療薬
Y47 鎮静薬，催眠薬及び抗不安薬
Y48 麻酔薬及び治療用ガス類
Y49 向精神薬，他に分類されないもの
Y50 中枢神経系興奮薬，他に分類されないもの
Y51 主として自律神経系に作用する薬物
Y52 主として心血管系に作用する薬物
Y53 主として消化器系に作用する薬物
Y54 主として水分調節，ミネラル＜鉱質＞及び尿酸代謝に作用する薬物
Y55 主として平滑筋，骨格筋及び呼吸器系に作用する薬物
Y56 主として皮膚及び粘膜に作用する局所用薬物，眼科用薬，耳鼻咽喉科用薬及び歯科用薬
Y57 その他及び詳細不明の薬物及び薬剤
Y58 細菌ワクチン
Y59 その他及び詳細不明のワクチン及び生物学的製剤

外科的及び内科的ケア時における患者に対する医療事故（Y60－Y69）
Y60 外科的及び内科的ケア時における意図しない切断，穿刺，穿孔又は出血
Y61 外科的及び内科的ケア時における不慮の体内残留異物
Y62 外科的及び内科的ケア時における無菌的処理の失敗
Y63 外科的及び内科的ケア時における投与量の誤り
Y64 汚染された医薬品又は生物学的製剤
Y65 外科的及び内科的ケア時におけるその他の事故
Y66 外科的及び内科的ケアの非実施
Y69 外科的及び内科的ケア時における詳細不明の事故

治療及び診断に用いて副反応を起こした医療用器具（Y70－Y82）
Y70 副反応を起こした麻酔科用器具

Y71	副反応を起こした循環器科用器具
Y72	副反応を起こした耳鼻咽喉科用器具
Y73	副反応を起こした胃腸科用及び泌尿器科用器具
Y74	副反応を起こした一般的な病院用及び個人用器具
Y75	副反応を起こした神経科用器具
Y76	副反応を起こした産婦人科用器具
Y77	副反応を起こした眼科用器具
Y78	副反応を起こした放射線科用器具
Y79	副反応を起こした整形外科用器具
Y80	副反応を起こした身体医学＜physical medicine＞用器具
Y81	副反応を起こした一般外科用及び形成外科用器具
Y82	副反応を起こしたその他及び詳細不明の医療用器具

患者の異常反応又は後発合併症を生じた外科的及びその他の医学的処置で，処置時には事故の記載がないもの（Y83－Y84）
| Y83 | 患者の異常反応又は後発合併症を生じた外科手術及びその他の外科的処置で，処置時には事故の記載がないもの |
| Y84 | 患者の異常反応又は後発合併症を生じたその他の医学的処置で，処置時には事故の記載がないもの |

傷病及び死亡の外因の続発・後遺症（Y85－Y89）
Y85	交通事故の続発・後遺症
Y86	その他の不慮の事故の続発・後遺症
Y87	故意の自傷，加害にもとづく傷害及び不慮か故意か決定されない事件の続発・後遺症
Y88	外因としての外科的及び内科的ケアの続発・後遺症
Y89	その他の外因の続発・後遺症

他に分類される傷病及び死亡の原因に関係する補助的因子（Y90－Y98）
Y90	血中アルコール濃度によるアルコールの関与の証明
Y91	中毒の程度によるアルコールの関与の証明
Y95	病院内の環境等に関連した病態
Y96	職業に関連した病態
Y97	環境汚染に関連した病態
Y98	生活様式に関連した病態

第XXI章
健康状態に影響を及ぼす要因及び保健サービスの利用（Z00－Z99）

検査及び診査のための保健サービスの利用者（Z00－Z13）
| Z00 | 愁訴がない又は診断名の記載がない者の一般検査及び診査 |
| Z01 | 愁訴がない又は診断名の記載がない者のその他の特殊検査及び診査 |

Z02	管理目的の検査
Z03	疾病及び病態の疑いに対する医学的観察及び評価
Z04	その他の理由による検査及び観察
Z08	悪性新生物＜腫瘍＞治療後の経過観察＜フォローアップ＞検査
Z09	悪性新生物＜腫瘍＞以外の病態の治療後の経過観察＜フォローアップ＞検査
Z10	特定集団の定型的＜ルーチン＞一般健康診断
Z11	感染症及び寄生虫症の特殊スクリーニング検査
Z12	新生物＜腫瘍＞の特殊スクリーニング検査
Z13	その他の疾患及び障害の特殊スクリーニング検査

伝染病に関連する健康障害をきたす恐れのある者（Z20－Z29）

Z20	伝染病の感染源との接触及び病原体への曝露
Z21	無症候性ヒト免疫不全ウイルス［HIV］感染状態
Z22	感染症のキャリア＜病原体保有者＞
Z23	単独の細菌性疾患に対する予防接種の必要性
Z24	単独のウイルス性疾患に対する予防接種の必要性
Z25	その他の単独のウイルス性疾患に対する予防接種の必要性
Z26	その他の単独の感染症に対する予防接種の必要性
Z27	感染症の混合予防接種の必要性
Z28	未施行の予防接種
Z29	その他の予防処置の必要性

生殖に関連する環境下での保健サービスの利用者（Z30－Z39）

Z30	避妊管理
Z31	妊娠促進管理
Z32	妊娠の検査
Z33	妊娠中の女性
Z34	正常妊娠の管理
Z35	ハイリスク妊娠の管理
Z36	分娩前スクリーニング
Z37	分娩の結果
Z38	出生児，出生の場所による
Z39	分娩後のケア及び検査

特定の処置及び保健ケアのための保健サービスの利用者（Z40－Z54）

Z40	予防的手術
Z41	健康状態改善以外を目的とする処置
Z42	形成手術後の経過観察＜フォローアップ＞ケア
Z43	人工開口部に対する手当て
Z44	外部プロステーシスの装着及び調整
Z45	移植された器具の調整及び管理

Z46	その他の器具の装着及び調整
Z47	その他の整形外科的経過観察＜フォローアップ＞ケア
Z48	その他の外科的経過観察＜フォローアップ＞ケア
Z49	透析に関連するケア
Z50	リハビリテーション処置に関連するケア
Z51	その他の医学的ケア
Z52	臓器及び組織の提供者＜ドナー＞
Z53	特定の処置のための保健サービスの利用者，未施行
Z54	回復期

社会経済的環境及び社会心理的環境に関連する健康障害をきたす恐れのある者（Z55－Z65）
Z55	教育及び識字に関連する問題
Z56	雇用及び失業に関連する問題
Z57	危険因子への職業的曝露
Z58	物理的環境に関連する問題
Z59	住居及び経済的環境に関連する問題
Z60	社会的環境に関連する問題
Z61	小児期における否定的な生活体験に関連する問題
Z62	養育に関連するその他の問題
Z63	家族に関連するその他の問題，家族環境を含む
Z64	社会心理的環境に関連する問題
Z65	その他の社会心理的環境に関連する問題

その他の環境下での保健サービスの利用者（Z70－Z76）
Z70	性的態度，性的行動及び性の方向づけに関連するカウンセリング
Z71	その他のカウンセリング及び医学的助言についての保健サービスの利用者，他に分類されないもの
Z72	ライフスタイル＜生活様式＞に関連する問題
Z73	生活管理困難に関連する問題
Z74	介護者依存に関連する問題
Z75	医療施設及びその他の保健ケアに関連する問題
Z76	その他の環境下での保健サービスの利用者

家族歴，既往歴及び健康状態に影響を及ぼす特定の状態に関連する健康障害をきたす恐れのある者（Z80－Z99）
Z80	悪性新生物＜腫瘍＞の家族歴
Z81	精神及び行動の障害の家族歴
Z82	能力低下及能力低下をもたらす慢性疾患の家族歴
Z83	その他の特定の障害の家族歴
Z84	その他の病態の家族歴
Z85	悪性新生物＜腫瘍＞の既往歴

Z86	その他の疾患の既往歴
Z87	その他の疾患及び病態の既往歴
Z88	薬物，薬剤及び生物学的製剤のアレルギーの既往歴
Z89	(四) 肢の後天性欠損
Z90	臓器の後天性欠損，他に分類されないもの
Z91	危険因子の既往歴，他に分類されないもの
Z92	医療の既往歴
Z93	人工的開口状態
Z94	臓器及び組織の移植後の状態
Z95	心臓及び血管の挿入物及び移植片の存在
Z96	その他の機能性の挿入物の存在
Z97	その他の器具の存在
Z98	その他の術後状態
Z99	機能支持機器及び器具への依存，他に分類されないもの

第XXI章
特殊目的用コード（U00－U99）

原因不明の新たな疾患又はエマージェンシーコードの暫定分類（U00－U49）

U04	重症急性呼吸器症候群［SARS］
U06	エマージェンシーコード U06
U07	エマージェンシーコード U07

抗菌薬及び抗腫瘍薬への耐性（U82－U85）

U82	ベータラクタム抗生物質への耐性
U83	その他の抗生物質への耐性
U84	その他の抗菌薬への耐性
U85	抗腫瘍薬への耐性

8. 包含用語及び4桁細分類の内容例示表

第Ⅰ章　感染症及び寄生虫症(A00－B99)

Chapter I　Certain infectious and parasitic diseases

包含：伝染又は伝播すると一般的に認識される疾患
抗菌薬への耐性を分類する必要がある場合には追加コード(U82－U84)を使用する。
除外：感染症のキャリア＜病原体保有者＞又はキャリア＜病原体保有者＞の疑いのある者(Z22.-)
　　　局所感染-身体系統に関連する章を参照
　　　妊娠，分娩及び産じょく＜褥＞に合併した感染症及び寄生虫症［産科的破傷風を除く］
　　　(O98.-)
　　　周産期に特有の感染症及び寄生虫症［新生児破傷風，先天梅毒，周産期淋菌感染症及び周産
　　　期ヒト免疫不全ウイルス［HIV］病を除く］(P35－P39)
　　　インフルエンザ及びその他の急性呼吸器感染症(J00－J22)

本章は次の中間分類項目を含む：
A00－A09　　腸管感染症
A15－A19　　結核
A20－A28　　人畜共通細菌性疾患
A30－A49　　その他の細菌性疾患
A50－A64　　主として性的伝播様式をとる感染症
A65－A69　　その他のスピロヘータ疾患
A70－A74　　クラミジアによるその他の疾患
A75－A79　　リケッチア症
A80－A89　　中枢神経系のウイルス感染症
A90－A99　　節足動物媒介ウイルス熱及びウイルス性出血熱
B00－B09　　皮膚及び粘膜病変を特徴とするウイルス感染症
B15－B19　　ウイルス性肝炎
B20－B24　　ヒト免疫不全ウイルス［HIV］病
B25－B34　　その他のウイルス性疾患
B35－B49　　真菌症
B50－B64　　原虫疾患
B65－B83　　ぜん＜蠕＞虫症
B85－B89　　シラミ症，ダニ症及びその他の動物寄生症
B90－B94　　感染症及び寄生虫症の続発・後遺症
B95－B98　　細菌，ウイルス及びその他の病原体
B99　　　　 その他の感染症

腸管感染症(A00-A09)
Intestinal infectious diseases

A00 コレラ　Cholera
A00.0　コレラ菌によるコレラ
　　　　古典的＜アジア＞コレラ
A00.1　エルトールコレラ菌によるコレラ
　　　　エルトールコレラ
A00.9　コレラ，詳細不明

A01 腸チフス及びパラチフス　Typhoid and paratyphoid fevers
A01.0　腸チフス
　　　　チフス菌による感染症
A01.1　パラチフスA
A01.2　パラチフスB
A01.3　パラチフスC
A01.4　パラチフス，詳細不明
　　　　パラチフス菌による感染症 NOS

A02 その他のサルモネラ感染症　Other salmonella infections
　　　　包含：チフス菌及びパラチフス菌以外のサルモネラ属菌種による感染症又は食中毒
A02.0　サルモネラ腸炎
　　　　サルモネラ症
A02.1　サルモネラ敗血症
A02.2　局所的サルモネラ感染症
　　　　サルモネラ：
　　　　　・関節炎†(M01.3*)
　　　　　・髄膜炎†(G01*)
　　　　　・骨髄炎†(M90.2*)
　　　　　・肺炎†(J17.0*)
　　　　　・腎尿細管間質性疾患†(N16.0*)
A02.8　その他の明示されたサルモネラ感染症
A02.9　サルモネラ感染症，詳細不明

A03 細菌性赤痢　Shigellosis
A03.0　志賀菌による細菌性赤痢
　　　　A群細菌性赤痢［志賀・クルーゼ＜Kruse＞赤痢］
A03.1　フレクスナー菌による細菌性赤痢
　　　　B群細菌性赤痢

第Ⅰ章　感染症及び寄生虫症

A03.2　ボイド菌による細菌性赤痢
　　　　C群細菌性赤痢
A03.3　ソンネ菌による細菌性赤痢
　　　　D群細菌性赤痢
A03.8　その他の細菌性赤痢
A03.9　細菌性赤痢，詳細不明
　　　　細菌性赤痢 NOS

A04　その他の細菌性腸管感染症　Other bacterial intestinal infections
除外：食中毒，他に分類されるもの
　　　　結核性腸炎(A18.3)
A04.0　腸管病原性大腸菌感染症
A04.1　腸管毒素原性大腸菌感染症
A04.2　腸管組織侵襲性大腸菌感染症
A04.3　腸管出血性大腸菌感染症
A04.4　その他の大腸菌性腸管感染症
　　　　大腸菌性腸炎 NOS
A04.5　カンピロバクター腸炎
A04.6　エルシニア エンテロコリチカによる腸炎
　　　除外：腸管外エルシニア症(A28.2)
A04.7　クロストリジウム・ディフィシルによる腸炎
　　　　クロストリジウム・ディフィシルによる食中毒
　　　　偽膜性大腸炎
A04.8　その他の明示された細菌性腸管感染症
A04.9　細菌性腸管感染症，詳細不明
　　　　細菌性腸炎 NOS

A05　その他の細菌性食中毒，他に分類されないもの
Other bacterial foodborne intoxications, not elsewhere classified
除外：クロストリジウム・ディフィシルによる食中毒及び感染症(A04.7)
　　　　大腸菌 感染症 (A04.0－A04.4)
　　　　リステリア症(A32.-)
　　　　サルモネラ食中毒及び感染症(A02.-)
　　　　有毒性食品の毒作用(T61－T62)
A05.0　ブドウ球菌性食中毒
A05.1　ボツリズム＜ボツリヌス中毒＞
　　　　ボツリヌス菌による古典的食中毒
A05.2　ウェルシュ菌食中毒
　　　　え＜壊＞死性腸炎
　　　　豚腹病＜pig-bel＞ ＜ウェルシュ菌腸炎＞
A05.3　腸炎ビブリオ食中毒

A05.4	セレウス菌食中毒	
A05.8	その他の明示された細菌性食中毒	
A05.9	細菌性食中毒，詳細不明	

A06　アメーバ症　Amoebiasis
包含：赤痢アメーバによる感染症
除外：その他の原虫性腸疾患(A07.-)

A06.0	急性アメーバ赤痢
	急性アメーバ症
	腸アメーバ症 NOS
A06.1	慢性腸アメーバ症
A06.2	アメーバ性非赤痢性大腸炎
A06.3	腸管アメーバ肉芽腫
	アメーバ肉芽腫 NOS
A06.4	アメーバ性肝膿瘍
	肝アメーバ症
A06.5†	アメーバ性肺膿瘍(J99.8*)
	アメーバ性肺(及び肝)膿瘍
A06.6†	アメーバ性脳膿瘍(G07*)
	アメーバ性脳(及び肝)(及び肺)膿瘍
A06.7	皮膚アメーバ症
A06.8	その他の部位のアメーバ感染症
	アメーバ性：
	・虫垂炎
	・亀頭炎†(N51.2*)
A06.9	アメーバ症，詳細不明

A07　その他の原虫性腸疾患　Other protozoal intestinal diseases

A07.0	バランチジウム症
	バランチジウム性赤痢
A07.1	ジアルジア症[ランブル鞭毛虫症]
A07.2	クリプトスポリジウム症
A07.3	イソスポラ症
	戦争イソスポラ及びヒトイソスポラによる感染症
	腸コクシジウム症
A07.8	その他の明示された原虫性腸疾患
	腸トリコモナス症
	サルコチスティス症＜肉胞子虫症＞
	サルコスポリジウム症＜肉胞子虫症＞

A07.9　原虫性腸疾患，詳細不明
　　　　鞭毛虫性下痢
　　　　原虫性：
　　　　　　・大腸炎
　　　　　　・下痢
　　　　　　・赤痢

A08　ウイルス性及びその他の明示された腸管感染症
　　　　Viral and other specified intestinal infections
　　　　除外：胃腸障害を伴うインフルエンザ(J09，J10.8，J11.8)
A08.0　ロタウイルス性腸炎
A08.1　ノーウォーク様ウイルスによる急性胃腸症
　　　　小型球形ウイルス性腸炎
A08.2　アデノウイルス性腸炎
A08.3　その他のウイルス性腸炎
A08.4　ウイルス性腸管感染症，詳細不明
　　　　ウイルス性：
　　　　　　・腸炎 NOS
　　　　　　・胃腸炎 NOS
　　　　　　・胃腸症 NOS
A08.5　その他の明示された腸管感染症
A08.5a　伝染性下痢症
A08.5b　その他

A09　その他の胃腸炎及び大腸炎，感染症及び詳細不明の原因によるもの
　　　　Other gastroenteritis and colitis of infectious and unspecified origin
　　　　除外：細菌，原虫，ウイルス及びその他の明示された病原体によるもの(A00-A08)
　　　　　　非感染性(非感染性参照)下痢(K52.9)
　　　　　　非感染性(非感染性参照)下痢
　　　　　　　　・新生児(P78.3)

A09.0 感染症が原因のその他及び詳細不明の胃腸炎及び大腸炎
　　　腸カタル
　　　下痢：
　　　　　・急性血性
　　　　　・急性出血性
　　　　　・急性水様性
　　　　　・赤痢様
　　　　　・流行性
　　　感染性又は敗血症性：
　　　　　・大腸炎 ｝ NOS
　　　　　・腸炎　 ｝ 出血性
　　　　　・胃腸炎
　　　感染性下痢 NOS
A09.9 詳細不明の原因による胃腸炎及び大腸炎

結核（A15－A19）
Tuberculosis

包含：結核菌及びウシ型結核菌による感染症
除外：先天性結核（P37.0）
　　　結核を起こした HIV 病（B20.0）
　　　結核を伴うじん＜塵＞肺（症）（J65）
　　　結核の続発・後遺症（B90.-）
　　　珪肺結核（J65）

A15 呼吸器結核，細菌学的又は組織学的に確認されたもの
Respiratory tuberculosis, bacteriologically and histologically confirmed

A15.0 肺結核，培養の有無にかかわらず喀痰鏡検により確認されたもの
　　　結核性：
　　　　・気管支拡張症
　　　　・肺線維症　　｝ 培養の有無にかかわらず喀痰鏡検により確認されたもの
　　　　・肺炎
　　　　・気胸
A15.1 肺結核，培養のみにより確認されたもの
　　　培養のみにより確認された A15.0 に記載された病態
A15.2 肺結核，組織学的に確認されたもの
　　　組織学的に確認された A15.0 に記載された病態
A15.3 肺結核，確認されてはいるが，その方法については詳細不明のもの
　　　確認されてはいるが，その方法が細菌学的なものか組織学的なものかわからない A15.0 に記載された病態

第Ⅰ章 感染症及び寄生虫症

A15.4 胸腔内リンパ節結核，細菌学的又は組織学的に確認されたもの
　　　リンパ節結核：
　　　　・肺門
　　　　・縦隔　　　｝細菌学的又は組織学的に確認されたもの
　　　　・気管気管支
　　　除外：初感染と明示された場合(A15.7)

A15.5 喉頭，気管及び気管支の結核，細菌学的又は組織学的に確認されたもの
　　　結核：
　　　　・気管支
　　　　・声門　　　｝細菌学的又は組織学的に確認されたもの
　　　　・喉頭
　　　　・気管

A15.6 結核性胸膜炎，細菌学的又は組織学的に確認されたもの
　　　胸膜結核　　　｝細菌学的又は組織学的に確認されたもの
　　　結核性膿胸
　　　除外：初感染呼吸器結核，細菌学的又は組織学的に確認されたもの(A15.7)

A15.7 初感染呼吸器結核，細菌学的又は組織学的に確認されたもの

A15.8 その他の呼吸器結核，細菌学的又は組織学的に確認されたもの
　　　縦隔結核
　　　鼻咽頭結核　　｝細菌学的又は組織学的に確認されたもの
　　　鼻結核
　　　副鼻腔結核［各洞］

A15.9 詳細不明の呼吸器結核，細菌学的又は組織学的に確認されたもの

A16　呼吸器結核，細菌学的又は組織学的に確認されていないもの
Respiratory tuberculosis, not confirmed bacteriologically or histologically

A16.0 肺結核，細菌学的及び組織学的検査陰性のもの
　　　結核性：
　　　　・気管支拡張症
　　　　・肺線維症　　｝細菌学的及び組織学的検査陰性のもの
　　　　・肺炎
　　　　・気胸

A16.1 肺結核，細菌学的及び組織学的検査が実施されていないもの
　　　細菌学的及び組織学的検査が実施されていないA16.0に記載された病態

A16.2 肺結核，細菌学的又は組織学的確認の記載がないもの
　　　肺結核
　　　結核性：
　　　　・気管支拡張症
　　　　・肺線維症　　｝NOS(細菌学的又は組織学的確認の記載がないもの)
　　　　・肺炎
　　　　・気胸

A16.3 胸腔内リンパ節結核，細菌学的又は組織学的確認の記載がないもの
リンパ節結核：
・肺門
・胸腔内
・縦隔　　　　NOS（細菌学的又は組織学的確認の記載がないもの）
・気管気管支

除外：初感染と明示された場合(A16.7)

A16.4 喉頭，気管及び気管支の結核，細菌学的又は組織学的確認の記載がないもの
結核：
・気管支
・声門
・喉頭　　　　NOS（細菌学的又は組織学的確認の記載がないもの）
・気管

A16.5 結核性胸膜炎，細菌学的又は組織学的確認の記載がないもの
胸膜結核
結核性：
・膿胸　　　　NOS（細菌学的又は組織学的確認の記載がないもの）
・胸膜炎

除外：初感染呼吸器結核の場合(A16.7)

A16.7 初感染呼吸器結核，細菌学的又は組織学的確認の記載がないもの
初感染呼吸器結核 NOS
結核初期変化群

A16.8 その他の呼吸器結核，細菌学的又は組織学的確認の記載がないもの
縦隔結核
鼻咽頭結核
鼻結核　　　　NOS（細菌学的又は組織学的確認の記載がないもの）
副鼻腔結核［各洞］

A16.9 詳細不明の呼吸器結核，細菌学的又は組織学的確認の記載がないもの
呼吸器結核 NOS
結核 NOS

A17† 神経系結核　Tuberculosis of nervous system
A17.0† 結核性髄膜炎(G01*)
（脳）（脊）髄膜結核
結核性軟膜炎

A17.1† 髄膜（性）結核腫(G07*)
髄膜の結核腫

A17.8† その他の神経系結核
  脳(G07*) ｝の｛ 結核腫
  脊髄(G07*)   結核
  結核性：
    ・脳膿瘍(G07*)
    ・髄膜脳炎(G05.0*)
    ・脊髄炎(G05.0*)
    ・多発(性)ニューロパチ＜シ＞ー(G63.0*)
A17.9† 神経系結核，詳細不明(G99.8*)

A18　その他の臓器の結核　Tuberculosis of other organs
A18.0† 骨及び関節の結核
  結核：
    ・股関節部(M01.1*)
    ・膝(M01.1*)
    ・脊柱(M49.0*)
  結核性：
    ・関節炎(M01.1*)
    ・乳(様)突(起)炎(H75.0*)
    ・骨え＜壊＞死(M90.0*)
    ・骨炎(M90.0*)
    ・骨髄炎(M90.0*)
    ・滑膜炎(M68.0*)
    ・腱滑膜炎(M68.0*)
A18.1　腎尿路生殖器系の結核
  結核：
    ・膀胱†(N33.0*)
    ・子宮頚(部)†(N74.0*)
    ・腎†(N29.1*)
    ・男性生殖器†(N51.-*)
    ・尿管†(N29.1*)
  結核性女性骨盤炎症性疾患†(N74.1*)
A18.2　結核性末梢(性)リンパ節症
  結核性リンパ節炎
  除外：リンパ節結核：
        ・胸腔内(A15.4, A16.3)
        ・腸間膜及び後腹膜(A18.3)
      結核性気管気管支腺症＜アデノパシー＞(A15.4, A16.3)

A18.3　腸，腹膜及び腸間膜リンパ節の結核
　　　　結核：
　　　　　・肛門及び直腸†(K93.0*)
　　　　　・腸(大)(小)†(K93.0*)
　　　　　・後腹膜(リンパ節)
　　　　結核性：
　　　　　・腹水
　　　　　・腸炎†(K93.0*)
　　　　　・腹膜炎†(K67.3*)
A18.4　皮膚及び皮下組織の結核
　　　　硬結性紅斑，結核性＜バザン硬結性紅斑＞
　　　　狼瘡：
　　　　　・潰瘍性
　　　　　・尋常性：
　　　　　　　・NOS
　　　　　　　・眼瞼†(H03.1*)
　　　　皮膚腺病
　　　　除外：エリテマトーデス＜紅斑性狼瘡＞(L93.-)
　　　　　　　・全身性(M32.-)
A18.5　眼の結核
　　　　結核性：
　　　　　・脈絡網膜炎†(H32.0*)
　　　　　・上強膜炎†(H19.0*)
　　　　　・間質性角膜炎†(H19.2*)
　　　　　・虹彩毛様体炎†(H22.0*)
　　　　　・角結膜炎(間質性)(フリクテン性)†(H19.2*)
　　　　除外：眼瞼の尋常性狼瘡(A18.4)
A18.6　耳の結核
　　　　結核性中耳炎†(H67.0*)
　　　　除外：結核性乳(様)突(起)炎(A18.0†)
A18.7†　副腎の結核(E35.1*)
　　　　アジソン＜Addison＞病，結核性
A18.8　その他の明示された臓器の結核
　　　　結核：
　　　　　・心内膜†(I39.8*)
　　　　　・心筋†(I41.0*)
　　　　　・食道†(K23.0*)
　　　　　・心膜†(I32.0*)
　　　　　・甲状腺†(E35.0*)
　　　　結核性脳動脈炎†(I68.1*)

A19	**粟粒結核** Miliary tuberculosis
	包含：結核：
	・播種性
	・全身性
	結核性多発性漿膜炎
A19.0	**急性粟粒結核，単一の明示された部位**
A19.1	**急性粟粒結核，多部位**
A19.2	**急性粟粒結核，詳細不明**
A19.8	**その他の粟粒結核**
A19.9	**粟粒結核，詳細不明**

人畜共通細菌性疾患（A20−A28）
Certain zoonotic bacterial diseases

A20	**ペスト** Plague
	包含：ペスト菌による感染症
A20.0	**腺ペスト**
A20.1	**皮膚結合織ペスト**
A20.2	**肺ペスト**
A20.3	**ペスト髄膜炎**
A20.7	**ペスト敗血症**
A20.8	**その他の型のペスト**
	不全型ペスト
	無症候性ペスト
	小ペスト
A20.9	**ペスト，詳細不明**

A21	**野兎病＜ツラレミア＞** Tularaemia
	包含：メクラアブ熱
	野兎病菌による感染症
	※ 大原病
A21.0	**潰瘍リンパ節型野兎病＜ツラレミア＞**
A21.1	**眼リンパ節型野兎病＜ツラレミア＞**
	眼野兎病＜ツラレミア＞
A21.2	**肺野兎病＜ツラレミア＞**
A21.3	**胃腸野兎病＜ツラレミア＞**
	腹部野兎病＜ツラレミア＞
A21.7	**全身性野兎病＜ツラレミア＞**
A21.8	**その他の型の野兎病＜ツラレミア＞**

A21.9 野兎病＜ツラレミア＞，詳細不明

A22 炭疽　Anthrax
包含：炭疽菌による感染症
A22.0 皮膚炭疽
悪性：
・よう＜カルブンケル＞
・膿疱
A22.1 肺炭疽
吸入炭疽
ぼろ拾い病
羊毛選別者病
A22.2 胃腸炭疽
A22.7 炭疽敗血症
A22.8 その他の型の炭疽
炭疽髄膜炎†（G01*）
A22.9 炭疽，詳細不明

A23 ブルセラ症　Brucellosis
包含：マルタ＜Malta＞熱
地中海熱
波状熱
A23.0 メリテンジス菌によるブルセラ症
A23.1 ウシ流産菌によるブルセラ症
A23.2 ブタ流産菌によるブルセラ症
A23.3 イヌ流産菌によるブルセラ症
A23.8 その他のブルセラ症
A23.9 ブルセラ症，詳細不明

A24 鼻疽及び類鼻疽　Glanders and melioidosis
A24.0 鼻疽
鼻疽菌＜Pseudomonas mallei＞＜Burkholderia mallei＞による感染症
マレウス
A24.1 急性及び劇症類鼻疽
類鼻疽：
・肺炎
・敗血症
A24.2 亜急性及び慢性類鼻疽
A24.3 その他の類鼻疽

A24.4	類鼻疽，詳細不明	

   類鼻疽菌＜Pseudomonas pseudomallei＞＜Burkholderia pseudomallei＞による感染症
    NOS
   ホイットモア＜Whitmore＞病

A25　鼠咬症　Rat-bite fevers
A25.0	鼠咬症スピリルム症＜ラセン菌症＞

   鼠毒

A25.1	モニリフォルム連鎖桿菌症

   流行性関節炎性紅斑
    ヘーバヒル＜Haverhill＞熱
   モニリフォルム連鎖桿菌鼠咬症

A25.9	鼠咬症，詳細不明

A26　類丹毒　Erysipeloid
A26.0	皮膚類丹毒

   遊走性紅斑

A26.7	類丹毒性敗血症
A26.8	その他の型の類丹毒
A26.9	類丹毒，詳細不明

A27　レプトスピラ症　Leptospirosis
A27.0	黄疸出血性レプトスピラ症＜ワイル病＞

   レプトスピラ イクテロヘモラギエによるレプトスピラ症

A27.8	その他の型のレプトスピラ症
A27.9	レプトスピラ症，詳細不明

A28　その他の人畜共通細菌性疾患，他に分類されないもの
Other zoonotic bacterial diseases, not elsewhere classified

A28.0	パスツレラ症
A28.1	ネコひっかき＜猫掻＞病

   ネコひっかき＜猫掻＞熱

A28.2	腸管外エルシニア症

   除外：エルシニア エンテロコリチカによる腸炎(A04.6)
    ペスト(A20.-)

A28.8	その他の明示された人畜共通細菌性疾患，他に分類されないもの
A28.9	人畜共通細菌性疾患，詳細不明

その他の細菌性疾患(A30-A49)
Other bacterial disease

A30　ハンセン＜Hansen＞病　Leprosy [Hansen disease]
包含：らい菌による感染症
除外：ハンセン＜Hansen＞病の続発・後遺症(B92)
A30.0　ハンセン＜Hansen＞病Ⅰ群
A30.1　ハンセン＜Hansen＞病 TT 型
A30.2　ハンセン＜Hansen＞病 BT 型
A30.3　ハンセン＜Hansen＞病 BB 型
A30.4　ハンセン＜Hansen＞病 BL 型
A30.5　ハンセン＜Hansen＞病 LL 型
A30.8　その他の型のハンセン＜Hansen＞病
A30.9　ハンセン＜Hansen＞病, 詳細不明

A31　その他の非結核性抗酸菌による感染症　Infection due to other mycobacteria
除外：ハンセン＜Hansen＞病(A30.-)
　　　結核(A15-A19)
A31.0　肺非結核性抗酸菌感染症
　　　下記による感染症：
　　　　・トリ(型)結核菌
　　　　・マイコバクテリウム イントラセルラーレ［バッティ＜Battey＞菌］
　　　　・マイコバクテリウム カンサシイ
A31.1　皮膚非結核性抗酸菌感染症
　　　ブルーリ＜Buruli＞潰瘍
　　　下記による感染症：
　　　　・マイコバクテリウム マリナム
　　　　・マイコバクテリウム ウルセランス
A31.8　その他の非結核性抗酸菌感染症
A31.9　非結核性抗酸菌感染症, 詳細不明
　　　非定型非結核性抗酸菌感染症 NOS
　　　非結核性抗酸菌感染症 NOS

A32　リステリア症　Listeriosis
包含：食物媒介性リステリア感染症
除外：新生児(播種性)リステリア症(P37.2)
A32.0　皮膚リステリア症

第Ⅰ章 感染症及び寄生虫症

A32.1† リステリア性髄膜炎及び髄膜脳炎
　　　　リステリア性：
　　　　　　・髄膜炎(G01*)
　　　　　　・髄膜脳炎(G05.0*)
A32.7　リステリア性敗血症
A32.8　その他の型のリステリア症
　　　　リステリア性：
　　　　　　・脳動脈炎†(I68.1*)
　　　　　　・心内膜炎†(I39.8*)
　　　　眼リンパ節リステリア症
A32.9　リステリア症，詳細不明

A33　新生児破傷風　Tetanus neonatorum

A34　産科破傷風　Obstetrical tetanus

A35　その他の破傷風　Other tetanus
　　　　包含：破傷風 NOS
　　　　除外：破傷風：
　　　　　　・新生児(A33)
　　　　　　・産科的(A34)

A36　ジフテリア　Diphtheria
A36.0　咽頭ジフテリア
　　　　ジフテリア性偽膜性アンギナ＜口峡炎＞
　　　　扁桃ジフテリア
A36.1　鼻咽頭ジフテリア
A36.2　喉頭ジフテリア
　　　　ジフテリア性喉頭気管炎
A36.3　皮膚ジフテリア
　　　　除外：紅色陰せん＜癬＞(L08.1)
A36.8　その他のジフテリア
　　　　ジフテリア(性)：
　　　　　　・結膜炎†(H13.1*)
　　　　　　・心筋炎†(I41.0*)
　　　　　　・多発(性)神経炎†(G63.0*)
A36.9　ジフテリア，詳細不明

A37　百日咳　Whooping cough
A37.0　百日咳菌による百日咳
A37.1　パラ百日咳菌による百日咳

A37.8 その他のボルデテラ属菌種による百日咳
A37.9 百日咳，詳細不明

A38 猩紅熱　Scarlet fever
除外：連鎖球菌による咽頭痛＜sore throat＞(J02.0)

A39 髄膜炎菌感染症　Meningococcal infection
A39.0† 髄膜炎菌性髄膜炎(G01*)
A39.1† ウォーターハウス・フリーデリクセン＜Waterhouse-Friderichsen＞症候群(E35.1*)
　　　髄膜炎菌性出血性副腎炎
　　　髄膜炎菌性副腎症候群
A39.2 急性髄膜炎菌菌血症
A39.3 慢性髄膜炎菌菌血症
A39.4 髄膜炎菌血症，詳細不明
　　　髄膜炎菌性菌血症 NOS
A39.5† 髄膜炎菌性心疾患
　　　髄膜炎菌性：
　　　　・心炎 NOS(I52.0*)
　　　　・心内膜炎(I39.8*)
　　　　・心筋炎(I41.0*)
　　　　・心膜炎(I32.0*)
A39.8 その他の髄膜炎菌感染症
　　　髄膜炎菌性：
　　　　・関節炎†(M01.0*)
　　　　・結膜炎†(H13.1*)
　　　　・脳炎†(G05.0*)
　　　　・球後視神経炎†(H48.1*)
　　　髄膜炎菌感染後関節炎†(M03.0*)
A39.9 髄膜炎菌感染症，詳細不明
　　　髄膜炎菌による疾患 NOS

| A40 | **連鎖球菌性敗血症** Streptococcal sepsis |

敗血症性ショックに分類する必要がある場合には追加コード(R57.2)を使用する。

除外：分娩中(O75.3)
　　　　　下記に続発するもの：
　　　　　　・流産，子宮外妊娠又は胞状奇胎妊娠(O03-O07, O08.0)
　　　　　　・予防接種(T88.0)
　　　　　　・輸液，輸血又は治療用注射(T80.2)
　　　　　新生児(P36.0-P36.1)
　　　　　処置後(T81.4)
　　　　　産じょく＜褥＞(O85)

A40.0　A群連鎖球菌による敗血症
A40.1　B群連鎖球菌による敗血症
A40.2　D群連鎖球菌による敗血症
A40.3　肺炎連鎖球菌による敗血症
　　　　肺炎球菌性敗血症
A40.8　その他の連鎖球菌性敗血症
A40.9　連鎖球菌性敗血症，詳細不明

A41　その他の敗血症　Other sepsis
敗血症性ショックに分類する必要がある場合には追加コード（R57.2）を使用する。
除外：菌血症 NOS（A49.9）
　　　　分娩中（O75.3）
　　　　下記に続発するもの：
　　　　　・流産，子宮外妊娠又は胞状奇胎妊娠（O03-O07，O08.0）
　　　　　・予防接種（T88.0）
　　　　　・輸液，輸血又は治療用注射（T80.2）
　　　　敗血症（下記による）（下記における）：
　　　　　・放線菌症＜アクチノミセス症＞（A42.7）
　　　　　・炭疽（A22.7）
　　　　　・カンジダ（症）（B37.7）
　　　　　・類丹毒（A26.7）
　　　　　・腸管外エルシニア症（A28.2）
　　　　　・淋菌（A54.8）
　　　　　・ヘルペスウイルス（B00.7）
　　　　　・リステリア（A32.7）
　　　　　・髄膜炎菌（A39.2-A39.4）
　　　　　・新生児（P36.-）
　　　　　・処置後（T81.4）
　　　　　・産じょく＜褥＞（O85）
　　　　　・連鎖球菌（A40.-）
　　　　　・野兎病＜ツラレミア＞（A21.7）
　　　　敗血症性：
　　　　　・類鼻疽（A24.1）
　　　　　・ペスト（A20.7）
　　　　毒素ショック症候群（A48.3）

A41.0　**黄色ブドウ球菌による敗血症**
A41.1　**その他の明示されたブドウ球菌による敗血症**
　　　　コアグラーゼ陰性ブドウ球菌による敗血症
A41.2　**詳細不明のブドウ球菌による敗血症**
A41.3　**インフルエンザ菌による敗血症**
A41.4　**嫌気性菌による敗血症**
　　　除外：ガスえ＜壊＞疽（A48.0）
A41.5　**その他のグラム陰性菌による敗血症**
　　　　グラム陰性菌敗血症 NOS
A41.8　**その他の明示された敗血症**
A41.9　**敗血症，詳細不明**
　　　注：敗血症性ショックの分類が必要な場合は，追加コード（R57.2）を使用する。
　　　　敗血症

A42	放線菌症＜アクチノミセス症＞　Actinomycosis
	除外：放線菌腫(B47.1)
A42.0	肺放線菌症＜アクチノミセス症＞
A42.1	腹部放線菌症＜アクチノミセス症＞
A42.2	頚部顔面放線菌症＜アクチノミセス症＞
A42.7	放線菌症＜アクチノミセス症＞性敗血症
A42.8	その他の型の放線菌症＜アクチノミセス症＞
A42.9	放線菌症＜アクチノミセス症＞，詳細不明

A43	ノカルジア症　Nocardiosis
A43.0	肺ノカルジア症
A43.1	皮膚ノカルジア症
A43.8	その他の型のノカルジア症
A43.9	ノカルジア症，詳細不明

A44	バルトネラ症　Bartonellosis
A44.0	全身性バルトネラ症
	オロヤ＜Oroya＞熱
A44.1	皮膚及び皮膚粘膜バルトネラ症
	ペルーいぼ＜疣＞＜疣贅＞
A44.8	その他の型のバルトネラ症
A44.9	バルトネラ症，詳細不明

A46	丹毒　Erysipelas
	除外：分娩後丹毒又は産じょく＜褥＞丹毒(O86.8)

A48	その他の細菌性疾患，他に分類されないもの
	Other bacterial diseases, not elsewhere classified
	除外：放線菌腫(B47.1)
A48.0	ガスえ＜壊＞疽
	クロストリジウム性：
	・蜂巣炎
	・筋え＜壊＞死
A48.1	レジオネラ症＜在郷軍人病＞
A48.2	非肺炎性レジオネラ症［ポンティアック＜Pontiac＞熱］
A48.3	毒素ショック症候群
	除外：エンドトキシンショック NOS(R57.8)
	敗血症 NOS(A41.9)
A48.4	ブラジル紫斑熱
	全身性ヘモフィルス エジプチウス感染症

A48.8 その他の明示された細菌性疾患

A49 部位不明の細菌感染症　Bacterial infection of unspecified site
除外：他章に分類される疾患の原因としての細菌性病原体(B95－B96)
　　　　　クラミジア感染症 NOS(A74.9)
　　　　　髄膜炎菌感染症 NOS(A39.9)
　　　　　リケッチア感染症 NOS(A79.9)
　　　　　スピロヘータ感染症 NOS(A69.9)

A49.0 ブドウ球菌感染症，部位不明
A49.1 連鎖球菌感染症，部位不明
A49.2 インフルエンザ菌感染症，部位不明
A49.3 マイコプラズマ感染症，部位不明
A49.8 部位不明のその他の細菌感染症
A49.9 細菌感染症，詳細不明
　　　 菌血症 NOS

主として性的伝播様式をとる感染症(A50－A64)
Infections with a predominantly sexual mode of transmission

除外：ヒト免疫不全ウイルス［HIV］病(B20－B24)
　　　非特異性及び非淋菌性尿道炎(N34.1)
　　　ライター＜Reiter＞病(M02.3)

A50 先天梅毒　Congenital syphilis
A50.0 早期先天梅毒，顕症
　　　早期又は出生後2年未満の発症と明示された先天梅毒病態
　　　早期先天梅毒：
　　　　・皮膚
　　　　・皮膚粘膜
　　　　・内臓
　　　早期先天梅毒性：
　　　　・喉頭炎
　　　　・眼障害
　　　　・骨軟骨障害
　　　　・咽頭炎
　　　　・肺炎
　　　　・鼻炎
A50.1 早期先天梅毒，潜伏性
　　　臨床症状発現がなく，血清反応陽性で，髄液検査陰性の出生後2年未満の先天梅毒
A50.2 早期先天梅毒，詳細不明
　　　先天梅毒 NOS，出生後2年未満

A50.3　晩期先天梅毒性眼障害
　　　　晩期先天梅毒性間質性角膜炎†(H19.2*)
　　　　晩期先天梅毒性眼障害 NEC†(H58.8*)
　　　　除外：ハッチンソン＜Hutchinson＞三主徴(A50.5)
A50.4　晩期先天神経梅毒［若年(性)神経梅毒］
　　　　若年(性)麻痺性認知症
　　　　若年(性)：
　　　　　・進行麻痺
　　　　　・脊髄ろう＜癆＞
　　　　　・脊髄ろう＜癆＞型神経梅毒
　　　　晩期先天梅毒性：
　　　　　・脳炎†(G05.0*)
　　　　　・髄膜炎†(G01*)
　　　　　・多発(性)ニューロパチ＜シ＞ー†(G63.0*)
　　　　関連する精神障害を明示することが必要な場合は，追加コードを使用する。
　　　　除外：ハッチンソン＜Hutchinson＞三主徴(A50.5)
A50.5　その他の晩期先天梅毒，顕症
　　　　晩期又は出生後2年以上の発症と明示された先天梅毒病態
　　　　クラットン＜Clutton＞関節†(M03.1*)
　　　　ハッチンソン＜Hutchinson＞：
　　　　　・歯
　　　　　・三主徴
　　　　晩期先天性：
　　　　　・心血管梅毒†(I98.0*)
　　　　　・梅毒性：
　　　　　　　・関節障害†(M03.1*)
　　　　　　　・骨軟骨障害†(M90.2*)
　　　　梅毒性鞍(状)鼻
A50.6　晩期先天梅毒，潜伏性
　　　　臨床症状発現がなく，血清反応陽性で髄液検査陰性の出生後2年以上の先天梅毒
A50.7　晩期先天梅毒，詳細不明
　　　　先天梅毒 NOS，出生後2年以上のもの
A50.9　先天梅毒，詳細不明

A51　早期梅毒　Early syphilis
A51.0　第1期性器梅毒
　　　　梅毒性下疳＜硬性下疳＞ NOS
A51.1　第1期肛門梅毒
A51.2　その他の部位の第1期梅毒

第Ⅰ章 感染症及び寄生虫症

A51.3　皮膚及び粘膜の第2期梅毒
　　扁平コンジローム
　　梅毒性:
　　　・脱毛(症)†(L99.8*)
　　　・白斑†(L99.8*)
　　　・粘膜斑<疹>

A51.4　その他の第2期梅毒
　　第2期梅毒性:
　　　・女性骨盤炎症性疾患†(N74.2*)
　　　・虹彩毛様体炎†(H22.0*)
　　　・リンパ節症
　　　・髄膜炎†(G01*)
　　　・筋炎†(M63.0*)
　　　・眼障害 NEC†(H58.8*)
　　　・骨膜炎†(M90.1*)

A51.5　早期梅毒，潜伏性
　　臨床症状発現がなく，血清反応陽性で髄液検査陰性の感染後2年未満の梅毒(後天性)

A51.9　早期梅毒，詳細不明

A52　晩期梅毒　Late syphilis
A52.0†　心血管梅毒
　　心血管梅毒 NOS(I98.0*)
　　梅毒性:
　　　・大動脈瘤(I79.0*)
　　　・大動脈弁閉鎖不全(症)(I39.1*)
　　　・大動脈炎(I79.1*)
　　　・脳動脈炎(I68.1*)
　　　・心内膜炎　NOS(I39.8*)
　　　・心筋炎(I41.0*)
　　　・心膜炎(I32.0*)
　　　・肺動脈弁逆流(症)(I39.3*)

第Ⅰ章 感染症及び寄生虫症

A52.1　症候性神経梅毒
　　晩期梅毒性：
　　　・聴神経炎†(H94.0*)
　　　・脳炎†(G05.0*)
　　　・髄膜炎†(G01*)
　　　・視神経萎縮†(H48.0*)
　　　・多発(性)ニューロパチ＜シ＞ー†(G63.0*)
　　　・球後視神経炎†(H48.1*)
　　梅毒性パーキンソン＜Parkinson＞症候群†(G22*)
　　脊髄ろう＜癆＞

A52.2　無症候性神経梅毒

A52.3　神経梅毒，詳細不明
　　ゴム腫(梅毒性)　　｝
　　梅毒(晩期)　　　　　中枢神経系 NOS
　　梅毒腫　　　　　　｝

A52.7　その他の症候性晩期梅毒
　　梅毒による糸球体疾患†(N08.0*)
　　ゴム腫(梅毒性)　　　｝
　　晩期又は第3期梅毒　　A52.0－A52.3以外のすべての部位
　　晩期梅毒性：
　　　・滑液包炎†(M73.1*)
　　　・網脈絡膜炎†(H32.0*)
　　　・上強膜炎†(H19.0*)
　　　・女性骨盤炎症性疾患†(N74.2*)
　　　・白斑†(L99.8*)
　　　・眼障害 NEC†(H58.8*)
　　　・腹膜炎†(K67.2*)
　　梅毒［病期不明］：
　　　・骨†(M90.2*)
　　　・肝†(K77.0*)
　　　・肺†(J99.8*)
　　　・筋†(M63.0*)
　　　・滑膜†(M68.0*)

A52.8　晩期梅毒，潜伏性
　　臨床症状発現がなく，血清反応陽性で，髄液検査陰性の感染後2年以上の梅毒（後天性）

A52.9　晩期梅毒，詳細不明

A53　その他及び詳細不明の梅毒　Other and unspecified syphilis

A53.0	潜伏(性)梅毒，早期か晩期か不明
	潜伏(性)梅毒 NOS
	梅毒血清反応陽性
A53.9	梅毒，詳細不明
	梅毒トレポネーマによる感染症 NOS
	梅毒(後天性)NOS
	除外：２才未満の死因となった梅毒 NOS(A50.2)

A54　淋菌感染症　Gonococcal infection

A54.0	下部尿路性器の淋菌感染症，尿道周囲膿瘍又は副腺膿瘍を伴わないもの
	淋菌性：
	・(子宮)頚管炎 NOS
	・膀胱炎 NOS
	・尿道炎 NOS
	・外陰腟炎 NOS
	除外：下記を伴うもの：
	・尿路性器膿瘍(A54.1)
	・尿道周囲膿瘍(A54.1)
A54.1	下部尿路性器の淋菌感染症，尿道周囲膿瘍及び副腺膿瘍を伴うもの
	淋菌性バルトリン＜Bartholin＞腺膿瘍
A54.2	淋菌性骨盤腹膜炎及びその他の淋菌性腎尿路生殖器感染症
	淋菌性：
	・精巣上体＜副睾丸＞炎†(N51.1*)
	・女性骨盤炎症性疾患†(N74.3*)
	・精巣＜睾丸＞炎†(N51.1*)
	・前立腺炎†(N51.0*)
	除外：淋菌性腹膜炎(A54.8)
A54.3	眼の淋菌感染症
	淋菌性：
	・結膜炎†(H13.1*)
	・虹彩毛様体炎†(H22.0*)
	淋菌による新生児眼炎
A54.4†	筋骨格系の淋菌感染症
	淋菌性：
	・関節炎(M01.3*)
	・滑液包炎(M73.0*)
	・骨髄炎(M90.2*)
	・滑膜炎(M68.0*)
	・腱滑膜炎(M68.0*)
A54.5	淋菌性咽頭炎
A54.6	肛門及び直腸の淋菌感染症

A54.8 その他の淋菌感染症
　　　　淋菌性：
　　　　　　・脳膿瘍†(G07*)
　　　　　　・心内膜炎†(I39.8*)
　　　　　　・髄膜炎†(G01*)
　　　　　　・心筋炎†(I41.0*)
　　　　　　・心膜炎†(I32.0*)
　　　　　　・腹膜炎†(K67.1*)
　　　　　　・肺炎†(J17.0*)
　　　　　　・敗血症
　　　　　　・皮膚病変
　　　　除外：淋菌性骨盤腹膜炎(A54.2)
A54.9 淋菌感染症，詳細不明

A55　クラミジア性リンパ肉芽腫(性病性)
Chlamydial lymphogranuloma（venereum）
　　　　包含：気候性又は熱帯性よこね＜横痃＞
　　　　　　　デュランド・ニコラ・ファーブル＜Durand-Nicolas-Favre＞病
　　　　　　　エスチオメーヌ＜慢性陰門潰瘍＞
　　　　　　　そけい＜鼠径＞リンパ肉芽腫

A56　その他の性的伝播性クラミジア疾患
Other sexually transmitted chlamydial diseases
　　　　包含：クラミジア トラコマチスによる性感染症
　　　　除外：クラミジア(性)：
　　　　　　　　　・リンパ肉芽腫(A55)
　　　　　　　　・新生児：
　　　　　　　　　　・結膜炎(P39.1)
　　　　　　　　　　・肺炎(P23.1)
　　　　　　　A74.-に分類される病態
A56.0 下部尿路性器のクラミジア感染症
　　　　クラミジア(性)：
　　　　　　・(子宮)頚管炎
　　　　　　・膀胱炎
　　　　　　・尿道炎
　　　　　　・外陰腟炎
A56.1 骨盤腹膜及びその他の腎尿路生殖器のクラミジア感染症
　　　　クラミジア(性)：
　　　　　　・精巣上体＜副睾丸＞炎†(N51.1*)
　　　　　　・女性骨盤炎症性疾患†(N74.4*)
　　　　　　・精巣＜睾丸＞炎†(N51.1*)

A56.2	尿路性器のクラミジア感染症，詳細不明
A56.3	肛門及び直腸のクラミジア感染症
A56.4	咽頭のクラミジア感染症
A56.8	その他の部位の性的伝播性クラミジア感染症

A57　軟性下疳　Chancroid

A58　そけい＜鼠径＞(部)肉芽腫　Granuloma inguinale
包含：ドノバニア感染症

A59　トリコモナス症　Trichomoniasis
除外：腸トリコモナス症(A07.8)

| A59.0 | 泌尿生殖器トリコモナス症 |

　　白帯下＜こしけ＞(腟性)　⎫
　　前立腺炎†(N51.0*)　　　⎬　(腟)トリコモナスによるもの

| A59.8 | その他の部位のトリコモナス症 |
| A59.9 | トリコモナス症，詳細不明 |

A60　肛門性器ヘルペスウイルス［単純ヘルペス］感染症
Anogenital herpesviral [herpes simplex] infection

| A60.0 | 性器及び尿路のヘルペスウイルス感染症 |

　　性器ヘルペスウイルス感染症：
　　　・女性†(N77.0−N77.1*)
　　　・男性†(N51.-*)

| A60.1 | 肛門周囲皮膚及び直腸のヘルペスウイルス感染症 |
| A60.9 | 肛門性器ヘルペスウイルス感染症，詳細不明 |

A63　主として性的伝播様式をとるその他の感染症，他に分類されないもの
Other predominantly sexually transmitted diseases, not elsewhere classified

除外：伝染性軟属腫(B08.1)
　　　子宮頚(部)の乳頭腫(D26.0)

| A63.0 | 肛門性器(性病性)いぼ＜疣＞＜疣贅＞ |
| A63.8 | 主として性的伝播様式をとるその他の明示された感染症 |

A64　性的伝播様式をとる詳細不明の感染症
Unspecified sexually transmitted disease

包含：性病 NOS

その他のスピロヘータ疾患(A65-A69)
Other spirochaetal diseases

除外：レプトスピラ症(A27.-)
　　　　梅毒(A50-A53)

A65 非性病性梅毒　Nonvenereal syphilis
　　包含：ベジェル＜bejel＞
　　　　　地方病性梅毒
　　　　　Njovera

A66 フランベジア＜yaws＞　　Yaws
　　包含：ブーバ＜bouba＞
　　　　　フランベジア(熱帯性)
　　　　　ピアン＜pian＞

A66.0　初期フランベジア＜yaws＞病変
　　　　フランベジア下疳
　　　　フランベジア，初期又は第1期
　　　　初期フランベジア潰瘍
　　　　母いちご腫
A66.1　多発(性)乳頭腫及びウエットクラブ フランベジア＜wet crab yaws＞
　　　　フランベジア腫＜苺腫＞
　　　　ピアン腫＜pianoma＞
　　　　フランベジア性足底又は手掌乳頭腫
A66.2　その他のフランベジア＜yaws＞性早期皮膚病変
　　　　皮膚フランベジア，感染後5年未満
　　　　早期フランベジア(皮膚)(斑状)(斑状丘疹性)(小丘疹性)(丘疹性)
A66.3　フランベジア＜yaws＞性(過)角化症＜角質増殖症＞
　　　　ghoul hand
　　　　フランベジアによる手掌又は足底(過)角化症＜角質増殖症＞(早期)(晩期)
　　　　worm-eaten soles
A66.4　フランベジア＜yaws＞性ゴム腫及び潰瘍
　　　　ゴム腫性フランベジア
　　　　結節性晩期フランベジア(潰瘍性)
A66.5　ガンゴザ＜gangosa＞
　　　　断節性鼻咽頭炎

A66.6	**フランベジア＜yaws＞性骨及び関節病変**

   ガングリオン   ⎫
   関節水症   ⎬ フランベジア性(早期)(晩期)
   骨炎   ⎪
   骨膜炎(肥大性)   ⎭
   大鼻(症)＜goundou＞ ⎫
   骨ゴム腫   ⎬ フランベジア性(晩期)
   ゴム腫性骨炎又は骨膜炎 ⎭

A66.7	**その他のフランベジア＜yaws＞の症状発現**

   フランベジア性関節隣接結節
   粘膜フランベジア

A66.8	**潜伏フランベジア＜yaws＞**

   臨床症状発現を伴わない血清反応陽性のフランベジア

A66.9	**フランベジア＜yaws＞，詳細不明**

A67　**ピンタ＜pinta＞［カラート＜carate＞］**　Pinta [carate]

A67.0	**初期ピンタ＜pinta＞病変**

   下疳(初期) ⎫
   丘疹(初期) ⎬ ピンタ［カラート］

A67.1	**中期ピンタ＜pinta＞病変**

   紅斑   ⎫
   高色素性病変 ⎬ ピンタ［カラート］
   (過)角化症   ⎭
   ピンタ紅斑疹

A67.2	**晩期ピンタ＜pinta＞病変**

   心血管病変†(I98.1*)
   皮膚病変： ⎫
   ・無色素性 ⎪
   ・瘢痕性   ⎬ ピンタ［カラート］
   ・異色素性 ⎭

A67.3	**ピンタ＜pinta＞の混合型病変**

   ピンタ［カラート］の無色素性及び高色素性皮膚病変

A67.9	**ピンタ＜pinta＞，詳細不明**

A68　**回帰熱**　Relapsing fevers

  除外：ライム＜Lyme＞病(A69.2)

A68.0	**シラミ媒介性回帰熱**

   回帰熱ボレリアによる回帰熱

A68.1	**ダニ媒介性回帰熱**

   回帰熱ボレリア以外のボレリア属種による回帰熱

A68.9	**回帰熱，詳細不明**

A69 その他のスピロヘータ感染症　Other spirochaetal infections

A69.0 え＜壊＞死性潰瘍性口内炎
　　　　Cancrum oris
　　　　紡錘菌スピロヘータ(性)え＜壊＞死
　　　　ノーマ＜水癌＞
　　　　え＜壊＞死性口内炎

A69.1 その他のヴァンサン＜Vincent＞感染症
　　　　紡錘菌スピロヘータ(性)咽頭炎
　　　　(急性)え＜壊＞疽性潰瘍性：
　　　　　　・歯肉炎
　　　　　　・歯肉口内炎
　　　　スピロヘータ口内炎
　　　　塹壕口腔炎
　　　　ヴァンサン：
　　　　　　・口峡炎＜アンギ(ー)ナ＞
　　　　　　・歯肉炎

A69.2 ライム＜Lyme＞病
　　　　ボレリア ブルグドルフェリによる慢性遊走性紅斑

A69.8 その他の明示されたスピロヘータ感染症

A69.9 スピロヘータ感染症，詳細不明

クラミジアによるその他の疾患(A70−A74)
Other diseases caused by chlamydiae

A70 オウム病クラミジア感染症　Chlamydia psittaci infection
　　　　包含：オルニトーシス＜鳥類病＞
　　　　　　　オウム病

A71 トラコーマ　Trachoma
　　　　除外：トラコーマの続発・後遺症(B94.0)

A71.0 初期トラコーマ
　　　　疑トラコーマ

A71.1 活動期トラコーマ
　　　　顆粒性結膜炎(トラコーマ性)
　　　　トラコーマ性：
　　　　　　・ろ＜濾＞胞性結膜炎
　　　　　　・パンヌス

A71.9 トラコーマ，詳細不明

A74	クラミジアによるその他の疾患　Other diseases caused by chlamydiae

　　　　除外：クラミジア肺炎(J16.0)
　　　　　　　新生児クラミジア：
　　　　　　　　　・結膜炎(P39.1)
　　　　　　　　　・肺炎(P23.1)
　　　　　　　性的伝播性クラミジア疾患(A55-A56)
A74.0† 　クラミジア結膜炎(H13.1*)
　　　　パラトラコーマ
A74.8 　その他のクラミジア疾患
　　　　クラミジア腹膜炎†(K67.0*)
A74.9 　クラミジア感染症，詳細不明
　　　　クラミジア症 NOS

リケッチア症(A75-A79)
Rickettsioses

A75	発疹チフス　Typhus fever

　　　　除外：リケッチア性腺熱(A79.8)
A75.0 　発疹チフスリケッチアによる流行性シラミ媒介性発疹チフス
　　　　古典的発疹チフス
　　　　流行性(シラミ媒介性)発疹チフス
A75.1 　再燃発疹チフス［ブリル＜Brill＞病］
　　　　ブリル・ジンサー＜Brill-Zinsser＞病
A75.2 　発疹熱リケッチアによる発疹チフス
　　　　発疹熱(ノミ媒介性)
A75.3 　つつが＜恙＞虫病リケッチアによる発疹チフス
　　　　つつが＜恙＞虫病(ダニ媒介性)
A75.9 　発疹チフス，詳細不明

A77	紅斑熱［マダニ媒介リケッチア症］　Spotted fever [tick-borne rickettsioses]

A77.0 　リケッチア リケッチイによる紅斑熱
　　　　ロッキー山紅斑熱
　　　　サンパウロ熱

A77.1	リケッチア コノリイによる紅斑熱
	アフリカダニチフス
	ボタン熱＜boutonneuse fever＞
	インドダニチフス
	ケニアダニチフス
	マルセイユ熱
	地中海ダニ熱
A77.2	リケッチア シベリカによる紅斑熱
	北アジアダニ熱
	シベリアダニチフス
A77.3	リケッチア オーストラリスによる紅斑熱
	クイーンスランド＜Queensland＞マダニチフス
A77.8	その他の紅斑熱
A77.8a	日本紅斑熱＜リケッチア ジャポニカによる紅斑熱＞
A77.8b	その他の紅斑熱
A77.9	紅斑熱，詳細不明
	マダニ媒介性チフス NOS

A78 Q熱　Q fever
包含：Q熱リケッチアによる感染症
　　　9マイル熱
　　　quadrilateral fever

A79　その他のリケッチア症　Other rickettsioses

A79.0	塹壕熱
	五日熱
	ウォルヒニア熱＜Wolhynian fever＞
A79.1	リケッチア アカリによるリケッチア痘症
	キュー ガーデン＜Kew Garden＞熱
	小水疱性リケッチア症
A79.8	その他の明示されたリケッチア症
	リケッチア性腺熱
A79.9	リケッチア症，詳細不明
	リケッチア感染症 NOS

中枢神経系のウイルス感染症(A80-A89)
Viral infections of the central nervous system

除外：下記の続発・後遺症：
・灰白髄炎＜ポリオ＞(B91)
・ウイルス(性)脳炎(B94.1)

A80 急性灰白髄炎＜ポリオ＞　Acute poliomyelitis
A80.0　急性麻痺性灰白髄炎＜ポリオ＞，ワクチン関連
A80.1　急性麻痺性灰白髄炎＜ポリオ＞，輸入野生株
A80.2　急性麻痺性灰白髄炎＜ポリオ＞，国内野生株
A80.3　急性麻痺性灰白髄炎＜ポリオ＞，その他及び詳細不明
A80.4　急性非麻痺性灰白髄炎＜ポリオ＞
A80.9　急性灰白髄炎＜ポリオ＞，詳細不明

A81 中枢神経系の非定型ウイルス感染症
Atypical virus infections of central nervous system
包含：中枢神経系のプリオン病
A81.0　クロイツフェルト・ヤコブ＜Creutzfeldt-Jakob＞病
　　　亜急性海綿状脳症
A81.1　亜急性硬化性全脳炎＜SSPE＞
　　　ドーソン＜Dawson＞封入体脳炎
　　　ヴァン・ボゲール＜van Bogaert＞硬化性白質脳炎
A81.2　進行性多巣性白質脳症
　　　多巣性白質脳症 NOS
A81.8　中枢神経系のその他の非定型ウイルス感染症
　　　クールー＜kuru＞
A81.9　中枢神経系の非定型ウイルス感染症，詳細不明
　　　中枢神経系のプリオン病 NOS

A82 狂犬病　Rabies
A82.0　森林狂犬病
A82.1　都市狂犬病
A82.9　狂犬病，詳細不明

A83 蚊媒介ウイルス(性)脳炎　Mosquito-borne viral encephalitis
包含：蚊媒介ウイルス(性)髄膜脳炎
除外：ベネズエラ馬脳炎(A92.2)
A83.0　日本脳炎
A83.1　西部馬脳炎
A83.2　東部馬脳炎

A83.3	セントルイス脳炎
A83.4	オーストラリア脳炎
	クンジン＜Kunjin＞ウイルス性疾患＜病＞
A83.5	カリフォルニア脳炎
	カリフォルニア髄膜脳炎
	ラクロス＜La Crosse＞脳炎
A83.6	ロシオ＜Rocio＞ウイルス病
A83.8	その他の蚊媒介ウイルス(性)脳炎
A83.9	蚊媒介ウイルス(性)脳炎，詳細不明

A84 ダニ媒介ウイルス(性)脳炎　Tick-borne viral encephalitis

包含：ダニ媒介ウイルス(性)髄膜脳炎

A84.0	極東ダニ媒介脳炎［ロシア春夏脳炎］
	※ 極東ダニ脳炎
A84.1	中央ヨーロッパダニ媒介脳炎
	※ 中央ヨーロッパダニ脳炎
A84.8	その他のダニ媒介ウイルス(性)脳炎
	跳躍病
	ポウサン＜Powassan＞ウイルス病
A84.9	ダニ媒介ウイルス(性)脳炎，詳細不明

A85 その他のウイルス(性)脳炎，他に分類されないもの
Other viral encephalitis, not elsewhere classified

包含：明示されたウイルス(性)：
　　　・脳脊髄炎 NEC
　　　・髄膜脳炎 NEC

除外：良性筋痛性＜頭痛性＞脳脊髄炎(G93.3)
　　　下記による脳炎：
　　　　・ヘルペスウイルス［単純ヘルペス］（B00.4)
　　　　・麻疹＜はしか＞ウイルス(B05.0)
　　　　・ムンプスウイルス(B26.2)
　　　　・灰白髄炎＜ポリオ＞ウイルス(A80.-)
　　　　・帯状疱疹(B02.0)
　　　リンパ球性脈絡髄膜炎(A87.2)

A85.0†	エンテロウイルス(性)脳炎(G05.1*)
	エンテロウイルス(性)脳脊髄炎
A85.1†	アデノウイルス脳炎(G05.1*)
	アデノウイルス髄膜脳炎
A85.2	節足動物媒介ウイルス(性)脳炎，詳細不明

A85.8　その他の明示されたウイルス(性)脳炎
　　　　嗜眠性脳炎
　　　　エコノモ＜von Economo-Cruchet＞型脳炎

A86　**詳細不明のウイルス(性)脳炎**　Unspecified viral encephalitis
　　包含：ウイルス(性)：
　　　　・脳脊髄炎 NOS
　　　　・髄膜脳炎 NOS

A87　**ウイルス(性)髄膜炎**　Viral meningitis
　　除外：下記による髄膜炎：
　　　　・ヘルペスウイルス［単純ヘルペス］（B00.3）
　　　　・麻疹＜はしか＞ウイルス(B05.1)
　　　　・ムンプスウイルス(B26.1)
　　　　・灰白髄炎＜ポリオ＞ウイルス(A80.-)
　　　　・帯状疱疹(B02.1)
A87.0†　エンテロウイルス(性)髄膜炎(G02.0*)
　　　　コクサッキーウイルス髄膜炎
　　　　エコーウイルス髄膜炎
A87.1†　アデノウイルス髄膜炎(G02.0*)
A87.2　リンパ球性脈絡髄膜炎
　　　　リンパ球性髄膜脳炎
A87.8　その他のウイルス(性)髄膜炎
A87.9　ウイルス(性)髄膜炎，詳細不明

A88　**中枢神経系のその他のウイルス感染症，他に分類されないもの**
　　Other viral infections of central nervous system, not elsewhere classified
　　除外：ウイルス(性)：
　　　　・脳炎 NOS(A86)
　　　　・髄膜炎 NOS(A87.9)
A88.0　腸内ウイルス性発疹熱［ボストン発疹］
A88.1　流行性めまい＜眩暈＞
A88.8　中枢神経系のその他の明示されたウイルス感染症

A89　**中枢神経系の詳細不明のウイルス感染症**
　　Unspecified viral infection of central nervous system

節足動物媒介ウイルス熱及びウイルス性出血熱(A90-A99)
Arthropod-borne viral fevers and viral haemorrhagic fevers

A90 デング熱［古典デング］ Dengue fever [classical dengue]
除外：デング出血熱(A91)

A91 デング出血熱 Dengue haemorrhagic fever

A92 その他の蚊媒介ウイルス熱 Other mosquito-borne viral fevers
除外：ロスリバー＜Ross River＞疾患＜病＞(B33.1)
A92.0 チクングニア＜Chikungunya＞ウイルス病
　　　チクングニア(出血)熱
A92.1 オニオニオン＜O'nyong-nyong＞熱
A92.2 ベネズエラ馬熱
　　　ベネズエラ馬熱性：
　　　　・脳炎
　　　　・脳脊髄炎ウイルス病
A92.3 西ナイルウイルス感染症
　　　西ナイル熱
A92.4 リフトバレー＜Rift Valley＞熱
A92.8 その他の明示された蚊媒介ウイルス熱
A92.9 蚊媒介ウイルス熱，詳細不明

A93 その他の節足動物媒介ウイルス熱，他に分類されないもの
Other arthropod-borne viral fevers, not elsewhere classified
A93.0 オロプーシェ＜Oropouche＞ウイルス病
　　　オロプーシェ熱
A93.1 サシチョウバエ熱
　　　パパタシ＜Pappataci＞熱
　　　サシチョウバエ＜phlebotomus＞熱
A93.2 コロラドダニ熱
A93.8 その他の明示された節足動物媒介ウイルス熱
　　　ピーリー＜Piry＞ウイルス病
　　　水疱性口内炎ウイルス病［インディアナ熱］

A94 詳細不明の節足動物媒介ウイルス熱 Unspecified arthropod-borne viral fever
包含：アルボウイルス熱 NOS
　　　アルボウイルス感染症 NOS

A95 黄熱 Yellow fever
- A95.0 森林黄熱
  ジャングル黄熱
- A95.1 都市黄熱
- A95.9 黄熱，詳細不明

A96 アレナウイルス出血熱 Arenaviral haemorrhagic fever
- A96.0 フニン＜Junin＞出血熱
  アルゼンチン出血熱
- A96.1 マチュポ＜Machupo＞出血熱
  ボリビア出血熱
- A96.2 ラッサ熱
- A96.8 その他のアレナウイルス出血熱
- A96.9 アレナウイルス出血熱，詳細不明

A98 その他のウイルス性出血熱，他に分類されないもの
Other viral haemorrhagic fevers, not elsewhere classified

　除外：チクングニア＜Chikungunya＞出血熱（A92.0）
　　　　デング出血熱（A91）
- A98.0 クリミヤ・コンゴ＜Crimean-Congo＞出血熱
  中央アジア出血熱
- A98.1 オムスク＜Omsk＞出血熱
- A98.2 キャサヌール＜Kyasanur＞森林病
- A98.3 マールブルグ＜Marburg＞ウイルス病
- A98.4 エボラ＜Ebola＞ウイルス病
- A98.5 腎症候性出血熱＜HFRS＞
  出血熱：
  　・流行性
  　・韓国型
  　・ロシア
  ハンターン＜Hantaan＞ウイルス病
  腎症候性ハンターン＜Hantaan＞ウイルス病
  流行性腎症
  除外：ハンタ＜Hanta＞ウイルス（心）肺症候群（B33.4†J17.1*）
- A98.8 その他の明示されたウイルス性出血熱

A99 詳細不明のウイルス性出血熱 Unspecified viral haemorrhagic fever

皮膚及び粘膜病変を特徴とするウイルス感染症(B00-B09)
Viral infections characterized by skin and mucous membrane lesions

B00 ヘルペスウイルス［単純ヘルペス］感染症
Herpesviral [herpes simplex] infections

除外：肛門性器ヘルペスウイルス感染症(A60.-)
　　　先天性ヘルペスウイルス感染症(P35.2)
　　　ガンマヘルペスウイルス(性)単核症(B27.0)
　　　ヘルパンギーナ(B08.5)

B00.0 疱疹性湿疹
　　　カポジ＜Kaposi＞水痘様発疹

B00.1 ヘルペスウイルス(性)小水疱性皮膚炎
　　　単純ヘルペス＜単純疱疹＞：
　　　　・顔面
　　　　・口唇
　　　小水疱性皮膚炎：
　　　　・耳介　｜
　　　　　　　　｜ヒト(アルファ)ヘルペスウイルス2型によるもの
　　　　・口唇　｜

B00.2 ヘルペスウイルス(性)歯肉口内炎及び咽頭扁桃炎
　　　ヘルペスウイルス(性)咽頭炎

B00.3† ヘルペスウイルス(性)髄膜炎(G02.0*)

B00.4† ヘルペスウイルス(性)脳炎(G05.1*)
　　　ヘルペスウイルス(性)髄膜脳炎
　　　シミアン＜サル＞B病

B00.5 ヘルペスウイルス(性)眼疾患
　　　ヘルペスウイルス(性)：
　　　　・結膜炎†(H13.1*)
　　　　・眼瞼皮膚炎†(H03.1*)
　　　　・虹彩毛様体炎†(H22.0*)
　　　　・虹彩炎†(H22.0*)
　　　　・角膜炎†(H19.1*)
　　　　・角結膜炎†(H19.1*)
　　　　・前部ぶどう膜炎†(H22.0*)

B00.7 播種性ヘルペスウイルス性疾患
　　　ヘルペスウイルス(性)敗血症

B00.8 その他の型のヘルペスウイルス感染症
　　　ヘルペスウイルス(性)：
　　　　・肝炎†(K77.0*)
　　　　・ひょう＜瘭＞疽†(L99.8*)

B00.9	ヘルペスウイルス感染症，詳細不明
	単純ヘルペス＜単純疱疹＞感染症 NOS

B01 水痘 [鶏痘]　Varicella [chickenpox]
B01.0†	水痘髄膜炎(G02.0*)
B01.1†	水痘脳炎(G05.1*)
	水痘後脳炎
	水痘脳脊髄炎
B01.2†	水痘肺炎(J17.1*)
B01.8	水痘，その他の合併症を伴うもの
B01.9	水痘，合併症を伴わないもの
	水痘 NOS

B02 帯状疱疹 [帯状ヘルペス]　Zoster [herpes zoster]
包含：shingles
B02.0†	帯状疱疹(性)脳炎(G05.1*)
	帯状疱疹(性)髄膜脳炎
B02.1†	帯状疱疹(性)髄膜炎(G02.0*)
B02.2†	帯状疱疹，その他の神経系合併症を伴うもの
	帯状疱疹後：
	・膝(状)神経節炎(G53.0*)
	・多発(性)ニューロパチ＜シ＞ー(G63.0*)
	・三叉神経痛(G53.0*)
B02.3	帯状疱疹(性)眼疾患
	帯状疱疹(性)：
	・眼瞼炎†(H03.1*)
	・結膜炎†(H13.1*)
	・虹彩毛様体炎†(H22.0*)
	・虹彩炎†(H22.0*)
	・角膜炎†(H19.2*)
	・角結膜炎†(H19.2*)
	・強膜炎†(H19.0*)
B02.7	播種性帯状疱疹
B02.8	帯状疱疹，その他の合併症を伴うもの
B02.9	帯状疱疹，合併症を伴わないもの
	帯状疱疹 NOS

B03 痘瘡　Smallpox
注：1980年第33回世界保健総会は，痘瘡が根絶されたことを宣言した。
　　本分類はサーベイランスの目的のために残されている。

第Ⅰ章 感染症及び寄生虫症

B04	サル痘　Monkeypox

B05	麻疹　Measles

　　　　包含：はしか
　　　　除外：亜急性硬化性全脳炎＜SSPE＞(A81.1)
B05.0† 　麻疹，脳炎を合併するもの(G05.1*)
　　　　　　麻疹後脳炎
B05.1† 　麻疹，髄膜炎を合併するもの(G02.0*)
　　　　　　麻疹後髄膜炎
B05.2† 　麻疹，肺炎を合併するもの(J17.1*)
　　　　　　麻疹後肺炎
B05.3† 　麻疹，中耳炎を合併するもの(H67.1*)
　　　　　　麻疹後中耳炎
B05.4 　　麻疹，腸管合併症を伴うもの
B05.8 　　麻疹，その他の合併症を伴うもの
　　　　　　麻疹角膜炎及び角結膜炎†(H19.2*)
B05.9 　　麻疹，合併症を伴わないもの
　　　　　　麻疹 NOS

B06	風疹［ドイツ麻疹］　Rubella [German measles]

　　　　※三日はしか
　　　　除外：先天性風疹(P35.0)
B06.0† 　風疹，神経合併症を伴うもの
　　　　　　風疹性：
　　　　　　　・脳炎(G05.1*)
　　　　　　　・髄膜炎(G02.0*)
　　　　　　　・髄膜脳炎(G05.1*)
B06.8 　　風疹，その他の合併症を伴うもの
　　　　　　風疹性：
　　　　　　　・関節炎†(M01.4*)
　　　　　　　・肺炎†(J17.1*)
B06.9 　　風疹，合併症を伴わないもの
　　　　　　風疹 NOS

B07 ウイルス(性)いぼ＜疣＞＜疣贅＞　Viral warts
包含：いぼ＜疣＞＜疣贅＞：
- 単純(性)
- 尋常性

除外：肛門性器(性病性)いぼ＜疣＞＜疣贅＞(A63.0)
乳頭腫：
- 膀胱(D41.4)
- 子宮頚(部)(D26.0)
- 喉頭(D14.1)

B08 皮膚及び粘膜病変を特徴とするその他のウイルス感染症，他に分類されないもの
Other viral infections characterized by skin and mucous membrane lesions, not elsewhere classified

除外：水疱性口内炎ウイルス病(A93.8)

B08.0 その他のオルソポックスウイルス感染症
牛痘
オルフウイルス病＜羊鷲口瘡＞
偽牛痘［搾乳者結節］
ワクチニア

除外：サル痘(B04)

B08.1 伝染性軟属腫
B08.2 突発性発疹［第6病］
B08.3 伝染性紅斑［第5病］
B08.4 発疹を伴うエンテロウイルス性小水疱性口内炎
手足口病
B08.5 エンテロウイルス性水疱性咽頭炎
ヘルパンギーナ
B08.8 皮膚及び粘膜病変を特徴とするその他の明示されたウイルス感染症
エンテロウイルス性リンパ結節性咽頭炎
口蹄疫
タナポックス＜tanapox＞ウイルス性疾患
ヤバポックス＜yaba pox＞ウイルス性疾患

B09 詳細不明の皮膚及び粘膜病変を特徴とするウイルス感染症
Unspecified viral infection characterized by skin and mucous membrane Lesions

包含：ウイルス(性)：
- 粘膜疹 NOS
- 発疹 NOS

ウイルス性肝炎(B15-B19)
Viral hepatitis

輸血後肝炎で，薬物の分類が必要な場合は，追加コード(第XX章)を使用する。
除外：ヘルペスウイルス［単純ヘルペス］(性)肝炎(B00.8)
サイトメガロウイルス(性)肝炎(B25.1)
ウイルス性肝炎の続発・後遺症(B94.2)

B15　急性A型肝炎　Acute hepatitis A
B15.0　急性A型肝炎，肝性昏睡を伴うもの
B15.9　急性A型肝炎，肝性昏睡を伴わないもの
　　　A型肝炎(急性)(ウイルス性)NOS

B16　急性B型肝炎　Acute hepatitis B
B16.0　急性B型肝炎，デルタ因子(重複感染)及び肝性昏睡を伴うもの
B16.1　急性B型肝炎，デルタ因子(重複感染)を伴い，肝性昏睡を伴わないもの
B16.2　急性B型肝炎，デルタ因子を伴わず，肝性昏睡を伴うもの
B16.9　急性B型肝炎，デルタ因子及び肝性昏睡を伴わないもの
　　　B型肝炎(急性)(ウイルス性)NOS

B17　その他の急性ウイルス性肝炎　Other acute viral hepatitis
B17.0　B型肝炎キャリア＜病原体保有者＞の急性デルタ(重)感染症
B17.1　急性C型肝炎
B17.2　急性E型肝炎
B17.8　その他の明示された急性ウイルス性肝炎
　　　非A非B型肝炎(急性)(ウイルス性)NEC
B17.9　急性ウイルス性肝炎，詳細不明
　　　急性肝炎NOS
　　　急性伝染性肝炎NOS

B18　慢性ウイルス性肝炎　Chronic viral hepatitis
B18.0　慢性B型ウイルス性肝炎，デルタ因子(重複感染)を伴うもの
B18.1　慢性B型ウイルス性肝炎，デルタ因子(重複感染)を伴わないもの
　　　※B型肝硬変†(K74.6*)
B18.2　慢性C型ウイルス性肝炎
　　　※C型肝硬変†(K74.6*)
B18.8　その他の慢性ウイルス性肝炎
B18.9　慢性ウイルス性肝炎，詳細不明

B19　詳細不明のウイルス性肝炎　Unspecified viral hepatitis
B19.0　詳細不明のウイルス性肝炎，肝性昏睡を伴うもの

B19.9 詳細不明のウイルス性肝炎，肝性昏睡を伴わないもの
　　　　ウイルス性肝炎 NOS

ヒト免疫不全ウイルス［HIV］病(B20-B24)
Human immunodeficiency virus [HIV] disease

除外：無症候性ヒト免疫不全ウイルス［HIV］感染状態(Z21)
　　　妊娠，分娩及び産じょく＜褥＞に合併するもの(O98.7)

B20 感染症及び寄生虫症を起こしたヒト免疫不全ウイルス［HIV］病
Human immunodeficiency virus [HIV] disease resulting in infectious and parasitic diseases

除外：急性 HIV 感染症候群(B23.0)

B20.0 マイコバクテリウム感染症を起こした HIV 病
　　　　結核を起こした HIV 病
B20.1 その他の細菌感染症を起こした HIV 病
B20.2 サイトメガロウイルス病を起こした HIV 病
B20.3 その他のウイルス感染症を起こした HIV 病
B20.4 カンジダ症を起こした HIV 病
B20.5 その他の真菌症を起こした HIV 病
B20.6 ニューモシスチス・イロベチイ肺炎を起こした HIV 病
　　　　ニューモシスチス・カリニ肺炎を起こした HIV 病
B20.7 複合感染症を起こした HIV 病
B20.8 その他の感染症及び寄生虫症を起こした HIV 病
B20.9 詳細不明の感染症又は寄生虫症を起こした HIV 病
　　　　感染症 NOS を起こした HIV 病

B21 悪性新生物＜腫瘍＞を起こしたヒト免疫不全ウイルス［HIV］病
Human immunodeficiency virus [HIV] disease resulting in malignant neoplasms

B21.0 カポジ＜Kaposi＞肉腫を起こした HIV 病
B21.1 バーキット＜Burkitt＞リンパ腫を起こした HIV 病
B21.2 その他の型の非ホジキン＜non-Hodgkin＞リンパ腫を起こした HIV 病
B21.3 リンパ組織，造血組織及び関連組織のその他の悪性新生物＜腫瘍＞を起こした HIV 病
B21.7 多発性の悪性新生物＜腫瘍＞を起こした HIV 病
B21.8 その他の悪性新生物＜腫瘍＞を起こした HIV 病
B21.9 詳細不明の悪性新生物＜腫瘍＞を起こした HIV 病

B22 その他の明示された疾患を起こしたヒト免疫不全ウイルス［HIV］病
Human immunodeficiency virus [HIV] disease resulting in other specified diseases

B22.0	脳症を起こしたHIV病
	HIV認知症
B22.1	リンパ性間質性肺臓炎を起こしたHIV病
B22.2	消耗症候群を起こしたHIV病
	発育不全を起こしたHIV病
	スリム＜Slim＞病
B22.7	他に分類される多発疾患を起こしたHIV病
	注：本項目の使用の際には，関連した疾病又は死亡コーディングルール及びガイドラインを参照する。

B23 その他の病態を起こしたヒト免疫不全ウイルス［HIV］病
Human immunodeficiency virus［HIV］disease resulting in other conditions

B23.0	急性HIV感染症候群
B23.1	（遷延性）全身性リンパ節症を起こしたHIV病
B23.2	血液学的及び免疫学的異常を起こしたHIV病，他に分類されないもの
B23.8	その他の明示された病態を起こしたHIV病

B24 詳細不明のヒト免疫不全ウイルス［HIV］病
Unspecified human immunodeficiency virus［HIV］disease

包含：後天性免疫不全症候群［AIDS＜エイズ＞］ NOS
　　　AIDS＜エイズ＞関連症候群［ARC］ NOS

その他のウイルス性疾患(B25-B34)
Other viral diseases

B25 サイトメガロウイルス病　Cytomegaloviral disease
除外：先天性サイトメガロウイルス感染症(P35.1)
　　　サイトメガロウイルス(性)単核症(B27.1)

B25.0†	サイトメガロウイルス(性)肺臓炎(J17.1*)
B25.1†	サイトメガロウイルス(性)肝炎(K77.0*)
B25.2†	サイトメガロウイルス(性)膵炎(K87.1*)
B25.8	その他のサイトメガロウイルス病
B25.9	サイトメガロウイルス病，詳細不明

B26 ムンプス　Mumps
包含：耳下腺炎：
　　　　・流行性
　　　　・感染性
　　　＊おたふくかぜ

B26.0†	ムンプス精巣＜睾丸＞炎(N51.1*)

第Ⅰ章　感染症及び寄生虫症

B26.1† ムンプス髄膜炎(G02.0*)
B26.2† ムンプス脳炎(G05.1*)
B26.3† ムンプス膵炎(K87.1*)
B26.8 ムンプス，その他の合併症を伴うもの
　　　ムンプス：
　　　　・関節炎†(M01.5*)
　　　　・心筋炎†(I41.1*)
　　　　・腎炎†(N08.0*)
　　　　・多発(性)ニューロパチ＜シ＞ー†(G63.0*)
B26.9 ムンプス，合併症を伴わないもの
　　　ムンプス NOS
　　　ムンプス耳下腺炎 NOS

B27 　**伝染性単核症**　Infectious mononucleosis
　　　包含：腺熱
　　　　　　単核細胞性アンギナ＜口峡炎＞
　　　　　　パイファ＜Pfeiffer＞病
B27.0 ガンマヘルペスウイルス(性)単核症
　　　EB＜Epstein-Barr＞ウイルスによる単核症
B27.1 サイトメガロウイルス(性)単核症
B27.8 その他の伝染性単核症
B27.9 伝染性単核症，詳細不明

B30 　**ウイルス(性)結膜炎**　Viral conjunctivitis
　　　除外：眼疾患：
　　　　　　　・ヘルペスウイルス［単純ヘルペス］(性)(B00.5)
　　　　　　　・帯状疱疹(性)(B02.3)
B30.0† アデノウイルスによる角結膜炎(H19.2*)
　　　流行性角結膜炎
　　　造船所眼＜shipyard eye＞
B30.1† アデノウイルスによる結膜炎(H13.1*)
　　　急性アデノウイルス性ろ＜濾＞胞性結膜炎
　　　水泳プール結膜炎
B30.2 ウイルス(性)咽頭結膜炎
B30.3† 急性流行性出血性結膜炎(エンテロウイルス性)(H13.1*)
　　　下記による結膜炎：
　　　　・コクサッキー 24
　　　　・エンテロウイルス 70
　　　出血性結膜炎(急性)(流行性)
B30.8† その他のウイルス(性)結膜炎(H13.1*)
　　　ニューカッスル＜Newcastle＞結膜炎

B30.9 ウイルス(性)結膜炎,詳細不明

B33 その他のウイルス性疾患,他に分類されないもの
Other viral diseases, not elsewhere classified

B33.0 流行性筋痛(症)
　　　　ボルンホルム＜Bornholm＞病
B33.1 ロスリバー＜Ross River＞疾患＜病＞
　　　　流行性多発関節炎及び発疹
　　　　ロスリバー＜Ross River＞熱
B33.2 ウイルス性心炎
B33.3 レトロウイルス感染症,他に分類されないもの
　　　　レトロウイルス感染症 NOS
B33.4† ハンタ＜Hanta＞ウイルス(心)肺症候群［HPS］［HCPS］(J17.1*)
　　　　肺症状を伴うハンタ(Hanta)ウイルス性疾患
　　　　シンノンブレ＜Sin Nombre＞ウイルス性疾患

　　　　アンデス＜Andes＞,ベイヨ＜Bayou＞及びブラック・クリーク・カナル＜Black Creek Canal＞ハンタウイルスに起因するハンタウイルス(心)肺症候群に伴う腎不全を分類する場合は,追加コード(N17.9)を使用する。
　　　　除外：腎症候性出血熱＜HFRS＞(A98.5†)
B33.8 その他の明示されたウイルス性疾患

B34 部位不明のウイルス感染症　Viral infection of unspecified site
除外：サイトメガロウイルス病 NOS(B25.9)
　　　ヘルペスウイルス［単純ヘルペス］感染症 NOS(B00.9)
　　　レトロウイルス感染症 NOS(B33.3)
　　　他章に分類される疾患の原因であるウイルス病原体(B97.-)
B34.0 アデノウイルス感染症,部位不明
B34.1 エンテロウイルス感染症,部位不明
　　　　コクサッキーウイルス感染症 NOS
　　　　エコーウイルス感染症 NOS
B34.2 コロナウイルス感染症,部位不明
　　　　除外：重症急性呼吸器症候群［SARS］(U04.9)
B34.3 パルボウイルス感染症,部位不明
B34.4 パポバウイルス感染症,部位不明
B34.8 部位不明のその他のウイルス感染症
B34.9 ウイルス感染症,詳細不明
　　　　ウイルス血症 NOS

真菌症(B35−B49)
Mycoses

除外：有機粉じん＜塵＞による過敏性肺臓炎(J67.-)
　　　菌状息肉症(C84.0)

B35 皮膚糸状菌症　Dermatophytosis
包含：黄せん＜癬＞
　　　表皮菌，小胞子菌及び白せん＜癬＞菌による感染症
　　　白せん＜癬＞，B36.-に分類されるものを除くすべての病型

B35.0　**白せん＜癬＞性毛瘡及び頭部白せん＜癬＞**
　　　ひげ＜須毛＞白せん＜癬＞
　　　ケルスス禿瘡
　　　頭皮白せん＜癬＞
　　　真菌性毛瘡

B35.1　**爪白せん＜癬＞**
　　　皮膚糸状菌性爪(床)炎
　　　爪の皮膚糸状菌症
　　　爪真菌症
　　　爪の白せん＜癬＞

B35.2　**手白せん＜癬＞**
　　　手の皮膚糸状菌症
　　　手の白せん＜癬＞

B35.3　**足白せん＜癬＞**
　　　足の白せん＜癬＞
　　　足の皮膚糸状菌症
　　　水虫

B35.4　**体部白せん＜癬＞**
　　　体幹の白せん＜癬＞

B35.5　**渦状せん＜癬＞**
　　　トケラウ＜tokelau＞

B35.6　**(陰)股部白せん＜癬＞**
　　　ドービー＜dhobi＞そう＜掻＞痒症＜洗濯屋皮膚炎＞
　　　そけい＜鼠径＞部せん＜癬＞
　　　Jock itch

B35.8　**その他の皮膚糸状菌症**
　　　皮膚糸状菌症：
　　　　・播種性
　　　　・肉芽腫性

B35.9　**皮膚糸状菌症，詳細不明**
　　　白せん＜癬＞ NOS

B36	その他の表在性真菌症　Other superficial mycoses
B36.0	でん＜癜＞風＜なまず＞
	しろなまず＜白でん＜癜＞風＞
	くろなまず＜黒でん＜癜＞風＞
B36.1	黒せん＜癬＞
	手掌黒色角化真菌症
	黒色小胞子菌症
	黒色ひこう＜粃糠＞疹
B36.2	白(色)砂毛(症)
	白色せん＜癬＞
B36.3	黒(色)砂毛(症)
B36.8	その他の明示された表在性真菌症
B36.9	表在性真菌症，詳細不明

B37	カンジダ症　Candidiasis
	包含：モニリア症
	除外：新生児カンジダ症(P37.5)
B37.0	カンジダ性口内炎
	鵞口瘡
B37.1	肺カンジダ症
B37.2	皮膚及び爪のカンジダ症
	カンジダ性：
	・爪炎
	・爪周囲炎＜爪郭炎＞
	除外：おむつ皮膚炎(L22)
B37.3†	外陰及び腟のカンジダ症(N77.1*)
	カンジダ性外陰腟炎
	モニリア性外陰腟炎
	腟カンジダ症
B37.4	その他の部位の尿路性器のカンジダ症
	カンジダ性：
	・亀頭炎†(N51.2*)
	・尿道炎†(N37.0*)
B37.5†	カンジダ性髄膜炎(G02.1*)
B37.6†	カンジダ性心内膜炎(I39.8*)
B37.7	カンジダ性敗血症
B37.8	その他の部位のカンジダ症
	カンジダ性：
	・口唇炎
	・腸炎

B37.9　カンジダ症，詳細不明

B38　コクシジオイデス症　Coccidioidomycosis
B38.0　急性肺コクシジオイデス症
B38.1　慢性肺コクシジオイデス症
B38.2　肺コクシジオイデス症，詳細不明
B38.3　皮膚コクシジオイデス症
B38.4†　コクシジオイデス性髄膜炎(G02.1*)
B38.7　播種性コクシジオイデス症
　　　　全身性コクシジオイデス症
B38.8　その他の型のコクシジオイデス症
B38.9　コクシジオイデス症，詳細不明

B39　ヒストプラスマ症　Histoplasmosis
B39.0　カプスラーツム急性肺ヒストプラスマ症
B39.1　カプスラーツム慢性肺ヒストプラスマ症
B39.2　カプスラーツム肺ヒストプラスマ症，詳細不明
B39.3　カプスラーツム播種性ヒストプラスマ症
　　　　カプスラーツム全身性ヒストプラスマ症
B39.4　カプスラーツムヒストプラスマ症，詳細不明
　　　　アメリカ型ヒストプラスマ症
B39.5　ズボアジヒストプラスマ症
　　　　アフリカ型ヒストプラスマ症
B39.9　ヒストプラスマ症，詳細不明

B40　ブラストミセス症　Blastomycosis
　　　除外：ブラジル型ブラストミセス症(B41.-)
　　　　　　ケロイド型ブラストミセス症(B48.0)
B40.0　急性肺ブラストミセス症
B40.1　慢性肺ブラストミセス症
B40.2　肺ブラストミセス症，詳細不明
B40.3　皮膚ブラストミセス症
B40.7　播種性ブラストミセス症
　　　　全身性ブラストミセス症
B40.8　その他の型のブラストミセス症
B40.9　ブラストミセス症，詳細不明

B41　パラコクシジオイデス症　Paracoccidioidomycosis
　　　包含：ブラジル型ブラストミセス症
　　　　　　ルツ＜Lutz＞病
B41.0　肺パラコクシジオイデス症

B41.7	播種性パラコクシジオイデス症
	全身性パラコクシジオイデス症
B41.8	その他の型のパラコクシジオイデス症
B41.9	パラコクシジオイデス症，詳細不明

B42　スポロトリコーシス　Sporotrichosis

B42.0†	肺スポロトリコーシス(J99.8*)
B42.1	リンパ管皮膚型スポロトリコーシス
B42.7	播種性スポロトリコーシス
	全身性スポロトリコーシス
B42.8	その他の型のスポロトリコーシス
B42.9	スポロトリコーシス，詳細不明

B43　クロモミコーシス及びフェオミコーシス性膿瘍
Chromomycosis and phaeomycotic abscess

B43.0	皮膚クロモミコーシス
	いぼ＜疣＞状＜疣贅性＞皮膚炎
B43.1	フェオミコーシス性脳膿瘍
	脳クロモミコーシス
B43.2	皮下フェオミコーシス性膿瘍及びのう＜嚢＞胞
B43.8	その他の型のクロモミコーシス
B43.9	クロモミコーシス，詳細不明

B44　アスペルギルス症　Aspergillosis
包含：アスペルギローマ＜アスペルギルス菌球＞

B44.0	侵襲性肺アスペルギルス症
B44.1	その他の肺アスペルギルス症
B44.2	扁桃アスペルギルス症
B44.7	播種性アスペルギルス症
	全身性アスペルギルス症
B44.8	その他の型のアスペルギルス症
B44.9	アスペルギルス症，詳細不明

B45　クリプトコックス症　Cryptococcosis

B45.0	肺クリプトコックス症
B45.1	脳クリプトコックス症
	クリプトコックス性髄膜炎†(G02.1*)
	髄膜脳クリプトコックス症
B45.2	皮膚クリプトコックス症
B45.3	骨クリプトコックス症

B45.7	播種性クリプトコックス症
	全身性クリプトコックス症
B45.8	その他の型のクリプトコックス症
B45.9	クリプトコックス症，詳細不明

B46　接合菌症　Zygomycosis
B46.0	肺ムーコル＜ムコール＞症
B46.1	鼻脳ムーコル＜ムコール＞症
B46.2	胃腸ムーコル＜ムコール＞症
B46.3	皮膚ムーコル＜ムコール＞症
	皮下ムーコル＜ムコール＞症
B46.4	播種性ムーコル＜ムコール＞症
	全身性ムーコル＜ムコール＞症
B46.5	ムーコル＜ムコール＞症，詳細不明
B46.8	その他の接合菌症
	エントモフトラ症
B46.9	接合菌症，詳細不明
	藻菌症＜フィコミコーシス＞ NOS

B47　菌腫　Mycetoma
B47.0	真菌性菌腫
	真菌性足菌腫
	マズラ菌症
B47.1	放線菌腫
B47.9	菌腫，詳細不明
	足菌腫 NOS

B48　その他の真菌症，他に分類されないもの
Other mycoses, not elsewhere classified
B48.0	ロボア症＜ロボミコーシス＞
	ケロイド型ブラストミセス症
	ロボ＜Lobo＞病
B48.1	リノスポリジウム症
B48.2	アレシェリア症
	シュードアレシェリア ボイジィによる感染症
	除外：真菌性菌腫(B47.0)
B48.3	ゲオトリクム症
	ゲオトリクム性口内炎
B48.4	ペニシリウム症

B48.7　**日和見真菌症**
　　　消耗性疾患の存在，免疫抑制剤及びその他の治療薬の投与又は放射線療法などの要因がある場合のみ感染を成立させうる弱毒性の真菌による真菌症。起因菌の大部分は，通常は土壌中や枯死植物中に腐生的に生息している。
B48.8　**その他の明示された真菌症**
　　　アジアスピロミセス症

B49　**詳細不明の真菌症**　Unspecified mycosis
　　　包含：真菌血症 NOS

原虫疾患（B50－B64）
Protozoal diseases

除外：アメーバ症（A06.-）
　　　その他の原虫性腸疾患（A07.-）

B50　**熱帯熱マラリア**　Plasmodium falciparum malaria
　　　包含：熱帯熱マラリア原虫と他のマラリア原虫の混合感染
B50.0　**熱帯熱マラリア，脳合併症を伴うもの**
　　　脳性マラリア NOS
B50.8　**その他の重症熱帯熱マラリア及び合併症を伴う熱帯熱マラリア**
　　　重症熱帯熱マラリア又は合併症を伴う熱帯熱マラリア NOS
B50.9　**熱帯熱マラリア，詳細不明**

B51　**三日熱マラリア**　Plasmodium vivax malaria
　　　包含：熱帯熱マラリア原虫を除く他のマラリア原虫と三日熱マラリア原虫との混合感染
　　　除外：熱帯熱マラリアとの混合感染の場合（B50.-）
B51.0　**三日熱マラリア，脾破裂を伴うもの**
B51.8　**三日熱マラリア，その他の合併症を伴うもの**
B51.9　**三日熱マラリア，合併症を伴わないもの**
　　　三日熱マラリア NOS

B52　**四日熱マラリア**　Plasmodium malariae malaria
　　　包含：熱帯熱マラリア原虫及び三日熱マラリア原虫を除く他のマラリア原虫と四日熱マラリア原虫との混合感染
　　　除外：下記のマラリアとの混合感染の場合：
　　　　　・熱帯熱マラリア（B50.-）
　　　　　・三日熱マラリア（B51.-）
B52.0　**四日熱マラリア，腎症＜ネフロパシー＞を伴うもの**
B52.8　**四日熱マラリア，その他の合併症を伴うもの**

B52.9 四日熱マラリア，合併症を伴わないもの
   四日熱マラリア NOS

B53 その他の寄生虫学的に確認されたマラリア
Other parasitologically confirmed malaria

B53.0 卵形マラリア
   除外：他のマラリアとの混合感染の場合：
      ・熱帯熱マラリア(B50.-)
      ・四日熱マラリア(B52.-)
      ・三日熱マラリア(B51.-)

B53.1 サルマラリア原虫によるマラリア
   除外：他のマラリアとの混合感染の場合：
      ・熱帯熱マラリア(B50.-)
      ・四日熱マラリア(B52.-)
      ・卵形マラリア(B53.0)
      ・三日熱マラリア(B51.-)

B53.8 その他の寄生虫学的に確認されたマラリア，他に分類されないもの
   寄生虫学的に確認されたマラリア NOS

B54 詳細不明のマラリア　Unspecified malaria
包含：寄生虫学的に確認されていない臨床的に診断されたマラリア

B55 リーシュマニア症　Leishmaniasis
B55.0 内臓リーシュマニア症
   カラ・アザール
   カラ・アザール後皮膚リーシュマニア症
B55.1 皮膚リーシュマニア症
B55.2 皮膚粘膜リーシュマニア症
B55.9 リーシュマニア症，詳細不明

B56 アフリカ トリパノソーマ症　African trypanosomiasis
B56.0 ガンビア トリパノソーマ症
   トリパノソーマ ブルセイ ガンビエンセによる感染症
   西アフリカ睡眠病
B56.1 ローデシア トリパノソーマ症
   東アフリカ睡眠病
   トリパノソーマ ブルセイ ローデシエンセによる感染症
B56.9 アフリカ トリパノソーマ症，詳細不明
   睡眠病 NOS
   トリパノソーマ症 NOS，アフリカ トリパノソーマ症の流行地域におけるもの

第Ⅰ章 感染症及び寄生虫症

B57 シャーガス＜Chagas＞病　Chagas disease
　　　包含：アメリカ トリパノソーマ症
　　　　　　トリパノソーマ クルジィによる感染症
B57.0† 急性シャーガス＜Chagas＞病，心障害を伴うもの(I41.2*，I98.1*)
　　　下記を伴う急性シャーガス病：
　　　　・心血管障害 NEC(I98.1*)
　　　　・心筋炎(I41.2*)
B57.1　急性シャーガス＜Chagas＞病，心障害を伴わないもの
　　　急性シャーガス病 NOS
B57.2　シャーガス＜Chagas＞病(慢性)，心障害を伴うもの
　　　アメリカ トリパノソーマ症 NOS
　　　シャーガス病(慢性)(下記を伴うもの)：
　　　　・NOS
　　　　・心血管障害 NEC†(I98.1*)
　　　　・心筋炎†(I41.2*)
　　　トリパノソーマ症 NOS，シャーガス病流行地域におけるもの
B57.3　シャーガス＜Chagas＞病(慢性)，消化器障害を伴うもの
B57.4　シャーガス＜Chagas＞病(慢性)，神経系障害を伴うもの
B57.5　シャーガス＜Chagas＞病(慢性)，その他の臓器障害を伴うもの

B58 トキソプラズマ症　Toxoplasmosis
　　　包含：トキソプラズマ ゴンディによる感染症
　　　除外：先天性トキソプラズマ症(P37.1)
B58.0† トキソプラズマ眼障害
　　　トキソプラズマ網脈絡膜炎(H32.0*)
B58.1† トキソプラズマ肝炎(K77.0*)
B58.2† トキソプラズマ髄膜脳炎(G05.2*)
B58.3† 肺トキソプラズマ症(J17.3*)
B58.8　トキソプラズマ症，その他の臓器障害を伴うもの
　　　トキソプラズマ：
　　　　・心筋炎†(I41.2*)
　　　　・筋炎†(M63.1*)
B58.9　トキソプラズマ症，詳細不明

B59† ニューモシスチス症(J17.3*)
　　　包含：下記による肺炎：
　　　　　　・ニューモシスチス・カリニ
　　　　　　・ニューモシスチス・イロベチイ

B60	その他の原虫疾患，他に分類されないもの

Other protozoal diseases, not elsewhere classified

除外：クリプトスポリジウム症（A07.2）
腸微胞子虫症（A07.8）
イソスポラ症（A07.3）

B60.0 バベシア症
　　　ピロプラスマ症
B60.1 アカントアメーバ症
　　　アカントアメーバによる結膜炎†（H13.1*）
　　　アカントアメーバによる角結膜炎†（H19.2*）
B60.2 ネグレリア症
　　　原発性アメーバ性髄膜脳炎†（G05.2*）
B60.8 その他の明示された原虫疾患
　　　ミクロスポリジウム症

B64	詳細不明の原虫疾患

Unspecified protozoal disease

ぜん＜蠕＞虫症（B65－B83）
Helminthiases

B65	住血吸虫症

Schistosomiasis [bilharziasis]
包含：snail fever
B65.0 ビルハルツ住血吸虫症［尿住血吸虫症］
B65.1 マンソン住血吸虫症［腸住血吸虫症］
B65.2 日本住血吸虫症
　　　アジア住血吸虫症
B65.3 セルカリア皮膚炎
　　　水泳後そう＜掻＞痒症
B65.8 その他の住血吸虫症
　　　下記による感染症：
　　　　・インテルカラーツム住血吸虫
　　　　・マッテ住血吸虫
　　　　・メコン住血吸虫
B65.9 住血吸虫症，詳細不明

B66	その他の吸虫感染症

Other fluke infections

B66.0	オピストルキス症	

下記による感染症：
・ネコ肝吸虫
・オピストルキス(ネコ)(タイ)

B66.1 肝吸虫＜肝ジストマ＞症
中国肝吸虫症
肝吸虫による感染症
東洋肝吸虫症

B66.2 二腔吸虫感染症
槍形吸虫による感染症
ランセット吸虫症

B66.3 肝蛭症
巨大肝蛭感染症
肝蛭感染症
インド肝蛭感染症
羊肝蛭感染症

B66.4 肺吸虫症
肺吸虫属種による感染症
肺の吸虫症
肺ジストマ症

B66.5 肥大吸虫症
肥大吸虫による感染症
腸ジストマ症

B66.8 その他の明示された吸虫感染症
棘口吸虫感染症
異形吸虫症
横川吸虫症
ナニフィエツス症
ワトソニア症

B66.9 吸虫感染症，詳細不明

B67 エキ＜ヒ＞ノコックス症　Echinococcosis
包含：包虫症

B67.0 肝の単包条虫感染症
B67.1 肺の単包条虫感染症
B67.2 骨の単包条虫感染症
B67.3 その他及び多部位の単包条虫感染症
B67.4 単包条虫感染症，詳細不明
　　　犬条虫感染症
B67.5 肝の多包条虫感染症
B67.6 その他及び多部位の多包条虫感染症

—157—

B67.7　多包条虫感染症，詳細不明
B67.8　肝の詳細不明のエキ＜ヒ＞ノコックス症
B67.9　エキ＜ヒ＞ノコックス症，その他及び詳細不明
　　　　　エキ＜ヒ＞ノコックス症 NOS

B68　条虫症　Taeniasis
　　　除外：のう＜嚢＞(尾)虫症(B69.-)
B68.0　有鉤条虫症
　　　　　豚肉からの条虫感染症
B68.1　無鉤条虫症
　　　　　牛肉からの条虫感染症
　　　　　無鉤条虫成虫による感染症
B68.9　条虫症，詳細不明

B69　のう＜嚢＞(尾)虫症　Cysticercosis
　　　包含：有鉤条虫の幼虫型によるのう＜嚢＞(尾)虫感染症
B69.0　中枢神経系ののう＜嚢＞(尾)虫症
B69.1　眼ののう＜嚢＞(尾)虫症
B69.8　その他の部位ののう＜嚢＞(尾)虫症
B69.9　のう＜嚢＞(尾)虫症，詳細不明

B70　裂頭条虫症及び孤虫症＜スパルガーヌム症＞
　　　Diphyllobothriasis and sparganosis
B70.0　裂頭条虫症
　　　　　(成虫)(広節)(パシィフィクム)裂頭条虫感染症
　　　　　魚からの条虫感染症
　　　除外：裂頭条虫幼虫症(B70.1)
B70.1　孤虫症＜スパルガーヌム症＞
　　　　　下記による感染症：
　　　　　　・(マンソン)(芽殖)孤虫
　　　　　　・スピロメトラ幼虫
　　　　　裂頭条虫幼虫症
　　　　　スピロメトラ症

B71　その他の条虫感染症　Other cestode infections
B71.0　ヒメノレピス条虫症
　　　　　小形条虫感染症
　　　　　縮小条虫感染症
B71.1　瓜実条虫症
B71.8　その他の明示された条虫感染症
　　　　　ケヌルス感染症

B71.9	条虫感染症，詳細不明	
	条虫感染症 NOS	

B72 メジナ虫症＜ドラカ＜ク＞ンクルス症＞　Dracunculiasis
　　　　包含：ギネア虫感染症
　　　　　　　メジナ虫による感染症

B73 オンコセルカ症　Onchocerciasis
　　　　包含：回旋糸状虫感染症
　　　　　　　河川盲目症＜river blindness＞

B74 フィラリア症＜糸状虫症＞　Filariasis
　　　　除外：オンコセルカ症(B73)
　　　　　　　熱帯性(肺)好酸球増多症 NOS(J82)
B74.0　バンクロフト糸状虫によるフィラリア症＜糸状虫症＞
　　　　　バンクロフト：
　　　　　　・象皮病
　　　　　　・フィラリア症＜糸状虫症＞
B74.1　マレー糸状虫によるフィラリア症＜糸状虫症＞
B74.2　チモール糸状虫によるフィラリア症＜糸状虫症＞
B74.3　ロア糸状虫症
　　　　　カラバール腫張
　　　　　アフリカの眼虫症
　　　　　ロア糸状虫感染症
B74.4　マンソネラ症
　　　　　下記による感染症：
　　　　　　・マンソネラ オザルディ
　　　　　　・マンソネラ ペルスタンス
　　　　　　・マンソネラ ストレプトセルカ
B74.8　その他のフィラリア症＜糸状虫症＞
　　　　　犬糸状虫症
B74.9　フィラリア症＜糸状虫症＞，詳細不明

B75 旋毛虫症　Trichinellosis
　　　　包含：旋毛虫による感染症

B76 鉤虫症　Hookworm disease
　　　　包含：ウンシナリア属感染症
B76.0　十二指腸虫症
　　　　※ズビニ鉤虫症
　　　　　十二指腸虫属種による感染症

B76.1	アメリカ鉤虫症
	アメリカ鉤虫による感染症
B76.8	その他の鉤虫症
B76.9	鉤虫症，詳細不明
	皮膚幼線虫移行症 NOS

B77　回<蛔>虫症　Ascariasis
B77.0	回<蛔>虫症，腸合併症を伴うもの
B77.8	回<蛔>虫症，その他の合併症を伴うもの
B77.9	回<蛔>虫症，詳細不明

B78　糞線虫症　Strongyloidiasis
除外：毛様線虫症(B81.2)
B78.0	腸糞線虫症
B78.1	皮膚糞線虫症
B78.7	播種性糞線虫症
B78.9	糞線虫症，詳細不明

B79　鞭虫症　Trichuriasis
包含：鞭虫(病)(感染)

B80　ぎょう<蟯>虫症　Enterobiasis
包含：ぎょう<蟯>虫感染症

B81　その他の腸ぜん<蠕>虫症，他に分類されないもの
Other intestinal helminthiases, not elsewhere classified

除外：広東住血線虫症(Parastrongylus cantonensis <Angiostrongylus cantonensis>によるもの)(B83.2)

B81.0	アニサキス症
	アニサキス幼虫感染症
B81.1	腸毛頭虫<カピラリア>症
	毛頭虫症 NOS
	フィリピン毛頭虫感染症
	除外：肝毛頭虫症(B83.8)
B81.2	毛様線虫症
B81.3	腸住血線虫症
	コスタリカ住血線虫症(Parastrongylus costaricensis <Angiostrongylus costaricensis>によるもの)
B81.4	混合腸ぜん<蠕>虫症
	B65.0-B81.3 及び B81.8 の2項目以上に分類される腸ぜん<蠕>虫による感染症
	混合ぜん<蠕>虫症 NOS

B81.8	その他の明示された腸ぜん＜蠕＞虫症

下記による感染症：
・エソファゴストム属種［エソファゴストム症］
・テルニデンス・デ(ィ)ミヌーツス［テルニデンス症］

B82 詳細不明の腸寄生虫症　Unspecified intestinal parasitism
- B82.0　腸ぜん＜蠕＞虫症，詳細不明
- B82.9　腸寄生虫症，詳細不明

B83 その他のぜん＜蠕＞虫症　Other helminthiases
除外：毛頭虫症：
・NOS(B81.1)
・腸(B81.1)

- B83.0　内臓幼虫移行症
トキソカラ症
- B83.1　顎口虫症
遊走性腫脹
- B83.2　広東住血線虫症
広東住血線虫症(Parastrongylus cantonensis＜Angiostrongylus cantonensis＞によるもの)
好酸球性髄膜脳炎†(G05.2*)
除外：腸住血線虫症(B81.3)
- B83.3　気管線虫症
- B83.4　内部蛭寄生症
除外：外部蛭寄生症(B88.3)
- B83.8　その他の明示されたぜん＜蠕＞虫症
鈎頭虫症
ゴンギロネーマ症
肝毛頭虫症
メタストロンギルス症
眼虫症
- B83.9　ぜん＜蠕＞虫症，詳細不明
虫 NOS
除外：腸ぜん＜蠕＞虫症 NOS(B82.0)

シラミ症，ダニ症及びその他の動物寄生症(B85-B89)
Pediculosis, acariasis and other infestations

B85 シラミ症及びケジラミ症　Pediculosis and phthiriasis

B85.0	アタマジラミによるシラミ症	
	アタマジラミ寄生症	
B85.1	コロモジラミによるシラミ症	
	コロモジラミ寄生症	
B85.2	シラミ症，詳細不明	
B85.3	ケジラミ症	
	ケジラミによる寄生症	
B85.4	シラミ及びケジラミの混合寄生症	
	項目 B85.0－B85.3 の2項目以上に分類されるシラミ寄生症	

B86　かいせん＜疥癬＞　Scabies
包含：かいせん＜疥癬＞性かゆみ＜そう＜掻＞痒＞
　　　※ひぜん

B87　ハエ幼虫症　Myiasis
包含：ハエ幼虫＜ウジ＞による寄生症

B87.0	皮膚ハエ幼虫症	
	ハエ幼虫移行症	
B87.1	創傷ハエ幼虫症	
	外傷性ハエ幼虫症	
B87.2	眼ハエ幼虫症	
B87.3	鼻咽頭ハエ幼虫症	
	喉頭ハエ幼虫症	
B87.4	耳ハエ幼虫症	
B87.8	その他の部位のハエ幼虫症	
	尿路性器ハエ幼虫症	
	腸ハエ幼虫症	
B87.9	ハエ幼虫症，詳細不明	

B88　その他の寄生症　Other infestations

B88.0	その他のダニ症	
	ダニ皮膚炎	
	下記による皮膚炎：	
	・ニキビダニ属種	
	・ワクモ	
	・ハツカネズミダニ	
	つつが＜恙＞虫刺咬症	
	除外：かいせん＜疥癬＞(B86)	
B88.1	スナノミ症［スナノミの寄生症］	
B88.2	その他の節足動物寄生症	
	スカラベ病	

B88.3	外部蛭寄生症
	蛭寄生症 NOS
	除外：内部蛭寄生症(B83.4)
B88.8	その他の明示された寄生症
	Vandellia cirrhosa という魚による尿路性器寄生症
	舌虫症
	ポロセファルス症＜舌虫症＞
B88.9	寄生症，詳細不明
	寄生症(皮膚)NOS
	ダニ寄生症 NOS
	皮膚寄生虫症 NOS

B89　詳細不明の寄生虫症　Unspecified parasitic disease

感染症及び寄生虫症の続発・後遺症(B90-B94)
Sequelae of infectious and parasitic diseases

注：分類項目 B90-B94 は，A00-B89 に分類される病態が続発・後遺症(それ自体は他に分類される)の原因であることを示すために使用する。「続発・後遺症」とは，続発症と記載された病態を含む他，上記の分類項目(A00-B89)に分類できる疾患がもはや存在しない確証がある場合には，その後遺症も含む。本分類項目の使用の際には，関連する疾病又は死亡コーディングルールを参照する。
慢性感染症については使用しない。現在の感染症を慢性又は活動性感染症に適宜コードする。

B90　結核の続発・後遺症　Sequelae of tuberculosis
B90.0	中枢神経系結核の続発・後遺症
B90.1	腎尿路生殖器結核の続発・後遺症
B90.2	骨及び関節の結核の続発・後遺症
B90.8	その他の臓器の結核の続発・後遺症
B90.9	呼吸器及び詳細不明の結核の続発・後遺症
	結核の続発・後遺症 NOS

B91　灰白髄炎＜ポリオ＞の続発・後遺症　Sequelae of poliomyelitis
除外：ポリオ後症候群(G14)

B92　ハンセン＜Hansen＞病の続発・後遺症　Sequelae of leprosy

B94　その他及び詳細不明の感染症及び寄生虫症の続発・後遺症
Sequelae of other and unspecified infectious and parasitic diseases
B94.0	トラコーマの続発・後遺症

B94.1	ウイルス(性)脳炎の続発・後遺症
B94.2	ウイルス性肝炎の続発・後遺症
B94.8	その他の明示された感染症及び寄生虫症の続発・後遺症
B94.9	詳細不明の感染症又は寄生虫症の続発・後遺症

細菌，ウイルス及びその他の病原体(B95-B98)
Bacterial, viral and other infectious agents

注：本分類項目は一次コーディングには決して用いるべきではない．本分類項目は他章に分類される疾患における感染病原体を明示する必要がある場合に補助コード又は追加コードとして設置されたものである．

B95 他章に分類される疾患の原因である連鎖球菌及びブドウ球菌
Streptococcus and staphylococcus as the cause of diseases classified to other chapters

B95.0	他章に分類される疾患の原因であるA群連鎖球菌
B95.1	他章に分類される疾患の原因であるB群連鎖球菌
B95.2	他章に分類される疾患の原因であるD群連鎖球菌
B95.3	他章に分類される疾患の原因である肺炎連鎖球菌
B95.4	他章に分類される疾患の原因であるその他の連鎖球菌
B95.5	他章に分類される疾患の原因である詳細不明の連鎖球菌
B95.6	他章に分類される疾患の原因である黄色ブドウ球菌
B95.7	他章に分類される疾患の原因であるその他のブドウ球菌
B95.8	他章に分類される疾患の原因である詳細不明のブドウ球菌

B96 他章に分類される疾患の原因であるその他の明示された細菌性病原体
Other specified bacterial agents as the cause of diseases classified to other chapters

B96.0	他章に分類される疾患の原因である肺炎マイコプラズマ［M. pneumoniae］ 牛肺疫菌様微生物［PPLO］
B96.1	他章に分類される疾患の原因である肺炎桿菌［K. pneumoniae］
B96.2	他章に分類される疾患の原因である大腸菌［E. coli］
B96.3	他章に分類される疾患の原因であるインフルエンザ菌［H. influenzae］
B96.4	他章に分類される疾患の原因であるプロテウス菌<P. mirabilis><P. morganii>
B96.5	他章に分類される疾患の原因である緑膿菌<P. aeruginosa>
B96.6	他章に分類される疾患の原因であるバシラス フラギリス［B. fragilis］
B96.7	他章に分類される疾患の原因であるウェルシュ菌［C. perfringens］
B96.8	他章に分類される疾患の原因であるその他の明示された細菌性病原体

B97 他章に分類される疾患の原因であるウイルス病原体
Viral agents as the cause of diseases classified to other chapters

| B97.0 | 他章に分類される疾患の原因であるアデノウイルス |

B97.1	他章に分類される疾患の原因であるエンテロウイルス
	コクサッキーウイルス
	エコーウイルス
B97.2	他章に分類される疾患の原因であるコロナウイルス
B97.3	他章に分類される疾患の原因であるレトロウイルス
	レンチウイルス
	オンコウイルス
B97.4	他章に分類される疾患の原因であるRSウイルス
B97.5	他章に分類される疾患の原因であるレオウイルス
B97.6	他章に分類される疾患の原因であるパルボウイルス
B97.7	他章に分類される疾患の原因である乳頭腫ウイルス
B97.8	他章に分類される疾患の原因であるその他のウイルス病原体
	ヒト・メタニューモウイルス

B98 他章に分類される疾患の原因であるその他の明示された感染性病原体
Other specified infectious agents as the cause of diseases classified to other chapters

B98.0	他章に分類される疾患の原因であるヘリコバクター・ピロリ [H.pylori]
B98.1	他章に分類される疾患の原因であるビブリオ・バルニフィカス

その他の感染症(B99)
Other infectious diseases

B99 その他及び詳細不明の感染症　Other and unspecified infectious diseases

第Ⅱ章　新生物＜腫瘍＞(C00−D48)

Chapter Ⅱ　Neoplasms

本章は新生物＜腫瘍＞の下記の中間分類項目群から構成されている：
C00−C97　悪性新生物＜腫瘍＞
C00−C75　原発と記載された又は推定された，明示された部位の悪性新生物＜腫瘍＞，ただしリンパ組織，造血組織及び関連組織を除く

　　　　　C00−C14　口唇，口腔及び咽頭の悪性新生物＜腫瘍＞
　　　　　C15−C26　消化器の悪性新生物＜腫瘍＞
　　　　　C30−C39　呼吸器及び胸腔内臓器の悪性新生物＜腫瘍＞
　　　　　C40−C41　骨及び関節軟骨の悪性新生物＜腫瘍＞
　　　　　C43−C44　皮膚の悪性新生物＜腫瘍＞
　　　　　C45−C49　中皮及び軟部組織の悪性新生物＜腫瘍＞
　　　　　C50　　　　乳房の悪性新生物＜腫瘍＞
　　　　　C51−C58　女性生殖器の悪性新生物＜腫瘍＞
　　　　　C60−C63　男性生殖器の悪性新生物＜腫瘍＞
　　　　　C64−C68　腎尿路の悪性新生物＜腫瘍＞
　　　　　C69−C72　眼，脳及び中枢神経系のその他の部位の悪性新生物＜腫瘍＞
　　　　　C73−C75　甲状腺及びその他の内分泌腺の悪性新生物＜腫瘍＞

C76−C80　部位不明確，続発部位及び部位不明の悪性新生物＜腫瘍＞
C81−C96　リンパ組織，造血組織及び関連組織の悪性新生物＜腫瘍＞，原発と記載された又は推定されたもの
C97　　　独立した(原発性)多部位の悪性新生物＜腫瘍＞
D00−D09　上皮内新生物＜腫瘍＞
D10−D36　良性新生物＜腫瘍＞
D37−D48　性状不詳又は不明の新生物＜腫瘍＞

注：
1. **悪性新生物＜腫瘍＞の原発部位，不明確な部位，続発部位及び不明な部位**
　　項目C76−C80は発生部位の明確な表示がないがん，又は，原発部位の記載がなく「播種性」「浸潤性」と述べられているがんから成る悪性新生物＜腫瘍＞で構成される。この両者は原発部位不明と考えられる。
2. **機能的活性**
　　すべての新生物＜腫瘍＞は機能的に活性であると否とにかかわらず本章に分類する。新生物＜腫瘍＞に関連する機能的活性の分類が必要である場合は第Ⅳ章から追加コードを引用することができる。たとえば，副腎のカテコールアミン産性悪性褐色細胞腫はC74，追加コードE27.5；クッシング＜Cushing＞症候群を伴う下垂体の好塩基性細胞腺腫はD35.2，追加コードE24.0のように引用する。

第Ⅱ章 新 生 物 ＜腫 瘍＞

3. 形態

悪性新生物＜腫瘍＞は形態（組織）学的分類によって多数の群に分けられている：すなわち，扁平上皮癌及び腺癌を含む癌（腫）＜carcinoma＞；肉腫；中皮腫を含むその他の軟部組織腫瘍；リンパ腫（ホジキン＜Hodgkin＞及び非ホジキン＜non-Hodgkin＞）；白血病；その他の明示された型及び部位特異的な型；及び詳細不明のがん＜cancer＞である。がん＜cancer＞は包括的な用語であり，上記のどの群に対して使用してもよい。ただしリンパ組織，造血組織及び関連組織の悪性新生物＜腫瘍＞にはほとんど用いない。「癌（腫）＜carcinoma＞」は時々「がん＜cancer＞」の同義語として使用されるがこれは誤りである。

第Ⅱ章における新生物＜腫瘍＞の配置は良性又は悪性等の性状の分類に次いで部位を優先する。ごくわずかな例外があり，形態が分類項目及び細分類項目に示されている。

ICD-Oは二軸分類から成っており，局在及び形態のそれぞれ独立したコーディングシステムを持っている。形態コードは6桁である：最初の4桁は組織型を示し；第5桁は性状コード（悪性原発，悪性続発性（転移性），上皮内，良性，悪性か良性か不明）であり；第6桁は固形腫瘍のための異型度コード（分化度）であり，リンパ腫と白血病のための特殊コードとしても使用されている。

4. 第Ⅱ章における細分類項目の使用

本章の細分類項目「.8」の特殊な使用に注意する［注5を参照］。「その他」の細分類項目が必要な場合は細分類項目「.7」として一般的に示している。

5. 境界部位にまたがる悪性新生物＜腫瘍＞及び細分類項目「.8」「境界部病巣」の使用

項目C00-C75はその原発部位にしたがって悪性新生物＜腫瘍＞を分類するものである。3桁分類項目の多くはさらに，問題となっている臓器の部分又は細分類項目に分けられている。3桁分類項目内の2項目以上の連続部位に重複して分類され，原発部位が決定できない新生物＜腫瘍＞は，その組み合わせが特に他の所に指示されていない限り，4桁細分類項目「.8」「境界部病巣」に分類する。たとえば，食道及び胃の癌（腫）は特にC16.0（噴門）に指示されているが，舌尖及び舌下面の癌（腫）はC02.8に分類するべきである。しかし，舌尖の癌（腫）が舌下面に拡がった場合は原発部位が舌尖であると判明しているため，C02.1にコードする。「境界部」とは関連した部位が連続性（お互いにつながっている）であることを意味している。数字上連続している細分類項目はしばしば解剖学的に連続しているが，これは必ずしもそうとは限らないので（例膀胱C67.-），コーダーは部位関係を決定するにあたって解剖学書を参照することが望ましい。

時に，新生物＜腫瘍＞はある器官系で3桁分類項目の境界にまたがることがある。このことを考慮して下記の細分類項目を定めている：

C02.8 舌の境界部病巣
C08.8 大唾液腺の境界部病巣
C14.8 口唇，口腔及び咽頭の境界部病巣
C21.8 直腸，肛門及び肛門管の境界部病巣
C24.8 胆道の境界部病巣
C26.8 消化器系の境界部病巣
C39.8 呼吸器系及び胸腔内臓器の境界部病巣

― 168 ―

C41.8	骨及び関節軟骨の境界部病巣
C49.8	結合組織及び軟部組織の境界部病巣
C57.8	女性生殖器の境界部病巣
C63.8	男性生殖器の境界部病巣
C68.8	腎尿路の境界部病巣
C72.8	中枢神経系の境界部病巣

　一例をあげると胃と小腸の癌(腫)の場合には，C26.8(消化器系の境界部病巣)にコードすべきである。

6. 異所性組織の悪性新生物＜腫瘍＞

　異所性組織の悪性新生物＜腫瘍＞は記載された部位にコードすることとなる。たとえば，異所性膵悪性新生物＜腫瘍＞は，膵，部位不明(C25.9)にコードする。

7. 新生物＜腫瘍＞コーディングにおける索引表の使用

　新生物＜腫瘍＞コーディングの場合，部位に加えて形態及び性状を考慮に入れなければならない。新生物＜腫瘍＞を分類する場合は先ず形態学的記載のための索引表にしたがわなければならない。

　第三巻の序論には索引表の正しい使用法について一般的な説明が記載されている。第Ⅱ章の分類項目と細分類項目を正しく使用するために，新生物＜腫瘍＞に関する特記事項と例を参照すべきである。

8. 国際疾病分類 － 腫瘍学(ICD-O)の使用

　形態型の確認のため，第Ⅱ章ではかなり限定された局在分類を行っているものがある一方，全く行っていないものもある。ICD-Oの局在コードはすべての新生物＜腫瘍＞に対して基本的には，第Ⅱ章の悪性新生物＜腫瘍＞(C00-C77，C80)で使用される同じ3桁及び4桁分類項目を使用し，これにより部位の特異性を他の新生物＜腫瘍＞(悪性続発性(転移性)，良性，上皮内及び性状不詳又は性状不明)にも与えている。

　したがって，腫瘍の部位と形態の両方を分類する必要のある機関，たとえば，がん登録機関，がん病院，病理部門や他のがん専門機関ではICD-Oを使用することが勧告された。

悪性新生物＜腫瘍＞(C00-C97)
Malignant neoplasms

抗悪性腫瘍薬への耐性を分類する必要がある場合には追加コード(U85)を使用する。

原発と記載された又は推定された明示された部位の悪性新生物＜腫瘍＞，ただしリンパ組織，造血組織及び関連組織を除く
(C00-C75)

口唇，口腔及び咽頭の悪性新生物＜腫瘍＞(C00-C14)
Malignant neoplasms of lip, oral cavity and pharynx

C00 口唇の悪性新生物＜腫瘍＞　Malignant neoplasm of lip
　　　　除外：口唇の皮膚(C43.0, C44.0)
- C00.0　外側上唇
  - 上唇：
    - ・NOS
    - ・赤唇部分
    - ・赤唇部＜縁＞
- C00.1　外側下唇
  - 下唇：
    - ・NOS
    - ・赤唇部分
    - ・赤唇部＜縁＞
- C00.2　外側口唇，部位不明
  - 赤唇部＜縁＞ NOS
- C00.3　上唇，内側面
  - 上唇：
    - ・頬側面
    - ・小帯
    - ・粘膜
    - ・口腔面
- C00.4　下唇，内側面
  - 下唇：
    - ・頬側面
    - ・小帯
    - ・粘膜
    - ・口腔面
- C00.5　口唇，部位不明，内側面
  - 口唇，上下の明示されていないもの：
    - ・頬側面
    - ・小帯
    - ・粘膜
    - ・口腔面
- C00.6　唇交連
- C00.8　口唇の境界部病巣
  - ［この章の冒頭の注5を参照］
- C00.9　口唇，部位不明

第Ⅱ章 新生物 <腫瘍>

C01 舌根＜基底＞部の悪性新生物＜腫瘍＞　Malignant neoplasm of base of tongue
　　包含：舌根＜基底＞部の背面
　　　　　舌固定部分 NOS
　　　　　舌の後3分の1

C02 舌のその他及び部位不明の悪性新生物＜腫瘍＞
Malignant neoplasm of other and unspecified parts of tongue

C02.0　舌背面
　　　　舌の前3分の2，背面
　　　　除外：舌根＜基底＞部の背面(C01)
C02.1　舌縁
　　　　舌尖
C02.2　舌下面
　　　　舌の前3分の2，下面
　　　　舌小帯
C02.3　舌の前3分の2，部位不明
　　　　舌の中(央)3分の1 NOS
　　　　舌可動部 NOS
C02.4　舌扁桃
　　　　除外：扁桃 NOS(C09.9)
C02.8　舌の境界部病巣
　　　　［この章の冒頭の注5を参照］
　　　　舌の悪性新生物＜腫瘍＞で，その発生部位がC01－C02.4のいずれの項目にも分類されないもの
C02.9　舌，部位不明

C03 歯肉の悪性新生物＜腫瘍＞　Malignant neoplasm of gum
　　包含：歯槽堤＜顎堤＞粘膜
　　　　　歯肉
　　除外：悪性歯原性新生物＜腫瘍＞(C41.0－C41.1)
C03.0　上顎歯肉
C03.1　下顎歯肉
C03.9　歯肉，部位不明

C04 口(腔)底の悪性新生物＜腫瘍＞　Malignant neoplasm of floor of mouth
C04.0　前部口(腔)底
　　　　小臼歯・犬歯境界部より前の部分
C04.1　側部口(腔)底
C04.8　口(腔)底の境界部病巣
　　　　［この章の冒頭の注5を参照］

C04.9	口(腔)底，部位不明

C05　口蓋の悪性新生物＜腫瘍＞　　Malignant neoplasm of palate

C05.0	硬口蓋
C05.1	軟口蓋
	除外：軟口蓋の鼻＜上＞咽頭面(C11.3)
C05.2	口蓋垂
C05.8	口蓋の境界部病巣
	［この章の冒頭の注5を参照］
C05.9	口蓋，部位不明
	口腔上壁＜口蓋＞

C06　その他及び部位不明の口腔の悪性新生物＜腫瘍＞
Malignant neoplasm of other and unspecified parts of mouth

C06.0	頬粘膜
	頬部粘膜 NOS
	頬内部
C06.1	口腔前庭
	頬側溝(上)(下)
	口唇溝(上)(下)
C06.2	臼後部
C06.8	その他及び部位不明の口腔の境界部病巣
	［この章の冒頭の注5を参照］
C06.9	口腔，部位不明
	小唾液腺，部位不明
	口腔 NOS

C07　耳下腺の悪性新生物＜腫瘍＞　　Malignant neoplasm of parotid gland

C08　その他及び部位不明の大唾液腺の悪性新生物＜腫瘍＞
Malignant neoplasm of other and unspecified major salivary glands

除外：明示された小唾液腺の悪性新生物＜腫瘍＞で解剖学的部位にしたがって分類されたもの
　　　小唾液腺の悪性新生物＜腫瘍＞ NOS(C06.9)
　　　耳下腺(C07)

C08.0	顎下腺
	Submaxillary gland
C08.1	舌下腺

C08.8	大唾液腺の境界部病巣	
	[この章の冒頭の注5を参照]	
	大唾液腺の悪性新生物＜腫瘍＞で，その発生部位がC07-C08.1のいずれの項目にも分類されないもの	
C08.9	大唾液腺，部位不明	
	（大）唾液腺 NOS	

C09 扁桃の悪性新生物＜腫瘍＞ Malignant neoplasm of tonsil
除外：舌扁桃（C02.4）
　　　咽頭扁桃（C11.1）

C09.0	扁桃窩
C09.1	扁桃口蓋弓（前）（後）
C09.8	扁桃の境界部病巣
	[この章の冒頭の注5を参照]
C09.9	扁桃，部位不明
	扁桃：
	・NOS
	・口峡
	・口蓋

C10 中咽頭の悪性新生物＜腫瘍＞ Malignant neoplasm of oropharynx
除外：扁桃（C09.-）

C10.0	喉頭蓋谷
C10.1	喉頭蓋の前面
	喉頭蓋，自由縁
	舌喉頭蓋ひだ
	除外：喉頭蓋（舌骨上部）　NOS（C32.1）
C10.2	中咽頭側壁
C10.3	中咽頭後壁
C10.4	鰓裂
	鰓のう＜嚢＞胞［新生物＜腫瘍＞の部位］
C10.8	中咽頭の境界部病巣
	[この章の冒頭の注5を参照]
	中咽頭の接合＜移行＞部
C10.9	中咽頭，部位不明

C11 鼻＜上＞咽頭の悪性新生物＜腫瘍＞ Malignant neoplasm of nasopharynx
C11.0	鼻＜上＞咽頭上壁
C11.1	鼻＜上＞咽頭後壁
	アデノイド
	咽頭扁桃

C11.2	鼻＜上＞咽頭側壁
	ローゼンミューラー＜Rosenmüller＞窩
	耳管開口部
	咽頭陥凹
C11.3	鼻＜上＞咽頭前壁
	鼻＜上＞咽頭下壁
	軟口蓋の鼻＜上＞咽頭(前)(後)面
	後縁：
	・後鼻孔
	・鼻中隔
C11.8	鼻＜上＞咽頭の境界部病巣
	［この章の冒頭の注5を参照］
C11.9	鼻＜上＞咽頭，部位不明
	鼻咽頭壁 NOS

C12　梨状陥凹＜洞＞の悪性新生物＜腫瘍＞　Malignant neoplasm of piriform sinus
包含：梨状窩

C13　下咽頭の悪性新生物＜腫瘍＞　Malignant neoplasm of hypopharynx
除外：梨状陥凹(C12)

C13.0	後輪状軟骨部
C13.1	披裂喉頭蓋ひだ，下咽頭面
	披裂喉頭蓋ひだ：
	・NOS
	・辺縁部
	除外：披裂喉頭蓋ひだ，喉頭面(C32.1)
C13.2	下咽頭後壁
C13.8	下咽頭の境界部病巣
	［この章の冒頭の注5を参照］
C13.9	下咽頭，部位不明
	下咽頭壁 NOS

C14　その他及び部位不明確の口唇，口腔及び咽頭の悪性新生物＜腫瘍＞
Malignant neoplasm of other and ill-defined sites in the lip, oral cavity and pharynx

除外：口腔 NOS(C06.9)

C14.0	咽頭，部位不明
C14.2	ワルダイエル＜Waldeyer＞環＜輪＞
C14.8	口唇，口腔及び咽頭の境界部病巣
	［この章の冒頭の注5を参照］
	口唇，口腔及び咽頭の悪性新生物＜腫瘍＞で，その発生部位がC00-C14.2のいずれの項目にも分類されないもの

消化器の悪性新生物＜腫瘍＞ (C15－C26)
Malignant neoplasms of digestive organs

C15 **食道の悪性新生物＜腫瘍＞** Malignant neoplasm of oesophagus
注：二種類の細分類項目が定められており，どちらか選択できる：
.0－.2　解剖学的記述によるもの
.3－.5　3区分によるもの
この二つの分類は，ともに用語として使用されているが，それらによる解剖学的区分は類似しないので，「分類は相互に重なってはならない」という原則からは逸脱しているが，便宜的に採用することになった。

C15.0　頸部食道
C15.1　胸部食道
C15.2　腹部食道
C15.3　上部食道
C15.4　中部食道
C15.5　下部食道
C15.8　食道の境界部病巣
　　　　［この章の冒頭の注5を参照］
C15.9　食道，部位不明

C16 **胃の悪性新生物＜腫瘍＞**　Malignant neoplasm of stomach
C16.0　噴門
　　　　噴門入口部
　　　　噴門食道接合＜移行＞部
　　　　胃食道接合＜移行＞部
　　　　食道及び胃
C16.1　胃底部
C16.2　胃体部
C16.3　幽門前庭
　　　　胃前庭部
C16.4　幽門
　　　　幽門前部
　　　　幽門管
C16.5　胃小弯，部位不明
　　　　胃小弯，C16.1－C16.4に分類されないもの
C16.6　胃大弯，部位不明
　　　　胃大弯，C16.0－C16.4に分類されないもの
C16.8　胃の境界部病巣
　　　　［この章の冒頭の注5を参照］

C16.9	胃，部位不明	
	胃がん NOS	

C17　小腸の悪性新生物＜腫瘍＞　Malignant neoplasm of small intestine
C17.0	十二指腸
C17.1	空腸
C17.2	回腸

除外：回盲弁(C18.0)

C17.3	メッケル＜Meckel＞憩室
C17.8	小腸の境界部病巣

[この章の冒頭の注5を参照]

C17.9	小腸，部位不明

C18　結腸の悪性新生物＜腫瘍＞　Malignant neoplasm of colon
C18.0	盲腸
	回盲弁
C18.1	虫垂
C18.2	上行結腸
C18.3	右結腸曲＜肝弯曲＞
C18.4	横行結腸
C18.5	左結腸曲＜脾弯曲＞
C18.6	下行結腸
C18.7	S状結腸
	S状結腸(曲)

除外：直腸S状結腸移行部(C19)

C18.8	結腸の境界部病巣

[この章の冒頭の注5を参照]

C18.9	結腸，部位不明
	大腸 NOS

C19　直腸S状結腸移行部の悪性新生物＜腫瘍＞
Malignant neoplasm of rectosigmoid junction

包含：直腸を含む結腸
　　　直腸S状結腸

C20　直腸の悪性新生物＜腫瘍＞　Malignant neoplasm of rectum
包含：直腸膨大部

C21　肛門及び肛門管の悪性新生物＜腫瘍＞
Malignant neoplasm of anus and anal canal

C21.0　肛門，部位不明
　　　除外：肛門縁(C43.5，C44.5)
　　　　　　肛門皮膚(C43.5，C44.5)
　　　　　　肛門周囲皮膚(C43.5，C44.5)
C21.1　肛門管
　　　　肛門括約筋
C21.2　総排泄腔由来部
C21.8　直腸，肛門及び肛門管の境界部病巣
　　　　[この章の冒頭の注5を参照]
　　　　肛門直腸移行部
　　　　肛門直腸
　　　　直腸，肛門及び肛門管の悪性新生物＜腫瘍＞で，その発生部位がC20－C21.2のいずれの項目にも分類されないもの

C22 肝及び肝内胆管の悪性新生物＜腫瘍＞
Malignant neoplasm of liver and intrahepatic bile ducts
　　　除外：胆道 NOS(C24.9)
　　　　　　肝の続発性悪性新生物＜腫瘍＞(C78.7)
C22.0　肝細胞癌
　　　　肝癌
　　　　ヘパトーマ
C22.1　肝内胆管癌
　　　　胆管癌
C22.2　肝芽(細胞)腫
C22.3　肝血管肉腫
　　　　クッパー＜クッペル＞＜Kupffer＞細胞肉腫
C22.4　その他の肝の肉腫
C22.7　その他の明示された肝の癌(腫)
　　　　※肝細胞癌・胆管細胞癌の混合型
C22.9　肝，詳細不明

C23 胆のう＜嚢＞の悪性新生物＜腫瘍＞　　Malignant neoplasm of gallbladder

C24 その他及び部位不明の胆道の悪性新生物＜腫瘍＞
Malignant neoplasm of other and unspecified parts of biliary tract
　　　除外：肝内胆管(C22.1)
C24.0　肝外胆管
　　　　胆管 NOS
　　　　総胆管
　　　　胆のう＜嚢＞管
　　　　肝管

C24.1	ファーター<Vater>乳頭膨大部	
C24.8	胆道の境界部病巣	

　　　　　［この章の冒頭の注5を参照］
　　　　　肝内外胆管の悪性新生物<腫瘍>
　　　　　胆道の悪性新生物<腫瘍>で，その発生部位がC22.0－C24.1のいずれの項目にも分類されないもの

C24.9　胆道，部位不明

C25　膵の悪性新生物<腫瘍>　　Malignant neoplasm of pancreas

C25.0　膵頭部
C25.1　膵体部
C25.2　膵尾部
C25.3　膵管
C25.4　内分泌膵
　　　　ランゲルハンス<Langerhans>島
C25.7　膵のその他の部位
　　　　膵頚部
C25.8　膵の境界部病巣
　　　　［この章の冒頭の注5を参照］
C25.9　膵，部位不明

C26　その他及び部位不明確の消化器の悪性新生物<腫瘍>
Malignant neoplasm of other and ill-defined digestive organs

　　　除外：腹膜及び後腹膜(C48.-)

C26.0　腸管，部位不明
　　　　腸 NOS
C26.1　脾
　　　除外：ろ<濾>胞性リンパ腫(C82.-)
　　　　　　ホジキン<Hodgkin>リンパ腫(C81.-)
　　　　　　成熟T/NK細胞リンパ腫(C84.-)
　　　　　　非ろ<濾>胞性リンパ腫(C83.-)
　　　　　　非ホジキン<non-Hodgkin>リンパ腫のその他及び詳細不明の型(C85.-)
C26.8　消化器系の境界部病巣
　　　　［この章の冒頭の注5を参照］
　　　　消化器の悪性新生物<腫瘍>で，その発生部位がC15－C26.1のいずれの項目にも分類されないもの
　　　除外：噴門食道接合<移行>部(C16.0)
C26.9　消化器系，部位不明確
　　　　消化管 NOS
　　　　胃腸管 NOS

呼吸器及び胸腔内臓器の悪性新生物＜腫瘍＞(C30－C39)
Malignant neoplasms of respiratory and intrathoracic organs

包含：中耳
除外：中皮腫(C45.-)

C30 鼻腔及び中耳の悪性新生物＜腫瘍＞
Malignant neoplasm of nasal cavity and middle ear

C30.0 鼻腔
  鼻軟骨
  鼻甲介
  鼻内部
  鼻中隔
  鼻前庭
  除外：鼻骨(C41.0)
     鼻 NOS(C76.0)
     嗅球(C72.2)
     鼻中隔及び後鼻孔の後縁(C11.3)
     鼻の皮膚(C43.3, C44.3)

C30.1 中耳
  耳管
  内耳
  乳(様)突(起)蜂巣
  除外：外耳道(C43.2, C44.2)
     耳(道)の骨(C41.0)
     軟骨部外耳道(C49.0)
     (外)耳の皮膚(C43.2, C44.2)

C31 副鼻腔の悪性新生物＜腫瘍＞   Malignant neoplasm of accessory sinuses
C31.0 上顎洞
    ハイモア＜Highmore＞洞
C31.1 篩骨洞
C31.2 前頭洞
C31.3 蝶形骨洞
C31.8 副鼻腔の境界部病巣
    ［この章の冒頭の注5を参照］
C31.9 副鼻腔, 部位不明

C32 喉頭の悪性新生物＜腫瘍＞   Malignant neoplasm of larynx

C32.0	声門
	内喉頭
	声帯(真性)NOS
C32.1	声門上部
	披裂喉頭蓋ひだ，喉頭面
	喉頭蓋(舌骨上部)NOS
	外喉頭
	偽声帯
	喉頭蓋後(喉頭)面
	仮声帯
	除外：喉頭蓋の前面(C10.1)
	披裂喉頭蓋ひだ：
	・NOS(C13.1)
	・下咽頭面(C13.1)
	・辺縁部(C13.1)
C32.2	声門下部
C32.3	喉頭軟骨
	※ 披裂軟骨
	※ 楔状軟骨
	※ 輪状軟骨
	※ 甲状軟骨
C32.8	喉頭の境界部病巣
	［この章の冒頭の注5を参照］
C32.9	喉頭，部位不明

C33　気管の悪性新生物＜腫瘍＞　　Malignant neoplasm of trachea

C34　気管支及び肺の悪性新生物＜腫瘍＞　　Malignant neoplasm of bronchus and lung

C34.0	主気管支
	分岐部
	肺門部
C34.1	上葉，気管支又は肺
C34.2	中葉，気管支又は肺
C34.3	下葉，気管支又は肺
C34.8	気管支及び肺の境界部病巣
	［この章の冒頭の注5を参照］
C34.9	気管支又は肺，部位不明

C37　胸腺の悪性新生物＜腫瘍＞　　Malignant neoplasm of thymus

C38 心臓，縦隔及び胸膜の悪性新生物＜腫瘍＞
Malignant neoplasm of heart, mediastinum and pleura

除外：中皮腫(C45.-)

C38.0 心臓
　　　　心膜
　　　　除外：大血管(C49.3)
C38.1 前縦隔
C38.2 後縦隔
C38.3 縦隔，部位不明
C38.4 胸膜
C38.8 心臓，縦隔及び胸膜の境界部病巣
　　　　[この章の冒頭の注5を参照]

C39 その他及び部位不明確の呼吸器系及び胸腔内臓器の悪性新生物＜腫瘍＞
Malignant neoplasm of other and ill-defined sites in the respiratory system and intrathoracic organs

除外：胸腔内 NOS(C76.1)
　　　　胸部 NOS(C76.1)

C39.0 上気道，部位不明
C39.8 呼吸器及び胸腔内臓器の境界部病巣
　　　　[この章の冒頭の注5を参照]
　　　　呼吸器及び胸腔内臓器の悪性新生物＜腫瘍＞で，発生部位がC30-C39.0のいずれの項目にも分類されないもの
C39.9 呼吸器系，部位不明確
　　　　気道 NOS

骨及び関節軟骨の悪性新生物＜腫瘍＞(C40-C41)
Malignant neoplasms of bone and articular cartilage

除外：骨髄 NOS(C96.7)
　　　　滑膜(C49.-)

C40 (四)肢の骨及び関節軟骨の悪性新生物＜腫瘍＞
Malignant neoplasm of bone and articular cartilage of limbs

C40.0 肩甲骨及び上肢の長骨
　　　※ 肩峰突起
　　　※ 橈骨
　　　※ 上腕骨
　　　※ 尺骨
　　　※ 上肢の骨 NOS

C40.1　上肢の短骨
　　　※手根骨
　　　※大菱形骨
　　　※豆状骨
　　　※小菱形骨
　　　※有鈎骨
　　　※半月状骨又は月状骨
　　　※舟状骨, 手
　　　※中手骨
　　　※楔状骨, 手
　　　※指節骨
C40.2　下肢の長骨
　　　※大腿骨
　　　※下肢骨　NOS
　　　※脛骨
　　　※腓骨
C40.3　下肢の短骨
　　　※膝蓋骨
　　　※足根骨
　　　※舟状骨, 足
　　　※楔状骨, 足
　　　※立方骨
　　　※踵骨
　　　※距骨
　　　※中足骨
　　　※趾節骨
C40.8　(四)肢の骨及び関節軟骨の境界部病巣
　　　　［この章の冒頭の注5を参照］
C40.9　(四)肢の骨及び関節軟骨, 部位不明

C41　その他及び部位不明の骨及び関節軟骨の悪性新生物＜腫瘍＞
Malignant neoplasm of bone and articular cartilage of other and unspecified sites

　　除外：(四)肢の骨(C40.-)
　　　　軟骨：
　　　　　　・耳(C49.0)
　　　　　　・喉頭(C32.3)
　　　　　　・(四)肢(C40.-)
　　　　　　・鼻(C30.0)

C41.0	**頭蓋骨及び顔面骨**
	眼窩の骨
	上顎骨
	※ 前頭骨
	※ 側頭骨
	※ 頭頂骨
	※ 後頭骨
	※ 篩骨
	※ 蝶形骨
	※ 鼻骨
	※ 鼻甲介
	※ 鋤骨
	※ 頬骨
	除外：骨内又は歯原性を除くすべての型の癌(腫)：
	・上顎洞(C31.0)
	・上顎(C31.0)
	(下)顎骨(C41.1)
C41.1	**下顎**
	下顎骨
	※ 顎骨 NOS
	除外：骨内又は歯原性を除くすべての型の癌(腫)：
	・顎 NOS(C03.9)
	・下顎(C03.1)
	上顎骨(C41.0)
C41.2	**脊柱**
	除外：仙骨及び尾骨(C41.4)
C41.3	**肋骨，胸骨及び鎖骨**
	※ 肋軟骨
	※ 剣状突起
C41.4	**骨盤骨，仙骨及び尾骨**
	※ 腸骨
	※ 坐骨
	※ 恥骨
C41.8	**骨及び関節軟骨の境界部病巣**
	［この章の冒頭の注5を参照］
	骨及び関節軟骨の悪性新生物<腫瘍>で，その発生部位がC40-C41.4のいずれの項目にも分類されないもの
C41.9	**骨及び関節軟骨，部位不明**

皮膚の黒色腫及びその他の皮膚の悪性新生物＜腫瘍＞(C43-C44)
Melanoma and other malignant neoplasms of skin

C43 　**皮膚の悪性黒色腫**　Malignant melanoma of skin
　　　　包含：形態コード M872-M879 で，性状コード／3のもの
　　　　除外：性器の皮膚の悪性黒色腫(C51-C52, C60.-, C63.-)
C43.0　口唇の悪性黒色腫
　　　　除外：口唇の赤唇部＜縁＞(C00.0-C00.2)
C43.1　眼瞼の悪性黒色腫，眼角を含む
C43.2　耳及び外耳道の悪性黒色腫
C43.3　その他及び部位不明の顔面の悪性黒色腫
C43.4　頭皮及び頚部の悪性黒色腫
C43.5　体幹の悪性黒色腫
　　　　　　肛門縁
　　　　　　肛門皮膚
　　　　　　肛門周囲皮膚
　　　　　　乳房皮膚
　　　　除外：肛門 NOS(C21.0)
C43.6　上肢の悪性黒色腫，肩を含む
C43.7　下肢の悪性黒色腫，股関節部を含む
C43.8　皮膚境界部悪性黒色腫
　　　　　［この章の冒頭の注5を参照］
C43.9　皮膚の悪性黒色腫，部位不明
　　　　　黒色腫(悪性)NOS

C44　**皮膚のその他の悪性新生物＜腫瘍＞**　Other malignant neoplasms of skin
　　　　包含：悪性新生物＜腫瘍＞：
　　　　　　・(皮)脂腺
　　　　　　・汗腺
　　　　除外：カポジ＜Kaposi＞肉腫(C46.-)
　　　　　　　皮膚の悪性黒色腫(C43.-)
　　　　　　　性器の皮膚(C51-C52, C60.-, C63.-)
C44.0　口唇の皮膚
　　　　　口唇の基底細胞癌
　　　　除外：口唇の悪性新生物＜腫瘍＞(C00.-)
C44.1　眼瞼の皮膚，眼角を含む
　　　　除外：眼瞼の結合組織(C49.0)
C44.2　耳及び外耳道の皮膚
　　　　除外：耳の結合組織(C49.0)
C44.3　その他及び部位不明の顔面の皮膚

C44.4	頭皮及び頚部の皮膚
C44.5	体幹の皮膚
	肛門縁
	肛門皮膚
	肛門周囲皮膚
	乳房皮膚
	除外：肛門 NOS(C21.0)
C44.6	上肢の皮膚，肩を含む
C44.7	下肢の皮膚，股関節部を含む
C44.8	皮膚の境界部病巣
	［この章の冒頭の注5を参照］
C44.9	皮膚の悪性新生物＜腫瘍＞，部位不明

中皮及び軟部組織の悪性新生物＜腫瘍＞(C45-C49)
Malignant neoplasms of mesothelial and soft tissue

C45	中皮腫	Mesothelioma
	包含：形態コード M905 で，性状コード／3 のもの	
C45.0	胸膜中皮腫	
	除外：胸膜のその他の悪性新生物＜腫瘍＞(C38.4)	
C45.1	腹膜中皮腫	
	腸間膜	
	結腸間膜	
	大網	
	腹膜(壁側)(骨盤)	
	除外：腹膜のその他の悪性新生物＜腫瘍＞(C48.-)	
C45.2	心膜中皮腫	
	除外：心膜のその他の悪性新生物＜腫瘍＞(C38.0)	
C45.7	その他の部位の中皮腫	
C45.9	中皮腫，部位不明	

C46	カポジ＜Kaposi＞肉腫	Kaposi sarcoma
	包含：形態コード M9140 で，性状コード／3 のもの	
C46.0	皮膚のカポジ＜Kaposi＞肉腫	
C46.1	軟部組織のカポジ＜Kaposi＞肉腫	
C46.2	口蓋のカポジ＜Kaposi＞肉腫	
C46.3	リンパ節のカポジ＜Kaposi＞肉腫	
C46.7	その他の部位のカポジ＜Kaposi＞肉腫	
C46.8	多臓器のカポジ＜Kaposi＞肉腫	
C46.9	カポジ＜Kaposi＞肉腫，部位不明	

C47	**末梢神経及び自律神経系の悪性新生物＜腫瘍＞**
	Malignant neoplasm of peripheral nerves and autonomic nervous system

　　　　　包含：交感神経，副交感神経及び神経節
C47.0　　頭部，顔面及び頚部の末梢神経
　　　　　除外：眼窩の末梢神経(C69.6)
C47.1　　上肢の末梢神経，肩を含む
C47.2　　下肢の末梢神経，股関節部を含む
C47.3　　胸部＜郭＞の末梢神経
C47.4　　腹部の末梢神経
C47.5　　骨盤の末梢神経
C47.6　　体幹の末梢神経，部位不明
C47.8　　末梢神経及び自律神経系の境界部病巣
　　　　　［この章の冒頭の注5を参照］
C47.9　　末梢神経及び自律神経系，部位不明

C48	**後腹膜及び腹膜の悪性新生物＜腫瘍＞**
	Malignant neoplasm of retroperitoneum and peritoneum

　　　　　除外：カポジ＜Kaposi＞肉腫(C46.1)
　　　　　　　　中皮腫(C45.-)
C48.0　　後腹膜
C48.1　　腹膜の明示された部位
　　　　　　結腸間膜
　　　　　　腸間膜
　　　　　　大網
　　　　　　腹膜：
　　　　　　　・壁側
　　　　　　　・骨盤
C48.2　　腹膜，部位不明
C48.8　　後腹膜及び腹膜の境界部病巣
　　　　　［この章の冒頭の注5を参照］

C49 その他の結合組織及び軟部組織の悪性新生物＜腫瘍＞
Malignant neoplasm of other connective and soft tissue

包含：血管
　　　滑液のう＜嚢＞
　　　軟骨
　　　筋膜
　　　脂肪
　　　靱帯，子宮を除く
　　　リンパ管
　　　筋
　　　滑液
　　　腱(鞘)

除外：軟骨：
　　　　　・関節(C40-C41)
　　　　　・喉頭(C32.3)
　　　　　・鼻(C30.0)
　　　乳房の結合組織(C50.-)
　　　カポジ＜Kaposi＞肉腫(C46.-)
　　　中皮腫(C45.-)
　　　末梢神経及び自律神経系(C47.-)
　　　腹膜(C48.-)
　　　後腹膜(C48.0)

C49.0　頭部，顔面及び頸部の結合組織及び軟部組織
　　　　結合組織：
　　　　　　・耳
　　　　　　・眼瞼
　　　　除外：眼窩の結合組織(C69.6)
C49.1　上肢の結合組織及び軟部組織，肩を含む
C49.2　下肢の結合組織及び軟部組織，股関節部を含む
C49.3　胸部＜郭＞の結合組織及び軟部組織
　　　　腋窩
　　　　横隔膜
　　　　大血管
　　　　除外：乳房(C50.-)
　　　　　　　心臓(C38.0)
　　　　　　　縦隔(C38.1-C38.3)
　　　　　　　胸腺(C37)
C49.4　腹部の結合組織及び軟部組織
　　　　腹壁
　　　　季肋部

C49.5	骨盤の結合組織及び軟部組織
	殿部
	そけい＜鼠径＞部
	会陰部
C49.6	体幹の結合組織及び軟部組織，部位不明
	背部 NOS
C49.8	結合組織及び軟部組織の境界部病巣
	［この章の冒頭の注5を参照］
	結合組織及び軟部組織の悪性新生物＜腫瘍＞で，その発生部位がC47－C49.6のいずれの項目にも分類されないもの
C49.9	結合組織及び軟部組織，部位不明

乳房の悪性新生物＜腫瘍＞（C50）
Malignant neoplasm of breast

C50	乳房の悪性新生物＜腫瘍＞　　Malignant neoplasm of breast
	包含：乳房の結合組織
	除外：乳房の皮膚（C43.5，C44.5）
C50.0	乳頭部及び乳輪
C50.1	乳房中央部
C50.2	乳房上内側4分の1
C50.3	乳房下内側4分の1
C50.4	乳房上外側4分の1
C50.5	乳房下外側4分の1
C50.6	乳腺腋窩尾部＜Axillary tail of breast＞
C50.8	乳房の境界部病巣
	［この章の冒頭の注5を参照］
C50.9	乳房，部位不明

女性生殖器の悪性新生物＜腫瘍＞（C51－C58）
Malignant neoplasms of female genital organs

包含：女性生殖器の皮膚

C51	外陰（部）の悪性新生物＜腫瘍＞　　Malignant neoplasm of vulva
C51.0	大陰唇
	バルトリン＜Bartholin＞腺［大前庭腺］
C51.1	小陰唇
C51.2	陰核

C51.8　外陰(部)の境界部病巣
　　　　[この章の冒頭の注5を参照]
C51.9　外陰(部),部位不明
　　　　女性外性器 NOS
　　　　外陰部

C52　腟の悪性新生物＜腫瘍＞　　Malignant neoplasm of vagina

C53　子宮頚部の悪性新生物＜腫瘍＞　　Malignant neoplasm of cervix uteri
C53.0　子宮頚内膜＜endocervix＞
C53.1　子宮頚外部＜exocervix＞
C53.8　子宮頚(部)の境界部病巣
　　　　[この章の冒頭の注5を参照]
C53.9　子宮頚(部),部位不明

C54　子宮体部の悪性新生物＜腫瘍＞　　Malignant neoplasm of corpus uteri
C54.0　子宮峡部
　　　　子宮下部
C54.1　子宮内膜
C54.2　子宮筋層
C54.3　子宮底
C54.8　子宮体部の境界部病巣
　　　　[この章の冒頭の注5を参照]
C54.9　子宮体部,部位不明

C55　子宮の悪性新生物＜腫瘍＞,部位不明
　　　　Malignant neoplasm of uterus, part unspecified

C56　卵巣の悪性新生物＜腫瘍＞　　Malignant neoplasm of ovary

C57　その他及び部位不明の女性生殖器の悪性新生物＜腫瘍＞
　　　　Malignant neoplasm of other and unspecified female genital organs
C57.0　卵管
C57.1　子宮広間膜＜靱帯＞
C57.2　子宮円索＜靱帯＞
C57.3　子宮傍(結合)組織
　　　　子宮靱帯 NOS
C57.4　子宮付属器,部位不明
C57.7　その他の明示された女性生殖器
　　　　ウォルフ＜Wolff＞体＜管＞

C57.8　女性生殖器の境界部病巣
　　　［この章の冒頭の注5を参照］
　　　女性生殖器の悪性新生物＜腫瘍＞で，その発生部位が C51－C57.7, C58 のいずれの
　　　　項目にも分類されないもの
　　　卵管－卵巣
　　　子宮－卵巣
C57.9　女性生殖器，部位不明
　　　女性尿路生殖器 NOS

C58　胎盤の悪性新生物＜腫瘍＞　　Malignant neoplasm of placenta
　　　包含：絨毛癌 NOS
　　　　　　絨毛上皮腫 NOS
　　　除外：絨毛腺腫（破壊性）(D39.2)
　　　　　　胞状奇胎：
　　　　　　　・NOS (O01.9)
　　　　　　　・侵入 (D39.2)
　　　　　　　・悪性 (D39.2)

男性生殖器の悪性新生物＜腫瘍＞(C60－C63)
Malignant neoplasms of male genital organs

包含：男性生殖器の皮膚

C60　陰茎の悪性新生物＜腫瘍＞　　Malignant neoplasm of penis
C60.0　包皮
C60.1　亀頭
C60.2　陰茎体部
　　　海綿体
C60.8　陰茎の境界部病巣
　　　［この章の冒頭の注5を参照］
C60.9　陰茎，部位不明
　　　陰茎の皮膚 NOS

C61　前立腺の悪性新生物＜腫瘍＞　　Malignant neoplasm of prostate

C62　精巣＜睾丸＞の悪性新生物＜腫瘍＞　　Malignant neoplasm of testis
C62.0　停留精巣＜睾丸＞
　　　異所性精巣＜睾丸＞［新生物＜腫瘍＞の部位］
　　　停留精巣＜睾丸＞［新生物＜腫瘍＞の部位］
C62.1　下降精巣＜睾丸＞
　　　陰のう＜嚢＞精巣＜睾丸＞

C62.9　精巣＜睾丸＞，部位不明

C63　その他及び部位不明の男性生殖器の悪性新生物＜腫瘍＞
Malignant neoplasm of other and unspecified male genital organs

C63.0　精巣上体＜副睾丸＞
C63.1　精索
C63.2　陰のう＜嚢＞
　　　　陰のう＜嚢＞の皮膚
C63.7　その他の明示された男性生殖器
　　　　精のう＜嚢＞
　　　　精巣＜睾丸＞鞘膜
C63.8　男性生殖器の境界部病巣
　　　　［この章の冒頭の注5を参照］
　　　　男性生殖器の悪性新生物＜腫瘍＞で，その発生部位がC60－C63.7のいずれの項目に
　　　　　も分類されないもの
C63.9　男性生殖器，部位不明
　　　　男性尿路生殖器 NOS

腎尿路の悪性新生物＜腫瘍＞（C64－C68）
Malignant neoplasms of urinary tract

C64　腎盂を除く腎の悪性新生物＜腫瘍＞
Malignant neoplasm of kidney, except renal pelvis

　　　　除外：腎杯（C65）
　　　　　　　腎盂（C65）

C65　腎盂の悪性新生物＜腫瘍＞　Malignant neoplasm of renal pelvis
　　　　包含：腎盂尿管移行＜接合＞部
　　　　　　　腎杯

C66　尿管の悪性新生物＜腫瘍＞　Malignant neoplasm of ureter
　　　　除外：膀胱の尿管口（C67.6）

C67　膀胱の悪性新生物＜腫瘍＞　Malignant neoplasm of bladder
C67.0　膀胱三角
C67.1　膀胱円蓋
C67.2　膀胱側壁
C67.3　膀胱前壁
C67.4　膀胱後壁

C67.5	膀胱頚部
	内尿道口
C67.6	尿管口
C67.7	尿膜管
C67.8	膀胱の境界部病巣
	［この章の冒頭の注5を参照］
C67.9	膀胱，部位不明

C68 その他及び部位不明の尿路の悪性新生物＜腫瘍＞
Malignant neoplasm of other and unspecified urinary organs

除外：尿路生殖器 NOS：
　　　　・女性（C57.9）
　　　　・男性（C63.9）

C68.0	尿道
	除外：膀胱の尿道口（C67.5）
C68.1	尿道傍腺
C68.8	腎尿路の境界部病巣
	［この章の冒頭の注5を参照］
	腎尿路の悪性新生物＜腫瘍＞で，その発生部位が C64－C68.1 のいずれの項目にも分類されないもの
C68.9	尿路，部位不明
	尿路系 NOS

眼，脳及びその他の中枢神経系の部位の悪性新生物＜腫瘍＞
（C69－C72）
Malignant neoplasms of eye, brain and other parts of central nervous system

C69 眼及び付属器の悪性新生物＜腫瘍＞　　Malignant neoplasm of eye and adnexa

除外：眼瞼の結合組織（C49.0）
　　　眼瞼（皮膚）（C43.1，C44.1）
　　　視神経（C72.3）

C69.0	結膜
C69.1	角膜
C69.2	網膜
C69.3	脈絡膜
C69.4	毛様体
C69.5	涙腺及び涙管
	涙のう＜嚢＞
	鼻涙管

C69.6	眼窩
	眼窩の結合組織
	外眼筋
	眼窩の末梢神経
	眼(球)後部組織
	除外：眼窩の骨(C41.0)
C69.8	眼及び付属器の境界部病巣
	［この章の冒頭の注5を参照］
C69.9	眼，部位不明
	眼球

C70 髄膜の悪性新生物＜腫瘍＞　Malignant neoplasm of meninges

C70.0	脳髄膜
C70.1	脊髄膜
C70.9	髄膜，部位不明

C71 脳の悪性新生物＜腫瘍＞　Malignant neoplasm of brain

除外：脳神経(C72.2-C72.5)
　　　　眼(球)後部組織(C69.6)

C71.0	脳葉及び脳室を除く大脳
	テント上 NOS
C71.1	前頭葉
C71.2	側頭葉
C71.3	頭頂葉
C71.4	後頭葉
C71.5	脳室
	除外：第4脳室(C71.7)
C71.6	小脳
C71.7	脳幹
	第4脳室
	テント下 NOS
C71.8	脳の境界部病巣
	［この章の冒頭の注5を参照］
C71.9	脳，部位不明

C72 脊髄，脳神経及びその他の中枢神経系の部位の悪性新生物＜腫瘍＞

Malignant neoplasm of spinal cord, cranial nerves and other parts of central nervous system

除外：髄膜(C70.-)
　　　　末梢神経及び自律神経系(C47.-)

C72.0	脊髄

C72.1	馬尾	
C72.2	嗅神経	
	嗅球	
C72.3	視神経	
C72.4	聴神経	
C72.5	その他及び部位不明の脳神経	
	脳神経 NOS	
C72.8	脳及び中枢神経系のその他の部位の境界部病巣	
	[この章の冒頭の注5を参照]	
	脳及び中枢神経系のその他の部位の悪性新生物＜腫瘍＞で，その発生部位がC70－C72.5のいずれの項目にも分類されないもの	
C72.9	中枢神経系，部位不明	
	神経系 NOS	

甲状腺及びその他の内分泌腺の悪性新生物＜腫瘍＞(C73－C75)
Malignant neoplasms of thyroid and other endocrine glands

C73 甲状腺の悪性新生物＜腫瘍＞　　Malignant neoplasm of thyroid gland

C74 副腎の悪性新生物＜腫瘍＞　　Malignant neoplasm of adrenal gland
- C74.0　副腎皮質
- C74.1　副腎髄質
- C74.9　副腎，部位不明
  - ※ 神経芽細胞腫 NOS

C75 その他の内分泌腺及び関連組織の悪性新生物＜腫瘍＞
Malignant neoplasm of other endocrine glands and related structures

除外：副腎(C74.-)
　　　内分泌膵(C25.4)
　　　卵巣(C56)
　　　精巣＜睾丸＞(C62.-)
　　　胸腺(C37)
　　　甲状腺(C73)

- C75.0　上皮小体＜副甲状腺＞
- C75.1　下垂体
- C75.2　頭蓋咽頭管
- C75.3　松果体
- C75.4　頚動脈小体
- C75.5　大動脈小体及びその他のパラガングリア＜傍神経節＞

C75.8　複数の内分泌腺，部位不明
　　　　注：多発の部位が判明している場合は，部位別にコードする。
C75.9　内分泌腺，部位不明

部位不明確，続発部位及び部位不明の悪性新生物＜腫瘍＞
（C76－C80）
Malignant neoplasms of ill-defined, secondary and unspecified sites

C76　その他及び部位不明確の悪性新生物＜腫瘍＞
Malignant neoplasm of other and ill-defined sites
　　　除外：悪性新生物＜腫瘍＞：
　　　　　　・尿路性器 NOS：
　　　　　　　　・女性（C57.9）
　　　　　　　　・男性（C63.9）
　　　　　　・リンパ組織，造血組織及び関連組織（C81－C96）
　　　　　　・部位不明（C80.-）
C76.0　頭部，顔面及び頚部
　　　　頬 NOS
　　　　鼻 NOS
C76.1　胸部＜郭＞
　　　　腋窩 NOS
　　　　胸腔内 NOS
　　　　胸郭 NOS
C76.2　腹部
C76.3　骨盤
　　　　そけい＜鼠径＞部 NOS
　　　　下記のような骨盤内の器官系の境界＜移行＞部位：
　　　　　・直腸腟（中隔）
　　　　　・直腸膀胱（中隔）
C76.4　上肢
C76.5　下肢
C76.7　その他の不明確な部位
C76.8　その他及び部位不明確の境界部病巣
　　　　［この章の冒頭の注5を参照］

C77　リンパ節の続発性及び部位不明の悪性新生物＜腫瘍＞
Secondary and unspecified malignant neoplasm of lymph nodes
　　　除外：原発性と記載されたリンパ節の悪性新生物＜腫瘍＞（C81-C86, C96.-）
C77.0　頭部，顔面及び頚部リンパ節
　　　　鎖骨上リンパ節

C77.1	胸腔内リンパ節
	※ 縦隔リンパ節
	※ 気管気管支リンパ節
	※ 気管支肺リンパ節
C77.2	腹腔内リンパ節
	※ 後腹膜
	※ 腸間膜
	※ 腸
C77.3	腋窩及び上肢リンパ節
	胸筋リンパ節
	※ 上腕リンパ節
	※ 肘滑車上リンパ節
C77.4	そけい＜鼠径＞及び下肢リンパ節
	※ 頚骨リンパ節
	※ 膝窩リンパ節
C77.5	骨盤内リンパ節
	※ 腸骨リンパ節
C77.8	多部位のリンパ節
C77.9	リンパ節，部位不明

C78 呼吸器及び消化器の続発性悪性新生物＜腫瘍＞
Secondary malignant neoplasm of respiratory and digestive organs

C78.0	肺の続発性悪性新生物＜腫瘍＞
C78.1	縦隔の続発性悪性新生物＜腫瘍＞
C78.2	胸膜の続発性悪性新生物＜腫瘍＞
	悪性胸水 NOS
C78.3	中耳並びにその他及び部位不明の呼吸器の続発性悪性新生物＜腫瘍＞
C78.4	小腸の続発性悪性新生物＜腫瘍＞
C78.5	大腸及び直腸の続発性悪性新生物＜腫瘍＞
C78.6	後腹膜及び腹膜の続発性悪性新生物＜腫瘍＞
	悪性腹水 NOS
C78.7	肝及び肝内胆管の続発性悪性新生物＜腫瘍＞
C78.8	その他及び部位不明の消化器の続発性悪性新生物＜腫瘍＞

C79 その他の部位及び部位不明の続発性悪性新生物＜腫瘍＞
Secondary malignant neoplasm of other and unspecified sites

C79.0	腎及び腎盂の続発性悪性新生物＜腫瘍＞
C79.1	膀胱並びにその他及び部位不明の尿路の続発性悪性新生物＜腫瘍＞
C79.2	皮膚の続発性悪性新生物＜腫瘍＞
C79.3	脳及び脳髄膜の続発性悪性新生物＜腫瘍＞
C79.4	その他及び部位不明の中枢神経系の続発性悪性新生物＜腫瘍＞

C79.5	骨及び骨髄の続発性悪性新生物＜腫瘍＞
C79.6	卵巣の続発性悪性新生物＜腫瘍＞
C79.7	副腎の続発性悪性新生物＜腫瘍＞
C79.8	その他の明示された部位の続発性悪性新生物＜腫瘍＞
C79.9	続発性悪性新生物＜腫瘍＞，部位不明

播種性(続発性)：
・がん NOS
・悪性腫瘍 NOS
全身性(続発性)：
・がん NOS
・悪性腫瘍 NOS
続発性多発がん＜重複がん＞ NOS
肉腫症(続発性)NOS

C80　悪性新生物＜腫瘍＞，部位が明示されていないもの
Malignant neoplasm, without specification of site

C80.0	悪性新生物＜腫瘍＞，原発部位不明と記載されたもの

原発部位不明

C80.9	悪性新生物＜腫瘍＞，原発部位詳細不明

がん NOS
癌(腫)NOS
悪性腫瘍 NOS
悪性悪液質 NOS
多発がん＜重複がん＞ NOS
除外：続発性多発がん＜重複がん＞ NOS(C79.9)
　　　続発性悪性新生物＜腫瘍＞，部位不明(C79.9)

リンパ組織，造血組織及び関連組織の悪性新生物＜腫瘍＞，原発と記載された又は推定されたもの(C81－C96)

Malignant neoplasms, stated or presumed to be primary, of lymphoid, haematopoietic and related tissue

除外：リンパ節の続発性及び詳細不明の新生物＜腫瘍＞(C77.-)

C81　ホジキン＜Hodgkin＞リンパ腫　　Hodgkin lymphoma

C81.0	結節性リンパ球優勢型ホジキン＜Hodgkin＞リンパ腫
C81.1	結節硬化型(古典的)ホジキン＜Hodgkin＞リンパ腫
C81.2	混合細胞型(古典的)ホジキン＜Hodgkin＞リンパ腫
C81.3	リンパ球減少型(古典的)ホジキン＜Hodgkin＞リンパ腫
C81.4	リンパ球豊富型(古典的)ホジキン＜Hodgkin＞リンパ腫

除外：結節性リンパ球優勢型ホジキン＜Hodgkin＞リンパ腫(C81.0)

C81.7	その他の(古典的)ホジキン＜Hodgkin＞リンパ腫
	古典的ホジキン＜Hodgkin＞リンパ腫，詳細不明の型
C81.9	ホジキン＜Hodgkin＞リンパ腫，詳細不明

C82 ろ＜濾＞胞性リンパ腫　Follicular lymphoma
包含：びまん性領域を伴う又は伴わないろ＜濾＞胞性リンパ腫
除外：成熟 T/NK 細胞リンパ腫(C84.-)

C82.0	ろ＜濾＞胞性リンパ腫グレードⅠ
C82.1	ろ＜濾＞胞性リンパ腫グレードⅡ
C82.2	ろ＜濾＞胞性リンパ腫グレードⅢ，詳細不明
C82.3	ろ＜濾＞胞性リンパ腫グレードⅢa
C82.4	ろ＜濾＞胞性リンパ腫グレードⅢb
C82.5	びまん性ろ＜濾＞胞中心リンパ腫
C82.6	皮膚ろ＜濾＞胞中心リンパ腫
C82.7	ろ＜濾＞胞性リンパ腫のその他の型
C82.9	ろ＜濾＞胞性リンパ腫，詳細不明
	結節性リンパ腫 NOS

C83 非ろ＜濾＞胞性リンパ腫　Non-follicular lymphoma

C83.0	小細胞型 B 細胞性リンパ腫
	リンパ球形質細胞性リンパ腫
	筋内性＜節性＞辺縁帯リンパ腫
	B-CLL の非白血病性変異
	脾性辺縁帯リンパ腫
	除外：慢性リンパ球性白血病(C91.1)
	ワルデンシュトレーム＜Waldenström＞マクログロブリン血症(C88.0)
	成熟 T/NK 細胞リンパ腫(C84.-)
C83.1	マントル細胞リンパ腫
	中心細胞性リンパ腫悪性
	リンパ腫ポリポーシス
C83.3	びまん性大細胞型 B 細胞性リンパ腫
	未分化(型) ⎫
	CD30 陽性 ｜
	胚中心芽球型 ｜
	形質芽球型 ⎬ びまん性大細胞型 B 細胞性リンパ腫
	免疫芽球型 ｜
	明示されない亜型 ｜
	T 細胞豊富型 ⎭
	除外：縦隔(胸腺)大細胞型 B 細胞性リンパ腫(C85.2)
	成熟 T/NK 細胞リンパ腫(C84.-)

C83.5　リンパ芽球性(びまん性)リンパ腫
　　　　B 前駆細胞性リンパ腫
　　　　リンパ芽球性 B 細胞性リンパ腫
　　　　リンパ芽球性リンパ腫 NOS
　　　　リンパ芽球性 T 細胞リンパ腫
　　　　T 前駆細胞リンパ腫
C83.7　バーキット＜Burkitt＞リンパ腫
　　　　異型バーキット＜Burkitt＞リンパ腫
　　　　"バーキット＜Burkitt＞様"リンパ腫
　　　　除外：成熟 B 細胞性白血病バーキット＜Burkitt＞型(C91.8)
C83.8　その他の非ろ＜濾＞胞性リンパ腫
　　　　原発性滲出性 B 細胞性リンパ腫
　　　　血管内大細胞型 B 細胞性リンパ腫
　　　　リンパ様肉芽腫症
　　　　除外：縦隔(胸腺)大細胞型 B 細胞性リンパ腫(C85.2)
　　　　　　　T 細胞豊富型 B 細胞性リンパ腫(C83.3)
C83.9　非ろ＜濾＞胞性(びまん性)リンパ腫，詳細不明

C84　成熟 T/NK 細胞リンパ腫　Mature T/NK-cell lymphomas
C84.0　菌状息肉症
C84.1　セザリー＜Sézary＞病
C84.4　末梢性 T 細胞リンパ腫，他に分類されないもの
　　　　レンネルト＜Lennert＞リンパ腫
　　　　リンパ類上皮性リンパ腫
C84.5　その他の成熟 T/NK 細胞リンパ腫
　　　　注：特定のリンパ腫と関連して T 細胞の系統又は障害が記載されている場合は，より
　　　　　　特定しやすい記載名にコードする。
　　　　除外：血管性免疫芽球性 T 細胞リンパ腫(C86.5)
　　　　　　　芽球性 NK 細胞リンパ腫(C86.4)
　　　　　　　腸症性 T 細胞リンパ腫(C86.2)
　　　　　　　節外性 NK 細胞リンパ腫，鼻腔型(C86.0)
　　　　　　　肝脾型 T 細胞リンパ腫(C86.1)
　　　　　　　原発性皮膚 CD30 陽性 T 細胞増殖(C86.6)
　　　　　　　皮下脂肪組織炎様 T 細胞リンパ腫(C86.3)
　　　　　　　T 細胞白血病(C91.-)
C84.6　未分化大細胞型リンパ腫，ALK 陽性
　　　　未分化大細胞型リンパ腫，CD30 陽性
C84.7　未分化大細胞型リンパ腫，ALK 陰性
　　　　除外：原発性皮膚 CD30 陽性 T 細胞増殖(C86.6)
C84.8　皮膚 T 細胞リンパ腫，詳細不明

C84.9　成熟 T/NK 細胞リンパ腫，詳細不明
　　　　NK/T 細胞リンパ腫 NOS
　　　　除外：成熟 T 細胞リンパ腫，他に分類されないもの(C84.4)

C85 非ホジキン＜non-Hodgkin＞リンパ腫のその他及び詳細不明の型
Other and unspecified types of non-Hodgkin lymphoma

C85.1　B 細胞性リンパ腫，詳細不明
　　　　注：特定のリンパ腫と関連して B 細胞の系統又は障害が記載されている場合は，より具体的な記載名にコードする。
C85.2　縦隔(胸腺)大細胞型 B 細胞性リンパ腫
C85.7　非ホジキン＜non-Hodgkin＞リンパ腫のその他の明示された型
C85.9　非ホジキン＜non-Hodgkin＞リンパ腫，詳細不明
　　　　リンパ腫 NOS
　　　　悪性リンパ腫 NOS
　　　　非ホジキンリンパ腫 NOS

C86 T/NK 細胞リンパ腫のその他の明示された型
Other specified types of T/NK-cell lymphoma

　　　　除外：未分化大細胞型リンパ腫，ALK 陰性(C84.7)
　　　　　　　未分化大細胞型リンパ腫，ALK 陽性(C84.6)
C86.0　節外性 NK/T 細胞リンパ腫，鼻型
C86.1　肝脾 T 細胞リンパ腫
　　　　包含：α-β 及び γ-Δ 型
C86.2　腸症＜腸管＞型 T 細胞リンパ腫
　　　　腸症関連 T 細胞リンパ腫
C86.3　皮下脂肪組織炎様 T 細胞リンパ腫
C86.4　芽球性 NK 細胞リンパ腫
C86.5　血管免疫芽球性 T 細胞リンパ腫
　　　　異常タンパク血症を伴う血管性免疫芽球性リンパ節症(AILD)
C86.6　原発性皮膚 CD30 陽性 T 細胞増殖
　　　　リンパ腫様丘疹症
　　　　原発性皮膚未分化大細胞リンパ腫
　　　　原発性皮膚 CD30 陽性大 T 細胞リンパ腫

C88 悪性免疫増殖性疾患　Malignant immunoproliferative diseases
C88.0　ワルデンシュトレーム＜Waldenström＞マクログロブリン血症
　　　　IgM 産生を伴うリンパ形質細胞性リンパ腫
　　　　マクログロブリン血症(原発性)(特発性)
　　　　除外：小細胞型 B 細胞リンパ腫(C83.0)

C88.2	その他のH＜重＞鎖病
	フランクリン＜Franklin＞病
	ガンマH＜重＞鎖病
	ミューH＜重＞鎖病
C88.3	免疫増殖性小腸疾患
	アルファH＜重＞鎖病
	地中海リンパ腫
C88.4	節外性粘膜関連リンパ組織辺縁帯B細胞性リンパ腫［MALTリンパ腫］
	注：高悪性(びまん性大細胞型)リンパ腫への移行の分類が必要な場合は，追加コード(C83.3)を使用する．
	皮膚関連リンパ様組織リンパ腫(SALTリンパ腫)
	気管支関連リンパ様組織リンパ腫(BALTリンパ腫)
C88.7	その他の悪性免疫増殖性疾患
C88.9	悪性免疫増殖性疾患，詳細不明
	免疫増殖性疾患NOS

C90 多発性骨髄腫及び悪性形質細胞性新生物＜腫瘍＞
Multiple myeloma and malignant plasma cell neoplasms

C90.0	多発性骨髄腫
	カーレル＜Kahler＞病
	髄様形質細胞腫
	骨髄腫症
	形質細胞性骨髄腫
	除外：弧立性形質細胞腫(C90.3)
C90.1	形質細胞性白血病
	形質細胞性白血病
C90.2	髄外(性)形質細胞腫
C90.3	孤立性形質細胞腫
	限局性悪性形質細胞腫NOS
	形質細胞腫NOS
	孤立性骨髄腫

C91 リンパ性白血病　Lymphoid leukaemia

C91.0	急性リンパ芽球性白血病［ALL］
	注：このコードは，T前駆細胞性及びB前駆細胞性白血病にのみ使用する．
C91.1	B細胞性慢性リンパ球性白血病
	リンパ形質細胞性白血病
	リヒター症候群
	除外：リンパ形質細胞性リンパ腫(C83.0)
C91.3	B細胞性前リンパ性白血病

C91.4	毛様細胞性＜hairy-cell＞白血病	
	白血性細網内皮症	
C91.5	成人T細胞リンパ腫/白血病［HTLV-1関連］	
	急性 ⎫	
	慢性 ⎬ 成人T細胞リンパ腫/白血病の変異	
	リンパ腫様 ⎪	
	くすぶり型 ⎭	
C91.6	T細胞性前リンパ性白血病	
C91.7	その他のリンパ性白血病	
	T細胞大顆粒リンパ球性白血病（関節リウマチに関連するもの）	
C91.8	成熟B細胞性白血病バーキット＜Burkitt＞型	
	除外：骨髄浸潤をほとんど伴わない又は伴わないバーキット＜Burkitt＞リンパ腫（C83.7）	
C91.9	リンパ性白血病，詳細不明	

C92 骨髄性白血病　Myeloid leukaemia

包含：白血病：
・顆粒球性
・骨髄性

C92.0	急性骨髄芽球性白血病［AML］
	急性骨髄芽球性白血病，最小分化
	急性骨髄芽球性白血病(成熟を伴うもの)
	AML1/ETO
	AML M0
	AML M1
	AML M2
	AML，t(8；21)を伴うもの
	AML(FAB分類なし)NOS
	白血病移行期にある芽球過剰性不応性貧血
	除外：慢性骨髄性白血病の急性増悪(C92.1)
C92.1	慢性骨髄性白血病［CML］，BCR/ABL陽性
	慢性骨髄性白血病，フィラデルフィア染色体(Ph1)陽性
	慢性骨髄性白血病，t(9；22)(q34；q11)
	芽球細胞クリーゼを伴う慢性骨髄性白血病
	除外：非定型慢性骨髄性白血病，BCR/ABL陰性(C92.2)
	慢性骨髄単球性白血病(C93.1)
	分類不能の骨髄増殖性疾患(D47.1)
C92.2	非定型慢性骨髄性白血病，BCR/ABL陰性

C92.3	骨髄性肉腫	
	注：未成熟骨髄細胞の腫瘍	
	緑色腫	
	顆粒球性肉腫	
C92.4	急性前骨髄球性白血病[PML]	
	AML M3	
	AML M3，t(15；17)及び変異を伴うもの	
C92.5	急性骨髄単球性白血病	
	AML M4	
	AML M4 Eo，inv(16)又は t(16；16)を伴うもの	
C92.6	11q23 異常を伴う急性骨髄性白血病	
	MLL 遺伝子変異を伴う急性骨髄性白血病	
C92.7	その他の骨髄性白血病	
	除外：慢性好酸球性白血病[好酸球増多症候群](D47.5)	
C92.8	多系統異形成を伴う急性骨髄性白血病	
	注：既往歴に造血形成異常及び/又は骨髄異形成疾患を伴う急性骨髄性白血病	
C92.9	骨髄性白血病，詳細不明	

C93 単球性白血病　Monocytic leukaemia

包含：単球様白血病

C93.0	急性単芽球性/単球性白血病	
	AML M5a	
	AML M5b	
	AML M5	
C93.1	慢性骨髄単球性白血病	
	慢性単球性白血病	
	CMML-1	
	CMML-2	
	CMML，好酸球増加症を伴うもの	
C93.3	若年性骨髄単球性白血病	
C93.7	その他の単球性白血病	
C93.9	単球性白血病，詳細不明	

C94 細胞型の明示されたその他の白血病　Other leukaemias of specified cell type

除外：白血病性細網内皮症(C91.4)
　　　形質細胞白血病(C90.1)

C94.0	急性赤白血病	
	急性骨髄性白血病 M6(a)(b)	
	赤白血病	

第Ⅱ章 新 生 物 ＜腫 瘍＞

C94.2	急性巨核芽球性白血病
	急性骨髄性白血病，M7
	急性巨核球性白血病
C94.3	肥満細胞白血病
C94.4	骨髄線維症を伴う急性汎骨髄症
	急性骨髄線維症
C94.6	骨髄異形成及び骨髄増殖性疾患，他に分類されないもの
C94.7	その他の明示された白血病
	侵襲性 NK 細胞白血病
	急性好塩基球性白血病

C95	**細胞型不明の白血病** Leukaemia of unspecified cell type
C95.0	細胞型不明の急性白血病
	急性多系統白血病
	急性混合系白血病
	多形質性急性白血病
	系統の不明確な幹細胞性白血病＜stem cell leukaemia＞
	除外：詳細不明の慢性白血病の急性増悪(C95.1)
C95.1	細胞型不明の慢性白血病
C95.7	細胞型不明のその他の白血病
C95.9	白血病，詳細不明

C96	**リンパ組織，造血組織及び関連組織のその他及び詳細不明の悪性新生物＜腫瘍＞**
	Other and unspecified malignant neoplasms of lymphoid, haematopoietic and related tissue
C96.0	多病巣性及び多臓器型(播種性)ランゲルハンス＜Langerhans＞細胞組織球症[レットレル・ジーベ＜Letterer-Siwe＞病]
	ヒスチオサイトーシス X，多臓器型
C96.2	悪性肥満細胞腫
	侵襲性全身性肥満細胞症
	肥満細胞肉腫
	除外：無痛性肥満細胞症(D47.0)
	肥満細胞白血病(C94.3)
	肥満細胞症(先天性)(皮膚)(Q82.2)
C96.4	樹状細胞(補助細胞)肉腫
	指状嵌入細胞肉腫
	ランゲルハンス＜Langerhans＞細胞肉腫
	ろ＜濾＞胞樹状細胞肉腫

C96.5	多病巣性及び単一臓器型ランゲルハンス＜Langerhans＞細胞組織球症
	ハンド・シューラー・クリスチャン病
	ヒスチオサイトーシス X，多病巣性
C96.6	単局性ランゲルハンス＜Langerhans＞細胞組織球症
	好酸球性肉芽腫
	ヒスチオサイトーシス X，単発性
	ヒスチオサイトーシス XNOS
	ランゲルハンス＜Langerhans＞細胞組織球症 NOS
C96.7	リンパ組織，造血組織及び関連組織のその他の明示された悪性新生物＜腫瘍＞
C96.8	組織球性肉腫
	悪性組織球症
C96.9	リンパ組織，造血組織及び関連組織の悪性新生物＜腫瘍＞，詳細不明

独立した(原発性)多部位の悪性新生物＜腫瘍＞(C97)
Malignant neoplasms of independent (primary) multiple sites

C97 独立した(原発性)多部位の悪性新生物＜腫瘍＞
Malignant neoplasms of independent (primary) multiple sites
注：本項目使用の際は，関連する死亡コーディングルール及びガイドラインを参照する。

上皮内新生物＜腫瘍＞(D00-D09)
In situ neoplasms

注：多くの上皮内新生物＜腫瘍＞は，さまざまな程度の異形成及び浸潤がんの間の一連の形態的変化の中に位置するものと考えられている。たとえば，子宮頚(部)上皮内腫瘍＜intraepithelial neoplasia＞(CIN)は3段階の異型度＜grade＞があり，その異型度＜grade＞Ⅲ(CIN Ⅲ)は高度異形成と上皮内癌の両方を含んでいる。この分類体系は他の器官，たとえば女性外陰及び腟にも拡張されている。高度異形成の記載の有無にかかわらず，異型度＜grade＞Ⅲ上皮内腫瘍＜intraepithelial neoplasia＞の記載があればこの項目に分類する；異型度＜grade＞Ⅰ及びⅡはその器官系の異形成に分類し，関連する身体系統の章にコードする。

包含：ボウエン＜Bowen＞病
紅＜赤＞色肥厚(症)＜エリトロプラジア＞
性状コード／2を伴う形態コード
ケイラー＜Queyrat＞紅＜赤＞色肥厚症

D00 口腔，食道及び胃の上皮内癌
Carcinoma in situ of oral cavity, oesophagus and stomach
除外：上皮内黒色腫(D03.-)

D00.0	口唇，口腔及び咽頭

披裂喉頭蓋ひだ：
・NOS
・下咽頭面
・辺縁部
口唇の赤唇部＜縁＞
除外：披裂喉頭蓋ひだ，喉頭面(D02.0)
　　　喉頭蓋：
　　　　・NOS(D02.0)
　　　　・舌骨上部(D02.0)
　　　口唇の皮膚(D03.0，D04.0)

D00.1	食道
D00.2	胃

D01　その他及び部位不明の消化器の上皮内癌
Carcinoma in situ of other and unspecified digestive organs

除外：上皮内黒色腫(D03.-)

D01.0	結腸

除外：直腸S状結腸移行部(D01.1)

D01.1	直腸S状結腸移行部
D01.2	直腸
D01.3	肛門及び肛門管

除外：肛門縁(D03.5，D04.5)
　　　肛門皮膚(D03.5，D04.5)
　　　肛門周囲皮膚(D03.5，D04.5)

D01.4	その他及び部位不明の腸

除外：ファーター＜Vater＞乳頭膨大部(D01.5)

D01.5	肝，胆のう＜嚢＞及び胆管

ファーター＜Vater＞乳頭膨大部

D01.7	その他の明示された消化器

膵

D01.9	消化器，部位不明

D02　中耳及び呼吸器系の上皮内癌
Carcinoma in situ of middle ear and respiratory system

除外：上皮内黒色腫(D03.-)

D02.0	喉頭
	披裂喉頭蓋ひだ，喉頭面
	喉頭蓋(舌骨上部)
	除外：披裂喉頭蓋ひだ：
	・NOS(D00.0)
	・下咽頭面(D00.0)
	・辺縁部(D00.0)
D02.1	気管
D02.2	気管支及び肺
D02.3	中耳及び呼吸器系のその他の部位
	副鼻腔
	中耳
	鼻腔
	除外：(外)耳(皮膚)(D03.2, D04.2)
	鼻 NOS(D09.7)
	鼻の皮膚(D03.3, D04.3)
D02.4	呼吸器系，部位不明

D03　上皮内黒色腫　Melanoma in situ
包含：形態コード M872－M879 で，性状コード／2 のもの

D03.0	口唇の上皮内黒色腫
D03.1	眼瞼の上皮内黒色腫，眼角を含む
D03.2	耳及び外耳道の上皮内黒色腫
D03.3	その他及び部位不明の顔面の上皮内黒色腫
D03.4	頭皮及び頚部の上皮内黒色腫
D03.5	体幹の上皮内黒色腫
	肛門縁
	肛門皮膚
	乳房(皮膚)(軟部組織)
	肛門周囲皮膚
D03.6	上肢の上皮内黒色腫，肩を含む
D03.7	下肢の上皮内黒色腫，股関節部を含む
D03.8	その他の部位の上皮内黒色腫
D03.9	上皮内黒色腫，部位不明

D04　皮膚の上皮内癌　Carcinoma in situ of skin
除外：ケイラー＜Queyrat＞紅＜赤＞色肥厚症(陰茎)NOS(D07.4)
　　　上皮内黒色腫(D03.-)

D04.0	口唇の皮膚
	除外：口唇の赤唇部＜縁＞(D00.0)
D04.1	眼瞼の皮膚，眼角を含む

第Ⅱ章 新 生 物 ＜腫 瘍＞

D04.2	耳及び外耳道の皮膚
D04.3	その他及び部位不明の顔面の皮膚
D04.4	頭皮及び頸部の皮膚
D04.5	体幹の皮膚

   肛門縁
   肛門皮膚
   肛門周囲皮膚
   乳房の皮膚
  除外：肛門 NOS(D01.3)
    性器の皮膚(D07.-)

D04.6	上肢の皮膚，肩を含む
D04.7	下肢の皮膚，股関節部を含む
D04.8	その他の部位の皮膚
D04.9	皮膚，部位不明

D05　乳房の上皮内癌　Carcinoma in situ of breast

  除外：乳房の皮膚の上皮内癌(D04.5)
    乳房(皮膚)の上皮内黒色腫(D03.5)

D05.0	小葉の上皮内癌
D05.1	乳管内の上皮内癌
D05.7	乳房のその他の上皮内癌
D05.9	乳房の上皮内癌，部位不明

D06　子宮頚(部)の上皮内癌　Carcinoma in situ of cervix uteri

  包含：子宮頚(部)上皮内腫瘍＜intraepithelial neoplasia＞ [CIN]，異型度Ⅲ，高度異形
    成の記載の有無にかかわらない
  除外：子宮頚(部)上皮内黒色腫(D03.5)
    子宮頚(部)高度異形成 NOS(N87.2)

D06.0	子宮頚内膜＜endocervix＞
D06.1	子宮外頚部＜exocervix＞
D06.7	子宮頚(部)のその他の部位
D06.9	子宮頚(部)，部位不明

D07　その他及び部位不明の生殖器の上皮内癌
Carcinoma in situ of other and unspecified genital organs

  除外：上皮内黒色腫(D03.5)

| D07.0 | 子宮内膜 |
| D07.1 | 外陰部 |

   外陰部上皮内腫瘍＜intraepithelial neoplasia＞ [VIN]，異型度Ⅲ，高度異形成の記載
   の有無にかかわらない
  除外：外陰高度異形成 NOS(N90.2)

D07.2	腟
	腟上皮内腫瘍＜intraepithelial neoplasia＞［VAIN］，異型度Ⅲ，高度異形成の記載の有無にかかわらない
	除外：腟の高度異形成 NOS(N89.2)
D07.3	その他及び部位不明の女性生殖器
D07.4	陰茎
	ケイラー＜Queyrat＞紅＜赤＞色肥厚症 NOS
D07.5	前立腺
	除外：前立腺の低度異形成(N42.3)
D07.6	その他及び部位不明の男性生殖器

D09 その他及び部位不明の上皮内癌　Carcinoma in situ of other and unspecified sites

除外：上皮内黒色腫(D03.-)

D09.0	膀胱
D09.1	その他及び部位不明の腎尿路
D09.2	眼
	除外：眼瞼の皮膚(D04.1)
D09.3	甲状腺及びその他の内分泌腺
	除外：内分泌膵(D01.7)
	卵巣(D07.3)
	精巣＜睾丸＞(D07.6)
D09.7	その他の明示された部位の上皮内癌
D09.9	上皮内癌，部位不明

良性新生物＜腫瘍＞(D10-D36)
Benign neoplasms

包含：性状コード／0 を伴う形態コード

D10 口腔及び咽頭の良性新生物＜腫瘍＞　Benign neoplasm of mouth and pharynx

D10.0	口唇
	口唇(小帯)(内面)(粘膜)(赤唇部＜縁＞)
	除外：口唇の皮膚(D22.0，D23.0)
D10.1	舌
	舌扁桃
D10.2	口(腔)底
D10.3	その他及び部位不明の口腔
	小唾液腺 NOS
	除外：良性歯原性新生物＜腫瘍＞(D16.4-D16.5)
	口唇の粘膜(D10.0)
	軟口蓋の鼻＜上＞咽頭面(D10.6)

D10.4	扁桃
	扁桃（口峡）（口蓋）
	除外：舌扁桃(D10.1)
	咽頭扁桃(D10.6)
	扁桃：
	・窩(D10.5)
	・口蓋弓(D10.5)
D10.5	中咽頭のその他の部位
	喉頭蓋，前面
	扁桃：
	・窩
	・口蓋弓
	喉頭蓋谷
	除外：喉頭蓋：
	・NOS(D14.1)
	・舌骨上部(D14.1)
D10.6	鼻＜上＞咽頭
	咽頭扁桃
	鼻中隔の後縁及び後鼻孔
D10.7	下咽頭
D10.9	咽頭，部位不明

D11　大唾液腺の良性新生物＜腫瘍＞　　Benign neoplasm of major salivary glands

除外：明示された小唾液腺の良性新生物＜腫瘍＞で解剖学的部位にしたがって分類されたもの
　　　　小唾液腺の良性新生物＜腫瘍＞ NOS(D10.3)

D11.0	耳下腺
D11.7	その他の大唾液腺
	舌下腺
	顎下腺
D11.9	大唾液腺，部位不明

D12　結腸，直腸，肛門及び肛門管の良性新生物＜腫瘍＞
Benign neoplasm of colon, rectum, anus and anal canal

D12.0	盲腸
	回盲弁
D12.1	虫垂
D12.2	上行結腸
D12.3	横行結腸
	右結腸曲＜肝弯曲＞
	左結腸曲＜脾弯曲＞

D12.4	下行結腸
D12.5	S状結腸
D12.6	結腸，部位不明

   結腸の腺腫症
   大腸 NOS
   大腸ポリポージス＜大腸腺腫症＞(遺伝性)

D12.7	直腸S状結腸移行部
D12.8	直腸
D12.9	肛門及び肛門管

   除外：肛門縁(D22.5，D23.5)
     肛門皮膚(D22.5，D23.5)
     肛門周囲皮膚(D22.5，D23.5)

D13 消化器系のその他及び部位不明確の良性新生物＜腫瘍＞
Benign neoplasm of other and ill-defined parts of digestive system

D13.0	食道
D13.1	胃
D13.2	十二指腸
D13.3	その他及び部位不明の小腸
D13.4	肝

   肝内胆管

D13.5	肝外胆管
D13.6	膵

   除外：内分泌膵(D13.7)

D13.7	内分泌膵

   島細胞腫
   ランゲルハンス＜Langerhans＞島

D13.9	消化器系，部位不明確

   消化器系 NOS
   腸 NOS
   脾

D14 中耳及び呼吸器系の良性新生物＜腫瘍＞
Benign neoplasm of middle ear and respiratory system

第Ⅱ章 新生物＜腫瘍＞

D14.0 中耳，鼻腔及び副鼻腔
　　　　鼻軟骨
　　　　除外：(外)耳道(D22.2, D23.2)
　　　　　　　耳の骨(D16.4)
　　　　　　　鼻の骨(D16.4)
　　　　　　　耳軟骨(D21.0)
　　　　　　　(外)耳(皮膚)(D22.2, D23.2)
　　　　　　　鼻 NOS(D36.7)
　　　　　　　鼻の皮膚(D22.3, D23.3)
　　　　　　　嗅球(D33.3)
　　　　　　　ポリープ：
　　　　　　　　・副鼻腔(J33.8)
　　　　　　　　・(中)耳(H74.4)
　　　　　　　　・鼻(腔)(J33.-)
　　　　　　　鼻中隔の後縁及び後鼻孔(D10.6)

D14.1 喉頭
　　　　喉頭蓋(舌骨上部)
　　　　除外：喉頭蓋，前面(D10.5)
　　　　　　　声帯及び喉頭のポリープ(J38.1)

D14.2 気管
D14.3 気管支及び肺
D14.4 呼吸器系，部位不明

D15　その他及び部位不明の胸腔内臓器の良性新生物＜腫瘍＞
Benign neoplasm of other and unspecified intrathoracic organs

　　　　除外：中皮組織(D19.-)

D15.0 胸腺
D15.1 心臓
　　　　除外：大血管(D21.3)
D15.2 縦隔
D15.7 その他の明示された胸腔内臓器
D15.9 胸腔内臓器，部位不明

D16　骨及び関節軟骨の良性新生物＜腫瘍＞
Benign neoplasm of bone and articular cartilage

　　　　除外：下記の結合組織：
　　　　　　　　・耳(D21.0)
　　　　　　　　・眼瞼(D21.0)
　　　　　　　　・喉頭(D14.1)
　　　　　　　　・鼻(D14.0)
　　　　　　滑膜(D21.-)

D16.0	肩甲骨及び上肢の長骨
D16.1	上肢の短骨
D16.2	下肢の長骨
D16.3	下肢の短骨
D16.4	頭蓋骨及び顔面骨

    上顎骨
    眼窩の骨
   除外：下顎骨(D16.5)

D16.5	下顎骨
D16.6	脊柱

   除外：仙骨及び尾骨(D16.8)

D16.7	肋骨，胸骨及び鎖骨
D16.8	骨盤骨，仙骨及び尾骨
D16.9	骨及び関節軟骨，部位不明

D17 良性脂肪腫性新生物＜腫瘍＞（脂肪腫を含む）　Benign lipomatous neoplasm

  包含：形態コード M885-M888 で，性状コード／0 のもの

D17.0	頭部，顔面及び頚部の皮膚及び皮下組織
D17.1	体幹の皮膚及び皮下組織
D17.2	(四)肢の皮膚及び皮下組織
D17.3	その他及び部位不明の皮膚及び皮下組織
D17.4	胸腔内臓器
D17.5	腹腔内臓器

   除外：腹膜及び後腹膜(D17.7)

D17.6	精索
D17.7	その他の部位

    腹膜
    後腹膜

D17.9	良性脂肪腫性新生物＜腫瘍＞，部位不明

    脂肪腫 NOS

D18 血管腫及びリンパ管腫，全ての部位
Haemangioma and lymphangioma, any site

  包含：形態コード M912-M917 で，性状コード／0 のもの
  除外：青色母斑又は色素性母斑(D22.-)

D18.0	血管腫，全ての部位

    血管腫 NOS

D18.1	リンパ管腫，全ての部位

D19 中皮組織の良性新生物＜腫瘍＞　Benign neoplasm of mesothelial tissue

  包含：形態コード M905 で，性状コード／0 のもの

D19.0	胸膜の中皮組織
D19.1	腹膜の中皮組織
D19.7	その他の部位の中皮組織
D19.9	中皮組織，部位不明
	良性中皮腫 NOS

D20　後腹膜及び腹膜の軟部組織の良性新生物＜腫瘍＞
Benign neoplasm of soft tissue of retroperitoneum and peritoneum

除外：腹膜及び後腹膜の良性脂肪腫性新生物＜腫瘍＞(D17.7)
　　　　中皮組織(D19.-)

D20.0	後腹膜
D20.1	腹膜

D21　結合組織及びその他の軟部組織のその他の良性新生物＜腫瘍＞
Other benign neoplasms of connective and other soft tissue

包含：血管
　　　滑液のう＜嚢＞
　　　軟骨
　　　筋膜
　　　脂肪
　　　靱帯，子宮のものを除く
　　　リンパ管
　　　筋
　　　滑膜
　　　腱(鞘)

除外：軟骨：
　　　　・関節(D16.-)
　　　　・喉頭(D14.1)
　　　　・鼻(D14.0)
　　　乳房の結合組織(D24)
　　　血管腫(D18.0)
　　　脂肪腫性新生物＜腫瘍＞(D17.-)
　　　リンパ管腫(D18.1)
　　　末梢神経及び自律神経系(D36.1)
　　　腹膜(D20.1)
　　　後腹膜(D20.0)
　　　子宮：
　　　　・平滑筋腫(D25.-)
　　　　・すべての靱帯＜広間膜，円索＞(D28.2)
　　　脈管組織(D18.-)

第Ⅱ章 新 生 物 ＜腫 瘍＞

D21.0 頭部，顔面及び頚部の結合組織及びその他の軟部組織
　　　　結合組織：
　　　　　　・耳
　　　　　　・眼瞼
　　　　除外：眼窩の結合組織(D31.6)
D21.1 上肢の結合組織及びその他の軟部組織，肩を含む
D21.2 下肢の結合組織及びその他の軟部組織，股関節部を含む
D21.3 胸部＜郭＞の結合組織及びその他の軟部組織
　　　　腋窩
　　　　横隔膜
　　　　大血管
　　　　除外：心臓(D15.1)
　　　　　　　縦隔(D15.2)
　　　　　　　胸腺(D15.0)
D21.4 腹部の結合組織及びその他の軟部組織
D21.5 骨盤の結合組織及びその他の軟部組織
　　　　除外：子宮：
　　　　　　　　・平滑筋腫(D25.-)
　　　　　　　　・すべての靱帯＜広間膜，円索＞(D28.2)
D21.6 体幹の結合組織及びその他の軟部組織，部位不明
　　　　背部 NOS
D21.9 結合組織及びその他の軟部組織，部位不明

D22　メラニン細胞性母斑　Melanocytic naevi
　　　　包含：形態コード M872-M879 で，性状コード／0のもの
　　　　　　　母斑：
　　　　　　　　・NOS
　　　　　　　　・青色
　　　　　　　　・有毛性
　　　　　　　　・色素性
D22.0 口唇のメラニン細胞性母斑
D22.1 眼瞼のメラニン細胞性母斑，眼角を含む
D22.2 耳及び外耳道のメラニン細胞性母斑
D22.3 その他及び部位不明の顔面のメラニン細胞性母斑
D22.4 頭皮及び頚部のメラニン細胞性母斑
D22.5 体幹のメラニン細胞性母斑
　　　　肛門縁
　　　　肛門皮膚
　　　　肛門周囲皮膚
　　　　乳房の皮膚
D22.6 上肢のメラニン細胞性母斑，肩を含む

D22.7	下肢のメラニン細胞性母斑，股関節部を含む
D22.9	メラニン細胞性母斑，部位不明

D23　皮膚のその他の良性新生物＜腫瘍＞　　Other benign neoplasms of skin
包含：良性新生物＜腫瘍＞：
・毛のう＜嚢＞＜包＞
・(皮)脂腺
・汗腺
除外：良性脂肪腫性新生物＜腫瘍＞(脂肪腫を含む)(D17.0−D17.3)
　　　メラニン細胞性母斑(D22.-)

D23.0	口唇の皮膚

除外：口唇の赤唇部＜縁＞(D10.0)

D23.1	眼瞼の皮膚，眼角を含む
D23.2	耳及び外耳道の皮膚
D23.3	その他及び部位不明の顔面の皮膚
D23.4	頭皮及び頸部の皮膚
D23.5	体幹の皮膚

　　　肛門縁
　　　肛門皮膚
　　　肛門周囲皮膚
　　　乳房の皮膚
除外：肛門 NOS(D12.9)
　　　性器の皮膚(D28−D29)

D23.6	上肢の皮膚，肩を含む
D23.7	下肢の皮膚，股関節部を含む
D23.9	皮膚，部位不明

D24　乳房の良性新生物＜腫瘍＞　　Benign neoplasm of breast
乳房：
・結合組織
・軟部組織
除外：良性乳房異形成(症)(N60.-)
　　　乳房の皮膚(D22.5，D23.5)

D25　子宮平滑筋腫　　Leiomyoma of uterus
包含：形態コード M889 で性状コード／0 の子宮の良性新生物＜腫瘍＞
　　　子宮線維筋腫

D25.0	粘膜下子宮平滑筋腫
D25.1	壁内子宮平滑筋腫
D25.2	漿膜下子宮平滑筋腫
D25.9	子宮平滑筋腫，部位不明

| D26 | 子宮のその他の良性新生物＜腫瘍＞ | Other benign neoplasms of uterus |

- D26.0 子宮頸(部)
- D26.1 子宮体部
- D26.7 子宮のその他の部位
- D26.9 子宮, 部位不明

| D27 | 卵巣の良性新生物＜腫瘍＞ | Benign neoplasm of ovary |

| D28 | その他及び部位不明の女性生殖器の良性新生物＜腫瘍＞ |

Benign neoplasm of other and unspecified female genital organs

包含：腺腫性ポリープ
　　　女性生殖器の皮膚

- D28.0 外陰
- D28.1 腟
- D28.2 卵管及び子宮靱帯＜広間膜, 円索＞
　　　卵管
　　　子宮靱帯＜広間膜, 円索＞
- D28.7 その他の明示された女性生殖器
- D28.9 女性生殖器, 部位不明

| D29 | 男性生殖器の良性新生物＜腫瘍＞ | Benign neoplasm of male genital organs |

包含：男性生殖器の皮膚

- D29.0 陰茎
- D29.1 前立腺

除外：前立腺(腺腫性)過形成(N40)
　　　前立腺：
　　　　・腫大(N40)
　　　　・肥大(N40)

- D29.2 精巣＜睾丸＞
- D29.3 精巣上体＜副睾丸＞
- D29.4 陰のう＜嚢＞
　　　陰のう＜嚢＞の皮膚
- D29.7 その他の男性生殖器
　　　精のう＜嚢＞
　　　精索
　　　精巣＜睾丸＞鞘膜
- D29.9 男性生殖器, 部位不明

| D30 | 腎尿路の良性新生物＜腫瘍＞ | Benign neoplasm of urinary organs |

D30.0	腎
	除外：腎杯(D30.1)
	腎盂(D30.1)
D30.1	腎盂
D30.2	尿管
	除外：膀胱の尿管口(D30.3)
D30.3	膀胱
	膀胱の尿道口
	膀胱の尿管口
D30.4	尿道
	除外：膀胱の尿道口(D30.3)
D30.7	その他の尿路
	尿道(傍)腺
D30.9	尿路，部位不明
	尿路系 NOS

D31 眼及び付属器の良性新生物＜腫瘍＞ Benign neoplasm of eye and adnexa

除外：眼瞼の結合組織(D21.0)
視神経(D33.3)
眼瞼の皮膚(D22.1, D23.1)

D31.0	結膜
D31.1	角膜
D31.2	網膜
D31.3	脈絡膜
D31.4	毛様体
D31.5	涙腺及び涙管
	涙のう＜嚢＞
	鼻涙管
D31.6	眼窩，部位不明
	眼窩の結合組織
	外眼筋
	眼窩の末梢神経
	眼(球)後部組織
	除外：眼窩の骨(D16.4)
D31.9	眼，部位不明
	眼球

D32 髄膜の良性新生物＜腫瘍＞ Benign neoplasm of meninges

D32.0	脳髄膜
	※ 大脳鎌
	※ 小脳テント

D32.1　脊髄膜
D32.9　髄膜，部位不明
　　　　髄膜腫＜メニンギオーマ＞ NOS

D33　脳及び中枢神経系のその他の部位の良性新生物＜腫瘍＞
Benign neoplasm of brain and other parts of central nervous system
　　　除外：血管腫(D18.0)
　　　　　　髄膜(D32.-)
　　　　　　末梢神経及び自律神経系(D36.1)
　　　　　　眼後部組織(D31.6)
D33.0　脳，テント上
　　　　脳室
　　　　大脳
　　　　前頭葉
　　　　後頭葉
　　　　頭頂葉
　　　　側頭葉
　　　除外：第4脳室(D33.1)
D33.1　脳，テント下
　　　　脳幹
　　　　小脳
　　　　第4脳室
D33.2　脳，部位不明
D33.3　脳神経
　　　　嗅球
D33.4　脊髄
D33.7　中枢神経系のその他の明示された部位
D33.9　中枢神経系，部位不明
　　　　(中枢)神経系 NOS

D34　甲状腺の良性新生物＜腫瘍＞　Benign neoplasm of thyroid gland

D35　その他及び部位不明の内分泌腺の良性新生物＜腫瘍＞
Benign neoplasm of other and unspecified endocrine glands
　　　除外：内分泌膵(D13.7)
　　　　　　卵巣(D27)
　　　　　　精巣＜睾丸＞(D29.2)
　　　　　　胸腺(D15.0)
D35.0　副腎
D35.1　上皮小体＜副甲状腺＞
D35.2　下垂体

D35.3	頭蓋咽頭管
D35.4	松果体
D35.5	頚動脈小体
D35.6	大動脈小体及びその他のパラガングリア＜傍神経節＞
D35.7	その他の明示された内分泌腺
D35.8	複数の内分泌腺
D35.9	内分泌腺，部位不明

D36　その他の部位及び部位不明の良性新生物＜腫瘍＞
Benign neoplasm of other and unspecified sites

D36.0	リンパ節
D36.1	末梢神経及び自律神経系
	除外：眼窩の末梢神経(D31.6)
D36.7	その他の明示された部位
	鼻 NOS
D36.9	部位不明の良性新生物＜腫瘍＞

性状不詳又は不明の新生物＜腫瘍＞(D37-D48)
Neoplasms of uncertain or unknown behaviour

注：項目 D37-D48 は性状不詳又は不明の新生物＜腫瘍＞，すなわち悪性か良性か確定できない新生物＜腫瘍＞の部位による分類である。これらの新生物＜腫瘍＞には新生物＜腫瘍＞の形態分類で性状コード／1 が付けられている。

D37　口腔及び消化器の性状不詳又は不明の新生物＜腫瘍＞
Neoplasm of uncertain or unknown behaviour of oral cavity and digestive organs

D37.0	口唇，口腔及び咽頭
	披裂喉頭蓋ひだ：
	・NOS
	・下咽頭面
	・辺縁部
	大唾液腺及び小唾液腺
	口唇の赤唇部＜縁＞
	除外：披裂喉頭蓋ひだ，喉頭面(D38.0)
	喉頭蓋：
	・NOS(D38.0)
	・舌骨上部(D38.0)
	口唇の皮膚(D48.5)
D37.1	胃
D37.2	小腸
D37.3	虫垂

D37.4	結腸
D37.5	直腸
	直腸S状結腸移行部
D37.6	肝，胆のう＜嚢＞及び胆管
	ファーター＜Vater＞乳頭膨大部
D37.7	その他の消化器
	肛門管
	肛門括約筋
	肛門 NOS
	腸 NOS
	食道
	膵
	除外：肛門縁(D48.5)
	肛門皮膚(D48.5)
	肛門周囲皮膚(D48.5)
D37.9	消化器，部位不明

D38 中耳，呼吸器及び胸腔内臓器の性状不詳又は不明の新生物＜腫瘍＞

Neoplasm of uncertain or unknown behaviour of middle ear and respiratory and intrathoracic organs

　　　除外：心臓(D48.7)

D38.0	喉頭
	披裂喉頭蓋ひだ，喉頭面
	喉頭蓋(舌骨上部)
	除外：披裂喉頭蓋ひだ：
	・NOS(D37.0)
	・下咽頭面(D37.0)
	・辺縁部(D37.0)
D38.1	気管，気管支及び肺
D38.2	胸膜
D38.3	縦隔
D38.4	胸腺
D38.5	その他の呼吸器
	副鼻腔
	鼻の軟骨
	中耳
	鼻腔
	除外：(外)耳(皮膚)(D48.5)
	鼻：
	・NOS(D48.7)
	・皮膚(D48.5)

D38.6 呼吸器，部位不明

D39 女性生殖器の性状不詳又は不明の新生物＜腫瘍＞
Neoplasm of uncertain or unknown behaviour of female genital organs

D39.0 子宮
D39.1 卵巣
D39.2 胎盤
　　　破壊性絨毛腺腫
　　　胞状奇胎：
　　　　・侵入
　　　　・悪性
　　　除外：胞状奇胎 NOS(O01.9)
D39.7 その他の女性生殖器
　　　女性生殖器の皮膚
D39.9 女性生殖器，部位不明

D40 男性生殖器の性状不詳又は不明の新生物＜腫瘍＞
Neoplasm of uncertain or unknown behaviour of male genital organs

D40.0 前立腺
D40.1 精巣＜睾丸＞
D40.7 その他の男性生殖器
　　　男性生殖器の皮膚
D40.9 男性生殖器，部位不明

D41 腎尿路の性状不詳又は不明の新生物＜腫瘍＞
Neoplasm of uncertain or unknown behaviour of urinary organs

D41.0 腎
　　　除外：腎盂(D41.1)
D41.1 腎盂
D41.2 尿管
D41.3 尿道
D41.4 膀胱
D41.7 その他の尿路
D41.9 尿路，部位不明

D42 髄膜の性状不詳又は不明の新生物＜腫瘍＞
Neoplasm of uncertain or unknown behaviour of meninges

D42.0 脳髄膜
　　※ 大脳鎌
　　※ 小脳テント
D42.1 脊髄膜

D42.9　髄膜，部位不明

D43　脳及び中枢神経系の性状不詳又は不明の新生物＜腫瘍＞
Neoplasm of uncertain or unknown behaviour of brain and central nervous system

　　　　除外：末梢神経及び自律神経系(D48.2)
D43.0　脳，テント上
　　　　脳室
　　　　大脳
　　　　前頭葉
　　　　後頭葉
　　　　頭頂葉
　　　　側頭葉
　　　　除外：第4脳室(D43.1)
D43.1　脳，テント下
　　　　脳幹
　　　　小脳
　　　　第4脳室
D43.2　脳，部位不明
D43.3　脳神経
D43.4　脊髄
D43.7　中枢神経系のその他の部位
D43.9　中枢神経系，部位不明
　　　　（中枢）神経系 NOS

D44　内分泌腺の性状不詳又は不明の新生物＜腫瘍＞
Neoplasm of uncertain or unknown behaviour of endocrine glands

　　　　除外：内分泌膵(D37.7)
　　　　　　　卵巣(D39.1)
　　　　　　　精巣＜睾丸＞(D40.1)
　　　　　　　胸腺(D38.4)
D44.0　甲状腺
D44.1　副腎
D44.2　上皮小体＜副甲状腺＞
D44.3　下垂体
D44.4　頭蓋咽頭管
D44.5　松果体
D44.6　頚動脈小体
D44.7　大動脈小体及びその他のパラガングリア＜傍神経節＞
D44.8　複数の内分泌腺
　　　　多発性内分泌腺腫症
D44.9　内分泌腺，部位不明

D45 真正赤血球増加症＜多血症＞　Polycythaemia vera
注：真性赤血球増加症＜多血症＞は，ICD-O 第3版では悪性コードに再分類されたが，D45 のコードは，引き続き性状不詳又は不明の新生物＜腫瘍＞の章で使用する。分類の修正は，ICD の改訂まで保留する。

D46 骨髄異形成症候群　Myelodysplastic syndromes
包含：アルキル化剤関連による骨髄異形成症候群
エピポドフィロトキシン関連による骨髄異形成症候群
治療関連骨髄異形成症候群 NOS
除外：薬物誘発性再生不良性貧血(D61.1)

- D46.0 環状鉄芽球を伴わない不応性貧血と記載されたもの
  注：鉄芽球を伴わない，過剰芽球性
- D46.1 環状鉄芽球を伴う不応性貧血
- D46.2 芽球過剰性不応性貧血
  RAEB I
  RAEB II
- D46.4 不応性貧血，詳細不明
- D46.5 多系統異形成を伴う不応性貧血
- D46.6 単独 del(5q)染色体異常を伴う骨髄異形成症候群
  5q マイナス症候群
- D46.7 その他の骨髄異形成症候群
  除外：慢性骨髄単球性白血病(C93.1)
- D46.9 骨髄異形成症候群，詳細不明
  骨髄異形成 NOS
  前白血病(症候群)NOS

D47 リンパ組織，造血組織及び関連組織の性状不詳又は不明のその他の新生物＜腫瘍＞
Other neoplasms of uncertain or unknown behaviour of lymphoid, haematopoietic and related tissue

- D47.0 性状不詳及び不明の組織球性及び肥満細胞性腫瘍
  無痛性全身性肥満細胞症
  肥満細胞性腫瘍 NOS
  肥満細胞腫 NOS
  全身性肥満細胞症，クローン造血非脂肪細胞症に関連するもの(SM-AHNMD)
  除外：肥満細胞症(先天性)(皮膚)(Q82.2)

D47.1	**慢性骨髄増殖性疾患**
	慢性好中球性白血病
	骨髄増殖性疾患，詳細不明
	除外：異型性慢性骨髄性白血病(C92.2)
	慢性骨髄性白血病[CML]BCR/ABL 陽性(C92.1)
D47.2	**意義不明の単クローングロブリン血症(MGUS)**
D47.3	**本態性(出血性)血小板血症**
	特発性出血性血小板血症
D47.4	**骨髄線維症**
	慢性特発性骨髄線維症
	骨髄線維症(特発性)(骨髄様化生を伴う)
	骨髄様化生を伴う骨髄硬化症((骨髄)巨核球性)
	骨髄増殖性疾患における続発性骨髄線維症
	除外：急性骨髄線維症(C94.4)
D47.5	**慢性好酸球性白血病 [好酸球増加症候群]**
D47.7	**リンパ組織，造血組織及び関連組織の性状不詳又は不明のその他の明示された新生物＜腫瘍＞**
	性状不詳及び不明の組織球性腫瘍
D47.9	**リンパ組織，造血組織及び関連組織の性状不詳又は不明の新生物＜腫瘍＞，詳細不明**
	リンパ増殖性疾患 NOS

D48 その他及び部位不明の性状不詳又は不明の新生物＜腫瘍＞
Neoplasm of uncertain or unknown behaviour of other and unspecified sites

除外：神経線維腫症(非悪性)(Q85.0)

D48.0	**骨及び関節軟骨**
	除外：軟骨：
	・耳(D48.1)
	・喉頭(D38.0)
	・鼻(D38.5)
	眼瞼の結合組織(D48.1)
	滑膜(D48.1)
D48.1	**結合組織及びその他の軟部組織**
	結合組織：
	・耳
	・眼瞼
	除外：軟骨：
	・関節(D48.0)
	・喉頭(D38.0)
	・鼻(D38.5)
	乳房の結合組織(D48.6)

D48.2	**末梢神経及び自律神経系**
	除外：眼窩の末梢神経(D48.7)
D48.3	**後腹膜**
D48.4	**腹膜**
D48.5	**皮膚**
	肛門縁
	肛門皮膚
	肛門周囲皮膚
	乳房の皮膚
	除外：肛門 NOS(D37.7)
	性器の皮膚(D39.7, D40.7)
	口唇の赤唇部＜縁＞(D37.0)
D48.6	**乳房**
	乳房の結合組織
	葉状のう＜嚢＞胞性肉腫
	除外：乳房の皮膚(D48.5)
D48.7	**その他の明示された部位**
	眼
	心臓
	眼窩の末梢神経
	除外：結合組織(D48.1)
	眼瞼の皮膚(D48.5)
D48.9	**性状不詳又は不明の新生物＜腫瘍＞，部位不明**
	(異常)増殖 NOS
	新生物＜腫瘍＞ NOS
	新成長 NOS
	腫瘍 NOS

第Ⅲ章　血液及び造血器の疾患並びに免疫機構の障害(D50－D89)

Chapter III Diseases of the blood and blood-forming organs and certain disorders involving the immune mechanism

除外：自己免疫疾患(全身性)NOS(M35.9)
　　　周産期に発生した病態(P00－P96)
　　　妊娠，分娩及び産じょく＜褥＞の合併症(O00－O99)
　　　先天奇形，変形及び染色体異常(Q00－Q99)
　　　内分泌，栄養及び代謝疾患(E00－E90)
　　　ヒト免疫不全ウイルス［HIV］病(B20－B24)
　　　損傷，中毒及びその他の外因の影響(S00－T98)
　　　新生物＜腫瘍＞(C00－D48)
　　　症状，徴候及び異常臨床所見・異常検査所見で他に分類されないもの(R00－R99)

本章は，次の中間分類項目を含む：
D50－D53　　栄養性貧血
D55－D59　　溶血性貧血
D60－D64　　無形成性貧血及びその他の貧血
D65－D69　　凝固障害，紫斑病及びその他の出血性病態
D70－D77　　血液及び造血器のその他の疾患
D80－D89　　免疫機構の障害

本章の星印(*)項目は下記のとおりである：
D63*　　　　他に分類される慢性疾患における貧血
D77*　　　　他に分類される疾患における血液及び造血器のその他の障害

栄養性貧血(D50－D53)
Nutritional anaemias

D50　鉄欠乏性貧血　Iron deficiency anaemia
包含：貧血：
　　　　・鉄欠乏性
　　　　・低色素性

D50.0　失血による鉄欠乏性貧血(慢性)
　　　　出血後貧血(慢性)
　　　　除外：急性出血後貧血(D62)
　　　　　　　胎児失血による先天性貧血(P61.3)

D50.1	鉄欠乏性えん<嚥>下障害
	ケリー・パターソン<Kelly-Paterson>症候群
	プラマー・ヴィ<ヴァ>ンソン<Plummer-Vinson>症候群
D50.8	その他の鉄欠乏性貧血
D50.9	鉄欠乏性貧血，詳細不明

D51　ビタミン B_{12} 欠乏性貧血　Vitamin B_{12} deficiency anaemia

除外：ビタミン B_{12} 欠乏症(E53.8)

D51.0	ビタミン B_{12} 欠乏性貧血，内因子欠乏によるもの
	貧血：
	・アジソン<Addison>
	・ビールメル<Biermer>
	・悪性(先天性)
	先天性内因子欠乏症
D51.1	ビタミン B_{12} 欠乏性貧血，タンパク<蛋白>尿を伴う選択的ビタミン B_{12} 吸収不良によるもの
	イマースルント<Imerslund>(・グレスベック<-Gräsbeck>)症候群
	巨赤芽球性遺伝性貧血
D51.2	トランスコバラミン２欠乏症
D51.3	その他の食事性ビタミン B_{12} 欠乏性貧血
	菜食主義者貧血
D51.8	その他のビタミン B_{12} 欠乏性貧血
D51.9	ビタミン B_{12} 欠乏性貧血，詳細不明

D52　葉酸欠乏性貧血　Folate deficiency anaemia

D52.0	食事性葉酸欠乏性貧血
	栄養性巨赤芽球性貧血
D52.1	薬物誘発性葉酸欠乏性貧血
	薬物の分類が必要な場合は、追加外因コード(XX章)を使用する。
D52.8	その他の葉酸欠乏性貧血
D52.9	葉酸欠乏性貧血，詳細不明
	葉酸欠乏性貧血 NOS

D53　その他の栄養性貧血　Other nutritional anaemias

包含：ビタミン B_{12} 又は葉酸治療不応性巨赤芽球性貧血

D53.0	タンパク<蛋白>欠乏性貧血
	アミノ酸欠乏性貧血
	オロト酸尿性貧血
	除外：レッシュ・ナイハン<Lesch-Nyhan>症候群(E79.1)

D53.1　その他の巨赤芽球性貧血，他に分類されないもの
　　　　巨赤芽球性貧血 NOS
　　　除外：ディ・グリエルモ＜Di Guglielmo＞病（C94.0）
D53.2　壊血病性貧血
　　　除外：壊血病（E54）
D53.8　その他の明示された栄養性貧血
　　　　下記の欠乏に関連する貧血：
　　　　　・銅
　　　　　・モリブデン
　　　　　・亜鉛
　　　除外：貧血の記載のない下記のような栄養欠乏症：
　　　　　　・銅欠乏症　　（E61.0）
　　　　　　・モリブデン欠乏症　（E61.5）
　　　　　　・亜鉛欠乏症　（E60）
D53.9　栄養性貧血，詳細不明
　　　　単純性慢性貧血
　　　除外：貧血 NOS（D64.9）

溶血性貧血（D55－D59）
Haemolytic anaemias

D55　酵素障害による貧血　Anaemia due to enzyme disorders
　　　除外：薬物誘発性酵素欠損性貧血（D59.2）
D55.0　グルコース－6－リン＜燐＞酸脱水素酵素［G6PD］欠損による貧血
　　　　ソラ豆中毒＜Favism＞
　　　　G6PD 欠損性貧血
D55.1　その他のグルタチオン代謝障害による貧血
　　　　貧血（下記による）：
　　　　　・ヘキソース－1－リン酸［HMP］シャント回路に関連する酵素欠損(症)，G6PD を除く
　　　　　・溶血性非球状赤血球性（遺伝性），I 型
D55.2　解糖系酵素障害による貧血
　　　　貧血：
　　　　　・溶血性非球状赤血球性（遺伝性），II 型
　　　　　・ヘキソキナーゼ欠損性
　　　　　・ピルビン酸キナーゼ［PK］欠損性
　　　　　・三炭糖リン＜燐＞酸イソメラーゼ欠損性
D55.3　ヌクレオチド代謝障害による貧血
D55.8　酵素障害によるその他の貧血
D55.9　酵素障害による貧血，詳細不明

D56 サラセミア＜地中海貧血＞　Thalassaemia

- D56.0 アルファサラセミア＜地中海貧血＞
  除外：溶血性疾患による胎児水腫(P56.-)
- D56.1 ベータサラセミア＜地中海貧血＞
  クーリー＜Cooley＞貧血
  重度ベータサラセミア＜地中海貧血＞
  サラセミア＜地中海貧血＞：
  ・中間型
  ・メジャー＜major＞
- D56.2 デルタ・ベータサラセミア＜地中海貧血＞
- D56.3 サラセミア＜地中海貧血＞保因者
- D56.4 遺伝性高胎児ヘモグロビン＜血色素＞症［HPFH］
- D56.8 その他のサラセミア＜地中海貧血＞
- D56.9 サラセミア＜地中海貧血＞，詳細不明
  地中海貧血(その他の異常ヘモグロビン＜血色素＞症を伴うもの)
  サラセミア＜地中海貧血＞(軽症型)(混合型)(その他の異常ヘモグロビン＜血色素＞症を伴うもの)

D57 鎌状赤血球障害　Sickle-cell disorders

除外：その他の異常ヘモグロビン＜血色素＞症(D58.-)

- D57.0 鎌状赤血球貧血，クリーゼを伴うもの
  Hb-SS＜ヘモグロビンSS＞病，クリーゼを伴うもの
- D57.1 鎌状赤血球貧血，クリーゼを伴わないもの
  鎌状赤血球貧血
  鎌状赤血球病　　NOS
  鎌状赤血球障害
- D57.2 重複ヘテロ複合型鎌状化障害
  Hb-SC＜ヘモグロビンSC＞病
  Hb-SD＜ヘモグロビンSD＞病
  Hb-SE＜ヘモグロビンSE＞病
  鎌状赤血球サラセミア＜地中海貧血＞
- D57.3 鎌状赤血球保因者
  Hb-S＜ヘモグロビンS＞保因者
  ヘテロ複合型ヘモグロビンS［HbAS］
- D57.8 その他の鎌状赤血球障害

D58 その他の遺伝性溶血性貧血　Other hereditary haemolytic anaemias

D58.0	**遺伝性球状赤血球症**
	無胆汁性(家族性)黄疸
	先天性(球状赤血球性)溶血性黄疸
	ミンコウスキー・ショファール＜Minkowski-Chauffard＞症候群
D58.1	**遺伝性楕円赤血球症**
	楕円赤血球症(先天性)
	卵形赤血球症(先天性)(遺伝性)
D58.2	**その他の異常ヘモグロビン＜血色素＞症**
	異常ヘモグロビン＜血色素＞ NOS
	先天性ハインツ＜Heinz＞小体性貧血
	Hb-C ＜ヘモグロビンC＞病
	Hb-D ＜ヘモグロビンD＞病
	Hb-E ＜ヘモグロビンE＞病
	異常ヘモグロビン＜血色素＞症 NOS
	不安定ヘモグロビン＜血色素＞溶血性疾患
	除外：家族性赤血球増加症＜多血症＞(D75.0)
	Hb-M ＜ヘモグロビンM＞病(D74.0)
	遺伝性高胎児ヘモグロビン＜血色素＞症［HPFH］(D56.4)
	高地性赤血球増加症＜多血症＞(D75.1)
	メトヘモグロビン血症(D74.-)
D58.8	**その他の明示された遺伝性溶血性貧血**
	有口赤血球症＜Stomatocytosis＞
D58.9	**遺伝性溶血性貧血，詳細不明**

D59 後天性溶血性貧血　Acquired haemolytic anaemia

D59.0	**薬物誘発性自己免疫性溶血性貧血**
	薬物の分類が必要な場合は，追加外因コード(XX章)を使用する。
D59.1	**その他の自己免疫性溶血性貧血**
	自己免疫性溶血性疾患(冷式)(温式)
	慢性寒冷凝集素症
	寒冷凝集素：
	・症
	・ヘモグロビン＜血色素＞尿症
	溶血性貧血：
	・冷式(続発性)(症候性)
	・温式(続発性)(症候性)
	除外：エバンス＜Evans＞症候群(D69.3)
	胎児及び新生児の溶血性疾患(P55.-)
	発作性寒冷ヘモグロビン＜血色素＞尿症(D59.6)

| D59.2 | 薬物誘発性非自己免疫性溶血性貧血 |

　　　　　薬物誘発性酵素欠損性貧血
　　　　薬物の分類が必要な場合は，追加外因コード(XX章)を使用する。
| D59.3 | 溶血性尿毒症症候群 |
| D59.4 | その他の非自己免疫性溶血性貧血 |

　　　　　溶血性貧血：
　　　　　　・機械的
　　　　　　・微小血管症性
　　　　　　・中毒性
　　　　原因の分類が必要な場合は，追加外因コード(XX章)を使用する。
| D59.5 | 発作性夜間ヘモグロビン＜血色素＞尿症［マルキアファーヴァ・ミケリ＜Marchiafava-Micheli＞症候群］ |

　　　　除外：ヘモグロビン＜血色素＞尿症 NOS(R82.3)
| D59.6 | その他の外因による溶血性ヘモグロビン＜血色素＞尿症 |

　　　　　ヘモグロビン＜血色素＞尿症：
　　　　　　・労作性
　　　　　　・行軍
　　　　　　・発作性寒冷
　　　　原因の分類が必要な場合は，追加外因コード(XX章)を使用する。
　　　　除外：ヘモグロビン＜血色素＞尿症 NOS(R82.3)
| D59.8 | その他の後天性溶血性貧血 |
| D59.9 | 後天性溶血性貧血，詳細不明 |

　　　　　特発性溶血性貧血，慢性

無形成性貧血及びその他の貧血(D60－D64)
Aplastic and other anaemias

D60　**後天性赤芽球ろう＜癆＞［赤芽球減少症］**
　　　　Acquired pure red cell aplasia [erythroblastopenia]
　　　　包含：赤芽球無形成(後天性)(成人型)(胸腺腫を伴うもの)
D60.0	慢性後天性赤芽球ろう＜癆＞
D60.1	一過性後天性赤芽球ろう＜癆＞
D60.8	その他の後天性赤芽球ろう＜癆＞
D60.9	後天性赤芽球ろう＜癆＞，詳細不明

D61　**その他の無形成性貧血**　Other aplastic anaemias
　　　　除外：無顆粒球症(D70)

D61.0　**体質性再生不良性貧血**
　　　　赤芽球ろう＜癆＞＜赤芽球無形成＞：
　　　　　・先天性
　　　　　・乳児
　　　　　・原発性
　　　　ブラックファン・ダイアモンド＜Blackfan-Diamond＞症候群
　　　　家族性低形成性貧血
　　　　ファンコニー＜Fanconi＞貧血
　　　　汎血球減少症，奇形を伴うもの
D61.1　**薬物誘発性再生不良性貧血**
　　　　薬物の分類が必要な場合は，追加外因コード(XX章)を使用する。
D61.2　**その他の外的因子による再生不良性貧血**
　　　　原因の分類が必要な場合は，追加外因コード(XX章)を使用する。
D61.3　**特発性再生不良性貧血**
D61.8　**その他の明示された無形成性貧血**
D61.9　**無形成性貧血，詳細不明**
　　　　低形成性貧血 NOS
　　　　骨髄低形成(症)
　　　　汎骨髄ろう＜癆＞

D62　**急性出血後貧血**　Acute posthaemorrhagic anaemia
　　　　除外：胎児失血による先天性貧血(P61.3)

D63* 　**他に分類される慢性疾患における貧血**
　　　　Anaemia in chronic diseases classified elsewhere
D63.0*　**新生物＜腫瘍＞性疾患における貧血(C00-D48†)**
D63.8*　**他に分類されるその他の慢性疾患における貧血**
　　　　慢性腎臓病における貧血，≧第3期(N18.3-N18.5†)

D64　**その他の貧血**　Other anaemias
　　　　除外：不応性貧血：
　　　　　・NOS(D46.4)
　　　　　・芽球過剰性＜with excess of blasts＞(D46.2)
　　　　　・芽球過剰性＜with excess of blasts＞
　　　　　・移行期＜with transformation＞(C92.0)
　　　　　・鉄芽球を伴うもの(D46.1)
　　　　　・鉄芽球を伴わないもの(D46.0)
D64.0　**遺伝性鉄芽球性貧血**
　　　　伴性低色素性鉄芽球性貧血
D64.1　**続発性鉄芽球性貧血，疾病によるもの**
　　　　疾病の分類が必要な場合は，追加コードを使用する。

D64.2　続発性鉄芽球性貧血，薬物及び毒素によるもの
　　　　原因の分類が必要な場合は，追加外因コード(XX章)を使用する。
D64.3　その他の鉄芽球性貧血
　　　　鉄芽球性貧血：
　　　　　・NOS
　　　　　・ピリドキシン反応性 NEC
D64.4　先天性赤血球生成障害性貧血
　　　　造血異常性貧血(先天性)
　　　　除外：ブラックファン・ダイアモンド＜Blackfan-Diamond＞症候群(D61.0)
　　　　　　　ディ・グリエルモ＜Di Guglielmo＞病(C94.0)
D64.8　その他の明示された貧血
　　　　乳児偽白血病
　　　　白赤芽球性貧血
D64.9　貧血，詳細不明

凝固障害，紫斑病及びその他の出血性病態(D65-D69)
Coagulation defects, purpura and other haemorrhagic conditions

D65　播種性血管内凝固症候群［脱線維素症候群］
Disseminated intravascular coagulation [defibrination syndrome]
　　　　包含：無フィブリノゲン＜線維素原＞血症，後天性
　　　　　　　消費性凝固障害＜Consumption coagulopathy＞
　　　　　　　びまん性又は播種性血管内凝固［DIC］
　　　　　　　線(維素)＜フィブリン＞溶(解)性出血，後天性
　　　　　　　紫斑病：
　　　　　　　　・線(維素)＜フィブリン＞溶(解)性
　　　　　　　　・劇症
　　　　除外：下記に合併するもの：
　　　　　　　・流産，子宮外妊娠又は胞状奇胎妊娠(O00-O07, O08.1)
　　　　　　　・新生児の場合(P60)
　　　　　　　・妊娠，分娩及び産じょく＜褥＞(O45.0, O46.0, O67.0, O72.3)

D66　遺伝性第Ⅷ因子欠乏症　Hereditary factor VIII deficiency
　　　　包含：第Ⅷ因子欠乏症(機能障害を伴うもの)
　　　　　　　血友病：
　　　　　　　　・NOS
　　　　　　　　・A
　　　　　　　　・古典的
　　　　除外：血管障害を伴う第Ⅷ因子欠乏症(D68.0)

D67 遺伝性第Ⅸ因子欠乏症　Hereditary factor IX deficiency
包含：クリスマス＜Christmas＞病
　　　　欠乏症：
　　　　　　・第Ⅸ因子(機能障害を伴うもの)
　　　　　　・血漿トロンボプラスチン因子［PTC］
　　　　血友病 B

D68 その他の凝固障害　Other coagulation defects
除外：下記に合併するもの：
　　　　　　・流産，子宮外妊娠又は胞状奇胎妊娠(O00－O07，O08.1)
　　　　　　・妊娠，分娩及び産じょく＜褥＞(O45.0，O46.0，O67.0，O72.3)

D68.0　　フォン ウ＜ヴ＞ィルブランド＜ト＞＜von Willebrand＞病
　　　　血管(性)血友病
　　　　血管障害を伴う第Ⅷ因子欠乏症
　　　　除外：毛細管ぜい＜脆＞弱症(遺伝性)(D69.8)
　　　　　　　第Ⅷ因子欠乏症：
　　　　　　　　・NOS(D66)
　　　　　　　　・機能障害を伴うもの(D66)

D68.1　　遺伝性第ⅩⅠ因子欠乏症
　　　　血友病 C
　　　　血漿トロンボプラスチン前駆物質［PTA］欠乏症

D68.2　　その他の凝固因子の遺伝性欠乏症
　　　　先天性無フィブリノゲン＜線維素原＞血症
　　　　欠乏症：
　　　　　　・AC グロブリン
　　　　　　・プロアクセレリン
　　　　　　・第Ⅰ因子［フィブリノゲン＜線維素原＞］
　　　　　　・第Ⅱ因子［プロトロンビン］
　　　　　　・第Ⅴ因子［不安定因子］
　　　　　　・第Ⅶ因子［安定因子］
　　　　　　・第Ⅹ因子［スチュアート・プラウアー＜Stuart-Prower＞因子］
　　　　　　・第ⅩⅡ因子［ハーゲマン＜Hageman＞因子］
　　　　　　・第ⅩⅢ因子［フィブリン＜線維素＞安定化因子］
　　　　フィブリノゲン＜線維素原＞異常症(先天性)
　　　　低プロコンバーチン血症＜Hypoproconvertinaemia＞
　　　　オーレン＜Owren＞病

D68.3　循環抗凝固薬による出血性障害
　　　　抗凝固薬の長期使用中における出血
　　　　高ヘパリン血症
　　　　下記の増加：
　　　　　・抗トロンビン
　　　　　・抗Ⅷa
　　　　　・抗Ⅸa
　　　　　・抗Ⅹa
　　　　　・抗ⅩIa
　　　　投与された抗凝固薬の分類が必要な場合は，追加外因コード(XX章)を使用する。
　　　　除外：出血を伴わない抗凝固薬の長期使用(Z92.1)
D68.4　後天性凝固因子欠乏症
　　　　凝固因子欠乏症，下記によるもの：
　　　　　・肝疾患
　　　　　・ビタミンK欠乏症
　　　　除外：新生児のビタミンK欠乏症(P53)
D68.5　原発性血栓形成傾向
　　　　活性Cタンパク＜蛋白＞耐性［第Ⅴ因子ライデン変異］
　　　　欠乏症：
　　　　　・抗トロンビン
　　　　　・Cタンパク＜蛋白＞
　　　　　・Sタンパク＜蛋白＞
　　　　プロトロンビン遺伝子突然変異
D68.6　その他の血栓形成傾向
　　　　抗カルジオリピン症候群
　　　　抗リン脂質抗体症候群
　　　　ループス抗凝固因子の存在
　　　　除外：播種性血管内凝固症候群(D65)
　　　　　　　　高ホモシステイン血症(E72.1)
D68.8　その他の明示された凝固障害
D68.9　凝固障害，詳細不明

D69　紫斑病及びその他の出血性病態　Purpura and other haemorrhagic conditions
　　　　除外：良性高ガンマグロブリン血症性紫斑病(D89.0)
　　　　　　　　血症性紫斑病(D89.1)
　　　　　　　　本態性(出血性)血小板血症(D47.3)
　　　　　　　　劇症紫斑病(D65)
　　　　　　　　血栓性血小板減少性紫斑病(M31.1)

D69.0	**アレルギー性紫斑病**
	紫斑病：
	・アナフィラキシー様
	・ヘノッホ(・シェーンライン)＜Henoch(-Schönlein)＞
	・血小板非減少性：
	・出血性
	・特発性
	・血管性
	血管炎，アレルギー性
D69.1	**血小板機能異常症**
	ベルナール・スーリエ＜Bernard-Soulier＞[巨(大)血小板]症候群
	グランツマン＜Glanzmann＞病
	グレイ血小板症候群
	血小板無力症(出血性)(遺伝性)
	血小板異常症
	除外：フォンウィルブランド＜von Willebrand＞病(D68.0)
D69.2	**その他の血小板非減少性紫斑病**
	紫斑病：
	・NOS
	・老人性
	・単純性
D69.3	**特発性血小板減少性紫斑病**
	エバンス＜Evans＞症候群
D69.4	**その他の原発性血小板減少症**
	除外：橈骨欠損を伴う血小板減少症(Q87.2)
	一過性新生児血小板減少症(P61.0)
	ウィスコット・アルドリッチ＜Wiskott-Aldrich＞症候群(D82.0)
D69.5	**続発性血小板減少症**
	原因の分類が必要な場合は，追加外因コード(XX章)を使用する。
D69.6	**血小板減少症，詳細不明**
D69.8	**その他の明示された出血性病態**
	毛細管ぜい＜脆＞弱症(遺伝性)
	血管性偽血友病
D69.9	**出血性病態，詳細不明**

血液及び造血器のその他の疾患(D70-D77)
Other diseases of blood and blood-forming organs

D70 **無顆粒球症** Agranulocytosis
包含：無顆粒球性アンギーナ
　　　乳児遺伝性無顆粒球症
　　　コストマン＜Kostmann＞病
　　　好中球減少症：
　　　　・NOS
　　　　・先天性
　　　　・周期性
　　　　・薬物誘発性
　　　　・間欠性
　　　　・脾性(原発性)
　　　　・中毒性
　　　好中球減少性脾腫
　　　ウェルナー・シュルツ病
薬物誘発性で，薬物の分類が必要な場合は，追加外因コード(XX章)を使用する。
除外：一過性新生児好中球減少症(P61.5)

D71 **多形核好中球機能障害** Functional disorders of polymorphonuclear neutrophils
包含：細胞膜レセプター複合体［CR3］欠損症
　　　慢性(小児期)肉芽腫性疾患
　　　先天性貪食能異常症
　　　進行性敗血症性肉芽腫症

D72 **白血球のその他の障害** Other disorders of white blood cells
除外：好塩基球増加症(D75.8)
　　　　免疫障害(D80-D89)
　　　　好中球減少症(D70)
　　　　異常白血球(数)(R72)
　　　　前白血病(症候群)(D46.9)

第Ⅲ章　血液及び造血器の疾患並びに免疫機構の障害

D72.0 **白血球の遺伝性異常**
　　　　異常症(顆粒形成)(顆粒球)又は症候群：
　　　　　・アルダー＜Alder＞
　　　　　・メイ・ヘグリン＜May-Hegglin＞
　　　　　・ペルゲル・ヒュー＜Pelger-HuV ët＞
　　　　遺伝性：
　　　　　・白血球：
　　　　　　　・過分節
　　　　　　　・寡少分節
　　　　　・白血球メラニン症＜leukomelanopathy＞
　　　　除外：シェディアック(・スタインブリンク)・東＜Chediak(-Steinbrinck)-Higashi＞
　　　　　　　症候群(E70.3)

D72.1 **好酸球増加症**
　　　　好酸球増加症：
　　　　　・アレルギー性
　　　　　・遺伝性

D72.8 **その他の明示された白血球の障害**
　　　　類白血病(性)反応：
　　　　　・リンパ球性
　　　　　・単球性
　　　　　・骨髄球性
　　　　白血球増加症
　　　　リンパ球増加症(症候性)
　　　　リンパ球減少症
　　　　単球増加症(症候性)
　　　　形質細胞増加症

D72.9 **白血球の障害，詳細不明**

D73　脾疾患　Diseases of spleen

D73.0 **脾機能低下症**
　　　　無脾(症)，術後
　　　　脾萎縮
　　　　除外：無脾(症)(先天性)(Q89.0)

D73.1 **脾機能亢進症**
　　　　除外：脾腫：
　　　　　　　・NOS(R16.1)
　　　　　　　・先天性(Q89.0)

D73.2 **慢性うっ血性脾腫**
D73.3 **脾膿瘍**
D73.4 **脾のう＜嚢＞胞**

D73.5	脾梗塞
	脾破裂，非外傷性
	脾捻転
	除外：外傷性脾破裂(S36.0)
D73.8	その他の脾疾患
	脾線維症 NOS
	脾周囲炎
	脾炎 NOS
D73.9	脾疾患，詳細不明

D74 メトヘモグロビン血症　Methaemoglobinaemia

D74.0	先天性メトヘモグロビン血症
	先天性 NADH・メトヘモグロビン還元酵素欠損症
	ヘモグロビン M［Hb－M］病
	メトヘモグロビン血症，遺伝性
D74.8	その他のメトヘモグロビン血症
	後天性メトヘモグロビン血症(サルファヘモグロビン血症を伴うもの)
	中毒性メトヘモグロビン血症
	原因の分類が必要な場合は，追加外因コード(XX章)を使用する。
D74.9	メトヘモグロビン血症，詳細不明

D75 血液及び造血器のその他の疾患
Other diseases of blood and blood-forming organs

除外：リンパ節腫大(R59.-)
　　　高ガンマグロブリン血症 NOS(D89.2)
　　　リンパ節炎：
　　　　・NOS(I88.9)
　　　　・急性(L04.-)
　　　　・慢性(I88.1)
　　　　・腸間膜(急性)(慢性)(I88.0)

D75.0	家族性赤血球増加症
	赤血球増加症＜多血症＞：
	・良性
	・家族性
	除外：遺伝性卵形赤血球症(D58.1)

D75.1　続発性＜二次性＞赤血球増加症＜多血症＞

赤血球増加症 NOS
赤血球増加症＜多血症＞：
- ・NOS
- ・後天性
- ・下記によるもの：
  - ・エリスロポ(イ)エチン
  - ・血漿量減少
  - ・高地性
  - ・ストレス
- ・情動性
- ・低酸素性
- ・腎性
- ・相対的

除外：赤血球増加症＜多血症＞：
- ・新生児(P61.1)
- ・真性(D45)

D75.8　血液及び造血器のその他の明示された疾患

好塩基球増加症

D75.9　血液及び造血器の疾患，詳細不明

D76　リンパ細網組織及び細網組織球組織のその他の明示された疾患
Other specified diseases with participation of lymphoreticular and reticulohistiocytic tissue

除外：アブト・レットレル・ジーベ＜Abt-Letterer-Siwe＞病(C96.0)
好酸球性肉芽腫(C96.6)
ハンド・シューラー・クリスチャン＜Hand-Schüller-Christian＞病(C96.5)
組織球性肉腫(C96.8)
ヒスチオサイトーシス X，多病巣性(C96.5)
ヒスチオサイトーシス X，単局性(C96.6)
ランゲルハンス＜Langerhans＞細胞組織球症，多病巣性(C96.5)
ランゲルハンス＜Langerhans＞細胞組織球症，単局性(C96.6)
悪性組織球症＜malignant histiocytosis＞(C96.8)
細網内皮症：
- ・白血性(C91.4)
- ・非脂質性(C96.0)

細網症：
- ・組織球性髄質性(C96.8)
- ・リポメラニン性(I89.8)
- ・悪性 NOS(C86.0)

D76.1	血球貪食性リンパ組織球症
	家族性血球貪食性細網症
	単核食細胞の組織球増殖症
D76.2	血球貪食症候群，感染症に関連するもの
	感染病原体又は疾患の分類が必要な場合は，追加コードを使用する。
D76.3	その他の組織球症症候群
	網内(皮)＜細網＞組織球腫(巨細胞)
	洞性組織球症，充実性リンパ節症を伴うもの
	黄色肉芽腫

D77* 　他に分類される疾患における血液及び造血器のその他の障害
　　　　Other disorders of blood and blood-forming organs in diseases classified elsewhere
　　　包含：住血吸虫症性脾線維症(B65.-†)

免疫機構の障害(D80－D89)
Certain disorders involving the immune mechanism

　　包含：補体系欠乏症
　　　　　免疫不全症，ヒト免疫不全ウイルス［HIV］病を除く
　　　　　サルコイドーシス
　　除外：自己免疫疾患(全身性)NOS(M35.9)
　　　　　多(形)核好中球機能障害(D71)
　　　　　ヒト免疫不全ウイルス［HIV］病(B20－B24)
　　　　　妊娠、分娩及び産じょく＜褥＞に合併するヒト免疫不全ウイルス［HIV］病(O98.7)

D80 　主として抗体欠乏を伴う免疫不全症
　　　　Immunodeficiency with predominantly antibody defects

D80.0	遺伝性低ガンマグロブリン血症
	常染色体性劣性無ガンマグロブリン血症(スイス＜Swiss＞型)
	伴性無ガンマグロブリン血症［ブルトン＜Bruton＞型］(成長ホルモン欠乏を伴うもの)
D80.1	非家族性低ガンマグロブリン血症
	表面免疫グロブリン陽性Bリンパ球を伴う無ガンマグロブリン血症
	分類不能型無ガンマグロブリン血症［CVAgamma］
	低ガンマグロブリン血症NOS
D80.2	選択的免疫グロブリンA［IgA］欠乏症
D80.3	選択的免疫グロブリンG［IgG］サブクラス欠乏症
D80.4	選択的免疫グロブリンM［IgM］欠乏症
D80.5	免疫グロブリンM［IgM］増加を伴う免疫不全症
D80.6	正常又は高免疫グロブリン血症を伴う抗体欠乏症

D80.7	乳児一過性低ガンマグロブリン血症
D80.8	主として抗体欠乏を伴うその他の免疫不全症
	カッパ鎖欠乏症
D80.9	主として抗体欠乏を伴う免疫不全症，詳細不明

D81 複合免疫不全症　Combined immunodeficiencies

除外：常染色体性劣性無ガンマグロブリン血症（スイス<Swiss>型）(D80.0)

D81.0	細網系異形成を伴う重症複合免疫不全症［SCID］
D81.1	T細胞及びB細胞の減少を伴う重症複合免疫不全症［SCID］
D81.2	B細胞数が減少又は正常な重症複合免疫不全症［SCID］
D81.3	アデノシン・デアミネース<脱アミノ酵素>［ADA］欠乏症
D81.4	ネゼロフ<Nezelof>症候群
D81.5	プリンヌクレオシドホスホリラーゼ<リン酸化酵素>［PNP］欠乏症
D81.6	主要組織適合遺伝子複合体クラスⅠ欠乏症
	裸リンパ球症候群
D81.7	主要組織適合遺伝子複合体クラスⅡ欠乏症
D81.8	その他の複合免疫不全症
	ビオチン依存性カルボキシラーゼ欠乏症
D81.9	複合免疫不全症，詳細不明
	重症複合免疫不全症［SCID］NOS

D82 その他の大きな欠損に関連する免疫不全症
Immunodeficiency associated with other major defects

除外：毛細血管拡張性運動失調(症)［ルイ・バー<Louis-Bar>症候群］(G11.3)

D82.0	ウィスコット・アルドリッチ<Wiskott-Aldrich>症候群
	血小板減少症及び湿疹を伴う免疫不全症
D82.1	ディジョージ<Di George>症候群
	咽頭のう<嚢>症候群
	胸腺(性)：
	・リンパ球無形成症
	・免疫不全を伴う無形成又は低形成<形成不全>
D82.2	短肢性低身長を伴う免疫不全症
D82.3	EB<Epstein-Barr>ウイルスに対する遺伝的反応異常に続発する免疫不全症
	伴性リンパ組織増殖性疾患
D82.4	高免疫グロブリンE［IgE］症候群
D82.8	その他の明示された大きな欠損に関連する免疫不全症
D82.9	大きな欠損に関連する免疫不全症，詳細不明

D83 分類不能型免疫不全症　Common variable immunodeficiency

| D83.0 | B細胞の数及び機能の顕著な異常を伴う分類不能型免疫不全症 |
| D83.1 | 顕著な免疫調節性T細胞障害を伴う分類不能型免疫不全症 |

D83.2	B細胞又はT細胞に対する自己抗体を伴う分類不能型免疫不全症
D83.8	その他の分類不能型免疫不全症
D83.9	分類不能型免疫不全症，詳細不明

D84 その他の免疫不全症　Other immunodeficiencies
D84.0	リンパ球機能抗原-1［LFA-1］欠乏症
D84.1	補体系の欠乏症
	C1エステラーゼ抑制因子［C1-INH］欠乏症
D84.8	その他の明示された免疫不全症
D84.9	免疫不全症，詳細不明

D86 サルコイドーシス　Sarcoidosis
D86.0	肺サルコイドーシス
D86.1	リンパ節サルコイドーシス
D86.2	リンパ節サルコイドーシスを伴う肺サルコイドーシス
D86.3	皮膚サルコイドーシス
D86.8	その他及び複合部位のサルコイドーシス
	サルコイドーシスにおける虹彩毛様体炎†(H22.1*)
	サルコイドーシスにおける多発性脳神経麻痺†(G53.2*)
	サルコイド＜類肉腫＞：
	・関節障害†(M14.8*)
	・心筋炎†(I41.8*)
	・筋炎†(M63.3*)
	ぶどう膜耳下腺熱［ヘールホ＜フォ＞ルト＜Heerfordt＞症候群］
D86.9	サルコイドーシス，詳細不明

D89 その他の免疫機構の障害，他に分類されないもの
Other disorders involving the immune mechanism, not elsewhere classified

除外：高グロブリン血症 NOS(R77.1)
　　　　意義不明の単クローン性異常免疫グロブリン血症＜monoclonal gammopathy＞
　　　　　(MGUS)(D47.2)
　　　　移植の不全及び拒絶(T86.-)

D89.0	多クローン性高ガンマグロブリン血症
	良性高ガンマグロブリン血(症)性紫斑病
	多クローン性異常免疫グロブリン血症＜polyclonal gammopathy＞ NOS

D89.1　**クリオグロブリン血症**
　　　クリオグロブリン血症：
　　　　・本態性
　　　　・特発性
　　　　・混合型
　　　　・原発性
　　　　・続発性
　　　クリオグロブリン血症性：
　　　　・紫斑病
　　　　・血管炎
D89.2　**高ガンマグロブリン血症，詳細不明**
D89.3　**免疫再構築症候群**
　　　免疫再構築症候群[IRIS]
　　　薬剤の分類が必要な場合は，追加外因コード(XX章)を使用する。
D89.8　**その他の明示された免疫機構の障害，他に分類されないもの**
D89.9　**免疫機構の障害，詳細不明**
　　　免疫疾患 NOS

第Ⅳ章　内分泌，栄養及び代謝疾患(E00-E90)

Endocrine, nutritional and metabolic diseases

注：すべての新生物＜腫瘍＞は機能的活性の有無にかかわらず，Ⅱ章に分類する。新生物＜腫瘍＞及び異所性内分泌組織による機能的活性，又は新生物＜腫瘍＞及び他に分類されるその他の病態に関連した内分泌腺の機能亢進及び機能低下を明示する必要がある場合は，追加コードとして本章の該当するコード(すなわち E05.8, E07.0, E16-E31, E34.-)を使用してもよい。

除外：妊娠，分娩及び産じょく＜褥＞の合併症(O00-O99)
　　　症状，徴候及び異常臨床所見・異常検査所見で他に分類されないもの(R00-R99)
　　　胎児及び新生児に特異的な一過性の内分泌障害及び代謝障害(P70-P74)

本章は，次の中間分類項目を含む：
E00-E07　甲状腺障害
E10-E14　糖尿病
E15-E16　その他のグルコース調節及び膵内分泌障害
E20-E35　その他の内分泌腺障害
E40-E46　栄養失調(症)
E50-E64　その他の栄養欠乏症
E65-E68　肥満(症)及びその他の過栄養＜過剰摂食＞
E70-E90　代謝障害

本章の星印(*)項目は下記のとおりである：
E35*　　他に分類される疾患における内分泌腺障害
E90*　　他に分類される疾患における栄養及び代謝障害

甲状腺障害(E00-E07)
Disorders of thyroid gland

E00　先天性ヨード欠乏症候群　Congenital iodine-deficiency syndrome
包含：環境性ヨード欠乏に関連した地方病の病態で，直接本人に対する場合と母体のヨード欠乏の影響としての場合がある。一部の病態は，現時点では甲状腺機能低下がなく，発育期の胎児の甲状腺ホルモン分泌の不足の影響である。環境からの甲状腺腫誘発物質が病因として関与していることもある。
関連する精神遅滞の分類が必要な場合は，追加コード(F70-F79)を使用する。
除外：無症候性ヨード欠乏性甲状腺機能低下症(E02)

E00.0　**先天性ヨード欠乏症候群，神経型**
　　　地方病性クレチン病，神経型

E00.1	**先天性ヨード欠乏症候群，粘液水腫型** 地方病性クレチン病： 　・甲状腺機能低下性 　・粘液水腫型
E00.2	**先天性ヨード欠乏症候群，混合型** 地方病性クレチン病，混合型
E00.9	**先天性ヨード欠乏症候群，詳細不明** 先天性ヨード欠乏性甲状腺機能低下症 NOS 地方病性クレチン病 NOS

E01　ヨード欠乏による甲状腺障害及び類縁病態
Iodine-deficiency-related thyroid disorders and allied conditions

除外：先天性ヨード欠乏症候群(E00.-)
　　　　無症候性ヨード欠乏性甲状腺機能低下症(E02)

E01.0	**ヨード欠乏によるびまん性(地方病性)甲状腺腫**
E01.1	**ヨード欠乏による多結節性(地方病性)甲状腺腫** ヨード欠乏による結節性甲状腺腫
E01.2	**ヨード欠乏による(地方病性)甲状腺腫，詳細不明** 地方病性甲状腺腫 NOS
E01.8	**その他のヨード欠乏による甲状腺障害及び類縁病態** 後天性ヨード欠乏性甲状腺機能低下症 NOS

E02　無症候性ヨード欠乏性甲状腺機能低下症
Subclinical iodine-deficiency hypothyroidism

E03　その他の甲状腺機能低下症　Other hypothyroidism
除外：ヨード欠乏による甲状腺機能低下症(E00－E02)
　　　　処置後甲状腺機能低下症(E89.0)

E03.0	**びまん性甲状腺腫を伴う先天性甲状腺機能低下症** 先天性甲状腺腫(非中毒性)： 　・NOS 　・実質性 **除外**：機能正常な一過性先天性甲状腺腫(P72.0)
E03.1	**甲状腺腫を伴わない先天性甲状腺機能低下症** 甲状腺無形成(粘液水腫を伴う) 先天性： 　・甲状腺萎縮 　・甲状腺機能低下症 NOS
E03.2	**薬剤及びその他の外因性物質による甲状腺機能低下症** 原因の分類が必要な場合は，追加外因コード(XX章)を使用する。
E03.3	**感染後甲状腺機能低下症**

E03.4	甲状腺萎縮（後天性）
	除外：先天性甲状腺萎縮(E03.1)
E03.5	粘液水腫性昏睡
E03.8	その他の明示された甲状腺機能低下症
E03.9	甲状腺機能低下症，詳細不明
	粘液水腫 NOS

E04 その他の非中毒性甲状腺腫　Other nontoxic goitre

除外：先天性甲状腺腫：
- NOS(E03.0)
- びまん性(E03.0)
- 実質性(E03.0)

ヨード欠乏による甲状腺腫(E00-E02)

E04.0	非中毒性びまん性甲状腺腫
	甲状腺腫，非中毒性：
	・びまん性(コロイド)
	・単純性
E04.1	非中毒性単発性甲状腺結節
	コロイド結節(のう＜嚢＞胞性)(甲状腺)
	非中毒性単結節性甲状腺腫
	甲状腺(のう＜嚢＞胞性)結節 NOS
E04.2	非中毒性多結節性甲状腺腫
	のう＜嚢＞胞性甲状腺腫 NOS
	多結節性(のう＜嚢＞胞性)甲状腺腫 NOS
E04.8	その他の明示された非中毒性甲状腺腫
E04.9	非中毒性甲状腺腫，詳細不明
	甲状腺腫 NOS
	結節性甲状腺腫(非中毒性)NOS

E05 甲状腺中毒症［甲状腺機能亢進症］　Thyrotoxicosis [hyperthyroidism]

除外：一過性甲状腺中毒症を伴う慢性甲状腺炎(E06.2)
　　　新生児甲状腺中毒症(P72.1)

E05.0	びまん性甲状腺腫を伴う甲状腺中毒症
	眼球突出性又は中毒性甲状腺腫 NOS
	グレーブス＜Graves＞病
	中毒性びまん性甲状腺腫
	＊バセドウ＜Basedow＞病
E05.1	中毒性単発性甲状腺結節を伴う甲状腺中毒症
	中毒性単結節性甲状腺腫を伴う甲状腺中毒症
E05.2	中毒性多結節性甲状腺腫を伴う甲状腺中毒症
	中毒性結節性甲状腺腫 NOS

E05.3	異所性甲状腺組織による甲状腺中毒症	
E05.4	人工的甲状腺中毒症	
E05.5	甲状腺クリーゼ又は急性発症	
E05.8	その他の甲状腺中毒症	

甲状腺刺激ホルモン<TSH>の産生過剰
原因の分類が必要な場合は，追加外因コード(XX章)を使用する。

E05.9　甲状腺中毒症，詳細不明
　　　　甲状腺機能亢進症 NOS
　　　　甲状腺中毒症性心疾患†(I43.8*)

E06　甲状腺炎　Thyroiditis
除外：分娩後甲状腺炎(O90.5)

E06.0　急性甲状腺炎
　　　　甲状腺膿瘍
　　　　化膿性甲状腺炎
　　　　感染病原体の分類が必要な場合は，追加コード(B95－B98)を使用する。

E06.1　亜急性甲状腺炎
　　　　甲状腺炎：
　　　　　　・ド・ケルヴァン<de Quervain>
　　　　　　・巨細胞性
　　　　　　・肉芽腫性
　　　　　　・非化膿性
　　　　除外：自己免疫性甲状腺炎(E06.3)

E06.2　一過性甲状腺中毒症を伴う慢性甲状腺炎
　　　　除外：自己免疫性甲状腺炎(E06.3)

E06.3　自己免疫性甲状腺炎
　　　　橋本甲状腺炎<橋本病>
　　　　ハシトキシコーシス<Hashitoxicosis>（一過性）
　　　　リンパ節様甲状腺腫
　　　　リンパ球性甲状腺炎
　　　　リンパ腫様甲状腺腫<Struma lymphomatosa>
　　　　※ 無痛性甲状腺炎

E06.4　薬物誘発性甲状腺炎
　　　　薬物の分類が必要な場合は，追加外因コード(XX章)を使用する。

E06.5　その他の慢性甲状腺炎
　　　　甲状腺炎：
　　　　　　・慢性：
　　　　　　　　・NOS
　　　　　　　　・線維性
　　　　　　・木様<ligneous>
　　　　　　・リーデル<Riedel>

E06.9　甲状腺炎，詳細不明

E07　**その他の甲状腺障害**　Other disorders of thyroid
E07.0　**カルシトニンの分泌過剰**
　　　　甲状腺 C 細胞過形成
　　　　甲状腺からのカルシトニンの分泌過剰
E07.1　**甲状腺ホルモン合成障害による甲状腺腫**
　　　　家族性甲状腺ホルモン合成障害による甲状腺腫
　　　　ペンドレッド＜Pendred＞症候群
　　　除外：機能正常な一過性先天性甲状腺腫(P72.0)
E07.8　**その他の明示された甲状腺障害**
　　　　サイロキシン結合グロブリンの異常
　　　　出血　｜
　　　　　　　｜甲状腺
　　　　梗塞　｜
　　　　シック・ユウサイロイド＜sick-euthyroid＞症候群
E07.9　**甲状腺障害，詳細不明**

糖尿病(E10−E14)
Diabetes mellitus

薬物誘発性で薬物の分類が必要な場合は，追加外因コード(XX章)を使用する．
下記の 4 桁細分類項目は項目 E10−E14 に使用する：
.0　**昏睡を伴うもの**
　　　糖尿病性：
　　　　　・ケトアシドーシスを伴う又は伴わない昏睡
　　　　　・高浸透圧性昏睡
　　　　　・低血糖性昏睡
　　　高血糖性昏睡 NOS
.1　**ケトアシドーシスを伴うもの**
　　　糖尿病性：　　　　　　　｜
　　　　　・アシドーシス　　　｜昏睡の記載のないもの
　　　　　・ケトアシドーシス　｜
.2†　**腎合併症を伴うもの**
　　　糖尿病性腎症＜ネフロパシー＞(N08.3*)
　　　内毛細管性糸球体ネフローゼ(N08.3*)
　　　キンメルスチール・ウィルソン＜Kimmelstiel-Wilson＞症候群(N08.3*)
.3†　**眼合併症を伴うもの**
　　　糖尿病性：
　　　　　・白内障(H28.0*)
　　　　　・網膜症(H36.0*)

第Ⅳ章 内分泌，栄養及び代謝疾患

.4† 神経(学的)合併症を伴うもの
　　糖尿病性：
　　　　・筋萎縮症(G73.0*)
　　　　・自律神経ニューロパチ<シ>ー(G99.0*)
　　　　・単ニューロパチ<シ>ー(G59.0*)
　　　　・多発(性)ニューロパチ<シ>ー(G63.2*)
　　　　・自律神経(G99.0*)
.5 末梢循環合併症を伴うもの
　　糖尿病性：
　　　　・え<壊>疽
　　　　・末梢血管症<アンギオパシー>†(I79.2*)
　　　　・潰瘍
.6 その他の明示された合併症を伴うもの
　　糖尿病性関節障害†(M14.2*)
　　神経障害性†(M14.6*)
.7 多発合併症を伴うもの
.8 詳細不明の合併症を伴うもの
.9 合併症を伴わないもの

E10　1型＜インスリン依存性＞糖尿病＜IDDM＞　Type 1 diabetes mellitus
［細分類は E10 の前を参照］
包含：糖尿病：
　　　　・ブリットル＜不安定＞型
　　　　・若年(発症)型
　　　　・ケトーシス傾向型
除外：糖尿病(下記における)：
　　　　・栄養障害に関連する(E12.-)
　　　　・新生児(P70.2)
　　　　・妊娠，分娩及び産じょく＜褥＞(O24.-)
　　尿糖：
　　　　・NOS(R81)
　　　　・腎性(E74.8)
　　耐糖能障害(R73.0)
　　術後低インスリン血症(E89.1)

E11 2型＜インスリン非依存性＞糖尿病＜NIDDM＞　Type 2 diabetes mellitus
［細分類はE10の前を参照］
包含：糖尿病(真性)(非肥満性)(肥満性)：
・成人(発症)型＜adult-onset＞
・成人(発症)型＜maturity-onset＞
・非ケトーシス性
・安定型
若年インスリン非依存性糖尿病
除外：糖尿病(下記における)：
・栄養障害に関連する(E12.-)
・新生児(P70.2)
・妊娠，分娩及び産じょく＜褥＞(O24.-)
尿糖：
・NOS(R81)
・腎性(E74.8)
耐糖能障害(R73.0)
術後低インスリン血症(E89.1)

E12 栄養障害に関連する糖尿病　Malnutrition-related diabetes mellitus
［細分類はE10の前を参照］
包含：栄養障害に関連する糖尿病：
・1型
・2型
除外：妊娠，分娩及び産じょく＜褥＞(O24.-)
尿糖：
・NOS(R81)
・腎性(E74.8)
耐糖能障害(R73.0)
新生児糖尿病(P70.2)
術後低インスリン血症(E89.1)

E13　その他の明示された糖尿病　Other specified diabetes mellitus
［細分類は E10 の前を参照］
除外：糖尿病（下記における）：
　　　　・栄養障害に関連する(E12.-)
　　　　・新生児(P70.2)
　　　　・妊娠，分娩及び産じょく＜褥＞(O24.-)
　　　　・1 型(E10.-)
　　　　・2 型(E11.-)
　　　尿糖：
　　　　・NOS(R81)
　　　　・腎性(E74.8)
　　　耐糖能障害(R73.0)
　　　術後低インスリン血症(E89.1)

E14　詳細不明の糖尿病　Unspecified diabetes mellitus
［細分類は E10 の前を参照］
包含：糖尿病 NOS
除外：糖尿病（下記における）：
　　　　・栄養障害に関連する(E12.-)
　　　　・新生児(P70.2)
　　　　・妊娠，分娩及び産じょく＜褥＞(O24.-)
　　　　・1 型(E10.-)
　　　　・2 型(E11.-)
　　　尿糖：
　　　　・NOS(R81)
　　　　・腎性(E74.8)
　　　耐糖能障害(R73.0)
　　　術後低インスリン血症(E89.1)

その他のグルコース調節及び膵内分泌障害(E15-E16)
Other disorders of glucose regulation and pancreatic internal secretion

E15　非糖尿病性低血糖性昏睡　Nondiabetic hypoglycaemic coma
包含：非糖尿病性薬物誘発性インスリン昏睡
　　　低血糖性昏睡を伴う高インスリン症
　　　低血糖性昏睡 NOS
薬物誘発性で薬物の分類が必要な場合は，追加外因コード(XX章)を使用する。

E16 その他の膵内分泌障害　Other disorders of pancreatic internal secretion

E16.0 昏睡を伴わない薬物誘発性低血糖症
薬物の分類が必要な場合は，追加外因コード(XX章)を使用する。

E16.1 その他の低血糖症
機能性非高インスリン血症性低血糖症
高インスリン症：
・NOS
・機能性
(膵)島ベータ細胞過形成 NOS
低血糖性昏睡後脳症

E16.2 低血糖症，詳細不明

E16.3 グルカゴン分泌増加
グルカゴン分泌過剰を伴う膵内分泌細胞過形成

E16.4 ガストリンの異常分泌
高ガストリン血症
ゾリンジャー・エリソン＜Zollinger-Ellison＞症候群

E16.8 その他の明示された膵内分泌障害
膵内分泌腺からの分泌増加：
・成長ホルモン放出ホルモン＜GHRH＞
・膵性ポリペプタイド＜PP＞＜pancreatic polypeptide＞
・ソマトスタチン
・血管作動性腸管性ポリペプタイド＜VIP＞＜vasoactive-intestinal polypeptide＞

E16.9 膵内分泌障害，詳細不明
島細胞過形成 NOS
膵内分泌細胞過形成 NOS

その他の内分泌腺障害(E20－E35)
Disorders of other endocrine glands

除外：乳汁漏出(症)(N64.3)
　　　女性化乳房(N62)

E20 副甲状腺＜上皮小体＞機能低下症　Hypoparathyroidism
除外：ディジョージ＜Di George＞症候群(D82.1)
　　　処置後副甲状腺＜上皮小体＞機能低下症(E89.2)
　　　テタニー NOS(R29.0)
　　　一過性新生児副甲状腺＜上皮小体＞機能低下症(P71.4)

E20.0 特発性副甲状腺＜上皮小体＞機能低下症
E20.1 偽性副甲状腺＜上皮小体＞機能低下症
E20.8 その他の副甲状腺＜上皮小体＞機能低下症

E20.9	副甲状腺＜上皮小体＞機能低下症，詳細不明
	副甲状腺＜上皮小体＞性テタニー

E21　副甲状腺＜上皮小体＞機能亢進症及びその他の副甲状腺＜上皮小体＞障害　Hyperparathyroidism and other disorders of parathyroid gland

除外：骨軟化症：
- ・成人(M83.-)
- ・乳児性及び若年性(E55.0)

E21.0	原発性副甲状腺＜上皮小体＞機能亢進症
	副甲状腺＜上皮小体＞過形成
	汎発性のう＜嚢＞胞性線維性骨炎［骨のフォンレックリングハウゼン＜von Recklinghausen＞病］
E21.1	続発性＜二次性＞副甲状腺＜上皮小体＞機能亢進症，他に分類されないもの
	除外：腎原性続発性＜二次性＞副甲状腺＜上皮小体＞機能亢進症(N25.8)
E21.2	その他の副甲状腺＜上皮小体＞機能亢進症
	三次性副甲状腺＜上皮小体＞機能亢進症
	除外：家族性低カルシウム尿(症)性高カルシウム血症(E83.5)
E21.3	副甲状腺＜上皮小体＞機能亢進症，詳細不明
E21.4	その他の明示された副甲状腺＜上皮小体＞障害
E21.5	副甲状腺＜上皮小体＞障害，詳細不明

E22　下垂体機能亢進症　Hyperfunction of pituitary gland

除外：クッシング＜Cushing＞症候群(E24.-)
　　　ネルソン＜Nelson＞症候群(E24.1)
　　　産生過剰：
- ・クッシング＜Cushing＞病に関連しない ACTH ＜副腎皮質刺激ホルモン＞(E27.0)
- ・下垂体 ACTH ＜副腎皮質刺激ホルモン＞(E24.0)
- ・甲状腺刺激ホルモン＜TSH＞(E05.8)

E22.0	末端肥大症＜先端巨大症＞及び下垂体性巨人症
	末端肥大症＜先端巨大症＞に関連する関節障害†(M14.5*)
	成長ホルモンの産生過剰
	除外：体質性：
	・巨人症(E34.4)
	・高身長(E34.4)
	成長ホルモン放出ホルモン＜GHRH＞の膵内分泌腺からの分泌増加(E16.8)
E22.1	高プロラクチン血症
	薬物誘発性で薬物の分類が必要な場合は，追加外因コード(XX章)を使用する。
E22.2	抗利尿ホルモン不適合分泌症候群＜SIADH＞
E22.8	その他の下垂体機能亢進症
	中枢性思春期早発症

E22.9 下垂体機能亢進症，詳細不明

E23 下垂体機能低下症及びその他の下垂体障害
Hypofunction and other disorders of pituitary gland

包含：障害が下垂体か視床下部かのどちらかに関わる下記の病態
除外：処置後下垂体機能低下症(E89.3)

E23.0 下垂体機能低下症
  妊よう性類宦官＜fertile eunuch＞症候群
  低ゴナドトロピン性性腺機能低下症
  特発性成長ホルモン欠損症
  単独欠損症：
   ・下垂体ホルモン
   ・成長ホルモン
   ・ゴナドトロピン＜性腺刺激ホルモン＞
  カルマン＜Kallmann＞症候群
  ローラン・レビィ＜Lorain-Levi＞低身長
  下垂体え＜壊＞死(分娩後)
  汎下垂体機能低下症
  下垂体(性)：
   ・悪液質
   ・機能不全(症)NOS
   ・低身長症
  シーハン＜Sheehan＞症候群
  シモンズ＜Simmonds＞病
 ※ 単独ホルモン欠損症以外の下垂体前葉ホルモンの部分的欠損症

E23.1 薬物誘発性下垂体機能低下症
  薬物の分類が必要な場合は，追加外因コード(XX章)を使用する。

E23.2 尿崩症
 除外：腎性尿崩症(N25.1)

E23.3 視床下部機能障害，他に分類されないもの
 除外：プラダー・ウィリ＜Prader-Willi＞症候群(Q87.1)
    ラッセル・シルバー＜Russell-Silver＞症候群(Q87.1)

E23.6 その他の下垂体障害
  下垂体膿瘍
  脂肪性器(性)ジストロフィー＜異栄養症＞

E23.7 下垂体障害，詳細不明

E24 クッシング＜Cushing＞症候群　　Cushing syndrome

E24.0 下垂体依存性クッシング＜Cushing＞病
  下垂体ACTH＜副腎皮質刺激ホルモン＞の産生過剰
  下垂体依存性副腎皮質機能亢進症

E24.1	ネルソン＜Nelson＞症候群
E24.2	薬物誘発性クッシング＜Cushing＞症候群
	薬物の分類が必要な場合は，追加外因コード(XX章)を使用する。
E24.3	異所性 ACTH ＜副腎皮質刺激ホルモン＞症候群
E24.4	アルコール性偽性クッシング＜Cushing＞症候群
E24.8	その他のクッシング＜Cushing＞症候群
E24.9	クッシング＜Cushing＞症候群，詳細不明

E25　副腎性器障害　Adrenogenital disorders

包含：副腎性器症候群，男性化又は女性化，後天性又は先天性ホルモン合成酵素欠損による副腎皮質過形成によるもの
　　　　女性：
　　　　　・副腎性偽＜仮＞性半陰陽
　　　　　・異性化偽＜仮＞性思春期早発症
　　　　男性：
　　　　　・(同性)偽＜仮＞性思春期早発症
　　　　　・早発性大性器症
　　　　　・副腎皮質過形成を伴う性早熟
　　　　男性化(女性)

E25.0	酵素欠損による先天性副腎性器障害
	先天性副腎皮質過形成(症)
	21－ヒドロキシラーゼ欠損症
	塩類喪失型先天性副腎皮質過形成(症)
E25.8	その他の副腎性器障害
	特発性副腎性器障害
	薬物誘発性で薬物の分類が必要な場合は，追加外因コード(XX章)を使用する。
E25.9	副腎性器障害，詳細不明
	副腎性器症候群 NOS

E26　アルドステロン症　Hyperaldosteronism

E26.0	原発性アルドステロン症
	コン＜Conn＞症候群
	副腎過形成(両側性)による原発性アルドステロン症
E26.1	続発性＜二次性＞アルドステロン症
E26.8	その他のアルドステロン症
	バーター＜Bartter＞症候群
E26.9	アルドステロン症，詳細不明

E27　その他の副腎障害　Other disorders of adrenal gland

第Ⅳ章　内分泌，栄養及び代謝疾患

E27.0　その他の副腎皮質機能亢進症
　　　　ACTH＜副腎皮質刺激ホルモン＞の産生過剰，クッシング＜Cushing＞病に関連しないもの
　　　　早発アドレナーキ＜Premature adrenarche＞
　　　　除外：クッシング＜Cushing＞症候群(E24.-)
E27.1　原発性副腎皮質機能不全(症)
　　　　アジソン＜Addison＞病
　　　　自己免疫性副腎炎
　　　　除外：アミロイドーシス＜アミロイド症＞(E85.-)
　　　　　　　結核性アジソン＜Addison＞病(A18.7)
　　　　　　　ウォーターハウス・フリーデリクセン＜Waterhouse-Friderichsen＞症候群(A39.1)
E27.2　アジソン＜Addison＞クリーゼ＜発症＞
　　　　副腎クリーゼ＜発症＞
　　　　副腎皮質クリーゼ＜発症＞
E27.3　薬物誘発性副腎皮質機能不全(症)
　　　　薬物の分類が必要な場合は，追加外因コード(XX章)を使用する。
E27.4　その他及び詳細不明の副腎皮質機能不全(症)
　　　　副腎：
　　　　　　・出血
　　　　　　・梗塞
　　　　副腎皮質機能不全 NOS
　　　　低アルドステロン症
　　　　除外：副腎脳白質ジストロフィー［アジソン・シルダー＜Addison-Schilder＞病］(E71.3)
　　　　　　　ウォーターハウス・フリーデリクセン＜Waterhouse-Friderichsen＞症候群(A39.1)
E27.5　副腎髄質機能亢進症
　　　　副腎髄質過形成
　　　　カテコラミン分泌過剰(症)
E27.8　その他の明示された副腎障害
　　　　コルチゾール結合グロブリン異常
E27.9　副腎障害，詳細不明

E28　卵巣機能障害　　Ovarian dysfunction
　　　　除外：ゴナドトロピン＜性腺刺激ホルモン＞単独欠損症(E23.0)
　　　　　　　処置後卵巣機能不全(症)(E89.4)
E28.0　エストロゲン過剰(症)
　　　　薬物誘発性で薬物の分類が必要な場合は，追加外因コード(XX章)を使用する。

— 259 —

E28.1 アンドロゲン過剰(症)
卵巣アンドロゲン分泌過剰(症)
薬物誘発性で薬物の分類が必要な場合は，追加外因コード(XX章)を使用する。

E28.2 多のう＜嚢＞胞性卵巣症候群
硬化性のう＜嚢＞胞性卵巣症候群
シュタイン・レーベンタール＜Stein-Leventhal＞症候群

E28.3 原発性卵巣機能不全(症)
エストロゲン減少
早発閉経(症)NOS
抵抗性卵巣症候群
除外：閉経期及び女性更年期状態(N95.1)
　　　純粋性腺形成異常症(Q99.1)
　　　ターナー＜Turner＞症候群(Q96.-)

E28.8 その他の卵巣機能障害
卵巣機能亢進症 NOS

E28.9 卵巣機能障害，詳細不明

E29 精巣＜睾丸＞機能障害　Testicular dysfunction
除外：アンドロゲン抵抗性症候群(E34.5)
　　　無精子症又は精子減少症 NOS(N46)
　　　ゴナドトロピン＜性腺刺激ホルモン＞単独欠損症(E23.0)
　　　クラインフェルター＜Klinefelter＞症候群(Q98.0－Q98.2, Q98.4)
　　　処置後精巣＜睾丸＞機能低下症(E89.5)
　　　精巣＜睾丸＞女性化(症候群)(E34.5)

E29.0 精巣＜睾丸＞機能亢進(症)
精巣＜睾丸＞ホルモンの分泌過剰(症)

E29.1 精巣＜睾丸＞機能低下(症)
5－アルファ還元酵素欠損症(男性偽＜仮＞性半陰陽を伴うもの)
精巣＜睾丸＞アンドロゲンの生合成障害 NOS
精巣＜睾丸＞性性腺機能低下(症)NOS
薬物誘発性で薬物の分類が必要な場合は，追加外因コード(XX章)を使用する。

E29.8 その他の精巣＜睾丸＞機能障害
E29.9 精巣＜睾丸＞機能障害，詳細不明

E30 思春期障害，他に分類されないもの
Disorders of puberty, not elsewhere classified

E30.0 思春期遅発症
体質性思春期遅発症
性的発育遅延

E30.1 思春期早発症
 除外：アルブライト（・マックーン）（・スタンバーグ）＜Albright (-McCune) (-Sternberg)＞症候群(Q78.1)
  中枢性思春期早発症(E22.8)
  先天性副腎皮質過形成(症)(E25.0)
  女性異性化偽＜仮＞性思春期早発症(E25.-)
  男性(同性)偽＜仮＞性思春期早発症(E25.-)
E30.8 その他の思春期障害
  早期乳房発達
E30.9 思春期障害，詳細不明

E31 多腺性機能障害　Polyglandular dysfunction
 除外：毛細血管拡張(性)運動失調(症)［ルイ・バー＜Louis-Bar＞症候群］(G11.3)
  筋強直性(筋)ジストロフィー［シュタイネルト＜Steinert＞病］(G71.1)
  偽性副甲状腺＜上皮小体＞機能低下症(E20.1)
E31.0 自己免疫性多腺性内分泌不全症
  シュミット＜Schmidt＞症候群
E31.1 多腺性機能亢進(症)
 除外：多発性内分泌腺腫症(D44.8)
E31.8 その他の多腺性機能障害
E31.9 多腺性機能障害，詳細不明

E32 胸腺の疾患　Diseases of thymus
 除外：免疫不全を伴う無形成又は低形成＜形成不全＞(D82.1)
  重症筋無力症(G70.0)
E32.0 胸腺の過形成遺残
  胸腺肥大
E32.1 胸腺膿瘍
E32.8 その他の胸腺の疾患
E32.9 胸腺の疾患，詳細不明

E34 その他の内分泌障害　Other endocrine disorders
 除外：偽性副甲状腺＜上皮小体＞機能低下症(E20.1)
E34.0 カルチノイド症候群
 注：カルチノイド腫瘍に関連する機能的活性の分類が必要な場合は，追加コードとして使用することができる。
E34.1 消化管ホルモンのその他の分泌過剰
E34.2 異所性ホルモン分泌，他に分類されないもの

E34.3　低身長，他に分類されないもの
　　　　低身長：
　　　　　・NOS
　　　　　・体質性
　　　　　・ラロン＜Laron＞型
　　　　　・社会心理学的
　　　　除外：早老症＜プロゲリア＞(E34.8)
　　　　　　　ラッセル・シルバー＜Russell-Silver＞症候群(Q87.1)
　　　　　　　免疫不全を伴う短肢性低身長(D82.2)
　　　　　　　低身長症：
　　　　　　　　・軟骨無形成性(Q77.4)
　　　　　　　　・軟骨低形成性(Q77.4)
　　　　　　　　・特異的異形症候群におけるもの －症候群にコードする － 索引を参照
　　　　　　　　・栄養性(E45)
　　　　　　　　・下垂体性(E23.0)
　　　　　　　　・腎性(N25.0)

E34.4　体質性高身長
　　　　体質性巨人症

E34.5　アンドロゲン抵抗性症候群
　　　　アンドロゲン抵抗を伴う男性偽＜仮＞性半陰陽
　　　　末梢(性)ホルモンレセプター＜受容体＞の障害
　　　　ライフェンスタイン＜Reifenstein＞症候群
　　　　精巣＜睾丸＞性女性化(症候群)

E34.8　その他の明示された内分泌障害
　　　　松果体機能不全
　　　　早老症＜プロゲリア＞

E34.9　内分泌障害，詳細不明
　　　　機能障害：
　　　　　・内分泌 NOS
　　　　　・ホルモン NOS

E35*　他に分類される疾患における内分泌腺障害
Disorders of endocrine glands in diseases classified elsewhere

E35.0*　他に分類される疾患における甲状腺障害
　　　　　甲状腺結核(A18.8†)

E35.1*　他に分類される疾患における副腎障害
　　　　　結核性アジソン病(A18.7†)
　　　　　ウォーターハウス・フリーデリクセン＜Waterhouse-Friderichsen＞症候群(髄膜炎菌性)(A39.1†)

E35.8*　他に分類される疾患におけるその他の内分泌腺障害

栄養失調(症) (E40-E46)
Malnutrition

注：栄養失調(症)の程度は，通常は体重を測定し，関係する標準人口における体重分布の標準偏差で表現する。

以前に一度でも体重測定をしてその測定値があれば，小児の体重増加の不足又は小児もしくは成人の体重減少の証拠は通常，栄養失調(症)を示す。ただ一度の測定結果しか使えない場合は，診断は確率にもとづいてなされ，他の臨床検査や検体検査がなければ決定的なものとはならない。体重の測定結果がないような例外的な場合には，臨床検査結果等に頼らなければならない。

標準値の平均より下回る観測値に対しては，標準人口分布の平均より標準偏差の3倍以上下回っていれば，重度の栄養失調(症)の可能性が高く；この平均より標準偏差の2倍から3倍未満の間にあれば，中等度の栄養失調(症)の可能性が高く；この平均より標準偏差の1倍から2倍未満の間にあれば，軽度の栄養失調(症)の可能性が高い。

除外：腸性吸収不良(症)(K90.-)
　　　栄養性貧血(D50-D53)
　　　タンパク＜蛋白＞エネルギー性栄養失調(症)の続発・後遺症(E64.0)
　　　スリム＜slim＞病(B22.2)
　　　飢餓(T73.0)

E40 **クワシオルコル**　　Kwashiorkor
　　皮膚及び毛髪の色素沈着障害を伴い栄養性浮腫を伴う重度栄養失調(症)
除外：消耗症(性)クワシオルコル(E42)

E41 **栄養性消耗症＜マラスムス＞**　　Nutritional marasmus
包含：消耗症＜マラスムス＞を伴う重度栄養失調(症)
除外：消耗症(性)クワシオルコル(E42)

E42 **消耗症(性)クワシオルコル**　　Marasmic kwashiorkor
包含：重度タンパク＜蛋白＞エネルギー性栄養失調(症) [E43に記載されたような]：
　　　　・中間型
　　　　・クワシオルコル及び消耗症＜マラスムス＞の両方の徴候を伴うもの

E43　詳細不明の重度タンパク＜蛋白＞エネルギー性栄養失調（症）
Unspecified severe protein-energy malnutrition

　　　　小児もしくは成人の体重の重度の喪失［消耗性］又は小児の体重増加の重度の不足で，標準人口分布の期待値より少なくとも標準偏差の3倍を下回ったもの（又は他の統計学的手法を使って同様の不足が表現されたもの）。ただ一度の体重測定結果しか使えない場合は，測定された体重が標準人口分布の平均値より標準偏差の3倍以下である場合は，重度消耗性の可能性が高い。

　　包含：飢餓浮腫

E44　中等度及び軽度のタンパク＜蛋白＞エネルギー性栄養失調（症）
Protein-energy malnutrition of moderate and mild degree

E44.0　中等度タンパク＜蛋白＞エネルギー性栄養失調（症）

　　　　小児もしくは成人の体重減少又は小児の体重増加の不足で，個人の以前の成長と比較して，期待値より標準偏差の2倍以上（しかし標準偏差の3倍未満）下回っているもの（又は他の統計学的手法を使って同様の不足が表現されたもの）。ただ一度の体重測定結果しか使えない場合は，標準人口分布の平均値よりも標準偏差の2倍以上で3倍未満を下回っていれば，中等度タンパク＜蛋白＞エネルギー性栄養失調（症）の可能性が高い。

E44.1　軽度タンパク＜蛋白＞エネルギー性栄養失調（症）

　　　　小児もしくは成人の体重減少又は小児の体重増加の不足で，個人の以前の成長と比較して，期待値より標準偏差の1倍以上（しかし標準偏差の2倍未満）下回っているもの（又は他の統計学的手法を使って同様の不足が表現されたもの）。ただ一度の体重測定結果しか使えない場合は，標準人口分布の平均値よりも標準偏差の1倍以上で2倍未満を下回っていれば，軽度タンパク＜蛋白＞エネルギー性栄養失調（症）の可能性が高い。

E45　タンパク＜蛋白＞エネルギー性栄養失調（症）に続発する発育遅延
Retarded development following protein-energy malnutrition

　　包含：栄養性：
　　　　　・低身長
　　　　　・発育阻止＜stunting＞
　　　　栄養失調（症）による身体的発育遅滞＜遅延＞

E46　詳細不明のタンパク＜蛋白＞エネルギー性栄養失調（症）
Unspecified protein-energy malnutrition

　　包含：栄養失調（症）NOS
　　　　　タンパク＜蛋白＞エネルギー性平衡異常 NOS

その他の栄養欠乏症(E50-E64)
Other nutritional deficiencies

除外：栄養性貧血(D50-D53)

E50 ビタミンA欠乏症　Vitamin A deficiency
　　　除外：ビタミンA欠乏症の続発・後遺症(E64.1)
E50.0　結膜乾燥症を伴うビタミンA欠乏症
E50.1　ビトー<Bitot>斑及び結膜乾燥症を伴うビタミンA欠乏症
　　　　幼児のビトー<Bitot>斑
E50.2　角膜乾燥症を伴うビタミンA欠乏症
E50.3　角膜潰瘍形成及び乾燥症を伴うビタミンA欠乏症
E50.4　角膜軟化症を伴うビタミンA欠乏症
E50.5　夜盲を伴うビタミンA欠乏症
E50.6　角膜の眼球乾燥(症)性瘢痕を伴うビタミンA欠乏症
E50.7　その他のビタミンA欠乏症の眼症状発現
　　　　眼球乾燥症 NOS
E50.8　その他のビタミンA欠乏症の症状発現
　　　　毛包<のう<嚢>>性角化症 ⎫
　　　　乾皮症　　　　　　　　　⎬ ビタミンA欠乏症によるもの†(L86*)
E50.9　ビタミンA欠乏症，詳細不明
　　　　ビタミンA欠乏症 NOS

E51 チ<サイ>アミン欠乏症　Thiamine deficiency
　　　除外：チ<サイ>アミン欠乏症の続発・後遺症(E64.8)
E51.1　脚気
　　　　脚気：
　　　　　・乾性
　　　　　・湿性†(I98.8*)
E51.2　ウェルニッケ<Wernicke>脳症<エンセファロパチ<シ>ー>
E51.8　その他のチ<サイ>アミン欠乏症の症状発現
E51.9　チ<サイ>アミン欠乏症，詳細不明

E52 ナイアシン欠乏症[ペラグラ]　Niacin deficiency [pellagra]
　　　包含：欠乏症：
　　　　　・ナイアシン(－トリプトファン)
　　　　　・ニコチン(酸)アミド<ニコチナミド>
　　　　ペラグラ(アルコール性)
　　　除外：ナイアシン欠乏症の続発・後遺症(E64.8)

E53	**その他のビタミンB群の欠乏症** Deficiency of other B group vitamins

除外：ビタミンB欠乏症の続発・後遺症(E64.8)
　　　ビタミンB_{12}欠乏性貧血(D51.-)

E53.0　**リボフラビン欠乏症**
　　　リボフラビン欠乏症＜アリボフラビノーシス＞
　　※ ビタミンB_2欠乏症

E53.1　**ピリドキシン欠乏症**
　　　ビタミンB_6欠乏症
　　除外：ピリドキシン反応性鉄芽球性貧血(D64.3)

E53.8　**その他の明示されたビタミンB群欠乏症**
　　　欠乏症：
　　　　・ビオチン
　　　　・シアノコバラミン
　　　　・葉酸
　　　　・葉酸塩
　　　　・パントテン酸
　　　　・ビタミンB_{12}

E53.9　**ビタミンB欠乏症，詳細不明**

E54	**アスコルビン酸欠乏症** Ascorbic acid deficiency

包含：ビタミンC欠乏症
　　　壊血病
除外：壊血病性貧血(D53.2)
　　　ビタミンC欠乏症の続発・後遺症(E64.2)

E55	**ビタミンD欠乏症** Vitamin D deficiency

除外：成人骨軟化症(M83.-)
　　　骨粗しょう＜鬆＞症＜オステオポローシス＞(M80-M81)
　　　くる病の続発・後遺症(E64.3)

E55.0　**くる病，活動性**
　　　骨軟化症：
　　　　・乳児性
　　　　・若年性
　　除外：くる病：
　　　　　・小児脂肪便症＜coeliac disease＞性(K90.0)
　　　　　・クローン＜Crohn＞病性(K50.-)
　　　　　・非活動性(E64.3)
　　　　　・腎性(N25.0)
　　　　　・ビタミンD抵抗性(E83.3)

E55.9　**ビタミンD欠乏症，詳細不明**

| E56 | その他のビタミン欠乏症　Other vitamin deficiencies |

除外：その他のビタミン欠乏症の続発・後遺症(E64.8)
- E56.0　ビタミンE欠乏症
- E56.1　ビタミンK欠乏症
  除外：ビタミンK欠乏症による凝固因子欠乏症(D68.4)
  　　　新生児のビタミンK欠乏症(P53)
- E56.8　その他のビタミン欠乏症
- E56.9　ビタミン欠乏症，詳細不明

| E58 | 食事性カルシウム欠乏症　Dietary calcium deficiency |

除外：カルシウム代謝障害(E83.5)
　　　カルシウム欠乏症の続発・後遺症(E64.8)

| E59 | 食事性セレン欠乏症　Dietary selenium deficiency |

包含：克山＜Keshan＞病
除外：セレン欠乏症の続発・後遺症(E64.8)

| E60 | 食事性亜鉛欠乏症　Dietary zinc deficiency |

| E61 | その他の栄養元素欠乏症　Deficiency of other nutrient elements |

薬物誘発性で薬物の分類が必要な場合は，追加外因コード(XX章)を使用する。
除外：ミネラル＜鉱質＞代謝障害(E83.-)
　　　ヨード欠乏による甲状腺障害(E00-E02)
　　　栄養失調(症)及びその他の栄養欠乏症の続発・後遺症(E64.-)
- E61.0　銅欠乏症
- E61.1　鉄欠乏症
  除外：鉄欠乏性貧血(D50.-)
- E61.2　マグネシウム欠乏症
- E61.3　マンガン欠乏症
- E61.4　クロム欠乏症
- E61.5　モリブデン欠乏症
- E61.6　バナジウム欠乏症
- E61.7　重複(性)栄養元素欠乏症
- E61.8　その他の明示された栄養元素欠乏症
- E61.9　栄養元素欠乏症，詳細不明

E63	その他の栄養欠乏症　Other nutritional deficiencies

除外：脱水(症)(E86)
　　　発育不全(R62.8)
　　　新生児の哺乳上の問題(P92.-)
　　　栄養失調(症)及びその他の栄養欠乏症の続発・後遺症(E64.-)

E63.0　必須脂肪酸［EFA］欠乏症
E63.1　食物摂取成分の不均衡
E63.8　その他の明示された栄養欠乏症
E63.9　栄養欠乏症，詳細不明
　　　栄養性心筋症 NOS†(I43.2*)

E64	栄養失調(症)及びその他の栄養欠乏症の続発・後遺症

Sequelae of malnutrition and other nutritional deficiencies

注：慢性栄養失調(症)又は慢性栄養欠乏には使用しない。現在の栄養失調(症)又は栄養欠乏をコーディングする。

E64.0　タンパク＜蛋白＞エネルギー性栄養失調(症)の続発・後遺症
　　　除外：タンパク＜蛋白＞エネルギー性栄養失調(症)に続発する発育遅延(E45)
E64.1　ビタミンA欠乏症の続発・後遺症
E64.2　ビタミンC欠乏症の続発・後遺症
E64.3　くる病の続発・後遺症
　　　変形性脊柱障害の分類が必要な場合は，追加コード(M40.1, M41.5)を使用する。
E64.8　その他の栄養欠乏症の続発・後遺症
E64.9　詳細不明の栄養欠乏症の続発・後遺症

肥満(症)及びその他の過栄養＜過剰摂食＞(E65-E68)
Obesity and other hyperalimentation

E65	限局性脂肪症＜脂肪過多症＞　Localized adiposity

包含：脂肪じょく＜褥＞＜fat pad＞

E66	肥満(症)　Obesity

除外：脂肪性器(性)ジストロフィー＜異栄養症＞(E23.6)
　　　リポマトーシス＜脂肪腫症＞：
　　　　・NOS(E88.2)
　　　　・有痛性［ダーカム＜Dercum＞病］(E88.2)
　　　プラダー・ウィリ＜Prader-Willi＞症候群(Q87.1)

E66.0　過剰カロリーによる肥満(症)
E66.1　薬物誘発性肥満(症)
　　　薬物の分類が必要な場合は，追加外因コード(XX章)を使用する。

E66.2	肺胞低換気を伴う過度肥満(症)	
	ピックウィック＜Pickwick＞症候群	
E66.8	その他の肥満(症)	
	病的肥満(症)	
E66.9	肥満(症)，詳細不明	
	単純性肥満(症)NOS	

E67	その他の過栄養＜過剰摂食＞　　Other hyperalimentation
	除外：過栄養＜過剰摂食＞ NOS(R63.2)
	過栄養＜過剰摂食＞の続発・後遺症(E68)
E67.0	ビタミンA過剰症
E67.1	高カロチン血症
E67.2	ビタミンB_6大量摂取＜megavitamin-B_6＞症候群
E67.3	ビタミンD過剰症
E67.8	その他の明示された過栄養＜過剰摂食＞

E68	過栄養＜過剰摂食＞の続発・後遺症　　Sequelae of hyperalimentation
	注：慢性過栄養＜過剰摂取＞には使用しない。現在の過栄養＜過剰摂取＞をコーディングする。

代謝障害(E70－E90)
Metabolic disorders

除外：アンドロゲン抵抗性症候群(E34.5)
　　　先天性副腎皮質過形成(症)(E25.0)
　　　エーラス・ダンロス＜Ehlers-Danlos＞症候群(Q79.6)
　　　酵素障害による溶血性貧血(D55.-)
　　　マルファン＜Marfan＞症候群(Q87.4)
　　　5－アルファ還元酵素欠損症(E29.1)

E70	芳香族アミノ酸代謝障害　　Disorders of aromatic amino-acid metabolism
E70.0	古典型フェニルケトン尿症
E70.1	その他の高フェニルアラニン血症
E70.2	チロシン代謝障害
	アルカプトン尿症
	高チロシン血症
	組織褐＜黒＞変症＜オクロノーシス＞
	チロシン血症
	チロシン症

E70.3 白皮症
　　　白皮症：
　　　　　・眼(性)
　　　　　・眼皮膚
　　　シェディアック(・スタインブリンク)・東＜Chediak(-Steinbrinck)-Higashi＞症候群
　　　クロス＜Cross＞症候群
　　　ヘルマンスキー・パドラク＜Hermansky-Pudlak＞症候群
E70.8 その他の芳香族アミノ酸代謝障害
　　　障害：
　　　　　・ヒスチジン代謝
　　　　　・トリプトファン代謝
E70.9 芳香族アミノ酸代謝障害，詳細不明

E71 側鎖＜分枝鎖＞アミノ酸代謝及び脂肪酸代謝障害
Disorders of branched-chain amino-acid metabolism and fatty-acid metabolism

E71.0 メープルシロップ＜楓糖＞尿症
E71.1 その他の側鎖＜分枝鎖＞アミノ酸代謝障害
　　　高ロイシン・イソロイシン血症
　　　高バリン血症
　　　イソ吉草酸血症
　　　メチルマロン酸血症
　　　プロピオン酸血症
E71.2 側鎖＜分枝鎖＞アミノ酸代謝障害，詳細不明
E71.3 脂肪酸代謝障害
　　　副腎白質ジストロフィー［アジソン・シルダー＜Addison-Schilder＞病］
　　　筋カルニチンパルミチルトランスフェラーゼ欠損症
　　　除外：シルダー＜Schilder＞病(G37.0)

E72 その他のアミノ酸代謝障害　Other disorders of amino-acid metabolism
　　　除外：病状を示さない異常所見(R70－R89)
　　　　　障害：
　　　　　　　・芳香族アミノ酸代謝(E70.-)
　　　　　　　・側鎖＜分枝鎖＞アミノ酸代謝(E71.0－E71.2)
　　　　　　　・脂肪酸代謝(E71.3)
　　　　　　　・プリン及びピリミジン代謝(E79.-)
　　　　　痛風(M10.-)

E72.0 アミノ酸転送障害
シスチン蓄積症†(N29.8*)
シスチン症
シスチン尿症
ファンコニー(・デトニー)(・デブレ)＜Fanconi(-de Toni)(-Debré)＞症候群
ハートナップ＜Hartnup＞病
ロウ＜Lowe＞症候群
除外：トリプトファン代謝障害(E70.8)

E72.1 含硫アミノ酸代謝障害
シスタチオニン尿症
ホモシスチン尿症
メチオニン血症
亜硫酸酸化酵素欠損症
除外：トランスコバラミンⅡ欠乏症(D51.2)

E72.2 尿素サイクル代謝障害
アルギニン血症
アルギノコハク酸尿症
シトルリン血症
高アンモニア血症
除外：オルニチン代謝障害(E72.4)

E72.3 リジン及びヒドロオキシリジン代謝障害
グルタル酸尿症
ヒドロオキシリジン血症
高リジン血症
除外：レフサム＜Refsum＞病(G60.1)
　　　　ツェルベガー＜Zellweger＞症候群(Q87.8)

E72.4 オルニチン代謝障害
オルニチン血症(Ⅰ型，Ⅱ型)

E72.5 グリシン代謝障害
高ヒドロキシプロリン血症
高プロリン血症(Ⅰ型，Ⅱ型)
非ケトン性高グリシン血症
サルコシン血症

E72.8 その他の明示されたアミノ酸代謝障害
障害：
　・ベータアミノ酸代謝
　・ガンマグルタミン回路＜サイクル＞

E72.9 アミノ酸代謝障害，詳細不明

E73 乳糖不耐症 Lactose intolerance
E73.0 先天性ラクターゼ＜乳糖分解酵素＞欠損症

- E73.1 続発性ラクターゼ＜乳糖分解酵素＞欠損症
- E73.8 その他の乳糖不耐症
- E73.9 乳糖不耐症，詳細不明

E74 その他の糖質代謝障害　Other disorders of carbohydrate metabolism
除外：グルカゴン分泌増加(E16.3)
　　　　糖尿病(E10-E14)
　　　　低血糖症 NOS(E16.2)
　　　　ムコ多糖(体蓄積)症(E76.0-E76.3)

- E74.0 糖原病
　　心糖原病
　　アンダースン＜Andersen＞病
　　コリ＜Cori＞病
　　フォーブス＜Forbes＞病
　　ヘルス＜Hers＞病
　　マッカードル＜McArdle＞病
　　ポンペ＜Pompe＞病
　　垂井＜Tarui＞病
　　フォン ギールケ＜von Gierke＞病
　　肝ホスホリラーゼ＜加リン酸分解酵素＞欠損症
- E74.1 フルクトース＜果糖＞代謝障害
　　本態性フルクトース＜果糖＞尿症
　　フルクトース＜果糖＞1,6-ジホスファターゼ欠損症
　　遺伝性フルクトース＜果糖＞不耐性
- E74.2 ガラクトース代謝障害
　　ガラクトキナーゼ欠損症
　　ガラクトース血症
- E74.3 その他の糖質腸吸収障害
　　グルコース・ガラクトース吸収不良症
　　スクラーゼ＜sucrase＞欠損症
　　除外：乳糖不耐症(E73.-)
- E74.4 ピルベート＜ピルビン酸＞代謝及び糖新生障害
　　欠損症：
　　　　・ホスホエノールピルベート＜ピルビン酸＞カルボキシキナーゼ
　　　　・ピルベート＜ピルビン酸＞：
　　　　　　・カルボキシラーゼ
　　　　　　・デビドロゲナーゼ＜脱水素酵素＞
　　除外：貧血を伴うもの(D55.-)

E74.8	その他の明示された糖質代謝障害

   本態性ペントース＜五炭糖＞尿症
   しゅう＜蓚＞酸症
   しゅう＜蓚＞酸塩尿症
   腎性糖尿

E74.9	糖質代謝障害，詳細不明

E75 スフィンゴリピド代謝障害及びその他の脂質蓄積障害
Disorders of sphingolipid metabolism and other lipid storage disorders

  除外：ムコリピドーシス＜ムコ脂質症＞，Ⅰ－Ⅲ型(E77.0－E77.1)
    レフサム＜Refsum＞病(G60.1)

E75.0	GM₂ガングリオシドーシス＜ガングリオシド症＞

   サンドホフ＜Sandhoff＞病
   テイ・サックス＜Tay-Sachs＞病
   GM₂ガングリオシドーシス＜ガングリオシド症＞：
    ・NOS
    ・成人型
    ・若年型

E75.1	その他のガングリオシドーシス＜ガングリオシド症＞

   ガングリオシドーシス＜ガングリオシド症＞：
    ・NOS
    ・GM₁
    ・GM₃
   ムコリピドーシス＜ムコ脂質症＞Ⅳ

E75.2	その他のスフィンゴリピドーシス

   ファブリー（・アンダーソン）＜Fabry(-Anderson)＞病
   ゴーシェ＜Gaucher＞病
   クラッベ＜Krabbe＞病
   ニーマン・ピック＜Niemann-Pick＞病
   ファーベル＜Farber＞症候群
   異染性白質ジストロフィー＜脳白質萎縮症＞
   スルファターゼ欠損症
  除外：副腎脳白質ジストロフィー［アジソン・シルダー＜Addison-Schilder＞病］
    (E71.3)

E75.3	スフィンゴリピドーシス，詳細不明
E75.4	神経系セロイドリポフスチン症

   バッテン＜Batten＞病
   ビールショウスキー・ジャンスキー＜Bielschowsky-Jansky＞病
   クーフ＜Kufs＞病
   スピールマイヤー・フォークト＜Spielmeyer-Vogt＞病

E75.5	その他の脂質蓄積障害
	脳腱コレステリン沈着症＜cerebrotendinous cholesterosis＞［ヴァン ボゲール・シェーレル・エプスタイン＜van Bogaert-Scherer-Epstein＞］
	ウォールマン＜Wolman＞病
E75.6	脂質蓄積障害，詳細不明

E76 グリコサミノグリカン代謝障害　Disorders of glycosaminoglycan metabolism

E76.0	ムコ多糖(体蓄積)症，Ⅰ型
	ハーラー＜Hurler＞症候群
	ハーラー・シャイエ＜Hurler-Scheie＞症候群
	シャイエ＜Scheie＞症候群
E76.1	ムコ多糖(体蓄積)症，Ⅱ型
	ハンター＜Hunter＞症候群
E76.2	その他のムコ多糖(体蓄積)症
	ベータグルクロニダーゼ欠損症
	ムコ多糖(体蓄積)症，Ⅲ，Ⅳ，Ⅵ，Ⅶ型
	マロトー・ラミー＜Maroteaux-Lamy＞(軽度)(重度)症候群
	モルキオ＜Morquio＞(様)(クラシック＜古典型＞)症候群
	サンフィリッポ＜Sanfilippo＞(B型)(C型)(D型)症候群
E76.3	ムコ多糖(体蓄積)症，詳細不明
E76.8	その他のグルコサミノグリカン代謝障害
E76.9	グルコサミノグリカン代謝障害，詳細不明

E77 糖タンパク＜蛋白＞代謝障害　Disorders of glycoprotein metabolism

E77.0	リソソーム酵素の翻訳後修飾における欠陥
	ムコリピドーシス＜ムコ脂質症＞Ⅱ［アイセル＜I-cell＞病］
	ムコリピドーシス＜ムコ脂質症＞Ⅲ［偽ハーラー＜Hurler＞多発ジストロフィー］
E77.1	糖タンパク＜蛋白＞分解における欠陥
	アスパラギングルコサミン尿症
	フコシドーシス＜フコース症＞
	マンノシドーシス＜マンノース症＞
	シアリドーシス［ムコリピドーシス＜ムコ脂質症＞Ⅰ］
E77.8	その他の糖タンパク＜蛋白＞代謝障害
E77.9	糖タンパク＜蛋白＞代謝障害，詳細不明

E78 リポタンパク＜蛋白＞代謝障害及びその他の脂血症
Disorders of lipoprotein metabolism and other lipidaemias

除外：スフィンゴリピドーシス(E75.0-E75.3)

E78.0 純型高コレステロール血症
　　　　家族性高コレステロール血症
　　　　フレドリクソン＜Fredrickson＞高リポタンパク＜蛋白＞血症, Ⅱa型
　　　　高ベータリポタンパク＜蛋白＞血症
　　　　高脂(質)血症, A群
　　　　低比重リポタンパク＜蛋白＞型［LDL］高リポタンパク＜蛋白＞血症
E78.1 純型高グリセリド血症
　　　　内因性高グリセリド血症
　　　　フレドリクソン＜Fredrickson＞高リポタンパク＜蛋白＞血症, Ⅳ型
　　　　高脂(質)血症, B群
　　　　高プレベータリポタンパク＜蛋白＞血症
　　　　超低比重リポタンパク＜蛋白＞型［VLDL］高リポタンパク＜蛋白＞血症
E78.2 混合型高脂血症
　　　　広域又は浮上ベータリポタンパク＜蛋白＞血症
　　　　フレドリクソン＜Fredrickson＞高リポタンパク＜蛋白＞血症, Ⅱb型又はⅢ型
　　　　プレベータリポタンパク＜蛋白＞血症を伴う高ベータリポタンパク＜蛋白＞血症
　　　　内因性高グリセリド血症を伴う高コレステロール血症
　　　　高脂(質)血症, C群
　　　　結節・発疹型黄色腫
　　　　結節型黄色腫
　　　　除外：脳腱コレステリン沈着症＜cerebrotendinous cholesterosis＞［ヴァン ボゲール・
　　　　　　シェーレル・エプスタイ Van Bogaert-Scherer-Epstein＞］（E75.5）
E78.3 高カイロミクロン血症
　　　　フレドリクソン＜Fredrickson＞高リポタンパク＜蛋白＞血症, Ⅰ型又はⅤ型
　　　　高脂(質)血症, D群
　　　　混合型高グリセリド血症
E78.4 その他の高脂血症
　　　　家族性複合型高脂血症
E78.5 高脂血症, 詳細不明
E78.6 リポタンパク＜蛋白＞欠損症及び低脂血症
　　　　無ベータリポタンパク＜蛋白＞血症
　　　　高比重リポタンパク＜蛋白＞欠乏症
　　　　低アルファリポタンパク＜蛋白＞血症
　　　　低ベータリポタンパク＜蛋白＞血症(家族性)
　　　　レシチンコレステロール アシルトランスフェラーゼ欠乏症
　　　　タンジール＜Tangier＞病
E78.8 その他のリポタンパク＜蛋白＞代謝障害
E78.9 リポタンパク＜蛋白＞代謝障害, 詳細不明

E79 プリン及びピリミジン代謝障害　Disorders of purine and pyrimidine metabolism

除外：腎結石(N20.0)
　　　　複合免疫不全症(D81.-)
　　　　痛風(M10.-)
　　　　オロチン酸＜オロト酸＞尿(性)貧血(D53.0)
　　　　色素性乾皮症(Q82.1)

- E79.0 炎症性関節炎及び痛風結節性疾患の徴候を伴わない高尿酸血症
　　　　無症候性高尿酸血症
- E79.1 レッシュ・ナイハン＜Lesch-Nyhan＞症候群
- E79.8 その他のプリン及びピリミジン代謝障害
　　　　遺伝性キサンチン尿症
- E79.9 プリン及びピリミジン代謝障害，詳細不明

E80 ポルフィリン及びビリルビン代謝障害
Disorders of porphyrin and bilirubin metabolism

包含：カタラーゼ及びペルオキシダーゼ欠損症

- E80.0 遺伝性骨髄性ポルフィリン症
　　　　先天性赤芽球増殖性ポルフィリン症
　　　　赤芽球増殖性プロトポルフィリン症
- E80.1 晩発性皮膚ポルフィリン症
- E80.2 その他のポルフィリン症
　　　　遺伝性コプロポルフィリン症
　　　　ポルフィリン症：
　　　　　・NOS
　　　　　・急性間欠性(肝性)
　　　　原因の分類が必要な場合は，追加外因コード(ⅩⅩ章)を使用する。
- E80.3 カタラーゼ及びペルオキシダーゼ欠損症
　　　　無カタラーゼ症［高原＜Takahara＞病］
- E80.4 ジルベール＜Gilbert＞症候群
- E80.5 クリグラー・ナジャール＜Crigler-Najjar＞症候群
- E80.6 その他のビリルビン代謝障害
　　　　デュビン・ジョンソン＜Dubin-Johnson＞症候群
　　　　ローター＜Rotor＞症候群
- E80.7 ビリルビン代謝障害，詳細不明

E83 ミネラル＜鉱質＞代謝障害　Disorders of mineral metabolism

除外：食事性ミネラル＜鉱質＞欠乏症(E58－E61)
　　　　副甲状腺＜上皮小体＞障害(E20－E21)
　　　　ビタミンD欠乏症(E55.-)

E83.0	銅代謝障害
	メンケス＜Menkes＞（ちぢれ毛髪＜kinky hair＞）（スチール様＜steely hair＞＜硬＞毛髪）病
	ウィルソン＜Wilson＞病
	※ 肝レンズ核変性症
E83.1	鉄代謝障害
	ヘモクロマトーシス＜血色素症＞
	除外：貧血：
	・鉄欠乏性（D50.-）
	・鉄芽球性（D64.0-D64.3）
E83.2	亜鉛代謝障害
	腸性先＜肢＞端皮膚炎
E83.3	リン代謝障害及びホスファターゼ障害
	酸ホスファターゼ欠損症
	家族性低リン血症
	低ホスファターゼ症
	ビタミンD抵抗性：
	・骨軟化症
	・くる病
	除外：成人骨軟化症（M83.-）
	骨粗しょう＜鬆＞症＜オステオポローシス＞（M80-M81）
E83.4	マグネシウム代謝障害
	高マグネシウム血症
	低マグネシウム血症
E83.5	カルシウム代謝障害
	家族性低カルシウム尿(症)性高カルシウム血症
	特発性高カルシウム尿症
	除外：軟骨石灰化症（M11.1-M11.2）
	副甲状腺＜上皮小体＞機能亢進症（E21.0-E21.3）
E83.8	その他のミネラル＜鉱質＞代謝障害
E83.9	ミネラル＜鉱質＞代謝障害，詳細不明
E84	のう＜嚢＞胞線維症　Cystic fibrosis
	包含：ムコビシドーシス
E84.0	肺の症状発現を伴うのう＜嚢＞胞線維症
E84.1	腸の症状発現を伴うのう＜嚢＞胞線維症
	遠位腸閉塞症候群
	のう＜嚢＞胞線維症における胎便＜メコニウム＞イレウス†（P75*）
	除外：のう＜嚢＞胞線維症が存在しないことが明らかな場合の胎便＜メコニウム＞閉塞＜イレウス＞（P76.0）
E84.8	その他の症状発現を伴うのう＜嚢＞胞線維症

E84.9　のう＜嚢＞胞線維症，詳細不明

E85　アミロイドーシス＜アミロイド症＞　Amyloidosis
　　　除外：アルツハイマー＜Alzheimer＞病(G30.-)
E85.0　非ニューロパチ＜シ＞ー性遺伝性家族性アミロイドーシス＜アミロイド症＞
　　　家族性地中海熱
　　　遺伝性アミロイド腎症＜ネフロパシー＞
E85.1　ニューロパチ＜シ＞ー性遺伝性家族性アミロイドーシス＜アミロイド症＞
　　　アミロイド性多発(性)ニューロパチ＜シ＞ー(ポルトガル型)
E85.2　遺伝性家族性アミロイドーシス＜アミロイド症＞，詳細不明
E85.3　続発性全身性アミロイドーシス＜アミロイド症＞
　　　血液透析に関連するアミロイドーシス＜アミロイド症＞
E85.4　臓器＜器官＞限局性アミロイドーシス＜アミロイド症＞
　　　限局性アミロイドーシス＜アミロイド症＞
E85.8　その他のアミロイドーシス＜アミロイド症＞
E85.9　アミロイドーシス＜アミロイド症＞，詳細不明

E86　体液量減少(症)　Volume depletion
　　　包含：脱水(症)
　　　　　　血漿又は細胞外液量の減少
　　　　　　循環血液量減少
　　　除外：新生児脱水症(P74.1)
　　　　　　循環血液量減少性ショック：
　　　　　　　・NOS(R57.1)
　　　　　　　・術後(T81.1)
　　　　　　　・外傷性(T79.4)

E87　その他の体液，電解質及び酸塩基平衡障害
　　　Other disorders of fluid, electrolyte and acid-base balance
E87.0　高浸透圧及び高ナトリウム血症
　　　ナトリウム＜Na＞過剰
　　　ナトリウム＜Na＞過負荷
E87.1　低浸透圧及び低ナトリウム血症
　　　ナトリウム＜Na＞欠乏症
　　　除外：抗利尿ホルモン不適合分泌症候群＜SIADH＞(E22.2)

E87.2	アシドーシス

アシドーシス：
- NOS
- 乳酸(性)
- 代謝性
- 呼吸性

除外：糖尿病性アシドーシス(共通4桁項目.1を伴うE10-E14)

E87.3	アルカローシス

アルカローシス：
- NOS
- 代謝性
- 呼吸性

E87.4	混合型酸塩基平衡障害
E87.5	高カリウム＜K＞血症

カリウム＜K＞過剰
カリウム＜K＞過負荷

E87.6	低カリウム＜K＞血症

カリウム＜K＞欠乏症

E87.7	体液過負荷

除外：浮腫(R60.-)

E87.8	その他の電解質及び体液障害，他に分類されないもの

電解質平衡異常 NOS
高クロール＜Cl＞血症
低クロール＜Cl＞血症

E88　その他の代謝障害　Other metabolic disorders

薬物誘発性で薬物の分類が必要な場合は，追加外因コード(ＸＸ章)を使用する。

除外：ヒスチオサイトーシスX(慢性)(C96.6)

E88.0	血漿タンパク＜蛋白＞代謝障害，他に分類されないもの

アルファ1アンチ＜抗＞トリプシン欠損症
ビスアルブミン血症

除外：リポタンパク＜蛋白＞代謝障害(E78.-)
　　　意義不明の単クローン性異常免疫グロブリン血症＜monoclonal gammopathy＞
　　　(MGUS)(D47.2)
　　　多クローン性高ガンマグロブリン血症(D89.0)
　　　ワルデンシュトレーム＜Waldenström＞マクログロブリン血症(C88.0)

E88.1	リポジストロフィー＜脂肪異栄養症＞，他に分類されないもの

リポジストロフィー＜脂肪異栄養症＞ NOS

除外：ウイップル＜Whipple＞病(K90.8)

E88.2	リポマトーシス＜脂肪腫症＞，他に分類されないもの
	リポマトーシス＜脂肪腫症＞：
	・NOS
	・有痛性［ダーカム＜Dercum＞病］
E88.3	腫瘍溶解症候群
	腫瘍溶解(抗腫瘍薬療法に続発するもの)(自発性)
E88.8	その他の明示された代謝障害
	ローノア・ベンソード＜Launois-Bensaude＞腺脂肪腫症
	トリメチルアミン尿症
E88.9	代謝障害，詳細不明

E89 治療後内分泌及び代謝障害，他に分類されないもの
Postprocedural endocrine and metabolic disorders, not elsewhere classified

E89.0	治療後甲状腺機能低下症
	照射後甲状腺機能低下症
	術後甲状腺機能低下症
E89.1	治療後低インスリン血症
	膵切除後高血糖症
	術後低インスリン血症
E89.2	治療後副甲状腺＜上皮小体＞機能低下症
	副甲状腺＜上皮小体＞欠損性テタニー
E89.3	治療後下垂体機能低下症
	照射後下垂体機能低下症
E89.4	治療後卵巣機能不全(症)
E89.5	治療後精巣＜睾丸＞機能低下症
E89.6	治療後副腎皮質(・髄質)機能低下症
E89.8	その他の治療後内分泌及び代謝障害
E89.9	治療後内分泌及び代謝障害，詳細不明

E90* 他に分類される疾患における栄養及び代謝障害
Nutritional and metabolic disorders in diseases classified elsewhere

第Ⅴ章　精神及び行動の障害(F00－F99)

Mental and behavioural disorders

包含：心理的発達障害
除外：症状，徴候及び異常臨床所見・異常検査所見で他に分類されないもの(R00－R99)

本章は，次の中間分類項目を含む：

F00－F09	症状性を含む器質性精神障害
F10－F19	精神作用物質使用による精神及び行動の障害
F20－F29	統合失調症，統合失調症型障害及び妄想性障害
F30－F39	気分［感情］障害
F40－F48	神経症性障害，ストレス関連障害及び身体表現性障害
F50－F59	生理的障害及び身体的要因に関連した行動症候群
F60－F69	成人の人格及び行動の障害
F70－F79	知的障害＜精神遅滞＞
F80－F89	心理的発達の障害
F90－F98	小児＜児童＞期及び青年期に通常発症する行動及び情緒の障害
F99	詳細不明の精神障害

本章の星印(*)項目は下記のとおりである：

F00*	アルツハイマー＜Alzheimer＞病の認知症
F02*	他に分類されるその他の疾患の認知症

症状性を含む器質性精神障害(F00－F09)
Organic, including symptomatic, mental disorders

　本中間分類は，大脳疾患，脳損傷又はその他の大脳機能不全を生ずる傷害のような実証できる病因を共通に有するということから集められた一連の精神障害から構成されている。機能不全は，脳を直接的及び選択的に侵す疾患，損傷及び傷害による一次性のもの全身性の疾患や障害により複数の臓器や器官系が障害され，その一つとして脳が侵される二次性のものがある。
　認知症(F00－F03)は脳疾患による症候群であり，通常は慢性又は進行性であり，複合した高次皮質機能障害があり，それには記憶，思考，見当識，理解力，計算，学習能力，言語や判断の障害が含まれている。意識混濁はない。通常は認知機能障害を伴い，時には，感情の制御，社会的行動や意欲の衰退がこれに先行して見られることもある。認知症症候群はアルツハイマー＜Alzheimer＞病，脳血管疾患及び一次性又は二次性に脳を侵すその他の病態において生ずる。

　基礎にある疾患を同定するために必要ならば，追加コードを使用する。

F00* アルツハイマー＜Alzheimer＞病の認知症（G30.-†）
Dementia in Alzheimer disease

アルツハイマー病は特徴ある神経病理学的及び神経化学的所見を有する病因不明の一次性変性脳疾患である。

この障害は通常は潜行性に始まり，数年の間に徐々にしかし確実に進行する。

F00.0* アルツハイマー＜Alzheimer＞病の認知症，早発性（G30.0†）
65歳未満で発病し，比較的急速な衰退経過をとり，種々の高次皮質機能の著明な複合障害を伴うアルツハイマー病の認知症

アルツハイマー病，2型

初老期認知症，アルツハイマー型

アルツハイマー型原発変性認知症，初老期発症

F00.1* アルツハイマー＜Alzheimer＞病の認知症，晩発性（G30.1†）
65歳以後，通常は70歳代後半又はそれ以後に発病し，緩徐に進行し，記憶障害を主要症状とするアルツハイマー病の認知症

アルツハイマー病，1型

アルツハイマー型原発変性認知症，老年期発症

老年認知症，アルツハイマー型

F00.2* アルツハイマー＜Alzheimer＞病の認知症，非定型又は混合型（G30.8†）
非定型認知症，アルツハイマー型

F00.9* アルツハイマー＜Alzheimer＞病の認知症，詳細不明（G30.9†）

F01 血管性認知症　Vascular dementia

血管性認知症は高血圧性脳血管疾患を含む血管疾患による脳梗塞の結果である。梗塞は通常は小さいが，累積して影響をおよぼす。発病は通常晩年である。

包含：動脈硬化性認知症

F01.0 急性発症の血管性認知症
脳血管の血栓症，塞栓症又は出血のいずれかによる一連の卒中発作の後で急速に進行することが多い。まれには単発の大きな出血が原因となることがある。

F01.1 多発梗塞性認知症
これは発病がより緩徐であり，何回もの一過性虚血発作により脳実質に生じた小梗塞の累積によるものである。

主として皮質認知症

F01.2 皮質下血管性認知症
高血圧の既往があり，大脳半球深部の白質に虚血性え＜壊＞死巣がある症例を含む。大脳皮質は通常保持されており，このことは臨床像がアルツハイマー＜Alzheimer＞病の認知症と非常に近似していることと対照的である。

F01.3 皮質及び皮質下混合性血管性認知症
F01.8 その他の血管性認知症
F01.9 血管性認知症，詳細不明

F02* 他に分類されるその他の疾患の認知症
Dementia in other diseases classified elsewhere

アルツハイマー<Alzheimer>病又は脳血管疾患以外の原因による(と思われる)認知症の症例。あらゆる年齢で発症しうるが，老年期では稀である。

F02.0* ピック<Pick>病の認知症(G31.0†)

中年に始まる進行性認知症，その特徴として，初期には緩徐に進行する性格変化と社会的衰退があり，引き続き知能，記憶及び言語機能の障害がある。無感情や多幸症，時には錐体外路症状を伴う。

F02.1* クロイツフェルト・ヤコブ<Creutzfeldt-Jakob>病の認知症(A81.0†)

多くの神経学的症状を伴う進行性認知症であり，それは感染性病原体に起因すると思われる特異的な神経病理学的病変によるものである。通常は中年又は晩年に発病するが成人期に生じることもある。経過は亜急性であり，1～2年で死に至る。

F02.2* ハンチントン<Huntington>病の認知症(G10†)

脳の広範な変性に関連して生じる認知症である。この障害は常染色体性単純優性遺伝である。典型的には，20歳代から30歳代に発症する。進行は緩徐であり，通常は10～15年以内に死に至る。

ハンチントン舞踏病の認知症

F02.3* パーキンソン<Parkinson>病の認知症(G20†)

確立されたパーキンソン病の経過中に生じる認知症。特異的な鑑別しうる臨床徴候はいまだに示されていない。

振戦麻痺の認知症
パーキンソン症候群の認知症

F02.4* ヒト免疫不全ウイルス［HIV］病の認知症(B22.0†)

ヒト免疫不全ウイルス［HIV］病の経過中に生じた認知症。HIV感染症以外にはその臨床症状を説明できるような併発疾患又は併発病態は存在しない。

F02.8* 　他に分類されるその他の明示された疾患の認知症
　　　　　認知症(下記における)：
　　　　　　　・脳リピドーシス(E75.-†)
　　　　　　　・てんかん(G40.-†)
　　　　　　　・肝レンズ核変性症(E83.0†)
　　　　　　　・高カルシウム血症(E83.5†)
　　　　　　　・甲状腺機能低下症, 後天性(E01.-†, E03.-†)
　　　　　　　・中毒(T36－T65†)
　　　　　　　・多発性硬化症(G35†)
　　　　　　　・神経梅毒(A52.1†)
　　　　　　　・ナイアシン欠乏症［ペラグラ］(E52†)
　　　　　　　・結節性多発(性)動脈炎(M30.0†)
　　　　　　　・全身性エリテマトーデス＜紅斑性狼瘡＞＜SLE＞(M32.-†)
　　　　　　　・トリパノソーマ症(B56.-†, B57.-†)
　　　　　　　・尿毒症(N18.5†)
　　　　　　　・ビタミン B_{12} 欠乏症(E53.8†)

F03　詳細不明の認知症　Unspecified dementia
　　　　包含：初老期：
　　　　　　　　　・認知症 NOS
　　　　　　　　　・精神病 NOS
　　　　　　　原発性変性認知症 NOS
　　　　　　　老年期：
　　　　　　　　　・認知症：
　　　　　　　　　　　・NOS
　　　　　　　　　　　・抑うつ型又は妄想型
　　　　　　　　　・精神病 NOS
　　　　除外：せん妄又は急性錯乱状態を伴う老年認知症(F05.1)
　　　　　　　老衰 NOS(R54)

F04 器質性健忘症候群，アルコールその他の精神作用物質によらないもの
Organic amnesic syndrome, not induced by alcohol and other psychoactive substances

即時の記憶再生は保たれているが，最近の記憶と遠隔記憶が著明に減弱している症候群で，新しい材料を学習する能力の減退と時間の失見当(識)がある．作話が著明な特徴になるが，知覚その他の認知機能は知能を含めて通常は侵されない．予後は基礎にある病変の経過による．

包含：非アルコール性コルサコフ＜Korsakov＞精神病又は症候群
除外：健忘：
- ・NOS(R41.3)
- ・前向性(R41.1)
- ・解離性(F44.0)
- ・逆向性(R41.2)

コルサコフ＜Korsakov＞症候群：
- ・アルコールによる又は詳細不明(F10.6)
- ・その他の精神作用物質による(共通4桁項目 .6を伴うF11-F19)

F05 せん妄，アルコールその他の精神作用物質によらないもの
Delirium, not induced by alcohol and other psychoactive substances

非特異的な器質脳症候群である．その特徴は意識と注意力，知覚，思考，記憶，精神運動性の行動，感情及び睡眠・覚醒スケジュールが同時に障害されることである．持続期間はさまざまであり，軽症から最重症まで重症度は種々である．

包含：急性又は亜急性：
- ・脳症候群
- ・錯乱状態(非アルコール性)
- ・感染症性精神病
- ・器質性反応
- ・器質精神症候群

除外：アルコールによる又は詳細不明の振戦せん妄(F10.4)

F05.0　せん妄，認知症に重ならないもの
F05.1　せん妄，認知症に重なったもの
　　　　上記の診断基準を満たす病態で，認知症(F00-F03)の経過中に現れるもの
F05.8　その他のせん妄
　　　　混合性病因によるせん妄
　　　　術後せん妄
F05.9　せん妄，詳細不明

F06 脳の損傷及び機能不全並びに身体疾患によるその他の精神障害
Other mental disorders due to brain damage and dysfunction and to physical disease

脳障害が病因となるさまざまな病態を含んでいる。一次性脳疾患によるもの，二次性に脳を侵す全身疾患によるもの，外因性の中毒物質やホルモンによるもの，内分泌障害によるもの，あるいはその他の身体疾患によるものがある。

除外：下記に関連するもの：
・せん妄(F05.-)
・F00-F03に分類される認知症
アルコールその他の精神作用物質の使用によるもの(F10-F19)

F06.0　器質性幻覚症
持続性又は反復性の幻覚がある障害で，通常は視覚性又は聴覚性であり，意識清明時に生じ，本人には幻覚だとわかっている場合とわからない場合がありうる。幻覚の妄想的な加工も起こることもあるが，妄想が臨床像を支配することはなく，病識は保たれていることがある。

器質性幻覚状態(非アルコール性)
除外：アルコール性幻覚症(F10.5)
統合失調症(F20.-)

F06.1　器質性緊張病性障害
この障害は緊張病症状を伴う精神運動性の減退(昏迷)又は亢進(興奮)である。精神運動性の両極端の状態が交替することがある。

除外：緊張型統合失調症(F20.2)
昏迷：
・NOS(R40.1)
・解離性(F44.2)

F06.2　器質性妄想性［統合失調症様］障害
持続性又は反復性の妄想が臨床像において優位な障害。妄想は幻覚を伴うこともある。奇怪な幻覚や思考障害のような統合失調症を思わせるいくつかの症状も存在することがある。

器質性の妄想状態及び幻覚妄想状態
てんかんにおける統合失調症様精神病
除外：急性一過性精神病性障害(F23.-)
持続性妄想性障害(F22.-)
薬物による精神病性障害(共通4桁項目 .5を伴うF11-F19)
統合失調症(F20.-)

F06.3　器質性気分［感情］障害
この障害の特徴は気分又は感情の変化であり，通常は活動性の全体的水準の変化を伴っており，抑うつ性，軽躁性，躁性又は双極性(F30-F38を参照)であるが，器質性障害の結果として生じたものである。

除外：気分障害，非器質性又は詳細不明(F30-F39)

F06.4　**器質性不安障害**
　　この障害の特徴は，本質的な記述的症状としては全般性不安障害(F41.1)，恐慌性＜パニック＞障害(F41.0)又は両者の組合せの症状を示すが，器質性障害の結果として生じたものである。
　　除外：不安障害，非器質性又は詳細不明(F41.-)

F06.5　**器質性解離性障害**
　　この障害の特徴は，過去の記憶，同一性及び直接感覚の認識と，身体運動の調節(F44.-を参照)との間の，正常な統合の部分的又は完全な喪失であるが，器質性障害の結果として生じたものである。
　　除外：解離性［転換性］障害，非器質性又は詳細不明(F44.-)

F06.6　**器質性情緒不安定性［無力性］障害**
　　この障害の特徴は，感情失禁又は感情不安定性，易疲労性及び種々の不快な身体感覚(たとえば，めまい)や疼痛であるが，これらは器質性障害の結果として生じたものである。
　　除外：身体表現性障害，非器質性又は詳細不明(F45.-)

F06.7　**軽症認知障害**
　　この障害の特徴は，記憶障害，学習困難及び短時間しか課題に集中できないような集中力の低下である。精神的作業を試みると著明な精神的疲労感がしばしば見られ，新規の学習は客観的にはうまくできるのに主観的には困難に感じられる。これらの症状はすべて軽症であり，認知症(F00-F03)又はせん妄(F05.-)と診断できるほどに重症ではない。この診断は，明示された身体障害に伴う場合にのみなされるべきであり，F10からF99までに分類される何らかの精神障害又は行動障害が存在する場合には，なされるべきではない。この障害は非常にさまざまな脳及び全身性の感染症や身体疾患に先行し，あるいは随伴したり，後続したりすることがあるが，脳障害の直接の証拠は必ずしも存在しない。脳炎後症候群(F07.1)及び脳振とう＜盪＞後症候群(F07.2)とはその病因が異なること，症状が全般的に軽症でより狭い範囲に限られること，及び通常は持続期間がより短いことによって鑑別することができる。

F06.8　**脳の損傷及び機能不全並びに身体疾患によるその他の明示された精神障害**
　　てんかん精神病 NOS

F06.9　**脳の損傷及び機能不全並びに身体疾患による詳細不明の精神障害**
　　器質性：
　　・脳症候群 NOS
　　・精神障害 NOS

F07　脳の疾患，損傷及び機能不全による人格及び行動の障害
Personality and behavioural disorders due to brain disease, damage and dysfunction

　　人格と行動の変化は，脳の疾患，損傷又は機能不全の合併障害又は後遺障害として存在しうる。

F07.0 器質性人格障害

この障害の特徴は，患者が発病前に示した行動の習慣的パターンが，感情，欲求及び衝動の表現を含めて，著明に変化することである．認知と思考の障害，及び性欲の変化も部分的な臨床像となることがある．

器質性：
- 偽精神病質性パーソナリティー
- 偽遅滞性パーソナリティー

症候群：
- 前頭葉
- 辺縁系てんかんパーソナリティー
- ロボトミー
- 白質切断術後

除外：持続的人格変化（下記の体験後の）：
- 破局体験（F62.0）
- 精神科疾患り患（F62.1）

脳振とう＜盪＞後症候群（F07.2）
脳炎後症候群（F07.1）
特定の人格障害（F60.-）

F07.1 脳炎後症候群

ウイルス性又は細菌性脳炎からの回復に引き続く，残遺性の非特異的で多様な行動変化．この症候群は可逆性であり，それが器質性人格障害との主要な鑑別点である．

除外：器質性人格障害（F07.0）

F07.2 脳振とう＜盪＞後症候群

この症候群は（通常は意識喪失を生じる程に重症の）頭部外傷に引き続いて生じ，質的に異なる多くの症状を含んでいる．たとえば頭痛，めまい，疲労性，刺激性，集中困難，精神的作業遂行困難，記憶障害，不眠及びストレスや感情興奮又はアルコールに対する耐性低下がある．

脳挫傷後症候群（脳症）
脳外傷後症候群・非精神病性

除外：現在の振とう＜盪＞症，脳（S06.0）

F07.8 脳の疾患，損傷及び機能不全によるその他の器質性の人格及び行動の障害
右半球器質性情緒障害

F07.9 脳の疾患，損傷及び機能不全による器質性の人格及び行動の障害，詳細不明
器質精神症候群

F09 詳細不明の器質性又は症状性精神障害
Unspecified organic or symptomatic mental disorder

包含：精神病：
- 器質性 NOS
- 症状性 NOS

除外：精神病 NOS（F29）

精神作用物質使用による精神及び行動の障害(F10-F19)
Mental and behavioural disorders due to psychoactive substance use

　本中間分類は重症度や臨床型が異なる非常に多様な障害を含んでいるが，それらすべてに共通する属性は1種類以上の精神作用物質を使用したためである。その物質は医学的に処方されていた場合もあるし，そうでない場合もある。当該物質は3桁分類項目によって示され，4桁分類コードは臨床状態像を明示するものである。これらのコードは明示されたそれぞれの物質に対して，必要に応じて使用されるべきものであるが，すべての4桁分類コードがあらゆる物質に当てはまるものではないことに注意すべきである。

　精神作用物質の同定はできる限り多くの情報源にもとづいてなされるべきである。情報源としては自己報告データ，血液又はその他の体液の分析，特徴的な自覚的身体症状と精神症状，客観的な臨床検査所見と行動の特徴，そしてその他の証拠として，薬物を患者が所有していることがわかったとか，患者から告知された第三者からの報告があることなどがありうる。多くの薬物使用者は2種類のタイプの精神作用物質を使っている。主要な診断は現在の臨床症候群の原因となり，又はそれに最も影響した物質又はその種類によって，可能な限り，分類を行うべきである。その他の診断については，他の精神作用物質が，中毒量に達するまで(共通4桁項目.0)，又は有害作用を生じるまで(共通4桁項目.1)，依存(共通4桁項目.2)，又はその他の障害(共通4桁項目.3-.9)を生じるまでに摂取されている場合に，コーディングされるべきである。

　摂取されている精神作用物質のパターンが混沌としており，特定できないとか，異なった精神作用物質の関与がわからないほど混合しているという場合にのみ，多剤使用による精神及び行動の障害という診断(F19.-)が用いられるべきである。

除外：依存を生じない物質の乱用(F55)

下記の4桁細分類項目は項目F10-F19に使用する。

.0　急性中毒
　　　　　精神作用物質の摂取に引き続いて生じる状態である。意識レベル，認知，知覚，感情又は行動の障害を生じたり，あるいはその他の精神生理的機能及び反応の障害を生じる。この障害はその物質の薬理学的急性効果に直接関係するものであり，時間の経過とともに消褪して完全に回復する。ただし，組織損傷又はその他の合併症が生じた場合は例外である。合併症としては外傷，吐物吸入，せん妄，昏睡，けいれん<痙攣>及びその他の医学的合併症があることがある。これらの合併症の性質は中毒物質の薬理学的種類と摂取方法によって異なる。

　　　※　中毒(intoxication)には，①酔うこと(inebriation)②中毒(poisoning)の意味がある。
　　　　(アルコール依存症における)急性酩酊
　　　　"悪酔い"(薬物)
　　　　酩酊 NOS
　　　　病的酩酊
　　　　精神作用物質中毒によるトランス及び憑依障害
　　　除外：薬物による中毒<poisoning>を意味する場合(T36-T50)

第Ⅴ章 精神及び行動の障害

.1 **有害な使用**
健康障害を引き起こすような，精神作用物質の使用形式。障害は身体的であるか（精神作用物質の自己注射による肝炎の場合等）あるいは精神的である（たとえば，大量飲酒による二次性のうつ病性障害のエピソード）。
精神作用物質乱用

.2 **依存症候群**
一連の行動，認知及び身体的現象である。物質の反復使用の後に現われ，典型的には，薬物摂取の強い渇望があり，その使用についての制御が困難になり，有害な影響があるにもかかわらず持続して使用し，薬物の使用に対しては，その他の活動や義務よりも一層高位の優先権を与え，耐性が亢進し，時には，身体的離脱状態を示す。
依存症候群は特異的精神作用物質（たとえばタバコ，アルコール，又はジアゼパム）についても，薬物（たとえばアヘン類薬物）についても，又はさらに広い範囲の薬理学的に異なる精神作用物質群についても発症することがある。
慢性中毒
渇酒症
薬物嗜癖

.3 **離脱状態**
精神作用物質を持続的に使用した後で，その物質から完全に，又は相対的に離脱する時に生じる，種々の性質と重症度を持つ一群の症状である。離脱状態の発生と経過は時間的に限定されており，精神作用物質の種類に関連し，使用の中止又は減量の直前の使用量に関係する。離脱状態の合併症にはけいれん＜痙攣＞も生じることがある。

.4 **せん妄を伴う離脱状態**
この病態は，共通4桁項目 .3 で定義された離脱状態に，F05.-で定義されるようなせん妄が合併した場合である。けいれん＜痙攣＞も生じることがある。器質的要因がまた原因の役割を演じていると考えられる場合は，この病態は F05.8 に分類する。
振戦せん妄（アルコールによる）

.5 **精神病性障害**
精神作用物質の使用中又は使用に引き続き生じる一群の精神病性現象であるが，急性中毒によるだけでは説明できず，また離脱状態の症状でもない。この障害の特徴は，幻覚（典型的には幻聴だが，しばしば一つ以上の感覚様式に生じる），知覚錯誤，妄想（しばしば妄想的又は被害的な性質の），精神運動性障害（興奮又は昏迷），そして強度の恐怖からエクスタシーに至るような，異常な感情である。意識は通常は清明であるが，ある程度の意識混濁があることもある。しかし，重症の錯乱はない。
アルコール性：
・幻覚症
・嫉妬
・パラノイア
・精神病 NOS
除外：アルコール又はその他の精神作用物質による残遺及び遅発性精神病性障害（共通4桁項目 .7 を伴う F10-F19）

.6　健忘症候群
　　　最近の記憶と遠隔記憶の顕著な慢性障害を伴う症候群。即時の記憶再生は通常は保たれており，特徴としては最近の記憶が遠隔記憶より障害されていることである。時間感覚の障害及びできごとの順序付けの障害が通常は著明であり，また同様に新しいことがらの学習能力の障害も著しい。作話が顕著に見られることがあるが，それは必ず存在するとは限らない。その他の認知機能は通常は比較的良好に保たれており，健忘性の欠損がその他の機能の障害よりも比較にならない程に大きい。
　　　健忘性障害，アルコール又は薬物によるもの
　　　　コルサコフ＜Korsakov＞精神病又は症候群，アルコールもしくは他の精神作用物質
　　　　　によるもの，又は詳細不明のもの
　　　　ウェルニッケ＜Wernicke＞病又は症候群に関連する分類が必要な場合は，追加コード(E51.2† G32.8*)を使用する。
　　　除外：非アルコール性コルサコフ＜Korsakov＞精神病又は症候群(F04)

.7　残遺性及び遅発性の精神病性障害
　　　アルコール又は精神作用物質による認知，感情，人格又は行動の変化が，精神作用物質の直接的効果が作用していると十分に考えられる期間を過ぎてもなお存続している障害。この障害の発生は精神作用物質の使用に直接関係していなければならない。この状態が初めて発病したのがその物質を使用したエピソードよりも後であるような症例については，この状態がその精神作用物質の残遺効果によるものであるという明白で強力な証拠が得られる場合にのみ，ここにコードすべきである。フラッシュバックを精神病的状態から鑑別するのには，一つにはフラッシュバックのエピソード的性質により，しばしば非常に短い持続時間であることにより，又はフラッシュバックでは以前のアルコールもしくはその他の精神作用物質による体験が再現されることによる。
　　　　アルコール性認知症 NOS
　　　　慢性アルコール性脳症候群
　　　　認知症及びその他の持続性認知障害の軽症型
　　　　フラッシュバック
　　　　精神作用物質による遅発性精神病(性障害)
　　　　幻覚剤使用後の知覚障害
　　　　残遺性：
　　　　　・情緒障害
　　　　　・人格及び行動の障害
　　　除外：アルコール又は精神作用物質による：
　　　　　　・コルサコフ＜Korsakov＞症候群(共通4桁項目 .6 を伴う F10－F19)
　　　　　　・精神病状態(共通4桁項目 .5 を伴う F10－F19)

.8　その他の精神及び行動の障害
.9　詳細不明の精神及び行動の障害

F10.- アルコール使用＜飲酒＞による精神及び行動の障害
　　　　Mental and behavioural disorders due to use of alcohol
　　　　［4桁細分類項目は F10 の前を参照］
F11.- アヘン類使用による精神及び行動の障害
　　　　Mental and behavioural disorders due to use of opioids
　　　　［4桁細分類項目は F10 の前を参照］
F12.- 大麻類使用による精神及び行動の障害
　　　　Mental and behavioural disorders due to use of cannabinoids
　　　　［4桁細分類項目は F10 の前を参照］
F13.- 鎮静薬又は催眠薬使用による精神及び行動の障害
　　　　Mental and behavioural disorders due to use of sedatives or hypnotics
　　　　［4桁細分類項目は F10 の前を参照］
F14.- コカイン使用による精神及び行動の障害
　　　　Mental and behavioural disorders due to use of cocaine
　　　　［4桁細分類項目は F10 の前を参照］
F15.- カフェインを含むその他の精神刺激薬使用による精神及び行動の障害
　　　　Mental and behavioural disorders due to use of other stimulants, including caffeine
　　　　［4桁細分類項目は F10 の前を参照］
F15.-a カフェインによる精神及び行動の障害
F15.-b アンフェタミンによる精神及び行動の障害
F15.-c その他の精神刺激薬使用による精神及び行動の障害
F16.- 幻覚薬使用による精神及び行動の障害
　　　　Mental and behavioural disorders due to use of hallucinogens
　　　　［4桁細分類項目は F10 の前を参照］
F17.- タバコ使用＜喫煙＞による精神及び行動の障害
　　　　Mental and behavioural disorders due to use of tobacco
　　　　［4桁細分類項目は F10 の前を参照］
F18.- 揮発性溶剤使用による精神及び行動の障害
　　　　Mental and behavioural disorders due to use of volatile solvents
　　　　［4桁細分類項目は F10 の前を参照］
F19.- 多剤使用及びその他の精神作用物質使用による精神及び行動の障害
　　　　Mental and behavioural disorders due to multiple drug use and use of other psychoactive substances
　　　　［4桁細分類項目は F10 の前を参照］
　　　　　2種類以上の精神作用物質との関連がわかっているが，どの物質が障害に最も関与しているかを評価することが不可能な場合に，本項目を使用する．本項目は，使用されている精神作用物質の中のあるものか，又はそのすべての物質を使用しているのか，正確な同定が不確実又は未知の場合にも使用されるべきである．なぜならば，多剤使用者の多くは彼ら自身摂取しているものの詳細を知らないことが多いからである．
　　　　包含：薬物の誤使用 NOS

統合失調症，統合失調症型障害及び妄想性障害(F20－F29)
Schizophrenia, schizotypal and delusional disorders

本中間分類にまとめられているのは，この群で最も重要である統合失調症と，統合失調症型障害，持続性妄想性障害，及び急性，一過性の精神病性障害の大きな一群である。統合失調・感情障害はその本質について論議があるが，この部分の中に含められている。

F20 統合失調症　Schizophrenia

統合失調症性障害の一般的特徴は，思考及び知覚の基本的で特徴的な歪曲であり，感情の不適切又は鈍麻である。通常は意識清明で知的能力は保たれているが，時間の経過とともに何らかの認知的欠損が発現し進展していくことがある。最も重要な精神病理学的症状としては，考想化声；考想吹入又は考想奪取；考想伝播；妄想知覚及びさせられ妄想；影響され又は動かされる体験；第三者の形で患者を批評したり話題にする幻声；思考障害及び陰性症状がある。

統合失調症性障害の経過は，持続性であるか，又は挿間性であって進行性又は継続性の欠陥を伴うか，あるいは完全又は不完全な寛解を伴う1回又は複数のエピソードがあるかである。顕著な抑うつ性又は躁性の症状がある場合には，感情障害に先行して統合失調症症状があったことが明白でない限りは，統合失調症の診断をしてはならない。また明らかな脳疾患が存在したり，あるいは薬物中毒又は離脱状態の間も，統合失調症と診断してはならない。統合失調症に類似する障害がてんかん又はその他の脳疾患があって生じた場合にはF06.2に分類するべきであり，精神作用物質による類似の障害はF10－F19で共通4桁項目 .5を付けて分類するべきである。

除外：統合失調症：
　　　　・急性(型分類困難な)(F23.2)
　　　　・周期性＜循環性＞統合失調症(F25.2)
　　　統合失調症性反応(F23.2)
　　　統合失調症型障害(F21)

F20.0 妄想型統合失調症

妄想型統合失調症では，比較的持続性でしばしばパラノイド的(偏執的)な妄想が優勢であり，通常は幻覚とくに幻聴を伴い，またその他の知覚障害がある。感情や意欲，言語の障害及び緊張病症状は欠如するか，比較的目立たない。

　　　パラフレニー型統合失調症
　除外：退行期妄想状態(F22.8)
　　　　パラノイア(F22.0)

F20.1　破瓜型統合失調症

統合失調症の1型であり，感情の変化が著明であり，妄想や幻覚は一過性で断片的であり，行動は責任感がなく予測し難く，衒奇症が通常認められる。気分は浅薄かつ不適切である。思考は一貫性がなく，話にまとまりがない。社会的孤立の傾向がある。通常は，"陰性"症状，とくに感情鈍麻と意欲喪失が急速に発展するので，予後は良くない。破瓜病は，普通には青年期又は若い成人においてのみ診断されるべきである。

　解体型統合失調症
　破瓜病

F20.2　緊張型統合失調症

緊張型統合失調症では，顕著な精神運動性障害が優勢であり，その障害は過動と昏迷，又は命令自動と拒絶症のような両極端の間を交替することがある。不自然な態度や姿勢が長期間持続することがある。暴力的な興奮のエピソードはこの病態の著明な特徴である。緊張病現象は活発な場面幻覚を伴う夢幻様状態を合併することがある。

　緊張病性昏迷
　統合失調症性：
　　・カタレプシー
　　・緊張病
　　・ろう屈症

F20.3　型分類困難な統合失調症

統合失調症の一般的診断基準に合致する精神病的病態であるが，F20.0－F20.2の亜型のどれにも適合せず，あるいは診断特徴のある一つの特定の組合せが明らかに優位であることはなく，二つ以上の亜型の臨床特徴が存在する。

　非定型統合失調症
除外：急性統合失調症様精神病性障害(F23.2)
　　　　型分類困難な慢性統合失調症(F20.5)
　　　　統合失調症後抑うつ(F20.4)

F20.4　統合失調症後抑うつ

統合失調症性疾患の余波として生じる遷延することもある抑うつエピソード。"陽性"又は"陰性"の何らかの統合失調症症状がなお存在しなければならないが，それらはもはや優勢な臨床像ではない。このような抑うつ状態は自殺の危険性を大きく伴っている。もしも患者にすでに統合失調症症状が全くないならば，うつ病エピソード(F32.-)と診断するべきである。もしも統合失調症症状がまだ顕著に見られるならば，診断は統合失調症の亜型(F20.0－F20.3)の中の適切なものとするべきである。

F20.5　**残遺型統合失調症**
　　　初期段階から後期段階への明らかな進行が見られる統合失調症性疾患の進展における慢性段階であり，その特徴は長期で，必ずしも非可逆性ではないが，"陰性"の症状や機能障害であって，たとえば，精神運動性の緩徐化；活動性低下；感情鈍麻；被動性と自発性欠乏；言葉数や話の内容の貧困化；顔の表情，目による接触，声の変化及び姿勢などによる非言語的コミュニケーションの貧困化；自分の身の回りのことも，社会的行為も不十分になることである。
　　　型分類困難な慢性統合失調症
　　　残遺状態（統合失調症の）
　　　統合失調症性残遺状態

F20.6　**単純型統合失調症**
　　　この障害においては，行為の奇異性が潜行性だが進行性に発展し，社会の要求に応えられなくなり，全体的遂行能力が低下する。残遺型統合失調症に特徴的な陰性症状（たとえば，感情鈍麻，意欲喪失など）が発展するが，それに先行していかなる明らかな精神病性症状も見られないのである。

F20.8　**その他の統合失調症**
　　　体感異常型統合失調症
　　　統合失調症様：
　　　　・障害 NOS
　　　　・精神病 NOS
　　　除外：短期統合失調症様障害（F23.2）

F20.9　**統合失調症，詳細不明**

F21 統合失調症型障害　Schizotypal disorder

この障害は，統合失調症に見られるものと類似した風変わりな行動及び思考と感情の異常とが特徴的に見られるが，病気のどの時期においても明確で特徴的な統合失調症症状はない。症状には，冷たい又は不適当な感情；快楽消失；一風変わった行動；社会的引きこもりの傾向；真性妄想には至らない妄想的又は奇妙な考え；強迫的反芻；思考障害と知覚障害；時には一過性の準精神病的エピソードが通常は外からの誘因なしに生じて，強い錯覚，幻聴その他の幻覚及び妄想様観念が見られる。発病時期は明確でなく，その進展と経過は通常は人格障害の進展や経過と同様である。

包含：潜伏統合失調症反応
　　　　統合失調症：
　　　　　　・境界性
　　　　　　・潜伏性
　　　　　　・前精神病性
　　　　　　・前駆期
　　　　　　・偽神経症性
　　　　　　・偽精神病質性
　　　　統合失調症型人格障害

除外：アスペルガー＜Asperger＞症候群(F84.5)
　　　　統合失調症質性人格障害(F60.1)

F22 持続性妄想性障害　Persistent delusional disorders

本項目には種々の障害が含められており，長く持続する妄想が唯一の，又は最も顕著な臨床的特徴をなしているが，器質性とも統合失調症性とも又は感情性とも分類できないのである。妄想性障害で持続が数か月以下のものは F23.- に分類するべきである(少なくとも一時的には)。

F22.0　妄想性障害

　この障害の特徴は,ただ一つの妄想,又は一連の関連する妄想のいずれかが発展し,通常は持続し,時には一生続くことである。妄想内容又は妄想は非常に多様である。明確で持続性の幻聴(幻声)及びさせられ妄想,顕著な感情鈍麻などの統合失調症性症状及び脳疾患の確実な証拠はいずれもこの診断とは矛盾する。しかし,特に老年患者においては,時として一過性に幻聴があっても,それらが典型的な統合失調症性のものではなく,臨床像全体のごく小部分であるに過ぎない場合は,この診断を除外できない。

　　パラノイア
　　妄想型:
　　　　・精神病
　　　　・状態
　　パラフレニー(遅発性)
　　敏感関係妄想＜Sensitiver Beziehungswahn＞
　　除外:妄想型＜性＞
　　　　　・人格障害(F60.0)
　　　　　・精神病,心因性(F23.3)
　　　　　・反応(F23.3)
　　　　　・統合失調症(F20.0)

F22.8　その他の持続性妄想性障害

　この障害では,単独又は複数の妄想が持続性の幻声又は統合失調症状を伴っているが,それらは統合失調症(F20.-)の診断を下すには不十分である。

　　妄想性醜形恐怖(症)
　　退行期妄想状態
　　好訴パラノイア

F22.9　持続性妄想性障害,詳細不明

F23　急性一過性精神病性障害　Acute and transient psychotic disorders

　これは障害の異質なものの一群であり,その障害の特徴は妄想,幻覚や知覚障害のような精神病性症状が急性に発症し,普通の行動が全くできなくなることである。急性という定義は,約2週間以内に明らかに異常な臨床症状が増強して進展することである。この障害には器質性の原因の証拠はない。当惑や困惑はしばしば見られるが,時・場所・人物についての失見当(識)は器質因性せん妄(F05.-)の診断をするのに十分なほどには持続しないし重症でもない。通常は数か月以内に完全に回復し,しばしば数週又は数日以内にも回復しうる。もしもこのような障害が持続するのであれば,分類の変更が必要になるであろう。この障害は急性ストレスに関連して生じる場合もあるし,そうでないこともあるが,その場合の急性ストレスの定義としては通常は発病の1〜2週間前に起こったストレスの多いできごととする。

F23.0　**統合失調症症状を伴わない急性多形性精神病性障害**
　　　急性の精神病性障害であり，幻覚，妄想又は知覚障害が明白であるが，非常に変動し易く，1日ごとに，さらには1時間ごとにでも変化する．強い一過性の幸福感や恍惚感，あるいは不安と焦燥感を伴う情緒性混乱もしばしば見られる．多形性と不安定性が全体的臨床像の特徴であり，精神病的病像があっても統合失調症(F20.-)の診断は正しくない．これらの障害は，しばしば突然に発病し，数日以内に急速に進展することも多いが，諸症状は急速に解消し再発しないことも多い．もしも諸症状が持続する場合には，診断を持続性妄想性障害(F22.-)に変更するべきである．
　　　　統合失調症症状を伴わないか詳細不明の急性錯乱(状態)＜Bouffée délirante＞
　　　　統合失調症症状を伴わないか詳細不明の循環型精神病＜Cycloid psychosis＞

F23.1　**統合失調症症状を伴う急性多形性精神病性障害**
　　　F23.0に記載されるような，多形性と不安定性の臨床像を示す急性精神病性障害であるが，この場合は不安定であるにもかかわらず，統合失調症に典型的ないくつかの症状が経過中の多くの時期に存在している．統合失調症症状が持続する場合には，診断を統合失調症(F20.-)に変更するべきである．
　　　　統合失調症症状を伴う急性錯乱(状態)＜Bouffée délirante＞
　　　　統合失調症症状を伴う循環型精神病＜Cycloid psychosis＞

F23.2　**急性統合失調症様精神病性障害**
　　　精神病性症状は比較的持続性であり，統合失調症の診断に適合するが，約1か月以内しか持続しないような急性精神病性障害；F23.0に記載されるような多形性の不安定な病像は存在しない．統合失調症症状が持続する場合には，診断を統合失調症(F20.-)に変更するべきである．
　　　　急性(型分類困難な)統合失調症
　　　　短期統合失調症様：
　　　　　　・障害
　　　　　　・精神病
　　　　夢幻精神病＜Oneirophrenia＞
　　　　統合失調症性反応
　　　除外：器質性妄想性［統合失調症様］障害(F06.2)
　　　　　　統合失調症様障害 NOS(F20.8)

F23.3　**その他の妄想を主とする急性精神病性障害**
　　　比較的持続性の妄想又は幻覚が主要な臨床病像であるが，統合失調症(F20.-)の診断には適合しないような急性精神病性障害．妄想が持続する場合には，診断を持続性妄想性障害(F22.-)に変更するべきである．
　　　　妄想反応
　　　　心因性妄想精神病

F23.8　**その他の急性一過性精神病性障害**
　　　器質性病因の証拠がなく，F23.0－F23.3までの分類に適合しないような，その他の明示された急性精神病性障害．

F23.9 　急性一過性精神病性障害，詳細不明
　　　　　短期反応性精神病 NOS
　　　　　反応性精神病

F24　感応性妄想性障害　Induced delusional disorder
　　　　密接な感情的結合がある2人以上の人物に共有されている妄想性障害。1人だけが本当の精神病性障害にり患している；その他の人には妄想が誘発されており，発端者から分離されると通常は妄想を放棄する。
　　　　包含：二人組精神病＜Folie à deux＞
　　　　　　感応性：
　　　　　　　　・妄想性障害
　　　　　　　　・精神病性障害

F25　統合失調感情障害　Schizoaffective disorders
　　　　挿間性障害であり，感情障害の症状と統合失調症症状が両者とも顕著であるために，疾患のエピソードの診断が統合失調症にも，うつ病エピソードにも躁病エピソードにも適合しない。その他の状態，つまり以前からあった統合失調症性疾患の上に感情症状が加わったような病態や，その他の持続性妄想性障害と感情症状が同時に存在したり，入れ替わったりする場合はF20-F29に分類される。感情障害における気分と不調和な精神病性症状の存在は統合失調感情障害の診断に適合するものではない。

F25.0 　統合失調感情障害，躁病型
　　　　統合失調症症状と躁病症状の両者が顕著であるが，疾患のエピソードが統合失調症の診断にも躁病エピソードの診断にも適合しないような障害である。本項目は両者の1回のエピソードにも使用し，反復性障害でそのエピソードの大多数は統合失調感情性の躁病型である場合にも使用する。
　　　　　統合失調感情精神病，躁病型
　　　　　統合失調症様精神病，躁病型

F25.1 　統合失調感情障害，うつ病型
　　　　統合失調症症状とうつ病症状の両者が顕著であるが，疾患のエピソードが統合失調症にも，うつ病エピソードの診断にも適合しないような障害である。本項目は両者の1回のエピソードにも使用し，反復性障害でエピソードの大多数が統合失調感情性のうつ病型の場合にも使用する。
　　　　　統合失調感情精神病，うつ病型
　　　　　統合失調症様精神病，うつ病型

F25.2 　統合失調感情障害，混合型
　　　　　周期性＜循環性＞統合失調症
　　　　　統合失調症性と感情性の混合精神病

F25.8 　その他の統合失調感情障害
F25.9 　統合失調感情障害，詳細不明
　　　　　統合失調感情精神病 NOS

| F28 | その他の非器質性精神病性障害　Other nonorganic psychotic disorders

妄想性又は幻覚性の障害で次の病態のどの診断にも適合しないもの。適合しないものとしては，統合失調症(F20.-)，持続性妄想性障害(F22.-)，急性一過性精神病性障害(F23.-)，躁病エピソードの精神病型(F30.2)又は重症うつ病エピソード(F32.3)がある。
包含：慢性幻覚精神病

| F29 | 詳細不明の非器質性精神病　Unspecified nonorganic psychosis
包含：精神病 NOS
除外：精神障害 NOS(F99)
　　　器質性又は症状性精神病 NOS(F09)

気分［感情］障害(F30－F39)
Mood [affective] disorders

本中間分類は基本的な障害が，感情又は気分の抑うつ（不安を伴う場合と伴わない場合がある），又は高揚への変化である障害を含んでいる。この気分変化は通常は活動性の全体的水準の変化を伴っており，その他の症状のほとんどのものは気分と活動性の変化から二次性に生じるものであるか，そのような変化からの前後関係において容易に理解されるものである。これらの障害のほとんどは反復する傾向があり，個々のエピソードの発病はしばしばストレスの多いできごとや状況に関連させることができる。

| F30 | 躁病エピソード　Manic episode

本項目の中の4桁細分類項目はすべて，1回のエピソードに対してのみ使用するべきである。過去に1回以上の感情病のエピソード（うつ病，軽躁病，躁病，混合性のいずれでも）を有する患者における軽躁病又は躁病のエピソードは双極性感情障害＜躁うつ病＞(F31.-)としてコードするべきである。
包含：双極性障害，単発性躁病エピソード

F30.0　軽躁病

この障害の特徴は，気分の持続的な軽度の高揚，気力と活動性の増加，そしてしばしば幸福感の亢進と著明な心身能力増進感である。社交性増大，多弁，過度の馴れ馴れしさ，性的活力増大及び睡眠欲求減少がしばしば存在するが，仕事の大きな破綻を招いたり，社会的に排除される程にまでは至らない。通常は多幸的で社交的であるが，それが焦燥感や思い上がり，粗野な行動に替わることもある。気分と行動の障害に幻覚又は妄想を伴うことはない。

F30.1　精神病症状を伴わない躁病
　　　患者が置かれた状況とは不釣り合いに気分が高揚し，呑気な陽気さからほとんど制御できない興奮に至るまでの間で変化する。気分高揚は活力増大を伴い，活動過多や談話心迫，睡眠欲求減少を生じる。注意を持続できず，しばしば転導性が亢進する。自尊心は増大し，誇大観念や自信過剰を伴う。正常な社会的抑制の喪失は，無謀で向こう見ずな，又は状況に対して不適切な，その人らしくない行動を生じることがある。

F30.2　精神病症状を伴う躁病
　　　F30.1に記載された臨床像に加えて，妄想（通常は誇大的）又は幻覚（通常は患者に直接話しかけて来る幻声）が存在し，興奮や運動活動性過多，観念奔逸が非常に極端なので患者は通常のコミュニケーションでは了解できず，また，接近できない。
　　　　躁病（下記の症状を伴う）：
　　　　　・気分に一致する精神病症状
　　　　　・気分と一致しない精神病症状
　　　　躁病性昏迷

F30.8　その他の躁病エピソード

F30.9　躁病エピソード，詳細不明
　　　　躁病 NOS

F31　双極性感情障害＜躁うつ病＞　Bipolar affective disorder

　　　この障害の特徴は，患者の気分と活動性水準が著明に障害されるような2回以上のエピソードがあることで，ある時には気分が高揚し意欲と活動性が亢進するが（軽躁病又は躁病），他の場合には気分が沈滞し意欲と活動性が低下する（うつ病）。軽躁病又は躁病のエピソードだけを反復している患者はその他の双極性感情障害として分類するべきである。
　　　包含：躁うつ病
　　　　　　躁うつ病性精神病
　　　　　　躁うつ病反応
　　　除外：双極性障害，単発性躁病エピソード（F30.-）
　　　　　　気分循環症＜cyclothymia＞（F34.0）

F31.0　双極性感情障害，現在軽躁病エピソード
　　　患者は現在軽躁病であり，過去に少なくとも1回の感情病エピソード（軽躁病，躁病，うつ病又は混合性）があった。

F31.1　双極性感情障害，現在精神病症状を伴わない躁病エピソード
　　　患者は現在躁病で精神病症状はなく（F30.1のように），過去に少なくとも1回の感情病エピソード（軽躁病，躁病，うつ病又は混合性）があった。

F31.2　双極性感情障害，現在精神病症状を伴う躁病エピソード
　　　患者は現在躁病で精神病症状があり（F30.2のように），過去に少なくとも1回の感情病エピソード（軽躁病，躁病，うつ病又は混合性）があった。

F31.3　**双極性感情障害，現在軽症又は中等症のうつ病エピソード**
　　　　患者は現在，軽症又は中等症のうつ病エピソード(F32.0 又は F32.1)と同様のうつ病であり，過去に少なくとも 1 回の十分確実な軽躁病，躁病又は混合性感情病のエピソードがあった。

F31.4　**双極性感情障害，現在精神病症状を伴わない重症うつ病エピソード**
　　　　患者は現在，精神病症状を伴わない重症うつ病エピソード(F32.2)と同様のうつ病であり，過去に少なくとも 1 回の十分確実な軽躁病，躁病又は混合性感情病のエピソードがあった。

F31.5　**双極性感情障害，現在精神病症状を伴う重症うつ病エピソード**
　　　　患者は現在，精神病症状を伴う重症うつ病エピソード(F32.3)と同様のうつ病であり，過去に少なくとも 1 回の十分確実な軽躁病，躁病又は混合性感情病のエピソードがあった。

F31.6　**双極性感情障害，現在混合性エピソード**
　　　　患者は過去に少なくとも 1 回の十分確実な軽躁病，躁病，うつ病又は混合性感情病のエピソードがあり，現在は躁病とうつ病との症状が混合するか，急速に変化する病像を示している。
　　　　除外：単発性混合性感情エピソード(F38.0)

F31.7　**双極性感情障害，現在寛解中のもの**
　　　　患者は過去に少なくとも 1 回の十分確実な軽躁病，躁病又は混合性感情病のエピソードがあり，それに加えて少なくとも 1 回のうつ病，軽躁病，躁病又は混合性感情病のエピソードがあったが，現在はいかなる著明な気分障害にもり患しておらず，またここ数か月間はり患していなかった。予防的治療を受けている間の寛解期間はここにコードするべきである。

F31.8　**その他の双極性感情障害**
　　　　双極性 II 型障害
　　　　反復性躁病エピソード NOS

F31.9　**双極性感情障害，詳細不明**

F32 うつ病エピソード　Depressive episode

　下記の典型的な軽症，中等症又は重症のうつ病エピソードでは，患者は気分沈滞及び意欲減退，活動性低下にり患している。生活を楽しみ，何かに興味を持ち，何かに集中する能力が障害され，最小限の努力をしただけでも後では著明な疲労感を生じるのが普通である。通常は睡眠が障害され，食欲も減退する。自尊心と自信はほとんど常に低下し，軽症型でも何らかの罪責慮又は自己無価値感がしばしば存在する。気分沈滞は来る日も来る日もほとんど変化せず，環境の変化にも反応せず，いわゆる"身体的"症状を伴い，物事への興味や嬉しいという感じが失われ，朝起きる普通の時間よりも数時間も早く目覚めてしまう；抑うつ気分は朝が最悪であり，著明な精神運動性減退，激越興奮，食欲喪失，体重減少，性欲喪失がある。これらの症状が存在する数及び重症度によって，うつ病エピソードを軽症，中等症又は重症と特定することができる。

包含：うつ病性反応の単発エピソード
　　　　心因性うつ病の単発エピソード
　　　　反応性うつ病の単発エピソード
除外：適応障害(F43.2)
　　　　反復性うつ病性障害(F33.-)
　　　　F91.-の行為障害を伴う場合(F92.0)

F32.0 軽症うつ病エピソード
　通常は上記の症状の少なくとも2ないし3種類の症状が存在する。通常，患者はこれらの症状で悩まされはするが，恐らくほとんどの活動は遂行が可能である。

F32.1 中等症うつ病エピソード
　通常は上記の症状の4種類以上が存在し，患者は日常的活動を続けることに恐らく多大の困難を感じる。

F32.2 精神病症状を伴わない重症うつ病エピソード
　このうつ病エピソードでは数種類の症状が著明にあり，患者を悩ませる。特徴的に見られるのは，自尊心の喪失と，自己無価値感ないし罪責念慮である。自殺念慮と自殺企図は一般的に見られ，通常いくつもの"身体的"症状が存在する。

　　激越うつ病
　　大うつ病　　｝精神病症状を伴わない単発エピソード
　　生気うつ病

F32.3 精神病症状を伴う重症うつ病エピソード
　F32.2に記載されたうつ病エピソードがあるが，さらに幻覚，妄想，精神運動性抑制又は昏迷が非常に重症なので通常の社会的活動は不可能になる；自殺又は脱水，飢餓による死の危険があることがある。幻覚と妄想は気分に調和していることもしていないこともある。

　　下記の単発エピソード：
　　　・精神病症状を伴う大うつ病
　　　・心因性抑うつ精神病
　　　・精神病性うつ病
　　　・反応性抑うつ精神病

F32.8	その他のうつ病エピソード
	非定型うつ病
	"仮面"うつ病の単発エピソード NOS
F32.9	うつ病エピソード，詳細不明
	うつ病 NOS
	うつ病性障害 NOS

F33 反復性うつ病性障害　Recurrent depressive disorder

　この障害の特徴は，うつ病エピソード(F32.-)に記載されたようなうつ病のエピソードを反復することであるが，気分高揚と意欲増進(躁病)の独立したエピソードは過去の病歴に1回もない。しかし軽症の気分高揚と活動過多(軽躁病)の短いエピソードがうつ病エピソードの直後に見られる場合があり，時には抗うつ薬治療がそれを促進することがある。反復性うつ病性障害のより重症型(F33.2及びF33.3)は躁うつ病やメランコリー，生気うつ病及び内因性うつ病といった以前からの概念と共通点が多い。第1回目のエピソードは小児＜児童＞期から老年期に至るどの年齢で生じてもよい。発病は急激のことも緩徐のこともあり，障害の持続期間は数週から数か月位の幅がある。反復性うつ病性障害の患者に躁病のエピソードが生じるのではないかという危険性が完全に消え去ることはないが，実際に患者たちが経験して来たのは，多くのうつ病エピソードなのである。もしも躁病エピソードが生じたら，診断は双極性感情障害＜躁うつ病＞(F31.-)に変更するべきである。

包含：下記の反復エピソード：
　　　　・うつ病性反応
　　　　・心因性うつ病
　　　　・反応性うつ病
　　　季節性＜型＞うつ病性障害

除外：反復性短期うつ病エピソード(F38.1)

F33.0	反復性うつ病性障害，現在軽症エピソード
	この障害の特徴は，うつ病エピソードが反復しており，現在のエピソードはF32.0にあるように軽症であって過去に躁病の既往はない。
F33.1	反復性うつ病性障害，現在中等症エピソード
	この障害の特徴は，うつ病エピソードが反復しており，現在のエピソードはF32.1にあるように中等症であって，過去に躁病の既往はない。
F33.2	反復性うつ病性障害，現在精神病症状を伴わない重症エピソード
	この障害の特徴は，うつ病エピソードが反復しており，現在のエピソードはF32.2にあるように精神病症状を伴わない重症なものであって，過去に躁病の既往はない。
	精神病症状を伴わない内因性うつ病
	精神病症状を伴わずに反復する大うつ病
	精神病症状を伴わないうつ病型の躁うつ病
	精神病症状を伴わずに反復する生気うつ病

F33.3 反復性うつ病性障害，現在精神病症状を伴う重症エピソード

この障害の特徴は，うつ病エピソードが反復しており，現在のエピソードは F32.3 にあるように精神病症状を伴う重症なものであって，過去に躁病の既往はない。

精神病症状を伴う内因性うつ病
精神病症状を伴ううつ病型の躁うつ病
下記の反復性重症エピソード：
　・精神病症状を伴う大うつ病
　・心因性抑うつ精神病
　・精神病性うつ病
　・反応性抑うつ精神病

F33.4 反復性うつ病性障害，現在寛解中のもの

患者は過去において F33.0－F33.3 に記載されたようなうつ病エピソードを 2 回以上経験しているが，うつ病症状から数か月間解放されていた期間があった。

F33.8 その他の反復性うつ病性障害

F33.9 反復性うつ病性障害，詳細不明

単極性うつ病 NOS

F34 持続性気分［感情］障害　Persistent mood [affective] disorders

持続性でいつも変動している気分障害であり，個々のエピソードの大多数は軽躁病又は軽症うつ病エピソードの記載に該当するほど十分には重くない。この障害は長年続き，時には患者の成人後の人生の多大な部分にわたって続くので，かなりの苦痛と能力障害を引き起こす。ある時には，持続性感情障害の上に反復性又は単発の躁病又はうつ病のエピソードが付け加わることがある。

F34.0 気分循環症＜Cyclothymia＞

抑うつと軽度の気分高揚の時期が数多くあるような，気分の持続的な不安定性がある。気分変動のどれを取っても，双極性感情障害＜躁うつ病＞(F31.-) 又は反復性うつ病性障害(F33.-)と診断するのに十分なほどには重くないし，長引かない。この障害は双極性感情障害の患者の血縁者にしばしば見出される。気分循環症の患者でついには双極性感情障害を発現するものもある。

情緒性人格障害
循環病質(性)人格
循環気質(性)人格

F34.1 気分変調症＜Dysthymia＞

少なくとも数年間は持続する慢性の抑うつ気分であるが，それほどは重症でなく，個々のエピソードもそれほどは遷延しないのであり，反復性うつ病性障害(F33.-)の重症，中等症又は軽症のどの型の診断にも適合しない。

抑うつ神経症
抑うつ性人格障害
神経症性抑うつ
持続性不安抑うつ

除外：不安抑うつ(軽症又は非持続性)(F41.2)

F34.8	その他の持続性気分［感情］障害
F34.9	持続性気分［感情］障害，詳細不明

F38 その他の気分［感情］障害　Other mood [affective] disorders
重症度又は持続期間が不十分であるために，F30-F34の分類のどれにも適合しないような，その他のあらゆる気分障害。

F38.0	その他の単発性気分［感情］障害
	混合性感情エピソード
F38.1	その他の反復性気分［感情］障害
	反復性短期うつ病エピソード
F38.8	その他の明示された気分［感情］障害

F39 詳細不明の気分［感情］障害　Unspecified mood [affective] disorder
包含：情動精神病 NOS

神経症性障害，ストレス関連障害及び身体表現性障害(F40-F48)
Neurotic, stress-related and somatoform disorders

除外：F91.-の行為障害を伴う場合(F92.8)

F40 恐怖症性不安障害　Phobic anxiety disorders
現実には危険のない状況であるのに，一定の明確な状況においてだけ，又は主としてそういう状況で不安が誘発される一群の障害である。その結果として，それらの状況は特徴的に回避され，又は恐怖をもって耐え忍ばれる。患者の関心は動悸や失神しそうだと言うような個々の症状に集中しており，しばしば死や自制喪失や狂気への二次的恐怖に関連している。恐怖症状況へ入ることを頭で考えただけでも，通常は予期不安が発生する。恐怖症性不安はうつ病としばしば共存する。恐怖症性不安とうつ病エピソードという二つの診断が必要なのか，又はどちらかただ一つの診断で良いのかは二つの病態の時間経過と相談の際の治療的配慮によって決定される。

F40.0　広場恐怖(症)
かなり明確な一群の恐怖症であり，次のものに対する恐怖を含む；家を離れること；店，群衆及び人の集まる場所に入ること；列車やバス，飛行機での一人旅。恐慌性＜パニック＞障害は現在と過去の両者のエピソードでしばしば特徴的に見られる。うつ病症状と強迫症状と社会恐怖は副次的な症状としてしばしば見られる。恐怖状況の回避は顕著に見られ，恐怖症患者の中には恐怖状況を回避できるのでほとんど不安を感じないという人もいる。

　　　恐慌性＜パニック＞障害の既往のない広場恐怖(症)
　　　広場恐怖(症)を伴う恐慌性＜パニック＞障害

F40.1　社会恐怖(症)
　　　他人に見つめられる(視線)恐怖は，社交状況の回避に導く。より広い範囲におよんだ社会恐怖(症)は通常自尊心低下と批判恐怖に関連している。赤面，手指振戦，吐き気，又は尿意促迫が見られることがある。患者は時として不安の二次的徴候の一つを根本の問題だと信じてしまうことがある。症状は恐慌＜パニック＞発作へと進行する。
　　　対人恐怖(症)
　　　社会神経症
F40.2　特定の［個別的］恐怖(症)
　　　非常に特異的な状況に限定された恐怖症で，次のようなことへの接近状況が恐怖症を生じる：特別の動物，高所，雷，くらやみ，飛行，閉所，公衆便所での排尿や排便，特定の食物を食べること，歯科受診，又は出血・負傷の光景。誘発状況には個人差があるが，それに接触すると，広場恐怖(症)や社会恐怖(症)の場合のように，恐慌＜パニック＞を誘発する可能性がある。
　　　高所恐怖(症)
　　　動物恐怖(症)
　　　閉所恐怖(症)
　　　単一＜単純＞恐怖(症)
　　　除外：醜形恐怖(症)(非妄想性)(F45.2)
　　　　　　疾病恐怖(症)(F45.2)
F40.8　その他の恐怖症性不安障害
F40.9　恐怖症性不安障害，詳細不明
　　　恐怖症 NOS
　　　恐怖状態 NOS

F41　その他の不安障害　Other anxiety disorders
　　　不安の出現が主要な症状であり，それはどんな特別な環境状況にも限定されていない。抑うつや強迫症状さらには恐怖症性不安の何らかの要素すら存在することがあるが，それらの症状は明らかに二次性又はより軽症である。
F41.0　恐慌性＜パニック＞障害［挿間性発作性不安］
　　　本質的特徴は，反復する高度の不安発作と恐慌＜パニック＞であり，それは特別の状況又は一定の環境に限定されないので，予知不能である。他の不安障害と同じように，主要な症状としては突然始まる動悸，胸痛，窒息感，めまい及び非現実感(離人症又は現実感消失)がある。また，死んでしまうとか，自制心を失うとか，気が狂いそうだという二次的な恐怖もしばしばある。もしも患者が発作の発症時にうつ病性障害であれば，恐慌性＜パニック＞障害を主要診断とするべきではない。そのような場合には，恐慌＜パニック＞発作はおそらくうつ病に二次性のものであろう。
　　　恐慌＜パニック＞発作
　　　恐慌＜パニック＞状態
　　　除外：広場恐怖(症)を伴う恐慌性＜パニック＞障害(F40.0)

F41.1　全般性不安障害

全般性で持続性の不安であり，それは特別の環境状況において非常に優勢であったとしても，その環境状況に限定されることはない(つまり"浮動性"である)。主要症状は変動するが，それに含まれる訴えとしてはいつも神経がいらいらする，身震いがする，筋肉の緊張感，発汗，頭がふらふらする，動悸，めまい，心窩部不快感などがある。患者又は親類縁者が近い内に病気になるとか事故に遭うとかいう恐怖その他の心配ごとがしばしば述べられる。

　　不安神経症
　　不安反応
　　不安状態

除外：神経衰弱(F48.0)

F41.2　混合性不安抑うつ障害

本項目は不安と抑うつの症状が両者とも存在する場合に用いられるべきである。しかし不安と抑うつのどちらも明らかに優勢とは言えず，どちらのタイプの症状も個別に考えた場合一方の診断を付けるほどには重症ではない。不安と抑うつの両者の症状が存在して，個々の診断を付けるのに十分なほどに重症である場合には，両者の診断名が記録されるべきであり，本項目は用いられるべきでない。

　　不安抑うつ(軽症又は非持続性)

F41.3　その他の混合性不安障害

F42－F48に記載されるその他の障害の諸特徴が混在する不安症状。もし別々に見れば，症状のどの型も診断を下すには十分なものではない。

F41.8　その他の明示された不安障害

　　不安ヒステリー

F41.9　不安障害，詳細不明

　　不安NOS

F42 強迫性障害＜強迫神経症＞ Obsessive-compulsive disorder

本質的特徴は反復する強迫思考又は強迫行為である。強迫思考は患者の心に繰り返し繰り返し決まりきった形で浮かんで来る考えや，イメージ又は衝動である。それはほとんど常に患者を悩ませるものであり，患者はしばしばそれに抵抗するが，成功しない。強迫思考は不随意的であり，しばしば不愉快なものであるが，患者自身の考えだと認識されている。強迫行為又は強迫儀式は決まりきった行動を繰り返し繰り返し反復するものである。それらは元来楽しいものではなく，もともと有益な仕事をやり遂げるといったものではない。その働きは，客観的にはありそうもないできごとが起こるのを防ぐことである。ありそうもないできごととして，しばしば見られるのは他人から害を与えられるとか，患者が他人に害を与えてしまうということで，患者は強迫行為をしなければそれが起こってしまうと心配するのである。通常，強迫行動は患者によって無意味で無駄なものだと認識されており，抵抗する試みが繰り返してなされるが，不安はほとんど変わらずに存在する。この強迫行為に対して抵抗すると不安がより強くなる。

包含：制縛神経症
　　　　強迫神経症

除外：強迫性人格(障害)(F60.5)

F42.0 主として強迫思考又は反芻思考

強迫思考は考え，精神的イメージ又は行為への衝動という形をとり，ほとんど常に患者を悩ませるものである。時には，その考えは些細な事だが日常生活では決定しなければならないことができなくなってしまうことに関連して，ものごとが決められず，終わりなくそれに替わるものを考えていることになる。強迫的反芻とうつ病との関係は特に密接であり，強迫障害の診断は反芻がうつ病エピソードのない時に生じて持続する場合にのみ選ばれるべきである。

F42.1 主として強迫行為［強迫儀式］

強迫行為の大多数が関係しているのは清潔にすること(とくに手洗い)，潜在的に危険な状況が進展しないことを確認するために反復照合すること，又は整理整頓などである。実際に現れる強迫行動の基礎にあるのは，患者に対する危険又は患者により引き起こされる危険への恐怖であり，強迫儀式は危険を避けるための無駄な試みないしは象徴的試みである。

F42.2 混合性強迫思考及び強迫行為
F42.8 その他の強迫性障害
F42.9 強迫性障害，詳細不明

F43 重度ストレスへの反応及び適応障害
Reaction to severe stress, and adjustment disorders

　本項目に含まれる障害は他のものとは異なっており，単に症状学と経過を根拠にして同定するだけではなく，病因的影響を与える二つの要因のうちのどれか一つにもとづいて同定されるのである。その二つの要因は，急性ストレス反応を生じるような極端にストレスが強い生活上のできごと(ライフイベント)，又は適応障害を生じるような持続性の不愉快な環境状況に導く重要な生活上の変化である。それより強くない心理社会的ストレス("ライフイベント")であっても，本章中の他の場所に分類されている非常に広い範囲の障害の発病誘因となるか，又はそれらの障害の存在に貢献することがあるが，その場合の軽いストレス(ライフイベント)の病因的重要性は必ずしも明確ではなく，各症例では個別的なしばしば特異体質的な脆弱性に依存していることがわかるであろう。つまり軽いストレス要因(ライフイベント)はそのような障害の発生と形を説明するのには必要でもないし十分でもない。それに較べて，ここに集められた障害は常に急性重度ストレス又は持続性外傷体験の直接の結果として生じると考えられる。ストレスの多いできごと又は持続性の不愉快な環境要因は一次性で最大の病因的因子であり，この障害はそのようなストレスがなければ生じなかったであろう。本節の障害は，重度な又は持続性のストレスへの不適応反応であると考えられ，そのことにおいて，それらは有効な対処機能を妨げ，それゆえ社会的機能の障害へと導いている。

F43.0　急性ストレス反応
　一過性の障害であり，その他にはいかなる明白な精神障害もないような人物において，極端な身体的及び精神的ストレスへの反応として発展するが，通常は数時間又は数日以内に消退する。個人の脆弱性と対処能力は急性ストレス反応の発生と重症度を決める役割を演じている。症状は典型的な混合型で変化する病像を示し，初期には"ぼうっとした"状態が見られ，意識野の何らかの狭窄，注意の狭小，刺激を理解できないこと及び失見当(識)などが見られる。この状態に続いて，周囲の状況からさらに引きこもるか(解離性昏迷の程度まで－F44.2)，又は興奮と過動(逃走反応又は遁走＜フーグ＞)を示す。恐慌＜パニック＞の不安における自律神経症状(心悸亢進，発汗，潮紅)は普通に見られる。症状はストレスの多い刺激又はできごとの衝撃から数分以内に出現し，2～3日間(しばしば数時間以内)で消失する。エピソードについては部分的又は完全な健忘(F44.0)を生じることがある。症状が持続する場合には，診断(及び治療)の変更を考慮するべきである。

　　急性危機反応
　　ストレスへの急性反応
　　戦闘疲労
　　危機状態
　　心理的ショック

F43.1　外傷後ストレス障害

ほとんど誰にでも広範な苦悩を引き起こしそうで，極端に脅威的又は破局的な性質を持った，ストレスの多いできごと又は状況(短期でも長期でも)に対する遅延又は遷延反応として生じる。人格傾向(たとえば強迫的，無力的)又は神経症の既往のような素質的要因はこの症候群の発生に対するいき＜閾＞値を低下させたり，その経過を増悪させることがあるが，それによって本症候群の発生を説明するには必要でもないし十分でもない。典型的な症状としては，払っても消えない思い出として外傷の再体験を反復するエピソード("フラッシュバック")，"感情がない"感じと感情鈍麻が持続する背景に対して生じる夢又は悪夢，他の人々からの孤立，周囲への反応低下，快楽消失，外傷を思い出させるような活動や状況を避けることがある。通常は自律神経系の過剰覚醒状態，及び驚愕反応亢進，不眠などがある。不安と抑うつが一般的に上述の自他覚症状に関連し，自殺念慮も稀ではない。外傷に続く発病の前に数週から数か月の範囲の潜伏期がある。経過は変動するが，大多数の症例では回復が期待できる。一部の患者では，この病態は何年にもなる慢性経過を示すことがあり，持続性の人格変化(F62.0)へ移行することもある。

　　　　　　外傷神経症

F43.2　適応障害

自覚的苦悩と感情障害がある状態であり，通常は社会的機能と役割遂行を損ない，生活上の重大な変化又はストレスの多い生活上のできごとへの適応期に生じる。ストレス因子は個人の社会的ネットワークのまとまりを侵したり(死別，別離体験)，より広い社会的支持システム及び社会的価値システムを侵したり(移民，難民状態)，又は発達過程での大きな過渡期や危機を表すものであったりする(学校へ行くこと，親になること，念願の個人的目標達成の失敗，引退)。個人の素質ないし脆弱性はこの適応障害の発生リスク及び症状の形成に重要な影響を与えるが，しかしこの病態はストレス因子なしに生じるものではない。症状はさまざまであり，抑うつ気分，不安，心配(これらの混合)；困難に対処し，将来の計画を立て，又は現在の状況を維持することができないと感じることを含んでいる；同様に日常普通の決まった行動にも多少の障害がある。行為障害が特に青年期では関連していることがある。主要な症状は短期又は遷延性の抑うつ反応又はその他の感情と行為の障害であろう。

　　　　　(異)文化ショック＜カルチャーショック＞
　　　　　悲嘆反応
　　　　　小児＜児童＞のホスピタリズム＜施設症＞

除外：小児＜児童＞期の分離不安障害(F93.0)

F43.8　その他の重度ストレス反応
F43.9　重度ストレス反応，詳細不明

F44 解離性［転換性］障害　Dissociative [conversion] disorders

　解離又は転換障害に共通することは，過去の記憶，同一性意識及び直接感覚の間の正常の統合身体的運動調節が部分的又は完全に失われることである。解離性障害のすべての型は数週から数か月後には回復する傾向にあり，その発病が外傷性の生活上のできごとに関連する場合は特にそうである。もしも発病が解決困難な問題や対人関係上の困難に関連する場合は，もっと慢性の障害，特に麻痺や無感覚が生じることがある。これらの障害は以前は"転換ヒステリー"の種々の形に分類されていた。それらは心因性の起源と考えられ，外傷性のできごと，解決できない耐えられないような問題，又は障害された人間関係の問題と時間的に密接に関連している。症状は身体疾患にどのような症状があるかについての患者の考えをしばしば表している。医学的診察や検査をしても既知の身体疾患や神経疾患は一つも見つからない。さらに，機能喪失は感情的葛藤や欲求の表現であるという証拠がある。症状は心理的ストレスと密接な関係をもって発展し，突然に出現する。正常では随意的に支配されている身体機能の障害と感覚喪失だけがここに含められる。疼痛及びその他の自律神経系が介在する複雑な身体感覚を含む障害は，身体化障害(F45.0)として分類される。後になって重大な身体的又は精神医学的な障害が現れる可能性を常に考えておくべきである。

包含：転換ヒステリー
　　　　転換反応
　　　　ヒステリー
　　　　ヒステリー精神病

除外：仮病［意識的に装う］(Z76.5)

F44.0　解離性健忘

　主要症状は記憶障害であり，通常は重要な最近のできごとを忘れる。それは器質性精神障害によるものではなく，普通の物忘れや疲労で説明するのにはあまりにも重大である。健忘は通常は事故や予期せぬ別離のような外傷体験が中心になっており，普通は部分的で選択的である。完全な全般性健忘は稀であり，通常は遁走＜フーグ＞(F44.1)に見られる。もしもその場合は，遁走＜フーグ＞として分類すべきである。この診断は器質性脳障害，中毒，高度の疲労がある場合にはしてはならない。

除外：アルコールその他の精神作用物質による健忘障害（共通4桁項目 .6 を伴う F10-F19）
　　　　健忘 NOS(R41.3)
　　　　前向性健忘(R41.1)
　　　　逆向性健忘(R41.2)
　　　　非アルコール性器質性健忘症候群(F04)
　　　　てんかんの発作後健忘(G40.-)

F44.1　解離性遁走＜フーグ＞
　遁走＜フーグ＞は解離性健忘のすべての特徴を有することに加えて，普通の日常の範囲を越えて目的のある旅行をする。遁走＜フーグ＞の期間中のことについては健忘があるにもかかわらず，遁走＜フーグ＞中の患者の行動は第三者的な観察者にとっては完全に正常に見える。
　除外：てんかんの発作後健忘(G40.-)

F44.2　解離性昏迷
　解離性昏迷では随意運動の高度の減少又は欠如があり，光，音又は接触などの外的刺激に対しては正常に反応するが，診察や検査では身体的原因の証拠が明らかにされない。さらに，最近のストレスが大きいできごとや問題という形で心理的原因の積極的証拠が存在する。
　除外：器質性緊張病性障害(F06.1)
　　　　　昏迷 NOS(R40.1)
　　　　　緊張病性昏迷(F20.2)
　　　　　うつ病性昏迷(F31-F33)
　　　　　躁病性昏迷(F30.2)

F44.3　トランス及び憑依障害
　個人的同一性感覚の一時的喪失があり周囲のことは完全に自覚している障害。ここには宗教的又は文化的に受け入れられる状況以外で生じた不随意又は望まざるトランスだけを含める。
　除外：下記に伴う状態：
　　　　　・急性一過性精神病性障害(F23.-)
　　　　　・器質性人格障害(F07.0)
　　　　　・脳振とう＜盪＞後症候群(F07.2)
　　　　　・精神作用物質中毒(共通4桁項目 .0 を伴う F10-F19)
　　　　　・統合失調症(F20.-)

F44.4　解離性運動障害
　最も一般的なものは，四肢の全部か一部を動かす能力の喪失である。それは失調，失行，無動，失声，構語障害，ジスキネジア，発作又は麻痺のありとあらゆる種類によく似ている。
　　　心因性失声
　　　心因性発声障害

F44.5　解離性けいれん＜痙攣＞
　解離性けいれん＜痙攣＞は運動という点ではてんかん発作に非常によく似ているが，解離性けいれん＜痙攣＞では咬舌，転倒・転落による皮下出血及び尿失禁は稀であり，意識は保たれているか，昏迷又はトランスの状態に置き換えられている。

F44.6　解離性無感覚及び感覚脱失
　　皮膚の無感覚領域の境界は，医学的知識によるものとは異なり患者が身体機能について持っている考え方を反映したものとなっている。感覚の種類の中には神経学的病巣からは生じないような解離性の消失があることがある。感覚脱失の場合に感覚錯誤の訴えを伴うことがある。解離障害では視覚と聴覚の完全な脱失が起こることは稀である。
　　　心因性ろう＜聾＞＜難聴＞

F44.7　混合性解離性［転換性］障害
　　F44.0－F44.6に明示された障害の組み合わせ

F44.8　その他の解離性［転換性］障害
　　　ガンサー＜Ganser＞症候群
　　　多重人格
　　　心因性錯乱
　　　心因性もうろう状態

F44.9　解離性［転換性］障害，詳細不明

F45　**身体表現性障害**　Somatoform disorders
　　主要症状は検査所見に異常が無く，また医師がその症状には身体的根拠が無いと保証するにもかかわらず，身体症状を反復して訴え，絶えず医学的検査を要求する。たとえ何らかの身体的障害が存在するとしても，それは患者の訴える症状の性質や程度，あるいは患者の苦悩や症状へのとらわれを説明できない。

除外：解離性障害(F44.-)
　　　　毛むしり＜hair-plucking＞(F98.4)
　　　　ラリング＜"l"エル音障害＞(F80.0)
　　　　舌もつれ＜lisping＞(F80.8)
　　　　爪かみ(F98.8)
　　　　他に分類される障害又は疾病に関連する心理的又は行動的要因(F54)
　　　　性機能不全，器質性障害又は疾病によらないもの(F52.-)
　　　　指しゃぶり(F98.8)
　　　　チック障害(小児＜児童＞期及び青年期)(F95.-)
　　　　トウレット＜Tourette＞症候群(F95.2)
　　　　抜毛癖(F63.3)

F45.0　身体化障害

主要症状は，少なくとも2年間続いている多種類の，反復性でしばしば変化する身体症状である。多くの患者は家庭医と専門医の両者からの医療と長くて複雑な接触の既往歴があり，その間に多くの検査をしても異常所見が無く，試験的手術をしても有効でなかったことがある。症状は全身のあらゆる部位や器官におよぶことがある。この障害の経過は慢性で変動し，しばしば社会行動，対人関係，家族関係の行動に関連している。短期間（2年以下）のさほど著明ではない症状の場合は，分類困難な身体表現性障害（F45.1）として分類するべきである。

　　　ブリッケ＜Briquet＞障害
　　　多様な心身障害

除外：仮病［意識的に装う］（Z76.5）

F45.1　分類困難な身体表現性障害

身体表現性の訴えが多種類で変動し持続するが，身体化障害の完全で典型的な臨床像を満たさない場合は，この分類困難な身体表現性障害の診断を考慮するべきである。

　　　分類困難な心身障害

F45.2　心気障害

本質的特徴は，一つ又はそれ以上の重症で進行性の身体疾患にり患しているという可能性に持続的にとらわれていることである。患者は持続的な身体的愁訴又は自分の身体的外観への持続的とらわれが顕著である。しばしば患者は正常又は普通の感覚や外観を異常で苦しいと説明する。意識は通常身体のただ一つ又は二つの器官か器官系に集中される。顕著な抑うつと不安がしばしば存在し，その追加診断が正当なこともある。

　　　身体醜形恐怖
　　　醜形恐怖(症)(非妄想性)
　　　心気神経症
　　　心気症
　　　疾病恐怖(症)

除外：妄想性醜形恐怖(症)(F22.8)
　　　　身体の機能や形態についての固定性妄想(F22.-)

F45.3　身体表現性自律神経機能不全

　患者が述べる症状は，あたかも主として又は完全に自律神経支配で調節されている器官すなわち，心血管系，胃腸系，呼吸器系及び尿路性器系の身体疾患によるものであるかのようである。症状には通常二つの型があり，どちらも器官や器官系の身体疾患を示すものではない。第一は，自律神経緊張の客観的徴候にもとづいて訴える症状であり，心悸亢進，発汗，潮紅，振戦などであって，何らかの身体疾患の可能性についての恐怖苦悩を表現する。第二は，非特異的で変化する性質の自覚的愁訴であり，走るような痛み，灼熱感，頭重感，絞扼感，膨満感や膨張感などを患者は特定の器官や器官系に結びつけて訴える。

　　心臓神経症
　　ダ コスタ＜Da Costa＞症候群
　　胃神経症
　　神経循環無力症
　　下記の心因型：
　　　・空気えん＜嚥＞下症
　　　・咳
　　　・下痢
　　　・消化不良
　　　・排尿障害
　　　・鼓腸
　　　・しゃっくり＜吃逆＞
　　　・過換気
　　　・頻尿
　　　・過敏性腸症候群
　　　・幽門けいれん＜痙攣＞
除外：他に分類される障害又は疾病に関連する心理的及び行動的要因(F54)

F45.4　持続性身体表現性疼痛障害

　　主要な愁訴は持続性で重症の苦しい疼痛についてであり，それは生理学的過程又は身体的障害によっては完全には説明できないものである．それは感情的葛藤又は心理社会的問題に関連して発生しており，それらの心理社会的な問題が主な原因的影響を与えていると結論づける事は十分許されるであろう．したがって症状は，個人的又は医学的なサポートと注意によって著明に増大するのが常である．うつ病性障害と統合失調症の経過中に生じた心因性起源と思われる疼痛はここに含めない．

　　　精神痛
　　　心因性背部痛
　　　心因性頭痛
　　　身体型疼痛障害
　　除外：背部痛 NOS(M54.9)
　　　　　疼痛 NOS(R52.9)
　　　　　急性疼痛(R52.0)
　　　　　慢性疼痛(R52.2)
　　　　　慢性難治性疼痛(R52.1)
　　　　　緊張性頭痛(G44.2)

F45.8　その他の身体表現性障害

　　身体疾患によらない感覚，機能及び行動のその他のあらゆる障害で，自律神経系を介していない場合，身体の特殊な器官系や部位に限定されている場合，またストレスの多いできごとや問題と時間的に密接に関係している場合である．

　　　心因性：
　　　　・月経困難症
　　　　・えん＜嚥＞下困難，"ヒステリー球"を含む
　　　　・そう＜掻＞痒症
　　　　・斜頚
　　　歯ぎしり

F45.9　身体表現性障害，詳細不明

　　　心身障害 NOS

F48　その他の神経症性障害　Other neurotic disorders

F48.0　神経衰弱

　この障害の発現にはかなりの文化的相違があり，かなり重複する二つの主要な型がある。第一の型では，主な特徴は精神的作業の後に疲労性亢進を訴え，しばしば日常の仕事の処理能率や職業遂行能力のある程度の低下に関連している。精神的易疲労性は，気を散らすような考えや過去の記憶が入ってきて不愉快であり，注意の集中が困難で，全般に効率よく考えられないということに典型的に描写されている。第二の型で強調されるのは，身体やその活動力の無力感と，わずかな仕事の後でも疲れ切ってしまい，筋肉の痛い感じがあり，リラックスできないことである。両者の型において，その他の不快な身体感覚の種々のものが一般的に見られており，たとえば，めまい，緊張性頭痛，全身の不安定な感じなどである。精神と身体の健康減退の心配，焦燥感，快感消失及び変動する軽度の抑うつと不安の両者の訴えなどはすべて一般的に見られる。睡眠は入眠期と中間期がしばしば障害されるが，睡眠過剰もまた著明に見られる。

　疲労症候群

先行する身体疾患の分類が必要な場合は，追加コードを使用する。

　除外：無力症 NOS（R53）
　　　　　燃えつき（状態）（Z73.0）
　　　　　倦怠（感）及び疲労（R53）
　　　　　ウイルス感染後疲労症候群（G93.3）
　　　　　精神衰弱（F48.8）

F48.1　離人・現実感喪失症候群

　稀な障害であり，患者は自分自身の精神活動，身体及び周囲が質的に変化して，いわば非現実的で遠く離れたようで，自動的な動きをするように思えると自発的に言う。感情喪失及び自分の考え，自分の身体又は周囲の現実世界から疎隔し分離している感じの訴えが，種々の症状の中でも最もしばしば見られるものである。そのような体験の性質が劇的であるにもかかわらず，患者はそういった変化が非現実的なものだということはわかっている。知覚は正常で感情表現能力も保たれる。離人・現実感喪失症候群は統合失調症，うつ病性障害，恐怖障害又は強迫障害などと診断される病態において出現することがある。このような場合には診断は主要な障害の診断名にするべきである。

F48.8　その他の明示された神経症性障害

　　　　ダート＜Dhat＞症候群
　　　　職業神経症，書けい＜痙＞を含む
　　　　精神衰弱
　　　　精神衰弱性神経症
　　　　心因性失神

F48.9　神経症性障害，詳細不明

　　　　神経症 NOS

生理的障害及び身体的要因に関連した行動症候群(F50-F59)
Behavioural syndromes associated with physiological disturbances and physical factors

F50 摂食障害　Eating disorders
除外：食欲不振 NOS(R63.0)
　　　　栄養補給：
　　　　　・困難及び不適当な管理(R63.3)
　　　　　・乳幼児期及び小児＜児童＞期の障害(F98.2)
　　　　多食(症)(R63.2)

F50.0　神経性無食欲症
　　神経性無食欲症は，患者自身によって実行され続けた意図的な体重減少を特徴とする障害である。この障害は，青年期の女子や若い女性にもっとも多く見られる。
　　しかし青年期の男子や若い男性がり患することもあり，思春期に近づきつつある子供や，閉経期に達した高年の女性にも見られる。この病気は特殊な精神病理に関連し，肥満やたるんだ体つきへの恐れが，心を煩わす優格観念として存続し，患者は自分自身に低い体重のいき＜閾＞値を課する。通常さまざまな程度の低栄養が見られ，二次性の内分泌性及び代謝性身体変化を伴い，身体機能のさまざまな障害が伴って起こる。症状には，制限された食事献立の選択，過度な運動，自己誘発性嘔吐や下剤の使用，食欲抑制剤や利尿剤の使用が含まれる。
除外：食欲不振(R63.0)
　　　　・心因性(F50.8)

F50.1　非定型神経性無食欲症
　　神経性無食欲症のいくつかの特徴は満たしているが，臨床像全体としてはそのように診断ができない障害である。たとえば，肥ることへの激しい恐れとか無月経のような鍵となる症状を欠いた，顕著な体重減少や体重減少行動がそれにあたる。体重減少に関連するような身体障害がある場合には，この診断を下してはならない。

F50.2　神経性大食症
　　神経性大食症は，繰り返し起こる過食の発作と体重コントロールを過度に気にすることを特徴とする症候群で，過食したあと嘔吐したり下剤を用いたりするパターンが作られている。この障害には，神経性無食欲症の心理的特徴の多くが共通していて，その特徴には，容姿や体重へのこだわりが含まれる。繰り返される嘔吐は身体の電解質障害や身体的愁訴のもとになりやすい。既往症に，以前の神経性無食欲症のエピソードが見られることが常にではないがしばしばあり，数か月ないし数年の間欠期をおいてこの障害が起こっている。
　　大食症 NOS
　　神経性食欲亢進症

F50.3　非定型神経性大食症
　　　　神経性大食症のいくつかの特徴を満たしているが，臨床像全体としてはそのように診断ができない障害である．たとえば，繰り返される過食の発作と下剤の過度の使用が認められるが，著しい体重変化や，容姿や体重への典型的こだわりが認められない場合がそれである．

F50.4　その他の心理的障害に関連した過食
　　　　心を悩ますできごと，たとえば死別，事故，出産などによる過食
　　　　心因性過食
　　　除外：肥満(症)(E66.-)

F50.5　その他の心理的障害に関連した嘔吐
　　　　解離性[転換性]障害(F44.-)及び心気障害(F45.2)にみられる反復性嘔吐及び，本章以外に分類されている病態のみにもとづくのではない反復性嘔吐．本項目は，妊娠時の反復性悪心及び嘔吐において感情的な要因が際立っている場合にも，O21.-(過度の妊娠嘔吐)に付加して用いられる．
　　　　心因性嘔吐
　　　除外：悪心(R11)
　　　　　　嘔吐 NOS(R11)

F50.8　その他の摂食障害
　　　　成人の異食(症)
　　　　心因性食欲不振
　　　除外：乳幼児期及び小児＜児童＞期の異食(症)(F98.3)

F50.9　摂食障害，詳細不明

F51　非器質性睡眠障害　Nonorganic sleep disorders

　　　　多くの場合，睡眠障害は他の精神的又は身体的障害の症状の一つをなしている．ある患者に見られた睡眠障害が独立した状態なのか，それとも本章又は本章以外の章に分類されている別な障害における一特徴をなすものにすぎないのかは，診察時の治療的な考察や治療の優先度にもとづくと同様に，その臨床的なあらわれかたや経過にもとづいて決めなければならない．一般的に，もし睡眠障害が主訴の一つであり，しかもそれがそれ自体における一病態をなすものと認められれば，その症例にかかわる精神病理や精神生理を記述している他の関連診断名に併記して本コードを用いるべきである．本項目は，情緒的な成因が一次性の要因をなすものとみなされ，しかも他に分類される明白な身体的障害によらない睡眠障害のみを包含する．
　　　除外：睡眠障害(器質性)(G47.-)

F51.0　非器質性不眠症
　　　　不眠症は，睡眠が量的質的に不十分な状態で，それがかなりの期間にわたり持続するものをいい，入眠困難，睡眠維持の困難，早期の終末覚醒が含まれる．不眠症は，多くの精神的身体的障害に見られる普通の症状の一つであり，それが臨床的像を支配している場合に限り，基礎障害に追加してここに分類すべきである．
　　　除外：不眠症(器質性)(G47.0)

F51.1　非器質性過眠症

過眠症は昼間の過度の眠気及び睡眠発作(睡眠量の不足にもとづくものではない)として，又は，覚醒の際には完全に目覚めるまでの移行が長引いている状態として定義される。器質的要因が見られない場合，過眠症は通常は精神障害に関連して生じてくる。

除外：過眠症(器質性)(G47.1)
　　　　ナルコレプシー(G47.4)

F51.2　非器質性睡眠・覚醒スケジュール障害

個人の睡眠・覚醒スケジュールと，その個人にとっての環境からみて望ましい睡眠・覚醒スケジュールとが同期しなくなり，不眠症又は過眠症の訴えがある場合である。

下記の心因性反転：
- ・概日　　　⎫
- ・夜間相　　⎬　リズム
- ・睡眠相　　⎭

除外：睡眠・覚醒スケジュール障害(器質性)(G47.2)

F51.3　睡眠時遊行症［夢遊病］

睡眠現象と覚醒現象とが結合してあらわれている変容した意識状態である。睡眠時遊行症のエピソードの間は，患者は寝床から起き上がっている。通常は夜間睡眠時の最初の3分の1の間に生じ，患者は歩き回り，注意力，反応性及び運動能力は低い水準を示す。目覚めた後，そのできごとは憶えていないことが多い。

F51.4　睡眠時驚愕症［夜驚症］

大きな叫び声，体動，激しい自律神経症状表出に関連した著しい驚愕及び恐慌＜パニック＞の夜間エピソードである。通常は恐怖の叫びとともに夜間睡眠時の最初の3分の1の間に生じ，患者は起き上がるか立ち上がる。逃げようとするかのようにドアに突進することがしばしばあるが，部屋から出て行くことはあまりない。このできごとは回想されることがあってもそのうちのごく限られたものにすぎない(通常は心的イメージの一，二の断片のみ)。

F51.5　悪夢

悪夢は不安又は恐怖を伴う夢体験であり，夢内容のきわめて詳細な点まで回想されうる。この夢体験はきわめてなまなましいもので，通常は生存や安全や自尊心が脅威にさらされるという主題を持つ。全く同一か又はよく似た恐ろしい悪夢の主題が，繰り返し生ずることがしばしばある。典型的なエピソードの間には，かなり強い自律神経症状表出があるが，しかし叫び声や体動は認められない。目覚めると，患者は急速に注意力と見当(識)を取り戻す。

夢不安障害

F51.8　その他の非器質性睡眠障害

F51.9　非器質性睡眠障害，詳細不明

情緒性睡眠障害 NOS

F52 性機能不全，器質性障害又は疾病によらないもの
Sexual dysfunction, not caused by organic disorder or disease

性機能不全は，患者の望む性関係に入れないさまざまな病態を包含する。性的反応は心身過程の一種で，多くの場合，性機能不全の成因には心理的及び身体的な双方の過程が関与している。

除外：ダート＜Dhat＞症候群(F48.8)

F52.0 性欲欠如又は性欲喪失
性欲喪失を主要な問題とする。勃起不能や性交疼痛(症)などのような性的困難から二次的に起こったものではない。
　冷感症
　性欲活動低下性障害

F52.1 性の嫌悪及び性の喜びの欠如
性交渉を予期すると，不安又は恐怖が甚だしくなり，性活動を回避せざるを得なくなる(性の嫌悪)か，あるいは性的反応は正常に生じオルガズムは体験しながらも，性的反応にふさわしい喜びが味わえない(性の喜びの欠如)。
　無快楽(症)(性的)

F52.2 性器反応不全
男性の主要な問題は，勃起不能障害(満足な性交のための適切な勃起が生じないか，又はそれを持続することが困難)。女性の主要な問題は，腟乾燥及び催滑不能。
　女性の性的興奮障害
　男性の勃起障害
　心因性インポテンス＜(性交)不能症＞

除外：器質的原因によるインポテンス＜(性交)不能症＞(N48.4)

F52.3 オルガズム機能不全
オルガズムが生じないか，又は著しく遅延する。
　抑制されたオルガズム(男性)(女性)
　心因性無オルガズム(症)

F52.4 早漏
パートナー双方が性交を楽しめるように射精をコントロールすることができない。

F52.5 非器質性腟けい＜痙＞
腟を囲む骨盤底筋群のけいれん＜痙攣＞であり，そのため，腟口の閉塞が生じる。ペニス挿入は不能か，可能である場合には痛みを伴う。
　心因性腟けい＜痙＞

除外：腟けい＜痙＞(器質性)(N94.2)

F52.6　**非器質性性交疼痛(症)**
　　　性交疼痛(症)(又は性交時疼痛)は，男性にも女性にも見られる。しばしば局所の病理にもとづくものであり，したがって，病理的状態に応じて適宜分類されるべきものである。本項目は，主要な器質性の性機能障害(たとえば，腟けい＜痙＞又は腟乾燥症)が認められない場合にのみ使用される。
　　　心因性性交疼痛(症)
　　除外：性交疼痛(症)(器質性)(N94.1)

F52.7　**過剰性欲**
　　　ニンフォマニア
　　　サティリアジス

F52.8　その他の性機能障害で，器質性障害又は疾病に起因しないもの
F52.9　器質性障害又は疾病に起因しない詳細不明の性機能障害

F53　産じょく＜褥＞に関連した精神及び行動の障害，他に分類されないもの
Mental and behavioural disorders associated with the puerperium, not elsewhere classified

　　　本項目は，産じょく＜褥＞に関連する(分娩後6週間以内に始まる)精神障害のみを包含し，しかも情報が十分に得られないためか，あるいは他に分類するには不適切な付加的な臨床的特徴が見られるために，本章のいずれの障害の診断基準も満たさないものに対して使用される。

F53.0　産じょく＜褥＞に関連した軽症の精神及び行動の障害，他に分類されないもの
　　　抑うつ：
　　　　・出産後 NOS
　　　　・分娩後 NOS
F53.1　産じょく＜褥＞に関連した重症の精神及び行動の障害，他に分類されないもの
　　　産じょく＜褥＞精神病 NOS
F53.8　産じょく＜褥＞に関連したその他の精神及び行動の障害，他に分類されないもの
F53.9　産じょく＜褥＞精神障害，詳細不明

F54 他に分類される障害又は疾病に関連する心理的又は行動的要因
Psychological and behavioural factors associated with disorders or diseases classified elsewhere

本項目は，他の章に分類される身体的障害の原因において，重要な役割を果たしてきたと考えられる心理的又は行動的なその影響の存在を記録するために使用するべきものである。生じてくる精神的な障害は，通常は軽くしかも持続するもの（心配，情緒的葛藤，憂慮等）であり，それ自体は，本章のどの障害を用いても，正当には分類されないものをいう。

包含：身体的病態に影響をおよぼしている心理的因子
  本項目の使用例：
  ・喘息　F54 及び J45.-
  ・皮膚炎　F54 及び L23-L25
  ・胃潰瘍　F54 及び K25.-
  ・粘液性大腸炎　F54 及び K58.-
  ・潰瘍性大腸炎　F54 及び K51.
  ・じんま＜蕁麻＞疹　F54 及び L50.-

関連する身体的障害の分類が必要な場合は，追加コードを使用する。

除外：緊張性頭痛(G44.2)

F55 依存を生じない物質の乱用　Abuse of non-dependence-producing substances

さまざまな薬物や民間薬が関与すると思われるが，特に重要な群は次のものである。(a)向精神薬で，依存を生じないもの，例：抗うつ剤。(b)緩下剤。(c)非依存性鎮痛剤で，医師の処方がなくても入手できるとみられるもの，例：アスピリン，パラセタモール。

これらの物質の持続的な使用により，時に医療専門家や医療スタッフを不必要にわずらわせたり，そうした物質による危険な身体面への影響があらわれたりする。物質使用を中止させたり禁止する試みはしばしば抵抗に合う。下剤や鎮痛剤の場合などは，それらが身体を損なったり危険を生じさせたりすること，たとえば，腎機能不全とか電解質異常を引き起こしたりすることを警告しても，患者は聞き入れないことがある。大抵の場合，患者には物質を使用する強い動機のあることがはっきりしているが，しかしF10-F19 に明示されている精神作用物質のケースのように，依存や離脱症状は生じない。

包含：乱用：
  ・制酸剤
  ・薬草又は民間薬
  ・ステロイド又はホルモン剤
  ・ビタミン剤
  下剤常用

除外：精神作用物質使用(F10-F19)

F59 生理的障害及び身体的要因に関連した詳細不明の行動症候群
Unspecified behavioural syndromes associated with physiological disturbances and physical factors

包含：心因性生理的機能不全 NOS

成人の人格及び行動の障害(F60-F69)
Disorders of adult personality and behaviour

本中間分類項目は，持続性の傾向を示し，個人の固有の生活スタイルや自身と他者との関係の様式の表現である臨床的に重要な病態及び行動パターンのさまざまなものを包含している。これらの病態や行動パターンのいくつかは，個人の発達過程の早期に，体質的な要因と社会的経験との双方にもとづいて生じてくるが，後になって生活を通じて獲得されるものもある。特定の人格障害(F60.-)，混合性及びその他の人格障害(F61)持続的人格変化(F62.-)は，広汎な個人的社会的状況に対する柔軟性を欠いた反応としてあらわれる行動様式であり，根深く持続的である。これらの障害は，平均的な個人が，暮らしている文化の中でものごとを知見したり考えたり感じたり，とりわけ他の人々と付き合ったりするやりかたとは，極端な又は非常なかたよりを示している。そのような行動パターンは，固定した傾向を示し，行動的及び心理的な機能の多様な領域にわたる傾向を示す。それらは，常にとはいえないまでも，しばしばさまざまな程度の主観的な悩みや損なわれた社会的機能に関連している。

F60 特定の人格障害　Specific personality disorders

個人の性格学的素質及び行動傾向における重篤な障害であり；脳の疾患や損傷又は他の精神科的障害には直接由来せず；通常は人格のいくつかの領野をまきこみ；ほとんど常に，著しい個人的困難と社会からの断絶を伴い；普通は，小児＜児童＞期ないし青年期から目立ちはじめ，成人期を通じて持続する。

F60.0　**妄想性人格障害**
　　この人格障害は，邪魔されることに対して極めて敏感で，侮辱を容認しないこと；疑い深くて他人の中立的又は友好的な行為も敵意があるか軽蔑しているものと受けとるという歪曲した経験をする傾向；配偶者又は性的パートナーの貞操に関して繰り返される正当でない疑い；及び個人的な権利に固執して闘争的になるセンスを特徴とする。過度の尊大におちいりやすい傾向があり，しばしば極端な自己関係づけが見られる。
　　人格(障害)：
　　　・発揚性パラノイド
　　　・狂信的
　　　・好訴的
　　　・パラノイド
　　　・敏感パラノイド
　除外：パラノイア(F22.0)
　　　　好訴パラノイア(F22.8)
　　　　妄想性精神病(F22.0)
　　　　妄想型統合失調症(F20.0)
　　　　妄想状態(F22.0)

F60.1　**統合失調症質性人格障害**
　　人との愛情的な接触や社交やその他の接触を避けて引きこもり，空想や孤独な活動や内省的な沈黙を好むことを特徴とする人格障害。感情を表現したり喜びを体験することが十分できない。
　除外：アスペルガー＜Asperger＞症候群(F84.5)
　　　　妄想性障害(F22.0)
　　　　小児のシゾイド障害(F84.5)
　　　　統合失調症(F20.-)
　　　　統合失調症型障害(F21)

F60.2　**非社会性人格障害**
　　社会的義務の無視，他人の感情に対する無関心を特徴とする人格障害。その行動と世間一般の社会規範との間の著しい不釣合いが見られる。行動は，罰等を含む経験によっても容易には修正されない。欲求不満への耐性が低く，暴力などを含む敵意の表出のいき＜閾＞値が低い。他人を非難したり社会と摩擦を引き起こすような自分の行動に，もっともらしい理屈づけをする傾向がある。
　　人格(障害)：
　　　・無道徳
　　　・反社会的
　　　・没社会的
　　　・精神病質的
　　　・社会病質的
　除外：行為障害(F91.-)
　　　　情緒不安定性人格障害(F60.3)

F60.3　**情緒不安定性人格障害**
　　　衝動的に行動し，しかもそのおよぼす結果を考えない傾向が明白に見られる人格障害。気分は予知できず，気まぐれに変わる。情緒の爆発を起こしやすく，行動の激発を抑えることが十分できない。特に，衝動的行為が邪魔されたり，とがめられた時に，問題行動や他人との摩擦を起こす傾向がある。二つの型に分けられる：衝動型は情緒不安定と衝動統制力の欠如が目立つ特徴をなし，境界型はこれらに加え，自己イメージ，目的及び主観的な選択に混乱があること，慢性的な喪失感があること，強烈で不安定な対人関係があること，及び自殺のジェスチャーや自殺企図を含む自己破壊の傾向があることを特徴とする。

　　　人格(障害)：
　　　　・攻撃的
　　　　・境界的
　　　　・爆発的

　　除外：非社会性人格障害(F60.2)

F60.3a　**衝動型人格障害**
F60.3b　**境界型人格障害**
F60.3c　**その他の情緒不安定性人格障害**
F60.3d　**情緒不安定性人格障害，詳細不明**

F60.4　**演技性人格障害**
　　　浅薄で不安定な情動性，わざとらしさ，演技性，大げさな情緒表現，被暗示性，自己中心性，わがまま，他人への配慮の欠如，傷つきやすい感情，評価されること刺激を求めること注目を集めることへの，持続的な熱望を特徴とする人格障害。

　　　人格(障害)：
　　　　・ヒステリー的
　　　　・精神的幼児性

F60.5　**強迫性人格障害**
　　　疑い深さ，完全主義，過度の注意深い性向，細部についての確認癖，頑固，注意深さ，固さを特徴とする人格障害。強迫障害ほど重症なものではないが，しつこくつきまとう嫌な考えが浮かんだり，衝動症状が見られたりする。

　　　人格(障害)：
　　　　・強迫行為
　　　　・強迫観念
　　　　・強迫

　　除外：強迫性障害＜強迫神経症＞(F42.-)

F60.6　**不安性［回避性］人格障害**
　　　緊張不安感，不確実感，劣等感を特徴とする人格障害。人から好かれたい，受け入れられたいという持続的熱望，限られた人にしか個人的愛着が持てないことからくる拒絶や非難に対する過敏さ，及び日常の暮らしにおける潜在的な危険やリスクの習慣的な過大視からくるある種の活動の回避の傾向が見られる。

F60.7　**依存性人格障害**
　　この人格障害は，生活上の重大な決定も些細なことの決定も受身的に全面的に他の人に頼ること，見捨てられることへの強い恐れ，孤立無援感や無力感，年長者や他人の要請に言いなりにしたがってしまうこと及び日常生活の上で成さねばならぬことがらに対するとりくみの弱さを特徴とする。力強さが欠如している点が，知的な面か情緒的な面にそのままあらわれていることもある；さらに，他人に責任を転嫁する傾向もよく見られる。
　　　人格(障害)：
　　　　・無力性
　　　　・不全性
　　　　・受動性
　　　　・自己敗北型

F60.8　**その他の特定の人格障害**
　　　人格(障害)：
　　　　・エキセントリック
　　　　・「軽佻者」型
　　　　・未熟型
　　　　・自己愛的
　　　　・受動・攻撃性
　　　　・精神神経症的

F60.9　**人格障害，詳細不明**
　　　性格神経症 NOS
　　　病的人格 NOS

F61　混合性及びその他の人格障害　Mixed and other personality disorders

　　本項目は，しばしば厄介な困難を引き起こす人格障害であるが，F60.-に記載される障害を特徴づけているような症状の特定パターンが認められないものに対して設けられている。
　　そのために，F60.-の障害に比べてしばしば診断が困難である。
　　例として，下記のものが含まれる：
　　　・F60.-の障害の特徴をそなえた混合性人格障害で，それ以上特定できるほど際立った症状が見られないもの
　　　・厄介な困難を引き起こす人格変化で，F60.-又は F62.-には分類できないもの。同時に存在する感情障害又は不安障害の主要診断に対して副次的なものとされる。

除外：人格的素質の強調(Z73.1)

F62 持続的人格変化，脳損傷及び脳疾患によらないもの
Enduring personality changes, not attributable to brain damage and disease

成人の人格及び行動の障害であり，人格障害の既往のない個人が破局的な又は極度に長期にわたるストレスにさらされたり，重い精神科疾患にかかったことから発展してきたもの。この診断は，環境と自己についての知覚の関係，思考のパターンに，明確かつ持続的な変化が明白に認められる場合においてのみ下されるべきである。その場合の人格変化は重篤なものであり，病因的体験以前にはなかった柔軟性を欠く不適応的な行動に関連するものでなければならない。その場合，この変化が他の精神障害の直接的な症状であったり，あるいは前駆するなんらかの精神障害の残遺的症状であったりしてはならない。

除外：脳の疾患，損傷及び機能不全による人格及び行動の障害(F07.-)

F62.0 破局体験後の持続的人格変化

破局的ストレスにさらされたことに引き続いて，少なくとも2年以上にわたり，持続的人格変化が見られることがある。そのストレスは，その人格への深い影響を説明する上で個人の脆弱性を考慮する必要がないほど極度のものでなければならない。この障害は，世の中に対する敵意に満ちた，あるいは不信の態度，社会からの引きこもり，空虚感あるいは絶望感，あたかも絶えず脅威にさらされているかのような「追いつめられた」慢性的感情及び疎外を特徴とする。外傷後ストレス障害(F43.1)がこの人格変化に前駆することもある。

次のものに引き続いて起こる人格変化：
- 強制収容所体験
- 大災害
- 切迫した殺される可能性を伴う長引いた監禁
- 生命的脅威に長くさらされる状況，テロリズムの犠牲者など
- 拷問

除外：外傷後ストレス障害(F43.1)

F62.1 精神科疾患り患体験後の持続的人格変化

少なくとも2年以上にわたり持続する人格変化で，重篤な精神科的な病気にり患した外傷的体験に帰せられるもの。その変化は，以前の人格障害によっては説明できず，残遺型統合失調症及び前駆する精神障害からの回復が不完全な状態などとは区別されねばならない。この障害は，他の人々に対する極度の依存と要求的態度を特徴とする；病気によって変わってしまい，病気の烙印を押されてしまったという確信を抱き，緊密で信頼できる人間関係を維持することができなくなり，社会的に孤立するに至る；受身的になり，以前の娯楽的活動に耽ることも少なくなり，興味や関心もせばまる；絶えず病気だと訴えるが，それには心気的な主張や疾病行動が関連することもある；不調和で変わりやすい気分が見られるが，それは最近の精神障害又は残存する感情症状を伴った既往の精神障害にもとづくものではない；それに，社会的及び職業的機能の上での重大な機能障害が見られる。

F62.8 その他の持続的人格変化

慢性疼痛人格症候群

F62.9　持続的人格変化，詳細不明

F63　習慣及び衝動の障害　Habit and impulse disorders

　本項目は，他の項目には分類されない行動のある種の障害を含んでいる。それらは，繰り返される行為でしかもはっきりした合理的動機を欠き，統制できず，一般的にその個人の利益や他の人々の利益を損なう特徴を持つ。本人はその行動が行為にかり立てる衝動のためだと報告する。これらの障害の原因は不明で，大ざっぱな記述的類似性にもとづいてまとめられており，特に他に重要な特徴を共有していることがわかっているわけではない。

　除外：アルコール又は精神作用物質の習慣的な過度の使用(F10－F19)
　　　　性的行動を含む衝動及び習慣の障害(F65.-)

F63.0　病的賭博

　この障害は頻回の反復性の賭博のエピソードからなるが，その賭博が社会的，職業的，物質的，家族的な価値や遂行を損なうほどまで本人の生活を支配している場合である。

　　強迫的賭博

　除外：躁病患者による賭博のし過ぎ(F30.-)
　　　　賭博及び賭け NOS(Z72.6)
　　　　非社会性人格障害における賭博(F60.2)

F63.1　病的放火［放火癖］

　明らかな動機なしに所有物や他の物に何度も放火をしたり放火をしようとする行為及び火や燃焼に関連する対象への持続的なとらわれを特徴とする障害。この行動は，行為の前に緊張が高まってくる感じをしばしば伴い，また，放火行為のすぐ後で強い興奮を伴う。

　除外：(下記の者による)放火：
　　　　・成人における非社会性人格障害(F60.2)
　　　　・アルコール又は精神作用物質の中毒による(共通4桁項目 .0 を伴う F10－F19)
　　　　・精神障害が疑われるために観察することになった理由として(Z03.2)
　　　　・行為障害(F91.-)
　　　　・器質性精神障害(F00－F09)
　　　　・統合失調症(F20.-)

F63.2　病的窃盗［盗癖］

　この病態では，物を盗む衝動を抑えることに繰り返し失敗する。盗んだ物は個人的に使用したり金銭に変えたりしない。そのかわり，盗んだ物を捨てたり人にやってしまったり，あるいは貯めこんだりすることがある。この行動は通常，行為の前の緊張感の高まりを伴い，行為の最中及び直後の満足感を伴う。

　除外：盗みを伴ううつ病性障害(F31－F33)
　　　　器質性精神障害(F00－F09)
　　　　精神障害が疑われるために観察することになった理由としての万引き(Z03.2)

F63.3　**抜毛癖**
　　　目立った毛髪喪失を特徴とする障害の一種で，それは抜毛の衝動を抑えることに繰り返し失敗することによって起こる。この抜毛に先立って緊張の高まりがみられ，抜毛に引き続いて緊張の解けた感じ，あるいは満足感が生まれる。この診断は，皮膚に前駆する炎症が認められる場合や，妄想や幻覚への反応として見られる抜毛に対してしてはならない。
　　　除外：毛むしり＜hair-plucking＞を伴う常同性運動障害(F98.4)

F63.8　**その他の習慣及び衝動の障害**
　　　その他の種類の持続性反復性不適応行動で，認められるなんらかの精神科的症候群の副次的行動ではなく，しかもその行動を遂行する衝動を抑えることの反復する失敗が認められる場合。行為に前駆して緊張の時期が見られ，行為がなされた時に緊張の解ける感じが起こる。
　　　間欠性爆発障害

F63.9　**習慣及び衝動の障害，詳細不明**

F64　性同一性障害　Gender identity disorders

F64.0　**性転換症**
　　　異性の一員として生活し受け入れられたいという願望。通常は，自身の解剖学的な性に対する不快感又は不適切感を伴い，自分の身体をできるだけ自分の好む性に合わせるために外科的治療やホルモン療法を望む。

F64.1　**両性役割服装倒錯症**
　　　生活の一部として異性の服装をする。それは，異性の一員としての体験的な一時を楽しむためで，より永続的な性転換やそれに関する性転換手術を望むことはなく，またこの服装の転換に性的興奮が伴うこともない。
　　　青年期あるいは成人期における性同一性障害，非性転換型
　　　除外：フェティシズム的服装倒錯症(F65.1)

F64.2　**小児＜児童＞期の性同一性障害**
　　　この障害の最初の現れは，小児＜児童＞期の早期(常に思春期よりはるか以前)に見られ，自己の性についての持続的で強烈な悩みとそれに伴う反対の性に変わりたい願望(あるいは，反対の性であるという主張)を特徴とする。異性の服装と活動に対する持続的なとらわれと，自己の性に対する拒絶が見られる。
　　　診断には，正常な性同一性の深刻な混乱が認められねばならない；単なる女児のおてんばや男児の女々しい行動のみでは十分でない。性同一性障害で思春期に達している場合や思春期に入ろうとしている場合にはここに分類すべきではなく，F66.-に分類すべきである。
　　　除外：自我異和的性の方向づけ(F66.1)
　　　　　　　性成熟障害(F66.0)

F64.8　**その他の性同一性障害**

F64.9　**性同一性障害，詳細不明**
　　　性的役割障害 NOS

F65 性嗜好の障害　Disorders of sexual preference
包含：パラフィリア

F65.0 フェティシズム
なんらかの生命のない物体を刺激として用いて，性的興奮や性的満足を得る。用いる物つまりフェティシュの多くは人体の附加物，たとえば衣服とか靴下などの品物である。その他によくある例は，手ざわりになんらかの特徴のあるゴム，プラスチックあるいは皮などである。フェティシュとなる品物がもつ重要性は，それを使う個人ごとにちがう。あるケースでは，フェティシュをもっぱら，普通の方法で達せられる性的興奮を単に高めるために用いている（たとえば性的パートナーに，ある特別な衣装をつけさせる例）。

F65.1 フェティシズム的服装倒錯症
主として性的興奮を味わうこと，及び異性の格好を作り出すために異性の衣装を身につける。フェティシズム的服装倒錯症は，性的興奮との明白な関連があることと，性的オルガズムが生じてそれから性的興奮がさめると，身につけた衣装を脱ぎたいという強い欲望が見られる点で，性転換性服装倒錯症と区別される。この障害は，性転換障害の経過の初期に生じてくることがある。

服装倒錯的フェティシズム

F65.2 露出症
自分の性器を見知らぬ人々（通常は異性）や公共の場の人々の前に露出する反復性の，あるいは持続性の傾向であり，接触を求めるとか意図するとかは見られない。常にとは限らないが，通常はこの露出時に性興奮が見られ，一般に露出に引き続いて自慰が見られる。

F65.3 窃視症
人が性行動や脱衣のような私的な行動をしているところを見たいという反復又は持続する傾向。見られている人が気づかないように遂行され，通常は性的興奮と自慰に発展する。

F65.4 小児性愛
性的嗜好が小児に向けられる。男児に対しても女児に対しても，あるいはその両者に対しても向けられることがあり，通常は思春期前期あるいは思春期早期の小児が選ばれる。

F65.5 サドマゾヒズム
痛みを与えたり，辱めたり，縛ったりすることを含む性的活動への嗜好。こうした刺激を受ける側であることを好む場合はマゾヒズムと呼ばれる。刺激を与える側であれば，サディズムである。サディズム的行動とマゾヒズム的行動のどちらの行動によっても性的な興奮を味わえる人も少なくない。

マゾヒズム
サディズム

F65.6	**性嗜好の多重障害**

　　　　時には同一人物に複数の異常な性嗜好が生じ，しかもそれらのうちどれが優位であるともいえない場合がある。もっともよく見られる組み合わせはフェティシズム，服装倒錯症及びサドマゾヒズムである。

F65.8	**その他の性嗜好の障害**

　　　　その他の性嗜好や性的活動のパターンで，卑わいな電話をかけるとか，人ごみの公共場面において性的興奮のために人の意に逆らって接触するとか，動物との性的活動とか，性的興奮を高めるための目的で首を締めるとか酸欠状態にするなどが含まれる。
　　　　　接触性愛
　　　　　屍体性愛

F65.9	**性嗜好の障害，詳細不明**

　　　　性的逸脱 NOS

F66　性発達及び方向づけに関連する心理及び行動の障害
Psychological and behavioural disorders associated with sexual development and orientation

　　注：性の方向づけそのものは障害とはみなされない。

F66.0	**性成熟障害**

　　　　患者は自分の性同一性又は性の方向づけの不確かさに悩み，それが不安や又は抑うつを引き起こす。これが最も多く生ずるのは，自分の性の方向づけについて，同性愛であるか異性愛であるか，又は両性愛であるかが不確かな青春期の人々，あるいは明白な安定した性の方向づけの保たれている時期を経たあとで，（しばしば長年の関係の間に）自分の性の方向づけが変わってきていることに気づいた人々においてである。

F66.1	**自我異和的性の方向づけ**

　　　　性同一性又は性嗜好（異性愛であれ，同性愛であれ両性愛であれ，思春期前期性愛であれ又は不確実であれ）には疑念は覚えないが，しかし心理的行動的な障害が伴うために性の方向づけを変えたいと望み，それを変えるために治療を求めたりする。

F66.2	**性関係障害**

　　　　性同一性又は性の方向づけ（異性愛であれ，同性愛であれ両性愛であれ）が性パートナーとの関係を形成することや，あるいはそれを維持することを困難にさせている。

F66.8	**その他の心理的性発達障害**
F66.9	**心理的性発達障害，詳細不明**

F68　その他の成人の人格及び行動の障害
Other disorders of adult personality and behaviour

F68.0　心理的理由による身体症状の発展

本来は，確認されている身体的障害，疾病又は機能不全に由来し，しかもそれらに相応する身体的症状が，患者の心理状態によって誇張されたり長引くようになる。患者が身体的に引き起こされた疼痛や機能不全に悩むことが共通して認められ，それが長期化するのではないかとか機能不全や疼痛が進行憎悪するのではないかという心配に心を奪われることがしばしば認められ，それが正当化されることがある。

　　補償神経症

F68.1　身体的，心理的症状又は障害の意図的表現又は偽装［虚偽性障害］

患者は，はっきりした理由もなく繰り返し症状を装い，症状や徴候を作り出す目的で自分を傷つけることさえある。動機は曖昧であり，おそらく病気の役を演じたいという内的な動機によるものとみられる。この障害はしばしば顕著な人格及び対人関係の障害を伴う。

　　病院めぐり症候群＜Hospital hopper syndrome＞
　　ミュンヒハウゼン＜Münchhausen＞症候群
　　医者めぐりをする患者＜peregrinating patient＞
除外：人工皮膚炎(L98.1)
　　　　仮病者(明確な動機を伴うもの)(Z76.5)

F68.8　その他の明示された成人の人格及び行動の障害

　　性格障害 NOS
　　対人関係障害 NOS

F69　詳細不明の成人の人格及び行動の障害
Unspecified disorder of adult personality and behaviour

知的障害＜精神遅滞＞(F70－F79)
Mental retardation

　知的発達の停止，あるいは不完全な状態であり，とりわけ，全体的な知識水準に寄与する認知，言語，運動及び社会的能力などの技能が成長期を通じて損なわれている状態を特徴としている。遅滞は他の精神的あるいは身体的な病態を伴うことも伴わないこともある。

　知的障害の程度は，通常，標準化された知能テストで評価される。これに，特定の環境における社会的適応を評価するスケールが補足されることもある。これらの評価法により，知的障害の程度のおおよその傾向が示される。診断は，また，熟練した診断の専門家による知的機能に関する包括的評価によってなされる。

　知的能力と社会適応は時がたつにつれて変化することがあり，不良であっても訓練やリハビリテーションによって改善しうる。診断は，現在の機能に基づいてなされるべきである。

　合併する病態，たとえば自閉症，その他の発達障害，てんかん，行為障害あるいは重度の身体的ハンディキャップなどの分類が必要な場合は，追加コードを使用する。

下記4桁細分類項目は項目 F70-F79 とともに行動面の機能障害の程度を特定するために用いられる：
- .0　行動面の機能障害がないか最小限であると言及されている
- .1　手当て又は治療を要するほどの行動面の機能障害
- .8　行動面のその他の機能障害
- .9　行動面の機能障害が言及されていない

F70　軽度知的障害＜精神遅滞＞　Mild mental retardation

およそ IQ50 から 69(成人の場合，精神年齢9歳から12歳未満)。学校でいくつかの学習困難をきたしやすい。多くの成人は働くことができ，社会的関係がよく保たれ，社会へ貢献する。

包含：feeble-mindedness
　　　　軽度メンタルサブノーマリティー

F71　中等度知的障害＜精神遅滞＞　Moderate mental retardation

およそ IQ35 から 49(成人の場合，精神年齢6歳から9歳未満)。小児期には著明な発達の遅れをきたしやすいが，多くの者は，自分の身の回りのことをある程度できるようになり，他人とのコミュニケーションができ，型にはまった技術を行える。成人は，社会で生活したり働いたりするために，さまざまな程度の援助を必要とする。

包含：中等度メンタルサブノーマリティー

F72　重度知的障害＜精神遅滞＞　Severe mental retardation

およそ IQ20 から 34(成人の場合，精神年齢3歳から6歳未満)。援助の持続的な必要をきたしやすい。

包含：重度メンタルサブノーマリティー

F73　最重度知的障害＜精神遅滞＞　Profound mental retardation

IQ20 未満(成人の場合，精神年齢3歳未満)。自分の身の回りのこと，排泄抑制力，コミュニケーション及び運動において，重度の制限をきたす。

包含：最重度メンタルサブノーマリティー

F78　その他の知的障害＜精神遅滞＞　Other mental retardation

F79　詳細不明の知的障害＜精神遅滞＞　Unspecified mental retardation

包含：mental deficiency NOS
　　　　メンタルサブノーマリティー NOS

心理的発達の障害(F80−F89)
Disorders of psychological development

F80−F89に包含される障害は：
a) 発症が常に乳幼児期か小児＜児童＞期
b) 中枢神経系の生物学的成熟と密接に結びついている機能の発達の障害又は遅れ
c) 寛解や再発の見られない不変の経過

の三点を共有している。大部分の例では，機能の障害は言語，空間視能力，運動の協応能力に及んでいる。普通は遅滞又は機能障害は，それがはっきり認められ始めたもっとも早い時期から間断なく続いているが，その子供が成長するにつれて軽くなっていく。ただし，軽度の欠陥は成人期においても残存する。

F80 会話及び言語の特異的発達障害
Specific developmental disorders of speech and language

正常な言語獲得パターンが発達の早期の段階から損なわれている障害である。これらの病態は，神経学的な異常，構音機能自体の異常，感覚の機能障害，知的障害＜精神遅滞＞又は環境要因に直接もとづくものではない。この会話及び言語の特異的発達障害は，読み書きが困難なことや対人関係の異常や情緒及び行動の障害のような，これと関連する問題から続発してくることもしばしばある。

F80.0 　特異的会話構音障害

特異的な発達障害で，言語音の使用が精神年齢に相応する水準以下であるが，しかし言語能力は正常な水準にある。

　　発達性：
　　　・音韻障害
　　　・構音障害
　　発音困難症
　　機能性構音障害
　　ラリング＜"l"エル音障害＞
除外：下記にもとづく構音障害:
　　　　・失語(症)NOS(R47.0)
　　　　・失行(症)(R48.2)
　　　　・難聴(H90−H91)
　　　　・知的障害＜精神遅滞＞(F70−F79)
　　　　・言語発達障害を伴うもの
　　　　・表出性(F80.1)
　　　　・受容性(F80.2)

F80.1　表出性言語障害

特異的な発達障害で、表出言語使用の能力は精神年齢に相応する水準より著しく低いが、しかし言語理解は正常範囲である。構音の異常があることもないこともある。

発達性不全失語(症)又は失語(症)、表出型

除外：てんかんを伴う後天性失語(症)［ランドウ・クレフナー＜Landau-Kleffner＞症候群］(F80.3)

不全失語(症)及び失語(症)：
・NOS(R47.0)
・発達性、受容型(F80.2)

選択(性)かん＜緘＞黙(F94.0)

知的障害＜精神遅滞＞(F70－F79)

広汎性発達障害(F84.-)

F80.2　受容性言語障害

特異的な発達障害で、言語理解は精神年齢に相応する水準以下である。実際には、すべての例で表出言語もやはり著しく損なわれており、語音の表現の異常もふつうに見られる。

先天性聴覚無知覚症

発達性：
・不全失語(症)又は失語(症)、受容型
・ウェルニッケ＜Wernicke＞の失語(症)

語ろう＜聾＞

除外：てんかんを伴う後天性失語(症)［ランドウ・クレフナー＜Landau-Kleffner＞症候群］(F80.3)

自閉症(F84.0－F84.1)

不全失語(症)又は失語(症)：
・NOS(R47.0)
・発達型、表出型(F80.1)

選択(性)かん＜緘＞黙(F94.0)

ろう＜聾＞にもとづく言語の遅れ(H90－H91)

知的障害＜精神遅滞＞(F70－F79)

F80.3　てんかんを伴う後天性失語(症)［ランドウ・クレフナー＜Landau-Kleffner＞症候群］

　　　　正常な言語発達がなされてきた小児が，受容と表出両者の言語的技能を失ってしまうが一般的知能は保たれている障害；この障害の発症時には脳波に発作性異常が見られ，大多数の症例ではてんかん発作が見られる。発症は，ふつう3歳から7歳の間に見られ，技能喪失は数日ないし数週にわたって生ずる。発作の発症と言語喪失との間の時間的な関連はさまざまで，一方が他方に2，3か月から2年の間をおいて前駆する。
　　　　病因としては，ある種の炎症性脳炎過程が示唆されている。約3分の2の症例では，多少とも重症の受容性言語欠損が残る。
　　　除外：失語(症)(下記によるもの)：
　　　　　　　・NOS(R47.0)
　　　　　　　・自閉症(F84.0－F84.1)
　　　　　　　・小児＜児童＞期崩壊性障害(F84.2－F84.3)

F80.8　その他の会話及び言語の発達障害
　　　　舌もつれ＜lisping＞

F80.9　会話及び言語の発達障害，詳細不明
　　　　言語障害 NOS

F81　学習能力の特異的発達障害　Specific developmental disorders of scholastic skills
　　　　技能獲得の正常なパターンが，発達の早期から損なわれている障害である。その障害は，単に学習する機会が欠けてしまった結果でなく，知的障害＜精神遅滞＞の結果のみによるものでもなく，また後天性の脳損傷や脳の疾患に由来するものでもない。

F81.0　特異的読字障害
　　　　主要な特徴は読字能力の発達における特異的な重い機能障害であり，精神年齢が低いことや視覚的能力の問題，不十分な学校教育のみでは説明がつかない。読字理解能力，読字単語認識，読字発語能力及び読字を要する課題の遂行がすべて障害されることもある。書字困難が特異的読字障害に合併することはしばしばあり，読字の面である程度の進歩があった後になっても，しばしば青年期にまで残存する。特異的読字障害には，会話と言語の発達障害の既往が見られることが多い。学齢期を通じ，情緒及び行動の混乱が合併して見られるのが普通である。
　　　　「読字の遅れ」
　　　　発達性読字障害
　　　　特異的読字遅滞
　　　除外：失読(症)NOS(R48.0)
　　　　　　　読字障害 NOS(R48.0)
　　　　　　　情緒障害から二次的に生ずる読字困難(F93.-)

F81.1　特異的書字障害

　　この障害の主要な特徴は，特異的読字障害の既往がないのに書字の能力発達に特異的な重い機能障害があることであり，それは精神年齢が低いことや視覚的能力の問題や不十分な学校教育のみでは説明がつかない。スペルを口に出して言う能力と単語を正しく書く能力は両方とも障害される。

　　特異的書字遅滞(読字障害を伴わない)

　除外：失書(症)NOS(R48.8)

　　　　書字困難：
　　　　　　・読字障害を合併するもの(F81.0)
　　　　　　・不適切な教育によるもの(Z55.8)

F81.2　算数能力の特異的障害

　　この障害は算数能力における特異的な機能障害で，全般的な知的障害＜精神遅滞＞や不十分な学校教育のみでは説明することができないものを包含している。欠陥は代数，三角法，幾何，微積分などの，より抽象的な数学的能力よりは，むしろ加減乗除の基本的計算能力の習熟にかかわっている。

　　発達性：
　　　　・失算(症)
　　　　・計算障害
　　　　・ゲルストマン＜Gerstmann＞症候群

　除外：失算(症)NOS(R48.8)

　　　　計算困難：
　　　　　　・読字又は書字障害に関連するもの(F81.3)
　　　　　　・不適切な教育によるもの(Z55.8)

F81.3　学習能力の混合性障害

　　これは定義の不明確な障害の残遺項目であり，計算も，読字又は書字もともに顕著に損なわれているが，しかしこの機能障害が全体的な知的障害＜精神遅滞＞や不適切な学校教育のみによっては説明がつかない。本項目は，F81.2と，F81.0又はF81.1のどちらかの，両者の基準に合致している障害に対して用いるべきである。

　除外：特定の：
　　　　　　・算数能力障害(F81.2)
　　　　　　・読字障害(F81.0)
　　　　　　・書字障害(F81.1)

F81.8　その他の学習能力発達障害

　　発達性表出性書字障害

F81.9　学習能力発達障害，詳細不明

　　知識獲得能力低下NOS
　　学習：
　　　　・不能NOS
　　　　・障害NOS

F82 運動機能の特異的発達障害　Specific developmental disorder of motor function

運動協同性の発達における重い機能障害を主要な特徴とする障害であり，全般性知能障害やなんらかの特異的な先天性あるいは後天性の神経学的障害のみでは説明がつかない。しかし，大部分の症例については，臨床的な検査により，著しい神経発達未熟が認められる。たとえば，支持していない(四)肢に見られる舞踏病様運動又は鏡像運動，及びそれに関連したその他の運動徴候や微細ないし粗大な運動協同性の機能障害の徴候である。

包含：不器用児症候群
　　　　発達性：
　　　　　　・協同障害
　　　　　　・律動障害
除外：歩行及び移動の異常(R26.-)
　　　　共調運動障害(R27.-)
　　　　　・知的障害＜精神遅滞＞から二次的に起こったもの(F70-F79)

F83 混合性特異的発達障害　Mixed specific developmental disorders

これは，会話及び言語の特異的発達障害，学習能力の特異的発達障害，運動機能の特異的発達障害の混合が見られる障害に対する残遺分類項目であり，それらの障害のどれもが，主要診断を成り立たせるために十分な程度にまで目立っていないものである。この混合の項目は，上にあげた特異的発達障害のそれぞれの間に大きな重複が認められる場合にのみ使用すべきである。常にとはいえないが通常は，これらの障害はある程度の全般性認知機能障害を伴っている。したがって，機能不全が，F80.-，F81.-，F82における二つ又はそれ以上の基準を満たしている場合に，本項目を使用すべきである。

F84 広汎性発達障害　Pervasive developmental disorders

対人的相互作用とコミュニケーションにおける質的な機能障害及び，制限された，常同的で反復性の興味と行動のレパートリーによって特徴づけられる障害の一群である。これらの質的な異常は，すべての状況における個人の機能の広汎な特徴となっている。

関連する何らかの医学的病態や知的障害＜精神遅滞＞の分類が必要な場合は，追加コードを使用する。

F84.0　自閉症

広汎性発達障害の一つの型であり，
a) 病的なあるいは損なわれた発達の存在が3歳未満に認められること
b) 精神病理の三つの領域，すなわち，対人的相互作用，コミュニケーション及び制限された常同的で反復性の行動のすべてにおいて認められる異常な機能の特徴的な型

で定義されている。これらの特異的な診断特徴に加えて，その他の非特異的な一連の問題が見られるのが普通である。たとえば恐怖症，睡眠と摂食の異常，かんしゃく発作，（自己に向かう）攻撃性である。

　自閉的障害
　幼児：
　　・自閉症
　　・精神病
　カナー＜Kanner＞症候群
除外：自閉的精神病質(F84.5)

F84.1　非定型自閉症

広汎性発達障害の一つの型であるが，自閉症とは，発症年齢において，又は診断基準の三つの特徴のすべてを満たしてはいないということで異なっている。本項目は，異常な又は損なわれた発達が3歳以後にのみ認められる場合で，他の領域において特徴的な異常が認められても，自閉症診断に要する精神病理の三つの領域(すなわち対人的相互作用，コミュニケーション及び制限された常同的で反復性の行動)のうちの一つ又は二つにおいて，十分に説明されず異常が見られない場合に使用すべきである。非定型自閉症は，重度に遅滞した個人及び重い特異的な受容性言語発達障害を伴う個人に，もっとも多く生じてくる。

　非定型小児精神病
　自閉的特徴を伴う知的障害＜精神遅滞＞

知的障害＜精神遅滞＞の分類が必要な場合は追加コード(F70-F79)を使用する。

F84.2　レット＜Rett＞症候群

これまで少女のみに見出されてきた病態で，明らかに正常な早期の発達の後で，会話運動及び手の使用の能力が部分的にあるいは完全に消失し，頭蓋の成長の減速が伴う。通常7か月から24か月の間に発症する。手の目的運動の消失，もみ手の常同運動及び過呼吸を特徴とする。社交や遊びの発達は停止するが対人的興味は保たれる傾向がある。軀幹失調と失行が4歳から認められるようになり，舞踏病アテトーゼ様運動がしばしば続発する。重い精神遅滞が不可逆的に生ずる。

F84.3 　その他の小児＜児童＞期崩壊性障害
　　　　広汎性発達障害の一つの型で,障害発症に先立って明確に正常な発達の時期が存在し,それまでに獲得された能力が,発達のいくつかの領域において,数か月の経過の間に明らかに消失するのが特徴である。典型例では,周囲に対する関心の全般性の欠如,常同的で反復性運動の習慣及び対人的相互作用とコミュニケーションにおけるある種の自閉症様の機能障害が伴っている。ある例では,この障害がなんらかの関連する脳症に由来するように見えるが,しかし診断は行動的特徴によって下されるべきである。
　　　　幼児性認知症
　　　　崩壊精神病
　　　　ヘラー＜Heller＞症候群
　　　　共生精神病
　　　　関連する神経学的病態の分類が必要な場合は,追加コードを使用する。
　　　　除外：レット＜Rett＞症候群(F84.2)

F84.4 　知的障害＜精神遅滞＞と常同運動に関連した過動性障害
　　　　疾病学的妥当性が明確ではなく,十分定義されていない障害である。本項目は,重い知的障害＜精神遅滞＞(IQ35以下)の子供で,過動性と注意の面に主要な問題があり,常同的行動をもつ一群を包括するために作られたものである。患児は,中枢刺激薬が効かず(IQが正常範囲にある子供と違う点),中枢刺激薬を投与するとむしろ不機嫌反応を呈し(精神運動制止を伴うこともある),また青年期には,過動性のかわりに運動減退が見られるようになる傾向がある(正常な知能をもつ多動児の場合には通常みられないパターンである)。この症候群はまた特定のあるいは全般的なさまざまの発達遅延をしばしば伴う。この行動パターンが,低いIQあるいは器質的脳障害の機能にどの程度まで依るものかは不明である。

F84.5 　アスペルガー＜Asperger＞症候群
　　　　疾病分類学的妥当性が明確でない障害で,自閉症を特徴づけているものと同じ型の,対人的相互作用の質的な機能障害を特徴とし,制限された,常同的で反復的な興味と行動のレパートリーを伴っている。本来の自閉症と異なっているのは,言語あるいは認知の発達に全般性の遅延ないし遅滞が全く見られないことである。この障害は,しばしば顕著な不器用さを伴う。これらの異常には,青年期や成人期の生活にまで持続する強い傾向が認められる。成人期のはじまりに,ときに精神病的エピソードが見られる。
　　　　自閉的精神病質
　　　　小児のシゾイド障害

F84.8 　その他の広汎性発達障害
F84.9 　広汎性発達障害,詳細不明

F88 　その他の心理的発達障害　Other disorders of psychological development
　　　包含：発達性失認

F89 　詳細不明の心理的発達障害　Unspecified disorder of psychological development
　　　包含：発達障害 NOS

小児＜児童＞期及び青年期に通常発症する行動及び情緒の障害
(F90-F98)
Behavioural and emotional disorders with onset usually occurring in childhood and adolescence

F90 多動性障害　Hyperkinetic disorders

早期発症(通常5歳未満)で，認知の働きを要する活動の持続性の欠如，及びまとまらず統制されない過度の活動性を伴い，一つの活動から他の活動へといずれの活動も完全に遂行しないまま移る傾向によって特徴づけられる。その他にもいくつかの異常が合併することもある。多動児は，しばしば向こう見ずで衝動的で事故を起こし易く，熟慮の上の反抗的態度ではなく不注意な規則破りなので，しつけに問題があるように見られてしまう。大人たちとの関係は，社会的に抑制が欠けることがしばしばで，正常な注意力と節度の欠如を伴う。他の子供たちには評判が悪く，孤立しがちである。認知の障害は普通に見られ，運動と言語の発達の特異的な遅延が並外れて頻繁にある。二次性の合併症には，非社会的行動及び低い自己評価が含まれる。

除外：その他の不安障害(F41.-)
　　　　気分［感情］障害(F30-F39)
　　　　広汎性発達障害(F84.-)
　　　　統合失調症(F20.-)

F90.0　活動性及び注意の障害
注意欠陥：
- 多動性を伴う障害
- 多動性障害
- 多動性を伴う症候群

除外：行為障害を伴う多動性障害(F90.1)

F90.1　多動性行為障害
行為障害を伴う多動性障害

F90.8　その他の多動性障害

F90.9　多動性障害，詳細不明
小児＜児童＞期又は青年期の多動性反応 NOS
多動性症候群 NOS

F91 行為障害　Conduct disorders

行為障害は，反復性で持続性の非社会的，攻撃的又は反抗的な行為のパターンによって特徴づけられる。そうした行動は，年齢相応の社会的期待を大きくはずれるようなものでなければならない；したがって通常の子供っぽいいたずらや青年期の反抗よりは遥かに重大なものでなければならず，しかも行動の持続的(6か月又はそれ以上)パターンを意味するものでなければならない。行為障害の特徴は，他の精神科的病態の徴候ともなりうるもので，そのような症例においては基礎にある病態の診断を優先すべきである。

この診断がつけられる行動には，過度の喧嘩やいじめ，他人や動物に対する残虐，所有物への著しい破壊，放火，盗み，反復性の嘘言，怠学と家出，異常でしかも頻繁な激しいかんしゃくと不服従が含まれる。これらの行動のいずれもが，顕著なものであれば，この診断を下すに十分であるが，しかし単発する非社会的行為についてはそうではない。

除外：気分［感情］障害(F30-F39)
　　　　広汎性発達障害(F84.-)
　　　　統合失調症(F20.-)
　　　　下記のものを合併する場合：
　　　　　・情緒障害(F92.-)
　　　　　・多動性障害(F90.1)

F91.0　家庭限局性行為障害

非社会的又は攻撃的な(単に反抗的とか挑戦的とか破壊的というだけでない)行動を含む行為障害で，その異常な行動はすべて，又はほとんど，家庭及び家族の中核をなす構成員ないし世帯の人に対してのみなされる。この障害は，F91.-の基準の全体を満たさねばならない。たとえ親子関係がひどく障害されたものであってもそれだけでは診断にとって十分ではない。

F91.1　非社会化型＜グループ化されない＞行為障害

持続性の非社会的又は攻撃的な行動(F91.-の概括的な基準に合致していて，単なる反抗的，挑戦的，撹乱的行動の組み合わせではない)とともに，他の子供たちとの個人的関係において，重い広汎な障害を伴っていることを特徴とする行為障害。

　　行為障害，孤立的攻撃的な型
　　非社会化型＜グループ化されない＞攻撃的障害

F91.2　社会化型＜グループ化された＞行為障害

持続性の非社会的又は攻撃的な行動(F91.-の概括的な基準に合致していて，単なる反抗的，挑戦的，撹乱的行動の組合わせではない)が，仲間のグループに大体うまく溶けこんでいる個人に生じてくる行為障害。

　　行為障害，集団型
　　集団非行
　　ギャング集団の一員としての場面における犯罪
　　他人と一緒の盗み
　　怠学

F91.3　反抗挑戦性障害
　　　通常は低年齢の子供に見られる行為障害で，著しく挑戦的で言うことをきかず，撹乱的な行動を特徴とするが，非行的行為や，より極端な攻撃ないし非社会的行為はそれには含まれない。この障害は，F91.-の概括的基準を満たすことが必要であり，たとえひどいいたずらや手に負えない行動が見られる場合でも，ただそれだけでは診断にとって十分ではない。本項目を採用するに当たって留意すべきことは，特に年長の子供の場合である。それは，臨床的に問題となるほどの行為障害は，年長の子供においては普通は，単なる挑戦や不服従や撹乱を超えた非社会的又は攻撃的な行動を伴うからである。

F91.8　その他の行為障害
F91.9　行為障害，詳細不明
　　　　小児＜児童＞期：
　　　　　・行動障害 NOS
　　　　　・行為障害 NOS

F92　行為及び情緒の混合性障害　Mixed disorders of conduct and emotions
　　　この障害のグループは，持続性の攻撃的，非社会的又は挑戦的な行動と，抑うつ，不安ないしその他の情緒的混乱の明白かつ顕著な症状との結合によって特徴づけられる。小児＜児童＞期の行為障害(F91.-)の基準，及び小児＜児童＞期の情緒障害(F93.-)，成人型の神経症的診断(F40-F48)又は気分障害(F30-F39)の基準の両者を満たさなければならない。

F92.0　抑うつ性行為障害
　　　本項目は，行為障害(F91.-)と，持続的で顕著な抑うつ気分(F32.-)，たとえば著しいみじめさ，日常の活動における興味と喜びの喪失，自責と絶望のような症状が証明される抑うつとの結合を必要とする；睡眠あるいは食欲の障害が見られることもある。
　　　F91.-の行為障害にF32.-の抑うつ障害が関連している場合。

F92.8　その他の行為及び情緒の混合性障害
　　　本項目は，行為障害(F91.-)と，持続性で顕著な情緒症状，たとえば不安，強迫観念又は強迫衝動，離人症又は現実感喪失，恐怖症ないし心気症の結合を要する。
　　　　下記に関連するF91.-の行為障害：
　　　　　・F93.-の情緒障害
　　　　　・F40-F48の神経症性障害

F92.9　行為及び情緒の混合性障害，詳細不明

F93　小児＜児童＞期に特異的に発症する情緒障害
Emotional disorders with onset specific to childhood
　　　これらの障害は，発達における傾向それ自身に見られる質的に異常な現象というよりは，むしろ主として正常な発達の傾向の誇張である。発達における適切さが，この小児＜児童＞期に特異的に発症する情緒障害(F93.-)と神経症性障害(F40-F48)との鑑別における診断的特徴の鍵として用いられる。
　　　除外：行為障害に関連する場合(F92.-)

F93.0　小児＜児童＞期の分離不安障害
　　　　　分離不安障害の診断は，分離に対する恐怖が不安の焦点になっていて，そのような不安が小児＜児童＞期の初期に最初に生じたときにのみなされるべきである。正常な分離不安とは，その程度(重篤さ)が統計的に通常でない(通常見られる年齢的期間を超えた異常な持続を含む)場合，また，著しく損なわれた対人的機能を伴う場合に区別される。
　　　　除外：気分［感情］障害(F30－F39)
　　　　　　　神経症性障害(F40－F48)
　　　　　　　小児＜児童＞期の恐怖症性不安障害(F93.1)
　　　　　　　小児＜児童＞期の社交不安障害(F93.2)

F93.1　小児＜児童＞期の恐怖症性不安障害
　　　　　これは小児＜児童＞期におけるさまざまな恐怖にかかわっている。恐怖は，著しい発達段階特異性を示し，それらは大部分の子供に(ある程度は)生じてくるが，その程度が異常である。小児＜児童＞期に生じてくる恐怖であって，正常な心理社会的発達の部分ではないもの(たとえば広場恐怖(症))は，F40－F48 の適切な分類項目のもとにコードしなければならない。
　　　　除外：全般性不安障害(F41.1)

F93.2　小児＜児童＞期の社交不安障害
　　　　　この障害においては，見知らぬ人々に対する恐れ及び新たな，見知らぬ又は対人的に脅威を与えるような状況に出会ったときの対人的不安が見られる。本項目は，そうした恐怖が年齢の早い段階で生じた場合及びその程度において通常の範囲を越え，さらに社会的障害も伴っている場合にのみ使用するべきである。
　　　　　　小児＜児童＞期又は青年期の回避的障害

F93.3　同胞抗争障害
　　　　　すぐ下の弟妹の誕生にひき続いて起こるある程度の情緒的混乱は，大多数の幼い子供に見られる。同胞抗争障害の診断は，混乱の程度とその持続とが両方とも統計的に通常範囲を超えるもので，しかも社会的障害が伴う場合にのみなされる。
　　　　　　同胞嫉妬

F93.8　その他の小児＜児童＞期の情緒障害
　　　　　　同一性障害
　　　　　　過剰不安障害
　　　　除外：小児＜児童＞期の性同一性障害(F64.2)

F93.9　小児＜児童＞期の情緒障害，詳細不明

F94　小児＜児童＞期及び青年期に特異的に発症する社会的機能の障害
Disorders of social functioning with onset specific to childhood and adolescence

　　　　　ある程度の異質なものを含む障害の群で，共通しているのは，発達時期に始まる社会機能面でのさまざまな異常が見られることである。しかし(広汎性発達障害とはちがい)明らかに体質的な社会的不能又は機能の全域におよぶ欠陥によって一次性に特徴づけられるものではない。多くの症例では重大な環境の歪みや環境遮断が病因としておそらく決定的な役割を演じている。

－346－

F94.0　選択(性)かん<緘>黙

　　これは，話すことに関して顕著な，情緒的に決定された選択性によって特徴づけられている。つまり子供はある状況下では，言語の能力を発揮するが，しかし他の(限定できる)状況下では話すことができない。この障害は通常は対人不安，引っ込み思案，過敏性又は抵抗などが含まれるような顕著な人格的特徴を伴っている。

　　　選択(性)かん<緘>黙
　　除外：広汎性発達障害(F84.-)
　　　　　統合失調症(F20.-)
　　　　　会話及び言語の特異的発達障害(F80.-)
　　　　　低年齢の子供における分離不安の一部としての一過性のかん<緘>黙(F93.0)

F94.1　小児<児童>期の反応性愛着障害

　　この障害は，5歳未満に始まり，子供の対人関係におけるパターンの持続的な異常によって特徴づけられ，情緒的混乱を伴い，それは環境の変化に応じて変わる(たとえば，過度の警戒と恐怖，仲間との対人相互反応の乏しさ，及び相手に対する攻撃，精神的苦痛，及びある例では成長の停止)。この症候群は，重篤な養育放棄，虐待，重い養育過誤などの直接の結果として生じると見られる。
　　成長や発達の遅滞の合併を明示することが必要な場合は，追加コードを使用する。
　　除外：アスペルガー<Asperger>症候群(F84.5)
　　　　　小児<児童>期の脱抑制性愛着障害(F94.2)
　　　　　虐待症候群(T74.-)
　　　　　選択的愛着の型における正常の変異
　　　　　小児<児童>期における性的又は身体的虐待，心理社会的問題となるもの
　　　　　　(Z61.4-Z61.6)

F94.2　小児<児童>期の脱抑制性愛着障害

　　異常な社会的機能の特殊なパターンで，5歳未満に生じ，環境状況に著しい変化が生じても，持続する傾向が見られる。たとえばびまん性の非選択的に向けられる愛着行動，注意を惹こうとする，しかも誰かれかまわぬ親しげな行動，仲間との節制の乏しい相互作用及び状況に応じ情緒的あるいは行動的障害が伴うこともある。

　　　愛情欠如精神病質
　　　施設症候群
　　除外：アスペルガー<Asperger>症候群(F84.5)
　　　　　小児<児童>のホスピタリズム<施設症>(F43.2)
　　　　　多動性障害(F90.-)
　　　　　小児<児童>期の反応性愛着障害(F94.1)

F94.8　その他の小児<児童>期の社会的機能の障害
F94.9　小児<児童>期の社会的機能の障害，詳細不明

F95 チック障害　Tic disorders

主要症状がいくつかの型のチックからなる症候群。チックは，不随意に生じる，急速で反復性で，律動的でない運動動作(通常は限局した筋群が関与している)か，あるいは突然生ずる明らかな目的のない発声である。チックは抗し難いものとして体験されがちであるが，しかし通常は，その期間はさまざまであるが抑制できるものであり，ストレスによって悪化し，睡眠中は消失する。普通の単純な運動性チックは，瞬目，首を急激に振ること，肩をすくめること，顔をしかめることなどである。普通の単純な音声チックは喉をならすこと，吠えること，鼻をすすること，歯擦音を出すことなどである。普通の複雑チックとしては，自分を叩くことや跳ねること，片足跳びなどが見られる。普通の複雑音声チックとしてはある単語を繰り返し発音するが，時として社会的に受容されない(卑わいな)単語(汚言＜コプロラリア＞)の使用や，自分自身が発声した単語や音声の反復(パリラリア)などが見られる。

F95.0　一過性チック障害
チック障害の概括的基準に合致するが，チックは 12 か月より長期にわたって持続することはない。通常は瞬目，しかめ顔又は頭を振る形をとる。

F95.1　慢性運動性又は音声性チック障害
チック障害の概括的な基準に合致し，そのなかで運動性又は音声性チック(ただし両者ともではない)があり，それは，単発性か多発性か(通常は多発性)であり，1 年以上持続する。

F95.2　音声性及び多発運動性の両者を含むチック障害［ドゥ ラ トゥーレット＜de la Tourette＞症候群］
チック障害の一つの型で多発運動性チックと，一つ又はそれ以上の音声チックが見られるか，又はこれまでに見られたものであるが，しかしこれらが同時に生じてきたものである必要はない。この障害は，通常は青年期に悪化し，成人期にまで持続する傾向を示す。音声チックは多発的で，爆発的で反復的な発声，喉をならすこと，ぶつぶつ言うこと，卑わいな単語や文句を使用するなどを伴う。ときには身振りでの反響動作が合併し，その動作は卑わいな特徴を持つものであることもある(コプロプラキシア)。

F95.8　その他のチック障害
F95.9　チック障害，詳細不明
チック NOS

F98 小児＜児童＞期及び青年期に通常発症するその他の行動及び情緒の障害
Other behavioural and emotional disorders with onset usually occurring in childhood and adolescence

小児＜児童＞期に発症する特徴を共有しているが，しかしその他の点ではいろいろな面で異なっている，異質なものからなる障害の一群。この病態のいくつかは，明確に定義される症候群であるが，他のものは症状複合に過ぎず，それらはその出現頻度が高く心理社会的な障害を伴うからという理由で，また他の症候群の中には含められないためにここに包含せざるをえない。

除外：息止め発作(R06.8)
　　　小児＜児童＞期の性同一性障害(F64.2)
　　　クライネ・レヴィン＜Kleine-Levin＞症候群(G47.8)
　　　強迫性障害＜強迫神経症＞(F42.-)
　　　情緒的原因による睡眠障害(F51.-)

F98.0　非器質性遺尿(症)

日中及び夜間の不随意な排尿を特徴とする障害であり，それはその個人の精神年齢との関連で異常なものである。またそれは神経的障害，てんかん発作又は尿路の構造的異常による膀胱調節機能の欠如によるものではない。遺尿(症)は出生時から続いていることもあり，あるいは膀胱調節機能獲得後に生じてくることもありうる。遺尿(症)には，より広汎な情緒的ないし行動的な障害が合併することも合併しないこともある。

　　(一次性)(二次性)の非器質性起源の遺尿(症)
　　機能性遺尿(症)
　　心因性遺尿(症)
　　非器質性起源の尿失禁

除外：遺尿(症)NOS(R32)

F98.1　非器質性遺糞(症)

反復性の随意的又は不随意的な排便で，便は通常は正常ないし正常に近い硬さのものであり，その排便が本人の社会文化的場面としては適切ではない場所でなされる。その病態は，正常な乳児の失禁の異常な持続のあらわれであることもあるし，腸の調節機能獲得後の統制喪失のこともある。また，正常の生理的腸調節機能にもかかわらず，不適切な場所での意図的な排便のこともある。この病態は単症状性障害として生じてくることもあるし，特に情緒障害(F93.-)又は行為障害(F91.-)のような幅広い障害の部分を形成していることもある。

　　機能性遺糞(症)
　　非器質性起源の大便失禁
　　心因性遺糞(症)

合併する便秘の分類が必要な場合は，追加コードを使用する。

除外：遺糞(症)NOS(R15)

F98.2　乳幼児期及び小児＜児童＞期の哺育障害
　　　さまざまな症状の哺育障害で，通常は乳幼児期又は小児＜児童＞期の初期に特有なもの。適切な食料補給があり，適切な哺育者がいて，器質性疾患が見られないのに，食物を拒否したり極端な気まぐれが見られるのが普通である。反芻(悪心ないし胃腸病を伴わない反復する食べもどしを意味する)を伴うことも伴わないこともある。
　　　乳幼児の反芻障害
　　除外：神経性無食欲症及びその他の摂食障害(F50.-)
　　　　　　栄養補給：
　　　　　　　・困難及び不適当な管理(R63.3)
　　　　　　　・新生児の問題(P92.-)
　　　　　　乳幼児期及び小児＜児童＞期の異食(症)(F98.3)

F98.3　乳幼児期及び小児＜児童＞期の異食(症)
　　　無栄養の物質(たとえば土，ペンキ，木片など)の持続的な摂食。これはもっと範囲の広い精神科的障害(たとえば自閉症)の一部をなすいろいろな症状の一つとして見られることもあるし，又は比較的独立した精神病理的行動として生じてくることもある。ここにはこの後者の場合のみが分類される。この現象は，精神的に遅れた子供たちにもっとも多く見られ，もし知的障害＜精神遅滞＞も存在するときには，F70－F79が主診断として採択されねばならない。

F98.4　常同性運動障害
　　　随意的，反復的，常同的，無機能的(しばしば律動的)な運動で，それらが精神科的又は神経学的な病態として知られているものの部分を形成しないもの。そうした運動が他のなんらかの障害の症状として生じている場合は，その全体の障害を記録すべきである。非自傷的なさまざまな運動には，身体ゆすり，頭ゆすり，毛むしり＜hair-plucking＞，髪ねじり，指をひらひらさせる癖，及び手を叩くことなどが含まれる。常同的な自傷行為には，反復性の頭打ち，顔叩き，目突き及び手や唇や身体の一部を噛むことなどが含まれる。これらの常同性運動障害のすべては，知的障害＜精神遅滞＞に伴ってもっとも頻繁に見られる(そのような症例の場合には，その両者を記録しなければならない)。もしも目突きが視覚的な障害を持つ子供に生じた場合は，その両者をコードするべきである：すなわち，F98.4の目突き及び視覚的病態を分類する適切な身体的障害コードである。
　　　常同／習癖障害
　　除外：異常不随意運動(R25.-)
　　　　　　器質性原因の運動障害(G20-G25)
　　　　　　爪かみ(F98.8)
　　　　　　鼻ほじり(F98.8)
　　　　　　より広範な精神科的病態の一部としての常同症(F00-F95)
　　　　　　指しゃぶり(F98.8)
　　　　　　チック障害(F95.-)
　　　　　　抜毛癖(F63.3)

F98.5　吃音症
　　音声，音節又は単語を頻回に繰り返したり延長させたりする特徴を持つ言葉。あるいはその代わりに言葉の律動的な流れを中断する頻回のためらい又は中断を特徴とする。もしもその重篤さが言葉の流ちょうさを著しく損なう程度に至る場合にのみ，障害としては分類されるべきである。
　　除外：早口＜乱雑＞言語症(F98.6)
　　　　　チック障害(F95.-)

F98.6　早口＜乱雑＞言語症
　　流ちょうさの破壊を伴う急速な言葉であるが，反復やためらいは見られず，言葉が損なわれてわからなくなるほどの重篤さが見られる。言葉は不規則で律動に欠け，通常は誤った表現パターンを含む急激で発作的な噴出を伴う。
　　除外：吃音症(F98.5)
　　　　　チック障害(F95.-)

F98.8　小児＜児童＞期及び青年期に通常発症するその他の明示された行動及び情緒の障害
　　　多動を伴わない注意欠損障害
　　　過度の自慰
　　　爪かみ
　　　鼻ほじり
　　　指しゃぶり

F98.9　小児＜児童＞期及び青年期に通常発症する詳細不明の行動及び情緒の障害

詳細不明の精神障害(F99)
Unspecified mental disorder

F99　精神障害，詳細不明　Mental disorder, not otherwise specified
　　包含：精神的な病気 NOS
　　除外：器質性精神障害 NOS(F06.9)

第Ⅵ章　神経系の疾患（G00－G99）
Diseases of the nervous system

除外：周産期に発生した病態（P00－P96）
　　　感染症及び寄生虫症（A00－B99）
　　　妊娠，分娩及び産じょく＜褥＞の合併症（O00－O99）
　　　先天奇形，変形及び染色体異常（Q00－Q99）
　　　内分泌，栄養及び代謝疾患（E00－E90）
　　　損傷，中毒及びその他の外因の影響（S00－T98）
　　　新生物＜腫瘍＞（C00－D48）
　　　症状，徴候及び異常臨床所見・異常検査所見で他に分類されないもの（R00－R99）

本章は，次の中間分類項目を含む：
G00－G09　　中枢神経系の炎症性疾患
G10－G14　　主に中枢神経系を障害する系統萎縮症
G20－G26　　錐体外路障害及び異常運動
G30－G32　　神経系のその他の変性疾患
G35－G37　　中枢神経系の脱髄疾患
G40－G47　　挿間性及び発作性障害
G50－G59　　神経，神経根及び神経そう＜叢＞の障害
G60－G64　　多発（性）ニューロパチ＜シ＞ー及びその他の末梢神経系の障害
G70－G73　　神経筋接合部及び筋の疾患
G80－G83　　脳性麻痺及びその他の麻痺性症候群
G90－G99　　神経系のその他の障害

本章の星印（＊）項目は下記のとおりである：
G01＊　　　　他に分類される細菌性疾患における髄膜炎
G02＊　　　　他に分類されるその他の感染症及び寄生虫症における髄膜炎
G05＊　　　　他に分類される疾患における脳炎，脊髄炎及び脳脊髄炎
G07＊　　　　他に分類される疾患における頭蓋内及び脊椎管内の膿瘍及び肉芽腫
G13＊　　　　他に分類される疾患における主に中枢神経系を障害する系統萎縮症
G22＊　　　　他に分類される疾患におけるパーキンソン＜Parkinson＞症候群
G26＊　　　　他に分類される疾患における錐体外路障害及び異常運動
G32＊　　　　他に分類される疾患における神経系のその他の変性障害
G46＊　　　　脳血管疾患における脳の血管（性）症候群
G53＊　　　　他に分類される疾患における脳神経障害
G55＊　　　　他に分類される疾患における神経根及び神経そう＜叢＞の圧迫
G59＊　　　　他に分類される疾患における単ニューロパチ＜シ＞ー
G63＊　　　　他に分類される疾患における多発（性）ニューロパチ＜シ＞ー
G73＊　　　　他に分類される疾患における神経筋接合部及び筋の障害

G94*	他に分類される疾患における脳のその他の障害
G99*	他に分類される疾患における神経系のその他の障害

中枢神経系の炎症性疾患(G00－G09)
Inflammatory diseases of the central nervous system

G00 細菌性髄膜炎，他に分類されないもの
Bacterial meningitis, not elsewhere classified

包含：くも膜炎 ⎫
　　　軟膜炎　 ⎬ 細菌性
　　　髄膜炎　 ⎪
　　　硬膜炎　 ⎭

除外：細菌性：
　　　　・髄膜脳炎(G04.2)
　　　　・髄膜脊髄炎(G04.2)

G00.0 インフルエンザ菌性髄膜炎
インフルエンザ菌＜H. influenzae＞による髄膜炎
G00.1 肺炎球菌性髄膜炎
G00.2 連鎖球菌性髄膜炎
G00.3 ブドウ球菌性髄膜炎
G00.8 その他の細菌性髄膜炎
下記による髄膜炎：
・大腸菌
・フリードレンダー＜Friedländer＞桿菌
・クレブシエラ
G00.9 細菌性髄膜炎，詳細不明
髄膜炎：
・化膿性 NOS

G01* 他に分類される細菌性疾患における髄膜炎
Meningitis in bacterial diseases classified elsewhere

包含：髄膜炎(下記におけるもの)：
- 炭疽(A22.8†)
- 淋菌性(A54.8†)
- レプトスピラ症(A27.-†)
- リステリア性(A32.1†)
- ライム＜Lyme＞病(A69.2†)
- 髄膜炎菌性(A39.0†)
- 神経梅毒(A52.1†)
- サルモネラ感染症(A02.2†)
- 梅毒：
    - 先天(A50.4†)
    - 第2期(A51.4†)
- 結核性(A17.0†)
- 腸チフス(A01.0†)

除外：他に分類される細菌性疾患における髄膜脳炎及び髄膜脊髄炎(G05.0*)

G02* 他に分類されるその他の感染症及び寄生虫症における髄膜炎
Meningitis in other infectious and parasitic diseases classified elsewhere

除外：他に分類されるその他の感染症及び寄生虫症における髄膜脳炎及び髄膜脊髄炎(G05.1-G05.2*)

G02.0* 他に分類されるウイルス性疾患における髄膜炎

髄膜炎(下記によるもの)：
- アデノウイルス(A87.1†)
- エンテロウイルス(性)(A87.0†)
- ヘルペスウイルス［単純ヘルペス］(性)(B00.3†)
- 伝染性単核症(B27.-†)
- 麻疹(B05.1†)
- ムンプス(B26.1†)
- 風疹(B06.0†)
- 水痘［鶏痘］(B01.0†)
- 帯状疱疹(性)(B02.1†)

G02.1* 真菌症における髄膜炎

髄膜炎(下記におけるもの)：
- カンジダ性(B37.5†)
- コクシジオイデス性(B38.4†)
- クリプトコックス性(B45.1†)

G02.8* 他に分類されるその他の明示された感染症及び寄生虫症における髄膜炎
　　　　下記による髄膜炎：
　　　　　　・アフリカ トリパノソーマ症による髄膜炎(B56.-†)
　　　　　　・シャーガス＜Chagas＞病(慢性)(B57.4†)

G03　その他及び詳細不明の原因による髄膜炎
Meningitis due to other and unspecified causes

包含：くも膜炎
　　　軟膜炎
　　　髄膜炎
　　　硬膜炎 ｝その他及び詳細不明の原因によるもの

除外：髄膜脳炎(G04.-)
　　　髄膜脊髄炎(G04.-)

G03.0　非化膿性髄膜炎
　　　　非細菌性髄膜炎
G03.1　慢性髄膜炎
G03.2　良性再発性髄膜炎［モラレ＜Mollaret＞髄膜炎］
G03.8　その他の明示された原因による髄膜炎
G03.9　髄膜炎，詳細不明
　　　　くも膜炎(脊髄性)NOS

G04　脳炎，脊髄炎及び脳脊髄炎　　Encephalitis, myelitis and encephalomyelitis

包含：急性上行性脊髄炎
　　　髄膜脳炎
　　　髄膜脊髄炎

除外：良性筋痛性脳脊髄炎(G93.3)
　　　脳症＜エンセファロパチ＜シ＞ー＞：
　　　　　・NOS(G93.4)
　　　　　・アルコール(性)(G31.2)
　　　　　・中毒性(G92)
　　　多発性硬化症(G35)
　　　脊髄炎：
　　　　　・急性横断性(G37.3)
　　　　　・亜急性え＜壊＞死性(G37.4)

G04.0　急性播種性脳炎
　　　　脳炎　　　｝予防接種後
　　　　脳脊髄炎
　　　　ワクチンの分類が必要な場合は，追加外因コード(XX章)を使用する。
G04.1　熱帯性けい＜痙＞性対麻痺
G04.2　細菌性髄膜脳炎及び髄膜脊髄炎，他に分類されないもの

G04.8　その他の脳炎、脊髄炎及び脳脊髄炎
　　　　感染後脳炎及び脳脊髄炎 NOS
　　　　てんかん発作関連の分類が必要な場合は、追加コードを使用する（G40.-）
G04.9　脳炎，脊髄炎及び脳脊髄炎，詳細不明
　　　　脳室炎 NOS

G05* 他に分類される疾患における脳炎，脊髄炎及び脳脊髄炎
Encephalitis, myelitis and encephalomyelitis in diseases classified elsewhere

　　包含：他に分類される疾患における髄膜脳炎及び髄膜脊髄炎

G05.0*　他に分類される細菌性疾患における脳炎，脊髄炎及び脳脊髄炎
　　　　脳炎，脊髄炎又は脳脊髄炎（下記におけるもの）：
　　　　　・リステリア性(A32.1†)
　　　　　・髄膜炎菌性(A39.8†)
　　　　　・梅毒：
　　　　　　・先天(A50.4†)
　　　　　　・晩期(A52.1†)
　　　　　・結核性(A17.8†)

G05.1*　他に分類されるウイルス性疾患における脳炎，脊髄炎及び脳脊髄炎
　　　　脳炎，脊髄炎又は脳脊髄炎（下記におけるもの）：
　　　　　・アデノウイルス(A85.1†)
　　　　　・サイトメガロウイルス(性)(B25.8†)
　　　　　・エンテロウイルス(性)(A85.0†)
　　　　　・ヘルペスウイルス［単純ヘルペス］(性)(B00.4†)
　　　　　・インフルエンザ(J09†，J10.8†，J11.8†)
　　　　　・麻疹(B05.0†)
　　　　　・ムンプス(B26.2†)
　　　　　・水痘後(B01.1†)
　　　　　・風疹(B06.0†)
　　　　　・帯状疱疹(性)(B02.0†)

G05.2*　他に分類されるその他の感染症及び寄生虫症における脳炎，脊髄炎及び脳脊髄炎
　　　　脳炎，脊髄炎又は脳脊髄炎，下記におけるもの：
　　　　　・アフリカ トリパノソーマ症(B56.-†)
　　　　　・シャーガス＜Chagas＞病(慢性)(B57.4†)
　　　　　・ネグレリア症(B60.2†)
　　　　　・トキソプラズマ症(B58.2†)
　　　　好酸球性髄膜脳炎(B83.2†)

G05.8*　他に分類されるその他の疾患における脳炎，脊髄炎及び脳脊髄炎
　　　　全身性エリテマトーデス＜紅斑性狼瘡＞＜SLE＞における脳炎(M32.1†)

第Ⅵ章　神経系の疾患

G06 頭蓋内及び脊椎管内の膿瘍及び肉芽腫
Intracranial and intraspinal abscess and granuloma

感染病原体の分類が必要な場合は，追加コード(B95－B98)を使用する。

G06.0　頭蓋内膿瘍及び肉芽腫
　　　　膿瘍(塞栓性)：
　　　　　・脳［各部位］
　　　　　・小脳性
　　　　　・大脳性
　　　　　・耳性
　　　　頭蓋内膿瘍又は肉芽腫：
　　　　　・硬膜外
　　　　　・硬膜下

G06.1　脊椎管内膿瘍及び肉芽腫
　　　　脊髄膿瘍(塞栓性)［各部位］
　　　　脊椎管内膿瘍又は肉芽腫：
　　　　　・硬膜外
　　　　　・硬膜下

G06.2　硬膜外及び硬膜下膿瘍，詳細不明

G07* 他に分類される疾患における頭蓋内及び脊椎管内の膿瘍及び肉芽腫
Intracranial and intraspinal abscess and granuloma in diseases classified elsewhere

　　　　包含：脳膿瘍：
　　　　　　　　・アメーバ性(A06.6†)
　　　　　　　　・淋菌性(A54.8†)
　　　　　　　　・結核性(A17.8†)
　　　　　　脳の住血吸虫症性肉芽腫(B65.-†)
　　　　　　結核腫：
　　　　　　　　・脳(A17.8†)
　　　　　　　　・髄膜(A17.1†)

G08 頭蓋内及び脊椎管内の静脈炎及び血栓(性)静脈炎
Intracranial and intraspinal phlebitis and thrombophlebitis

包含:敗血症性:
- 塞栓症
- 静脈内膜炎
- 静脈炎　　　　　　　　　頭蓋内又は脊椎管内の静脈洞及び静脈におけるもの
- 血栓(性)静脈炎
- 血栓症

除外:頭蓋内の静脈炎及び血栓(性)静脈炎:
- 下記に合併するもの:
  - 流産,子宮外妊娠又は胞状奇胎妊娠(O00-O07, O08.7)
  - 妊娠,分娩及び産じょく＜褥＞(O22.5, O87.3)
- 非化膿性の原因によるもの(I67.6)
非化膿性の脊椎管内の静脈炎及び血栓(性)静脈炎(G95.1)

G09 中枢神経系の炎症性疾患の続発・後遺症
Sequelae of inflammatory diseases of central nervous system

注:項目 G09 は,続発・後遺症自身は他に分類されるが,G00-G08[星印(*)の項目を除く]に一次分類される病態が続発・後遺症の原因であることを示すために使用される。「続発・後遺症」とは,続発・後遺症と記載された病態又は原因病態が発生後1年以上存在している病態を含む。本項目の使用の際には,関連する疾病・死亡コーディングルール及びガイドラインを参照するべきである。
中枢神経系の慢性炎症性疾患には使用しない。現在の中枢神経系の炎症性疾患にコードする。

主に中枢神経系を障害する系統萎縮症(G10-G14)
Systemic atrophies primarily affecting the central nervous system

G10 ハンチントン＜Huntington＞病　　Huntington disease
包含:ハンチントン舞踏病

G11 遺伝性運動失調(症)　　Hereditary ataxia
除外:脳性麻痺(G80.-)
　　　遺伝性及び特発性ニューロパチ＜シ＞ー(G60.-)
　　　代謝障害(E70-E90)

G11.0　先天性非進行性運動失調(症)

G11.1 早発性小脳性運動失調(症)
注：通常20才未満に発症
早発性小脳性運動失調(症)，下記を伴うもの：
- 本態性振戦
- ミオクローヌス［ラムゼイ ハント＜Ramsay Hunt＞運動失調(症)］
- 腱反射遅延

フリードライヒ＜Friedreich＞運動失調(症)（常染色体性劣性）
性染色体＜伴性＞劣性脊髄小脳(性)(運動)失調(症)

G11.2 晩発性小脳性運動失調(症)
注：通常20才以後に発症

G11.3 障害DNA修復を伴う小脳性運動失調(症)
毛細血管拡張性運動失調(症)［ルイ・バー＜Louis-Bar＞症候群］
除外：コケイン＜Cockayne＞症候群(Q87.1)
色素性乾皮症(Q82.1)

G11.4 遺伝性けい＜痙＞性対麻痺
G11.8 その他の遺伝性運動失調(症)
G11.9 遺伝性運動失調(症)，詳細不明
遺伝性小脳性：
- 運動失調(症)NOS
- 変性
- 疾患
- 症候群

G12 脊髄性筋萎縮症及び関連症候群　Spinal muscular atrophy and related syndromes

G12.0 乳児型脊髄性筋萎縮症，Ⅰ型［ウェルドニッヒ・ホフマン＜Werdnig-Hoffman＞病］

G12.1 その他の遺伝性脊髄性筋萎縮症
乳(幼)児進行性球麻痺［ファツィオ・ロンド＜Fazio-Londe＞(萎縮)］
脊髄性筋萎縮症：
- 成人型
- 小児型，Ⅱ型
- 遠位(型)
- 若年(型)，Ⅲ型［クーゲルベルク＜グ＞・ヴ＜ウ＞ェランダー＜Kugelberg-Welander＞病］
- 肩甲腓骨型

G12.2　運動ニューロン疾患
　　　　家族性運動ニューロン疾患
　　　　側索硬化症：
　　　　　　・筋萎縮性
　　　　　　・原発性
　　　　進行性：
　　　　　　・球麻痺
　　　　　　・脊髄性筋萎縮症
G12.8　その他の脊髄性筋萎縮症及び関連症候群
G12.9　脊髄性筋萎縮症，詳細不明

G13* 他に分類される疾患における主に中枢神経系を障害する系統萎縮症
　　　　Systemic atrophies primarily affecting central nervous system in diseases classified elsewhere

G13.0* 新生物＜腫瘍＞関連ニューロミオパチ＜シ＞ー及びニューロパチ＜シ＞ー
　　　　癌性ニューロミオパチ＜シ＞ー(C00－C97†)
　　　　感覚性(新生物＜腫瘍＞関連)ニューロパチ＜シ＞ー［デニー ブラウン＜Denny Brown＞症候群］(C00－D48†)
G13.1* 新生物＜腫瘍＞性疾患における主に中枢神経系を障害するその他の系統萎縮症
　　　　(新生物＜腫瘍＞関連)辺縁系脳症(C00－D48†)
G13.2* 粘液水腫における主に中枢神経系を障害する系統萎縮症(E00.1†, E03.-†)
G13.8* 他に分類されるその他の疾患における主に中枢神経系を障害する系統萎縮症

G14　ポリオ後症候群　Postpolio syndrome
　　　　包含：灰白髄炎後症候群
　　　　除外：灰白髄炎＜ポリオ＞の続発・後遺症(B91)

錐体外路障害及び異常運動(G20－G26)
　　　　　Extrapyramidal and movement disorders

G20　パーキンソン＜Parkinson＞病　Parkinson disease
　　　　包含：一側性パーキンソン症候群
　　　　　　　振戦麻痺
　　　　　　　パーキンソン症候群又はパーキンソン病：
　　　　　　　　・NOS
　　　　　　　　・特発性
　　　　　　　　・原発性

G21　続発性パーキンソン＜Parkinson＞症候群　Secondary parkinsonism

G21.0	**悪性症候群** ※向精神薬中毒性症候群 薬物の分類が必要な場合は，追加外因コード(XX章)を使用する。
G21.1	**その他の薬物誘発性続発性パーキンソン＜Parkinson＞症候群** 薬物の分類が必要な場合は，追加外因コード(XX章)を使用する。
G21.2	**その他の外因による続発性パーキンソン＜Parkinson＞症候群** 外因の分類が必要な場合は，追加外因コード(XX章)を使用する。
G21.3	**脳炎後パーキンソン＜Parkinson＞症候群**
G21.4	**血管性パーキンソン＜Parkinson＞症候群**
G21.8	**その他の続発性パーキンソン＜Parkinson＞症候群**
G21.9	**続発性パーキンソン＜Parkinson＞症候群，詳細不明**

G22* 他に分類される疾患におけるパーキンソン＜Parkinson＞症候群
Parkinsonism in diseases classified elsewhere

包含：梅毒性パーキンソン症候群(A52.1†)

G23 基底核のその他の変性疾患　Other degenerative diseases of basal ganglia
除外：多系統変性(症)(G90.3)

G23.0	**ハラーホルデン・スパッツ＜Hallervorden-Spatz＞病** 淡蒼球色素(性)変性症
G23.1	**進行性核上性眼筋麻痺［スティール・リチャードソン・オルゼウスキー＜Steele-Richardson-Olszewski＞病］** 進行性核上性麻痺
G23.2	**線条体黒質変性(症)**
G23.8	**基底核のその他の明示された変性疾患** 基底核の石灰化
G23.9	**基底核の変性疾患，詳細不明**

G24 ジストニア　Dystonia
包含：ジスキネジア
除外：アテトーゼ型脳性麻痺(G80.3)

G24.0	**薬物誘発性ジストニア** 薬物の分類が必要な場合は，追加外因コード(XX章)を使用する。
G24.1	**特発性家族性ジストニア** 特発性ジストニア NOS
G24.2	**特発性非家族性ジストニア**
G24.3	**けい＜痙＞性斜頚** 除外：斜頚 NOS(M43.6)
G24.4	**特発性口顔面ジストニア** 口顔面ジスキネジア
G24.5	**眼瞼けいれん＜痙攣＞**

G24.8 その他のジストニア
G24.9 ジストニア,詳細不明
 ジスキネジア NOS

G25 その他の錐体外路障害及び異常運動
Other extrapyramidal and movement disorders

G25.0 本態性振戦
 家族性振戦
 除外:振戦 NOS(R25.1)
G25.1 薬物誘発性振戦
 薬物の分類が必要な場合は,追加外因コード(XX章)を使用する。
G25.2 その他の明示された型の振戦
 企図振戦
G25.3 ミオクローヌス
 薬物誘発性ミオクローヌス
 薬物の分類が必要な場合は,追加外因コード(XX章)を使用する。
 除外:顔面ミオキミア<筋波動症>(G51.4)
   ミオクローヌスてんかん(G40.-)
G25.4 薬物誘発性舞踏病
 薬物の分類が必要な場合は,追加外因コード(XX章)を使用する。
G25.5 その他の舞踏病
 舞踏病 NOS
 除外:心臓併発症を伴う舞踏病 NOS(I02.0)
   ハンチントン<Huntington>舞踏病(G10)
   リウマチ性舞踏病(I02.-)
   シデナム<Sydenham>舞踏病(I02.-)
G25.6 薬物誘発性チック及びその他の器質的原因によるチック
 薬物の分類が必要な場合は,追加外因コード(XX章)を使用する。
 除外:ドゥ ラ トゥーレット<de la Tourette>症候群(F95.2)
   チック NOS(F95.9)
G25.8 その他の明示された錐体外路障害及び異常運動
 静坐不能<座位不能><アカシジア>(薬物誘発)(治療誘発)
 下肢むずむず<restless leg>症候群
 全身強直<stiff-man>症候群
 薬物誘発性で,薬物の分類が必要な場合は,追加外因コード(XX章)を使用する。
G25.9 錐体外路障害及び異常運動,詳細不明

G26* 他に分類される疾患における錐体外路障害及び異常運動
Extrapyramidal and movement disorders in diseases classified elsewhere

神経系のその他の変性疾患(G30-G32)
Other degenerative diseases of the nervous system

G30 アルツハイマー＜Alzheimer＞病　Alzheimer disease
　　包含：老人性及び初老期型
　　除外：老人性：
　　　　　　・脳変性 NEC(G31.1)
　　　　　　・認知症 NOS(F03)
　　　　　老衰 NOS(R54)
G30.0　早発性のアルツハイマー＜Alzheimer＞病
　　　　注：通常 65 才未満に発症
G30.1　晩発性のアルツハイマー＜Alzheimer＞病
　　　　注：通常 65 才以後に発症
G30.8　その他のアルツハイマー＜Alzheimer＞病
G30.9　アルツハイマー＜Alzheimer＞病，詳細不明

G31 神経系のその他の変性疾患，他に分類されないもの
Other degenerative diseases of nervous system, not elsewhere classified
　　除外：ライ＜Reye＞症候群(G93.7)
G31.0　限局性脳萎縮(症)
　　　　前頭側頭型認知症(FTD)
　　　　ピック＜Pick＞病
　　　　進行性失語(症)
G31.1　老人性脳変性，他に分類されないもの
　　　　除外：アルツハイマー＜Alzheimer＞病(G30.-)
　　　　　　　老衰 NOS(R54)
G31.2　アルコールによる神経系の変性
　　　　アルコール(性)：
　　　　　・小脳性：
　　　　　　　・運動失調(症)
　　　　　　　・変性
　　　　　・(大)脳変性
　　　　　・脳症＜エンセファロパチ＜シ＞ー＞
　　　　アルコールによる自律神経系の機能不全
G31.8　神経系のその他の明示された変性疾患
　　　　灰白質変性［アルパース＜Alpers＞病］
　　　　レヴィ小体(型認知症)(病)
　　　　亜急性え＜壊＞死性脳症［リー＜Leigh＞病］
G31.9　神経系の変性疾患，詳細不明

G32* 他に分類される疾患における神経系のその他の変性障害
Other degenerative disorders of nervous system in diseases classified elsewhere

G32.0* 他に分類される疾患における脊髄の亜急性連合変性症
　　　　除外：ビタミン B_{12} 欠乏症における脊髄の亜急性連合変性症(E53.8†)
G32.8* 他に分類される疾患における神経系のその他の明示された変性障害

中枢神経系の脱髄疾患(G35−G37)
Demyelinating diseases of the central nervous system

G35 多発性硬化症　Multiple sclerosis
包含：多発性硬化症：
・NOS
・脳幹
・脊髄
・播種性
・全般性

G36 その他の急性播種性脱髄疾患　Other acute disseminated demyelination
除外：感染後脳炎及び脳脊髄炎 NOS(G04.8)

G36.0 視神経脊髄炎［デビック＜Devic＞病］
　　　　視神経炎における脱髄
　　　　除外：視神経炎 NOS(H46)
G36.1 急性及び亜急性出血性白質脳炎［ハースト＜Hurst＞］
G36.8 その他の明示された急性播種性脱髄疾患
G36.9 急性播種性脱髄疾患，詳細不明

G37 中枢神経系のその他の脱髄疾患
Other demyelinating diseases of central nervous system

G37.0 びまん＜広汎＞性硬化症
　　　　Periaxial encephalitis
　　　　シルダー＜Schilder＞病
　　　　除外：副腎白質ジストロフィー［アジソン・シルダー＜Addison-Schilder＞病］(E71.3)
G37.1 脳梁の中心性脱髄
G37.2 橋中心(部)髄鞘崩壊症
G37.3 中枢神経系の脱髄疾患における急性横断性脊髄炎
　　　　急性横断性脊髄炎 NOS
　　　　除外：多発性硬化症(G35)
　　　　　　　視神経脊髄炎［デビック＜Devic＞病］(G36.0)
G37.4 亜急性え＜壊＞死性脊髄炎

G37.5　同心円性硬化症［バロー＜Baló＞］
G37.8　中枢神経系のその他の明示された脱髄疾患
G37.9　中枢神経系の脱髄疾患，詳細不明

挿間性及び発作性障害(G40－G47)
Episodic and paroxysmal disorders

G40　てんかん　Epilepsy
　　除外：ランドウ・クレフナー＜Landau-Kleffner＞症候群(F80.3)
　　　　　発作(けいれん＜痙攣＞性)NOS(R56.8)
　　　　　てんかん重積(状態)(G41.-)
　　　　　トッド＜Todd＞麻痺(G83.8)
G40.0　局在的に発症する発作を伴う(巣状)(部分)特発性てんかん及びてんかん(性)症候群
　　　　中心側頭スパイクを伴う良性小児(期)てんかん
　　　　後頭(部)焦点波を伴う小児(期)てんかん
G40.1　単純部分発作を伴う(巣状)(部分)症候性てんかん及びてんかん(性)症候群
　　　　意識障害を伴わない発作
　　　　続発性全身性発作に発展する単純部分発作
G40.2　複雑部分発作を伴う(巣状)(部分)症候性てんかん及びてんかん(性)症候群
　　　　意識障害を伴う発作，しばしば自動症を伴うもの
　　　　続発性全身性発作に発展する複雑部分発作
G40.3　全般性特発性てんかん及びてんかん(性)症候群
　　　　良性：
　　　　　・乳児ミオクローヌスてんかん
　　　　　・新生児けいれん＜痙攣＞(家族性)
　　　　小児＜児童＞期アプ＜ブ＞サンスてんかん［ピクノレプシー＜pyknolepsy＞］
　　　　覚醒時に大発作を伴うてんかん
　　　　若年(性)：
　　　　　・アプ＜ブ＞サンスてんかん
　　　　　・ミオクローヌスてんかん［衝撃性小発作］
　　　　非特異性てんかん(性)発作：
　　　　　・アトニー＜無緊張＞性
　　　　　・間代(けいれん＜痙攣＞)性
　　　　　・ミオクローヌス性
　　　　　・強直性
　　　　　・強直・間代(けいれん＜痙攣＞)性

G40.4 その他の全般性てんかん及びてんかん(性)症候群
下記を伴うてんかん：
- ミオクローヌス(性)アプ＜ブ＞サンス＜欠神発作＞
- ミオクローヌス(性)起立不能発作

点頭けいれん＜痙攣＞＜infantile spasms＞
レノックス・ガストー＜Lennox-Gastaut＞症候群
拝礼発作＜salaam attacks＞
症候性早期ミオクローヌス(性)脳症
ウェスト＜West＞症候群

G40.5 特殊なてんかん症候群
継続性部分てんかん［コチ＜ジ＞ェフ＜ヴ＞ニコフ＜Kozhevnikof＞］
下記に関連するてんかん発作：
- アルコール
- 薬物
- ホルモン性変化
- 睡眠喪失
- ストレス

薬物誘発性で，薬物の分類が必要な場合は，追加外因コード(XX章)を使用する。

G40.6 大発作，詳細不明(小発作を伴うもの又は伴わないもの)
G40.7 小発作，詳細不明，大発作を伴わないもの
G40.8 その他のてんかん
巣状又は全身性の不明なてんかん及びてんかん症候群
G40.9 てんかん，詳細不明
てんかん(性)：
- 全身けいれん＜痙攣＞ NOS
- 発作 NOS

G41 てんかん重積(状態)　Status epilepticus
G41.0 大発作性てんかん重積(状態)
強直・間代性てんかん重積(状態)
除外：継続性部分てんかん［コチ＜ジ＞ェフ＜ヴ＞ニコフ＜Kozhevnikof＞］(G40.5)
G41.1 小発作てんかん重積(状態)
欠神発作重積(状態)
G41.2 複雑性部分てんかん重積(状態)
G41.8 その他のてんかん重積(状態)
G41.9 てんかん重積(状態)，詳細不明

G43 片頭痛　Migraine
薬物誘発性で，薬物の分類が必要な場合は，追加外因コード(XX章)を使用する。
除外：頭痛 NOS(R51)
G43.0 前兆＜アウラ＞を伴わない片頭痛［普通型片頭痛］

| G43.1 | 前兆＜アウラ＞を伴う片頭痛 [古典型片頭痛]

片頭痛：
- 頭痛を伴わない前兆＜アウラ＞
- 脳底動脈性
- 等価型
- 家族性片麻痺型
- 下記を伴うもの：
  - 急性発症性前兆＜アウラ＞
  - 持続性前兆＜アウラ＞
  - 定型的前兆＜アウラ＞

| G43.2 | 片頭痛発作重積状態
| G43.3 | 合併症を伴う片頭痛
| G43.8 | その他の片頭痛

眼筋麻痺性片頭痛
網膜性片頭痛

| G43.9 | 片頭痛，詳細不明

G44 その他の頭痛症候群　Other headache syndromes

除外：非定型顔面痛(G50.1)
　　　頭痛 NOS(R51)
　　　三叉神経痛(G50.0)

| G44.0 | 群発頭痛症候群

慢性発作性片頭痛
群発頭痛：
- 慢性
- 挿間性

| G44.1 | 血管性頭痛，他に分類されないもの

血管性頭痛 NOS

| G44.2 | 緊張性頭痛

慢性緊張性頭痛
挿間性緊張性頭痛
緊張性頭痛 NOS

| G44.3 | 慢性外傷後頭痛
| G44.4 | 薬物誘発性頭痛，他に分類されないもの

薬物の分類が必要な場合は，追加外因コード(XX章)を使用する。

| G44.8 | その他の明示された頭痛症候群

G45 一過性脳虚血発作及び関連症候群
Transient cerebral ischaemic attacks and related syndromes

除外：新生児脳虚血(P91.0)

| G45.0 | 椎骨脳底動脈症候群

G45.1	頚動脈症候群（半球性）
G45.2	多発性及び両側性脳（実質）外動脈症候群
G45.3	一過性黒内障
G45.4	一過性全健忘

除外：健忘 NOS(R41.3)

G45.8	その他の一過性脳虚血発作及び関連症候群
G45.9	一過性脳虚血発作，詳細不明

　　　　脳動脈れん＜攣＞縮
　　　　一過性脳虚血 NOS

G46* 脳血管疾患における脳の血管（性）症候群（I60－I67†）
Vascular syndromes of brain in cerebrovascular diseases

G46.0*	中大脳動脈症候群（I66.0†）
G46.1*	前大脳動脈症候群（I66.1†）
G46.2*	後大脳動脈症候群（I66.2†）
G46.3*	脳幹卒中症候群（I60－I67†）

　　　　症候群：
　　　　　　・ベネディクト＜Benedikt＞
　　　　　　・クロード＜Claude＞
　　　　　　・フォヴィル＜Foville＞
　　　　　　・ミヤール・ギュブレール＜Millard-Gubler＞
　　　　　　・ワ(ー)レンベルク＜Wallenberg＞
　　　　　　・ウェーバー＜Weber＞

G46.4*	小脳卒中症候群（I60－I67†）
G46.5*	純運動（性）多発性小梗塞＜ラクナ＞症候群（I60－I67†）
G46.6*	純感覚（性）多発性小梗塞＜ラクナ＞症候群（I60－I67†）
G46.7*	その他の多発性小梗塞＜ラクナ＞症候群（I60－I67†）
G46.8*	その他の脳血管疾患における脳の血管（性）症候群（I60－I67†）

G47 睡眠障害　Sleep disorders

除外：悪夢(F51.5)
　　　　非器質性睡眠障害(F51.-)
　　　　睡眠時驚愕症(F51.4)
　　　　睡眠時遊行症(F51.3)

G47.0	睡眠の導入及び維持の障害［不眠症］
G47.1	過度の傾眠［過眠症］
G47.2	睡眠・覚醒スケジュール障害

　　　　遅発性睡眠相症候群
　　　　不規則睡眠・覚醒パターン

G47.3	睡眠時無呼吸

   睡眠時無呼吸：
    ・中枢性
    ・閉塞性
   除外：ピクウィック＜pickwick＞症候群(E66.2)
      新生児睡眠時無呼吸(P28.3)

G47.4	ナルコレプシー及びカタプレキシー
G47.8	その他の睡眠障害

   クライネ・レヴィン＜Kleine-Levin＞症候群

G47.9	睡眠障害,詳細不明

神経,神経根及び神経そう＜叢＞の障害(G50－G59)
Nerve, nerve root and plexus disorders

   除外：神経,神経根及び神経そう＜叢＞の新鮮な外傷による障害 － 各部位の神経損傷
    を参照
   神経痛
   神経炎　　　NOS(M79.2)
   妊娠における末梢神経炎(O26.8)
   神経根炎 NOS(M54.1)

G50	三叉神経障害	Disorders of trigeminal nerve

   包含：第5脳神経障害

G50.0	三叉神経痛

   発作性顔面痛症候群
   有痛性チック

G50.1	非定型顔面痛
G50.8	その他の三叉神経障害
G50.9	三叉神経障害,詳細不明

G51	顔面神経障害	Facial nerve disorders

   包含：第7脳神経障害

G51.0	ベル＜Bell＞麻痺

   顔面麻痺

G51.1	膝(状)神経節炎

   除外：帯状疱疹後膝(状)神経節炎(B02.2)

G51.2	メルカーソン＜Melkersson＞症候群

   メルカーソン・ローゼンタール＜Melkersson-Rosenthal＞症候群

G51.3	間代性片側顔面けいれん＜痙攣＞
G51.4	顔面ミオキミア＜筋波動症＞
G51.8	その他の顔面神経障害

G51.9 顔面神経障害，詳細不明

G52 その他の脳神経障害　Disorders of other cranial nerves
除外：障害：
・聴神経［第8脳神経］(H93.3)
・視神経［第2脳神経］(H46，H47.0)
神経麻痺による麻痺性斜視(H49.0－H49.2)

G52.0 嗅神経障害
嗅神経［第1脳神経］障害

G52.1 舌咽神経障害
舌咽神経［第9脳神経］障害
舌咽神経痛

G52.2 迷走神経障害
迷走神経［第10脳神経］障害

G52.3 舌下神経障害
舌下神経［第12脳神経］障害

G52.7 多発性の脳神経障害
多発性脳神経炎

G52.8 その他の明示された脳神経障害

G52.9 脳神経障害，詳細不明

G53* 他に分類される疾患における脳神経障害
Cranial nerve disorders in diseases classified elsewhere

G53.0* 帯状疱疹後神経痛(B02.2†)
帯状疱疹後：
・膝(状)神経節炎
・三叉神経痛

G53.1* 他に分類される感染症及び寄生虫症における多発性脳神経麻痺(A00－B99†)

G53.2* サルコイドーシスにおける多発性脳神経麻痺(D86.8†)

G53.3* 新生物＜腫瘍＞性疾患における多発性脳神経麻痺(C00－D48†)

G53.8* 他に分類されるその他の疾患におけるその他の脳神経障害

第Ⅵ章 神経系の疾患

G54 神経根及び神経そう＜叢＞の障害　Nerve root and plexus disorders
除外：神経根及び神経そう＜叢＞の新鮮な外傷による障害 － 各部位の神経損傷を参照
　　　　椎間板障害(M50－M51)
　　　　神経痛又は神経炎 NOS(M79.2)
　　　　神経炎又は(脊髄)神経根炎：
　　　　　・腕部 NOS
　　　　　・腰部 NOS
　　　　　・腰仙部 NOS　　　　　　　　　　(M54.1)
　　　　　・胸部 NOS
　　　　神経根炎 NOS
　　　　神経根症＜ラディクロパチ＜シ＞ー＞ NOS
　　　　脊椎症(M47.-)

- G54.0 腕神経そう＜叢＞障害
　　　胸郭出口症候群
- G54.1 腰仙神経そう＜叢＞障害
- G54.2 頸髄神経根障害，他に分類されないもの
- G54.3 胸髄神経根障害，他に分類されないもの
- G54.4 腰仙髄神経根障害，他に分類されないもの
- G54.5 神経痛性筋萎縮症
　　　パーソネージ・アルドレン・ターナー＜Parsonage-Aldren-Turner＞症候群
　　　肩甲帯神経炎
- G54.6 疼痛を伴う幻肢症候群
- G54.7 疼痛を伴わない幻肢症候群
　　　幻肢症候群 NOS
- G54.8 その他の神経根及び神経そう＜叢＞の障害
- G54.9 神経根及び神経そう＜叢＞の障害，詳細不明

G55* 他に分類される疾患における神経根及び神経そう＜叢＞の圧迫　Nerve root and plexus compressions in diseases classified elsewhere

- G55.0* 新生物＜腫瘍＞性疾患における神経根及び神経そう＜叢＞の圧迫(C00－D48†)
- G55.1* 椎間板障害における神経根及び神経そう＜叢＞の圧迫(M50－M51†)
- G55.2* 脊椎症における神経根及び神経そう＜叢＞の圧迫(M47.-†)
- G55.3* その他の脊柱障害における神経根及び神経そう＜叢＞の圧迫
　　　　(M45－M46†, M48.-†, M53－M54†)
- G55.8* 他に分類されるその他の疾患における神経根及び神経そう＜叢＞の圧迫

G56 上肢の単ニューロパチ＜シ＞ー　Mononeuropathies of upper limb
除外：新鮮な外傷による神経障害 － 各部位の神経損傷を参照
- G56.0 手根管症候群
- G56.1 正中神経のその他の病変

G56.2	尺骨神経の病変
	遅発性尺骨神経麻痺
G56.3	橈骨神経の病変
G56.4	カウザルギー
G56.8	上肢のその他の単ニューロパチ＜シ＞ー
	指間の神経腫
G56.9	上肢の単ニューロパチ＜シ＞ー，詳細不明

G57　下肢の単ニューロパチ＜シ＞ー　Mononeuropathies of lower limb
除外：新鮮な外傷による神経障害 － 各部位の神経損傷を参照

G57.0	坐骨神経の病変
	除外：坐骨神経痛：
	・NOS(M54.3)
	・椎間板障害に関連するもの(M51.1)
G57.1	異常感覚性大腿痛＜meralgia paraesthetica＞
	外側大腿皮神経症候群
G57.2	大腿神経の病変
G57.3	外側膝窩神経の病変
	腓骨神経麻痺
G57.4	内側膝窩神経の病変
G57.5	足根管症候群
G57.6	足底神経の病変
	モートン＜Morton＞中足骨痛
G57.8	下肢のその他の単ニューロパチ＜シ＞ー
	趾間の神経腫
G57.9	下肢の単ニューロパチ＜シ＞ー，詳細不明

G58　その他の単ニューロパチ＜シ＞ー　Other mononeuropathies

G58.0	肋間ニューロパチ＜シ＞ー
G58.7	多発性単神経炎
G58.8	その他の明示された単ニューロパチ＜シ＞ー
G58.9	単ニューロパチ＜シ＞ー，詳細不明

G59*　他に分類される疾患における単ニューロパチ＜シ＞ー
Mononeuropathy in diseases classified elsewhere

G59.0*	糖尿病性単ニューロパチ＜シ＞ー（共通４桁項目 .4†を伴う E10－E14）
G59.8*	他に分類される疾患におけるその他の単ニューロパチ＜シ＞ー

多発(性)ニューロパチ<シ>ー及びその他の末梢神経系の障害
(G60－G64)
Polyneuropathies and other disorders of the peripheral nervous system

除外：神経痛 NOS(M79.2)
神経炎 NOS(M79.2)
妊娠における末梢神経炎(O26.8)
(脊髄)神経根炎 NOS(M54.1)

G60 遺伝性及び特発性ニューロパチ<シ>ー
Hereditary and idiopathic neuropathy

G60.0 遺伝性運動(性)及び感覚性ニューロパチ<シ>ー
シャルコー・マリー・トゥース<Charcot-Marie-Tooth>病
デジュリン・ソッタ<ソッタス><Déjerine-Sottas>病
遺伝性運動(性)及び感覚性ニューロパチ<シ>ー, Ⅰ－Ⅳ型
乳児の肥大性ニューロパチ<シ>ー
腓骨筋萎縮症(軸索型)(肥大型)
ルーシー・レヴィー<Roussy-Lévy>症候群

G60.1 レフサム<Refsum>病
G60.2 遺伝性運動失調(症)に関連するニューロパチ<シ>ー
G60.3 特発性進行性ニューロパチ<シ>ー
G60.8 その他の遺伝性及び特発性ニューロパチ<シ>ー
モルバン<Morvan>病
ネラトン<Nelaton>症候群
感覚性ニューロパチ<シ>ー：
・優性遺伝性
・劣性遺伝性
G60.9 遺伝性及び特発性ニューロパチ<シ>ー，詳細不明

G61 炎症性多発(性)ニューロパチ<シ>ー　Inflammatory polyneuropathy
G61.0 ギラン・バレー<Guillain-Barré>症候群
急性感染(後)性多発神経炎
ミラー・フィッシャー<Miller Fisher>症候群
G61.1 血清ニューロパチ<シ>ー
原因の分類が必要な場合は，追加外因コード(ⅩⅩ章)を使用する。
G61.8 その他の炎症性多発(性)ニューロパチ<シ>ー
G61.9 炎症性多発(性)ニューロパチ<シ>ー，詳細不明

G62 その他の多発(性)ニューロパチ<シ>ー　Other polyneuropathies
G62.0 薬物誘発性多発(性)ニューロパチ<シ>ー
薬物の分類が必要な場合は，追加外因コード(ⅩⅩ章)を使用する。

G62.1　アルコール性多発(性)ニューロパチ＜シ＞ー
G62.2　その他の毒性物質による多発(性)ニューロパチ＜シ＞ー
　　　　中毒因子の分類が必要な場合は，追加外因コード(XX章)を使用する．
G62.8　その他の明示された多発(性)ニューロパチ＜シ＞ー
　　　　放射線誘発性多発(性)ニューロパチ＜シ＞ー
　　　　原因の分類が必要な場合は，追加外因コード(XX章)を使用する．
G62.9　多発(性)ニューロパチ＜シ＞ー，詳細不明
　　　　ニューロパチ＜シ＞ー NOS

G63* 他に分類される疾患における多発(性)ニューロパチ＜シ＞ー
Polyneuropathy in diseases classified elsewher

G63.0*　他に分類される感染症及び寄生虫症における多発(性)ニューロパチ＜シ＞ー
　　　　多発(性)ニューロパチ＜シ＞ー，下記におけるもの：
　　　　・ジフテリア(A36.8†)
　　　　・伝染性単核症(B27.-†)
　　　　・ハンセン＜Hansen＞病(A30.-†)
　　　　・ライム＜Lyme＞病(A69.2†)
　　　　・ムンプス(B26.8†)
　　　　・帯状疱疹後(B02.2†)
　　　　・梅毒，晩期(A52.1†)
　　　　・先天性梅毒，晩期(A50.4†)
　　　　・結核(A17.8†)
G63.1*　新生物＜腫瘍＞性疾患における多発(性)ニューロパチ＜シ＞ー(C00-D48†)
G63.2*　糖尿病性多発(性)ニューロパチ＜シ＞ー(共通4桁項目 .4†を伴う E10-E14)
G63.3*　その他の内分泌疾患及び代謝疾患における多発(性)ニューロパチ＜シ＞ー(E00-E07†，E15-E16†，E20-E34†，E70-E89†)
G63.4*　栄養欠乏症における多発(性)ニューロパチ＜シ＞ー(E40-E64†)
G63.5*　全身性結合組織障害における多発(性)ニューロパチ＜シ＞ー(M30-M35†)
G63.6*　その他の筋骨格障害における多発(性)ニューロパチ＜シ＞ー(M00-M25†，M40-M96†)
G63.8*　他に分類されるその他の疾患における多発(性)ニューロパチ＜シ＞ー
　　　　尿毒症性ニューロパチ＜シ＞ー(N18.-†)

G64 末梢神経系のその他の障害　Other disorders of peripheral nervous system
包含：末梢神経系の障害 NOS

神経筋接合部及び筋の疾患(G70-G73)
Diseases of myoneural junction and muscle

G70 重症筋無力症及びその他の神経筋障害
Myasthenia gravis and other myoneural disorders

除外：ボツリズム＜ボツリヌス中毒＞(A05.1)
　　　一過性新生児重症筋無力症(P94.0)

G70.0 　重症筋無力症
　　　　薬物誘発性で，薬物の分類が必要な場合は，追加外因コード(XX章)を使用する。
G70.1 　中毒性神経筋障害
　　　　中毒因子の分類が必要な場合は，追加外因コード(XX章)を使用する。
G70.2 　先天性及び発育途上の筋無力症
G70.8 　その他の明示された神経筋障害
G70.9 　神経筋障害，詳細不明

G71 原発性筋障害　Primary disorders of muscles

除外：先天性多発性関節拘縮(症)(Q74.3)
　　　代謝障害(E70-E90)
　　　筋炎(M60.-)

G71.0 　筋ジストロフィー
　　　　筋ジストロフィー：
- 常染色体性劣性，小児型，デュシェンヌ＜Duchenne＞型類似又はベッカー＜Becker＞型類似
- 良性［ベッカー＜Becker＞型］
- 早期拘縮を伴う良性肩甲腓骨(型)［エメリー・ドレフス＜Emery-Dreifuss＞型］
- 遠位型
- 顔面肩甲上腕型
- 肢帯型
- 眼筋型
- 眼筋咽頭型
- 肩甲腓型
- 重度［デュシェンヌ＜Duchenne＞型］

除外：先天性筋ジストロフィー：
- NOS(G71.2)
- 筋線維の特殊な形態学的異常を伴うもの(G71.2)

G71.1 筋強直性障害

筋強直性(筋)ジストロフィー［シュタイネルト＜Steinert＞病］
筋強直症＜ミオトニア＞：
　・軟骨ジストロフィー性
　・薬物誘発性
　・症候性
先天性筋強直型：
　・NOS
　・優性［トムゼン＜Thomsen＞病］
　・劣性［ベッカー＜Becker＞病］
ニューロミオトニア［アイザック＜アイザークス＞＜Isaacs＞］
先天性パラミオトニア
偽性ミオトニア
薬物誘発性で，薬物の分類が必要な場合は，追加外因コード(XX章)を使用する．

G71.2 先天性ミオパチ＜シ＞ー

先天性筋ジストロフィー：
　・NOS
　・筋線維の特殊な形態学的異常を伴うもの
疾患：
　・中心コア＜セントラルコア＞＜centralcore＞
　・微小コア＜ミニコア＞＜minicore＞
　・多発コア＜マルチコア＞＜multicore＞
筋線維型不均衡
ミオパチ＜シ＞ー：
　・ミオチューブラー(中心管型)
　・ネマリン

G71.3 ミトコンドリア(性)ミオパチ＜シ＞ー，他に分類されないもの
G71.8 その他の原発性筋障害
G71.9 原発性筋障害，詳細不明

遺伝性ミオパチ＜シ＞ー NOS

G72 その他のミオパチ＜シ＞ー　Other myopathies

除外：先天性多発性関節拘縮(症)(Q74.3)
　　　　皮膚(多発性)筋炎(M33.-)
　　　　筋の阻血性梗塞(M62.2)
　　　　筋炎(M60.-)
　　　　多発性筋炎(M33.2)

G72.0 薬物誘発性ミオパチ＜シ＞ー

薬物の分類が必要な場合は，追加外因コード(XX章)を使用する．

G72.1 アルコール性ミオパチ＜シ＞ー

G72.2 その他の毒性物質によるミオパチ＜シ＞ー
中毒因子物質の分類が必要な場合は，追加外因コード(XX章)を使用する。
G72.3 周期性四肢麻痺
周期性四肢麻痺(家族性)：
・高カリウム血性
・低カリウム血性
・筋強直性
・正カリウム血性
G72.4 炎症性ミオパチ＜シ＞ー，他に分類されないもの
G72.8 その他の明示されたミオパチ＜シ＞ー
G72.9 ミオパチ＜シ＞ー，詳細不明

G73* 他に分類される疾患における神経筋接合部及び筋の障害
Disorders of myoneural junction and muscle in diseases classified elsewhere

G73.0* 内分泌疾患における筋無力(症)症候群
筋無力(症)症候群，下記におけるもの：
・糖尿病性筋萎縮症(共通4桁項目 .4†を伴うE10－E14)
・甲状腺中毒症［甲状腺機能亢進症］(E05.－†)
G73.1* ランバート・イートン＜Lambert-Eaton＞症候群(C00－D48†)
G73.2* 新生物＜腫瘍＞性疾患におけるその他の筋無力(症)症候群(C00－D48†)
G73.3* 他に分類されるその他の疾患における筋無力(症)症候群
G73.4* 他に分類される感染症及び寄生虫症におけるミオパチ＜シ＞ー
G73.5* 内分泌疾患におけるミオパチ＜シ＞ー
ミオパチ＜シ＞ー，下記におけるもの：
・副甲状腺＜上皮小体＞機能亢進症(E21.0－E21.3†)
・副甲状腺＜上皮小体＞機能低下症(E20.－†)
甲状腺中毒症性ミオパチ＜シ＞ー(E05.－†)
G73.6* 代謝疾患におけるミオパチ＜シ＞ー
ミオパチ＜シ＞ー，下記におけるもの：
・糖原病(E74.0†)
・脂質蓄積障害(E75.－†)
G73.7* 他に分類されるその他の疾患におけるミオパチ＜シ＞ー
ミオパチ＜シ＞ー，下記におけるもの：
・関節リウマチ(M05－M06†)
・強皮症(M34.8†)
・乾燥症候群［シェーグレン＜Sjögren＞症候群］(M35.0†)
・全身性エリテマトーデス＜紅斑性狼瘡＞＜SLE＞(M32.1†)

脳性麻痺及びその他の麻痺性症候群(G80-G83)
Cerebral palsy and other paralytic syndromes

G80 脳性麻痺　Cerebral palsy
除外：遺伝性けい＜痙＞性対麻痺(G11.4)

- G80.0 けい＜痙＞性四肢麻痺型脳性麻痺
- G80.1 けい＜痙＞性両(側)麻痺型脳性麻痺
    - 先天性けい＜痙＞性麻痺(脳性)
    - けい＜痙＞性脳性麻痺(脳性) NOS
- G80.2 けい＜痙＞性片麻痺型脳性麻痺
- G80.3 ジスキネジア性脳性麻痺
    - アテトーゼ型脳性麻痺
    - ジストニア型脳性麻痺
- G80.4 (運動)失調性脳性麻痺
- G80.8 その他の脳性麻痺
    - 混合型脳性麻痺症候群
- G80.9 脳性麻痺，詳細不明
    - 脳性麻痺 NOS

G81 片麻痺　Hemiplegia
注：本項目は，原死因コーディングの場合には，それ以上詳細な記載がないか，又は陳旧性あるいは長期にわたるもので，特に原因の記載がない片麻痺(完全)(不完全)にのみ使用する。また，複合コーディングの場合には，あらゆる原因から生じた片麻痺の分類に使用する。

除外：先天性の脳性麻痺(G80.-)

- G81.0 し＜弛＞緩性片麻痺
- G81.1 けい＜痙＞性片麻痺
- G81.9 片麻痺，詳細不明

G82 対麻痺及び四肢麻痺　Paraplegia and tetraplegia
注：本項目は，原死因コーディングの場合には，それ以上詳細な記載がないか，又は陳旧性あるいは長期にわたるもので，特に原因の記載がない病態にのみ使用する。また，複合コーディングの場合には，あらゆる原因から生じた病態の分類に使用する。

除外：先天性の脳性麻痺(G80.-)

- G82.0 し＜弛＞緩性対麻痺
- G82.1 けい＜痙＞性対麻痺
- G82.2 対麻痺，詳細不明
    - 両下肢の麻痺 NOS
    - 対麻痺(下肢)NOS

G82.3	し＜弛＞緩性四肢麻痺
G82.4	けい＜痙＞性四肢麻痺
G82.5	四肢麻痺，詳細不明

    四肢麻痺 NOS

G83 その他の麻痺性症候群　Other paralytic syndromes

  注：本項目は，原死因コーディングの場合には，それ以上詳細な記載がないか，又は陳旧性あるいは長期にわたるもので，特に原因の記載がない病態にのみ使用する。また，複合コーディングの場合には，あらゆる原因から生じた病態の分類に使用する。

  包含：麻痺(完全)(不(完)全)，G80－G82の内容を除く

G83.0	上肢の両(側)麻痺
	両(側)麻痺(上部)
	両上肢の麻痺
G83.1	下肢の単麻痺
	下肢の麻痺
G83.2	上肢の単麻痺
	上肢の麻痺
G83.3	単麻痺，詳細不明
G83.4	馬尾症候群
	馬尾症候群による神経因性膀胱(機能障害)
	除外：脊髄(性)膀胱(機能障害)NOS(G95.8)
G83.8	その他の明示された麻痺性症候群
	トッド＜Todd＞麻痺(てんかん後)
G83.9	麻痺性症候群，詳細不明

神経系のその他の障害(G90－G99)
Other disorders of the nervous system

G90 自律神経系の障害　Disorders of autonomic nervous system
  除外：アルコールによる自律神経系の機能不全(G31.2)

G90.0	特発性末梢性自律神経ニューロパチ＜シ＞ー
	頚動脈洞失神
G90.1	家族性自律神経異常症［ライリー・デイ＜Riley-Day＞症候群］
G90.2	ホルネル＜Horner＞症候群
	ベルナール(・ホルネル)＜Bernard(-Horner)＞症候群
G90.3	多系統変性(症)
	神経原性起立性低血圧(症)［シャイ・ドレーガー＜Shy-Drager＞症候群］
	除外：起立性低血圧(症)NOS(I95.1)
G90.4	自律神経の異常反射

| G90.8 | 自律神経系のその他の障害 |
| G90.9 | 自律神経系の障害，詳細不明 |

G91　水頭症　Hydrocephalus
包含：後天性水頭症
除外：水頭症：
・先天性(Q03.-)
・先天性トキソプラズマ症によるもの(P37.1)

G91.0	交通性水頭症
G91.1	閉塞性水頭症
G91.2	正常圧水頭症
G91.3	外傷後水頭症，詳細不明
G91.8	その他の水頭症
G91.9	水頭症，詳細不明

G92　中毒性脳症　Toxic encephalopathy
中毒因子の分類が必要な場合は，追加外因コード(XX章)を使用する。

G93　脳のその他の障害　Other disorders of brain

- G93.0　脳のう＜嚢＞胞
  くも膜のう＜嚢＞胞
  孔脳＜脳孔＞症性のう＜嚢＞胞，後天性
  除外：新生児の後天性脳室周囲のう＜嚢＞胞(P91.1)
  　　　先天性脳のう＜嚢＞胞(Q04.6)
- G93.1　無酸素性脳損傷，他に分類されないもの
  除外：下記に合併するもの：
  ・流産，子宮外妊娠又は胞状胎児妊娠(O00-O07, O08.8)
  ・妊娠又は分娩(O29.2, O74.3, O89.2)
  ・外科的及び内科的処置(T80-T88)
  　　　新生児無酸素症(P21.9)
- G93.2　良性頭蓋内圧亢進症
  除外：高血圧性脳症(I67.4)
- G93.3　ウイルス感染後疲労症候群
  　　　良性筋痛性脳脊髄炎
- G93.4　脳症＜エンセファロパチ＜シ＞ー＞，詳細不明
  除外：脳症＜エンセファロパチ＜シ＞ー＞：
  ・アルコール(性)(G31.2)
  ・中毒性(G92)

G93.5	脳圧迫

圧迫 ⎫
ヘルニア ⎬ 脳(幹)

除外：外傷性脳圧迫(びまん性)(S06.2)
　　　　　　　　　・局所性(S06.3)

G93.6	脳浮腫

除外：脳浮腫：
　　　　　・出産損傷によるもの(P11.0)
　　　　　・外傷性(S06.1)

G93.7	ライ＜Reye＞症候群

原因の分類が必要な場合は，追加外因コード(XX章)を使用する。

G93.8	脳のその他の明示された障害

放射線(照射)後脳症
原因の分類が必要な場合は，追加外因コード(XX章)を使用する。

G93.9	脳の障害，詳細不明

G94* 他に分類される疾患における脳のその他の障害
Other disorders of brain in diseases classified elsewhere

G94.0*	他に分類される感染症及び寄生虫症における水頭症(A00-B99†)
G94.1*	新生物＜腫瘍＞性疾患における水頭症(C00-D48†)
G94.2*	他に分類されるその他の疾患における水頭症
G94.8*	他に分類される疾患における脳のその他の明示された障害

G95 その他の脊髄疾患　Other diseases of spinal cord
除外：脊髄炎(G04.-)

G95.0	脊髄空洞症及び延髄空洞症
G95.1	血管性ミエロパチ＜シ＞ー

脊髄の急性梗塞(塞栓性)(非塞栓性)
脊髄の動脈性血栓(症)
脊髄出血
非化膿性の脊椎管内の静脈炎及び血栓(性)静脈炎
脊髄浮腫
亜急性壊死性ミエロパチ＜シ＞ー
除外：脊椎管内の静脈炎及び血栓(性)静脈炎，ただし非化膿性を除く(G08)

G95.2	脊髄圧迫，詳細不明

G95.8	その他の明示された脊髄疾患

脊髄(性)膀胱(機能障害)NOS
ミエロパチ＜シ＞ー：
・薬物誘発性
・放射線誘発性
外因の分類が必要な場合は，追加外因コード(XX章)を使用する。
除外：神経因性膀胱(機能障害)：
・NOS(N31.9)
・馬尾症候群によるもの(G83.4)
脊髄病変の記載のない膀胱の神経筋機能障害(N31.-)

G95.9	脊髄疾患，詳細不明

ミエロパチ＜シ＞ー NOS

G96 中枢神経系のその他の障害　Other disorders of central nervous system

G96.0	脳脊髄液漏

除外：脊椎穿刺よりのもの(G97.0)

G96.1	髄膜の障害，他に分類されないもの

髄膜癒着(脳性)(脊髄性)

G96.8	中枢神経系のその他の明示された障害
G96.9	中枢神経系の障害，詳細不明

G97 神経系の処置後障害，他に分類されないもの
Postprocedural disorders of nervous system, not elsewhere classified

G97.0	脊椎穿刺からの脳脊髄液漏
G97.1	脊椎及び腰椎穿刺に対するその他の反応
G97.2	脳室短絡術に続発する低頭蓋内圧症＜低脳圧＞
G97.8	神経系のその他の処置後障害
G97.9	神経系の処置後障害，詳細不明

G98 神経系のその他の障害，他に分類されないもの
Other disorders of nervous system, not elsewhere classified

包含：神経系の障害 NOS

G99* 他に分類される疾患における神経系のその他の障害
Other disorders of nervous system in diseases classified elsewhere

G99.0*	内分泌疾患及び代謝疾患における自律神経ニューロパチ＜シ＞ー

アミロイド性自律神経ニューロパチ＜シ＞ー(E85.-†)
糖尿病性自律神経ニューロパチ＜シ＞ー(共通4桁項目 .4†を伴う E10－E14)

G99.1*	他に分類されるその他の疾患における自律神経系のその他の障害

G99.2* **他に分類される疾患におけるミエロパチ＜シ＞ー**
  前脊髄動脈及び椎骨動脈圧迫症候群(M47.0†)
  ミエロパチ＜シ＞ー，下記におけるもの：
   ・椎間板障害(M50.0†，M51.0†)
   ・新生物＜腫瘍＞性疾患(C00－D48†)
   ・脊椎症(M47.-†)

G99.8* **他に分類される疾患における神経系のその他の明示された障害**
  尿毒症性麻痺(N18.5†)

第Ⅶ章　眼及び付属器の疾患（H00－H59）

Diseases of the eye and adnexa

除外：周産期に発生した病態（P00－P96）
　　　感染症及び寄生虫症（A00－B99）
　　　妊娠，分娩及び産じょく＜褥＞の合併症（O00－O99）
　　　先天奇形，変形及び染色体異常（Q00－Q99）
　　　内分泌，栄養及び代謝疾患（E00－E90）
　　　損傷，中毒及びその他の外因の影響（S00－T98）
　　　新生物＜腫瘍＞（C00－D48）
　　　症状，徴候及び異常臨床所見・異常検査所見で他に分類されないもの（R00－R99）

本章は，次の中間分類項目を含む：
H00－H06　　眼瞼，涙器及び眼窩の障害
H10－H13　　結膜の障害
H15－H22　　強膜，角膜，虹彩及び毛様体の障害
H25－H28　　水晶体の障害
H30－H36　　脈絡膜及び網膜の障害
H40－H42　　緑内障
H43－H45　　硝子体及び眼球の障害
H46－H48　　視神経及び視（覚）路の障害
H49－H52　　眼筋，眼球運動，調節及び屈折の障害
H53－H54　　視機能障害及び盲＜失明＞
H55－H59　　眼及び付属器のその他の障害

本章の星印（*）項目は下記のとおりである：
H03*　　　　他に分類される疾患における眼瞼の障害
H06*　　　　他に分類される疾患における涙器及び眼窩の障害
H13*　　　　他に分類される疾患における結膜の障害
H19*　　　　他に分類される疾患における強膜及び角膜の障害
H22*　　　　他に分類される疾患における虹彩及び毛様体の障害
H28*　　　　他に分類される疾患における白内障及び水晶体のその他の障害
H32*　　　　他に分類される疾患における網脈絡膜の障害
H36*　　　　他に分類される疾患における網膜の障害
H42*　　　　他に分類される疾患における緑内障
H45*　　　　他に分類される疾患における硝子体及び眼球の障害
H48*　　　　他に分類される疾患における視神経及び視（覚）路の障害
H58*　　　　他に分類される疾患における眼及び付属器のその他の障害

眼瞼，涙器及び眼窩の障害(H00－H06)
Disorders of eyelid, lacrimal system and orbit

H00 **麦粒腫及びさん＜霰＞粒腫**　Hordeolum and chalazion
H00.0　麦粒腫及びその他の眼瞼深部の炎症
　　　　膿瘍　　　　　　　　　　｜
　　　　せつ＜フルンケル＞　　　｝眼瞼
　　　　ものもらい　　　　　　　｜
H00.1　さん＜霰＞粒腫

H01　**眼瞼のその他の炎症**　Other inflammation of eyelid
H01.0　眼瞼炎
　　　　除外：眼瞼結膜炎(H10.5)
H01.1　眼瞼の非感染性皮膚症
　　　　皮膚炎：
　　　　　　・アレルギー性
　　　　　　・接触
　　　　　　・湿疹性
　　　　円板状エリテマトーデス＜紅斑性狼瘡＞＜DLE＞
　　　　乾皮症
H01.8　眼瞼のその他の明示された炎症
H01.9　眼瞼の炎症，詳細不明

H02　**眼瞼のその他の障害**　Other disorders of eyelid
　　　　除外：眼瞼の先天奇形(Q10.0－Q10.3)
H02.0　眼瞼内反(症)及び(眼瞼)睫毛乱生(症)
H02.1　眼瞼外反(症)
H02.2　兎眼
H02.3　眼瞼皮膚し＜弛＞緩症
H02.4　眼瞼下垂
H02.5　眼瞼機能のその他の障害
　　　　眼瞼癒着
　　　　眼瞼縮小
　　　　眼瞼後退(症)
　　　　除外：眼瞼けいれん＜痙攣＞(G24.5)
　　　　　　　チック(心因性)(F95.-)
　　　　　　　　　・器質性(G25.6)
H02.6　眼瞼偏平黄色腫＜黄色板症＞

H02.7　眼瞼及び眼周囲のその他の変性障害
　　　　肝斑＜しみ＞　　　┐
　　　　睫毛禿　　　　　　├眼瞼
　　　　白斑　　　　　　　┘
H02.8　眼瞼のその他の明示された障害
　　　　眼瞼の多毛症
　　　　眼瞼内の異物残留
H02.9　眼瞼の障害，詳細不明

H03* 他に分類される疾患における眼瞼の障害
Disorders of eyelid in diseases classified elsewhere

H03.0*　他に分類される疾患における眼瞼の寄生虫症
　　　　ニキビダニ属種による眼瞼の皮膚炎(B88.0†)
　　　　下記における眼瞼の寄生虫症：
　　　　　・リーシュマニア症(B55.-†)
　　　　　・ロア糸状虫症(B74.3†)
　　　　　・オンコセルカ症(B73†)
　　　　　・ケジラミ症(B85.3†)
H03.1*　他に分類されるその他の感染症における眼瞼の障害
　　　　下記における眼瞼の障害：
　　　　　・ヘルペスウイルス［単純ヘルペス］感染症(B00.5†)
　　　　　・ハンセン＜Hansen＞病(A30.-†)
　　　　　・伝染性軟属腫(B08.1†)
　　　　　・結核(A18.4†)
　　　　　・フランベジア＜yaws＞(A66.-†)
　　　　　・帯状疱疹(B02.3†)
H03.8*　他に分類されるその他の疾患における眼瞼の障害
　　　　膿か＜痂＞疹における眼瞼の障害(L01.0†)

H04 涙器の障害　　Disorders of lacrimal system
　　　　除外：涙器の先天奇形(Q10.4－Q10.6)
H04.0　涙腺炎
　　　　慢性涙腺腫大
H04.1　涙腺のその他の障害
　　　　涙腺のう＜嚢＞腫
　　　　眼(球)乾燥症候群
　　　　涙腺：
　　　　　・のう＜嚢＞胞
　　　　　・萎縮
H04.2　流涙

－387－

H04.3	涙道の急性及び詳細不明の炎症

   涙のう＜嚢＞炎(フレグモーネ＜蜂巣炎＞性) ⎫
   涙のう＜嚢＞周囲炎   ⎬ 急性，亜急性又は詳細不明
   涙小管炎   ⎭

   除外：新生児涙のう＜嚢＞炎(P39.1)

H04.4	涙道の慢性炎症

   涙のう＜嚢＞炎   ⎫
   涙小管炎   ⎬ 慢性
   涙器の粘液のう＜嚢＞胞＜腫＞ ⎭

H04.5	涙道の狭窄及び不全

   涙(結)石
   涙点外反
   涙小管狭窄
   鼻涙管狭窄
   涙のう＜嚢＞狭窄

H04.6	涙道におけるその他の変化

   涙道瘻

H04.8	涙器のその他の障害
H04.9	涙器の障害，詳細不明

H05 眼窩の障害　Disorders of orbit

   除外：眼窩の先天奇形(Q10.7)

H05.0	眼窩の急性炎症

   膿瘍 ⎫
   蜂巣炎 ⎬
   骨髄炎 ⎬ 眼窩
   骨膜炎 ⎭
   テノンのう＜嚢＞炎

H05.1	眼窩の慢性炎症性障害

   眼窩肉芽腫

H05.2	眼球突出

   眼球偏位(耳側)NOS
   出血 ⎫
   　　 ⎬ 眼窩
   浮腫 ⎭

H05.3	眼窩の変形

   萎縮   ⎫
   　　　　　 ⎬ 眼窩
   外骨(腫)症 ⎭

H05.4	眼球陥入＜陥凹＞
H05.5	眼窩の穿通創後の異物残留(陳旧性)

   球後異物

H05.8	眼窩のその他の障害
	眼窩のう＜嚢＞胞
H05.9	眼窩の障害，詳細不明

H06* 他に分類される疾患における涙器及び眼窩の障害
Disorders of lacrimal system and orbit in diseases classified elsewhere

H06.0*	他に分類される疾患における涙器の障害
H06.1*	他に分類される疾患における眼窩の寄生虫症
	眼窩のエキ＜ヒ＞ノコックス症(B67.-†)
	眼窩のハエ幼虫症(B87.2†)
H06.2*	甲状腺機能異常性眼球突出(症)(E05.-†)
H06.3*	他に分類される疾患における眼窩のその他の障害

結膜の障害(H10-H13)
Disorders of conjunctiva

H10 結膜炎　Conjunctivitis
除外：角結膜炎(H16.2)

H10.0	粘液膿性結膜炎
H10.1	急性アトピー性結膜炎
H10.2	その他の急性結膜炎
H10.3	急性結膜炎，詳細不明
	除外：新生児眼炎 NOS(P39.1)
H10.4	慢性結膜炎
H10.5	眼瞼結膜炎
H10.8	その他の結膜炎
H10.9	結膜炎，詳細不明

H11 結膜のその他の障害　Other disorders of conjunctiva
除外：角結膜炎(H16.2)

H11.0	翼状片
	除外：偽翼状片(H11.8)
H11.1	結膜変性及び沈着症
	結膜(性)：
	・銀症
	・結石
	・色素沈着
	・乾燥症 NOS
H11.2	結膜瘢痕
	瞼球癒着

H11.3 結膜出血
　　　　結膜下出血
H11.4 その他の結膜の血管障害及びのう＜嚢＞胞
　　　　結膜：
　　　　　・動脈瘤
　　　　　・充血
　　　　　・浮腫
H11.8 結膜のその他の明示された障害
　　　　偽翼状片
H11.9 結膜の障害，詳細不明

H13* 他に分類される疾患における結膜の障害
Disorders of conjunctiva in diseases classified elsewhere

H13.0* 結膜のフィラリア症＜糸状虫症＞(B74.-†)
H13.1* 他に分類される感染症及び寄生虫症における結膜炎
　　　　結膜炎(下記によるもの)：
　　　　　・アカントアメーバ性(B60.1†)
　　　　　・アデノウイルス性ろ＜濾＞胞性(急性)(B30.1†)
　　　　　・クラミジア(A74.0†)
　　　　　・ジフテリア(性)(A36.8†)
　　　　　・淋菌性(A54.3†)
　　　　　・出血性(急性)(流行性)(B30.3†)
　　　　　・ヘルペスウイルス［単純ヘルペス］(性)(B00.5†)
　　　　　・髄膜炎菌性(A39.8†)
　　　　　・ニューキャッスル＜Newcastle＞(B30.8†)
　　　　　・帯状疱疹(性)(B02.3†)
H13.2* 他に分類されるその他の疾患における結膜炎
H13.3* 眼性類天疱瘡(L12.-†)
H13.8* 他に分類される疾患における結膜のその他の障害

強膜，角膜，虹彩及び毛様体の障害(H15−H22)
Disorders of sclera, cornea, iris and ciliary body

H15 強膜の障害　Disorders of sclera
H15.0 強膜炎
H15.1 上強膜炎
H15.8 強膜のその他の障害
　　　　赤道ぶどう腫
　　　　強膜拡張
　　　　除外：変性近視(H44.2)

H15.9 強膜の障害，詳細不明

H16　角膜炎　Keratitis
H16.0　角膜潰瘍
　　　潰瘍：
　　　　・角膜：
　　　　　・NOS
　　　　　・中心
　　　　　・辺縁
　　　　　・穿孔性
　　　　　・輪(状)
　　　　　・前房蓄膿を伴う
　　　　　・蚕食性＜モーレン＜Mooren＞＞
H16.1　その他の表層角膜炎，結膜炎を伴わないもの
　　　角膜炎：
　　　　・輪紋状
　　　　・糸状
　　　　・銭型＜貨幣状＞
　　　　・星状
　　　　・線状
　　　　・点状表層
　　　光線角膜炎
　　　雪眼炎＜雪眼＞
H16.2　角結膜炎
　　　角結膜炎：
　　　　・NOS
　　　　・兎眼性＜曝露性＞
　　　　・神経栄養性＜麻痺性＞
　　　　・フリクテン性
　　　結節性眼炎
　　　結膜炎を伴う表層角膜炎
H16.3　実質性及び深層角膜炎
H16.4　角膜血管新生
　　　ゴースト＜残影＞血管(角膜)
　　　パンヌス(角膜)
H16.8　その他の角膜炎
H16.9　角膜炎，詳細不明

H17　角膜瘢痕及び混濁　Corneal scars and opacities
H17.0　癒着白斑
H17.1　その他の角膜中心混濁

H17.8　その他の角膜瘢痕及び混濁
H17.9　角膜瘢痕及び混濁，詳細不明

H18　角膜のその他の障害　Other disorders of cornea

H18.0　角膜着色及び色素沈着
　　　　角膜血染
　　　　カイザー・フライシャー<Kayser-Fleischer>輪
　　　　クルケンベルグ<Krukenberg>紡錘
　　　　ステーエリ<Staehli>線
　　　薬物誘発性で，薬物の分類が必要な場合は，追加外因コード(XX章)を使用する．

H18.1　水疱性角膜症
H18.2　その他の角膜浮腫
H18.3　角膜の膜様変化
　　　　ひだ<すう<皺>襞>　｝デスメ<Descemet>膜
　　　　破裂
H18.4　角膜変性
　　　　老人環
　　　　帯状角膜症
　　　除外：蚕食性角膜潰瘍<モーレン<Mooren>潰瘍>(H16.0)
H18.5　遺伝性角膜ジストロフィ
　　　　ジストロフィ：
　　　　　　・角膜：
　　　　　　　　・上皮性
　　　　　　　　・顆粒性
　　　　　　　　・格子状
　　　　　　　　・斑状
　　　　　　・フックス<Fuchs>
H18.6　円錐角膜
H18.7　その他の角膜変形
　　　　角膜：
　　　　　　・拡張
　　　　　　・ぶどう腫
　　　　デスメ瘤<descemetocele>
　　　除外：角膜の先天奇形(Q13.3-Q13.4)
H18.8　角膜のその他の明示された障害
　　　　知覚脱失<消失>
　　　　知覚鈍麻　　　　｝角膜
　　　　反復性びらん
H18.9　角膜の障害，詳細不明

H19* 他に分類される疾患における強膜及び角膜の障害
Disorders of sclera and cornea in diseases classified elsewhere

- H19.0* 他に分類される疾患における強膜炎及び上強膜炎
  - 梅毒性上強膜炎(A52.7†)
  - 結核性上強膜炎(A18.5†)
  - 帯状疱疹(性)強膜炎(B02.3†)
- H19.1* ヘルペスウイルス(性)角膜炎及び角結膜炎(B00.5†)
  - 樹枝状及び円板状角膜炎
- H19.2* 他に分類されるその他の感染症及び寄生虫症における角膜炎及び角結膜炎
  - 流行性角結膜炎(B30.0†)
  - 下記における角膜炎及び角結膜炎(実質性)：
    - ・アカントアメーバ症(B60.1†)
    - ・麻疹(B05.8†)
    - ・梅毒(A50.3†)
    - ・結核(A18.5†)
    - ・帯状疱疹(B02.3†)
- H19.3* 他に分類されるその他の疾患における角膜炎及び角結膜炎
  - 乾性角結膜炎(M35.0†)
- H19.8* 他に分類される疾患における強膜及び角膜のその他の障害
  - ダウン<Down>症候群における円錐角膜(Q90.-†)

H20 虹彩毛様体炎　　Iridocyclitis

- H20.0 急性及び亜急性虹彩毛様体炎
  - 前部ぶどう膜炎 ⎫
  - 毛様体炎　　　⎬ 急性，反復性又は亜急性
  - 虹彩炎　　　　⎭
- H20.1 慢性虹彩毛様体炎
- H20.2 水晶体原性虹彩毛様体炎
- H20.8 その他の虹彩毛様体炎
- H20.9 虹彩毛様体炎，詳細不明

H21 虹彩及び毛様体のその他の障害　　Other disorders of iris and ciliary body
除外：交感性眼炎(H44.1)
- H21.0 前房出血
  - 除外：外傷性前房出血(S05.1)
- H21.1 虹彩及び毛様体のその他の血管障害
  - 虹彩又は毛様体の血管新生
  - 虹彩ルベオーシス

H21.2　虹彩及び毛様体の変性
　　　　下記の変性：
　　　　　　・虹彩(色素性)
　　　　　　・瞳孔縁
　　　　虹彩欠損(症)
　　　　虹彩萎縮(本態性)(進行性)
　　　　縮瞳性瞳孔のう＜嚢＞胞
　　　　虹彩分離(症)
H21.3　虹彩，毛様体及び前房ののう＜嚢＞胞
　　　　虹彩，毛様体又は前房ののう＜嚢＞胞：
　　　　　　・NOS
　　　　　　・滲出性
　　　　　　・移植性
　　　　　　・寄生虫性
　　　　除外：縮瞳性瞳孔のう＜嚢＞胞(H21.2)
H21.4　瞳孔膜
　　　　膨隆虹彩
　　　　瞳孔：
　　　　　　・閉鎖
　　　　　　・遮断
H21.5　虹彩及び毛様体のその他の癒着及び破壊
　　　　隅角癒着
　　　　虹彩離断
　　　　隅角後退
　　　　虹彩癒着：
　　　　　　・NOS
　　　　　　・前
　　　　　　・後
　　　　除外：瞳孔偏位(Q13.2)
H21.8　虹彩及び毛様体のその他の明示された障害
H21.9　虹彩及び毛様体の障害，詳細不明

H22* 他に分類される疾患における虹彩及び毛様体の障害
Disorders of iris and ciliary body in diseases classified elsewhere

H22.0*　他に分類される感染症及び寄生虫症における虹彩毛様体炎
　　　　下記における虹彩毛様体炎：
　　　　　　・淋菌感染症(A54.3†)
　　　　　　・ヘルペスウイルス［単純ヘルペス］感染症(B00.5†)
　　　　　　・梅毒(第2期)(A51.4†)
　　　　　　・結核(A18.5†)
　　　　　　・帯状疱疹(B02.3†)

H22.1＊　他に分類されるその他の疾患における虹彩毛様体炎
　　　　　下記における虹彩毛様体炎：
　　　　　　・強直脊椎炎(M45†)
　　　　　　・サルコイドーシス(D86.8†)
H22.8＊　他に分類される疾患における虹彩及び毛様体のその他の障害

水晶体の障害(H25－H28)
Disorders of lens

H25　老人性白内障　Senile cataract
　　　除外：水晶体の偽落屑を伴うのう＜囊＞性緑内障(H40.1)
H25.0　老人性初発白内障
　　　　老人性白内障：
　　　　　・冠状
　　　　　・皮質性
　　　　　・点状
　　　　　・のう＜囊＞下(前)(後)
　　　　　・極(前)(後)
　　　　水隙
H25.1　老人性核白内障
　　　　褐色白内障
　　　　核硬化性白内障
H25.2　老人性白内障，モルガニー＜Morgagni＞型
　　　　老人性過熟白内障
H25.8　その他の老人性白内障
　　　　老人性白内障の複合型
H25.9　老人性白内障，詳細不明

H26　その他の白内障　Other cataract
　　　除外：先天(性)白内障(Q12.0)
H26.0　乳児，若年及び初老期白内障
H26.1　外傷性白内障
　　　　原因の分類が必要な場合は，追加外因コード(XX章)を使用する。
H26.2　併発白内障
　　　　慢性虹彩毛様体炎における白内障
　　　　眼疾患に続発する白内障
　　　　緑内障斑＜グラウコーマフレッケ＞(のう＜囊＞下)
H26.3　薬物誘発性白内障
　　　　薬物の分類が必要な場合は，追加外因コード(XX章)を使用する。

H26.4	後発白内障
	続発性白内障
	ゾンメルリング<Soemmerring>輪
H26.8	その他の明示された白内障
H26.9	白内障，詳細不明

H27 水晶体のその他の障害　Other disorders of lens

除外：先天(性)水晶体奇形(Q12.-)
　　　眼内レンズの機械的合併症(T85.2)
　　　眼内レンズ挿入眼(Z96.1)

H27.0	無水晶体(眼)
H27.1	水晶体偏位
	※ 水晶体脱臼
H27.8	水晶体のその他の明示された障害
H27.9	水晶体の障害，詳細不明

H28* 他に分類される疾患における白内障及び水晶体のその他の障害
Cataract and other disorders of lens in diseases classified elsewhere

H28.0*	糖尿病(性)白内障(共通4桁項目 .3†を伴う E10－E14)
H28.1*	その他の内分泌，栄養及び代謝疾患における白内障
	副甲状腺<上皮小体>機能低下症における白内障(E20.-†)
	栄養失調・脱水(性)白内障(E40－E46†)
H28.2*	他に分類されるその他の疾患における白内障
	筋緊張性白内障(G71.1†)
H28.8*	他に分類される疾患における水晶体のその他の障害

脈絡膜及び網膜の障害(H30－H36)
Disorders of choroid and retina

H30 網脈絡膜の炎症　Chorioretinal inflammation

H30.0	網脈絡膜の局在性炎症
	局在性：
	・網脈絡膜炎
	・脈絡膜炎
	・網膜炎
	・脈絡網膜炎

H30.1	**網脈絡膜の散在性炎症**

散在性：
- 網脈絡膜炎
- 脈絡膜炎
- 網膜炎
- 脈絡網膜炎

除外：滲出性網膜症(H35.0)

H30.2	**後部毛様体炎**

周辺部ぶどう膜炎

H30.8	**その他の網脈絡膜の炎症**

原田＜Harada＞病

H30.9	**網脈絡膜の炎症，詳細不明**

網脈絡膜炎 ⎫
脈絡膜炎　 ⎬ NOS
網膜炎　　 ⎪
脈絡網膜炎 ⎭

H31　脈絡膜のその他の障害　Other disorders of choroid

H31.0	**網脈絡膜瘢痕**

後極部黄斑瘢痕(炎症後)(外傷後)
日光＜太陽＞網膜症

H31.1	**脈絡膜変性**

萎縮　 ⎫
　　　 ⎬ 脈絡膜
硬化症 ⎭

除外：網膜色素線条(H35.3)

H31.2	**遺伝性脈絡膜ジストロフィ**

全脈絡膜萎縮(症)＜choroideremia＞
脈絡膜ジストロフィ(中心輪紋状)(びまん性)(乳頭周囲)
脳回状脈絡膜萎縮

除外：オルニチン血症(E72.4)

H31.3	**脈絡膜の出血及び破裂＜断裂＞**

脈絡膜出血：
- NOS
- 駆逐性＜expulsive＞

H31.4	**脈絡膜剥離**
H31.8	**脈絡膜のその他の明示された障害**
H31.9	**脈絡膜の障害，詳細不明**

H32*　他に分類される疾患における網脈絡膜の障害
Chorioretinal disorders in diseases classified elsewhere

H32.0* 他に分類される感染症及び寄生虫症における網脈絡膜の炎症
網脈絡膜炎：
・梅毒性，晩期(A52.7†)
・トキソプラズマ(B58.0†)
・結核性(A18.5†)
H32.8* 他に分類される疾患におけるその他の網脈絡膜の障害
タンパク＜蛋白＞尿性網膜炎(N18.5†)
腎性網膜炎(N18.5†)

H33 網膜剥離及び裂孔　Retinal detachments and breaks
除外：網膜色素上皮剥離(H35.7)
H33.0 網膜剥離，網膜裂孔を伴うもの
裂孔原性網膜剥離
H33.1 網膜分離症及び網膜のう＜嚢＞胞
(網膜)鋸状縁のう＜嚢＞胞
網膜の寄生虫性のう＜嚢＞胞 NOS
網膜の偽のう＜嚢＞胞
除外：先天(性)網膜分離症(Q14.1)
小のう＜嚢＞胞状網膜変性(H35.4)
H33.2 漿液性網膜剥離
網膜剥離：
・NOS
・網膜裂孔を伴わないもの
除外：中心性漿液性網脈絡膜症(H35.7)
H33.3 網膜裂孔，剥離を伴わないもの
馬蹄形裂孔 ⎫
円孔　　　 ⎬ 網膜，剥離の記載のないもの
(網膜裂孔の)蓋
網膜裂孔 NOS
除外：網膜剥離手術後の網脈絡膜瘢痕(H59.8)
周辺網膜変性，裂孔を伴わないもの(H35.4)
H33.4 牽引性網膜剥離
網膜剥離を伴う増殖性硝子体網膜症
H33.5 その他の網膜剥離

H34 網膜血管閉塞症　Retinal vascular occlusions
除外：一過性黒内障(G45.3)
H34.0 一過性網膜動脈閉塞症
H34.1 網膜中心動脈閉塞症

H34.2	**その他の網膜動脈閉塞症**

   ホレンホースト＜Hollenhorst＞のプラーク
   網膜：
    ・動脈閉塞症：
     ・分枝
     ・一部
    ・微小塞栓症

H34.8 **その他の網膜血管閉塞症**
   網膜静脈閉塞症：
    ・中心
    ・初発
    ・部分
    ・分枝

H34.9 **網膜血管閉塞症，詳細不明**

H35 その他の網膜障害 Other retinal disorders

H35.0 **単純性網膜症及び網膜血管変化**
   網膜血管の変化
   網膜：
    ・毛細血管瘤
    ・血管新生
    ・血管周囲炎
    ・静脈瘤
    ・血管鞘形成
    ・血管炎
   網膜症：
    ・NOS
    ・背景 NOS
    ・コーツ＜Coats＞病
    ・滲出性
    ・高血圧性

H35.1 **未熟児網膜症**
   後水晶体線維増殖症

H35.2 **その他の増殖網膜症**
   増殖性硝子体網膜症
   除外：網膜剥離を伴う増殖性硝子体網膜症(H33.4)

H35.3 黄斑及び後極の変性
　　　網膜色素線条
　　　のう＜嚢＞胞　　　⎫
　　　ドルーゼン(変性)　⎬ 黄斑
　　　(円)孔　　　　　　⎪
　　　ひだ　　　　　　　⎭
　　　クーント・ユニウス＜Kuhnt-Junius＞変性
　　　老人性＜円板状＞黄斑変性(萎縮性)(滲出性)
　　　中毒性黄斑症
　　　薬物誘発性で，薬物の分類が必要な場合は，追加外因コード(XX章)を使用する。
H35.4 周辺網膜変性
　　　網膜変性：
　　　　・NOS
　　　　・格子状
　　　　・小のう＜嚢＞胞状
　　　　・柵状
　　　　・敷石状
　　　　・網状
　　　除外：網膜裂孔を伴うもの(H33.3)
H35.5 遺伝性網膜ジストロフィ
　　　ジストロフィ：
　　　　・網膜性(白点状)(色素性)(卵黄状)
　　　　・色素上皮網膜性
　　　　・硝子体網膜性
　　　網膜色素変性＜色素性網膜炎＞
　　　スターガード＜Stargardt＞病
H35.6 網膜出血
H35.7 網膜層の分離
　　　中心性漿液性網脈絡膜症
　　　網膜色素上皮剥離
H35.8 その他の明示された網膜障害
H35.9 網膜障害，詳細不明

H36* 他に分類される疾患における網膜の障害
Retinal disorders in diseases classified elsewhere

H36.0* 糖尿病(性)網膜症(共通4桁項目 .3†を伴う E10－E14)
H36.8* 他に分類される疾患におけるその他の網膜障害
　　　アテローム＜じゅく＜粥＞状＞硬化性網膜症(I70.8†)
　　　増殖性鎌状赤血球性網膜症(D57.-†)
　　　脂質蓄積症における網膜ジストロフィ(E75.-†)

緑内障(H40-H42)
Glaucoma

H40　**緑内障**　Glaucoma
　　除外：絶対緑内障(H44.5)
　　　　　先天(性)緑内障(Q15.0)
　　　　　出産損傷による外傷性緑内障(P15.3)

H40.0　緑内障の疑い
　　　　高眼圧症
H40.1　原発開放隅角緑内障
　　　　緑内障(原発性)(残存期)：
　　　　　・水晶体の偽落屑を伴うのう＜嚢＞性
　　　　　・慢性単(純)性
　　　　　・低眼圧
　　　　　・色素性
H40.2　原発閉塞隅角緑内障
　　　　閉塞隅角緑内障(原発性)(残存期)：
　　　　　・急性
　　　　　・慢性
　　　　　・間欠＜歇＞性
H40.3　眼の外傷に続発する緑内障
　　　　原因の分類が必要な場合は，追加コードを使用する。
H40.4　眼の炎症に続発する緑内障
　　　　原因の分類が必要な場合は，追加コードを使用する。
H40.5　その他の眼疾患に続発する緑内障
　　　　原因の分類が必要な場合は，追加コードを使用する。
H40.6　薬物による続発緑内障
　　　　薬物の分類が必要な場合は，追加外因コード(XX章)を使用する。
H40.8　その他の緑内障
H40.9　緑内障，詳細不明

H42*　**他に分類される疾患における緑内障**　Glaucoma in diseases classified elsewhere
H42.0*　**内分泌，栄養及び代謝疾患における緑内障**
　　　　下記における緑内障：
　　　　　・アミロイドーシス＜アミロイド症＞(E85.-†)
　　　　　・ロウ＜Lowe＞症候群(E72.0†)
H42.8*　**他に分類されるその他の疾患における緑内障**
　　　　オンコセルカ症における緑内障(B73†)

硝子体及び眼球の障害(H43-H45)
Disorders of vitreous body and globe

H43 硝子体の障害　Disorders of vitreous body
H43.0　硝子体脱出
　　　　除外：白内障手術に続発する硝子体症候群(H59.0)
H43.1　硝子体出血
H43.2　硝子体内結晶沈着
H43.3　その他の硝子体混濁
　　　　硝子体膜及び硝子体索
H43.8　硝子体のその他の障害
　　　　硝子体：
　　　　　・変性
　　　　　・剥離
　　　　除外：網膜剥離を伴う増殖性硝子体網膜症(H33.4)
H43.9　硝子体の障害，詳細不明

H44 眼球の障害　Disorders of globe
　　　　包含：眼の多部位＜組織＞に影響する障害
H44.0　化膿性眼内炎
　　　　全眼球炎
　　　　硝子体膿瘍
H44.1　その他の眼内炎
　　　　寄生虫性眼内炎 NOS
　　　　交感性眼炎
H44.2　変性近視
H44.3　眼球のその他の変性性障害
　　　　銅症
　　　　眼のシデローシス
H44.4　低眼圧
H44.5　眼球の変性病態
　　　　絶対緑内障
　　　　眼球萎縮
　　　　眼球ろう＜癆＞

第Ⅶ章　眼及び付属器の疾患

H44.6　眼内磁性異物残留（陳旧性）
　　　　磁気異物残留（陳旧性）（下記におけるもの）：
　　　　　・前房
　　　　　・毛様体
　　　　　・虹彩
　　　　　・水晶体
　　　　　・眼球後壁
　　　　　・硝子体
H44.7　眼内非磁性異物残留（陳旧性）
　　　　異物残留（非磁性）（陳旧性）（下記におけるもの）：
　　　　　・前房
　　　　　・毛様体
　　　　　・虹彩
　　　　　・水晶体
　　　　　・眼球後壁
　　　　　・硝子体
H44.8　眼球のその他の障害
　　　　　眼球血症
　　　　　眼球脱臼
H44.9　眼球の障害，詳細不明

H45*　**他に分類される疾患における硝子体及び眼球の障害**
　　　　Disorders of vitreous body and globe in diseases classified elsewhere
H45.0*　他に分類される疾患における硝子体出血
H45.1*　他に分類される疾患における眼内炎
　　　　下記における眼内炎：
　　　　　・のう＜嚢＞(尾)虫症(B69.1†)
　　　　　・オンコセルカ症(B73†)
　　　　　・トキソカラ症(B83.0†)
H45.8*　他に分類される疾患における硝子体及び眼球のその他の障害

視神経及び視(覚)路の障害(H46－H48)
Disorders of optic nerve and visual pathways

H46　**視神経炎**　Optic neuritis
　　　　包含：視(神経)ニューロパチ＜シ＞ー，虚血性を除く
　　　　　　　視神経乳頭炎
　　　　　　　球後視神経炎 NOS
　　　　除外：虚血性視(神経)ニューロパチ＜シ＞ー(H47.0)
　　　　　　　視神経脊髄炎［デビック＜Devic＞病］(G36.0)

－403－

H47 視神経［第2脳神経］及び視(覚)路のその他の障害
Other disorders of optic [2nd] nerve and visual pathways

- H47.0 視神経の障害，他に分類されないもの
  視神経の圧迫
  視神経鞘内出血
  虚血性視(神経)ニューロパチ＜シ＞ー
- H47.1 乳頭浮腫，詳細不明
- H47.2 視神経萎縮
  視神経乳頭耳側蒼白
- H47.3 視神経乳頭のその他の障害
  視神経乳頭のドルーゼン
  偽乳頭浮腫
- H47.4 視(神経)交叉の障害
- H47.5 その他の視(覚)路の障害
  視索，(外側)膝状体及び視放線の障害
- H47.6 視覚皮質の障害
- H47.7 視(覚)路の障害，詳細不明

H48* 他に分類される疾患における視神経［第2脳神経］及び視(覚)路の障害
Disorders of optic [2nd] nerve and visual pathways in diseases classified elsewhere

- H48.0* 他に分類される疾患における視神経萎縮
  晩期梅毒における視神経萎縮(A52.1†)
- H48.1* 他に分類される疾患における球後視神経炎
  下記における球後視神経炎：
  ・晩期梅毒(A52.1†)
  ・髄膜炎菌感染症(A39.8†)
  ・多発性硬化症(G35†)
- H48.8* 他に分類される疾患における視神経及び視(覚)路のその他の障害

眼筋，眼球運動，調節及び屈折の障害(H49－H52)
Disorders of ocular muscles, binocular movement, accommodation and refraction

除外：眼振及びその他の不規則眼球運動(H55)

H49 麻痺性斜視 Paralytic strabismus
除外：眼筋麻痺：
- ・内(H52.5)
- ・核間(H51.2)
- ・進行性核上性(G23.1)

- H49.0 第3脳神経［動眼神経］麻痺

－404－

H49.1	第4脳神経［滑車神経］麻痺	
H49.2	第6脳神経［外転神経］麻痺	
H49.3	全(外)眼筋麻痺	
H49.4	進行性外眼筋麻痺	
H49.8	その他の麻痺性斜視	
	外眼筋麻痺 NOS	
	カーンズ・セイアー＜Kearns-Sayre＞症候群	
H49.9	麻痺性斜視，詳細不明	

H50　その他の斜視　Other strabismus

H50.0	共同性内斜視	
	内斜視(交代性)(片眼性)，間欠＜歇＞性を除く	
H50.1	共同性外斜視	
	外斜視(交代性)(片眼性)，間欠＜歇＞性を除く	
H50.2	上下斜視	
	上斜視	
	下斜視	
H50.3	間欠＜歇＞性斜視	
	間欠＜歇＞性：	
	・内斜視　　　(交代性)(片眼性)	
	・外斜視	
H50.4	その他及び詳細不明の斜視	
	共同性斜視 NOS	
	回旋斜視＜まわし斜視＞	
	微小斜視	
	単眼固視症候群	
H50.5	斜位	
	交代性上斜位	
	内斜位	
	外斜位	
H50.6	機械的斜視	
	ブラウン＜Brown＞症候群	
	癒着による斜視	
	外傷性単眼性眼球運動制限	
H50.8	その他の明示された斜視	
	デュエーン＜Duane＞症候群	
H50.9	斜視，詳細不明	

H51　両眼運動のその他の障害　Other disorders of binocular movement

H51.0	共同注視麻痺
H51.1	輻輳(開散)不全及び過多

H51.2	核間(眼筋)麻痺
H51.8	両眼運動のその他の明示された障害
H51.9	両眼運動障害，詳細不明

H52 屈折及び調節の障害　Disorders of refraction and accommodation

| H52.0 | 遠視 |
| H52.1 | 近視 |

　　　除外：変性近視(H44.2)

H52.2	乱視
H52.3	不同視及び不等像視(症)
H52.4	老視
H52.5	調節の障害

　　　内眼筋麻痺(完全)(全)
　　　麻痺　　　　　　　｝調節
　　　けいれん＜痙攣＞

| H52.6 | 屈折のその他の障害 |
| H52.7 | 屈折の障害，詳細不明 |

視機能障害及び盲＜失明＞(H53-H54)
Visual disturbances and blindness

H53 視覚障害　Visual disturbances

H53.0　廃用性弱視

　　　弱視：
　　　　　・不同視
　　　　　・遮断
　　　　　・斜視

H53.1　自覚的視覚障害

　　　眼精疲労
　　　昼盲
　　　変視症
　　　しゅう＜羞＞明＜まぶしがり＞(症)
　　　閃輝暗点
　　　突然視力喪失
　　　光輪視＜暈輪視＞＜visual halos＞
　　　除外：幻視(R44.1)

H53.2　複視

H53.3 両眼視のその他の障害
  網膜対応異常
  立体視欠如を伴う融像
  融像を伴わない同時視
  両眼視の抑制
H53.4 視野欠損
  盲点の拡大
  求心性視野狭窄
  半盲(異側性)(同側性)
  四半盲
  暗点：
    ・弓状
    ・ビェルム＜Bjerrum＞
    ・中心
    ・輪状
H53.5 色覚異常
  色盲
  全色盲＜一色型色覚＞
  後天性色覚異常
  第２色弱＜緑色弱＞
  第２色盲＜緑色盲＞
  第１色弱＜赤色弱＞
  第１色盲＜赤色盲＞
  第３色弱＜青色弱＞
  第３色盲＜青色盲＞
  除外：昼盲(H53.1)
H53.6 夜盲
  除外：ビタミンＡ欠乏症によるもの(E50.5)
H53.8 その他の視覚障害
H53.9 視覚障害，詳細不明

H54 両眼性及び単眼性視覚障害(盲を含む)
Visual impairment including blindness (binocular or monocular)

  注：視覚障害の定義については下記の表を参照
  除外：一過性黒内障(G45.3)
H54.0 両眼性盲
  項目３，４，５の視覚障害
H54.1 両眼性重度視覚障害
  項目２の視覚障害
H54.2 両眼性中度視覚障害
  項目１の視覚障害

第Ⅶ章　眼及び付属器の疾患

H54.3　**両眼性軽度視覚障害又は視覚障害なし**
　　　項目0の視覚障害
H54.4　**単眼性盲**
　　　単眼の項目3，4，5の視覚障害及び他眼の項目0，1，2，9の視覚障害
H54.5　**単眼性重度視覚障害**
　　　単眼の項目2及び他眼の項目0，1，9の視覚障害
H54.6　**単眼性中度視覚障害**
　　　片眼の項目1及び他眼の項目0，9の視覚障害
H54.9　**(両眼性)視覚障害，詳細不明**
　　　項目9の視覚障害

　　　下記の表は2002年国際眼科理事会決議＜the Resolution of the International Council of Ophthalmology＞及び2003年9月"視覚の喪失及び視機能評価基準の開発"についてのWHO会議における勧告＜the Recommendations of the WHO Consultation on "Development of Standards for Characterization of Vision Loss and Visual Functioning＞によって勧告された視覚障害の重症度の分類である。
　　　コードH54.0からH54.3の視覚障害の評価については，両眼を解放して矯正視力を測定する。
　　　コードH54.4からH54.6の視覚障害の評価については，片眼ごとの矯正視力を測定する。
　　　視野を考慮する場合，良い方の眼が中心10度未満の患者は項目3に分類する。単眼性盲(H54.4)では、その眼には中心10度未満の視野障害があるとみなす。

第Ⅶ章　眼及び付属器の疾患

分類項目	遠見視力で表示	
	下記未満	下記と同等又は以上
0　視覚障害なし又は軽度の視覚障害		6/18 3/10(0.3) 20/70
1　中度の視覚障害	6/18 3/10(0.3) 20/70	6/60 1/10(0.1) 20/200
2　重度の視覚障害	6/60 1/10(0.1) 20/200	3/60 1/20(0.05) 20/400
3　盲	3/60 1/20(0.05) 20/400	1/60* 1/50(0.02) 5/300(20/1200)
4　盲	1/60* 1/50(0.02) 5/300(20/1200)	光覚弁
5　盲	光覚なし	
9	未決定又は詳細不明	

＊あるいは1メートルで指数弁(CF)

注：H54の分類表における「視覚障害」は、視覚障害なしか軽度の項目0、中等度の1、重度の2、盲の3，4，5、不特定の9で構成される。前の改訂版にあった「低視力＜low vision＞」は、必要な低視力＜low vision＞ケアとの混乱を避けるために1及び2とする。

眼及び付属器のその他の障害(H55-H59)
Other disorders of eye and adnexa

H55　眼振及びその他の不規則眼球運動
Nystagmus and other irregular eye movements

包含：眼振：
　　　　・NOS
　　　　・先天性
　　　　・遮断性＜deprivation＞
　　　　・解離性
　　　　・潜伏性

H57　眼及び付属器のその他の障害　Other disorders of eye and adnexa
- H57.0　瞳孔機能異常
- H57.1　眼痛
- H57.8　眼及び付属器のその他の明示された障害
- H57.9　眼及び付属器の障害，詳細不明

H58*　他に分類される疾患における眼及び付属器のその他の障害
Other disorders of eye and adnexa in diseases classified elsewhere

- H58.0*　他に分類される疾患における瞳孔機能異常
  - アーガイル ロバートソン＜Argyll Robertson＞現象又は瞳孔，梅毒性(A52.1†)
- H58.1*　他に分類される疾患における視覚障害
- H58.8*　他に分類される疾患における眼及び付属器のその他の明示された障害
  - 梅毒性眼障害 NEC：
    - ・先天：
      - ・早期(A50.0†)
      - ・晩期(A50.3†)
    - ・早期(第2期)(A51.4†)
    - ・晩期(A52.7†)

H59　眼及び付属器の処置後障害，他に分類されないもの
Postprocedural disorders of eye and adnexa, not elsewhere classified

除外：下記による機械的合併症：
- ・眼内レンズ(T85.2)
- ・その他の眼球プロステーシス，挿入物及び移植片(T85.3)

眼内レンズ挿入眼(Z96.1)

- H59.0　白内障手術に続発する角膜症(無水晶体性水疱性角膜症)
  - 硝子体(接触)症候群
  - 硝子体角膜症候群
- H59.8　眼及び付属器のその他の処置後障害
  - 濾過胞関連眼内炎
  - 網膜剥離手術後の網脈絡膜瘢痕
  - 処置後濾過胞炎(感染症)
  - 処置後ろ＜濾＞過胞炎
- H59.9　眼及び付属器の処置後障害，詳細不明

第Ⅷ章　耳及び乳様突起の疾患（H60－H95）
Diseases of the ear and mastoid process

除外：周産期に発生した病態（P00－P96）
　　　感染症及び寄生虫症（A00－B99）
　　　妊娠，分娩及び産じょく＜褥＞の合併症（O00－O99）
　　　先天奇形，変形及び染色体異常（Q00－Q99）
　　　内分泌，栄養及び代謝疾患（E00－E90）
　　　損傷，中毒及びその他の外因の影響（S00－T98）
　　　新生物＜腫瘍＞（C00－D48）
　　　症状，徴候及び異常臨床所見・異常検査所見で他に分類されないもの（R00－R99）

本章は，次の中間分類項目を含む：
H60－H62　　外耳疾患
H65－H75　　中耳及び乳様突起の疾患
H80－H83　　内耳疾患
H90－H95　　耳のその他の障害

本章の星印（＊）項目は下記のとおりである：
H62＊　　　他に分類される疾患における外耳障害
H67＊　　　他に分類される疾患における中耳炎
H75＊　　　他に分類される疾患における中耳及び乳様突起のその他の障害
H82＊　　　他に分類される疾患におけるめまい＜眩暈＞症候群
H94＊　　　他に分類される疾患における耳のその他の障害

外耳疾患（H60－H62）
Diseases of external ear

H60　外耳炎　Otitis externa
H60.0　　外耳の膿瘍
　　　　　よう＜カルブンケル＞　｜
　　　　　せつ＜フルンケル＞　　｜　耳介又は外耳道
H60.1　　外耳の蜂巣炎＜蜂窩織炎＞
　　　　　蜂巣炎＜蜂窩織炎＞：
　　　　　　・耳介
　　　　　　・外耳道
H60.2　　悪性外耳炎

H60.3 その他の感染性外耳炎
外耳炎：
・びまん性
・出血性
スイマーズイヤー＜swimmer's ear＞
H60.4 外耳道真珠腫(症)
外耳道閉塞性角化症
H60.5 急性外耳炎，非感染性
急性外耳炎：
・NOS
・光線性
・化学性
・接触(性)
・湿疹様
・反応性
H60.8 その他の外耳炎
慢性外耳炎 NOS
H60.9 外耳炎，詳細不明

H61 その他の外耳障害　Other disorders of external ear

H61.0 外耳の軟骨膜炎
慢性結節性耳輪軟骨皮膚炎
耳介の軟骨膜炎
H61.1 耳介の非感染性障害
耳介の後天性変形
除外：花キャベツ状耳(M95.1)
H61.2 耳垢栓塞
耳垢
H61.3 後天性外耳道狭窄(症)
外耳道の虚脱
H61.8 その他の明示された外耳障害
外耳道の外骨(腫)症
H61.9 外耳障害，詳細不明

H62* 他に分類される疾患における外耳障害
Disorders of external ear in diseases classified elsewhere

H62.0* 他に分類される細菌性疾患における外耳炎
丹毒における外耳炎(A46†)

H62.1* 他に分類されるウイルス性疾患における外耳炎
　　　　下記における外耳炎：
　　　　　・ヘルペスウイルス［単純ヘルペス］感染症(B00.1†)
　　　　　・帯状疱疹(B02.8†)
H62.2* 真菌症における外耳炎
　　　　下記における外耳炎：
　　　　　・アスペルギルス症(B44.8†)
　　　　　・カンジダ症(B37.2†)
　　　　耳真菌症 NOS(B36.9†)
H62.3* 他に分類されるその他の感染症及び寄生虫症における外耳炎
H62.4* 他に分類されるその他の疾患における外耳炎
　　　　膿か＜痂＞疹における外耳炎(L01.-†)
H62.8* 他に分類される疾患におけるその他の外耳障害

中耳及び乳様突起の疾患(H65-H75)
Diseases of middle ear and mastoid

H65　非化膿性中耳炎　Nonsuppurative otitis media
　　　　包含：鼓膜炎を伴うもの
　　　　鼓膜穿孔の存在を分類する場合は追加コード(H72.-)を使用する。
H65.0　急性滲出性中耳炎
　　　　亜急性滲出性中耳炎
H65.1　その他の急性非化膿性中耳炎
　　　　中耳炎，急性及び亜急性：
　　　　　・アレルギー性(ムコイド)(血性)(滲出性)
　　　　　・ムコイド
　　　　　・非化膿性 NOS
　　　　　・血性
　　　　　・漿液ムチン性
　　　　除外：耳の気圧性外傷(T70.0)
　　　　　　　中耳炎(急性)NOS(H66.9)
H65.2　慢性滲出性中耳炎
　　　　慢性耳管鼓室カタル
H65.3　慢性粘液性中耳炎
　　　　グルーイヤー
　　　　中耳炎，慢性：
　　　　　・ムチン性
　　　　　・分泌性＜secretory＞
　　　　　・漏出性
　　　　除外：癒着性中耳疾患(H74.1)

H65.4 その他の慢性非化膿性中耳炎
中耳炎, 慢性：
- アレルギー性
- 非化膿性 NOS
- 漿液ムチン性

H65.9 非化膿性中耳炎, 詳細不明
中耳炎：
- アレルギー性
- カタル性
- 滲出性＜exudative＞
- ムコイド
- 分泌性＜secretory＞
- 漿液ムチン性
- 漿液性＜serous＞
- 漏出性
- 滲出(液)を伴うもの(非化濃性)

H66 化膿性及び詳細不明の中耳炎　Suppurative and unspecified otitis media
包含：鼓膜炎を伴うもの
鼓膜穿孔の存在を分類する場合は追加コード(H72.-)を使用する。

H66.0 急性化膿性中耳炎
H66.1 慢性耳管鼓室化膿性中耳炎
良性慢性化膿性中耳炎
慢性耳管鼓室疾患
H66.2 慢性上鼓室乳突洞化膿性中耳炎
慢性上鼓室乳突洞疾患
H66.3 その他の慢性化膿性中耳炎
慢性化膿性中耳炎 NOS
H66.4 化膿性中耳炎, 詳細不明
H66.9 中耳炎, 詳細不明
中耳炎：
- NOS
- 急性 NOS
- 慢性 NOS

H67* 他に分類される疾患における中耳炎
Otitis media in diseases classified elsewhere

H67.0* 他に分類される細菌性疾患における中耳炎
　　　　下記における中耳炎：
　　　　　・猩紅熱（A38†）
　　　　　・結核（A18.6†）
H67.1* 他に分類されるウイルス性疾患における中耳炎
　　　　下記における中耳炎：
　　　　　・インフルエンザ（J09－J11†）
　　　　　・麻疹（B05.3†）
H67.8* 他に分類されるその他の疾患における中耳炎

H68　耳管炎及び耳管閉塞　Eustachian salpingitis and obstruction
H68.0　耳管炎
H68.1　耳管閉塞
　　　　圧迫　　｝耳管
　　　　狭窄（症）

H69　その他の耳管障害　Other disorders of Eustachian tube
H69.0　耳管開放（症）
H69.8　その他の明示された耳管障害
H69.9　耳管障害，詳細不明

H70　乳（様）突（起）炎及び関連病態　Mastoiditis and related conditions
H70.0　急性乳（様）突（起）炎
　　　　膿瘍　　｝乳様突起
　　　　蓄膿（症）
H70.1　慢性乳（様）突（起）炎
　　　　カリエス　｝乳様突起
　　　　瘻
H70.2　錐体尖（端）炎
　　　　錐体骨の炎症（急性）（慢性）
H70.8　その他の乳（様）突（起）炎及び関連病態
H70.9　乳（様）突（起）炎，詳細不明

H71　中耳真珠腫　Cholesteatoma of middle ear
　　　　包含：鼓室真珠腫
　　　　除外：外耳道真珠腫（H60.4）
　　　　　　　乳突洞削開術後腔の再発性真珠腫（H95.0）

H72 鼓膜穿孔　Perforation of tympanic membrane
包含：鼓膜穿孔：
・外傷後遺症
・炎症後遺症

除外：鼓膜の外傷性破裂(S09.2)

- H72.0 中心性鼓膜穿孔
- H72.1 上鼓室(鼓膜)穿孔
    し＜弛＞緩部の穿孔
- H72.2 その他の辺縁性鼓膜穿孔
- H72.8 その他の鼓膜穿孔
    鼓膜の多発性穿孔
    鼓膜の全欠損
- H72.9 鼓膜穿孔，詳細不明

H73 鼓膜のその他の障害　Other disorders of tympanic membrane
- H73.0 急性鼓膜炎
    急性鼓室炎
    水疱性鼓膜炎
    除外：中耳炎を伴うもの(H65－H66)
- H73.1 慢性鼓膜炎
    除外：中耳炎を伴うもの(H65－H66)
- H73.8 鼓膜のその他の明示された障害
- H73.9 鼓膜の障害，詳細不明

H74 中耳及び乳様突起のその他の障害　Other disorders of middle ear and mastoid
- H74.0 鼓室硬化症
- H74.1 癒着性中耳疾患
    癒着性中耳炎
    除外：グルーイヤー(H65.3)
- H74.2 耳小骨連鎖の離断及び変位
- H74.3 耳小骨のその他の後天性異常
    固着 ⎫
    　　　⎬ 耳小骨
    部分欠損 ⎭
- H74.4 中耳のポリープ
- H74.8 中耳及び乳様突起のその他の明示された障害
- H74.9 中耳及び乳様突起の障害，詳細不明

H75* 他に分類される疾患における中耳及び乳様突起のその他の障害
Other disorders of middle ear and mastoid in diseases classified elsewhere

H75.0*　他に分類される感染症及び寄生虫症における乳(様)突(起)炎
　　　　　結核性乳(様)突(起)炎(A18.0†)
H75.8*　他に分類される疾患における中耳及び乳様突起のその他の明示された障害

内耳疾患(H80-H83)
Diseases of inner ear

H80　耳硬化症　Otosclerosis
　　　　包含：耳海綿化症
H80.0　前庭窓＜卵円窓＞を障害する非閉塞性耳硬化症
H80.1　前庭窓＜卵円窓＞を障害する閉鎖性耳硬化症
H80.2　蝸牛耳硬化症
　　　　　耳硬化症，下記を障害するもの：
　　　　　　・迷路骨包
　　　　　　・蝸牛窓＜正円窓＞
H80.8　その他の耳硬化症
H80.9　耳硬化症，詳細不明

H81　前庭機能障害　Disorders of vestibular function
　　　　除外：めまい＜眩暈(症)＞：
　　　　　　　・NOS(R42)
　　　　　　　・流行性(A88.1)
H81.0　メニエール＜Ménière＞病
　　　　　内リンパ水腫
　　　　　メニエール症候群又はめまい＜眩暈(症)＞
H81.1　良性発作性めまい＜眩暈(症)＞
H81.2　前庭神経炎
H81.3　その他の末梢性めまい＜眩暈(症)＞
　　　　　レルモワイエ＜Lermoyez＞症候群
　　　　　めまい＜眩暈(症)＞：
　　　　　　・耳性
　　　　　　・耳原性
　　　　　　・末梢性 NOS
H81.4　中枢性めまい＜眩暈(症)＞
　　　　　中枢性頭位眼振＜ニスタグムス＞
H81.8　その他の前庭機能障害
H81.9　前庭機能障害，詳細不明
　　　　　めまい＜眩暈＞症候群 NOS

H82*	他に分類される疾患におけるめまい＜眩暈＞症候群

Vertiginous syndromes in diseases classified elsewhere

H83	その他の内耳疾患　Other diseases of inner ear

H83.0　迷路炎
H83.1　迷路瘻(孔)
H83.2　迷路機能異常
　　　　過敏症 ┐
　　　　機能低下 ├ 迷路
　　　　機能喪失 ┘
H83.3　騒音による内耳障害
　　　　音響外傷
　　　　騒音性難聴
H83.8　その他の明示された内耳疾患
H83.9　内耳疾患，詳細不明

耳のその他の障害(H90−H95)
Other disorders of ear

H90	伝音及び感音難聴　Conductive and sensorineural hearing loss

　　　包含：先天ろう＜聾＞
　　　除外：ろうあ＜聾唖＞ NEC(H91.3)
　　　　　　ろう＜聾＞ NOS(H91.9)
　　　　　　難聴：
　　　　　　　・NOS(H91.9)
　　　　　　　・騒音性(H83.3)
　　　　　　　・聴器毒性(H91.0)
　　　　　　　・突発性(特発性)(H91.2)
H90.0　両側性伝音難聴
H90.1　一側性伝音難聴，反対側の聴力障害を伴わないもの
H90.2　伝音難聴，詳細不明
　　　　伝音難聴 NOS
H90.3　両側性感音難聴
H90.4　一側性感音難聴，反対側の聴力障害を伴わないもの

| H90.5 | 感音難聴，詳細不明 |

先天ろう＜聾＞ NOS
難聴：
　・中枢性　　　　　　⎫
　※・後迷路性　　　　　⎬ NOS
　※・内耳性＜迷路性＞　⎭
感音難聴 NOS

H90.6	両側性混合難聴
H90.7	片側性混合難聴，反対側の聴力障害を伴わないもの
H90.8	混合難聴，詳細不明

H91　その他の難聴　Other hearing loss

除外：（感音性）聴覚異常（H93.2）
　　　　H90.-に分類される難聴
　　　　耳垢栓塞（H61.2）
　　　　騒音性難聴（H83.3）
　　　　心因性ろう＜聾＞＜難聴＞（F44.6）
　　　　一過性虚血性ろう＜聾＞＜難聴＞（H93.0）

| H91.0 | 聴器毒性難聴 |

毒性物質の分類が必要な場合は，追加外因コード（第XX章）を使用する。

| H91.1 | 老人性難聴 |
| H91.2 | 突発性難聴（特発性） |

突発難聴 NOS

H91.3	ろうあ＜聾唖＞，他に分類されないもの
H91.8	その他の明示された難聴
H91.9	難聴，詳細不明

ろう＜聾＞＜難聴＞：
　・NOS
　・高音障害型
　・低音障害型

H92　耳痛及び耳内貯留　Otalgia and effusion of ear

| H92.0 | 耳痛 |
| H92.1 | 耳漏 |

除外：耳からの脳脊髄液漏出（G96.0）

| H92.2 | 耳出血 |

除外：外傷性耳出血 － 外傷の種類によりコードする。

H93　耳のその他の障害，他に分類されないもの
Other disorders of ear, not elsewhere classified

H93.0	耳の変性障害及び血管障害
	一過性虚血性ろう＜聾＞＜難聴＞
	除外：老人性難聴(H91.1)
H93.1	耳鳴
H93.2	その他の(感音性)聴覚異常
	聴覚補充現象
	複聴
	聴覚過敏(症)
	一過性聴覚閾値上昇
	除外：幻聴(R44.0)
H93.3	聴神経障害
	第8脳神経障害
H93.8	耳のその他の明示された障害
H93.9	耳の障害，詳細不明

H94* 他に分類される疾患における耳のその他の障害
Other disorders of ear in diseases classified elsewhere

H94.0*	他に分類される感染症及び寄生虫症における聴神経炎
	梅毒における聴神経炎(A52.1†)
H94.8*	他に分類される疾患における耳のその他の明示された障害

H95 耳及び乳様突起の処置後障害，他に分類されないもの
Postprocedural disorders of ear and mastoid process, not elsewhere classified

H95.0	乳突洞削開術後腔の再発性真珠腫
H95.1	乳突洞削開術に続発するその他の障害
	慢性炎症 ⎫
	肉芽　　 ⎬ 術後乳突腔
	粘液のう＜嚢＞胞 ⎭
H95.8	耳及び乳様突起のその他の処置後障害
H95.9	耳及び乳様突起の処置後障害，詳細不明

第Ⅸ章　循環器系の疾患(I00-I99)

Diseases of the circulatory system

除外：周産期に発生した病態(P00-P96)
　　　感染症及び寄生虫症(A00-B99)
　　　妊娠，分娩及び産じょく＜褥＞の合併症(O00-O99)
　　　先天奇形，変形及び染色体異常(Q00-Q99)
　　　内分泌，栄養及び代謝疾患(E00-E90)
　　　損傷，中毒及びその他の外因の影響(S00-T98)
　　　新生物＜腫瘍＞(C00-D48)
　　　症状，徴候及び異常臨床所見・異常検査所見で他に分類されないもの(R00-R99)
　　　全身性結合組織障害(M30-M36)
　　　一過性脳虚血発作及び関連症候群(G45.-)

本章は，次の中間分類項目を含む：

I00-I02	急性リウマチ熱
I05-I09	慢性リウマチ性心疾患
I10-I15	高血圧性疾患
I20-I25	虚血性心疾患
I26-I28	肺性心疾患及び肺循環疾患
I30-I52	その他の型の心疾患
I60-I69	脳血管疾患
I70-I79	動脈，細動脈及び毛細血管の疾患
I80-I89	静脈，リンパ管及びリンパ節の疾患，他に分類されないもの
I95-I99	循環器系のその他及び詳細不明の障害

本章の星印(*)項目は下記のとおりである：

I32*	他に分類される疾患における心膜炎
I39*	他に分類される疾患における心内膜炎及び心弁膜障害
I41*	他に分類される疾患における心筋炎
I43*	他に分類される疾患における心筋症
I52*	他に分類される疾患におけるその他の心臓障害
I68*	他に分類される疾患における脳血管障害
I79*	他に分類される疾患における動脈，細動脈及び毛細血管の障害
I98*	他に分類される疾患における循環器系のその他の障害

急性リウマチ熱(I00-I02)
Acute rheumatic fever

I00 心臓併発症の記載のないリウマチ熱
Rheumatic fever without mention of heart involvement
包含：関節炎を伴う急又は亜急性リウマチ熱

I01 心臓併発症を伴うリウマチ熱　Rheumatic fever with heart involvement
除外：リウマチ熱に起因する慢性疾患(I05-I09)で，現在はリウマチ熱が存在していないもの，又はリウマチ熱の経過において再燃もしくは活動性の証拠のないもの。死亡時におけるリウマチ熱の活動性について疑いのある場合は，死亡コーディングルール及びガイドラインを参照する。

I01.0　急性リウマチ性心膜炎
心膜炎を伴う I00 の各病態
リウマチ性心膜炎(急性)
除外：リウマチ性と明示されないもの(I30.-)

I01.1　急性リウマチ性心内膜炎
心内膜炎又は心弁膜炎を伴う I00 の各病態
急性リウマチ性心弁膜炎

I01.2　急性リウマチ性心筋炎
心筋炎を伴う I00 の各病態

I01.8　その他の急性リウマチ性心疾患
その他の病型又は多発型の心臓併発症を伴う I00 の各病態
急性リウマチ性汎心炎

I01.9　急性リウマチ性心疾患，詳細不明
病型不明の心臓併発症を伴う I00 の各病態
リウマチ性：
・急性心炎
・活動性又は急性心疾患

I02 リウマチ性舞踏病　Rheumatic chorea
包含：シデナム＜Sydenham＞舞踏病
除外：舞踏病：
・NOS(G25.5)
・ハンチントン＜Huntington＞(G10)

I02.0　心臓併発症を伴うリウマチ性舞踏病
心臓併発症を伴う舞踏病 NOS
I01.-の各病型の心臓併発症を伴うリウマチ性舞踏病

I02.9　心臓併発症を伴わないリウマチ性舞踏病
リウマチ性舞踏病 NOS

慢性リウマチ性心疾患(I05-I09)
Chronic rheumatic heart diseases

I05　リウマチ性僧帽弁疾患　Rheumatic mitral valve diseases
　　包含：I05.0 及び I05.2-I05.9 に分類される病態，リウマチ性の記載の有無にかかわらない
　　除外：非リウマチ性と明示されたもの(I34.-)
- I05.0　僧帽弁狭窄(症)
- I05.1　リウマチ性僧帽弁閉鎖不全(症)
　　　リウマチ性僧帽弁：
　　　　・閉鎖不全(症)
　　　　・逆流(症)
- I05.2　閉鎖不全(症)を伴う僧帽弁狭窄(症)
　　　閉鎖不全(症)又は逆流(症)を伴う僧帽弁狭窄(症)
- I05.8　その他の僧帽弁疾患
　　　僧帽弁不全(症)
- I05.9　僧帽弁疾患，詳細不明
　　　僧帽弁障害(慢性)NOS

I06　リウマチ性大動脈弁疾患　Rheumatic aortic valve diseases
　　除外：リウマチ性と明示されないもの(I35.-)
- I06.0　リウマチ性大動脈狭窄(症)
- I06.1　リウマチ性大動脈弁閉鎖不全(症)
　　　リウマチ性大動脈弁：
　　　　・閉鎖不全(症)
　　　　・逆流(症)
- I06.2　閉鎖不全(症)を伴うリウマチ性大動脈弁狭窄(症)
　　　閉鎖不全(症)又は逆流(症)を伴うリウマチ性大動脈弁狭窄(症)
- I06.8　その他のリウマチ性大動脈弁疾患
- I06.9　リウマチ性大動脈弁疾患，詳細不明
　　　リウマチ性大動脈弁疾患 NOS

I07　リウマチ性三尖弁疾患　Rheumatic tricuspid valve diseases
　　包含：リウマチ性と明示されているもの又は原因の特定できないもの
　　除外：非リウマチ性と明示された場合(I36.-)
- I07.0　三尖弁狭窄(症)
　　　三尖弁狭窄(症)(リウマチ性)
- I07.1　三尖弁閉鎖不全(症)
　　　三尖弁閉鎖不全(症)(リウマチ性)

I07.2	閉鎖不全(症)を伴う三尖弁狭窄(症)
I07.8	その他の三尖弁疾患
I07.9	三尖弁疾患, 詳細不明

    三尖弁障害 NOS

I08 連合弁膜症　Multiple valve diseases
包含：リウマチ性と明示されているもの又は原因の特定できないもの
除外：心内膜炎, 弁膜不詳(I38)
   リウマチ性心疾患以外の明示された原因による連合弁膜症(I34-I38, Q22-Q23, Q24.8にある該当するコードを使用する。)
   心内膜のリウマチ性疾患, 弁膜不詳(I09.1)

| I08.0 | 僧帽弁及び大動脈弁の合併障害 |

  僧帽弁及び大動脈弁膜症の合併, リウマチ性と明示されているもの又は
  原因の特定できないもの

I08.1	僧帽弁及び三尖弁の合併障害
I08.2	大動脈弁及び三尖弁の合併障害
I08.3	僧帽弁, 大動脈弁及び三尖弁の合併障害
I08.8	その他の連合弁膜症
I08.9	連合弁膜症, 詳細不明

I09 その他のリウマチ性心疾患　Other rheumatic heart diseases

| I09.0 | リウマチ性心筋炎 |

  除外：リウマチ性と明示されない心筋炎(I51.4)

| I09.1 | 心内膜のリウマチ性疾患, 弁膜不詳 |

  リウマチ性：
   ・心内膜炎(慢性)
   ・弁膜炎(慢性)
  除外：心内膜炎, 弁膜不詳(I38)

| I09.2 | 慢性リウマチ性心膜炎 |

  癒着性心膜炎, リウマチ性
  慢性リウマチ性：
   ・縦隔心膜炎
   ・心筋心膜炎
  除外：リウマチ性と明示されないもの(I31.-)

| I09.8 | その他の明示されたリウマチ性心疾患 |

  肺動脈弁のリウマチ性疾患

| I09.9 | リウマチ性心疾患, 詳細不明 |

  リウマチ性：
   ・心炎
   ・心不全
  除外：関節リウマチ性心炎(M05.3)

高血圧性疾患(I10-I15)
Hypertensive diseases

除外：妊娠，分娩及び産じょく＜褥＞に合併するもの(O10-O11, O13-O16)
冠血管を障害するもの(I20-I25)
新生児高血圧(症)(P29.2)
肺高血圧(症)(I27.0)

I10　本態性(原発性＜一次性＞)高血圧(症)　Essential (primary) hypertension
包含：高血圧
　　　　高血圧(症)(動脈性)(良性)(本態性)(悪性)(原発性＜一次性＞)(全身性)
除外：下記の血管を障害するもの：
　　　　・脳(I60-I69)
　　　　・眼(H35.0)

I11　高血圧性心疾患　Hypertensive heart disease
包含：高血圧(症)によるI50.-, I51.4-I51.9 の各病態
I11.0　心不全(うっ血性)を伴う高血圧性心疾患
　　　　高血圧性心不全
I11.9　心不全(うっ血性)を伴わない高血圧性心疾患
　　　　高血圧性心疾患 NOS

I12　高血圧性腎疾患　Hypertensive renal disease
包含：高血圧によるN00-N07, N18.-, N19.-又はN26.-の各病態
　　　　腎の動脈硬化(症)
　　　　動脈硬化性腎炎(慢性)(間質性)
　　　　高血圧性腎症＜ネフロパシー＞
　　　　腎硬化症
除外：二次性＜続発性＞高血圧(症)(I15.-)
I12.0　腎不全を伴う高血圧性腎疾患
　　　　高血圧性腎不全
I12.9　腎不全を伴わない高血圧性腎疾患
　　　　高血圧性腎疾患 NOS

I13　高血圧性心腎疾患　Hypertensive heart and renal disease
包含：I12.-の病態を伴うI11.-の各病態
　　　　疾患：
　　　　　・心腎
　　　　　・心血管腎
I13.0　心不全(うっ血性)を伴う高血圧性心腎疾患

I13.1	腎不全を伴う高血圧性心腎疾患
I13.2	心不全(うっ血性)及び腎不全の合併を伴う高血圧性心腎疾患
I13.9	高血圧性心腎疾患,詳細不明

I15　二次性＜続発性＞高血圧(症)　Secondary hypertension
　　　　除外：下記の血管を障害するもの：
　　　　　　　・脳(I60－I69)
　　　　　　　・眼(H35.0)
I15.0	腎血管性高血圧(症)
I15.1	その他の腎障害による二次性＜続発性＞高血圧(症)
	※ 腎性高血圧(症)NOS
I15.2	内分泌障害による二次性＜続発性＞高血圧(症)
I15.8	その他の二次性＜続発性＞高血圧(症)
I15.9	二次性＜続発性＞高血圧(症),詳細不明

虚血性心疾患(I20－I25)
Ischaemic heart diseases

　　　注：疾病分類の場合，I21，I22，I24，I25で使用される期間は，虚血発作の発症から治療のための入院までに経過した期間とする。死因分類の場合，罹病期間は発症から死亡までに経過した期間とする。
　　　包含：高血圧(症)(I10－I15)の記載があるもの
　　　高血圧(症)の存在を明示することが必要な場合は，追加コードを使用する。

I20　狭心症　Angina pectoris
I20.0	不安定狭心症

　　　　　狭心症：
　　　　　　　・増悪型
　　　　　　　・初発労作型
　　　　　　　・増悪労作型
　　　　中間(型)冠(状)症候群
　　　　梗塞前症候群
I20.1	記録されたれん＜攣＞縮を伴う狭心症

　　　　　狭心症：
　　　　　　　・血管れん＜攣＞縮(性)
　　　　　　　・プリンツメタル＜Prinzmetal＞
　　　　　　　・れん＜攣＞縮誘発
　　　　　　　・異型

I20.8 その他の型の狭心症
　　　労作(時)(性)狭心症
　　　冠(状)動脈遅延流症候群
　　　胸内苦悶＜stenocardia＞
I20.9 狭心症，詳細不明
　　　狭心症 NOS
　　　狭心症症候群
　　　虚血性胸痛

I21　急性心筋梗塞　Acute myocardial infarction
包含：急性と明示された，又は期間が発症から4週(28日)以内と記載された心筋梗塞
除外：急性心筋梗塞の続発合併症(I23.-)
　　　心筋梗塞：
　　　　・陳旧性(I25.2)
　　　　・慢性と明示されたもの，又は期間が発症から4週(28日)を超えると記載されたもの(I25.8)
　　　　・再発性(I22.-)
　　　心筋梗塞後症候群(I24.1)

I21.0 前壁の急性貫壁性心筋梗塞
　　　貫壁性梗塞(急性)：
　　　　・前壁 NOS
　　　　・前壁心尖
　　　　・前側壁
　　　　・前壁中隔
I21.1 下壁の急性貫壁性心筋梗塞
　　　貫壁性梗塞(急性)：
　　　　・横隔膜壁
　　　　・下壁 NOS
　　　　・下側壁
　　　　・下後壁
I21.2 その他の部位の急性貫壁性心筋梗塞
　　　貫壁性梗塞(急性)：
　　　　・心尖・側壁
　　　　・基部・側壁
　　　　・高位側壁
　　　　・側壁 NOS
　　　　・後壁(真性)
　　　　・後基部
　　　　・後側壁
　　　　・後壁中隔
　　　　・中隔 NOS

I21.3	**急性貫壁性心筋梗塞，部位不明**
	貫壁性心筋梗塞 NOS
I21.4	**急性心内膜下心筋梗塞**
	非貫壁性心筋梗塞 NOS
I21.9	**急性心筋梗塞，詳細不明**
	心筋梗塞(急性)NOS

I22 再発性心筋梗塞　Subsequent myocardial infarction

注：疾病コーディングについては，以前の梗塞が発症から4週間(28日)以内に発生した心筋部位の梗塞を本項目に割り当てる。

包含：心筋梗塞：
- 拡張
- 反復性
- 再梗塞

除外：慢性と明示されたもの，又は期間が発症から4週(28日)を超えると記載されたもの(I25.8)

I22.0	**前壁の再発性心筋梗塞**
	再発性梗塞(急性):
	・前壁 NOS
	・前壁心尖
	・前側壁
	・前壁中隔
I22.1	**下壁の再発性心筋梗塞**
	再発性梗塞(急性):
	・横隔膜壁
	・下壁 NOS
	・下側壁
	・下後壁
I22.8	**その他の部位の再発性心筋梗塞**
	再発性心筋梗塞(急性):
	・心尖・側壁
	・基部・側壁
	・高位側壁
	・側壁 NOS
	・後壁(真性)
	・後基部
	・後側壁
	・後壁中隔
	・中隔 NOS
I22.9	**部位不明の再発性心筋梗塞**

I23 急性心筋梗塞の続発合併症
Certain current complications following acute myocardial infarction
除外：本病態が急性心筋梗塞と同時に起こった場合(I21-I22)
本病態が急性心筋梗塞の現在の合併症であることが明示されていない場合(I31.-, I51.-)

- I23.0 急性心筋梗塞の続発合併症としての心膜血腫
  ※ 心膜内血液貯留
- I23.1 急性心筋梗塞の続発合併症としての心房中隔欠損(症)
- I23.2 急性心筋梗塞の続発合併症としての心室中隔欠損(症)
- I23.3 急性心筋梗塞の続発合併症としての心膜血腫を伴わない心(壁)破裂
  除外：心膜血腫を伴うもの(I23.0)
- I23.4 急性心筋梗塞の続発合併症としての腱索の断裂
- I23.5 急性心筋梗塞の続発合併症としての乳頭筋の断裂
- I23.6 急性心筋梗塞の続発合併症としての心房，心耳，心室の血栓症
- I23.8 急性心筋梗塞のその他の続発合併症

I24 その他の急性虚血性心疾患　Other acute ischaemic heart diseases
除外：狭心症(I20.-)
新生児の一過性心筋虚血(P29.4)

- I24.0 冠(状)(動脈)血栓症，心筋梗塞に至らなかったもの
  冠(状)(動脈)(静脈)：
  ・塞栓症
  ・閉塞　　　　　　心筋梗塞に至らなかったもの
  ・血栓塞栓症
  除外：慢性と明示されたもの，又は期間が発症から4週(28日)を超えると記載されたもの(I25.8)
- I24.1 ドレスラー＜Dressler＞症候群
  心筋梗塞後症候群
- I24.8 その他の型の急性虚血性心疾患
  冠(状)(動脈)：
  ・不全
  ・機能不全(症)
- I24.9 急性虚血性心疾患，詳細不明
  除外：虚血性心疾患(慢性)NOS(I25.9)

I25 慢性虚血性心疾患　Chronic ischaemic heart disease
除外：心血管疾患 NOS(I51.6)

- I25.0 アテローム＜じゅく＜粥＞状＞硬化性心血管疾患と記載されたもの

I25.1 アテローム<じゅく<粥>状>硬化性心疾患
　　　冠(状)(動脈)：
　　　　　・アテローム
　　　　　・アテローム<じゅく<粥>状>動脈硬化(症)
　　　　　・疾患
　　　　　・硬化症
I25.2 陳旧性心筋梗塞
　　　治癒心筋梗塞
　　　心電図又はその他の専門的検査により診断された過去の心筋梗塞で，現在は症状のないもの
I25.3 心室瘤
　　　心(臓)壁動脈瘤
　　　心臓瘤
I25.4 冠(状)動脈瘤
　　　冠動静脈瘻，後天性
　　　除外：先天性冠(状)動脈瘤(Q24.5)
I25.5 虚血性心筋症
I25.6 無痛性<無症候性>心筋虚血
I25.8 その他の型の慢性虚血性心疾患
　　　慢性と明示されたもの，又は期間が発症から4週(28日)を越えると記載されたI21-I22及びI24.-の各病態
I25.9 慢性虚血性心疾患，詳細不明
　　　虚血性心疾患(慢性)NOS

肺性心疾患及び肺循環疾患(I26-I28)
Pulmonary heart disease and diseases of pulmonary circulation

I26　肺塞栓症　Pulmonary embolism
　　　包含：肺(動脈)(静脈)：
　　　　　・梗塞
　　　　　・血栓塞栓症
　　　　　・血栓症
　　　除外：下記に合併するもの：
　　　　　・流産，子宮外妊娠又は胞状奇胎妊娠(O00-O07，O08.2)
　　　　　・妊娠，分娩及び産じょく<褥>(O88.-)
I26.0 急性肺性心と記載された肺塞栓症
　　　急性肺性心 NOS
I26.9 急性肺性心の記載のない肺塞栓症
　　　肺塞栓症 NOS

I27	その他の肺性心疾患　Other pulmonary heart diseases
I27.0	原発性肺高血圧(症)
I27.1	(脊柱)後弯側弯性心疾患
I27.2	その他の二次性＜続発性＞肺高血圧(症)
	原因疾患の分類が必要な場合には追加コードを使用する。
I27.8	その他の明示された肺性心疾患
	除外：アイゼンメンゲル＜Eisenmenger＞欠損(Q21.8)
I27.9	肺性心疾患，詳細不明
	慢性心肺疾患
	肺性心(慢性)NOS

I28	その他の肺血管の疾患　Other diseases of pulmonary vessels
I28.0	肺血管の動静脈瘻
I28.1	肺動脈の動脈瘤
I28.8	肺血管のその他の明示された疾患
	破裂 ⎫
	狭窄 ⎬ 肺血管
I28.9	肺血管の疾患，詳細不明

その他の型の心疾患(I30-I52)
Other forms of heart disease

I30	急性心膜炎　Acute pericarditis
	包含：急性心膜滲出液貯溜
	除外：リウマチ性心膜炎(急性)(I01.0)
I30.0	急性非特異性特発性心膜炎
I30.1	感染性心膜炎
	心膜炎：
	・化膿性：
	・肺炎球菌性
	・ブドウ球菌性
	・連鎖球菌性
	・その他病原体が明示されたもの
	・ウイルス性
	化膿性心膜炎 NOS
	感染性心膜炎 NEC
	感染病原体の分類が必要な場合は，追加コード(B95-B98)を使用する。
	※ 注：本項目の内容例示は，日本で独自に再編集したものである。
I30.8	その他の型の急性心膜炎

I30.9　急性心膜炎，詳細不明

I31　心膜のその他の疾患　Other diseases of pericardium
除外：急性心筋梗塞の続発合併症(I23.-)
　　　心(臓)切開後症候群(I97.0)
　　　外傷(S26.-)
　　　リウマチ性と明示されたもの(I09.2)

I31.0　慢性癒着性心膜炎
　　　心膜癒着＜accretio cordis＞
　　　癒着性縦隔心膜炎
I31.1　慢性収縮性心膜炎
　　　収縮性心膜癒着＜concretio cordis＞
　　　心膜石灰化
I31.2　心膜血腫，他に分類されないもの
　　※心膜内血液貯留
I31.3　心膜滲出液(非炎症性)
　　　乳び＜糜＞心膜
　　※心膜内乳び＜糜＞貯留
I31.8　心膜のその他の明示された疾患
　　　心外膜斑＜プラク＞
　　　巣状心膜癒着
I31.9　心膜の疾患，詳細不明
　　　心タンポナーデ
　　　心膜炎(慢性)NOS

I32*　他に分類される疾患における心膜炎
Pericarditis in diseases classified elsewhere

I32.0*　他に分類される細菌性疾患における心膜炎
　　　心膜炎：
　　　　・淋菌性(A54.8†)
　　　　・髄膜炎菌性(A39.5†)
　　　　・梅毒性(A52.0†)
　　　　・結核性(A18.8†)
I32.1*　他に分類されるその他の感染症及び寄生虫症における心膜炎
I32.8*　他に分類されるその他の疾患における心膜炎
　　　心膜炎(下記におけるもの)：
　　　　・関節リウマチ性(M05.3†)
　　　　・全身性エリテマトーデス＜紅斑性狼瘡＞＜SLE＞性(M32.1†)
　　　　・尿毒症性(N18.-†)

I33 急性及び亜急性心内膜炎　Acute and subacute endocarditis
除外：急性リウマチ性心内膜炎(I01.1)
　　　心内膜炎 NOS(I38)

I33.0 急性及び亜急性感染性心内膜炎
心内膜炎(急性)(亜急性)：
- 細菌性
- 感染性 NOS
- 遷延性
- 悪性
- 敗血症性
- 潰瘍性

感染病原体の分類が必要な場合は，追加コード(B95-B98)を使用する．

I33.9 急性心内膜炎，詳細不明
心内膜炎 ┐
心筋心内膜炎 ├ 急性又は亜急性
心膜心内膜炎 ┘

I34 非リウマチ性僧帽弁障害　Nonrheumatic mitral valve disorders
除外：僧帽弁：
- 疾患(I05.9)
- 不全(症)(I05.8)
- 狭窄(症)(I05.0)

原因不明であるが下記の記載を伴う場合：
- 大動脈弁の疾患(I08.0)
- 僧帽弁狭窄(症)又は閉塞(症)＜obstruction＞(I05.0)

先天性と明示された場合(Q23.2, Q23.3)
リウマチ性と明示された場合(I05.-)

I34.0 僧帽弁閉鎖不全(症)
僧帽弁：
- 閉鎖不全(症) ┐
- 逆流(症) ┘ NOS 又は原因が明示されたもの，リウマチ性を除く

I34.1 僧帽弁逸脱(症)
フロッピーバルブ症候群
※ 僧帽弁逸脱症候群
除外：マルファン＜Marfan＞症候群(Q87.4)

I34.2 非リウマチ性僧帽弁狭窄(症)
I34.8 その他の非リウマチ性僧帽弁障害
I34.9 非リウマチ性僧帽弁障害，詳細不明

| I35 | 非リウマチ性大動脈弁障害　Nonrheumatic aortic valve disorders |

除外：肥大型大動脈弁下狭窄(症)(I42.1)
　　　原因不明であるが僧帽弁疾患の記載を伴う場合(I08.0)
　　　先天性と明示された場合(Q23.0, Q23.1)
　　　リウマチ性と明示された場合(I06.-)

I35.0　大動脈弁狭窄(症)
I35.1　大動脈弁閉鎖不全(症)
　　　大動脈弁：
　　　　・閉鎖不全(症)　　｝ NOS 又は原因が明示されたもの，リウマチ性を除く
　　　　・逆流(症)
I35.2　大動脈弁の閉鎖不全(症)を伴う狭窄(症)
I35.8　その他の大動脈弁障害
I35.9　大動脈弁障害，詳細不明

| I36 | 非リウマチ性三尖弁障害　Nonrheumatic tricuspid valve disorders |

除外：原因不明の場合(I07.-)
　　　先天性と明示された場合(Q22.4, Q22.8, Q22.9)
　　　リウマチ性と明示された場合(I07.-)

I36.0　非リウマチ性三尖弁狭窄(症)
I36.1　非リウマチ性三尖弁閉鎖不全(症)
　　　三尖弁：
　　　　・閉鎖不全(症)　　｝ 原因が明示された場合，リウマチ性を除く
　　　　・逆流(症)
I36.2　閉鎖不全(症)を伴う非リウマチ性三尖弁狭窄(症)
I36.8　その他の非リウマチ性三尖弁障害
I36.9　非リウマチ性三尖弁障害，詳細不明

| I37 | 肺動脈弁障害　Pulmonary valve disorders |

除外：先天性と明示された場合(Q22.1, Q22.2, Q22.3)
　　　リウマチ性と明示された場合(I09.8)

I37.0　肺動脈弁狭窄(症)
I37.1　肺動脈弁閉鎖不全(症)
　　　肺動脈弁(性)：
　　　　・閉鎖不全(症)　　｝ NOS 又は原因が明示された場合，リウマチ性を除く
　　　　・逆流(症)
I37.2　肺動脈弁の閉鎖不全(症)を伴う狭窄(症)
I37.8　その他の肺動脈弁障害
I37.9　肺動脈弁障害，詳細不明

| I38 | **心内膜炎,弁膜不詳** Endocarditis, valve unspecified |

包含：心内膜炎(慢性)NOS
　　　弁膜(性)：
　　　　　・閉鎖不全(症)　　┐
　　　　　・逆流(症)　　　　├ 弁膜不詳 NOS 又は弁膜不詳で原因が明示されたもの，
　　　　　・狭窄(症)　　　　│　リウマチ性又は先天性を除く
　　　　(心)弁膜炎(慢性)　　┘
除外：心臓弁の先天性不全 NOS(Q24.8)
　　　心臓弁の先天性狭窄 NOS(Q24.8)
　　　心内膜線維弾性症(I42.4)
　　　リウマチ性と明示された場合(I09.1)

| I39* | **他に分類される疾患における心内膜炎及び心弁膜障害** |

Endocarditis and heart valve disorders in diseases classified elsewhere

包含：下記における心内膜の障害：
　　　　・カンジダ感染症(B37.6†)
　　　　・淋菌感染症(A54.8†)
　　　　・リプ<ブ>マン・ザックス<Libman-Sacks>病(M32.1†)
　　　　・髄膜炎菌感染症(A39.5†)
　　　　・関節リウマチ(M05.3†)
　　　　・梅毒(A52.0†)
　　　　・結核(A18.8†)
　　　　・腸チフス(A01.0†)

I39.0*　他に分類される疾患における僧帽弁障害
I39.1*　他に分類される疾患における大動脈弁障害
I39.2*　他に分類される疾患における三尖弁障害
I39.3*　他に分類される疾患における肺動脈弁障害
I39.4*　他に分類される疾患における連合弁膜症
I39.8*　弁膜不詳の心内膜炎,他に分類される疾患におけるもの

| I40 | **急性心筋炎** Acute myocarditis |

I40.0　感染性心筋炎
　　　　敗血症性心筋炎
　　　　感染病原体の分類が必要な場合は，追加コード(B95-B98)を使用する。
I40.1　孤立性心筋炎
I40.8　その他の急性心筋炎
I40.9　急性心筋炎,詳細不明

| I41* | **他に分類される疾患における心筋炎** |

Myocarditis in diseases classified elsewhere

I41.0* 他に分類される細菌性疾患における心筋炎
　　　心筋炎：
　　　　　・ジフテリア(性)(A36.8†)
　　　　　・淋菌性(A54.8†)
　　　　　・髄膜炎菌性(A39.5†)
　　　　　・梅毒性(A52.0†)
　　　　　・結核性(A18.8†)
I41.1* 他に分類されるウイルス性疾患における心筋炎
　　　インフルエンザ心筋炎(急性)(J09†, J10.8†, J11.8†)
　　　ムンプス心筋炎(B26.8†)
I41.2* 他に分類されるその他の感染症及び寄生虫症における心筋炎
　　　下記における心筋炎：
　　　　　・シャーガス＜Chagas＞病(慢性)(B57.2†)
　　　　　・急性(B57.0†)
　　　　　・トキソプラズマ症(B58.8†)
I41.8* 他に分類されるその他の疾患における心筋炎
　　　関節リウマチ性心筋炎(M05.3†)
　　　サルコイド＜類肉腫＞心筋炎(D86.8†)

I42　心筋症　Cardiomyopathy
　　　除外：下記に合併する心筋症：
　　　　　　　・妊娠(O99.4)
　　　　　　　・産じょく＜褥＞(O90.3)
　　　　　虚血性心筋症(I25.5)
I42.0　拡張型心筋症
　　　うっ血型心筋症
I42.1　閉塞性肥大型心筋症
　　　肥大型大動脈弁下狭窄(症)
　　　※ HOCM
　　　※ IHSS
I42.2　その他の肥大型心筋症
　　　非閉塞性肥大型心筋症
I42.3　心内膜心筋(好酸球性)疾患
　　　心内膜心筋(熱帯性)線維症
　　　レフレル＜Löffler＞心内膜炎
I42.4　心内膜線維弾性症
　　　先天性心筋症
I42.5　その他の拘束型心筋症
　　　拘束型心筋症 NOS
I42.6　アルコール性心筋症

I42.7	薬物及びその他の外的因子による心筋症
	原因の分類が必要な場合は，追加外因コード（ⅩⅩ章）を使用する．
I42.8	その他の心筋症
I42.9	心筋症，詳細不明
	心筋症（原発性）（続発性）NOS

I43* 他に分類される疾患における心筋症
Cardiomyopathy in diseases classified elsewhere

I43.0*	他に分類される感染症及び寄生虫症における心筋症
	ジフテリアによる心筋症（A36.8†）
I43.1*	代謝疾患における心筋症
	心アミロイドーシス＜アミロイド症＞（E85.-†）
I43.2*	栄養性疾患における心筋症
	栄養性心筋症 NOS（E63.9†）
I43.8*	他に分類されるその他の疾患における心筋症
	心（臓）の痛風結節（M10.0†）
	甲状腺中毒症性心疾患（E05.9†）

I44 房室ブロック及び左脚ブロック Atrioventricular and left bundle-branch block

I44.0	房室ブロック，第1度
I44.1	房室ブロック，第2度
	房室ブロック，Ⅰ型及びⅡ型
	モビッツ＜Möbitz＞型ブロック，Ⅰ型及びⅡ型
	第2度ブロック，Ⅰ型及びⅡ型
	ウェンケバッハ＜Wenckebach＞型ブロック
I44.2	房室ブロック，完全
	完全心ブロック NOS
	第3度ブロック
I44.3	その他及び詳細不明の房室ブロック
	房室ブロック NOS
I44.4	左脚前枝ブロック
I44.5	左脚後枝ブロック
I44.6	その他及び詳細不明の分枝ブロック
	左脚＜分枝＞ヘミブロック NOS
I44.7	左脚ブロック，詳細不明

I45 その他の伝導障害 Other conduction disorders

I45.0	右脚分枝ブロック
I45.1	その他及び詳細不明の右脚ブロック
	右脚ブロック NOS
I45.2	二束ブロック

I45.3 三束ブロック
I45.4 非特異性心室内ブロック
　　　　脚ブロック NOS
I45.5 その他の明示された心ブロック
　　　　洞房ブロック
　　　　洞心耳ブロック
　　　除外：心ブロック NOS(I45.9)
I45.6 早期興奮症候群
　　　　異常房室興奮
　　　　房室伝導：
　　　　　　・促進
　　　　　　・副伝導性
　　　　　　・早期興奮
　　　　ロウン・ギャノン・レバイン＜Lown-Ganong-Levine＞＜LGL＞症候群
　　　　ウォルフ・パーキンソン・ホワイト＜Wolff-Parkinson-White＞＜WPW＞症候群
I45.8 その他の明示された伝導障害
　　　　房室［AV］解離
　　　　干渉解離
　　　　QT 延長症候群
　　　除外：QT 間隔の延長(R94.3)
I45.9 伝導障害，詳細不明
　　　　心ブロック NOS
　　　　ストークス・アダムス＜アダムス・ストークス＞＜Stokes-Adams＞症候群

I46 心停止　Cardiac arrest

除外：心原性ショック(R57.0)
　　　　　下記の合併症：
　　　　　　・流産，子宮外妊娠又は胞状奇胎妊娠(O00-O07, O08.8)
　　　　　　・産科手術及び処置(O75.4)
I46.0 蘇生に成功した心停止
I46.1 心臓性突然死＜急死＞と記載されたもの
　　　除外：突然死＜急死＞：
　　　　　　・NOS(R96.-)
　　　　　　・伝導障害を伴うもの(I44-I45)
　　　　　　・心筋梗塞を伴うもの(I21-I22)
I46.9 心停止，詳細不明

I47 発作性頻拍(症)　Paroxysmal tachycardia
　　除外：下記の合併症：
　　　　　　　・流産，子宮外妊娠又は胞状奇胎妊娠(O00－O07，O08.8)
　　　　　　　・産科手術及び処置(O75.4)
　　　　頻脈＜拍＞：
　　　　　・NOS(R00.0)
　　　・洞房性 NOS(R00.0)
　　　・洞［洞性］ NOS(R00.0)

I47.0　リエントリー性心室性不整脈
I47.1　上室(性)頻拍(症)
　　　　頻拍(症)(発作性)：
　　　　　・心房性
　　　　　・房室性［AV］：
　　　　　　・NOS
　　　　　　・リエントリ性（結節性）［AVNRT］［AVRT］
　　　　　・接合部
　　　　　・結節性
I47.2　心室(性)頻拍(症)
I47.9　発作性頻拍(症)，詳細不明
　　　　ブブレ(・ホフマン)＜Bouveret(-Hoffmann)＞症候群

I48 心房細動及び粗動　Atrial fibrillation and flutter
I48.0　発作性心房細動
I48.1　持続性心房細動
I48.2　慢性心房細動
I48.3　定型心房粗動
　　　　Ⅰ型心房粗動
I48.4　非定型心房粗動
　　　　Ⅱ型心房粗動
I48.9　心房細動及び心房粗動，詳細不明

| **I49** | **その他の不整脈**　Other cardiac arrhythmias |

　　　　　除外：徐脈＜拍＞：
　　　　　　　　　・NOS(R00.1)
　　　　　　　　　・洞房性(R00.1)
　　　　　　　　　・洞性(R00.1)
　　　　　　　　　・迷走神経性(R00.1)
　　　　　　　下記の合併症：
　　　　　　　　　・流産，子宮外妊娠又は胞状奇胎妊娠(O00-O07, O08.8)
　　　　　　　　　・産科手術及び処置(O75.4)
　　　　　　　新生児心調律障害(P29.1)

- **I49.0**　心室細動及び粗動
- **I49.1**　心房(性)早期脱分極
　　　　心房(性)期外収縮
- **I49.2**　房室接合部早期脱分極
- **I49.3**　心室性早期脱分極
- **I49.4**　その他及び詳細不明の早期脱分極
　　　　異所性拍動
　　　　期外収縮
　　　　期外収縮性不整脈
　　　　早期：
　　　　　・拍動 NOS
　　　　　・収縮
- **I49.5**　洞不全症候群
　　　※ SSS
　　　　頻脈徐脈症候群
- **I49.8**　その他の明示された不整脈
　　　　律動障害：
　　　　　・冠状静脈洞性
　　　　　・異所性
　　　　　・結節性
- **I49.9**　不整脈，詳細不明

| **I50** | **心不全**　Heart failure |

　　　　　除外：下記の合併症：
　　　　　　　　　・流産，子宮外妊娠又は胞状奇胎妊娠(O00-O07, O08.8)
　　　　　　　　　・産科手術及び処置(O75.4)
　　　　　　　高血圧(症)によるもの(I11.0)
　　　　　　　　　・腎疾患を伴うもの(I13.-)
　　　　　　　心臓手術に続発するもの又は心臓プロステーシスが装着されているもの(I97.1)
　　　　　　　新生児心不全(P29.0)

第Ⅸ章 循環器系の疾患

I50.0 **うっ血性心不全**
　　　うっ血性心疾患
　　　右室不全［左心不全に続発］
I50.1 **左室不全**
　　　心臓喘息
　　　左心不全
　　　肺水腫，心疾患 NOS 又は心不全の記載があるもの
I50.9 **心不全，詳細不明**
　　　心不全又は心筋不全 NOS

I51 心疾患の合併症及び診断名不明確な心疾患の記載
Complications and ill-defined descriptions of heart disease

　　　除外：高血圧(症)による I51.4－I51.9 の各病態(I11.-)
　　　　　　・腎疾患を伴うもの(I13.-)
　　　　　　急性心筋梗塞に続発する合併症(I23.-)
　　　　　　リウマチ性と明示されたもの(I00－I09)

I51.0 **心(臓)中隔欠損(症)，後天性**
　　　後天性中隔欠損(症)(陳旧性)：
　　　　・心房
　　　　・心耳
　　　　・心室
I51.1 **腱索の断裂，他に分類されないもの**
I51.2 **乳頭筋の断裂，他に分類されないもの**
I51.3 **心臓内血栓症，他に分類されないもの**
　　　血栓症(陳旧性)：
　　　　・心尖
　　　　・心房
　　　　・心耳
　　　　・心室
I51.4 **心筋炎，詳細不明**
　　　心筋線維症
　　　心筋炎：
　　　　・NOS
　　　　・慢性(間質性)
I51.5 **心筋変性(症)**
　　　心臓又は心筋の変性：
　　　　・脂肪(性)
　　　　・老人(性)
　　　心筋疾患

I51.6	心血管疾患，詳細不明	
	心血管発作 NOS	
	除外：アテローム＜じゅく＜粥＞状＞硬化性心血管疾患と記載されたもの(I25.0)	
I51.7	心(臓)拡大	
	心(臓)：	
	・拡張	
	・肥大	
	心室拡張	
I51.8	その他の診断名不明確な心疾患	
	心炎(急性)(慢性)	
	汎心炎(急性)(慢性)	
I51.9	心疾患，詳細不明	

I52*	他に分類される疾患におけるその他の心臓障害
	Other heart disorders in diseases classified elsewhere
	除外：他に分類される疾患における心血管障害 NOS(I98.-*)
I52.0*	他に分類される細菌性疾患におけるその他の心臓障害
	髄膜炎菌性心炎 NEC(A39.5†)
I52.1*	他に分類されるその他の感染症及び寄生虫症におけるその他の心臓障害
	住血吸虫症における肺性心疾患(B65.-†)
I52.8*	他に分類されるその他の疾患におけるその他の心臓障害
	関節リウマチ性心炎(M05.3†)

脳血管疾患(I60-I69)
Cerebrovascular diseases

包含：高血圧(症)(I10 及び I15.-の病態)の記載があるもの
高血圧(症)の存在を明示することが必要な場合は，追加コードを使用する。
除外：一過性脳虚血発作及び関連症候群(G45.-)
　　　外傷性頭蓋内出血(S06.-)
　　　血管性認知症(F01.-)

I60	くも膜下出血　Subarachnoid haemorrhage
	包含：脳動脈瘤出血
	除外：くも膜下出血の続発・後遺症(I69.0)
I60.0	頚動脈サイフォン及び頚動脈分岐部からのくも膜下出血
I60.1	中大脳動脈からのくも膜下出血
I60.2	前交通動脈からのくも膜下出血
I60.3	後交通動脈からのくも膜下出血
I60.4	脳底動脈からのくも膜下出血
I60.5	椎骨動脈からのくも膜下出血

I60.6	その他の頭蓋内動脈からのくも膜下出血
	頭蓋内動脈の多発障害
I60.7	頭蓋内動脈からのくも膜下出血，詳細不明
	(先天性)苺＜木の実＞状動脈瘤出血 NOS
	下記からのくも膜下出血：
	・脳　　　　　　　　　動脈 NOS
	・交通
I60.8	その他のくも膜下出血
	髄膜出血
	脳動静脈奇形の出血
I60.9	くも膜下出血，詳細不明
	(先天性)脳動脈瘤出血 NOS

I61　脳内出血　Intracerebral haemorrhage
除外：脳内出血の続発・後遺症(I69.1)

I61.0	(大脳)半球の脳内出血，皮質下
	深部脳内出血
I61.1	(大脳)半球の脳内出血，皮質
	(大)脳葉出血
	表在性脳内出血
I61.2	(大脳)半球の脳内出血，詳細不明
I61.3	脳幹の脳内出血
I61.4	小脳の脳内出血
I61.5	脳内出血，脳室内
I61.6	脳内出血，多発限局性
I61.8	その他の脳内出血
I61.9	脳内出血，詳細不明

I62　その他の非外傷性頭蓋内出血　Other nontraumatic intracranial haemorrhage
除外：頭蓋内出血の続発・後遺症(I69.2)

I62.0	硬膜下出血(急性)(非外傷性)
I62.1	非外傷性硬膜外出血
	非外傷性硬膜上血腫
I62.9	頭蓋内出血(非外傷性)，詳細不明

I63　脳梗塞　Cerebral infarction
包含：脳動脈及び脳実質外動脈※(脳底動脈，頚動脈，椎骨動脈)の閉塞及び狭窄により発生した脳梗塞

除外：脳梗塞の続発・後遺症(I69.3)

I63.0	脳実質外動脈※(脳底動脈，頚動脈，椎骨動脈)の血栓症による脳梗塞
I63.1	脳実質外動脈※(脳底動脈，頚動脈，椎骨動脈)の塞栓症による脳梗塞

I63.2	脳実質外動脈※(脳底動脈，頚動脈，椎骨動脈)の詳細不明の閉塞又は狭窄による脳梗塞
I63.3	脳動脈の血栓症による脳梗塞
I63.4	脳動脈の塞栓症による脳梗塞
I63.5	脳動脈の詳細不明の閉塞又は狭窄による脳梗塞
I63.6	脳静脈血栓症による脳梗塞，非化膿性
I63.8	その他の脳梗塞
I63.9	脳梗塞，詳細不明

I64 脳卒中，脳出血又は脳梗塞と明示されないもの
Stroke, not specified as haemorrhage or infarction

包含：脳卒中 NOS
除外：脳卒中の続発・後遺症(I69.4)

I65 脳実質外動脈※(脳底動脈，頚動脈，椎骨動脈)の閉塞及び狭窄，脳梗塞に至らなかったもの
Occlusion and stenosis of precerebral arteries, not resulting in cerebral infarction

包含：塞栓症
　　　狭窄　　　　　　　　　　脳底動脈，頚動脈又は椎骨動脈，脳梗塞に至らな
　　　閉塞(完全)(部分的)　　　かったもの
　　　血栓症

除外：脳梗塞の原因となったもの(I63.-)

I65.0	椎骨動脈の閉塞及び狭窄
I65.1	脳底動脈の閉塞及び狭窄
I65.2	頚動脈の閉塞及び狭窄
I65.3	多発性及び両側性の脳実質外動脈※(脳底動脈，頚動脈，椎骨動脈)の閉塞及び狭窄
I65.8	その他の脳実質外動脈※(脳底動脈，頚動脈，椎骨動脈)の閉塞及び狭窄
I65.9	詳細不明の脳実質外動脈※(脳底動脈，頚動脈，椎骨動脈)の閉塞及び狭窄

　　　脳実質外動脈※(脳底動脈，頚動脈，椎骨動脈)NOS

I66 脳動脈の閉塞及び狭窄，脳梗塞に至らなかったもの
Occlusion and stenosis of cerebral arteries, not resulting in cerebral infarction

包含：塞栓症
　　　狭窄　　　　　　　　　　中，前，後大脳動脈及び小脳動脈，脳梗塞に至ら
　　　閉塞(完全)(部分的)　　　なかったもの
　　　血栓症

除外：脳梗塞の原因となったもの(I63.-)

I66.0	中大脳動脈の閉塞及び狭窄
I66.1	前大脳動脈の閉塞及び狭窄
I66.2	後大脳動脈の閉塞及び狭窄
I66.3	小脳動脈の閉塞及び狭窄
I66.4	多発性及び両側性の脳動脈の閉塞及び狭窄

I66.8		その他の脳動脈の閉塞及び狭窄
		穿通動脈の閉塞及び狭窄
I66.9		詳細不明の脳動脈の閉塞及び狭窄

I67 その他の脳血管疾患　Other cerebrovascular diseases

除外：下記の病態の続発・後遺症(I69.8)

I67.0	脳動脈壁の解離，非＜未＞破裂性

除外：脳動脈出血(I60.7)

I67.1	脳動脈瘤，非＜未＞破裂性

脳：
- 動脈瘤 NOS
- 動静脈瘻，後天性

除外：先天性脳動脈瘤，非＜未＞破裂(Q28.-)
　　　脳動脈瘤破裂(I60.-)

I67.2	脳動脈のアテローム＜じゅく＜粥＞状＞硬化(症)

脳動脈のアテローム
※ 脳動脈硬化症

I67.3	進行性血管性白質脳症

ビンズワンガー＜Binswanger＞病

除外：皮質下血管性認知症(F01.2)

I67.4	高血圧性脳症
I67.5	もやもや病＜ウイリス動脈輪閉塞症＞
I67.6	頭蓋内静脈系の非化膿性血栓症

非化膿性血栓症：
- 脳静脈
- 頭蓋内静脈洞

除外：梗塞の原因となったもの(I63.6)

I67.7	脳動脈炎，他に分類されないもの
I67.8	その他の明示された脳血管疾患

急性脳血管不全 NOS
脳虚血(慢性)

I67.9	脳血管疾患，詳細不明

I68* 他に分類される疾患における脳血管障害
Cerebrovascular disorders in diseases classified elsewhere

I68.0*	脳アミロイド血管症(E85.-†)
I68.1*	他に分類される感染症及び寄生虫症における脳動脈炎

脳動脈炎：
- リステリア性(A32.8†)
- 梅毒性(A52.0†)
- 結核性(A18.8†)

I68.2* 　他に分類されるその他の疾患における脳動脈炎
　　　　　全身性エリテマトーデス＜紅斑性狼瘡＞＜SLE＞における脳動脈炎(M32.1†)
I68.8* 　他に分類される疾患におけるその他の脳血管障害
　　　　　慢性腎臓病における尿毒症性卒中(N18.5†)

I69　脳血管疾患の続発・後遺症　Sequelae of cerebrovascular disease
注：項目 I69 は，それ自身は他に分類されるが，続発・後遺症の原因が I60－I67.1 及び I67.4－I67.9 の病態であることを示すために使用する。「続発・後遺症」とは，続発・後遺症と記載された病態又は原因病態が発生後 1 年以上存在している病態を含む。
慢性脳血管疾患については使用しない。これらを I60－I67 にコードする。

I69.0 　くも膜下出血の続発・後遺症
I69.1 　脳内出血の続発・後遺症
I69.2 　その他の非外傷性頭蓋内出血の続発・後遺症
I69.3 　脳梗塞の続発・後遺症
I69.4 　脳卒中の続発・後遺症，出血又は梗塞と明示されないもの
I69.8 　その他及び詳細不明の脳血管疾患の続発・後遺症

動脈，細動脈及び毛細血管の疾患(I70－I79)
Diseases of arteries, arterioles and capillaries

I70　アテローム＜じゅく＜粥＞状＞硬化(症)　Atherosclerosis
包含：細動脈硬化(症)
　　　動脈硬化(症)
　　　動脈硬化性血管疾患
　　　アテローム
　　　変性：
　　　　・動脈
　　　　・動脈血管
　　　　・血管
　　　変形性又は閉塞性動脈内膜炎
　　　老人性：
　　　　・動脈炎
　　　　・動脈内膜炎
除外：脳動脈(I67.2)
　　　冠動脈(I25.1)
　　　腸間膜動脈(K55.1)
　　　肺動脈(I27.0)

下記のえ＜壊＞死の有無を示す補足的分類は<u>分類項目 I70 における適切な細分類に伴う</u><u>ものとして任意的に使用する。</u>
　　　0　え＜壊＞疽なし
　　　1　え＜壊＞疽あり

I70.0　大動脈のアテローム＜じゅ＜粥＞状＞硬化(症)
I70.1　腎動脈のアテローム＜じゅ＜粥＞状＞硬化(症)
　　　ゴールドブラット＜Goldblatt＞腎
　　　除外：腎細動脈のアテローム＜じゅ＜粥＞状＞硬化(症)(I12.-)
I70.2　(四)肢の動脈のアテローム＜じゅ＜粥＞状＞硬化(症)
　　　アテローム＜じゅ＜粥＞状＞硬化性え＜壊＞疽
　　　メンケベルグ＜Mönckeberg＞(中膜)硬化(症)
I70.8　その他の動脈のアテローム＜じゅ＜粥＞状＞硬化(症)
I70.9　全身性及び詳細不明のアテローム＜じゅ＜粥＞状＞硬化(症)

I71　大動脈瘤及び解離　Aortic aneurysm and dissection
I71.0　大動脈の解離［各部位］
　　　解離性大動脈瘤(破裂性)［各部位］
I71.1　胸部大動脈瘤，破裂性
I71.2　胸部大動脈瘤，破裂の記載がないもの
I71.3　腹部大動脈瘤，破裂性
I71.4　腹部大動脈瘤，破裂の記載がないもの
I71.5　胸腹部大動脈瘤，破裂性
I71.6　胸腹部大動脈瘤，破裂の記載がないもの
I71.8　部位不明の大動脈瘤，破裂性
　　　大動脈の破裂 NOS
I71.9　部位不明の大動脈瘤，破裂の記載がないもの
　　　動脈瘤　　　　　　　　　｜
　　　拡張　　　　　　　　　　｝大動脈
　　　硝子様＜ヒアリン＞え＜壊＞死｜

I72 その他の動脈瘤及び解離　Other aneurysm and dissection
包含：動脈瘤(蔓状)(偽性＜仮性＞)(破裂)
除外：大動脈瘤(I71.-)
　　　　動静脈瘤 NOS(Q27.3)
　　　　動静脈瘤 NOS
　　　　　・後天性(I77.0)
　　　　脳動脈瘤(非＜未＞破裂性)(I67.1)
　　　　脳動脈瘤(非＜未＞破裂性)
　　　　　・破裂性(I60.-)
　　　　冠(状)動脈瘤(I25.4)
　　　　心室瘤(I25.3)
　　　　肺動脈瘤(I28.1)
　　　　網膜動脈瘤(H35.0)
　　　　静脈瘤性動脈瘤(I77.0)
　　　　脳実質外動脈※(脳底動脈, 頚動脈, 椎骨動脈を含む)の解離, 先天性(非＜未＞出血性)(Q28.1)

- I72.0 頚動脈瘤及び解離
- I72.1 上肢の動脈瘤及び解離
- I72.2 腎動脈瘤及び解離
- I72.3 腸骨動脈瘤及び解離
- I72.4 下肢の動脈瘤及び解離
- I72.5 その他の脳実質外動脈※(脳底動脈, 頚動脈, 椎骨動脈を含む)の動脈瘤及び解離
　　　　脳底動脈(幹)の動脈瘤及び解離
　　　除外：下記における動脈瘤及び解離：
　　　　　　　・頚動脈(I72.0)
　　　　　　　・椎骨動脈(I72.6)
- I72.6 椎骨動脈の動脈瘤及び解離
- I72.8 その他の明示された動脈の動脈瘤及び解離
- I72.9 部位不明の動脈瘤及び解離

I73 その他の末梢血管疾患　Other peripheral vascular diseases
除外：凍瘡＜しもやけ＞(T69.1)
　　　　凍傷(T33-T35)
　　　　浸水した手又は足(T69.0)
　　　　脳動脈れん＜攣＞縮(G45.9)

- I73.0 レイノー＜Raynaud＞症候群
　　　　レイノー＜Raynaud＞：
　　　　　・病
　　　　　・え＜壊＞疽
　　　　　・現象(続発性)

I73.1	閉塞性血栓血管炎［ビュルガー＜バージャー＞＜Buerger＞病］
I73.8	その他の明示された末梢血管疾患

   肢端チアノーゼ
   肢端感覚異常(症)：
    ・単純性［シュルツ＜Schultze＞型］
    ・血管運動性［ノートナーゲル＜Nothnagel＞型］
   紅色チアノーゼ
   肢端紅痛症

I73.9	末梢血管疾患，詳細不明

   間欠性は＜跛＞行(症)
   動脈のれん＜攣＞縮

I74 動脈の塞栓症及び血栓症　Arterial embolism and thrombosis

  包含：梗塞症：
   ・塞栓性
   ・血栓性
  閉塞症：
   ・塞栓性
   ・血栓性
  除外：塞栓症及び血栓症：
   ・脳底動脈(I63.0-I63.2, I65.1)
   ・頚動脈(I63.0-I63.2, I65.2)
   ・脳動脈(I63.3-I63.5, I66.9)
   ・下記の合併症：
    ・流産，子宮外妊娠又は胞状奇胎妊娠(O00-O07, O08.2)
    ・妊娠，分娩又は産じょく＜褥＞(O88.-)
   ・冠(状)動脈(I21-I25)
   ・腸間膜動脈(K55.0)
   ・脳実質外動脈[※](脳底動脈、頚動脈、椎骨動脈)(I63.0-I63.2, I65.9)
   ・肺動脈(I26.-)
   ・腎動脈(N28.0)
   ・網膜動脈(H34.-)
   ・椎骨動脈(I63.0-I63.2, I65.0)

I74.0	腹部大動脈の塞栓症及び血栓症

   大動脈分岐部症候群
   レリシュ＜Leriche＞症候群

I74.1	その他及び部位不明の大動脈の塞栓症及び血栓症
I74.2	上肢の動脈の塞栓症及び血栓症
I74.3	下肢の動脈の塞栓症及び血栓症
I74.4	詳細不明の(四)肢の動脈の塞栓症及び血栓症

   末梢動脈塞栓症

第Ⅸ章 循環器系の疾患

I74.5 腸骨動脈の塞栓症及び血栓症
I74.8 その他の動脈の塞栓症及び血栓症
I74.9 詳細不明の動脈の塞栓症及び血栓症

I77 動脈及び細動脈のその他の障害　Other disorders of arteries and arterioles
除外：膠原(血管)病(M30-M36)
　　　過敏性血管炎(M31.0)
　　　肺動脈(I28.-)

I77.0 動静脈瘻，後天性
　　　動脈瘤性静脈瘤
　※　静脈瘤性動脈瘤
　　　動静脈瘤，後天性
　除外：動静脈瘤 NOS(Q27.3)
　　　　脳動脈瘤(I67.1)
　　　　冠(状)動脈瘤(I25.4)
　　　　外傷性動脈瘤 － 各部位の血管損傷を参照

I77.1 動脈の狭窄
I77.2 動脈の破裂
　　　動脈瘻
　除外：動脈の外傷性破裂－各部位の血管損傷を参照

I77.3 動脈の線維筋形成異常
I77.4 腹腔動脈圧迫症候群
I77.5 動脈え<壊>死
I77.6 動脈炎，詳細不明
　　　大動脈炎 NOS
　　　動脈内膜炎 NOS
　除外：動脈炎又は動脈内膜炎：
　　　　　　・大動脈弓［高安病］(M31.4)
　　　　　　・脳動脈 NEC(I67.7)
　　　　　　・冠(状)動脈(I25.8)
　　　　　　・変形性(I70.-)
　　　　　　・巨細胞性(M31.5-M31.6)
　　　　　　・閉塞性(I70.-)
　　　　　　・老人性(I70.-)

I77.8 動脈及び細動脈のその他の明示された障害
　　　びらん ┐
　　　潰瘍　 ┘動脈

I77.9 動脈及び細動脈の障害，詳細不明

I78 毛細血管の疾患　Diseases of capillaries

－450－

I78.0 遺伝性出血性毛細血管拡張症
　　　ランデュー・オスラー・ウェ(ー)バー＜Rendu-Osler-Weber＞病
I78.1 母斑，非新生物性
　　　母斑：
　　　　・くもの巣状
　　　　・くも状
　　　　・星状
　　　除外：母斑：
　　　　　　・NOS(D22.-)
　　　　　　・青色(D22.-)・火炎状(Q82.5)
　　　　　　・有毛性(D22.-)
　　　　　　・メラニン細胞性(D22.-)
　　　　　　・色素性(D22.-)
　　　　　　・ポートワイン(Q82.5)
　　　　　　・出血性(Q82.5)
　　　　　　・苺状(Q82.5)
　　　　　　・血管 NOS(Q82.5)
　　　　　　・いぼ＜疣＞状＜疣贅性＞(Q82.5)
I78.8 毛細血管のその他の疾患
I78.9 毛細血管の疾患，詳細不明

I79* 他に分類される疾患における動脈，細動脈及び毛細血管の障害
Disorders of arteries, arterioles and capillaries in diseases classified elsewhere

I79.0* 他に分類される疾患における大動脈瘤
　　　梅毒性大動脈瘤(A52.0†)
I79.1* 他に分類される疾患における大動脈炎
　　　梅毒性大動脈炎(A52.0†)
I79.2* 他に分類される疾患における末梢血管症＜アンギオパシー＞
　　　糖尿病性末梢血管症＜アンギオパシー＞(共通4桁項目 .5†を伴う E10－E14)
I79.8* 他に分類される疾患における動脈，細動脈及び毛細血管のその他の障害

静脈, リンパ管及びリンパ節の疾患, 他に分類されないもの
(I80-I89)
Diseases of veins, lymphatic vessels and lymph nodes, not elsewhere classified

I80 静脈炎及び血栓(性)静脈炎　Phlebitis and thrombophlebitis
包含：静脈内膜炎
　　　　炎症, 静脈
　　　　静脈周囲炎
　　　　化膿性静脈炎
薬物誘発性で, 薬物の分類が必要な場合は, 追加外因コード(XX章)を使用する。
除外
　　下記における静脈炎及び血栓(性)静脈炎：
　　　・下記の合併症：
　　　　　・流産, 子宮外妊娠又は胞状奇胎妊娠(O00-O07, O08.7)
　　　　　・妊娠, 分娩又は産じょく＜褥＞(O22.-, O87.-)
　　　　　・頭蓋内静脈及び脊椎管内静脈, 敗血症性又は NOS(G08)
　　　　　・頭蓋内静脈, 非化膿性(I67.6)
　　　　　・脊椎管内静脈, 非化膿性(G95.1)
　　　　　・門脈(K75.1)
　　　静脈炎後症候群(I87.0)
　　　遊走性血栓(性)静脈炎(I82.1)

- I80.0　下肢の表在血管の静脈炎及び血栓(性)静脈炎
- I80.1　大腿静脈の静脈炎及び血栓(性)静脈炎
- I80.2　下肢のその他の深在血管の静脈炎及び血栓(性)静脈炎
　　　　深在静脈血栓症 NOS
- I80.3　下肢の静脈炎及び血栓(性)静脈炎, 詳細不明
　　　　下肢の塞栓症又は血栓症 NOS
- I80.8　その他の部位の静脈炎及び血栓(性)静脈炎
- I80.9　部位不明の静脈炎及び血栓(性)静脈炎

I81 門脈血栓症　Portal vein thrombosis
包含：門脈閉塞(症)
除外：門脈の静脈炎(K75.1)

I82 その他の静脈の塞栓症及び血栓症　Other venous embolism and thrombosis

除外：下記における静脈の塞栓症及び血栓症：
- 脳(I63.6, I67.6)
- 下記の合併症：
    - 流産,子宮外妊娠又は胞状奇胎妊娠(O00-O07, O08.7)
    - 妊娠,分娩又は産じょく＜褥＞(O22.-, O87.-)
- 冠(状)静脈(I21-I25)
- 頭蓋内静脈及び脊椎管内静脈,敗血症性又はNOS(G08)
- 頭蓋内静脈,非化膿性(I67.6)
- 脊椎管内静脈,非化膿性(G95.1)
- 下肢静脈(I80.-)
- 腸間膜静脈(K55.0)
- 門脈(I81)
- 肺静脈(I26.-)

I82.0　バッド・キアリ＜Budd-Chiari＞症候群
I82.1　遊走性血栓(性)静脈炎
I82.2　大静脈の塞栓症及び血栓症
I82.3　腎静脈の塞栓症及び血栓症
I82.8　その他の明示された静脈の塞栓症及び血栓症
I82.9　部位不明の静脈の塞栓症及び血栓症

　　　静脈の塞栓症 NOS
　　　血栓症(静脈)NOS

I83 下肢の静脈瘤　Varicose veins of lower extremities

除外：妊娠の合併症(O22.0)
　　　産じょく＜褥＞の合併症(O87.8)

I83.0　潰瘍を伴う下肢の静脈瘤
　　　潰瘍を伴う又は潰瘍性と明示されたI83.9の各病態
　　　静脈瘤(性)潰瘍(下肢,各部位)
I83.1　炎症を伴う下肢の静脈瘤
　　　炎症を伴う又は炎症性と明示されたI83.9の各病態
　　　うっ滞性皮膚炎 NOS
I83.2　潰瘍及び炎症の両者を伴う下肢の静脈瘤
　　　潰瘍及び炎症の両者を伴うI83.9の各病態
I83.9　潰瘍又は炎症を伴わない下肢の静脈瘤
　　　静脈拡張(症)　｝下肢［各部位］又は部位不明
　　　静脈瘤

I85 食道静脈瘤　Oesophageal varices

I85.0　出血を伴う食道静脈瘤

I85.9	出血を伴わない食道静脈瘤
	食道静脈瘤 NOS

I86 その他の部位の静脈瘤　Varicose veins of other sites
除外：網膜静脈瘤(H35.0)
　　　　部位不明の静脈瘤(I83.9)

I86.0	舌下静脈瘤
I86.1	陰のう＜嚢＞静脈瘤
	精索静脈瘤
I86.2	骨盤静脈瘤
I86.3	外陰静脈瘤
	除外：分娩及び産じょく＜褥＞の合併症(O87.8)
	妊娠の合併症(O22.1)
I86.4	胃静脈瘤
I86.8	その他の明示された部位の静脈瘤
	鼻中隔の静脈瘤性潰瘍

I87 静脈のその他の障害　Other disorders of veins
I87.0	血栓後症候群
	静脈炎後症候群
I87.1	静脈圧迫
	静脈狭窄
	(上)(下)大静脈症候群
	除外：肺静脈(I28.8)
I87.2	静脈機能不全(症)(慢性)(末梢)
I87.8	静脈のその他の明示された障害
I87.9	静脈の障害, 詳細不明

I88 非特異性リンパ節炎　Nonspecific lymphadenitis
除外：急性リンパ節炎, 腸間膜を除く(L04.-)
　　　　リンパ節腫大 NOS(R59.-)
　　　　全身性リンパ節症を起こしたヒト免疫不全ウイルス［HIV］病(B23.1)

I88.0	非特異性腸間膜リンパ節炎
	腸間膜リンパ節炎(急性)(慢性)
I88.1	慢性リンパ節炎, 腸間膜を除く
	慢性リンパ節炎, 腸間膜を除くすべてのリンパ節
I88.8	その他の非特異性リンパ節炎
I88.9	非特異性リンパ節炎, 詳細不明
	リンパ節炎 NOS

I89 リンパ管及びリンパ節のその他の非感染性障害
Other noninfective disorders of lymphatic vessels and lymph nodes

除外：乳び＜糜＞性陰のう＜嚢＞水瘤：
・フィラリア＜糸状虫＞性(B74.-)
・鞘膜性(非フィラリア＜糸状虫＞性)NOS(N50.8)
リンパ節腫大 NOS(R59.-)
遺伝性リンパ浮腫(Q82.0)
乳房切断後リンパ浮腫(I97.2)

- I89.0 **リンパ浮腫，他に分類されないもの**
  リンパ管拡張(症)
- I89.1 **リンパ管炎**
  リンパ管炎：
  ・NOS
  ・慢性
  ・亜急性
  除外：急性リンパ管炎(L03.-)
- I89.8 **リンパ管及びリンパ節のその他の明示された非感染性障害**
  乳び＜糜＞性陰のう＜嚢＞水瘤(非フィラリア＜糸状虫＞性)
  リポメラニン性細網症
- I89.9 **リンパ管及びリンパ節の非感染性障害，詳細不明**
  リンパ管の疾患 NOS

循環器系のその他及び詳細不明の障害(I95-I99)
Other and unspecified disorders of the circulatory system

I95 低血圧(症)　Hypotension
除外：心血管性虚脱(R57.9)
母体の低血圧症候群(O26.5)
非特異的な血圧低下 NOS(R03.1)

- I95.0 **特発性低血圧(症)**
- I95.1 **起立性低血圧(症)**
  低血圧(症)，体位性
  ※ 起立性調節障害
  除外：神経原性起立性低血圧(症)［シャイ・ドレーガー＜Shy-Drager＞症候群］
  (G90.3)
- I95.2 **薬物による低血圧(症)**
  薬物の分類が必要な場合は，追加外因コード(XX章)を使用する．
- I95.8 **その他の低血圧(症)**
  慢性低血圧(症)

I95.9 低血圧(症),詳細不明

I97 循環器系の処置後障害,他に分類されないもの
Postprocedural disorders of circulatory system, not elsewhere classified

除外:術後ショック(T81.1)

I97.0 心(臓)切開後症候群
I97.1 心臓手術に続発するその他の機能障害
　　　心機能不全 ｝ 心臓手術に続発するもの又は心臓プロステーシスが装着されて
　　　心不全　　 ｝ いるもの
I97.2 乳房切断後リンパ浮腫症候群
　　　象皮病　　　　　　｝
　　　リンパ管の閉塞(症)｝ 乳房切断術によるもの
I97.8 循環器系のその他の処置後障害,他に分類されないもの
I97.9 循環器系の処置後障害,詳細不明

I98* 他に分類される疾患における循環器系のその他の障害
Other disorders of circulatory system in diseases classified elsewhere

除外:本章の中で他の星印(*)項目に分類される障害

I98.0* 心血管梅毒
　　　心血管梅毒:
　　　　・NOS(A52.0†)
　　　　・先天性,晩期(A50.5†)
I98.1* 他に分類されるその他の感染症及び寄生虫症における心血管障害
　　　心血管性:
　　　　・シャーガス<Chagas>病(慢性)における障害 NEC(B57.2†)
　　　　・ピンタ<pinta> [カラート<carate>](A67.2†)
I98.2* 他に分類される疾患における出血を伴わない食道静脈瘤
　　　下記による食道静脈瘤:
　　　　・肝障害(K70-K71†, K74.-†)
　　　　・住血吸虫症(B65.-†)
I98.3* 他に分類される疾患における出血を伴う食道静脈瘤
　　　下記による食道静脈瘤:
　　　　・肝障害(K70-K71†, K74.-†)
　　　　・住血吸虫症(B65.-†)
I98.8* 他に分類される疾患における循環器系のその他の明示された障害

I99 循環器系のその他及び詳細不明の障害
Other and unspecified disorders of circulatory system

第Ⅹ章　呼吸器系の疾患(J00-J99)

Diseases of the respiratory system

注：呼吸器病態が複数の異なる部位に生じたと記載されているが，その部位が特に指示されない場合は，解剖学的に下位の部位に分類する(例・気管気管支炎はJ40の気管支炎に)。

除外：周産期に発生した病態(P00-P96)
　　　感染症及び寄生虫症(A00-B99)
　　　妊娠，分娩及び産じょく＜褥＞の合併症(O00-O99)
　　　先天奇形，変形及び染色体異常(Q00-Q99)
　　　内分泌，栄養及び代謝疾患(E00-E90)
　　　損傷，中毒及びその他の外因の影響(S00-T98)
　　　新生物＜腫瘍＞(C00-D48)
　　　症状，徴候及び異常臨床所見・異常検査所見で他に分類されないもの(R00-R99)

本章は，次の中間分類項目を含む：
J00-J06　　急性上気道感染症
J09-J18　　インフルエンザ及び肺炎
J20-J22　　その他の急性下気道感染症
J30-J39　　上気道のその他の疾患
J40-J47　　慢性下気道疾患
J60-J70　　外的因子による肺疾患
J80-J84　　主として間質を障害するその他の呼吸器疾患
J85-J86　　下気道の化膿性及びえ＜壊＞死性病態
J90-J94　　胸膜のその他の疾患
J95-J99　　呼吸器系のその他の疾患

本章の星印(*)項目は下記のとおりである：
J17*　　　他に分類される疾患における肺炎
J91*　　　他に分類される病態における胸水
J99*　　　他に分類される疾患における呼吸器障害

急性上気道感染症（J00－J06）
Acute upper respiratory infections

除外：急性増悪を伴う慢性閉塞性肺疾患 NOS（J44.1）

J00 急性鼻咽頭炎［かぜ］＜感冒＞　Acute nasopharyngitis [common cold]
鼻かぜ（急性）
鼻カタル，急性
鼻咽頭炎：
・NOS
・感染性 NOS
鼻炎：
・急性
・感染性
除外：慢性鼻咽頭炎（J31.1）
咽頭炎：
・NOS（J02.9）
・急性（J02.-）
・慢性（J31.2）
鼻炎：
・NOS（J31.0）
・アレルギー性（J30.1－J30.4）
・慢性（J31.0）
・血管運動性（J30.0）
咽頭痛＜sore throat＞：
・NOS（J02.9）
・急性（J02.-）
・慢性（J31.2）

J01 急性副鼻腔炎　Acute sinusitis
包含：膿瘍 ｜
　　　蓄膿症 ｜
　　　感染症 ｝急性，副鼻腔
　　　炎症 ｜
　　　化膿症 ｜

感染病原体の分類が必要な場合は，追加コード（B95－B98）を使用する。
除外：副鼻腔炎，慢性又は NOS（J32.-）

J01.0	急性上顎洞炎
J01.1	急性前頭洞炎
J01.2	急性篩骨洞＜蜂巣＞炎
J01.3	急性蝶形骨洞炎

J01.4 急性汎副鼻腔炎
J01.8 その他の急性副鼻腔炎
　　　汎副鼻腔炎ではないが複数の洞におよぶ急性副鼻腔炎
J01.9 急性副鼻腔炎，詳細不明

J02 急性咽頭炎　Acute pharyngitis
包含：急性咽頭痛
除外：膿瘍：
　　　　　・扁桃周囲(J36)
　　　　　・咽頭(J39.1)
　　　　　・咽後(J39.0)
　　　急性喉頭咽頭炎(J06.0)
　　　慢性咽頭炎(J31.2)

J02.0 連鎖球菌による咽頭炎
　　　連鎖球菌による咽頭痛＜sore throat＞
除外：猩紅熱(A38)

J02.8 その他の明示された病原体による急性咽頭炎
　　　感染病原体の分類が必要な場合は，追加コード(B95-B98)を使用する。
除外：咽頭炎(下記によるもの)：
　　　　　・エンテロウイルス性水疱性(B08.5)
　　　　　・ヘルペスウイルス［単純ヘルペス］(性)(B00.2)
　　　　　・伝染性単核症(B27.-)
　　　　　・インフルエンザウイルス：
　　　　　　　・分離されたもの(J09, J10.1)
　　　　　　　・分離されないもの(J11.1)

J02.9 急性咽頭炎，詳細不明
　　　咽頭炎(急性)：
　　　　　・NOS
　　　　　・え＜壊＞疽性
　　　　　・感染性 NOS
　　　　　・化膿性
　　　　　・潰瘍性
　　　咽頭痛＜sore throat＞(急性)NOS

J03 急性扁桃炎　Acute tonsillitis
除外：扁桃周囲膿瘍(J36)
　　　　咽頭痛＜sore throat＞：
　　　　　・NOS(J02.9)
　　　　　・急性(J02.-)
　　　　　・連鎖球菌性(J02.0)

J03.0 連鎖球菌による扁桃炎

J03.8　その他の明示された病原体による急性扁桃炎
　　　感染病原体の分類が必要な場合は，追加コード(B95－B98)を使用する。
　　　除外：ヘルペスウイルス［単純ヘルペス］(性)咽頭扁桃炎(B00.2)
J03.9　急性扁桃炎，詳細不明
　　　扁桃炎(急性)：
　　　　・NOS
　　　　・ろ＜濾＞胞性
　　　　・え＜壊＞疽性
　　　　・感染性
　　　　・潰瘍性

J04　急性喉頭炎及び気管炎　Acute laryngitis and tracheitis
　　　感染病原体の分類が必要な場合は，追加コード(B95－B98)を使用する。
　　　除外：急性閉塞性喉頭炎［クループ］及び喉頭蓋炎(J05.-)
　　　　　　声門けいれん＜痙攣＞(喘鳴性)(J38.5)
J04.0　急性喉頭炎
　　　喉頭炎(急性)：
　　　　・NOS
　　　　・浮腫性
　　　　・声門下
　　　　・化膿性
　　　　・潰瘍性
　　　除外：慢性喉頭炎(J37.0)
　　　　　　インフルエンザ喉頭炎：
　　　　　　　・インフルエンザウイルスが分離されたもの(J09，J10.1)
　　　　　　　・インフルエンザウイルスが分離されないもの(J11.1)
J04.1　急性気管炎
　　　気管炎(急性)：
　　　　・NOS
　　　　・カタル性
　　　除外：慢性気管炎(J42)
J04.2　急性喉頭気管炎
　　　喉頭気管炎 NOS
　　　喉頭炎(急性)を伴う気管炎(急性)
　　　除外：慢性喉頭気管炎(J37.1)

J05　急性閉塞性喉頭炎［クループ］及び喉頭蓋炎
　　　Acute obstructive laryngitis [croup] and epiglottitis
　　　感染病原体の分類が必要な場合は，追加コード(B95－B98)を使用する。
J05.0　急性閉塞性喉頭炎［クループ］
　　　閉塞性喉頭炎 NOS

J05.1	急性喉頭蓋炎
	喉頭蓋炎 NOS

J06	多部位及び部位不明の急性上気道感染症

Acute upper respiratory infections of multiple and unspecified sites

除外：急性呼吸器感染症 NOS(J22)
　　　インフルエンザウイルスが分離されたもの(J09, J10.1)
　　　インフルエンザウイルスが分離されないもの(J11.1)

J06.0	急性喉頭咽頭炎
J06.8	多部位のその他の急性上気道感染症
J06.9	急性上気道感染症，詳細不明

　　上気道：
　　　・疾患，急性
　　　・感染症 NOS

インフルエンザ及び肺炎(J09-J18)
Influenza and pneumonia

J09	特定のインフルエンザウイルスが分離されたインフルエンザ

Influenza due to certain identified influenza virus

注：ウイルスの型の追加については、WHO による勧告による場合のみ可能とする。
特に疫学上重要となるインフルエンザウイルスが原因のインフルエンザで動物-ヒト又はヒト-ヒトの感染を伴うもの，包含項目に含まれるものに限る。
包含：インフルエンザ A/H1N1 2009 年流行型［豚インフルエンザ］
　　　インフルエンザ A/H5N1 流行型［鳥インフルエンザ］
肺炎又はその他の症状発現の分類が必要な場合追加コードを用いる。
除外：インフルエンザ菌［H. influenzae］：
　　　・感染症 NOS(A49.2)
　　　・髄膜炎(G00.0)
　　　・肺炎(J14)

J10	その他のインフルエンザウイルスが分離されたインフルエンザ

Influenza due to other identified influenza virus

除外：インフルエンザ菌［H. influenzae］：
　　　・感染症 NOS(A49.2)
　　　・髄膜炎(G00.0)
　　　・肺炎(J14)

J10.0	肺炎を伴うインフルエンザ，その他のインフルエンザウイルスが分離されたもの

　　インフルエンザ(気管支)肺炎，その他のインフルエンザウイルスが分離されたもの

J10.1　その他の呼吸器症状を伴うインフルエンザ，その他のインフルエンザウイルスが分離されたもの

インフルエンザ
インフルエンザ：
　・急性上気道感染症
　・喉頭炎　　　　　　　｝その他のインフルエンザウイルスが分離されたもの
　・咽頭炎
　・胸水

J10.8　その他の症状を伴うインフルエンザ，その他のインフルエンザウイルスが分離されたもの

インフルエンザによる脳症
インフルエンザ：　　　　　｝その他のインフルエンザウイルスが分離された
　・胃腸炎　　　　　　　　　もの
　・心筋炎(急性)

J11　インフルエンザ，インフルエンザウイルスが分離されないもの
Influenza, virus not identified

包含：インフルエンザ　　　　　　｝特異的なウイルスが分離されたという記載
　　　ウイルス性インフルエンザ　　　がないもの

除外：インフルエンザ菌 [H. influenzae]：
　　　・感染症 NOS(A49.2)
　　　・髄膜炎(G00.0)
　　　・肺炎(J14)

J11.0　肺炎を伴うインフルエンザ，インフルエンザウイルスが分離されないもの
インフルエンザ(気管支)肺炎，詳細不明又は特異的なウイルスが分離されないもの

J11.1　その他の呼吸器症状を伴うインフルエンザ，インフルエンザウイルスが分離されないもの

インフルエンザ NOS
インフルエンザ：
　・急性上気道感染
　・喉頭炎　　　　　　　｝詳細不明又は特異的なウイルスが分離されないもの
　・咽頭炎
　・胸水

J11.8　その他の症状を伴うインフルエンザ，インフルエンザウイルスが分離されないもの

インフルエンザによる脳症
インフルエンザ：　　　　　｝詳細不明又は特異的なウイルスが分離されない
　・胃腸炎　　　　　　　　　もの
　・心筋炎(急性)

J12 ウイルス肺炎，他に分類されないもの
Viral pneumonia, not elsewhere classified

包含：インフルエンザウイルス以外のウイルスによる気管支肺炎
除外：先天性風疹肺臓炎(P35.0)
　　　肺炎：
　　　　・えん＜嚥＞下＜誤えん＜嚥＞＞性：
　　　　　　・NOS(J69.0)
　　　　　　・下記の麻酔：
　　　　　　　　・分娩時(O74.0)
　　　　　　　　・妊娠時(O29.0)
　　　　　　　　・産じょく＜褥＞時(O89.0)
　　　　　・新生児吸引性(P24.9)
　　　　　・固形物及び液状物(J69.-)
　　　　・先天性(P23.0)
　　　　・インフルエンザにおける(J09, J10.0, J11.0)
　　　　・間質性 NOS(J84.9)
　　　　・リポイド(J69.1)
　　　重症急性呼吸器症候群［SARS］(U04.9)

- J12.0　アデノウイルス肺炎
- J12.1　RS ウイルス肺炎
- J12.2　パラインフルエンザウイルス肺炎
- J12.3　ヒト・メタニューモウイルス肺炎
- J12.8　その他のウイルス肺炎
- J12.9　ウイルス肺炎，詳細不明

J13 肺炎連鎖球菌による肺炎　Pneumonia due to Streptococcus pneumoniae
包含：肺炎連鎖球菌による気管支肺炎
除外：肺炎連鎖球菌による先天性肺炎(P23.6)
　　　その他の連鎖球菌による肺炎(J15.3-J15.4)

J14 インフルエンザ菌による肺炎　Pneumonia due to Haemophilus influenzae
包含：インフルエンザ菌による気管支肺炎
除外：インフルエンザ菌による先天性肺炎(P23.6)

J15 細菌性肺炎，他に分類されないもの
Bacterial pneumonia, not elsewhere classified

包含：肺炎連鎖球菌及びインフルエンザ菌以外の細菌による気管支肺炎
除外：クラミジア肺炎(J16.0)
　　　先天性肺炎(P23.-)
　　　レジオネラ症＜在郷軍人病＞(A48.1)

J15.0	肺炎桿菌による肺炎
J15.1	緑膿菌による肺炎
J15.2	ブドウ球菌による肺炎
J15.3	Ｂ群連鎖球菌による肺炎
J15.4	その他の連鎖球菌による肺炎

除外：下記による肺炎：
・Ｂ群連鎖球菌(J15.3)
・肺炎連鎖球菌(J13)

J15.5	大腸菌による肺炎
J15.6	その他の好気性グラム陰性菌による肺炎

霊菌＜Serratia marcescens＞による肺炎

J15.7	マイコプラズマ肺炎
J15.8	その他の細菌性肺炎
J15.9	細菌性肺炎，詳細不明

J16 その他の感染病原体による肺炎，他に分類されないもの
Pneumonia due to other infectious organisms, not elsewhere classified

除外：オルニトージス＜鳥類病＞(A70)
ニューモシスチス カリニ肺炎＜ニューモシスチス症＞(B59)
肺炎：
・NOS(J18.9)
・先天性(P23.-)

J16.0	クラミジア肺炎
J16.8	その他の明示された感染病原体による肺炎

J17* 他に分類される疾患における肺炎　　Pneumonia in diseases classified elsewhere
J17.0*　他に分類される細菌性疾患における肺炎

肺炎（下記によるもの）（下記におけるもの）：
・放線菌症＜アクチノミセス症＞(A42.0†)
・炭疽(A22.1†)
・淋菌感染症(A54.8†)
・ノカルジア症(A43.0†)
・サルモネラ感染症(A02.2†)
・野兎病＜ツラレミア＞(A21.2†)
・腸チフス(A01.0†)
・百日咳(A37.-†)

第Ｘ章　呼　吸　器　系　の　疾　患

J17.1* 他に分類されるウイルス性疾患における肺炎
　　　　下記における肺炎：
　　　　　・サイトメガロウイルス病(B25.0†)
　　　　　・麻疹(B05.2†)
　　　　　・風疹(B06.8†)
　　　　　・水痘(B01.2†)
J17.2* 真菌症における肺炎
　　　　下記における肺炎：
　　　　　・アスペルギルス症(B44.0−B44.1†)
　　　　　・カンジダ症(B37.1†)
　　　　　・コクシジオイデス症(B38.0−B38.2†)
　　　　　・ヒストプラズマ症(B39.-†)
J17.3* 寄生虫症における肺炎
　　　　下記における肺炎：
　　　　　・回<蛔>虫症(B77.8†)
　　　　　・住血吸虫症(B65.-†)
　　　　　・トキソプラズマ症(B58.3†)
J17.8* 他に分類されるその他の疾患における肺炎
　　　　下記における肺炎：
　　　　　・オルニトージス<鳥類病>(A70†)
　　　　　・Ｑ熱(A78†)
　　　　　・リウマチ熱(I00†)
　　　　　・スピロヘータ性，他に分類されないもの(A69.8†)

J18　**肺炎，病原体不詳**　Pneumonia, organism unspecified
　　除外：肺炎を伴う肺膿瘍(J85.1)
　　　　　薬物誘発性間質性肺障害(J70.2−J70.4)
　　　　　肺炎：
　　　　　　・えん<嚥>下<誤えん<嚥>>性：
　　　　　　　　・NOS(J69.0)
　　　　　　　　・下記の麻酔：
　　　　　　　　　　・分娩時(O74.0)
　　　　　　　　　　・妊娠時(O29.0)
　　　　　　　　　　・産じょく<褥>時(O89.0)
　　　　　　・新生児吸引性(P24.9)
　　　　　　・固形物及び液状物(J69.-)
　　　　　　・先天性(P23.9)
　　　　　　・間質性 NOS(J84.9)
　　　　　　・リポイド(J69.1)
　　　　　　・通常型間質性(J84.1)
　　　　　肺臓炎，外的因子によるもの(J67−J70)

― 465 ―

J18.0	気管支肺炎，詳細不明	
	除外：急性細気管支炎(J21.-)	
J18.1	大葉性肺炎，詳細不明	
J18.2	臥床＜沈下＞性肺炎，詳細不明	
J18.8	その他の肺炎，病原体不詳	
J18.9	肺炎，詳細不明	

その他の急性下気道感染症(J20-J22)
Other acute lower respiratory infections

除外：下記を伴う慢性閉塞性肺疾患：
・急性増悪　NOS(J44.1)
・急性下気道感染症(J44.0)

J20　急性気管支炎　Acute bronchitis

包含：気管支炎：
・NOS, 15歳未満におけるもの
・急性又は亜急性(下記を伴うもの)：
・気管支れん＜攣＞縮
・線維素性
・膜性
・化膿性
・敗血症性
・気管炎
気管気管支炎，急性

除外：気管支炎：
・NOS, 15歳以上におけるもの(J40)
・アレルギー性 NOS(J45.0)
・慢性：
・NOS(J42)
・粘液膿性(J41.1)
・閉塞性(J44.-)
・単純性(J41.0)
気管気管支炎：
・NOS(J40)
・慢性(J42)
・閉塞性(J44.-)

J20.0	マイコプラズマによる急性気管支炎
J20.1	インフルエンザ菌による急性気管支炎
J20.2	連鎖球菌による急性気管支炎
J20.3	コクサッキーウイルスによる急性気管支炎

J20.4	パラインフルエンザウイルスによる急性気管支炎
J20.5	RS ウイルスによる急性気管支炎
J20.6	ライノウイルスによる急性気管支炎
J20.7	エコーウイルスによる急性気管支炎
J20.8	その他の明示された病原体による急性気管支炎
J20.9	急性気管支炎，詳細不明

J21　急性細気管支炎　Acute bronchiolitis
包含：気管支れん＜攣＞縮を伴うもの

J21.0	RS ウイルスによる急性細気管支炎
J21.1	ヒト・メタニューモウイルスによる急性細気管支炎
J21.8	その他の明示された病原体による急性細気管支炎
J21.9	急性細気管支炎，詳細不明
	細気管支炎(急性)

J22　詳細不明の急性下気道感染症　Unspecified acute lower respiratory infection
包含：急性(下)気道＜呼吸器＞感染症 NOS
除外：上気道感染症(急性)(J06.9)

上気道のその他の疾患(J30-J39)
Other diseases of upper respiratory tract

J30　血管運動性鼻炎及びアレルギー性鼻炎＜鼻アレルギー＞
Vasomotor and allergic rhinitis
　　包含：慢性鼻漏
　　除外：喘息を伴うアレルギー性鼻炎＜鼻アレルギー＞(J45.0)
　　　　　鼻炎 NOS(J31.0)

J30.0	血管運動性鼻炎
J30.1	花粉によるアレルギー性鼻炎＜鼻アレルギー＞
	花粉によるアレルギー NOS
	花粉症
	枯草熱
J30.2	その他の季節性アレルギー性鼻炎＜鼻アレルギー＞
J30.3	その他のアレルギー性鼻炎＜鼻アレルギー＞
	通年性アレルギー性鼻炎＜鼻アレルギー＞
J30.4	アレルギー性鼻炎＜鼻アレルギー＞，詳細不明

J31　慢性鼻炎，鼻咽頭炎及び咽頭炎
Chronic rhinitis, nasopharyngitis and pharyngitis

J31.0 慢性鼻炎
　　　臭鼻症＜オツェーナ＞
　　　鼻炎(慢性)：
　　　　・NOS
　　　　・萎縮性
　　　　・肉芽腫性
　　　　・肥厚性
　　　　・閉塞性
　　　　・化膿性
　　　　・潰瘍性
　　　除外：アレルギー性鼻炎＜鼻アレルギー＞(J30.1-J30.4)
　　　　　　血管運動性鼻炎(J30.0)
J31.1 慢性鼻咽頭炎
　　　除外：鼻咽頭炎，急性又は NOS(J00)
J31.2 慢性咽頭炎
　　　慢性咽頭痛
　　　咽頭炎(慢性)：
　　　　・萎縮性
　　　　・顆粒性
　　　　・肥大性
　　　除外：咽頭炎，急性又は NOS(J02.9)

J32 慢性副鼻腔炎　Chronic sinusitis
　　　包含：膿瘍
　　　　　　蓄膿症
　　　　　　感染症　　(慢性)副鼻腔
　　　　　　化膿症
　感染病原体の分類が必要な場合は，追加コード(B95-B98)を使用する。
　　　除外：急性副鼻腔炎(J01.-)
J32.0 慢性上顎洞炎
　　　上顎洞炎(慢性)NOS
J32.1 慢性前頭洞炎
　　　前頭洞炎 NOS
J32.2 慢性篩骨洞＜蜂巣＞炎
　　　篩骨洞＜蜂巣＞炎 NOS
J32.3 慢性蝶形骨洞炎
　　　蝶形骨洞炎 NOS
J32.4 慢性汎副鼻腔炎
　　　汎副鼻腔炎 NOS
J32.8 その他の慢性副鼻腔炎
　　　汎副鼻腔炎ではないが複数の洞におよぶ副鼻腔炎(慢性)

第Ⅹ章 呼 吸 器 系 の 疾 患

J32.9 慢性副鼻腔炎，詳細不明
　　　　副鼻腔炎(慢性)NOS

J33 鼻ポリープ　Nasal polyp
　　　※ 鼻たけ＜茸＞
　　　除外：腺腫様ポリープ(D14.0)
J33.0 鼻腔のポリープ
　　　　ポリープ：
　　　　　・後鼻孔
　　　　　・鼻咽頭
J33.1 副鼻腔ポリープ様変性
　　　　ウォーケス＜Woakes＞症候群又は篩骨洞＜蜂巣＞炎
J33.8 副鼻腔のその他のポリープ
　　　　副鼻腔ポリープ：
　　　　　・副鼻腔
　　　　　・篩骨洞＜蜂巣＞
　　　　　・上顎洞
　　　　　・蝶形骨洞
J33.9 鼻ポリープ，詳細不明

J34 鼻及び副鼻腔のその他の障害　Other disorders of nose and nasal sinuses
　　　除外：鼻中隔の静脈瘤性潰瘍(I86.8)
J34.0 鼻の膿瘍，せつ＜フルンケル＞及びよう＜カルブンケル＞
　　　　蜂巣炎　　　　　｜
　　　　え＜壊＞死　　　｝鼻(中隔)
　　　　潰瘍　　　　　　｜
J34.1 鼻及び副鼻腔の，のう＜嚢＞胞及び粘液のう＜嚢＞胞＜腫＞
J34.2 鼻中隔弯曲症
　　　　鼻中隔の弯曲又は偏位(後天性)
J34.3 鼻甲介の肥厚
J34.8 鼻及び副鼻腔のその他の明示された障害
　　　　鼻中隔穿孔 NOS
　　　　鼻石

J35 扁桃及びアデノイドの慢性疾患　Chronic diseases of tonsils and adenoids
J35.0 慢性扁桃炎
　　　除外：扁桃炎：
　　　　　　　・NOS(J03.9)
　　　　　　　・急性(J03.-)
J35.1 扁桃肥大
J35.2 アデノイド肥大

J35.3　**アデノイド肥大を伴う扁桃肥大**
J35.8　**扁桃及びアデノイドのその他の慢性疾患**
　　　　アデノイド増殖症
　　　　扁桃遺残
　　　　扁桃(及びアデノイド)瘢痕
　　　　扁桃結石
　　　　扁桃潰瘍
J35.9　**扁桃及びアデノイドの慢性疾患，詳細不明**
　　　　扁桃及びアデノイドの疾患(慢性)NOS

J36 **扁桃周囲膿瘍**　Peritonsillar abscess
　　包含：扁桃膿瘍
　　　　　扁桃周囲炎
　　感染病原体の分類が必要な場合は，追加コード(B95−B98)を使用する。
　　除外：咽後膿瘍(J39.0)
　　　　　扁桃炎
　　　　　　・NOS(J03.9)
　　　　　　・急性(J03.-)
　　　　　　・慢性(J35.0)

J37 **慢性喉頭炎及び慢性喉頭気管炎**　Chronic laryngitis and laryngotracheitis
　　感染病原体の分類が必要な場合は，追加コード(B95−B98)を使用する。
J37.0　**慢性喉頭炎**
　　　　喉頭炎：
　　　　　・カタル性
　　　　　・肥大性
　　　　　・乾燥性
　　除外：喉頭炎：
　　　　　　・NOS(J04.0)
　　　　　　・急性(J04.0)
　　　　　　・閉塞性(急性)(J05.0)
J37.1　**慢性喉頭気管炎**
　　　　慢性喉頭炎，気管炎(慢性)を伴うもの
　　　　慢性気管炎，喉頭炎を伴うもの
　　除外：喉頭気管炎：
　　　　　　・NOS(J04.2)
　　　　　　・急性(J04.2)
　　　　　気管炎：
　　　　　　・NOS(J04.1)
　　　　　　・急性(J04.1)
　　　　　　・慢性(J42)

J38 声帯及び喉頭の疾患，他に分類されないもの
Diseases of vocal cords and larynx, not elsewhere classified

除外：喉頭炎：
- 閉塞性(急性)(J05.0)
- 潰瘍性(J04.0)

処置後声門下狭窄(J95.5)

喘鳴＜stridor＞：
- 先天性(喉頭)NOS(P28.8)
- NOS(R06.1)

J38.0 声帯及び喉頭の麻痺
喉頭(筋)麻痺
声門麻痺

J38.1 声帯及び喉頭のポリープ
除外：腺腫様ポリープ(D14.1)

J38.2 声帯結節
声帯炎(線維素性)(結節性)(隆起性)
謡人結節
教師結節

J38.3 声帯のその他の疾患
膿瘍 ┐
蜂巣炎 │
肉芽腫 ├ 声帯
白色角化症 │
白斑症 ┘

J38.4 喉頭浮腫
浮腫：
- 声門
- 声門下
- 声門上

除外：喉頭炎：
- 急性閉塞性［クループ］(J05.0)
- 浮腫性(J04.0)

J38.5 喉頭けいれん＜痙攣＞
声門けいれん＜痙攣＞(喘鳴性)

J38.6 喉頭狭窄

J38.7　喉頭のその他の疾患
　　　　膿瘍　　　　　⎫
　　　　蜂巣炎　　　　｜
　　　　疾患 NOS　　　｜
　　　　え＜壊＞死　　⎬　喉頭
　　　　強皮症　　　　｜
　　　　軟骨膜炎　　　｜
　　　　潰瘍　　　　　⎭

J39　**上気道のその他の疾患**　Other diseases of upper respiratory tract
　　　除外：急性呼吸器感染症 NOS（J22）
　　　　　　　・上部（J06.9）
　　　　　　　化学物質，ガス，フューム及び蒸気による上気道炎（J68.2）
J39.0　咽後及び副咽頭間隙膿瘍
　　　　咽頭周囲膿瘍
　　　除外：扁桃周囲膿瘍（J36）
J39.1　咽頭のその他の膿瘍
　　　　咽頭蜂巣炎
　　　　鼻咽頭膿瘍
J39.2　咽頭のその他の疾患
　　　　のう＜嚢＞胞　⎫
　　　　　　　　　　　⎬　咽頭又は鼻咽頭
　　　　浮腫　　　　　⎭
　　　除外：咽頭炎：
　　　　　　　　　・慢性（J31.2）
　　　　　　　　　・潰瘍性（J02.9）
J39.3　上気道過敏反応，部位不明
J39.8　上気道のその他の明示された疾患
J39.9　上気道の疾患，詳細不明

第X章 呼吸器系の疾患

慢性下気道疾患(J40-J47)
Chronic lower respiratory diseases

除外:のう＜嚢＞胞性線維症(E84.-)

J40 気管支炎，急性又は慢性と明示されないもの
Bronchitis, not specified as acute or chronic

注:15歳未満の場合は，急性又は慢性と明示されていなくても，気管支炎は急性と推測できるのでJ20.-に分類する。

包含:気管支炎：
- NOS
- カタル性
- 気管炎を伴うもの NOS

気管気管支炎 NOS

除外:気管支炎：
- アレルギー性 NOS(J45.0)
- 喘息性 NOS(J45.9)
- 化学物質性(急性)(J68.0)

J41 単純性慢性気管支炎及び粘液膿性慢性気管支炎
Simple and mucopurulent chronic bronchitis

除外:慢性気管支炎：
- NOS(J42)
- 閉塞性(J44.-)

J41.0 単純性慢性気管支炎
J41.1 粘液膿性慢性気管支炎
J41.8 単純性及び粘液膿性混在型慢性気管支炎

J42 詳細不明の慢性気管支炎 Unspecified chronic bronchitis

包含:慢性：
- 気管支炎 NOS
- 気管炎
- 気管気管支炎

除外:慢性：
- 喘息性気管支炎(J44.-)
- 気管支炎：
  - 単純性及び粘液膿性(J41.-)
  - 気道閉塞を伴うもの(J44.-)
- 気腫性気管支炎(J44.-)
- 閉塞性肺疾患 NOS(J44.9)

J43 肺気腫　Emphysema

除外：代償性肺気腫(J98.3)
　　　化学物質，ガス，フューム及び蒸気の吸入による肺気腫(J68.4)
　　　間質性気腫(J98.2)
　　　　・新生児(P25.0)
　　　縦隔気腫(J98.2)
　　　外科的(皮下)気腫(T81.8)
　　　外傷性皮下気腫(T79.7)
　　　慢性(閉塞性)気管支炎を伴う肺気腫(J44.-)
　　　気腫性(閉塞性)気管支炎(J44.-)

- **J43.0 マクロード＜MacLeod＞症候群**
　一側性：
　　・肺気腫
　　・肺の(X線)透過性亢進
- **J43.1 汎小葉性肺気腫**
　汎細葉性肺気腫
- **J43.2 中心小葉性肺気腫**
- **J43.8 その他の肺気腫**
- **J43.9 肺気腫, 詳細不明**
　肺気腫：
　　・NOS
　　・ブラ＜のう＜囊＞胞＞性
　　・肺胞性
　ブレブ

J44 その他の慢性閉塞性肺疾患　Other chronic obstructive pulmonary disease

包含：慢性：
- 気管支炎：
  - 喘息性(閉塞性)
  - 気腫性
  - 気道閉塞を伴うもの
  - 肺気腫を伴うもの
- 閉塞性：
  - 喘息
  - 気管支炎
  - 気管気管支炎

除外：喘息(J45.-)
　　　喘息性気管支炎　NOS(J45.9)
　　　気管支拡張症(J47)
　　　慢性：
- 気管支炎：
  - NOS(J42)
  - 単純性及び粘液膿性(J41.-)
- 気管炎(J42)
- 気管気管支炎(J42)

　　　肺気腫(J43.-)
　　　外的因子による肺疾患(J60-J70)

J44.0　急性下気道感染症を伴う慢性閉塞性肺疾患
　　　除外：インフルエンザを伴うもの(J09-J11)

J44.1　急性増悪を伴う慢性閉塞性肺疾患，詳細不明

J44.8　その他の明示された慢性閉塞性肺疾患
　　　慢性気管支炎：
- 喘息性(閉塞性)NOS
- 気腫性 NOS
- 閉塞性 NOS

　　　除外：急性下気道感染症を伴うもの(J44.0)
　　　　　　急性増悪を伴うもの(J44.1)

J44.9　慢性閉塞性肺疾患，詳細不明
　　　慢性閉塞性：
- 気道疾患 NOS
- 肺疾患 NOS

J45	**喘息**　Asthma
	除外：急性重症喘息(J46)
	慢性喘息性(閉塞性)気管支炎(J44.-)
	慢性閉塞性喘息(J44.-)
	好酸球(増加)性喘息(J82)
	外的因子による肺疾患(J60－J70)
	喘息発作重積状態(J46)
J45.0	**アレルギー性喘息を主とする疾患**
	アレルギー性：
	・気管支炎 NOS
	・喘息を伴う鼻炎
	アトピー性喘息
	外因性アレルギー性喘息
	喘息を伴う枯草熱
J45.1	**非アレルギー性喘息**
	特異体質性喘息
	内因性非アレルギー性喘息
J45.8	**混合型喘息**
	J45.0 及び J45.1 に記載された病態の複合
J45.9	**喘息，詳細不明**
	喘息性気管支炎 NOS
	中高年発症喘息

J46	**喘息発作重積状態**　Status asthmaticus
	包含：急性重症喘息

J47	**気管支拡張症**　Bronchiectasis
	包含：細気管支拡張症
	除外：先天性気管支拡張症(Q33.4)
	(活動性)結核性気管支拡張症(A15－A16)

外的因子による肺疾患(J60-J70)
Lung diseases due to external agents

除外：J45.-に分類される喘息

J60 炭坑夫じん＜塵＞肺(症)　Coalworker pneumoconiosis
包含：炭(粉)珪肺(症)
　　　炭坑夫肺(症)
　　　炭粉沈着症＜炭肺症＞
除外：A15-A16の結核を伴うもの(J65)

J61 石綿＜アスベスト＞及びその他の無機質線維によるじん＜塵＞肺(症)
Pneumoconiosis due to asbestos and other mineral fibres
包含：石綿＜アスベスト＞肺(症)
除外：石綿＜アスベスト＞肺(症)を伴う胸膜斑＜プラーク＞(J92.0)
　　　A15-A16の結核を伴うもの(J65)

J62 珪酸を含む粉じん＜塵＞によるじん＜塵＞肺(症)
Pneumoconiosis due to dust containing silica
包含：珪酸性肺線維症(塊状)
除外：A15-A16の結核を伴うじん＜塵＞肺(症)(J65)

J62.0　タルク粉じん＜塵＞によるじん＜塵＞肺(症)
J62.8　珪酸を含むその他の粉じん＜塵＞によるじん＜塵＞肺(症)
　　　　珪肺(症)NOS

J63 その他の無機粉じん＜塵＞によるじん＜塵＞肺(症)
Pneumoconiosis due to other inorganic dusts
除外：A15-A16の結核を伴うもの(J65)

J63.0　アルミニウム肺(症)
J63.1　ボーキサイト線維症＜肺(症)＞
J63.2　ベリリウム肺(症)
J63.3　黒鉛線維症＜肺(症)＞
J63.4　鉄肺(症)
J63.5　錫肺(症)
J63.8　その他の明示された無機粉じん＜塵＞によるじん＜塵＞肺(症)

J64 詳細不明のじん＜塵＞肺(症)　Unspecified pneumoconiosis
除外：A15-A16の結核を伴うもの(J65)

J65 結核を伴うじん＜塵＞肺(症)　Pneumoconiosis associated with tuberculosis
結核を伴うJ60-J64における各病態，A15-A16における各型

J66 特異的な有機粉じん＜塵＞による気道疾患
Airway disease due to specific organic dust

除外：さとうきび肺(J67.1)
　　　農夫肺(J67.0)
　　　有機粉じん＜塵＞による過敏性肺臓炎(J67.-)
　　　気道反応不全症候群(J68.3)

J66.0 綿(花)肺
　　　綿粉じん＜塵＞による気道疾患
J66.1 麻服仕立工病
J66.2 カンナビス症＜大麻肺＞
J66.8 その他の特異的な有機粉じん＜塵＞による気道疾患

J67 有機粉じん＜塵＞による過敏性肺臓炎
Hypersensitivity pneumonitis due to organic dust

包含：有機粉じん＜塵＞及び真菌，放線菌(類)又はその他の粒子の吸入による
　　　アレルギー性肺胞炎及び肺臓炎

除外：化学物質，ガス，フューム及び蒸気の吸入による肺臓炎(J68.0)

J67.0 農夫肺
　　　収穫者肺
　　　干し草製造者肺
　　　カビ枯草病
J67.1 さとうきび肺
　　　バガス病
　　　バガス肺臓炎
J67.2 鳥飼病＜bird fancier's lung＞
　　　いんこ飼病＜肺＞
　　　鳩飼病＜肺＞
J67.3 コルク肺
　　　コルク取扱者病＜肺＞
　　　コルク作業者病＜肺＞
J67.4 麦芽製造業者肺
　　　アスペルギルス クラバトスによる肺胞炎
J67.5 きのこ作業者肺
J67.6 かえで樹皮はぎ職人肺
　　　クリプトストローマ コルチカーレによる肺胞炎
　　　クリプトストローマ症
J67.7 空調機肺及び加湿器肺
　　　空調［エアコンディション］システムにおいて発生する真菌，好熱性放線菌(類)及び
　　　その他の病原体によるアレルギー性肺胞炎

J67.8	その他の有機粉じん＜塵＞による過敏性肺臓炎
	チーズ洗浄職人肺
	コーヒー作業者肺
	魚粉製造業者肺
	毛皮商人肺
	セコイア症
J67.9	詳細不明の有機粉じん＜塵＞による過敏性肺臓炎
	アレルギー性肺胞炎(外因性)NOS
	過敏性肺臓炎 NOS

J68 化学物質，ガス，フューム及び蒸気の吸入による呼吸器病態
Respiratory conditions due to inhalation of chemicals, gases, fumes and vapours

原因の分類が必要な場合は，追加外因コード(XX章)を使用する。

J68.0	化学物質，ガス，フューム及び蒸気による気管支炎及び肺臓炎
	化学物質性気管支炎(急性)
J68.1	化学物質，ガス，フューム及び蒸気による肺水腫
	化学物質性肺水腫(急性)
J68.2	化学物質，ガス，フューム及び蒸気による上気道炎，他に分類されないもの
J68.3	化学物質，ガス，フューム及び蒸気によるその他の急性及び亜急性呼吸器病態
	気道反応不全症候群
J68.4	化学物質，ガス，フューム及び蒸気による慢性呼吸器病態
	肺気腫(びまん＜広汎＞性)(慢性) ⎫
	閉塞性細気管支炎(慢性)(亜急性) ⎬ 化学物質，ガス，フューム及び蒸気の吸入による
	肺線維症(慢性) ⎭
J68.8	化学物質，ガス，フュームによるその他の呼吸器病態
J68.9	化学物質，ガス，フューム及び蒸気による詳細不明の呼吸器病態

J69 固形物及び液状物による肺臓炎　Pneumonitis due to solids and liquids

原因の分類が必要な場合は，追加外因コード(XX章)を使用する。

除外：新生児吸引症候群(P24.-)

J69.0	食物及び吐物による肺臓炎
	えん＜嚥＞下・誤えん＜嚥＞＞性肺炎(下記による)：
	・NOS
	・食物(逆流)
	・胃分泌物
	・乳
	・吐物
	除外：メンデルソン＜Mendelson＞症候群(J95.4)
J69.1	油及びエッセンス剤による肺臓炎
	リポイド肺炎

J69.8	その他の固体及び液体による肺臓炎
	血液のえん＜嚥＞下＜誤えん＜嚥＞＞による肺臓炎

J70 その他の外的因子による呼吸器病態
Respiratory conditions due to other external agents
　　　　原因の分類が必要な場合は，追加外因コード(XX章)を使用する。
J70.0	放射線による急性肺症状
	放射線肺臓炎
J70.1	放射線による慢性及びその他の肺症状
	放射線照射に続発する肺線維症
J70.2	急性薬物誘発性間質性肺障害
J70.3	慢性薬物誘発性間質性肺障害
J70.4	薬物誘発性間質性肺障害，詳細不明
J70.8	その他の明示された外的因子による呼吸器病態
J70.9	詳細不明の外的因子による呼吸器病態

主として間質を障害するその他の呼吸器疾患(J80-J84)
Other respiratory diseases principally affecting the interstitium

J80 成人呼吸窮＜促＞迫症候群＜ARDS＞　　Adult respiratory distress syndrome
　　　　包含：成人肺硝子膜＜ヒアリン膜＞症

J81 肺水腫　Pulmonary oedema
　　　　包含：急性肺水腫
　　　　　　　肺うっ血(受＜被＞動性)
　　　　除外：臥床＜沈下＞性肺炎(J18.2)
　　　　　　　肺水腫：
　　　　　　　　・化学物質性(急性)(J68.1)
　　　　　　　　・外的因子によるもの(J60-J70)
　　　　　　　　・心疾患 NOS 又は心不全の記載があるもの(I50.1)

J82	**肺好酸球症，他に分類されないもの**

Pulmonary eosinophilia, not elsewhere classified

包含：好酸球(増加)性喘息
　　　　レフレル＜Löffler＞症候群
　　　　熱帯性(肺)好酸球(増加)症 NOS
除外：下記によるもの：
　　　　・アスペルギルス症(B44.-)
　　　　・薬物(J70.2-J70.4)
　　　　・明示された寄生虫感染症(B50-B83)
　　　　・全身性結合組織障害(M30-M36)

J84	**その他の間質性肺疾患**　Other interstitial pulmonary diseases

除外：薬物誘発生間質性肺障害(J70.2-J70.4)
　　　　間質性気腫(J98.2)
　　　　外的因子による肺疾患(J60-J70)
　　　　ヒト免疫不全ウイルス［HIV］病によるリンパ性間質性肺臓炎(B22.1)

J84.0　肺胞性及び肺胞周囲性病態
　　　　肺胞タンパク＜蛋白＞症
　　　　肺胞微石症
J84.1　肺線維症を伴うその他の間質性肺疾患
　　　　びまん＜広汎＞性肺線維症
　　　　線維化性肺胞炎(特発性)
　　　　ハンマン・リッチ＜Hamman-Rich＞症候群
　　　　特発性肺線維症
　　　　通常型間質性肺炎
　　　　除外：肺線維症(慢性)：
　　　　　　　・化学物質，ガス，フューム及び蒸気の吸入による(J68.4)
　　　　　　　・放射線照射に続発する(J70.1)
J84.8　その他の明示された間質性肺疾患
J84.9　間質性肺疾患，詳細不明
　　　　間質性肺炎 NOS

下気道の化膿性及びえ＜壊＞死性病態(J85-J86)
Suppurative and necrotic conditions of lower respiratory tract

J85	**肺及び縦隔の膿瘍**　Abscess of lung and mediastinum

J85.0　肺のえ＜壊＞疽及びえ＜壊＞死
J85.1　肺炎を伴う肺膿瘍
　　　　除外：明示された病原体による肺炎を伴うもの(J09-J16)

J85.2	肺炎を伴わない肺膿瘍
	肺膿瘍 NOS
J85.3	縦隔膿瘍

J86 膿胸(症)　Pyothorax
包含：膿瘍：
　　　　・胸膜
　　　　・胸郭
　　　膿胸
　　　膿気胸
感染病原体の分類が必要な場合は，追加コード(B95-B98)を使用する。
除外：結核によるもの(A15-A16)

J86.0	瘻(孔)を伴う膿胸(症)
J86.9	瘻(孔)を伴わない膿胸(症)

胸膜のその他の疾患(J90-J94)
Other diseases of pleura

J90 胸水，他に分類されないもの　Pleural effusion, not elsewhere classified
包含：滲出性胸膜炎
除外：乳び＜糜＞性(胸膜)滲出(J94.0)
　　　　胸膜炎 NOS(R09.1)
　　　　結核性(A15-A16)

J91* 他に分類される病態における胸水
Pleural effusion in conditions classified elsewhere

J92 胸膜斑＜プラーク＞　Pleural plaque
包含：胸膜肥厚

J92.0	石綿＜アスベスト＞を含む胸膜斑＜プラーク＞
J92.9	石綿＜アスベスト＞を含まない胸膜斑＜プラーク＞
	胸膜斑＜プラーク＞ NOS

J93 気胸　Pneumothorax
除外：気胸：
　　　　・先天性又は新生児(P25.1)
　　　　・外傷性(S27.0)
　　　　・(活動性)結核性(A15-A16)
　　　膿気胸(J86.-)

J93.0	緊張性自然気胸

J93.1	その他の自然気胸
J93.8	その他の気胸
J93.9	気胸，詳細不明

J94 その他の胸膜病態　Other pleural conditions
除外：胸膜炎 NOS(R09.1)
　　　外傷性：
　　　　　・血気胸(S27.2)
　　　　　・血胸(S27.1)
　　　(活動性)結核性胸膜病態(A15－A16)

J94.0	乳び＜糜＞(胸膜)滲出
	乳び＜糜＞性(胸膜)滲出
J94.1	線維胸
J94.2	血胸
	血気胸
J94.8	その他の明示された胸膜病態
	水胸
J94.9	胸膜病態，詳細不明

呼吸器系のその他の疾患(J95－J99)
Other diseases of the respiratory system

J95 処置後呼吸器障害，他に分類されないもの
Postprocedural respiratory disorders, not elsewhere classified
除外：処置の結果生じた気腫(皮下)(T81.8)
　　　放射線照射による肺症状(J70.0－J70.1)

J95.0	気管切開による機能障害
	気管切開孔からの出血
	気管切開気道の閉塞
	気管切開孔からの敗血症
	気管切開に続発する気管食道瘻
J95.1	胸部手術に続発する急性肺機能不全
J95.2	胸部以外の手術に続発する急性肺機能不全
J95.3	手術に続発する慢性肺機能不全
J95.4	メンデルソン＜Mendelson＞症候群
	除外：下記に合併するもの：
	・分娩(O74.0)
	・妊娠(O29.0)
	・産じょく＜褥＞(O89.0)
J95.5	処置後声門下狭窄

| J95.8 | その他の処置後の呼吸器障害 |
| J95.9 | 処置後の呼吸器障害，詳細不明 |

J96 呼吸不全，他に分類されないもの　Respiratory failure, not elsewhere classified
除外：心呼吸不全(R09.2)
　　　　処置後呼吸不全(J95.-)
　　　　呼吸：
　　　　　　・停止(R09.2)
　　　　　　・窮＜促＞迫：
　　　　　　　　・成人の症候群＜ARDS＞(J80)
　　　　　　　　・新生児における＜IRDS＞(P22.-)
下記の補足的細分類は分類項目 J96.-に伴うものとして任意的に使用する。
0　Ⅰ型［低酸素性］
1　Ⅱ型［高炭酸ガス性］
9　型詳細不明
J96.0	急性呼吸不全
J96.1	慢性呼吸不全
J96.9	呼吸不全，詳細不明

J98 その他の呼吸器障害　Other respiratory disorders
除外：無呼吸：
　　　　　　・NOS(R06.8)
　　　　　　・新生児(P28.4)
　　　　　　・睡眠時(G47.3)
　　　　　　・新生児(P28.3)

| J98.0 | 気管支の疾患，他に分類されないもの |

気管支結石症
石灰沈着　⎫
狭窄　　　⎬　気管支
潰瘍　　　⎭
気管気管支：
　　・虚脱
　　・ジスキネジア

| J98.1 | 肺虚脱 |

無気肺
肺の虚脱
除外：無気肺：
　　　　　　・新生児(P28.0-P28.1)
　　　　　　・(活動性)結核性(A15-A16)

J98.2	間質性気腫

縦隔気腫

除外：肺気腫 NOS(J43.9)
　　　胎児及び新生児における気腫(P25.0)
　　　外科的(皮下)気腫(T81.8)
　　　外傷性皮下気腫(T79.7)

J98.3	代償性肺気腫
J98.4	肺のその他の障害

肺の石灰化
のう＜嚢＞胞性肺疾患(後天性)
肺疾患 NOS
肺結石(症)

J98.5	縦隔の疾患，他に分類されないもの

線維症　　　　　　　┐
ヘルニア　　　　　　├ 縦隔
退縮＜瘢痕性偏位＞　┘
縦隔炎

除外：縦隔膿瘍(J85.3)

J98.6	横隔膜障害

横隔膜炎
横隔膜麻痺
横隔膜し＜弛＞緩

除外：横隔膜の先天奇形 NEC(Q79.1)
　　　横隔膜ヘルニア(K44.-)
　　　　・先天性(Q79.0)

J98.8	その他の明示された呼吸器障害
J98.9	呼吸器障害，詳細不明

呼吸器疾患(慢性)NOS

J99* 他に分類される疾患における呼吸器障害
Respiratory disorders in diseases classified elsewhere

J99.0*	リウマチ性肺疾患(M05.1†)
J99.1*	その他のびまん＜広汎＞性結合組織障害における呼吸器障害

下記における呼吸器障害：
　・皮膚筋炎(M33.0－M33.1†)
　・多発性筋炎(M33.2†)
　・乾燥症候群［シェーグレン＜Sjögren＞症候群］(M35.0†)
　・全身性エリテマトーデス＜紅斑性狼瘡＞＜SLE＞(M32.1†)
　・全身性硬化症(M34.8†)
　・ウェゲ＜ジ＞ナー＜Wegener＞肉芽腫症(M31.3†)

J99.8*　　他に分類されるその他の疾患における呼吸器障害
　　　　　下記における呼吸器障害：
　　　　　　・アメーバ症(A06.5†)
　　　　　　・強直性脊椎炎(M45†)
　　　　　　・クリオグロブリン血症(D89.1†)
　　　　　　・スポロトリコーシス(B42.0†)
　　　　　　・梅毒(A52.7†)

第XI章　消化器系の疾患(K00－K93)
Diseases of the digestive system

除外：周産期に発生した病態(P00－P96)
　　　感染症及び寄生虫症(A00－B99)
　　　妊娠，分娩及び産じょく＜褥＞の合併症(O00－O99)
　　　先天奇形，変形及び染色体異常(Q00－Q99)
　　　内分泌，栄養及び代謝疾患(E00－E90)
　　　損傷，中毒及びその他の外因の影響(S00－T98)
　　　新生物＜腫瘍＞(C00－D48)
　　　症状，徴候及び異常臨床所見・異常検査所見で他に分類されないもの(R00－R99)

本章は，次の中間分類項目を含む：
K00－K14　口腔，唾液腺及び顎の疾患
K20－K31　食道，胃及び十二指腸の疾患
K35－K38　虫垂の疾患
K40－K46　ヘルニア
K50－K52　非感染性腸炎及び非感染性大腸炎
K55－K64　腸のその他の疾患
K65－K67　腹膜の疾患
K70－K77　肝疾患
K80－K87　胆のう＜嚢＞，胆管及び膵の障害
K90－K93　消化器系のその他の疾患

本章の星印(*)項目は下記のとおりである：
K23*　　　他に分類される疾患における食道の障害
K67*　　　他に分類される感染症における腹膜の障害
K77*　　　他に分類される疾患における肝障害
K87*　　　他に分類される疾患における胆のう＜嚢＞，胆管及び膵の障害
K93*　　　他に分類される疾患におけるその他の消化器の障害

口腔，唾液腺及び顎の疾患(K00－K14)
Diseases of oral cavity, salivary glands and jaws

K00　**歯の発育及び萌出の障害**　Disorders of tooth development and eruption
　　　除外：埋伏歯(K01.-)
K00.0　**無歯症**
　　　部分的無歯症
　　　歯数不足(症)

K00.1	**過剰歯**
	臼後歯
	第四(大)臼歯
	正中歯
	臼旁歯
	加生歯
K00.2	**歯の大きさ及び形の異常**
	癒着＜癒合＞歯
	融合歯
	双生歯
	外反歯
	歯内歯
	重積歯
	エナメル真珠
	巨大歯
	矮小歯
	栓状歯［円錐歯］
	タウロドンティズム
	臼旁結節
	除外：カラベリー＜Carabelli＞結節は正常のバリエーションとみなし，コード化しない。
K00.3	**斑状歯**
	歯のフッ素(沈着)症
	斑状エナメル質
	非フッ素(沈着)性エナメル斑
	除外：歯の沈着物［付着物］(K03.6)
K00.4	**歯の形成障害**
	セメント質の無形成及び低形成＜形成不全＞
	歯根弯曲
	エナメル質低形成＜形成不全＞(新生児)(生後)(出生前)
	限局性歯牙異形成
	ターナー＜Turner＞歯
	除外：先天梅毒におけるハッチンソン＜Hutchinson＞歯及び桑実状臼歯(A50.5)
	斑状歯(K00.3)
K00.5	**歯の構造の遺伝性障害，他に分類されないもの**
	(遺伝性)エナメル質形成不全症
	(遺伝性)象牙質形成不全症
	歯牙形成不全
	象牙質異形成症
	殻状歯

K00.6	歯の萌出障害	

        早期生歯
        出生歯
        新生児歯
        歯の早期萌出
        乳歯の早期脱落
        乳歯の晩期残存

K00.7   生歯症候群
K00.8   歯のその他の発育障害
        歯の形成期の変色
        歯の内因性着色 NOS

K00.9   歯の発育障害，詳細不明
        歯の形成障害 NOS

K01 埋伏歯 Embedded and impacted teeth

除外：それ自体又は隣接歯の異常位を伴う埋伏歯(K07.3)

K01.0   埋伏歯＜embedded teeth＞
        埋伏歯＜embedded teeth＞とは，他の歯の妨害による萌出障害とは別の原因により，萌出してこない歯である．

K01.1   埋伏歯＜impacted teeth＞
        埋伏歯＜impacted teeth＞とは，他の歯の妨害による萌出障害の結果，萌出してこない歯である．

K02 う＜齲＞蝕 Dental caries

K02.0   エナメル質に限局したう＜齲＞蝕
        エナメル白斑病巣(病変)［初期う＜齲＞蝕］
K02.1   象牙質う＜齲＞蝕
K02.2   セメント質う＜齲＞蝕
K02.3   停止性う＜齲＞蝕
K02.4   う＜齲＞蝕による歯の破折＜odontoclasia＞
        乳児黒変歯
        破折した黒変歯＜melanodontoclasia＞
K02.5   露髄のあるう＜齲＞蝕
K02.8   その他のう＜齲＞蝕
K02.9   う＜齲＞蝕，詳細不明

K03 歯の硬組織のその他の疾患 Other diseases of hard tissues of teeth

除外：歯ぎしり NOS(F45.8)
      う＜齲＞蝕(K02.-)

K03.0　歯の過度咬耗症
　　　　咬耗：
　　　　　・隣接面　｝歯
　　　　　・咬合面
K03.1　歯の磨耗(症)
　　　　磨耗(症)：
　　　　　・歯磨剤性
　　　　　・習慣性
　　　　　・職業性　　　　　　　　｝歯
　　　　　・儀式によるもの
　　　　　・伝統的なもの
　　　　くさび＜楔＞状欠損 NOS
K03.2　歯の酸蝕症
　　　　歯の酸蝕症：
　　　　　・NOS
　　　　　・下記によるもの：
　　　　　　　・食事
　　　　　　　・薬物及び薬剤
　　　　　　　・持続性嘔吐
　　　　　・特発性
　　　　　・職業性
K03.3　歯の病的吸収(症)
　　　　歯髄の内部性肉芽腫
　　　　歯の(外部性)吸収(症)
K03.4　セメント質増殖症
　　　　セメント(化)過形成
K03.5　歯の(骨性)癒着
K03.6　歯の沈着物［付着物］
　　　　歯石：
　　　　　・歯肉縁下
　　　　　・歯肉縁上
　　　　歯の沈着物［付着物］：
　　　　　・びんろうじ
　　　　　・黒色
　　　　　・緑色
　　　　　・白質
　　　　　・オレンジ色
　　　　　・タバコ
　　　　歯の着色：
　　　　　・NOS
　　　　　・外因性 NOS

第XI章　消化器系の疾患

K03.7　歯の硬組織の萌出後の変色
　　　　除外：歯の沈着物［付着物］(K03.6)
K03.8　歯の硬組織のその他の明示された疾患
　　　　　　放射線照射を受けたエナメル質
　　　　　　象牙質の知覚過敏(症)
　　　　放射線誘発性で，放射線の分類が必要な場合は，追加外因コード(XX章)を使用する．
K03.9　歯の硬組織の疾患，詳細不明

K04　歯髄及び根尖部歯周組織の疾患　Diseases of pulp and periapical tissues
K04.0　歯髄炎
　　　　　　歯髄炎：
　　　　　　　・NOS
　　　　　　　・急性
　　　　　　　・慢性(増殖性)(潰瘍性)
　　　　　　　・不可逆性
　　　　　　　・可逆性
K04.1　歯髄え＜壊＞死
　　　　　　歯髄え＜壊＞疽
K04.2　歯髄の変性
　　　　　　象牙(質)粒
　　　　　　歯髄の石灰化
　　　　　　歯髄結石
K04.3　歯髄における異常硬組織の形成
　　　　　　第2又は不規則象牙質
K04.4　歯髄原発の急性根尖性歯周炎
　　　　　　急性根尖性歯周炎 NOS
K04.5　慢性根尖性歯周炎
　　　　　　根尖肉芽腫
　　　　　　根尖性歯周炎 NOS
K04.6　瘻(孔)を伴う根尖周囲膿瘍
　　　　　　歯性膿瘍　　　⎫
　　　　　　歯槽膿瘍　　　⎬　瘻(孔)を伴うもの
K04.7　瘻(孔)を伴わない根尖周囲膿瘍
　　　　　　歯性　　　⎫
　　　　　　歯槽　　　⎬　膿瘍 NOS
　　　　　　根尖周囲　⎭
K04.8　歯根のう＜嚢＞胞
　　　　　　根尖(歯周)のう＜嚢＞胞
　　　　　　根尖周囲のう＜嚢＞胞
　　　　　　残存のう＜嚢＞胞
　　　　除外：側方性歯周のう＜嚢＞胞(K09.0)

K04.9　歯髄及び根尖周囲組織のその他及び詳細不明の疾患

K05　**歯肉炎及び歯周疾患**　Gingivitis and periodontal diseases
K05.0　急性歯肉炎
　　　　除外：急性え＜壊＞疽性潰瘍性歯肉炎(A69.1)
　　　　　　　ヘルペスウイルス［単純ヘルペス］性歯肉口内炎(B00.2)
K05.1　慢性歯肉炎
　　　　歯肉炎(慢性)：
　　　　　・NOS
　　　　　・剥離性
　　　　　・増殖性
　　　　　・単純性辺縁性
　　　　　・潰瘍性
K05.2　急性歯周炎
　　　　急性歯冠周囲炎
　　　　歯周膿瘍
　　　　除外：急性根尖性歯周炎(K04.4)
　　　　　　　根尖周囲膿瘍(K04.7)
　　　　　　　　・瘻(孔)を伴うもの(K04.6)
K05.3　慢性歯周炎
　　　　慢性歯冠周囲炎
　　　　歯周炎：
　　　　　・NOS
　　　　　・複雑性
　　　　　・単純性
K05.4　歯周症
　　　　若年性歯周症
K05.5　その他の歯周疾患
K05.6　歯周疾患，詳細不明

K06　**歯肉及び無歯顎堤のその他の障害**
　　　　Other disorders of gingiva and edentulous alveolar ridge
　　　　除外：無歯顎堤の退縮(K08.2)
　　　　　　　歯肉炎：
　　　　　　　　・NOS(K05.1)
　　　　　　　　・急性(K05.0)
　　　　　　　　・慢性(K05.1)
K06.0　歯肉退縮
　　　　歯肉退縮(広汎性)(限局性)(感染後)(術後)
K06.1　歯肉腫大
　　　　歯肉線維腫症

K06.2 外傷に関連した歯肉及び無歯顎堤病巣
　　　　無歯顎堤の刺激性過形成［義歯性過形成］
　　　　原因の分類が必要な場合は，追加外因コード(XX章)を使用する．
K06.8 歯肉及び無歯顎堤のその他の明示された障害
　　　　線維性エプーリス
　　　　フラビー縁＜ガム＞＜浮動歯肉＞
　　　　巨細胞エプーリス
　　　　周辺性巨細胞肉芽腫
　　　　歯肉の化膿性肉芽腫
K06.9 歯肉及び無歯顎堤の障害，詳細不明

K07　歯顎顔面(先天)異常［不正咬合を含む］
Dentofacial anomalies [including malocclusion]
　　　　除外：顔面半側萎縮又は肥大(Q67.4)
　　　　　　　　片側性下顎頭過形成又は形成不全(K10.8)
K07.0 顎の大きさの著しい異常
　　　　過形成，低形成：
　　　　　・上顎
　　　　　・下顎
　　　　大顎症(上顎)(下顎)
　　　　小顎症(上顎)(下顎)
　　　　除外：末端肥大症＜先端巨大症＞(E22.0)
　　　　　　　　ロバン＜Robin＞症候群(Q87.0)
K07.1 顎と頭蓋底との関係の異常
　　　　顎の非対称
　　　　顎前突(症)(上顎)(下顎)
　　　　顎後退(症)(上顎)(下顎)
K07.2 上下歯列弓の位置的関係の異常
　　　　交叉＜差＞咬合(前歯部)(臼歯部)
　　　　遠心咬合
　　　　近心咬合
　　　　歯列弓の正中偏位
　　　　開咬(前歯部)(臼歯部)
　　　　(過剰な)オーバーバイト＜過蓋咬合＞：
　　　　　・深部
　　　　　・水平的
　　　　　・垂直的
　　　　オーバージェット
　　　　下顎歯の後臼歯部舌側咬合＜鋏状咬合＞

K07.3　歯の位置異常
　　　　そう＜叢＞生
　　　　歯隙
　　　　転位＜displacement＞
　　　　捻転＜回転＞　　　　　　　　　｝歯
　　　　空隙，異常
　　　　移転＜位置交換＞＜transposition＞
　　　　上記のような歯及び隣接歯の異常位を伴う埋伏歯
　　　除外：異常位を伴わない埋伏歯(K01.-)
K07.4　不正咬合，詳細不明
K07.5　歯顎顔面の機能的異常
　　　　閉口異常
　　　　下記による不正咬合：
　　　　　・異常えん＜嚥＞下
　　　　　・口呼吸
　　　　　・舌，口唇又は指の習癖
　　　除外：歯ぎしり NOS(F45.8)
K07.6　顎関節障害
　　　　コステン＜Costen＞徴候又は症候群
　　　　顎関節障害＜内障＞
　　　　顎関節の snapping ＜クリッキング＞
　　　　顎関節疼痛機能障害症候群
　　　除外：新鮮顎関節脱臼(S03.0)
　　　　　　新鮮顎関節ストレイン(S03.4)
K07.8　その他の歯顎顔面の異常
K07.9　歯顎顔面の異常，詳細不明

K08　歯及び歯の支持組織のその他の障害
Other disorders of teeth and supporting structures

K08.0　全身的な原因による歯の脱落
K08.1　事故，抜歯又は局所の歯周疾患による歯の喪失
K08.2　無歯顎堤の萎縮
K08.3　残根
K08.8　歯及び歯の支持組織のその他の明示された障害
　　　　歯槽(突起)裂
　　　　顎堤の腫大 NOS
　　　　不規則歯槽突起
　　　　歯痛 NOS
K08.9　歯及び歯の支持組織の障害，詳細不明

K09 口腔部のう＜嚢＞胞，他に分類されないもの
Cysts of oral region, not elsewhere classified

包含：動脈瘤性骨のう＜嚢＞胞及び他の線維骨性病変の両者の組織像を示す病変
除外：歯根のう＜嚢＞胞(K04.8)

K09.0 発育性歯原性のう＜嚢＞胞
のう＜嚢＞胞：
- 含歯性
- 萌出
- ろ＜濾＞胞性
- 歯肉
- 側方性歯周
- 原始性

K09.1 口腔部の発育性(非歯原性)のう＜嚢＞胞
のう＜嚢＞胞：
- 鼻唇の［鼻歯槽(前庭)の］
- 鼻口蓋管［切歯管］

K09.2 その他の顎骨のう＜嚢＞胞
顎骨のう＜嚢＞胞：
- NOS
- 脈瘤性
- 出血性
- 外傷性

除外：潜伏性顎骨のう＜嚢＞胞＜スタフネ＜Stafne＞のう＜嚢＞胞＞(K10.0)

K09.8 その他の口腔部のう＜嚢＞胞，他に分類されないもの
皮様＜類皮＞のう＜嚢＞胞 ┐
類表皮のう＜嚢＞胞　　　├ 口腔
リンパ上皮性のう＜嚢＞胞 ┘
エプスタイン＜Epstein＞真珠

K09.9 口腔部のう＜嚢＞胞，詳細不明

K10 顎骨のその他の疾患　Other diseases of jaws

K10.0 顎骨の発育性障害
潜伏性顎骨のう＜嚢＞胞＜スタフネ＜Stafne＞のう＜嚢＞胞＞
(骨)隆起：
- 下顎
- 口蓋

K10.1 巨細胞肉芽腫，中心性
巨細胞肉芽腫 NOS
除外：周辺性巨細胞肉芽腫(K06.8)

K10.2	炎症性顎骨病態	

骨炎
骨髄炎(新生児)
骨え＜壊＞死(薬物誘発)(放射線誘発)　　｝　顎(急性)(慢性)(化膿性)
放射線骨え＜壊＞死
骨膜炎
顎の腐骨

放射線誘発性で，放射線の分類が必要な場合，又は薬物誘発性で，薬物の分類が必要な場合は，追加外因コード(XX章)を使用する．

K10.3	顎骨の歯槽炎

歯槽骨炎
ドライソケット

K10.8	顎骨のその他の明示された疾患

ケルビズム
外骨症　　　　　　　　　　｝　顎骨
線維性骨異形成(症)
片側性下顎頭：
　・過形成(症)
　・形成不全(症)

K10.9	顎骨の疾患，詳細不明

K11　唾液腺疾患　Diseases of salivary glands

K11.0	唾液腺萎縮
K11.1	唾液腺肥大
K11.2	唾液腺炎

除外：流行性耳下腺炎(B26.-)
　　　ぶどう膜耳下腺熱［ヘールホ＜フォ＞ルト＜Heerfordt＞症候群］(D86.8)

K11.3	唾液腺膿瘍
K11.4	唾液腺瘻

除外：先天性唾液腺瘻(Q38.4)

K11.5	唾石症

唾液腺又は唾液管の結石

K11.6	唾液腺粘液のう＜嚢＞胞＜腫＞

粘液(性)：
　・唾液腺の溢性(型)のう＜嚢＞胞
　・唾液腺の停滞＜貯留＞(型)のう＜嚢＞胞
ガマ腫＜ラヌーラ＞

— 496 —

第XI章 消化器系の疾患

K11.7　唾液の分泌障害
　　唾液分泌不全
　　口腔(内)乾燥症
　　唾液(分泌)過多＜流涎(症)＞
　　除外：口内乾燥 NOS(R68.2)

K11.8　その他の唾液腺疾患
　　唾液腺の良性リンパ上皮性病変
　　ミクリッツ＜Mikulicz＞病
　　え＜壊＞死性唾液腺化生症
　　唾液腺拡張(症)
　　唾液管の閉塞［狭窄＜Stricture＞］(症)
　　除外：乾燥症候群［シェーグレン＜Sjögren＞症候群］(M35.0)

K11.9　唾液腺疾患, 詳細不明
　　唾液腺アデノパシー NOS

K12　口内炎及び関連病変　Stomatitis and related lesions
　　除外：口唇炎(K13.0)
　　　　　ヘルペスウイルス［単純ヘルペス］(性)歯肉口内炎(B00.2)
　　　　　(進行性)え＜壊＞死性口内炎＜ノーマ＞＜水癌＞(A69.0)

K12.0　再発性口腔アフタ
　　アフタ性口内炎(大)(小)
　　ベドナー＜Bednar＞アフタ
　　再発性え＜壊＞死性粘液腺周囲炎
　　再発性アフタ性潰瘍
　　疱疹＜ヘルペス＞状口内炎

K12.1　その他の型の口内炎
　　口内炎：
　　　・NOS
　　　・義歯性
　　　・潰瘍性
　　　・水疱性

K12.2　口腔の蜂巣炎＜蜂窩織炎＞及び膿瘍
　　口腔(底)の蜂巣炎＜蜂窩織炎＞
　　顎下膿瘍
　　除外：膿瘍：
　　　　　　・根尖周囲(K04.6-K04.7)
　　　　　　・歯周(K05.2)
　　　　　　・扁桃周囲(J36)
　　　　　　・唾液腺(K11.3)
　　　　　　・舌(K14.0)

K12.3　口腔粘膜炎(潰瘍性)
　　　　粘膜炎(口腔)(中咽頭)：
　　　　　・NOS
　　　　　・薬物誘発性
　　　　　・放射線誘発性
　　　　　・ウイルス性
　　　　薬物誘発性で，外的因子の分類が必要な場合は，追加外因コード(XX章)を使用する。
　　　　除外：以下の粘膜炎(潰瘍性)：
　　　　　　　　・胃腸管(口腔及び中咽頭を除く)(K92.8)

K13　口唇及び口腔粘膜のその他の疾患　Other diseases of lip and oral mucosa
　　　　包含：舌の上皮の障害
　　　　除外：歯肉及び無歯顎堤の障害(K05-K06)
　　　　　　　口腔部のう＜嚢＞胞(K09.-)
　　　　　　　舌の疾患(K14.-)
　　　　　　　口内炎及び関連病変(K12.-)

K13.0　口唇の疾患
　　　　口唇炎：
　　　　　・NOS
　　　　　・口角
　　　　　・剥離性
　　　　　・腺性
　　　　口唇痛(症)
　　　　口唇症
　　　　口角びらん(症)NEC
　　　　除外：リボフラビン＜ビタミンB_2＞欠乏症＜アリボフラビノーシス＞(E53.0)
　　　　　　　放射線関連障害による口唇炎(L55-L59)
　　　　　　　下記による口角びらん(症)：
　　　　　　　　・カンジダ症(B37.8)
　　　　　　　　・リボフラビン＜ビタミンB_2＞欠乏症(E53.0)

K13.1　頬粘膜及び口唇の咬癖
K13.2　舌を含む口腔上皮の白板症及びその他の障害
　　　　紅板症　　　　｜
　　　　白色水腫　　　｝舌を含む口腔上皮
　　　　ニコチン性口蓋白色角化症
　　　　スモーカー口蓋
　　　　除外：有毛性白板症(K13.3)

K13.3　毛様白板症

K13.4	口腔粘膜の肉芽腫及び肉芽腫様病変

   好酸球性肉芽腫 ┐
   化膿原性肉芽腫 ├ 口腔粘膜
   いぼ＜疣＞状＜疣贅型＞黄色腫 ┘

K13.5	口腔粘膜下線維症

   舌の粘膜下線維症

K13.6	口腔粘膜の刺激性過形成

  除外：無歯顎堤の刺激性過形成［義歯性過形成］（K06.2）

K13.7	その他及び詳細不明の口腔粘膜の病変

   巣状口腔ムチン（沈着）症

K14　舌の疾患　Diseases of tongue

  除外：紅板症
    巣状上皮性過形成 ┐
    白色水腫　　　　├ 舌（K13.2）
    白板症　　　　　┘
    有毛性白板症（K13.3）
    巨＜大＞舌（症）（先天性）（Q38.2）
    舌の粘膜下線維症（K13.5）

K14.0	舌炎

   膿瘍　　　　　　　┐
   潰瘍形成（外傷性）├ 舌
  除外：萎縮性舌炎（K14.4）

K14.1	地図状舌

   良性移動性舌炎
   剥離性限局性舌炎

K14.2	正中菱形舌炎
K14.3	舌乳頭の肥大

   黒毛舌
   苔舌
   葉状乳頭の肥大

K14.4	舌乳頭の萎縮

   萎縮性舌炎

K14.5	溝（状）舌

   亀裂＜溝（状）＞ ┐
   陰のう＜嚢＞　　├ 舌
  除外：舌の亀裂，先天性（Q38.3）

K14.6	舌痛

   灼熱舌
   舌痛（症）

K14.8	その他の舌疾患
	舌萎縮
	鋸歯状舌
	舌腫大
	舌肥大
K14.9	舌疾患，詳細不明
	舌症 NOS

食道，胃及び十二指腸の疾患(K20-K31)
Diseases of oesophagus, stomach and duodenum

除外：裂孔ヘルニア(K44.-)

K20　食道炎　Oesophagitis
包含：食道膿瘍
　　　食道炎：
　　　　・NOS
　　　　・化学的
　　　　・消化性
原因の分類が必要な場合は，追加外因コード(XX章)を使用する。
除外：食道のびらん(K22.1)
　　　逆流性食道炎(K21.0)
　　　胃食道逆流症を伴うもの(K21.0)

K21　胃食道逆流症　Gastro-oesophageal reflux disease
K21.0　食道炎を伴う胃食道逆流症
　　　逆流性食道炎
K21.9　食道炎を伴わない胃食道逆流症
　　　食道逆流症 NOS

K22　食道のその他の疾患　Other diseases of oesophagus
除外：食道静脈瘤(I85.-)
K22.0　アカラシア
　　　アカラシア NOS
　　　噴門けいれん＜痙攣＞
　　※ 食道無弛緩症
　　　除外：先天性噴門けいれん＜痙攣＞(Q39.5)

K22.1 食道潰瘍
　　　食道のびらん
　　　食道潰瘍：
　　　　・NOS
　　　　・下記の摂取による：
　　　　　　・化学物質
　　　　　　・薬物及び薬剤
　　　　・真菌性
　　　　・消化性
　　　潰瘍性食道炎
　　　原因の分類が必要な場合は，追加外因コード(XX章)を使用する。

K22.2 食道閉塞
　　　圧迫　｜
　　　絞縮　｝食道
　　　狭窄　｜
　　　除外：先天性食道狭窄(Q39.3)

K22.3 食道穿孔
　　　食道破裂
　　　※ ボールハーヴェ<Boerhaave>症候群
　　　除外：外傷性(胸部)食道穿孔(S27.8)

K22.4 食道ジスキネジア
　　　ら線状食道
　　　びまん性食道けいれん<痙攣>
　　　食道けいれん<痙攣>
　　　除外：噴門けいれん<痙攣>(K22.0)

K22.5 後天性食道憩室
　　　後天性食道のう<嚢>
　　　除外：食道憩室(先天性)(Q39.6)

K22.6 食道胃接合部裂傷出血症候群
　　　マロリー・ワイス<Mallory-Weiss>症候群

K22.7 バレット食道
　　　バレット：
　　　　・病
　　　　・症候群
　　　除外：バレット潰瘍(K22.1)

K22.8 食道のその他の明示された疾患
　　　食道出血 NOS

K22.9 食道の疾患，詳細不明

K23* 他に分類される疾患における食道の障害
　　　Disorders of oesophagus in diseases classified elsewhere

K23.0*　結核性食道炎(A18.8†)
K23.1*　シャーガス＜Chagas＞病における巨大食道(B57.3†)
K23.8*　他に分類されるその他の疾患における食道の障害

下記の4桁細分類項目は項目 K25-K28 に使用する：
.0　急性，出血を伴うもの
.1　急性，穿孔を伴うもの
.2　急性，出血及び穿孔の両者を伴うもの
.3　急性，出血又は穿孔を伴わないもの
.4　慢性又は詳細不明，出血を伴うもの
.5　慢性又は詳細不明，穿孔を伴うもの
.6　慢性又は詳細不明，出血及び穿孔の両者を伴うもの
.7　慢性，出血又は穿孔を伴わないもの
.9　急性又は慢性の別不明，出血又は穿孔を伴わないもの

K25　胃潰瘍　Gastric ulcer
［4桁細分類項目は上記を参照］
包含：(急性)胃びらん
　　　　潰瘍(消化性)：
　　　　　　・幽門
　　　　　　・胃
薬物誘発性で，薬物の分類が必要な場合は，追加外因コード(XX章)を使用する。
除外：急性出血性びらん性胃炎(K29.0)
　　　　消化性潰瘍 NOS(K27.-)

K26　十二指腸潰瘍　Duodenal ulcer
［4桁細分類項目は K25 の前を参照］
包含：(急性)十二指腸びらん
　　　　潰瘍(消化性)：
　　　　　　・十二指腸
　　　　　　・幽門後
薬物誘発性で，薬物の分類が必要な場合は，追加外因コード(XX章)を使用する。
除外：消化性潰瘍 NOS(K27.-)

K27 部位不明の消化性潰瘍　Peptic ulcer, site unspecified
［4桁細分類項目は K25 の前を参照］
包含：胃十二指腸潰瘍 NOS
　　　消化性潰瘍 NOS
除外：新生児の消化性潰瘍(P78.8)

K28 胃空腸潰瘍　Gastrojejunal ulcer
［4桁細分類項目は K25 の前を参照］
包含：潰瘍(消化性)又はびらん：
　　　　　・吻合部
　　　　　・胃結腸
　　　　　・胃腸
　　　　　・胃空腸
　　　　　・空腸
　　　　　・辺縁性
　　　　　・ストマ性
除外：小腸の原発性潰瘍(K63.3)

K29 胃炎及び十二指腸炎　Gastritis and duodenitis
除外：好酸球(増加)性胃炎又は胃腸炎(K52.8)
　　　ゾリンジャー・エリソン＜Zollinger-Ellison＞症候群(E16.4)

K29.0　急性出血性胃炎
　　　　急性(びらん性)胃炎, 出血を伴うもの
　　　　除外：(急性)胃びらん(K25.-)
K29.1　その他の急性胃炎
K29.2　アルコール性胃炎
K29.3　慢性表層性胃炎
K29.4　慢性萎縮性胃炎
　　　　胃萎縮
K29.5　慢性胃炎, 詳細不明
　　　　慢性胃炎：
　　　　　・前庭部
　　　　　・胃底部
K29.6　その他の胃炎
　　　　巨(大)肥厚性胃炎
　　　　肉芽腫性胃炎
　　　　メネトリエー＜Ménétrier＞病
K29.7　胃炎, 詳細不明
K29.8　十二指腸炎
K29.9　胃十二指腸炎, 詳細不明

K30 機能性ディスペプシア　Functional dyspepsia
包含：消化不良
除外：ディスペプシア(症)：
　　　　・神経性(F45.3)
　　　　・神経症性(F45.3)
　　　　・心因性(F45.3)
　　　胸やけ(R12)

K31 胃及び十二指腸のその他の疾患　Other diseases of stomach and duodenum
包含：胃の機能障害
除外：十二指腸憩室(K57.0－K57.1)
　　　胃腸出血(K92.0－K92.2)

- K31.0 急性胃拡張
- K31.1 成人の肥厚性幽門狭窄
    幽門狭窄 NOS
    除外：先天性又は乳児性幽門狭窄(Q40.0)
- K31.2 胃の砂時計状狭窄
    除外：先天性砂時計状胃(Q40.2)
    　　　胃の砂時計状収縮(K31.8)
- K31.3 幽門けいれん＜痙攣＞，他に分類されないもの
    除外：幽門けいれん＜痙攣＞：
    　　　　・先天性又は乳児性(Q40.0)
    　　　　・神経症性(F45.3)
    　　　　・心因性(F45.3)
- K31.4 胃憩室
    除外：胃の先天性憩室(Q40.2)
- K31.5 十二指腸閉塞
    絞縮 ｝十二指腸
    狭窄
    十二指腸イレウス(慢性)
    除外：十二指腸の先天(性)狭窄(Q41.0)
- K31.6 胃及び十二指腸瘻
    胃結腸瘻
    胃空腸結腸瘻
- K31.7 胃及び十二指腸のポリープ
    除外：胃の腺腫性ポリープ(D13.1)
- K31.8 胃及び十二指腸のその他の明示された疾患
    無酸症
    胃下垂
    胃の砂時計状収縮

K31.9　胃及び十二指腸の疾患，詳細不明

虫垂の疾患(K35－K38)
Diseases of appendix

K35　**急性虫垂炎**　Acute appendicitis
K35.2　汎発性腹膜炎を伴う急性虫垂炎
　　　　破裂又は穿孔に続発する汎発性(びまん性)腹膜炎を伴う虫垂炎(急性)
K35.3　限局性腹膜炎を伴う急性虫垂炎
　　　　腹膜炎を伴う急性虫垂炎(穿孔又は破裂を伴うもの又は伴わないもの)：
　　　　　　・NOS
　　　　　　・限局性
　　　　腹腔内膿瘍を伴う急性虫垂炎
K35.8　急性虫垂炎，その他及び詳細不明
　　　　限局性又は汎発性腹膜炎の記載がない急性虫垂炎

K36　**その他の虫垂炎**　Other appendicitis
　　　　包含：虫垂炎：
　　　　　　・慢性
　　　　　　・再発性

K37　**詳細不明の虫垂炎**　Unspecified appendicitis

K38　**虫垂のその他の疾患**　Other diseases of appendix
K38.0　虫垂過形成
K38.1　虫垂結石
　　　　糞石　　　　｝虫垂
　　　　腸(結)石
K38.2　虫垂憩室
K38.3　虫垂瘻
K38.8　虫垂のその他の明示された疾患
　　　　虫垂重積
K38.9　虫垂の疾患，詳細不明

ヘルニア(K40-K46)
Hernia

注：え＜壊＞疽及び閉塞の両者を伴うヘルニアは，え＜壊＞疽を伴うヘルニアに分類する。

包含：ヘルニア：
- 後天性
- 先天性［横隔膜ヘルニア又は裂孔ヘルニアを除く］
- 再発性

K40 そけい＜鼠径＞ヘルニア　Inguinal hernia
包含：そけい＜鼠径＞ヘルニア：
- NOS
- 直接＜内＞
- 重複
- 間接＜外＞
- 斜

陰のう＜嚢＞ヘルニア

- K40.0 両側性そけい＜鼠径＞ヘルニア，閉塞を伴い，え＜壊＞疽を伴わないもの
- K40.1 両側性そけい＜鼠径＞ヘルニア，え＜壊＞疽を伴うもの
- K40.2 両側性そけい＜鼠径＞ヘルニア，閉塞及びえ＜壊＞疽を伴わないもの
  両側性そけい＜鼠径＞ヘルニア NOS
- K40.3 一側性又は患側不明のそけい＜鼠径＞ヘルニア，閉塞を伴い，え＜壊＞疽を伴わないもの

  そけい＜鼠径＞ヘルニア（一側性）：
  - 閉塞性
  - かん＜嵌＞頓性
  - 非還納性
  - 絞扼性

  え＜壊＞疽を伴わないもの

- K40.4 一側性又は患側不明のそけい＜鼠径＞ヘルニア，え＜壊＞疽を伴うもの
  え＜壊＞疽を伴うそけい＜鼠径＞ヘルニア NOS
- K40.9 一側性又は患側不明のそけい＜鼠径＞ヘルニア，閉塞及びえ＜壊＞疽を伴わないもの
  そけい＜鼠径＞ヘルニア（一側性）NOS

K41 大腿＜股＞ヘルニア　Femoral hernia
- K41.0 両側性大腿＜股＞ヘルニア，閉塞を伴い，え＜壊＞疽を伴わないもの
- K41.1 両側性大腿＜股＞ヘルニア，え＜壊＞疽を伴うもの
- K41.2 両側性大腿＜股＞ヘルニア，閉塞及びえ＜壊＞疽を伴わないもの
  両側性大腿＜股＞ヘルニア NOS

K41.3	一側性又は患側不明の大腿＜股＞ヘルニア，閉塞を伴い，え＜壊＞疽を伴わないもの

   大腿＜股＞ヘルニア（一側性）：
    ・閉塞性 ⎫
    ・かん＜嵌＞頓性 ⎬ え＜壊＞疽を伴わないもの
    ・非還納性 ⎪
    ・絞扼性 ⎭

K41.4	一側性又は患側不明の大腿＜股＞ヘルニア，え＜壊＞疽を伴うもの
K41.9	一側性又は患側不明の大腿＜股＞ヘルニア，閉塞及びえ＜壊＞疽を伴わないもの

   大腿＜股＞ヘルニア（一側性）NOS

K42　臍ヘルニア　Umbilical hernia
  包含：臍傍ヘルニア
  除外：臍帯ヘルニア（Q79.2）

K42.0	臍ヘルニア，閉塞を伴い，え＜壊＞疽を伴わないもの

   臍ヘルニア：
    ・閉塞性 ⎫
    ・かん＜嵌＞頓性 ⎬ え＜壊＞疽を伴わないもの
    ・非還納性 ⎪
    ・絞扼性 ⎭

K42.1	臍ヘルニア，え＜壊＞疽を伴うもの

   え＜壊＞疽性臍ヘルニア

K42.9	臍ヘルニア，閉塞及びえ＜壊＞疽を伴わないもの

   臍ヘルニア NOS

K43　腹壁ヘルニア　Ventral hernia
  包含：ヘルニア：
    ・上腹壁
    ・切開後

K43.0	瘢痕ヘルニア，閉塞を伴い，え＜壊＞疽を伴わないもの

   瘢痕ヘルニア：
    ・閉塞性 ⎫
    ・かん＜嵌＞頓性 ⎬ え＜壊＞疽を伴わないもの
    ・非還納性 ⎪
    ・絞扼性 ⎭

K43.1	瘢痕ヘルニア，え＜壊＞疽を伴うもの

   え＜壊＞疽性瘢痕ヘルニア

K43.2	瘢痕ヘルニア，閉塞及びえ＜壊＞疽を伴わないもの

   瘢痕ヘルニア NOS

第XI章　消化器系の疾患

K43.3　傍ストーマヘルニア，閉塞を伴い，え＜壊＞疽を伴わないもの
　　　　　傍ストーマヘルニア：
　　　　　　・閉塞性　　　　　　　⎫
　　　　　　・かん＜嵌＞頓性　　　⎬　え＜壊＞疽を伴わないもの
　　　　　　・非還納性　　　　　　⎪
　　　　　　・絞扼性　　　　　　　⎭

K43.4　傍ストーマヘルニア，え＜壊＞疽を伴うもの
　　　　　え＜壊＞疽性傍ストーマヘルニア

K43.5　傍ストーマヘルニア，閉塞及びえ＜壊＞疽を伴わないもの
　　　　　傍ストーマヘルニア NOS

K43.6　その他及び詳細不明の腹壁ヘルニア，閉塞を伴い，え＜壊＞疽を伴わないもの
　　　　　ヘルニア：
　　　　　　・上腹壁
　　　　　　・下腹壁
　　　　　　・正中腹壁
　　　　　　・スピゲリウス
　　　　　　・剣状突起下
　　　　　K43.6にある下記のいずれかの状態：
　　　　　　・閉塞性　　　　　　　⎫
　　　　　　・かん＜嵌＞頓性　　　⎬　え＜壊＞疽を伴わないもの
　　　　　　・非還納性　　　　　　⎪
　　　　　　・絞扼性　　　　　　　⎭

K43.7　その他及び詳細不明の腹壁ヘルニア，え＜壊＞疽を伴うもの
　　　　　K43.6にあるいずれかの状態でえ＜壊＞疽を伴うと明示されたもの

K43.9　その他及び詳細不明の腹壁ヘルニア，閉塞及びえ＜壊＞疽を伴わないもの
　　　　　腹壁ヘルニア NOS

K44　横隔膜ヘルニア　Diaphragmatic hernia

　　　　包含：裂孔ヘルニア（食道）（滑脱）
　　　　　　　旁食道ヘルニア
　　　　除外：先天性ヘルニア：
　　　　　　　　・横隔膜（Q79.0）
　　　　　　　　・食道裂孔（Q40.1）

K44.0　横隔膜ヘルニア，閉塞を伴い，え＜壊＞疽を伴わないもの
　　　　　横隔膜ヘルニア：
　　　　　　・閉塞性　　　　　　　⎫
　　　　　　・かん＜嵌＞頓性　　　⎬　え＜壊＞疽を伴わないもの
　　　　　　・非還納性　　　　　　⎪
　　　　　　・絞扼性　　　　　　　⎭

K44.1　横隔膜ヘルニア，え＜壊＞疽を伴うもの
　　　　　え＜壊＞疽性横隔膜ヘルニア

第XI章 消化器系の疾患

K44.9 横隔膜ヘルニア，閉塞及びえ＜壊＞疽を伴わないもの
　　　　横隔膜ヘルニア NOS

K45　その他の腹部ヘルニア　Other abdominal hernia
包含：ヘルニア：
　　　　・腹部，明示された部位 NEC
　　　　・腰
　　　　・閉鎖孔
　　　　・外陰部
　　　　・後腹膜
　　　　・坐骨部

K45.0 その他の明示された腹部ヘルニア，閉塞を伴い，え＜壊＞疽を伴わないもの
　　　　K45 の各病態：
　　　　・閉塞性
　　　　・かん＜嵌＞頓性　　え＜壊＞疽を伴わないもの
　　　　・非還納性
　　　　・絞扼性

K45.1 その他の明示された腹部ヘルニア，え＜壊＞疽を伴うもの
　　　　え＜壊＞疽性と明示された K45 の各病態
K45.8 その他の明示された腹部ヘルニア，閉塞及びえ＜壊＞疽を伴わないもの

K46　詳細不明の腹部ヘルニア　Unspecified abdominal hernia
包含：腸瘤
　　　大網ヘルニア
　　　ヘルニア：
　　　　・NOS
　　　　・間質性
　　　　・腸
　　　　・腹腔内
除外：腟小腸瘤（N81.5）

K46.0 詳細不明の腹部ヘルニア，閉塞を伴い，え＜壊＞疽を伴わないもの
　　　　K46 の各病態：
　　　　・閉塞性
　　　　・かん＜嵌＞頓性　　え＜壊＞疽を伴わないもの
　　　　・非還納性
　　　　・絞扼性

K46.1 詳細不明の腹部ヘルニア，え＜壊＞疽を伴うもの
　　　　え＜壊＞疽性と明示された K46 の各病態
K46.9 詳細不明の腹部ヘルニア，閉塞及びえ＜壊＞疽を伴わないもの
　　　　腹部ヘルニア NOS

非感染性腸炎及び非感染性大腸炎(K50-K52)
Noninfective enteritis and colitis

包含：非感染性炎症性腸疾患
除外：過敏性腸症候群(K58.-)
　　　巨大結腸(K59.3)

K50 クローン＜Crohn＞病 ［限局性腸炎］　Crohn disease [regional enteritis]
包含：肉芽腫様腸炎
除外：潰瘍性大腸炎(K51.-)

K50.0　小腸のクローン＜Crohn＞病
　　　　下記のクローン病［限局性腸炎］：
　　　　　・十二指腸
　　　　　・回腸
　　　　　・空腸
　　　　限局性回腸炎
　　　　回腸末端炎
　　　　除外：大腸のクローン病を伴うもの(K50.8)

K50.1　大腸のクローン＜Crohn＞病
　　　　大腸炎：
　　　　　・肉芽腫様
　　　　　・限局性
　　　　下記のクローン病［限局性腸炎］：
　　　　　・結腸
　　　　　・大腸
　　　　　・直腸
　　　　除外：小腸のクローン病を伴うもの(K50.8)

K50.8　その他のクローン＜Crohn＞病
　　　　小腸及び大腸のクローン病

K50.9　クローン＜Crohn＞病，詳細不明
　　　　クローン病 NOS
　　　　限局性腸炎 NOS

K51 潰瘍性大腸炎　Ulcerative colitis
K51.0　潰瘍性(慢性)全大腸炎
　　　　包含：逆流性回腸炎

K51.2　潰瘍性(慢性)直腸炎

K51.3　潰瘍性(慢性)直腸S状結腸炎

K51.4　炎症性ポリープ

K51.5　左側大腸炎
　　　　包含：左半結腸炎

K51.8 その他の潰瘍性大腸炎
K51.9 潰瘍性大腸炎，詳細不明

K52 その他の非感染性胃腸炎及び非感染性大腸炎
Other noninfective gastroenteritis and colitis

K52.0 放射線による胃腸炎及び大腸炎
K52.1 中毒性胃腸炎及び大腸炎
　　　薬物誘発性の胃腸炎及び大腸炎
　　　薬物誘発性又は毒性物質で，薬物の同定が必要な場合は，追加外因コード(XX章)を使用する。
K52.2 アレルギー性及び食事性胃腸炎及び大腸炎
　　　食物過敏性胃腸炎又は大腸炎
K52.3 分類不能大腸炎
K52.8 その他の明示された非感染性胃腸炎及び非感染性大腸炎
　　　膠原性大腸炎
　　　好酸球(増加)性胃炎又は胃腸炎
　　　リンパ球性大腸炎
　　　顕微鏡的大腸炎(膠原性大腸炎又はリンパ球性大腸炎)
K52.9 非感染性胃腸炎及び非感染性大腸炎，詳細不明
　　　下痢
　　　腸炎
　　　回腸炎　　｝非感染性と明示されたもの
　　　空腸炎
　　　Ｓ状結腸炎
　　　除外：大腸炎，下痢，腸炎，胃腸炎，：
　　　　　・感染性(A09.0)
　　　　　・原因が詳細不明のもの(A09.9)
　　　　機能性下痢(K59.1)
　　　　新生児の下痢症(非感染性)(P78.3)
　　　　心因性下痢(F45.3)

腸のその他の疾患(K55-K64)
Other diseases of intestines

K55 腸の血行障害　Vascular disorders of intestine
除外：胎児又は新生児のえ＜壊＞死性腸炎(P77)

K55.0　腸の急性血行障害
　　　急性：
　　　　・電撃性虚血性大腸炎
　　　　・腸梗塞
　　　　・小腸虚血
　　　腸間膜(動脈)(静脈)：
　　　　・塞栓症
　　　　・梗塞
　　　　・血栓症
　　　亜急性虚血性大腸炎
K55.1　腸の慢性血行障害
　　　慢性虚血性：
　　　　・大腸炎
　　　　・腸炎
　　　　・全腸炎
　　　腸の虚血性狭窄
　　　腸間膜：
　　　　・アテローム＜じゅく＜粥＞状＞硬化(症)
　　　　・血行不全
K55.2　大腸の血管形成異常症
K55.8　腸のその他の血行障害
K55.9　腸の血行障害，詳細不明
　　　虚血性：
　　　　・大腸炎
　　　　・腸炎　　　　　NOS
　　　　・全腸炎

K56 麻痺性イレウス及び腸閉塞，ヘルニアを伴わないもの
Paralytic ileus and intestinal obstruction without hernia

　　　除外：腸の先天(性)狭窄(Q41－Q42)
　　　　　　腸の虚血性狭窄(K55.1)
　　　　　　胎便＜メコニウム＞イレウス(E84.1)
　　　　　　十二指腸閉塞(K31.5)
　　　　　　術後腸閉塞(K91.3)
　　　　　　肛門又は直腸の狭窄(K62.4)
　　　　　　ヘルニアを伴うもの(K40－K46)

K56.0	**麻痺性イレウス**
	麻痺：
	・腸
	・大腸
	・小腸
	除外：胆石性イレウス(K56.3)
	イレウス NOS(K56.7)
	閉塞性イレウス NOS(K56.6)
K56.1	**腸重積症**
	重積症：
	・腸
	・大腸
	・小腸
	・直腸
	除外：虫垂重積(K38.8)
K56.2	**軸捻(転)**
	絞扼 ⎫
	捻転 ⎬ 小腸又は大腸
K56.3	**胆石性イレウス**
	胆石による腸閉塞
K56.4	**その他の腸管かん＜嵌＞頓**
	腸石
	かん＜嵌＞頓：
	・大腸
	・糞便
K56.5	**閉塞を伴う腸癒着［索条物］**
	腸閉塞を伴う腹膜癒着［索条物］
K56.6	**その他及び詳細不明の腸閉塞**
	腸狭窄
	閉塞性イレウス NOS
	閉塞 ⎫
	狭窄 ⎬ 小腸又は大腸
	除外：P76.8, P76.9 に分類される，その他及び詳細不明の新生児腸閉塞
K56.7	**イレウス，詳細不明**

第XI章 消化器系の疾患

K57　腸の憩室性疾患　Diverticular disease of intestine
　　包含：憩室炎
　　　　　憩室症　｝（小）（大）腸
　　　　　憩室
　　除外：腸の先天性憩室（Q43.8）
　　　　　虫垂憩室（K38.2）
　　　　　メッケル＜Meckel＞憩室（Q43.0）

K57.0　穿孔及び膿瘍を伴う小腸の憩室性疾患
　　　　腹膜炎を伴う小腸の憩室性疾患
　　　　除外：穿孔及び膿瘍を伴う小腸及び大腸両者の憩室性疾患（K57.4）
K57.1　穿孔又は膿瘍を伴わない小腸の憩室性疾患
　　　　小腸の憩室性疾患 NOS
　　　　除外：穿孔又は膿瘍を伴わない小腸及び大腸両者の憩室性疾患（K57.5）
K57.2　穿孔及び膿瘍を伴う大腸の憩室性疾患
　　　　腹膜炎を伴う大腸の憩室性疾患
　　　　除外：穿孔及び膿瘍を伴う小腸及び大腸両者の憩室性疾患（K57.4）
K57.3　穿孔又は膿瘍を伴わない大腸の憩室性疾患
　　　　大腸の憩室性疾患 NOS
　　　　除外：穿孔又は膿瘍を伴わない小腸及び大腸両者の憩室性疾患（K57.5）
K57.4　穿孔及び膿瘍を伴う小腸及び大腸両者の憩室性疾患
　　　　腹膜炎を伴う小腸及び大腸両者の憩室性疾患
K57.5　穿孔又は膿瘍を伴わない小腸及び大腸両者の憩室性疾患
　　　　小腸及び大腸両者の憩室性疾患 NOS
K57.8　腸の憩室性疾患，部位不明，穿孔及び膿瘍を伴うもの
　　　　腹膜炎を伴う腸の憩室性疾患 NOS
K57.9　腸の憩室性疾患，部位不明，穿孔又は膿瘍を伴わないもの
　　　　腸の憩室性疾患 NOS

K58　過敏性腸症候群　Irritable bowel syndrome
　　包含：過敏結腸
K58.0　下痢を伴う過敏性腸症候群
K58.9　下痢を伴わない過敏性腸症候群
　　　　過敏性腸症候群 NOS

K59　その他の腸の機能障害　Other functional intestinal disorders
　　除外：排便習慣の変化 NOS（R19.4）
　　　　　胃の機能障害（K31.-）
　　　　　腸性吸収不良（症）（K90.-）
　　　　　心因性腸障害（F45.3）

K59.0　便秘

K59.1	機能性下痢
K59.2	神経性腸症，他に分類されないもの
K59.3	巨大結腸，他に分類されないもの

　　　　大腸の拡張
　　　　中毒性巨大結腸
　　　　毒性物質の分類が必要な場合は，追加外因コード(XX章)を使用する。
　　　　除外：巨大結腸(下記におけるもの)：
　　　　　　　　・シャーガス＜Chagas＞病(B57.3)
　　　　　　　　・クロストリジウム・ディフィシル(A04.7)
　　　　　　　　・先天性(無神経節性)(Q43.1)
　　　　　　　　・ヒルシュスプルング＜Hirschsprung＞病(Q43.1)

K59.4	肛門けいれん＜痙攣＞

　　　　一過性肛門周囲痛

K59.8	その他の明示された腸の機能障害

　　　　大腸アトニー＜無緊張症＞

K59.9	腸の機能障害，詳細不明

K60　肛門部及び直腸部の裂(溝)及び瘻(孔)
Fissure and fistula of anal and rectal regions

　　　除外：膿瘍又は蜂巣炎＜蜂窩織炎＞を伴うもの(K61.-)

K60.0	急性裂肛
K60.1	慢性裂肛
K60.2	裂肛，詳細不明
K60.3	痔瘻
K60.4	直腸瘻

　　　　直腸皮膚瘻
　　　　除外：直腸腟瘻(N82.3)
　　　　　　　膀胱直腸瘻(N32.1)

K60.5	肛門直腸瘻

K61　肛門部及び直腸部の膿瘍　Abscess of anal and rectal regions

　　　包含：膿瘍　　　　　　　　｝肛門部及び直腸部，瘻(孔)を伴うもの又は伴わな
　　　　　　蜂巣炎＜蜂窩織炎＞　　いもの

K61.0	肛門膿瘍

　　　　肛門周囲膿瘍
　　　　除外：(肛門)括約筋内膿瘍(K61.4)

K61.1	直腸膿瘍

　　　　直腸周囲膿瘍
　　　　除外：坐骨直腸膿瘍(K61.3)

K61.2	肛門直腸膿瘍

―515―

K61.3　**坐骨直腸膿瘍**
　　　坐骨直腸窩の膿瘍
K61.4　**(肛門)括約筋内膿瘍**

K62　肛門及び直腸のその他の疾患　Other diseases of anus and rectum
　　包含：肛門管
　　除外：結腸瘻＜人工肛門＞及び小腸瘻の機能障害(K91.4)
　　　　　便失禁(R15)
　　　　　痔核(K64.-)
　　　　　潰瘍性直腸炎(K51.2)
K62.0　**肛門ポリープ**
K62.1　**直腸ポリープ**
　　除外：腺腫様ポリープ(D12.8)
K62.2　**肛門脱＜脱肛＞**
　　　肛門管脱
K62.3　**直腸脱**
　　　直腸粘膜脱
K62.4　**肛門及び直腸の狭窄**
　　　肛門(括約筋)の狭窄
K62.5　**肛門及び直腸の出血**
　　除外：新生児直腸出血(P54.2)
K62.6　**肛門及び直腸の潰瘍**
　　　潰瘍：
　　　　・孤立性
　　　　・宿便性
　　除外：肛門及び直腸の裂(溝)及び瘻(孔)(K60.-)
　　　　　潰瘍性大腸炎におけるもの(K51.-)
K62.7　**放射線直腸炎**
K62.8　**肛門及び直腸のその他の明示された疾患**
　　　直腸炎 NOS
K62.9　**肛門及び直腸の疾患，詳細不明**

K63　腸のその他の疾患　Other diseases of intestine
K63.0　**腸膿瘍**
　　除外：膿瘍：
　　　　　・肛門部及び直腸部(K61.-)
　　　　　・虫垂(K35.3)
　　　　　憩室性疾患を伴うもの(K57.-)

K63.1 腸穿孔(非外傷性)
   除外:穿孔(非外傷性):
      ・虫垂(K35.2, K35.3)
      ・十二指腸(K26.-)
      憩室性疾患を伴うもの(K57.-)
K63.2 腸瘻(孔)
   除外:瘻(孔):
      ・肛門部及び直腸部(K60.-)
      ・虫垂(K38.3)
      ・十二指腸(K31.6)
      ・腸・性器,女性(N82.2-N82.4)
      ・膀胱腸(N32.1)
K63.3 腸潰瘍
   小腸の原発性潰瘍
   除外:潰瘍:
      ・肛門又は直腸(K62.6)
      ・十二指腸(K26.-)
      ・胃腸(K28.-)
      ・胃空腸(K28.-)
      ・空腸(K28.-)
      ・消化性,部位不明(K27.-)
      潰瘍性大腸炎(K51.-)
K63.4 腸下垂(症)
K63.5 大腸<結腸>のポリープ
   除外:大腸<結腸>の腺腫性ポリープ(D12.6)
      大腸ポリポージス<大腸腺腫症>(D12.6)
K63.8 腸のその他の明示された疾患
K63.9 腸の疾患,詳細不明

K64 痔核及び肛門周囲静脈血栓症　Haemorrhoids and perianal venous thrombosis
   包含:痔
   除外:合併症:
      ・産じょく<褥>における痔核(O87.2)
      ・妊娠(O22.4)
K64.0 第1度痔核
   グレード/ステージⅠ痔核
   痔核(出血性),脱肛を伴わない
K64.1 第2度痔核
   グレード/ステージⅡ痔核
   痔核(出血性),怒責により脱肛するが,自然に還納する

K64.2	**第3度痔核**
	グレード/ステージⅢ痔核
	痔核(出血性)，怒責により脱肛し，用指的還納を必要とする
K64.3	**第4度痔核**
	グレード/ステージⅣ痔核
	痔核(出血性)，脱肛を伴い用指的に還納できない
K64.4	**痔核性遺残皮膚突起**
	肛門皮垂
K64.5	**肛門周囲静脈血栓症**
	肛門周囲血腫
K64.8	**その他の明示された痔核**
K64.9	**痔核，詳細不明**
	痔核(出血性):
	・NOS
	・重症度の言及がないもの

腹膜の疾患(K65-K67)
Diseases of peritoneum

K65 　**腹膜炎**　Peritonitis
　　除外：腹膜炎：
　　　　　　・無菌性(T81.6)
　　　　　　・良性発作性(E85.0)
　　　　　　・化学物質による(T81.6)
　　　　　　・タルク又はその他の異物による(T81.6)
　　　　　　・新生児(P78.0-P78.1)
　　　　　　・骨盤，女性(N73.3-N73.5)
　　　　　　・周期性家族性(E85.0)
　　　　　　・産じょく<褥>(性)(O85)
　　　　　　・下記を伴う又は下記に続発する：
　　　　　　　　・流産，子宮外妊娠又は胞状奇胎妊娠(O00-O07, O08.0)
　　　　　　　　・虫垂炎(K35.-)
　　　　　　　　・腸の憩室性疾患(K57.-)

第XI章 消化器系の疾患

K65.0　急性腹膜炎
　　膿瘍：
　　　　・腹膜
　　　　・腸間膜
　　　　・大網
　　　　・腹腔骨盤部
　　　　・盲腸後部
　　　　・後腹膜
　　　　・横隔膜下
　　　　・肝下
　　腹膜炎(急性)：
　　　　・汎発性
　　　　・骨盤，男性
　　　　・横隔膜下
　　　　・化膿性
　　感染病原体の分類が必要な場合は，追加コード(B95－B98)を使用する。

K65.8　その他の腹膜炎
　　慢性増殖性腹膜炎
　　腸間膜：
　　　　・脂肪え＜壊＞死
　　　　・けん＜鹸＞化
　　下記による腹膜炎：
　　　　・胆汁
　　　　・尿

K65.9　腹膜炎，詳細不明

K66　腹膜のその他の障害　Other disorders of peritoneum
　　除外：腹水(R18)

K66.0　腹膜癒着
　　癒着：
　　　　・腹壁
　　　　・横隔膜
　　　　・腸
　　　　・男性骨盤
　　　　・腸間膜
　　　　・大網
　　　　・胃
　　癒着性索条物
　　除外：癒着［索条物］：
　　　　　　・女性骨盤(N73.6)
　　　　　　・腸閉塞を伴うもの(K56.5)

K66.1　腹腔内出血
　　　　除外：外傷性腹腔内出血(S36.8)
K66.8　腹膜のその他の明示された障害
K66.9　腹膜の障害，詳細不明

K67* 他に分類される感染症における腹膜の障害
Disorders of peritoneum in infectious diseases classified elsewhere
K67.0*　クラミジア腹膜炎(A74.8†)
K67.1*　淋菌性腹膜炎(A54.8†)
K67.2*　梅毒性腹膜炎(A52.7†)
K67.3*　結核性腹膜炎(A18.3†)
K67.8*　他に分類される感染症における腹膜のその他の障害

肝疾患(K70-K77)
Diseases of liver

除外：ヘモクロマトーシス＜血色素症＞(E83.1)
　　　黄疸 NOS(R17)
　　　ライ＜Reye＞症候群(G93.7)
　　　ウイルス性肝炎(B15-B19)
　　　ウィルソン＜Wilson＞病(E83.0)

K70　アルコール性肝疾患　Alcoholic liver disease
K70.0　アルコール性脂肪肝
K70.1　アルコール性肝炎
K70.2　アルコール性肝線維症及び肝硬化症
K70.3　アルコール性肝硬変
　　　　アルコール性肝硬変 NOS
K70.4　アルコール性肝不全
　　　　アルコール性肝不全：
　　　　　・NOS
　　　　　・急性
　　　　　・慢性
　　　　　・亜急性
　　　　　・肝性昏睡を伴うもの又は伴わないもの
K70.9　アルコール性肝疾患，詳細不明

K71	**中毒性肝疾患**　Toxic liver disease

包含：薬物誘発性：
・特異体質性(予知されない)肝疾患
・中毒性(予知される)肝疾患

毒性物質の分類が必要な場合は，追加外因コード(XX章)を使用する。

除外：アルコール性肝疾患(K70.-)
バッド・キアリ＜Budd-Chiari＞症候群(I82.0)

- K71.0 　胆汁うっ滞を伴う中毒性肝疾患
  - 肝細胞障害を伴う胆汁うっ滞
  - "純"胆汁うっ滞
- K71.1 　肝え＜壊＞死を伴う中毒性肝疾患
  - 薬物による肝不全(急性)(慢性)
- K71.2 　急性肝炎を伴う中毒性肝疾患
- K71.3 　慢性持続性肝炎を伴う中毒性肝疾患
- K71.4 　慢性小葉(性)肝炎を伴う中毒性肝疾患
- K71.5 　慢性活動性肝炎を伴う中毒性肝疾患
  - ルポイド肝炎を伴う中毒性肝疾患
- K71.6 　肝炎を伴う中毒性肝疾患，他に分類されないもの
- K71.7 　肝線維症及び肝硬変を伴う中毒性肝疾患
- K71.8 　その他の肝障害を伴う中毒性肝疾患
  - 下記の中毒性肝疾患：
    - ・限局性結節性過形成
    - ・肝肉芽腫
    - ・肝臓紫斑病
    - ・肝静脈閉塞性疾患
- K71.9 　中毒性肝疾患，詳細不明

K72 肝不全，他に分類されないもの　Hepatic failure, not elsewhere classified
包含：肝性：
- 昏睡 NOS
- 脳症 NOS

肝炎：
- 劇症
- malignant

} NEC，肝不全を伴うもの

肝(細胞)え＜壊＞死，肝不全を伴うもの
黄色肝萎縮又はジストロフィー

除外：アルコール性肝不全(K70.4)
下記に合併する肝不全：
- 流産，子宮外妊娠及び胞状奇胎妊娠(O00-O07, O08.8)
- 妊娠，分娩又は産じょく＜褥＞(O26.6)

胎児及び新生児の黄疸(P55-P59)
ウイルス性肝炎(B15-B19)
中毒性肝疾患に伴うもの(K71.1)

K72.0　急性及び亜急性肝不全
急性非ウイルス性肝炎 NOS

K72.1　慢性肝不全

K72.9　肝不全，詳細不明

K73 慢性肝炎，他に分類されないもの　Chronic hepatitis, not elsewhere classified
除外：肝炎(慢性)：
- アルコール性(K70.1)
- 薬物性(K71.-)
- 肉芽腫性 NEC(K75.3)
- 反応性，非特異的(K75.2)
- ウイルス(B15-B19)

K73.0　慢性持続性肝炎，他に分類されないもの
K73.1　慢性小葉(性)肝炎，他に分類されないもの
K73.2　慢性活動性肝炎，他に分類されないもの
K73.8　その他の慢性肝炎，他に分類されないもの
K73.9　慢性肝炎，詳細不明

K74 肝線維症及び肝硬変　Fibrosis and cirrhosis of liver

除外：アルコール性肝線維症(K70.2)
　　　心臓性肝硬化(症)(K76.1)
　　　肝硬変：
　　　　・アルコール性(K70.3)
　　　　・先天性(P78.8)
　　　中毒性肝疾患を伴うもの(K71.7)

- **K74.0**　肝線維症
- **K74.1**　肝硬化症
- **K74.2**　肝硬化症を伴う肝線維症
- **K74.3**　原発性胆汁性肝硬変
  　　慢性非化膿性破壊性胆管炎
- **K74.4**　続発性胆汁性肝硬変
- **K74.5**　胆汁性肝硬変，詳細不明
- **K74.6**　その他及び詳細不明の肝硬変
  　　肝硬変：
  　　　※ B型*(B18.1†)
  　　　※ C型*(B18.2†)
  　　　・NOS
  　　　・特発性
  　　　・大結節性
  　　　・小結節性
  　　　・混合型
  　　　・門脈性
  　　　・え＜壊＞死後性

K75 その他の炎症性肝疾患　Other inflammatory liver diseases

除外：慢性肝炎 NEC(K73.-)
　　　肝炎：
　　　　・急性又は亜急性：
　　　　　　・NOS(B17.9)
　　　　　　・非ウイルス性(K72.0)
　　　　・ウイルス(B15−B19)
　　　中毒性肝疾患(K71.-)

第XI章 消化器系の疾患

K75.0 肝膿瘍
 肝膿瘍：
  ・NOS
  ・胆管炎性
  ・血行性
  ・リンパ行性
  ・門脈炎性
 除外：アメーバ性肝膿瘍(A06.4)
    肝膿瘍を伴わない胆管炎(K83.0)
    肝膿瘍を伴わない門脈炎(K75.1)

K75.1 門脈の静脈炎
 門脈炎
 除外：門脈炎性肝膿瘍(K75.0)

K75.2 非特異的反応性肝炎

K75.3 肉芽腫性肝炎，他に分類されないもの

K75.4 自己免疫性肝炎
 ルポイド肝炎 NEC

K75.8 その他の明示された炎症性肝疾患
 非アルコール性脂肪性肝炎(NASH)

K75.9 炎症性肝疾患，詳細不明
 肝炎 NOS

K76 その他の肝疾患　Other diseases of liver

 除外：アルコール性肝疾患(K70.-)
    肝アミロイド変性(E85.-)
    肝のう＜嚢＞胞性疾患(先天性)(Q44.6)
    肝静脈血栓症(I82.0)
    肝腫大 NOS(R16.0)
    門脈血栓症(I81)
    中毒性肝疾患(K71.-)

K76.0 脂肪肝＜肝の脂肪化＞，他に分類されないもの
 非アルコール性脂肪性肝疾患(NAFLD)
 除外：非アルコール性脂肪性肝炎(K75.8)

K76.1 慢性(受動性)うっ血肝
 いわゆる心臓性肝硬変
 心臓性肝硬化(症)

K76.2 中心性出血性肝え＜壊＞死
 除外：肝え＜壊＞死，肝不全を伴うもの(K72.-)

K76.3 肝梗塞

K76.4 肝臓紫斑病
 肝血管腫症

K76.5	肝静脈閉塞性疾患
	除外：バッド・キアリ＜Budd-Chiari＞症候群(I82.0)
K76.6	門脈圧亢進(症)
K76.7	肝腎症候群
	除外：分娩に続発するもの(O90.4)
K76.8	その他の明示された肝疾患
	単純性肝のう＜嚢＞胞
	肝限局性結節性過形成
	肝下垂(症)
K76.9	肝疾患，詳細不明

K77* 他に分類される疾患における肝障害
Liver disorders in diseases classified elsewhere

K77.0*	他に分類される感染症及び寄生虫症における肝障害
	肝炎：
	・サイトメガロウイルス(性)(B25.1†)
	・ヘルペスウイルス［単純ヘルペス］(性)(B00.8†)
	・トキソプラズマ(B58.1†)
	肝脾住血吸虫症(B65.-†)
	住血吸虫症における門脈圧亢進(症)(B65.-†)
	梅毒性肝疾患(A52.7†)
K77.8*	他に分類されるその他の疾患における肝障害
	下記における肝肉芽腫：
	・ベリリウム肺(症)(J63.2†)
	・サルコイドーシス(D86.8†)

胆のう＜嚢＞，胆管及び膵の障害(K80-K87)
Disorders of gallbladder, biliary tract and pancreas

K80 胆石症　Cholelithiasis

K80.0	急性胆のう＜嚢＞炎を伴う胆のう＜嚢＞結石
	急性胆のう＜嚢＞炎を伴うK80.2の各病態
K80.1	その他の胆のう＜嚢＞炎を伴う胆のう＜嚢＞結石
	(慢性)胆のう＜嚢＞炎を伴うK80.2の各病態
	胆石症を伴う胆のう＜嚢＞炎 NOS

第XI章 消化器系の疾患

K80.2 胆のう＜嚢＞炎を伴わない胆のう＜嚢＞結石
胆のう＜嚢＞結石症
胆石症
胆のう＜嚢＞の(再発性)仙痛
(かん＜嵌＞頓性)胆石(症)：
・胆のう＜嚢＞管
・胆のう＜嚢＞
　　　　　　　　　　　詳細不明又は胆のう＜嚢＞炎を伴わないもの

K80.3 胆管炎を伴う胆管結石
胆管炎を伴う K80.5 の各病態

K80.4 胆のう＜嚢＞炎を伴う胆管結石
胆のう＜嚢＞炎(及び胆管炎)を伴う K80.5 の各病態

K80.5 胆管炎及び胆のう＜嚢＞炎を伴わない胆管結石
総胆管結石症
(かん＜嵌＞頓性)胆石(症)：
・胆管 NOS
・総胆管
・肝管
肝：
・胆石症
・仙痛(再発性)
　　　　　　　　　　　詳細不明又は胆管炎もしくは胆のう＜嚢＞炎を伴わないもの

K80.8 その他の胆石症

K81　胆のう＜嚢＞炎　Cholecystitis
除外：胆石症を伴うもの(K80.-)

K81.0 急性胆のう＜嚢＞炎
胆のう＜嚢＞膿瘍
胆管胆のう＜嚢＞炎
胆のう＜嚢＞炎：
・(急性)気腫性
・え＜壊＞疽性
・化膿性
胆のう＜嚢＞膿腫
胆のう＜嚢＞え＜壊＞疽
　　　　　　　　　　　結石を伴わないもの

K81.1 慢性胆のう＜嚢＞炎
K81.8 その他の胆のう＜嚢＞炎
K81.9 胆のう＜嚢＞炎，詳細不明

K82　胆のう＜嚢＞のその他の疾患　Other diseases of gallbladder
除外：胆のう＜嚢＞造影陰性(R93.2)
　　　胆のう＜嚢＞摘出＜除＞後症候群(K91.5)

第XI章 消化器系の疾患

- **K82.0** 胆のう＜嚢＞の閉塞
  - 閉塞 ┐
  - 狭窄 ┘ 胆のう＜嚢＞管又は胆のう＜嚢＞，結石を伴わないもの
  - **除外**：胆石症を伴うもの(K80.-)
- **K82.1** 胆のう＜嚢＞水腫
  - 胆のう＜嚢＞の粘液のう＜嚢＞胞＜腫＞
- **K82.2** 胆のう＜嚢＞の穿孔
  - 胆のう＜嚢＞管又は胆のう＜嚢＞の破裂
- **K82.3** 胆のう＜嚢＞瘻(孔)
  - 胆のう＜嚢＞結腸 ┐
  - 胆のう＜嚢＞十二指腸 ┘ 瘻
- **K82.4** 胆のう＜嚢＞のコレステロール沈着症
  - 苺状胆のう＜嚢＞
- **K82.8** 胆のう＜嚢＞のその他の明示された疾患
  - 癒着
  - 萎縮
  - のう＜嚢＞胞
  - ジスキネジア ┐ 胆のう＜嚢＞管又は胆のう＜嚢＞
  - 肥大
  - 無機能
  - 潰瘍
- **K82.9** 胆のう＜嚢＞の疾患，詳細不明

K83 胆道のその他の疾患　Other diseases of biliary tract

除外：胆のう＜嚢＞管の障害を伴うもの(K81－K82)
胆のう＜嚢＞の障害を伴うもの(K81－K82)
胆のう＜嚢＞摘出＜除＞後症候群(K91.5)

- **K83.0** 胆管炎
  - 胆管炎：
    - ・NOS
    - ・上行性
    - ・原発性
    - ・再発性
    - ・硬化性
    - ・続発性
    - ・狭窄性
    - ・化膿性
  - **除外**：胆管炎性肝膿瘍(K75.0)
    - 総胆管結石症を伴う胆管炎(K80.3－K80.4)
    - 慢性非化膿性破壊性胆管炎(K74.3)

第XI章 消化器系の疾患

K83.1 胆管閉塞
  閉塞 ⎫
  狭窄 ⎭ 胆管, 結石を伴わないもの
  除外：胆石症を伴うもの(K80.-)
K83.2 胆管穿孔
  胆管破裂
K83.3 胆管瘻(孔)
  総胆管十二指腸瘻
K83.4 オディ＜Oddi＞括約筋れん＜攣＞縮
K83.5 胆のう＜嚢＞胞
K83.8 胆道のその他の明示された疾患
  癒着 ⎫
  萎縮 ⎪
  肥大 ⎬ 胆管
  潰瘍 ⎭
K83.9 胆道の疾患, 詳細不明

K85 急性膵炎　Acute pancreatitis
包含：膵膿瘍
  膵え＜壊＞死：
    ・急性
    ・感染性
  膵炎：
    ・NOS
    ・急性(再発性)
    ・出血性
    ・亜急性
    ・化膿性
K85.0 特発性急性膵炎
K85.1 胆石性急性膵炎
  胆石性膵炎
K85.2 アルコール性急性膵炎
K85.3 薬物性急性膵炎
  薬物の同定が必要な場合は, 追加外因コード(XX章)を使用する。
K85.8 その他の急性膵炎
K85.9 急性膵炎, 詳細不明

K86 その他の膵疾患　Other diseases of pancreas
除外：膵のう＜嚢＞胞性線維症(E84.-)
    島細胞腫瘍(膵)(D13.7)
    膵性脂肪便症(K90.3)

－528－

K86.0	アルコール性慢性膵炎
K86.1	その他の慢性膵炎

慢性膵炎:
・NOS
・感染性
・再発性
・反復性

K86.2	膵のう<嚢>胞
K86.3	膵仮性のう<嚢>胞
K86.8	その他の明示された膵疾患

萎縮
結石
硬変 } 膵
線維症

膵:
・発育不全症
・え<壊>死:
  ・NOS
  ・無菌性
  ・脂肪

K86.9	膵疾患,詳細不明

K87* 他に分類される疾患における胆のう<嚢>,胆道及び膵の障害
Disorders of gallbladder, biliary tract and pancreas in diseases classified elsewhere

K87.0*	他に分類される疾患における胆のう<嚢>及び胆道の障害
K87.1*	他に分類される疾患における膵の障害

サイトメガロウイルス(性)膵炎(B25.2†)
ムンプス膵炎(B26.3†)

消化器系のその他の疾患(K90-K93)
Other diseases of the digestive system

K90 腸性吸収不良(症) Intestinal malabsorption
除外:胃腸手術に続発するもの(K91.2)

K90.0	小児脂肪便症<coeliac disease>

グルテン(過敏)性腸症
非熱帯性スプルー
特発性脂肪便症

K90.1	熱帯性スプルー
	スプルー NOS
	熱帯性脂肪便症
K90.2	盲係蹄＜ブラインドループ＞症候群，他に分類されないもの
	盲係蹄＜ブラインドループ＞症候群　NOS
	除外：盲係蹄＜ブラインドループ＞症候群：
	・先天性(Q43.8)
	・術後(K91.2)
K90.3	膵性脂肪便症
K90.4	不耐性による吸収不良(症)，他に分類されないもの
	下記に対する不耐性による吸収不良(症)：
	・糖質＜炭水化物＞
	・脂肪
	・タンパク＜蛋白＞
	・澱粉
	除外：グルテン(過敏)性腸症(K90.0)
	乳糖不耐症(E73.-)
K90.8	その他の腸性吸収不良(症)
	ウイップル＜Whipple＞病†(M14.8*)
K90.9	腸性吸収不良(症)，詳細不明

K91　消化器系の処置後障害，他に分類されないもの
Postprocedural disorders of digestive system, not elsewhere classified

	除外：胃空腸潰瘍(K28.-)
	放射線：
	・大腸炎(K52.0)
	・胃腸炎(K52.0)
	・直腸炎(K62.7)
K91.0	胃腸手術に続発する嘔吐
K91.1	胃手術後症候群
	ダンピング症候群
	胃切除後症候群
	迷走神経切離後症候群
K91.2	術後吸収不良，他に分類されないもの
	術後盲係蹄＜ブラインドループ＞症候群
	除外：吸収不良：
	・成人における骨軟化症(M83.2)
	・骨粗しょう＜鬆＞症＜オステオポローシス＞，術後(M81.3)
K91.3	術後腸閉塞
K91.4	結腸瘻＜人工肛門＞及び小腸瘻の機能障害
K91.5	胆のう＜嚢＞摘出＜除＞後症候群

K91.8	消化器系のその他の処置後障害，他に分類されないもの
K91.9	消化器系の処置後障害，詳細不明

K92　消化器系のその他の疾患　Other diseases of digestive system
　　　　除外：新生児胃腸出血(P54.0－P54.3)
K92.0　吐血
K92.1　メレナ
　　　　除外：便潜血(R19.5)
K92.2　胃腸出血，詳細不明
　　　　　出血：
　　　　　　・胃 NOS
　　　　　　・腸 NOS
　　　　除外：急性出血性胃炎(K29.0)
　　　　　　　肛門及び直腸の出血(K62.5)
　　　　　　　消化性潰瘍を伴うもの(K25－K28)
K92.8　消化器系のその他の明示された疾患
K92.9　消化器系の疾患，詳細不明

K93*　他に分類される疾患におけるその他の消化器の障害
Disorders of other digestive organs in diseases classified elsewhere
K93.0*　腸，腹膜及び腸間膜リンパ節の結核性障害(A18.3†)
　　　　除外：結核性腹膜炎(K67.3*)
K93.1*　シャーガス＜Chagas＞病における巨大結腸(B57.3†)
K93.8*　他に分類される疾患におけるその他の明示された消化器の障害

第XII章　皮膚及び皮下組織の疾患(L00-L99)
Diseases of the skin and subcutaneous tissue

除外：周産期に発生した病態(P00-P96)
　　　感染症及び寄生虫症(A00-B99)
　　　妊娠，分娩及び産じょく＜褥＞の合併症(O00-O99)
　　　先天奇形，変形及び染色体異常(Q00-Q99)
　　　内分泌，栄養及び代謝疾患(E00-E90)
　　　損傷，中毒及びその他の外因の影響(S00-T98)
　　　リポメラニン性細網症(I89.8)
　　　新生物＜腫瘍＞(C00-D48)
　　　症状，徴候及び異常臨床所見・異常検査所見で他に分類されないもの(R00-R99)
　　　全身性結合組織障害(M30-M36)

本章は，次の中間分類項目を含む：
L00-L08　　皮膚及び皮下組織の感染症
L10-L14　　水疱症
L20-L30　　皮膚炎及び湿疹
L40-L45　　丘疹落せつ＜屑＞＜りんせつ＜鱗屑＞＞性障害
L50-L54　　じんま＜蕁麻＞疹及び紅斑
L55-L59　　皮膚及び皮下組織の放射線(非電離及び電離)に関連する障害
L60-L75　　皮膚付属器の障害
L80-L99　　皮膚及び皮下組織のその他の障害

本章の星印(*)項目は下記のとおりである：
L14*　　　他に分類される疾患における水疱症
L45*　　　疾患における丘疹落せつ＜屑＞＜りんせつ＜鱗屑＞＞性障害
L54*　　　他に分類される疾患における紅斑
L62*　　　他に分類される疾患における爪の障害
L86*　　　他に分類される疾患における角皮症
L99*　　　他に分類される疾患における皮膚及び皮下組織のその他の障害

皮膚及び皮下組織の感染症(L00-L08)
Infections of the skin and subcutaneous tissue

感染病原体の分類が必要な場合は,追加コード(B95-B98)を使用する。

除外:麦粒腫(H00.0)
　　　感染性皮膚炎(L30.3)
　　　第Ⅰ章に分類される皮膚局所感染症,下記のようなもの:
　　　　・丹毒(A46)
　　　　・類丹毒(A26.-)
　　　　・ヘルペスウイルス［単純ヘルペス］感染症(B00.-)
　　　　　　・肛門性器(A60.-)
　　　　・伝染性軟属腫(B08.1)
　　　　・真菌症(B35-B49)
　　　　・シラミ症,ダニ症及びその他の動物寄生症(B85-B89)
　　　　・ウイルス(性)いぼ＜疣＞＜疣贅＞(B07)
　　皮下脂肪組織炎:
　　　　・NOS(M79.3)
　　　　・ループス(L93.2)
　　　　・頚部及び背部(M54.0)
　　　　・再発性＜反復性＞［ウェーバー・クリスチャン＜Weber-Christian＞病］
　　　　　(M35.6)
　　口角びらん(症)(下記による):
　　　　・NOS(K13.0)
　　　　・カンジダ症(B37.-)
　　　　・リボフラビン欠乏症(E53.0)
　　　化膿性肉芽腫(L98.0)
　　　帯状疱疹(B02.-)

L00　ブドウ球菌性熱傷様皮膚症候群※＜SSSS＞
　　Staphylococcal scalded skin syndrome

包含:新生児天疱瘡
　　　　リッター＜Ritter＞病
除外:中毒性表皮え＜壊＞死剥離症［ライエル＜ライル＞＜Lyell＞病］(L51.2)

L01　膿か＜痂＞疹　Impetigo
※ とびひ

除外:疱疹状膿か＜痂＞疹(L40.1)
　　　新生児天疱瘡(L00)

L01.0　膿か＜痂＞疹［各病原体］［各部位］
　　　　ボックハルト＜Bockhart＞膿か＜痂＞疹
L01.1　その他の皮膚疾患の膿か＜痂＞疹化

第XII章 皮膚及び皮下組織の疾患

L02 皮膚膿瘍，せつ＜フルンケル＞及び よう＜カルブンケル＞
Cutaneous abscess, furuncle and carbuncle
包含：せつ＜フルンケル＞＜boil＞
　　　せつ腫＜フルンケル＞症
除外：肛門部及び直腸部(K61.-)
　　　(外)性器：
　　　　・女性(N76.4)
　　　　・男性(N48.2，N49.-)

L02.0 顔面の皮膚膿瘍，せつ＜フルンケル＞及び よう＜カルブンケル＞
　　　除外：外耳(H60.0)
　　　　　　眼瞼(H00.0)
　　　　　　頭部［顔面を除く各部位］(L02.8)
　　　　　　涙腺(H04.0)
　　　　　　涙道(H04.3)
　　　　　　口腔(K12.2)
　　　　　　鼻(J34.0)
　　　　　　眼窩(H05.0)
　　　　　　顎下(K12.2)

L02.1 頚部の皮膚膿瘍，せつ＜フルンケル＞及び よう＜カルブンケル＞

L02.2 体幹の皮膚膿瘍，せつ＜フルンケル＞及び よう＜カルブンケル＞
　　　腹壁
　　　背部［殿部を除く各部位］
　　　胸壁
　　　そけい＜鼠径＞部
　　　会陰部
　　　臍部
　　　除外：乳房(N61)
　　　　　　股関節部(L02.4)
　　　　　　新生児臍炎(P38)

L02.3 殿部の皮膚膿瘍，せつ＜フルンケル＞及び よう＜カルブンケル＞
　　　殿部＜殿筋部＞
　　　除外：膿瘍を伴う毛巣のう＜嚢＞胞(L05.0)

L02.4 (四)肢の皮膚膿瘍，せつ＜フルンケル＞及び よう＜カルブンケル＞
　　　腋窩
　　　股関節部
　　　肩

L02.8 その他の部位の皮膚膿瘍，せつ＜フルンケル＞及び よう＜カルブンケル＞
　　　頭部［顔面を除く各部位］
　　　頭皮

L02.9 　皮膚膿瘍,せつ＜フルンケル＞及び よう＜カルブンケル＞,部位不明
　　　　　せつ腫＜フルンケル＞症 NOS

L03 　蜂巣炎＜蜂窩織炎＞　　Cellulitis
　　　　包含：急性リンパ管炎
　　　　除外：下記の蜂巣炎＜蜂窩織炎＞：
　　　　　　　　　・肛門部及び直腸部(K61.-)
　　　　　　　　　・外耳道(H60.1)
　　　　　　　　　・外性器：
　　　　　　　　　　　・女性(N76.4)
　　　　　　　　　　　・男性(N48.2, N49.-)
　　　　　　　　　・眼瞼(H00.0)
　　　　　　　　　・涙器(H04.3)
　　　　　　　　　・口腔(K12.2)
　　　　　　　　　・鼻(J34.0)
　　　　　　　好酸球性蜂巣炎＜蜂窩織炎＞［ウェルズ＜Wells＞病］(L98.3)
　　　　　　　（急性）熱性好中球性皮膚症［スイート＜Sweet＞症候群］(L98.2)
　　　　　　　リンパ管炎(慢性)(亜急性)(I89.1)
L03.0 　手指及び趾＜足ゆび＞の蜂巣炎＜蜂窩織炎＞
　　　　　爪の感染症
　　　　　爪炎
　　　　　爪(周)囲炎＜爪郭炎＞
　　　　　爪(床周)囲炎
　　　　※ひょう＜瘭＞疽
L03.1 　(四)肢のその他の部位の蜂巣炎＜蜂窩織炎＞
　　　　　腋窩
　　　　　股関節部
　　　　　肩
L03.2 　顔面の蜂巣炎＜蜂窩織炎＞
L03.3 　体幹の蜂巣炎＜蜂窩織炎＞
　　　　　腹壁
　　　　　背部［各部位］
　　　　　胸壁
　　　　　そけい＜鼠径＞部
　　　　　会陰部
　　　　　臍部
　　　　除外：新生児臍炎(P38)
L03.8 　その他の部位の蜂巣炎＜蜂窩織炎＞
　　　　　頭部［顔面を除く各部位］
　　　　　頭皮
L03.9 　蜂巣炎＜蜂窩織炎＞,詳細不明

L04 急性リンパ節炎　Acute lymphadenitis

包含：膿瘍（急性）　　　　　　　　　　　}　腸間膜リンパ節を除くすべてのリンパ節
　　　リンパ節炎，急性

除外：リンパ節腫大（R59.-）
　　　全身性リンパ節症を起こしたヒト免疫不全ウイルス［HIV］病（B23.1）
　　　リンパ節炎：
　　　　・NOS（I88.9）
　　　　・慢性又は亜急性，腸間膜を除く（I88.1）
　　　　・腸間膜，非特異性（I88.0）

L04.0　顔面，頭部及び頚部の急性リンパ節炎
L04.1　体幹の急性リンパ節炎
L04.2　上肢の急性リンパ節炎
　　　　腋窩
　　　　肩
L04.3　下肢の急性リンパ節炎
　　　　股関節部
L04.8　その他の部位の急性リンパ節炎
L04.9　急性リンパ節炎，部位不明

L05 毛巣のう＜嚢＞胞　Pilonidal cyst

包含：瘻（孔）　}　尾骨又は毛巣
　　　洞

L05.0　膿瘍を伴う毛巣のう＜嚢＞胞
L05.9　膿瘍を伴わない毛巣のう＜嚢＞胞
　　　　毛巣のう＜嚢＞胞 NOS

L08 皮膚及び皮下組織のその他の局所感染症
Other local infections of skin and subcutaneous tissue

L08.0　膿皮症
　　　　え＜壊＞疽性皮膚炎
　　　　化膿性皮膚炎
　　　　敗血症性皮膚炎
　　　除外：え＜壊＞疽性膿皮症（L88）
L08.1　紅色陰せん＜癬＞
L08.8　皮膚及び皮下組織のその他の明示された局所感染症
L08.9　皮膚及び皮下組織の局所感染症，詳細不明

水疱症(L10−L14)
Bullous disorders

除外：家族性良性慢性天疱瘡［ヘイリー・ヘイリー＜Hailey-Hailey＞病］(Q82.8)
　　　ブドウ球菌性熱傷様皮膚症候群＜SSSS＞(L00)
　　　中毒性表皮え＜壊＞死剥離症［ライエル＜ライル＞＜Lyell＞病］(L51.2)

L10　天疱瘡　Pemphigus
除外：新生児天疱瘡(L00)
- L10.0　尋常性天疱瘡
- L10.1　増殖性天疱瘡
- L10.2　落葉状天疱瘡
- L10.3　ブラジル天疱瘡［fogo selvagem］
- L10.4　紅斑性天疱瘡
　　　シネア・アッシャー＜Senear-Usher＞症候群
- L10.5　薬物誘発性天疱瘡
　　　薬物の分類が必要な場合は，追加外因コード(XX章)を使用する。
- L10.8　その他の天疱瘡
- L10.9　天疱瘡，詳細不明

L11　その他のアカントリーゼ＜棘融解＞性障害　Other acantholytic disorders
- L11.0　後天性毛包＜のう＜嚢＞＞性角化症
　　　除外：毛包＜のう＜嚢＞＞性角化症(先天性)［ダリエ・ホワイト＜Darier-White＞病］(Q82.8)
- L11.1　一過性アカントリーゼ＜棘融解＞性皮膚症［グローバー＜Grover＞病］
- L11.8　その他の明示されたアカントリーゼ＜棘融解＞性障害
- L11.9　アカントリーゼ＜棘融解＞性障害，詳細不明

L12　類天疱瘡　Pemphigoid
除外：妊娠ヘルペス(O26.4)
　　　疱疹状膿か＜痂＞疹(L40.1)
- L12.0　水疱性類天疱瘡
- L12.1　瘢痕性類天疱瘡
　　　良性粘膜類天疱瘡
- L12.2　小児期の慢性水疱性疾患
　　　若年性疱疹状皮膚炎
- L12.3　後天性表皮水疱症
　　　除外：表皮水疱症(先天性)(Q81.-)
- L12.8　その他の類天疱瘡
- L12.9　類天疱瘡，詳細不明

L13　その他の水疱症　Other bullous disorders
- L13.0　疱疹状皮膚炎
  - デューリング＜Dühring＞病
- L13.1　角層下膿疱症
  - スネッドン・ウィルキンソン＜Sneddon-Wilkinson＞病
- L13.8　その他の明示された水疱症
- L13.9　水疱症，詳細不明

L14*　他に分類される疾患における水疱症
Bullous disorders in diseases classified elsewhere

皮膚炎及び湿疹(L20-L30)
Dermatitis and eczema

注：この中間分類項目において「皮膚炎」と「湿疹」という語は同義かつ相互に変換可能なものとして用いられている。

除外：慢性(小児期)肉芽腫症(D71)
　　　皮膚炎：
　　　　・乾皮症(L85.3)
　　　　・人工(L98.1)
　　　　・え＜壊＞疽性(L08.0)
　　　　・疱疹状(L13.0)
　　　　・口囲(L71.0)
　　　　・うっ滞(性)(I83.1-I83.2)
　　　皮膚及び皮下組織の放射線(非電離及び電離)に関連する障害(L55-L59)

L20　アトピー性皮膚炎　Atopic dermatitis
除外：限局性神経皮膚炎(L28.0)
- L20.0　ベニエ＜Besnier＞痒疹
- L20.8　その他のアトピー性皮膚炎
  - 湿疹：
    - ・屈曲部 NEC
    - ・乳児(急性)(慢性)
    - ・内因性(アレルギー性)
  - 神経皮膚炎：
    - ・アトピー性
    - ・びまん性
- L20.9　アトピー性皮膚炎，詳細不明

L21 脂漏性皮膚炎　Seborrhoeic dermatitis
除外：感染性皮膚炎(L30.3)
L21.0 頭部脂漏
乳か＜痂＞＜cradle cap＞
L21.1 脂漏性乳児皮膚炎
L21.8 その他の脂漏性皮膚炎
L21.9 脂漏性皮膚炎，詳細不明

L22 おむつ＜ナプキン＞皮膚炎　Diaper [napkin] dermatitis
包含：おむつ紅斑
　　　おむつ発疹
　　　乾せん＜癬＞様おむつかぶれ

L23 アレルギー性接触皮膚炎　Allergic contact dermatitis
包含：アレルギー性接触湿疹
除外：アレルギー NOS(T78.4)
　　　皮膚炎：
　　　　・NOS(L30.9)
　　　　・接触 NOS(L25.9)
　　　　・おむつ(L22)
　　　　・摂取物質による(L27.-)
　　　　・眼瞼(H01.1)
　　　　・刺激物質(性)接触(L24.-)
　　　　・口囲(L71.0)
　　　外耳の湿疹(H60.5)
　　　皮膚及び皮下組織の放射線(非電離及び電離)に関連する障害(L55-L59)
L23.0 金属によるアレルギー性接触皮膚炎
クロム
ニッケル
L23.1 接着剤によるアレルギー性接触皮膚炎
L23.2 化粧品によるアレルギー性接触皮膚炎
L23.3 医薬品の皮膚接触によるアレルギー性接触皮膚炎
薬物の分類が必要な場合は，追加外因コード(XX章)を使用する．
除外：薬物によるアレルギー反応 NOS(T88.7)
　　　摂取した薬物及び薬剤による皮膚炎(L27.0-L27.1)
L23.4 染料によるアレルギー性接触皮膚炎

L23.5　その他の化学物質によるアレルギー性接触皮膚炎
　　　　セメント
　　　　殺虫剤
　　　　プラスチック
　　　　ゴム
L23.6　食物の皮膚接触によるアレルギー性接触皮膚炎
　　　　除外：摂取食物による皮膚炎(L27.2)
L23.7　植物によるアレルギー性接触皮膚炎，食物を除く
L23.8　その他の因子によるアレルギー性接触皮膚炎
L23.9　アレルギー性接触皮膚炎，原因不明
　　　　アレルギー性接触湿疹 NOS

L24　刺激性接触皮膚炎　Irritant contact dermatitis
　　　　包含：刺激性接触湿疹
　　　　除外：アレルギー NOS(T78.4)
　　　　　　　皮膚炎：
　　　　　　　　　・NOS(L30.9)
　　　　　　　　　・アレルギー性接触(L23.-)
　　　　　　　　　・接触 NOS(L25.9)
　　　　　　　　　・おむつ＜ナプキン＞(L22)
　　　　　　　　　・摂取物質による(L27.-)
　　　　　　　　　・眼瞼(H01.1)
　　　　　　　　　・口囲(L71.0)
　　　　　　　外耳の湿疹(H60.5)
　　　　　　　皮膚及び皮下組織の放射線(非電離及び電離)に関連する障害(L55-L59)
L24.0　洗剤による刺激性接触皮膚炎
L24.1　油脂及びグリースによる刺激性接触皮膚炎
L24.2　溶剤による刺激性接触皮膚炎
　　　　溶剤：
　　　　　・塩素化合物
　　　　　・シクロヘキサン
　　　　　・エステル
　　　　　・グリコール
　　　　　・炭化水素
　　　　　・ケトン
L24.3　化粧品による刺激性接触皮膚炎
L24.4　医薬品の皮膚接触による刺激性接触皮膚炎
　　　　薬物の分類が必要な場合は，追加外因コード(XX章)を使用する。
　　　　除外：薬物によるアレルギー反応 NOS(T88.7)
　　　　　　　摂取した薬物及び薬剤による皮膚炎(L27.0-L27.1)

L24.5 その他の化学物質による刺激性接触皮膚炎
　　　　セメント
　　　　殺虫剤
L24.6 食物の皮膚接触による刺激性接触皮膚炎
　　　除外：摂取食物による皮膚炎(L27.2)
L24.7 植物による刺激性接触皮膚炎，食物を除く
L24.8 その他の因子による刺激性接触皮膚炎
　　　　染料
L24.9 刺激性接触皮膚炎，原因不明
　　　　刺激性接触湿疹 NOS

L25　詳細不明の接触皮膚炎　Unspecified contact dermatitis
　　　包含：詳細不明の接触湿疹
　　　除外：アレルギー NOS(T78.4)
　　　　　　皮膚炎：
　　　　　　　・NOS(L30.9)
　　　　　　　・アレルギー性接触(L23.-)
　　　　　　　・摂取物質による(L27.-)
　　　　　　　・眼瞼(H01.1)
　　　　　　　・刺激物質(性)接触(L24.-)
　　　　　　　・口囲(L71.0)
　　　　　　外耳の湿疹(H60.5)
　　　　皮膚及び皮下組織の放射線(非電離及び電離)に関連する障害(L55-L59)
L25.0 化粧品による詳細不明の接触皮膚炎
L25.1 医薬品の皮膚接触による詳細不明の接触皮膚炎
　　　薬物の分類が必要な場合は，追加外因コード(XX章)を使用する。
　　　除外：薬物によるアレルギー反応 NOS(T88.7)
　　　　　　摂取した薬物及び薬剤による皮膚炎(L27.0-L27.1)
L25.2 染料による詳細不明の接触皮膚炎
L25.3 その他の化学物質による詳細不明の接触皮膚炎
　　　　セメント
　　　　殺虫剤
L25.4 食物の皮膚接触による詳細不明の接触皮膚炎
　　　除外：摂取食物による皮膚炎(L27.2)
L25.5 植物による詳細不明の接触皮膚炎，食物を除く
L25.8 その他の因子による詳細不明の接触皮膚炎
L25.9 詳細不明の接触皮膚炎，原因不明
　　　　接触皮膚炎(職業性)NOS
　　　　接触湿疹(職業性)NOS

第XII章 皮膚及び皮下組織の疾患

L26 剥脱性皮膚炎　Exfoliative dermatitis
包含：ヘブラ＜Hebra＞ひこう＜粃糠＞疹
除外：リッター＜Ritter＞病(L00)

L27 摂取物質による皮膚炎　Dermatitis due to substances taken internally
除外：薬物の有害作用 NOS(T88.7)
　　　食物の有害反応，皮膚炎を除く(T78.0－T78.1)
　　　アレルギー NOS(T78.4)
　　　接触皮膚炎(L23－L25)
　　　薬物性：
　　　　・光アレルギー性反応(L56.1)
　　　　・光毒性反応(L56.0)
　　　じんま＜蕁麻＞疹(L50.-)

- L27.0 薬及び薬剤による全身の発疹
　　　薬物の分類が必要な場合は，追加外因コード(XX章)を使用する。
- L27.1 薬物及び薬剤による限局性の発疹
　　　薬物の分類が必要な場合は，追加外因コード(XX章)を使用する。
- L27.2 摂取食物による皮膚炎
　　　除外：食物の皮膚接触による皮膚炎(L23.6，L24.6，L25.4)
- L27.8 その他の摂取物質による皮膚炎
- L27.9 詳細不明の摂取物質による皮膚炎

L28 慢性単純性苔せん＜癬＞及び痒疹　Lichen simplex chronicus and prurigo
- L28.0 慢性単純性苔せん＜癬＞
　　　限局性神経皮膚炎
　　　苔せん＜癬＞ NOS
- L28.1 結節性痒疹
- L28.2 その他の痒疹
　　　痒疹：
　　　　・NOS
　　　　・ヘブラ＜Hebra＞
　　　　・軽症
　　　丘疹状じんま＜蕁麻＞疹

L29 そう＜掻＞痒症　Pruritus
除外：神経症性そう＜掻＞破(L98.1)
　　　心因性そう＜掻＞痒症(F45.8)

- L29.0 肛門そう＜掻＞痒症
- L29.1 陰のう＜嚢＞そう＜掻＞痒症
- L29.2 陰門そう＜掻＞痒症

L29.3	肛門性器そう＜掻＞痒症，詳細不明	
L29.8	その他のそう＜掻＞痒症	
L29.9	そう＜掻＞痒症，詳細不明	
	かゆみ＜そう＜掻＞痒＞＜itch＞ NOS	

L30　その他の皮膚炎　Other dermatitis
除外：接触皮膚炎(L23-L25)
　　　　皮膚乾燥性皮膚炎(L85.3)
　　　　小局面状類乾せん＜癬＞(L41.3)
　　　　うっ滞(性)皮膚炎(I83.1-I83.2)

L30.0	貨幣状皮膚炎
L30.1	異汗症＜dyshidrosis＞［汗疱］
L30.2	自家感作性皮膚炎
	カンジダ疹
	白せん＜癬＞疹＜皮膚糸状菌疹＞
	湿疹様発疹
L30.3	感染性皮膚炎
	感染性湿疹様皮膚炎
L30.4	紅斑性間擦疹
L30.5	白色ひこう＜粃糠＞疹
L30.8	その他の明示された皮膚炎
L30.9	皮膚炎，詳細不明
	湿疹 NOS

丘疹落せつ＜屑＞＜りんせつ＜鱗屑＞＞性障害(L40-L45)
Papulosquamous disorders

L40　乾せん＜癬＞　Psoriasis
L40.0	尋常性乾せん＜癬＞
	貨幣状乾せん＜癬＞
	局面状乾せん＜癬＞
L40.1	全身性膿疱性乾せん＜癬＞
	疱疹状膿か＜痂＞疹
	フォン ツムブッシュ＜von Zumbusch＞病
L40.2	稽留性＜連続性＞先＜肢＞端皮膚炎
L40.3	掌蹠＜手掌足底＞膿疱症
L40.4	滴状乾せん＜癬＞
L40.5†	関節障害性乾せん＜癬＞(M07.0-M07.3＊，M09.0＊)
L40.8	その他の乾せん＜癬＞
	屈曲部乾せん＜癬＞

—544—

第XII章　皮膚及び皮下組織の疾患

L40.9　乾せん＜癬＞，詳細不明

L41　類乾せん＜癬＞　Parapsoriasis
除外：血管性多形皮膚萎縮症(L94.5)
L41.0　急性痘瘡状苔せん＜癬＞状ひこう＜粃糠＞疹
　　　　ムッカ・ハーベルマン＜Mucha-Habermann＞病
L41.1　慢性苔せん＜癬＞状ひこう＜粃糠＞疹
　　　※ 滴状類乾せん＜癬＞
L41.3　小局面状類乾せん＜癬＞
L41.4　大局面状類乾せん＜癬＞
L41.5　網状類乾せん＜癬＞
L41.8　その他の類乾せん＜癬＞
L41.9　類乾せん＜癬＞，詳細不明

L42　バラ色ひこう＜粃糠＞疹　Pityriasis rosea

L43　扁平苔せん＜癬＞　Lichen planus
除外：毛孔性扁苔せん＜癬＞(L66.1)
L43.0　肥厚性扁平苔せん＜癬＞
L43.1　水疱性扁平苔せん＜癬＞
L43.2　苔せん＜癬＞様薬物反応
　　　　薬物の分類が必要な場合は，追加外因コード(XX章)を使用する。
L43.3　亜急性(活動性)扁平苔せん＜癬＞
　　　　　熱帯扁平苔せん＜癬＞
L43.8　その他の扁平苔せん＜癬＞
L43.9　扁平苔せん＜癬＞，詳細不明

L44　その他の丘疹落せつ＜屑＞＜りんせつ＜鱗屑＞＞性障害
Other papulosquamous disorders
L44.0　毛孔性紅色ひこう＜粃糠＞疹
L44.1　光沢苔せん＜癬＞
L44.2　線状苔せん＜癬＞
L44.3　念＜連＞珠状紅色苔せん＜癬＞
L44.4　小児丘疹性先＜肢＞端皮膚炎［ジアノッティ・クロスティ＜Giannotti-Crosti＞病］
L44.8　その他の明示された丘疹落せつ＜屑＞＜りんせつ＜鱗屑＞＞性障害
L44.9　丘疹落せつ＜屑＞＜りんせつ＜鱗屑＞＞性障害，詳細不明
　　　※ 炎症性角化症

L45*　他に分類される疾患における丘疹落せつ＜屑＞＜りんせつ＜鱗屑＞＞性障害　Papulosquamous disorders in diseases classified elsewhere

じんま＜蕁麻＞疹及び紅斑(L50-L54)
Urticaria and erythema

除外：ライム＜Lyme＞病(A69.2)
しゅさ＜酒さ＞(L71.-)

L50　じんま＜蕁麻＞疹　Urticaria
除外：アレルギー性接触皮膚炎(L23.-)
　　　血管神経浮腫(T78.3)
　　　遺伝性血管浮腫(D84.1)
　　　クインケ＜Quincke＞浮腫(T78.3)
　　　じんま＜蕁麻＞疹：
　　　　・巨大(T78.3)
　　　　・新生児(P83.8)
　　　　・丘疹状(L28.2)
　　　　・色素性(Q82.2)
　　　　・血清(T80.6)
　　　　・日光(L56.3)

- L50.0　アレルギー性じんま＜蕁麻＞疹
- L50.1　特発性じんま＜蕁麻＞疹
- L50.2　寒冷及び温熱によるじんま＜蕁麻＞疹
- L50.3　皮膚描記性じんま＜蕁麻＞疹
- L50.4　振動性じんま＜蕁麻＞疹
- L50.5　コリン作動性じんま＜蕁麻＞疹
- L50.6　接触じんま＜蕁麻＞疹
- L50.8　その他のじんま＜蕁麻＞疹
　　　　慢性じんま＜蕁麻＞疹
　　　　周期性再発＜反復＞性じんま＜蕁麻＞疹
- L50.9　じんま＜蕁麻＞疹，詳細不明

L51　多形紅斑　Erythema multiforme
- L51.0　非水疱性多形紅斑
- L51.1　水疱性多形紅斑
　　　　スチーブンス・ジョンソン＜Stevens-Johnson＞症候群
- L51.2　中毒性表皮え＜壊＞死剥離症［ライエル＜ライル＞＜Lyell＞病］
- L51.8　その他の多形紅斑
- L51.9　多形紅斑，詳細不明

L52　結節性紅斑　Erythema nodosum

— 546 —

L53	その他の紅斑性病態　Other erythematous conditions

除外：温熱性＜日焼け＞紅斑(L59.0)
　　　　皮膚と接触する外的因子による紅斑(L23－L25)
　　　　紅斑性間擦疹(L30.4)

L53.0　中毒性紅斑
　　　　外因の分類が必要な場合は，追加外因コード(XX章)を使用する。
　　　　除外：新生児中毒性紅斑(P83.1)
L53.1　遠心性環状紅斑
L53.2　輪状紅斑
L53.3　その他の慢性地図状紅斑
L53.8　その他の明示された紅斑性病態
L53.9　紅斑性病態，詳細不明
　　　　　紅斑 NOS
　　　　　紅皮症 NOS

L54*	他に分類される疾患における紅斑　Erythema in diseases classified elsewhere

L54.0*　急性リウマチ熱における輪状紅斑(I00†)
L54.8*　他に分類されるその他の疾患における紅斑

皮膚及び皮下組織の放射線※(非電離及び電離)に関連する障害
(L55－L59)
Radiation-related disorders of the skin and subcutaneous tissue

L55	日焼け　Sunburn

L55.0　日焼け，第1度
L55.1　日焼け，第2度
L55.2　日焼け，第3度
L55.8　その他の日焼け
L55.9　日焼け，詳細不明

L56	紫外線によるその他の急性皮膚変化

Other acute skin changes due to ultraviolet radiation

L56.0　薬物性光毒性反応
　　　　薬物の分類が必要な場合は，追加外因コード(XX章)を使用する。
L56.1　薬物性光アレルギー性反応
　　　　薬物の分類が必要な場合は，追加外因コード(XX章)を使用する。
L56.2　光接触皮膚炎［ベルロック＜香水＞皮膚炎］
L56.3　日光じんま＜蕁麻＞疹
L56.4　多形日光疹

L56.8　紫外線によるその他の明示された急性皮膚変化
L56.9　紫外線による急性皮膚変化，詳細不明

L57　非電離放射線の慢性曝露による皮膚変化
Skin changes due to chronic exposure to nonionizing radiation

L57.0　日光角化症
　　　角化症：
　　　　　・NOS
　　　　　・老人性
　　　　　・太陽
L57.1　光線類細網症
L57.2　項部菱形皮膚
L57.3　シバッテ＜Civatte＞の多形皮膚萎縮症
L57.4　老人性し＜弛＞緩性皮膚
　　　老人性弾力線維症
L57.5　光線肉芽腫
L57.8　非電離性放射線の慢性曝露によるその他の皮膚変化
　　　農夫皮膚＜farmer's skin＞
　　　水夫皮膚＜sailor's skin＞
　　　日光皮膚炎
L57.9　非電離性放射線の慢性曝露による皮膚変化，詳細不明

L58　放射線皮膚炎　Radiodermatitis
L58.0　急性放射線皮膚炎
L58.1　慢性放射線皮膚炎
L58.9　放射線皮膚炎，詳細不明

L59　皮膚及び皮下組織の放射線に関連するその他の障害
Other disorders of skin and subcutaneous tissue related to radiation

L59.0　温熱性＜日焼け＞紅斑［温熱性皮膚炎］
L59.8　皮膚及び皮下組織の放射線に関連するその他の明示された障害
L59.9　皮膚及び皮下組織の放射線に関連する障害，詳細不明

皮膚付属器の障害(L60-L75)
Disorders of skin appendages

除外：外皮の先天奇形(Q84.-)

L60　爪の障害　Nail disorders
除外：(太鼓)ばち爪(R68.3)
　　　爪炎及び爪(周)囲炎＜爪郭炎＞(L03.0)

L60.0	かん＜嵌＞入爪（甲）
L60.1	爪（甲）剥離症
L60.2	爪（甲）鉤弯症
L60.3	爪栄養障害
L60.4	ボー＜Beau＞線＜爪横溝症＞
L60.5	黄色爪症候群
L60.8	その他の爪の障害
L60.9	爪の障害，詳細不明

L62* 他に分類される疾患における爪の障害
Nail disorders in diseases classified elsewhere

L62.0*	（太鼓）ばち爪強皮骨膜症（M89.4†）
L62.8*	他に分類されるその他の疾患における爪の障害

L63 円形脱毛症　Alopecia areata

L63.0	完全（頭部）脱毛症
L63.1	全身性脱毛症
L63.2	蛇行状脱毛症
L63.8	その他の円形脱毛症
L63.9	円形脱毛症，詳細不明

L64 男性ホルモン性脱毛症　Androgenic alopecia
包含：男性型脱毛症

L64.0	薬物誘発性男性ホルモン性脱毛症
	薬物の分類が必要な場合は，追加外因コード（XX章）を使用する。
L64.8	その他の男性ホルモン性脱毛症
L64.9	男性ホルモン性脱毛症，詳細不明

L65 その他の非瘢痕性脱毛症　Other nonscarring hair loss
薬物誘発性で，薬物の分類が必要な場合は，追加外因コード（XX章）を使用する。
除外：抜毛癖（F63.3）

L65.0	休止期性脱毛
L65.1	成長期性脱毛
L65.2	ムチン沈着性脱毛症
	＊毛包＜のう＜嚢＞＞性ムチン沈着症
L65.8	その他の明示された非瘢痕性脱毛症
L65.9	非瘢痕性脱毛症，詳細不明
	脱毛症 NOS

L66 瘢痕性脱毛症　Cicatricial alopecia [scarring hair loss]

L66.0	萎縮性脱毛症

L66.1	毛孔性扁平苔せん<癬>
	毛包<のう<嚢>>性扁平苔せん<癬>
L66.2	脱毛性毛包<のう<嚢>>炎
L66.3	頭部膿瘍性毛包<のう<嚢>>周囲炎
L66.4	瘢痕性紅斑性網様毛包<のう<嚢>>炎
L66.8	その他の瘢痕性脱毛症
L66.9	瘢痕性脱毛症，詳細不明

L67　毛髪の色及び毛幹の異常　Hair colour and hair shaft abnormalities
　　　除外：連珠毛(Q84.1)
　　　　　　白輪毛(Q84.1)
　　　　　　休止期性脱毛(L65.0)

L67.0	結節性裂毛症
L67.1	毛髪の色の変化
	しらが
	灰色毛(早発性)
	毛の異色症
	白毛症：
	・NOS
	・後天性限局性
L67.8	その他の毛髪の色及び毛幹の異常
	毛ぜい<脆>弱症
L67.9	毛髪の色及び毛幹の異常，詳細不明

L68　多毛症　Hypertrichosis
　　　包含：毛髪過多
　　　除外：先天(性)多毛症(Q84.2)
　　　　　　生毛<うぶ毛>遺残(Q84.2)

L68.0	男性型多毛症
	薬物誘発性で，薬物の分類が必要な場合は，追加外因コード(XX章)を使用する。
L68.1	後天性生毛性多毛症
	薬物誘発性で，薬物の分類が必要な場合は，追加外因コード(XX章)を使用する。
L68.2	限局性多毛症
L68.3	多毛症<polytrichia>
L68.8	その他の多毛症
L68.9	多毛症，詳細不明

L70　ざ瘡<アクネ>　Acne
　　　除外：ケロイドざ瘡<アクネ>(L73.0)

L70.0	尋常性ざ瘡<アクネ>
L70.1	集簇性ざ瘡<アクネ>

L70.2	痘瘡性ざ瘡＜アクネ＞	
	粟粒性え＜壊＞死性ざ瘡＜アクネ＞	
L70.3	熱帯性ざ瘡＜アクネ＞	
L70.4	小児ざ瘡＜アクネ＞	
	※ 新生児ざ瘡＜アクネ＞	
L70.5	若年性女子表皮剥離性ざ瘡＜アクネ＞	
L70.8	その他のざ瘡＜アクネ＞	
L70.9	ざ瘡＜アクネ＞，詳細不明	

L71 酒＜しゅ＞さ　Rosacea

L71.0	口囲皮膚炎	
	薬物誘発性で，薬物の分類が必要な場合は，追加外因コード(XX章)を使用する．	
L71.1	酒＜しゅ＞さ鼻＜鼻瘤＞	
L71.8	その他の酒＜しゅ＞さ	
L71.9	酒＜しゅ＞さ，詳細不明	

L72 皮膚及び皮下組織の毛包のう＜嚢＞胞
Follicular cysts of skin and subcutaneous tissue

L72.0	表皮のう＜嚢＞胞	
L72.1	毛鞘性のう＜嚢＞胞	
	毛孔性のう＜嚢＞胞	
	皮脂のう＜嚢＞胞	
L72.2	多発性脂腺のう＜嚢＞胞(症)	
L72.8	皮膚及び皮下組織のその他の毛包のう＜嚢＞胞	
L72.9	皮膚及び皮下組織の毛包のう＜嚢＞胞，詳細不明	

L73 その他の毛包障害　Other follicular disorders

L73.0	ケロイドざ瘡＜アクネ＞	
L73.1	須毛偽毛包＜のう＜嚢＞＞炎	
L73.2	化膿性汗腺炎	
L73.8	その他の明示された毛包障害	
	須毛毛瘡	
L73.9	毛包障害，詳細不明	

L74 エクリン汗腺の障害　Eccrine sweat disorders

除外：発汗過多＜多汗＞(症)(R61.-)

L74.0	紅色汗疹	
L74.1	水晶様汗疹	
L74.2	深在性汗疹	
	熱帯性汗疹	

L74.3	汗疹，詳細不明	
	※あせも	
L74.4	無汗症	
	乏＜減＞汗症	
L74.8	その他のエクリン汗腺の障害	
L74.9	エクリン汗腺の障害，詳細不明	
	汗腺の障害 NOS	

L75 アポクリン汗腺の障害　Apocrine sweat disorders
除外：異汗症＜dyshidrosis＞［汗疱］(L30.1)
　　　　化膿性汗腺炎(L73.2)

L75.0	臭汗症
L75.1	色汗症
L75.2	アポクリン汗疹
	フォックス・フォアダイス＜Fox-Fordyce＞病
L75.8	その他のアポクリン汗腺の障害
L75.9	アポクリン汗腺の障害，詳細不明

皮膚及び皮下組織のその他の障害(L80-L99)
Other disorders of the skin and subcutaneous tissue

L80　白斑　Vitiligo

L81　その他の色素異常症　Other disorders of pigmentation
除外：あざ NOS(Q82.5)
　　　　母斑 － 索引を参照
　　　　ポイツ・ジェガース＜Peutz-Jeghers＞症候群(Q85.8)

L81.0	炎症後色素沈着症
L81.1	肝斑＜しみ＞
L81.2	雀卵斑＜そばかす＞
L81.3	カフェオレ斑
L81.4	その他のメラニン色素沈着過度
	ほくろ＜黒子＞
L81.5	白斑，他に分類されないもの
L81.6	その他のメラニン形成減少症
L81.7	色素性紫斑性皮膚症
	蛇行状血管腫
L81.8	その他の明示された色素異常症
	鉄色素沈着
	いれずみ＜刺青＞

L81.9	色素異常症，詳細不明

L82 脂漏性角化症　Seborrhoeic keratosis
包含：黒色丘疹性皮膚症
　　　レーザー・トレラ＜Leser-Trélat＞病＜症候群＞＜徴候＞

L83 黒色表皮腫　Acanthosis nigricans
※ 黒色表皮肥厚症
包含：融合性細網状乳頭腫症

L84 うおのめ＜鶏眼＞及びべんち＜胼胝＞　Corns and callosities
包含：べんち＜胼胝＞腫
　　　うおのめ＜鶏眼＞

L85 その他の表皮肥厚　Other epidermal thickening
除外：皮膚の肥厚性障害(L91.-)

L85.0	後天性魚りんせん＜鱗癬＞
	除外：先天性魚りんせん＜鱗癬＞(Q80.-)
L85.1	後天性掌蹠＜手掌足底＞角化症［角皮症］
	除外：遺伝性掌蹠＜手掌足底＞角化症(Q82.8)
L85.2	点状(掌蹠＜手掌足底＞)角化症
L85.3	皮膚乾燥症＜乾皮症＞
	皮膚乾燥性皮膚炎
L85.8	その他の明示された表皮肥厚
	皮角＜cutaneous horn＞
L85.9	表皮肥厚，詳細不明

L86* 他に分類される疾患における角皮症
Keratoderma in diseases classified elsewhere
包含：毛包＜のう＜嚢＞＞性角化症　｝ビタミンA欠乏症によるもの(E50.8†)
　　　乾皮症

L87 経表皮性排除疾患　Transepidermal elimination disorders
除外：環状肉芽腫(穿孔性)(L92.0)

L87.0	真皮貫通性毛包＜のう＜嚢＞＞性・傍毛包＜のう＜嚢＞＞性角化症［キルレ＜Kyrle＞病］
	穿通性毛のう＜嚢＞角質増殖症
L87.1	反応性穿孔性膠原線維症
L87.2	蛇行性穿孔性弾力線維症
L87.8	その他の経表皮性排除疾患
L87.9	経表皮性排除疾患，詳細不明

L88 え＜壊＞疽性膿皮症　Pyoderma gangrenosum
　　　包含：侵食＜蝕＞性膿皮症
　　　除外：え＜壊＞疽性皮膚炎(L08.0)

L89 じょく＜褥＞瘡性潰瘍及び圧迫領域　Decubitus ulcer and pressure area
　　　注：ステージが異なる複数の部位がある場合は，最も高いステージを示すコード１つの
　　　　　みを割り当てる。
　　　包含：じょく＜褥＞瘡
　　　　　　ギブス(包帯)性潰瘍
　　　除外：子宮頚(部)のじょく＜褥＞瘡性(栄養性)潰瘍(N86)

L89.0　　ステージⅠじょく＜褥＞瘡性潰瘍及び圧迫領域
　　　皮膚の欠損を伴わず，潰瘍は，薄く色素沈着のある皮膚では，持続的な赤みがかった
　　　色調(紅斑)，より暗い色調の皮膚では，持続的な赤，青又は紫の色調として認めら
　　　れる。
　　　紅斑のみに限定されるじょく＜褥＞瘡性［圧迫性］潰瘍

L89.1　　ステージⅡじょく＜褥＞瘡性潰瘍
　　　下記を伴うじょく＜褥＞瘡性［圧迫性］潰瘍
　　　　　・擦過傷
　　　　　・水疱
　　　　　・表皮及び/又は真皮を含む皮膚の部分的欠損
　　　　　・皮膚の欠損 NOS

L89.2　　ステージⅢじょく＜褥＞瘡性潰瘍
　　　皮下組織の傷害又はえ＜壊＞死を含む皮膚全層の欠損を伴うじょく＜褥＞瘡性［圧迫
　　　性］潰瘍，下床の筋膜までの範囲に及ぶもの

L89.3　　ステージⅣじょく＜褥＞瘡性潰瘍
　　　筋肉，骨，支持構造(即ち，腱又は関節包)のえ＜壊＞死を伴うじょく＜褥＞瘡性［圧
　　　迫性］潰瘍

L89.9　　じょく＜褥＞瘡性潰瘍及び圧迫領域，詳細不明
　　　じょく＜褥＞瘡性［圧迫性］潰瘍，ステージの記載がないもの

L90 皮膚の萎縮性障害　Atrophic disorders of skin
L90.0　　硬化性萎縮性苔せん＜癬＞
　　　除外：外性器＜外陰部＞の硬化性苔せん＜癬＞
　　　　　　　・女性(N90.4)
　　　　　　　・男性(N48.0)
L90.1　　シュヴェニンガー・ブッジィ＜Schweninger-Buzzi＞の斑状皮膚萎縮症
L90.2　　ヤダッソン・ペリツァリィ＜Jadassohn-Pellizzari＞の斑状皮膚萎縮症
L90.3　　パシーニ＜Pasini＞及びピェリーニ＜Pierini＞の皮膚萎縮症
L90.4　　慢性萎縮性肢端皮膚炎

L90.5	皮膚の瘢痕状態及び線維症
	癒着性瘢痕（皮膚）
	瘢痕による醜貌
	瘢痕 NOS
	除外：肥大性瘢痕(L91.0)
	ケロイド瘢痕(L91.0)
L90.6	線状皮膚萎縮症
L90.8	皮膚のその他の萎縮性障害
L90.9	皮膚の萎縮性障害，詳細不明

L91　皮膚の肥厚性障害　Hypertrophic disorders of skin

L91.0	肥厚性瘢痕
	ケロイド瘢痕
	除外：ケロイドざ瘡＜アクネ＞(L73.0)
	瘢痕 NOS(L90.5)
L91.8	皮膚のその他の肥厚性障害
L91.9	皮膚の肥厚性障害，詳細不明

L92　皮膚及び皮下組織の肉芽腫性障害
Granulomatous disorders of skin and subcutaneous tissue

	除外：光線肉芽腫(L57.5)
L92.0	環状肉芽腫
	穿孔性環状肉芽腫
L92.1	リポイド類え＜壊＞死症，他に分類されないもの
	除外：糖尿病に関連するもの(E10－E14)
L92.2	顔面肉芽腫［皮膚の好酸球性肉芽腫］
L92.3	皮膚及び皮下組織の異物肉芽腫
L92.8	皮膚及び皮下組織のその他の肉芽腫性障害
L92.9	皮膚及び皮下組織の肉芽腫性障害，詳細不明

L93　エリテマトーデス＜紅斑性狼瘡＞　Lupus erythematosus
薬物誘発性で，薬物の分類が必要な場合は，追加外因コード(XX章)を使用する。

	除外：狼瘡：
	・潰瘍性(A18.4)
	・尋常性(A18.4)
	強皮症(M34.-)
	全身性エリテマトーデス＜紅斑性狼瘡＞＜SLE＞(M32.-)
L93.0	円板状エリテマトーデス＜紅斑性狼瘡＞＜DLE＞
	エリテマトーデス＜紅斑性狼瘡＞ NOS
L93.1	亜急性皮膚エリテマトーデス＜紅斑性狼瘡＞

L93.2　その他の限局性エリテマトーデス＜紅斑性狼瘡＞
　　　　深在性エリテマトーデス＜紅斑性狼瘡＞
　　　　ループス皮下脂肪組織炎

L94　その他の限局性結合組織障害　Other localized connective tissue disorders
　　　　除外：全身性結合組織障害(M30-M36)
L94.0　斑状強皮症［モルフェア］
　　　　限局性強皮症
L94.1　線状強皮症
　　　　剣創状病変＜en coup de sabre lesion＞
L94.2　皮膚石灰沈着症
L94.3　手指硬化症
L94.4　ゴットロン＜Gottron＞丘疹
L94.5　血管性多形皮膚萎縮症
L94.6　アインフム＜特発性指趾離断症＞
L94.8　その他の明示された限局性結合組織障害
L94.9　限局性結合組織障害，詳細不明

L95　皮膚に限局した血管炎，他に分類されないもの
　　　　Vasculitis limited to skin, not elsewhere classified
　　　　除外：蛇行状血管腫(L81.7)
　　　　　　　ヘノッホ(・シェーンライン)＜Henoch(-Schönlein)＞紫斑病(D69.0)
　　　　　　　過敏性血管炎(M31.0)
　　　　　　　皮下脂肪組織炎：
　　　　　　　　・NOS(M79.3)
　　　　　　　　・ループス(L93.2)
　　　　　　　　・頸部及び背部(M54.0)
　　　　　　　　・再発性＜反復性＞［ウェーバー・クリスチャ Weber-Christian＞病］(M35.6)
　　　　　　　結節性多発(性)動脈炎(M30.0)
　　　　　　　リウマチ性血管炎(M05.2)
　　　　　　　血清病(T80.6)
　　　　　　　じんま＜蕁麻＞疹(L50.-)
　　　　　　　ウェゲ＜ジ＞ナー＜Wegener＞肉芽腫症(M31.3)
L95.0　皮斑様＜livedoid＞血管炎
　　　　白色萎縮
L95.1　持続性隆起性紅斑
L95.8　皮膚に限局したその他の血管炎
L95.9　皮膚に限局した血管炎，詳細不明

L97 下肢の潰瘍，他に分類されないもの
Ulcer of lower limb, not elsewhere classified

除外：じょく＜褥＞瘡性［圧迫性］潰瘍及び圧迫領域(L89.-)
　　　え＜壊＞疽＜脱疽＞(R02)
　　　皮膚感染症(L00-L08)
　　　A00-B99に分類される感染症
　　　静脈瘤性潰瘍(I83.0, I83.2)

L98 皮膚及び皮下組織のその他の障害，他に分類されないもの
Other disorders of skin and subcutaneous tissue, not elsewhere classified

- L98.0 化膿性肉芽腫
- L98.1 人工皮膚炎
　　　神経症性そう＜掻＞破
- L98.2 (急性)熱性好中球性皮膚症［スイート＜Sweet＞症候群］
- L98.3 好酸球性蜂巣炎＜蜂窩織炎＞［ウェルズ＜Wells＞病］
- L98.4 皮膚の慢性潰瘍，他に分類されないもの
　　　皮膚の慢性潰瘍 NOS
　　　熱帯性潰瘍 NOS
　　　皮膚の潰瘍 NOS
　　　除外：じょく＜褥＞瘡性［圧迫性］潰瘍及び圧迫領域(L89.-)
　　　　　　え＜壊＞疽＜脱疽＞(R02)
　　　　　　皮膚感染症(L00-L08)
　　　　　　A00-B99に分類される感染症
　　　　　　下肢の潰瘍 NEC(L97)
　　　　　　静脈瘤性潰瘍(I83.0, I83.2)
- L98.5 皮膚のムチン(沈着)症
　　　病巣性ムチン(沈着)症
　　　粘液水腫性苔せん＜癬＞
　　　網状紅斑性ムチン(沈着)症
　　　除外：病巣性口腔ムチン(沈着)症(K13.7)
　　　　　　粘液水腫(E03.9)
- L98.6 皮膚及び皮下組織のその他の浸潤性障害
　　　除外：皮膚粘膜硝子様変化＜ヒアリン症＞(E78.8)
- L98.8 皮膚及び皮下組織のその他の明示された障害
- L98.9 皮膚及び皮下組織の障害，詳細不明

L99* 他に分類される疾患における皮膚及び皮下組織のその他の障害
Other disorders of skin and subcutaneous tissue in diseases classified elsewhere

L99.0*　　皮膚のアミロイドーシス＜アミロイド症＞(E85.-†)
　　　　　アミロイド苔せん＜癬＞
　　　　　斑状アミロイドーシス＜アミロイド症＞
L99.8*　　他に分類される疾患における皮膚及び皮下組織のその他の明示された障害
　　　　　梅毒性脱毛(症)(A51.3†)
　　　　　梅毒性白斑(A51.3†, A52.7†)

第XIII章　筋骨格系及び結合組織の疾患
（M00－M99）

Diseases of the musculoskeletal system and connective tissue

除外：周産期に発生した病態(P00－P96)
　　　　顎関節の主要障害(K07.6)
　　　　感染症及び寄生虫症(A00－B99)
　　　　コンパートメント＜筋区画＞症候群，外傷性(T79.6)
　　　　妊娠，分娩及び産じょく＜褥＞の合併症(O00－O99)
　　　　先天奇形，変形及び染色体異常(Q00－Q99)
　　　　内分泌，栄養及び代謝疾患(E00－E90)
　　　　損傷，中毒及びその他の外因の影響(S00－T98)
　　　　新生物＜腫瘍＞(C00－D48)
　　　　症状，徴候及び異常臨床所見・異常検査所見で他に分類されないもの(R00－R99)

本章は，次の中間分類項目を含む：
M00－M25　　関節障害
　　　　　　M00－M03　感染性関節障害
　　　　　　M05－M14　炎症性多発性関節障害
　　　　　　M15－M19　関節症
　　　　　　M20－M25　その他の関節障害
M30－M36　　全身性結合組織障害
M40－M54　　脊柱障害
　　　　　　M40－M43　変形性脊柱障害
　　　　　　M45－M49　脊椎障害
　　　　　　M50－M54　その他の脊柱障害
M60－M79　　軟部組織障害
　　　　　　M60－M63　筋障害
　　　　　　M65－M68　滑膜及び腱の障害
　　　　　　M70－M79　その他の軟部組織障害
M80－M94　　骨障害及び軟骨障害
　　　　　　M80－M85　骨の密度及び構造の障害
　　　　　　M86－M90　その他の骨障害
　　　　　　M91－M94　軟骨障害
M95－M99　　筋骨格系及び結合組織のその他の障害

本章の星印(*)項目は下記のとおりである：
M01*　　　　他に分類される感染症及び寄生虫症における関節の直接感染症
M03*　　　　他に分類される疾患における感染後関節障害及び反応性関節障害

M07*	乾せん＜癬＞性及び腸病(性)関節障害		
M09*	他に分類される疾患における若年性関節炎		
M14*	他に分類されるその他の疾患における関節障害		
M36*	他に分類される疾患における全身性結合組織障害		
M49*	他に分類される疾患における脊椎障害		
M63*	他に分類される疾患における筋障害		
M68*	他に分類される疾患における滑膜及び腱の障害		
M73*	他に分類される疾患における軟部組織障害		
M82*	他に分類される疾患における骨粗しょう＜鬆＞症＜オステオポローシス＞		
M90*	他に分類される疾患における骨障害		

筋骨格障害の部位

障害部位を示す下記の細分類は，第ⅩⅢ章に含まれる分類項目とともに任意に使用するために設けられている。局所的広がり又は特別な適用に対してコーディングすることは，使用されているコードの桁数が変わることになるので，これらの部位の補助細分類コードは独立した別の位置に置くことが望ましい(たとえば，追加欄)。膝内障，脊柱障害及び生体力学的疾患で他に分類されないものの各項目とともに使用される細分類は M23，M40 及び M99 の各項目の前又は項目内に記載されている。

- 0 多部位
- 1 肩甲帯　　　鎖骨
　　　　　　　肩甲骨
　　　　　　　胸鎖　　　関節
　　　　　　　肩鎖
　　　　　　　肩甲上腕
- 2 上腕　　　　上腕骨
　　　　　　　肘関節
- 3 前腕　　　　橈骨
　　　　　　　尺骨
　　　　　　　手関節
- 4 手　　　　　手根骨
　　　　　　　中手骨
　　　　　　　指節骨
　　　　　　　これらの骨の間の関節
- 5 骨盤部及び大腿　殿部
　　　　　　　骨盤
　　　　　　　大腿骨
　　　　　　　股関節
　　　　　　　仙腸関節

6 下腿	脛骨
	膝関節
	腓骨
7 足関節部及び足	足根
	中足
	趾＜足ゆび＞
	足関節
	足のその他の関節
8 その他	頭蓋
	頭部
	頚部
	肋骨
	脊柱
	体幹
9 部位不明	

関節障害 (M00-M25)
Arthropathies

包含：主として末梢((四)肢)関節をおかす障害

感染性関節障害 (M00-M03)
Infectious arthropathies

注：本中間分類は，病原微生物による関節障害から構成される。病因論的関係から、下記の型に区分する：
  a) 関節の直接感染，そこでは病原体は滑膜組織をおかし，微生物抗原が関節内に存在する；
  b) 間接感染，これには2種類の型がある：一つは反応性関節障害で，全身の微生物感染が確立しているが，病原体も抗原も共に関節内に認められないものであり，他の一つは感染後関節障害で，微生物抗原が存在するが病原体の発見は不定で，局所増殖の証明がされないものである。

M00 化膿性関節炎　Pyogenic arthritis
　　　［部位コードはこの章の冒頭を参照］
　　　除外：体内関節プロステーシスによる感染症及び炎症性反応(T84.5)

M00.0　ブドウ球菌性(多発性)関節炎
M00.1　肺炎球菌性(多発性)関節炎
M00.2　その他の連鎖球菌性(多発性)関節炎
M00.8　その他の明示された病原体による(多発性)関節炎
　　　　細菌の分類が必要な場合は、追加コード(B95-B96)を使用する。

M00.9 化膿性関節炎，詳細不明
   感染性関節炎 NOS

M01* 他に分類される感染症及び寄生虫症における関節の直接感染症
Direct infections of joint in infectious and parasitic diseases classified elsewhere
   ［部位コードはこの章の冒頭を参照］
   除外：サルコイドーシスにおける関節障害(M14.8*)
      感染後関節障害及び反応性関節障害(M03.-*)
M01.0* 髄膜炎菌性関節炎(A39.8†)
   除外：髄膜炎菌感染後関節炎(M03.0*)
M01.1* 結核性関節炎(A18.0†)
   除外：脊椎結核(M49.0*)
M01.2* ライム＜Lyme＞病における関節炎(A69.2†)
M01.3* 他に分類されるその他の細菌性疾患における関節炎
   下記における関節炎：
      ・ハンセン＜Hansen＞病(A30.-†)
      ・局所的サルモネラ感染症(A02.2†)
      ・腸チフス又はパラチフス(A01.-†)
   淋菌性関節炎(A54.4†)
M01.4* 風疹性関節炎(B06.8†)
M01.5* 他に分類されるその他のウイルス性疾患における関節炎
   下記における関節炎：
      ・ムンプス(B26.8†)
      ・オニオニオン＜O'nyong-nyong＞熱(A92.1†)
M01.6* 真菌症における関節炎(B35－B49†)
M01.8* 他に分類されるその他の感染症及び寄生虫症における関節炎

M02 反応性関節障害　Reactive arthropathies
   ［部位コードはこの章の冒頭を参照］
   除外：ベーチェット＜Behçet＞病(M35.2)
      リウマチ熱(I00)
M02.0 腸バイパスに続発する関節障害
M02.1 赤痢後関節障害
M02.2 予防接種後関節障害
M02.3 ライター＜Reiter＞病
M02.8 その他の反応性関節障害
M02.9 反応性関節障害，詳細不明

M03* 他に分類される疾患における感染後関節障害及び反応性関節障害
Postinfective and reactive arthropathies in diseases classified elsewhere
　　　　［部位コードはこの章の冒頭を参照］
　　　　除外：他に分類される感染症及び寄生虫症における関節の直接感染症(M01.-*)

M03.0* 髄膜炎菌感染後関節炎(A39.8†)
　　　　除外：髄膜炎菌性関節炎(M01.0*)

M03.1* 梅毒における感染後関節障害
　　　　クラットン＜Clutton＞関節(A50.5†)
　　　　除外：シャルコー＜Charcot＞又は脊髄ろう＜癆＞性関節障害(M14.6*)

M03.2* 他に分類される疾患におけるその他の感染後関節炎
　　　　下記における感染後関節炎：
　　　　　・エルシニア エンテロコリチカによる腸炎(A04.6†)
　　　　　・ウイルス性肝炎(B15－B19†)
　　　　除外：ウイルス(性)関節障害(M01.4－M01.5*)

M03.6* 他に分類されるその他の疾患における反応性関節障害
　　　　感染性心内膜炎における関節障害(I33.0†)

炎症性多発性関節障害(M05－M14)
Inflammatory polyarthropathies

M05 血清反応陽性関節リウマチ　Seropositive rheumatoid arthritis
　　　　［部位コードはこの章の冒頭を参照］
　　　　除外：リウマチ熱(I00)
　　　　　　　関節リウマチ：
　　　　　　　　・若年性(M08.-)
　　　　　　　　・脊椎(M45)

M05.0　フェルティ＜Felty＞症候群
　　　　脾腫及び白血球減少症を伴う関節リウマチ

M05.1† リウマチ性肺疾患(J99.0*)

M05.2　リウマチ性血管炎

M05.3† その他の臓器及び器官系の併発症を伴う関節リウマチ
　　　　(関節)リウマチ性：
　　　　　・心炎(I52.8*)
　　　　　・心内膜炎(I39.-*)
　　　　　・心筋炎(I41.8*)
　　　　　・ミオパチ＜シ＞ー(G73.7*)
　　　　　・心膜炎(I32.8*)
　　　　　・多発(性)ニューロパチ＜シ＞ー(G63.6*)

M05.8　その他の血清反応陽性関節リウマチ

| M05.9 | 血清反応陽性関節リウマチ，詳細不明 |

M06 その他の関節リウマチ　Other rheumatoid arthritis
［部位コードはこの章の冒頭を参照］

M06.0	血清反応陰性関節リウマチ
M06.1	成人発症スチル＜Still＞病
	除外：スチル病 NOS(M08.2)
M06.2	リウマチ性滑液包炎
M06.3	リウマチ性皮下結節
M06.4	炎症性多発性関節障害
	除外：多発性関節炎 NOS(M13.0)
M06.8	その他の明示された関節リウマチ
M06.9	関節リウマチ，詳細不明

M07* 乾せん＜癬＞性及び腸病(性)関節障害
Psoriatic and enteropathic arthropathies
［部位コードはこの章の冒頭を参照］
除外：若年性乾せん＜癬＞性及び腸病(性)関節障害(M09.-*)

M07.0*	遠位指＜趾＞節間関節乾せん＜癬＞性関節障害(L40.5†)
M07.1*	破壊性関節炎(L40.5†)
M07.2*	乾せん＜癬＞性脊椎炎(L40.5†)
M07.3*	その他の乾せん＜癬＞性関節障害(L40.5†)
M07.4*	クローン＜Crohn＞病［限局性腸炎］における関節障害(K50.-†)
M07.5*	潰瘍性大腸炎における関節障害(K51.-†)
M07.6*	その他の腸病(性)関節障害

M08 若年性関節炎　Juvenile arthritis
［部位コードはこの章の冒頭を参照］
包含：小児における関節炎，16才未満で発症し，3か月以上経過したもの
除外：フェルティ＜Felty＞症候群(M05.0)
　　　若年性皮膚筋炎(M33.0)

M08.0	若年性関節リウマチ
	リウマトイド＜リウマチ＞因子を伴う又は伴わない若年性関節リウマチ
M08.1	若年性強直性脊椎炎
	除外：成人における強直性脊椎炎(M45)
M08.2	全身性発症を伴う若年性関節炎［スチル＜Still＞病］
	スチル病 ＜Still＞ NOS
	除外：成人発症スチル＜Still＞病(M06.1)
M08.3	若年性多発性関節炎(血清反応陰性)
	慢性若年性多発性関節炎
M08.4	少関節型若年性関節炎

| M08.8 | その他の若年性関節炎 |
| M08.9 | 若年性関節炎,詳細不明 |

M09* 他に分類される疾患における若年性関節炎
Juvenile arthritis in diseases classified elsewhere
　　　　［部位コードはこの章の冒頭を参照］
　　　　除外：ウイップル＜Whipple＞病における関節障害(M14.8*)
M09.0*	乾せん＜癬＞における若年性関節炎(L40.5†)
M09.1*	クローン＜Crohn＞病［限局性腸炎］における若年性関節炎(K50.-†)
M09.2*	潰瘍性大腸炎における若年性関節炎(K51.-†)
M09.8*	他に分類されるその他の疾患における若年性関節炎

M10 痛風　Gout
　　　　［部位コードはこの章の冒頭を参照］
M10.0	特発性痛風
	痛風性滑液包炎
	原発性痛風
	心臓の尿酸塩痛風結節†(I43.8*)
M10.1	鉛誘発性痛風
M10.2	薬物誘発性痛風
	薬物の分類が必要な場合は、追加外因コード(XX章)を使用する。
M10.3	腎機能障害による痛風
	腎疾患の障害の分類が必要な場合は，追加コードを使用する(N17-N19)
M10.4	その他の続発性痛風
M10.9	痛風,詳細不明

M11 その他の結晶性関節障害　Other crystal arthropathies
　　　　［部位コードはこの章の冒頭を参照］
M11.0	ハイドロオキシアパタイト沈着症
M11.1	家族性軟骨石灰化症
M11.2	その他の軟骨石灰化症
	軟骨石灰化症 NOS
M11.8	その他の明示された結晶性関節障害
M11.9	結晶性関節障害,詳細不明

M12 その他の明示された関節障害　Other specific arthropathies
　　　　［部位コードはこの章の冒頭を参照］
　　　　除外：関節障害 NOS(M13.9)
　　　　　　　関節症(M15-M19)
　　　　　　　輪状披裂関節障害(J38.7)
| M12.0 | リウマチ熱後慢性関節障害［ジャクー＜Jaccoud＞病］ |

M12.1	カシン・ベック＜Kaschin-Beck＞病
M12.2	絨毛結節性滑膜炎（色素性）
M12.3	回帰性リウマチ
M12.4	間欠性関節水腫
M12.5	外傷性関節障害

除外：（下記の）外傷後関節症：
- NOS（M19.1）
- 第1手根中手関節（M18.2－M18.3）
- 股関節部（M16.4－M16.5）
- 膝（M17.2－M17.3）
- その他の単関節（M19.1）

M12.8　その他の明示された関節障害，他に分類されないもの
　　　　一過性関節障害

M13　その他の関節炎　Other arthritis
［部位コードはこの章の冒頭を参照］
除外：関節症（M15－M19）

M13.0	多発性関節炎，詳細不明
M13.1	単（発性）関節炎，他に分類されないもの
M13.8	その他の明示された関節炎

　　　　アレルギー性関節炎

M13.9　関節炎，詳細不明
　　　　関節障害 NOS

M14*　他に分類されるその他の疾患における関節障害
Arthropathies in other diseases classified elsewhere

除外：下記における関節障害：
- 血液障害（M36.2－M36.3*）
- 過敏反応（M36.4*）
- 新生物＜腫瘍＞性疾患（M36.1*）

神経障害性脊椎障害（M49.4*）
乾せん＜癬＞性及び腸病(性)関節障害（M07.-*）
- 若年性（M09.-*）

M14.0*　酵素欠損及びその他の遺伝性障害による痛風性関節障害
　　　下記における痛風性関節障害：
- レッシュ・ナイハン＜Lesch-Nyhan＞症候群（E79.1†）
- 鎌状赤血球障害（D57.-†）

M14.1*　その他の代謝障害における結晶性関節障害
　　　副甲状腺＜上皮小体＞機能亢進症における結晶性関節障害（E21.-†）

M14.2*　糖尿病性関節障害（共通4桁項目 .6†を伴う E10－E14）
　　　除外：糖尿病性神経障害性関節障害（M14.6*）

M14.3*	リポイド皮膚関節炎(E78.8†)
M14.4*	アミロイドーシス＜アミロイド症＞における関節障害(E85.-†)
M14.5*	その他の内分泌，栄養及び代謝障害における関節障害

    下記における関節障害：
     ・末端肥大症＜先端巨大症＞及び下垂体性巨人症(E22.0†)
     ・ヘモクロマトーシス＜血色素症＞(E83.1†)
     ・甲状腺機能低下症(E00-E03†)
     ・甲状腺中毒症［甲状腺機能亢進症］(E05.-†)

M14.6*	神経障害性関節障害

    シャルコー＜Charcot＞関節障害(G98†)
    脊髄ろう＜癆＞性関節障害(A52.1†)
    糖尿病性神経障害性関節障害(共通4桁項目 .6†を伴う E10-E14)

M14.8*	他に分類されるその他の明示された疾患における関節障害

    下記における関節障害：
     ・紅斑：
      ・多形(L51.-†)
      ・結節性(L52†)
     ・サルコイドーシス(D86.8†)
     ・ウイップル＜Whipple＞病(K90.8†)

関節症(M15-M19)
Arthrosis

注：本中間分類における骨関節炎の用語は，関節症又は骨関節症の同義語として使用されている。この用語は本来，基礎にある病態又は確定された病態を示すものではなく，単に臨床上慣用的に用いられているものである。

除外：脊椎の骨関節炎(M47.-)

M15　多発性関節症　Polyarthrosis

包含：二部位以上の記載のある関節症
除外：単関節で両側の併発(M16-M19)

M15.0	原発性全身性(骨)関節症
M15.1	ヘバーデン＜Heberden＞結節(関節障害を伴うもの)
M15.2	ブシャール＜Bouchard＞結節(関節障害を伴うもの)
M15.3	続発性多発性関節症
	外傷後多発性関節症
M15.4	びらん性(骨)関節症
M15.8	その他の多発性関節症
M15.9	多発性関節症，詳細不明
	全身性骨関節炎 NOS

M16 股関節症［股関節部の関節症］　Coxarthrosis [arthrosis of hip]
M16.0　原発性股関節症，両側性
M16.1　その他の原発性股関節症
　　　　原発性股関節症：
　　　　　・NOS
　　　　　・一側性
M16.2　形成不全の結果としての股関節症，両側性
M16.3　その他の形成不全性股関節症
　　　　形成不全性股関節症：
　　　　　・NOS
　　　　　・一側性
M16.4　外傷後股関節症，両側性
M16.5　その他の外傷後股関節症
　　　　外傷後股関節症：
　　　　　・NOS
　　　　　・一側性
M16.6　その他の続発性股関節症，両側性
M16.7　その他の続発性股関節症
　　　　続発性股関節症：
　　　　　・NOS
　　　　　・一側性
M16.9　股関節症，詳細不明

M17 膝関節症［膝の関節症］　Gonarthrosis [arthrosis of knee]
M17.0　原発性膝関節症，両側性
M17.1　その他の原発性膝関節症
　　　　原発性膝関節症：
　　　　　・NOS
　　　　　・一側性
M17.2　外傷後膝関節症，両側性
M17.3　その他の外傷後膝関節症
　　　　外傷後膝関節症：
　　　　　・NOS
　　　　　・一側性
M17.4　その他の続発性膝関節症，両側性
M17.5　その他の続発性膝関節症
　　　　続発性膝関節症：
　　　　　・NOS
　　　　　・一側性
M17.9　膝関節症，詳細不明

M18 第１手根中手関節の関節症　Arthrosis of first carpometacarpal joint

- M18.0　第１手根中手関節の原発性関節症，両側性
- M18.1　第１手根中手関節のその他の原発性関節症
  - 第１手根中手関節の原発性関節症：
    - ・NOS
    - ・一側性
- M18.2　第１手根中手関節の外傷後関節症，両側性
- M18.3　第１手根中手関節のその他の外傷後関節症
  - 第１手根中手関節の外傷後関節症：
    - ・NOS
    - ・一側性
- M18.4　第１手根中手関節のその他の続発性関節症，両側性
- M18.5　第１手根中手関節のその他の続発性関節症
  - 第１手根中手関節の続発性関節症：
    - ・NOS
    - ・一側性
- M18.9　第１手根中手関節の関節症，詳細不明

M19 その他の関節症　Other arthrosis

[部位コードはこの章の冒頭を参照]

除外：脊椎の関節症(M47.-)
　　　強剛母趾(M20.2)
　　　多発性関節症(M15.-)

- M19.0　その他の関節の原発性関節症
  - 原発性関節症 NOS
- M19.1　その他の関節の外傷後関節症
  - 外傷後関節症 NOS
- M19.2　その他の続発性関節症
  - 続発性関節症 NOS
- M19.8　その他の明示された関節症
- M19.9　関節症，詳細不明

その他の関節障害(M20-M25)
Other joint disorders

除外：脊椎の関節(M40-M54)

M20 指及び趾＜足ゆび＞の後天性変形　Acquired deformities of fingers and toes
除外：指及び趾＜足ゆび＞の後天性欠損(Z89.-)
　　　先天(性)：
　　　　　・指及び趾＜足ゆび＞の欠損(Q71.3，Q72.3)
　　　　　・指及び趾＜足ゆび＞の変形及び奇形(Q66.-，Q68-Q70，Q74.-)

M20.0　指の変形
　　　ボタン穴及び白鳥の首変形
　　　除外：(太鼓)ばち指(R68.3)
　　　　　手掌腱膜線維腫症［デュピュイトラン＜Dupuytren＞拘縮］(M72.0)
　　　　　ばね＜弾発＞指(M65.3)

M20.1　外反母趾(後天性)
　　　バニオン

M20.2　強剛母趾

M20.3　母趾のその他の変形(後天性)
　　　内反母趾

M20.4　その他のつち＜槌＞(状)趾＜足ゆび＞(後天性)

M20.5　趾＜足ゆび＞のその他の変形(後天性)

M20.6　趾＜足ゆび＞の後天性変形，詳細不明

M21 (四)肢のその他の後天性変形　Other acquired deformities of limbs
［部位コードはこの章の冒頭を参照］
除外：(四)肢の後天性欠損(Z89.-)
　　　指又は趾＜足ゆび＞の後天性変形(M20.-)
　　　先天(性)：
　　　　　・(四)肢の欠損(Q71-Q73)
　　　　　・(四)肢の変形及び奇形(Q65-Q66，Q68-Q74)
　　　扁平股(M91.2)

M21.0　外反変形，他に分類されないもの
　　　除外：外反中足(Q66.6)
　　　　　外反踵足(Q66.4)

M21.1　内反変形，他に分類されないもの
　　　除外：内反中足(Q66.2)
　　　　　内反脛骨(M92.5)

M21.2　屈曲変形

M21.3　下垂手又は下垂足(後天性)

M21.4	扁平足（後天性）	
	除外：先天性扁平足（Q66.5）	
M21.5	後天性わし＜鷲＞手，内反手，鉤爪足及び内反足	
	除外：内反足，後天性と明示されないもの（Q66.8）	
M21.6	足首及び足のその他の後天性変形	
	除外：趾＜足ゆび＞の変形（後天性）（M20.1－M20.6）	
M21.7	（四）肢不等長（後天性）	
M21.8	（四）肢のその他の明示された後天性変形	
M21.9	（四）肢の後天性変形，詳細不明	

M22　膝蓋骨の障害　Disorders of patella

除外：膝蓋骨の脱臼（S83.0）

M22.0	膝蓋骨の反復性脱臼
M22.1	膝蓋骨の反復性亜脱臼
M22.2	膝蓋大腿障害
M22.3	膝蓋骨のその他の関節内障
M22.4	膝蓋軟骨軟化症
M22.8	膝蓋骨のその他の障害
M22.9	膝蓋骨の障害，詳細不明

M23　膝内障　Internal derangement of knee

除外：強直（M24.6）
　　　新鮮損傷 － 膝及び下腿の損傷を参照（S80－S89）
　　　膝の変形（M21.-）
　　　膝蓋骨の障害（M22.-）
　　　離断性骨軟骨炎（M93.2）
　　　反復性脱臼又は亜脱臼（M24.4）
　　　　・膝蓋骨（M22.0－M22.1）

下記の障害部位を示す補助細分類は，M23.-の該当する4桁細分類項目とともに任意に使用する；この章の冒頭の注意書も参照

0	多部位
1	前十字靱帯又は内側半月前角
2	後十字靱帯又は内側半月後角
3	内側側副靱帯又はその他及び詳細不明の内側半月
4	外側側副靱帯又は外側半月前角
5	外側半月後角
6	その他及び詳細不明の外側半月
7	関節包靱帯
9	詳細不明の靱帯又は詳細不明の半月

M23.0　半月のう＜嚢＞腫

M23.1	円板状半月（先天性）
M23.2	陳旧性裂傷又は損傷による半月の内障
	陳旧性バケツ柄状断裂
M23.3	その他の関節半月の内障

　　　　　変性　　　⎫
　　　　　剥離　　　⎬　半月
　　　　　遺残　　　⎭

M23.4	膝（関節）内遊離体
M23.5	膝の慢性不安定症
M23.6	膝の靱帯のその他の特発性離断
M23.8	その他の膝内障
	膝の靱帯のし＜弛＞緩
	ばね＜弾発＞膝
M23.9	膝内障，詳細不明

M24　その他の明示された関節内障　Other specific joint derangements
　　　［部位コードはこの章の冒頭を参照］
　　　除外：新鮮損傷 － 部位により関節の損傷を参照
　　　　　　ガングリオン（M67.4）
　　　　　　ばね＜弾発＞膝（M23.8）
　　　　　　顎関節障害（K07.6）

M24.0	関節内遊離体
	除外：膝（関節）内遊離体（M23.4）
M24.1	その他の関節軟骨障害
	除外：軟骨石灰化症（M11.1－M11.2）
	膝内障（M23.-)
	転移性石灰化症（E83.5）
	組織褐＜黒＞変症＜オクロノーシス＞（E70.2）
M24.2	靱帯の障害
	陳旧性靱帯損傷に続発する不安定症
	靱帯し＜弛＞緩（症）NOS
	除外：家族性靱帯し＜弛＞緩（症）（M35.7）
	膝（M23.5－M23.8）
M24.3	関節の病的脱臼及び亜脱臼，他に分類されないもの
	除外：関節の脱臼又は転位：
	・先天性 － 筋骨格系の先天奇形及び変形を参照（Q65－Q79）
	・新鮮損傷 － 部位により関節及び靱帯の損傷を参照
	・反復性（M24.4）
M24.4	関節の反復性脱臼及び亜脱臼
	除外：膝蓋骨（M22.0－M22.1）
	椎骨亜脱臼（M43.3－M43.5）

M24.5	関節拘縮
	除外：(四)肢の後天性変形(M20－M21)
	腱(鞘)拘縮で関節拘縮を伴わないもの(M67.1)
	デュピュイトラン＜Dupuytren＞拘縮(M72.0)
M24.6	関節強直
	除外：脊柱(M43.2)
	強直を伴わない間接硬直((M25.6)
M24.7	股臼底突出(症)
M24.8	その他の明示された関節内障，他に分類されないもの
	除外：腸脛靱帯症候群を含むもの(M76.3)
M24.9	関節内障，詳細不明

M25 その他の関節障害，他に分類されないもの
Other joint disorders, not elsewhere classified

［部位コードはこの章の冒頭を参照］
除外：歩行及び移動の異常(R26.-)
　　　石灰化：
　　　　　・滑液包(M71.4)
　　　　　・肩(関節)(M75.3)
　　　　　・腱(M65.2)
　　　M20－M21に分類される変形
　　　歩行困難(R26.2)

M25.0	出血性関節症
	除外：新鮮損傷 － 部位により関節の損傷を参照
M25.1	関節の瘻(孔)
M25.2	動揺関節
M25.3	関節のその他の不安定症
	除外：下記に続発する関節の不安定症：
	・陳旧性靱帯損傷(M24.2)
	・関節プロステーシスの除去(M96.8)
M25.4	関節滲出液貯留
	除外：フランベジア＜yaws＞性関節水症(A66.6)
M25.5	関節痛
M25.6	関節硬直，他に分類されないもの
M25.7	骨棘
M25.8	その他の明示された関節障害
M25.9	関節障害，詳細不明

全身性結合組織障害(M30-M36)
Systemic connective tissue disorders

包含：自己免疫疾患,全身性又は NOS
　　　膠原(血管)病,全身性又は NOS
除外：抗リン脂質抗体症候群(D68.6)
　　　自己免疫疾患,単独臓器型又は単独細胞型(該当する病態の分類項目にコードする)

M30　結節性多発(性)動脈炎及び関連病態
Polyarteritis nodosa and related conditions

M30.0　結節性多発(性)動脈炎
M30.1　肺の併発症を伴う多発(性)動脈炎［チャウグ・シュトラウス<Churg-Strauss>症候群］
　　　　アレルギー性肉芽腫性血管炎
M30.2　若年性多発(性)動脈炎
M30.3　皮膚粘膜リンパ節症候群［川崎病］
M30.8　結節性多発(性)動脈炎に関連するその他の病態
　　　　多発性血管炎重複症候群

M31　その他のえ<壊>死性血管障害　Other necrotizing vasculopathies

M31.0　過敏性血管炎
　　　　グッドパスチャー<Goodpasture>症候群
M31.1　血栓性微小血管障害
　　　　血栓性血小板減少性紫斑病
M31.2　致死性え<壊>疽性鼻炎<特発性鼻え<壊>疽>
M31.3　ウェゲ<ジ>ナー<Wegener>肉芽腫
　　　　え<壊>死性呼吸器(性)肉芽腫
M31.4　大動脈弓症候群［高安病］
M31.5　リウマチ性多発筋痛症を伴う巨細胞性動脈炎
M31.6　その他の巨細胞(性)動脈炎
M31.7　顕微鏡的多発(性)血管炎
　　　　顕微鏡的多発(性)動脈炎
　　　　除外：結節性多発(性)動脈炎(M30.0)
M31.8　その他の明示されたえ<壊>死性血管障害
　　　　低補体血症性血管炎
M31.9　え<壊>死性血管障害,詳細不明

M32　全身性エリテマトーデス<紅斑性狼瘡><SLE>
Systemic lupus erythematosus

除外：エリテマトーデス<紅斑性狼瘡>(円板状)<DLE>(NOS)(L93.0)

第XIII章　筋骨格系及び結合組織の疾患

M32.0　薬物誘発性全身性エリテマトーデス＜紅斑性狼瘡＞＜SLE＞
　　　　薬物の分類が必要な場合は，追加外因コード(XX章)を使用する。
M32.1†　臓器又は器官系の併発症を伴う全身性エリテマトーデス＜紅斑性狼瘡＞＜SLE＞
　　　　　リプ＜ブ＞マン・ザックス＜Libman-Sacks＞病(I39.-*)
　　　　　ループス心膜炎(I32.8*)
　　　　　腎併発症(N08.5*，N16.4*)
　　　　　肺併発症(J99.1*)
M32.8　その他の型の全身性エリテマトーデス＜紅斑性狼瘡＞＜SLE＞
M32.9　全身性エリテマトーデス＜紅斑性狼瘡＞＜SLE＞，詳細不明

M33　皮膚(多発性)筋炎　Dermatopolymyositis
M33.0　若年性皮膚筋炎
M33.1　その他の皮膚筋炎
M33.2　多発性筋炎
M33.9　皮膚(多発性)筋炎，詳細不明

M34　全身性硬化症　Systemic sclerosis
　　　　包含：強皮症
　　　　除外：強皮症：
　　　　　　　・斑状(L94.0)
　　　　　　　・新生児(P83.8)
M34.0　全身性進行性硬化症
M34.1　クレスト＜CR(E)ST＞症候群
　　　　石灰(沈着)症，レイノー＜Raynaud＞現象，食道機能異常＜機能不全＞，手指硬化症
　　　　及び末梢＜毛細＞血管拡張(症)の組合せ
M34.2　薬物及び化学物質誘発による全身性硬化症
　　　　薬物の分類が必要な場合は，追加外因コード(XX章)を使用する。
M34.8　その他の型の全身性硬化症
　　　　全身性硬化症，下記を伴うもの：
　　　　　・肺併発症†(J99.1*)
　　　　　・ミオパチ＜シ＞ー†(G73.7*)
M34.9　全身性硬化症，詳細不明

M35　その他の全身性結合組織疾患　Other systemic involvement of connective tissue
　　　　除外：反応性穿孔性膠原線維症(L87.1)
M35.0　乾燥症候群［シェーグレン＜Sjögren＞症候群］
　　　　シェーグレン＜Sjögren＞症候群，下記を伴うもの：
　　　　　・角結膜炎†(H19.3*)
　　　　　・肺併発症†(J99.1*)
　　　　　・ミオパチ＜シ＞ー†(G73.7*)
　　　　　・腎尿細管間質(性)障害†(N16.4*)

第XIII章　筋骨格系及び結合組織の疾患

M35.1　その他の重複症候群
　　　　　混合性結合組織病
　　　　　除外：多発性血管炎重複症候群(M30.8)
M35.2　ベーチェット＜Behçet＞病
M35.3　リウマチ性多発筋痛症
　　　　　除外：巨細胞性動脈炎を伴うリウマチ性多発筋痛症(M31.5)
M35.4　びまん性(好酸球増加性)筋膜炎
M35.5　多巣性線維性硬化症
M35.6　再発性＜反復性＞皮下脂肪組織炎［ウェーバー・クリスチャン＜Weber-Christian＞病］
　　　　　除外：皮下脂肪組織炎：
　　　　　　　　　・NOS(M79.3)
　　　　　　　　　・ループス(L93.2)
M35.7　過度＜剰＞運動性症候群
　　　　　家族性靱帯し＜弛＞緩(症)
　　　　　除外：エーラス・ダンロス＜Ehlers-Danlos＞症候群(Q79.6)
　　　　　　　　　靱帯し＜弛＞緩(症)NOS(M24.2)
M35.8　その他の明示された全身性結合組織疾患
M35.9　全身性結合組織疾患，詳細不明
　　　　　自己免疫疾患(全身性)NOS
　　　　　膠原(血管)病 NOS

M36* 他に分類される疾患における全身性結合組織障害
Systemic disorders of connective tissue in diseases classified elsewhere
　　　　　除外：他に分類される疾患における関節障害(M14.-*)
M36.0*　新生物＜腫瘍＞性疾患における皮膚(多発)筋炎(C00-D48†)
M36.1*　新生物＜腫瘍＞性疾患における関節症(C00-D48†)
　　　　　下記における関節障害：
　　　　　　　　　・白血病(C91-C95†)
　　　　　　　　　・悪性組織球症(C96.8†)
　　　　　　　　　・多発性骨髄腫(C90.0†)
M36.2*　血友病性関節障害(D66-D68†)
M36.3*　その他の血液障害における関節障害(D50-D76†)
　　　　　除外：ヘノッホ(・シェーンライン)＜Henoch(-Schönlein)＞紫斑病における関節障害
　　　　　　　　　(M36.4*)
M36.4*　他に分類される過敏反応における関節障害
　　　　　ヘノッホ(・シェーンライン)＜Henoch(-Schönlein)＞紫斑病における関節障害
　　　　　(D69.0†)
M36.8*　他に分類されるその他の疾患における全身性結合組織障害
　　　　　下記における全身性結合組織障害：
　　　　　　　　　・低ガンマグロブリン血症(D80.-†)
　　　　　　　　　・組織褐＜黒＞変症＜オクロノーシス＞(E70.2†)

脊柱障害(M40-M54)
Dorsopathies

下記の障害部位を示す補助細分類項目は,項目 M50 及び M51 を除く脊柱障害の中間分類の該当分類項目とともに,任意に使用する;この章の冒頭の注意書も参照
- 0 脊柱＜脊椎＞の多部位
- 1 後頭環軸部
- 2 頚部
- 3 頚胸部
- 4 胸部
- 5 胸腰部
- 6 腰部
- 7 腰仙部
- 8 仙骨部及び仙尾骨部
- 9 部位不明

変形性脊柱障害(M40-M43)
Deforming dorsopathies

M40 (脊柱)後弯(症)及び(脊柱)前弯(症) Kyphosis and lordosis
［部位コードは M40 の前を参照］
除外：(脊柱)後側弯(症)(M41.-)
　　　(脊柱)後弯(症)及び(脊柱)前弯(症)：
　　　　・先天性(Q76.4)
　　　　・処置後(M96.-)

- **M40.0** 姿勢性(脊柱)後弯(症)
除外：脊椎骨軟骨症＜骨端症＞(M42.-)
- **M40.1** その他の続発性(脊柱)後弯(症)
- **M40.2** その他及び詳細不明の(脊柱)後弯(症)
- **M40.3** 平背症候群
- **M40.4** その他の(脊柱)前弯(症)
(脊柱)前弯(症)：
　・後天性
　・姿勢性
- **M40.5** (脊柱)前弯(症),詳細不明

M41 （脊柱）側弯（症）　Scoliosis
[部位コードは M40 の前を参照]
包含：(脊柱)後側弯(症)
除外：先天性(脊柱)側弯(症)：
・NOS(Q67.5)
・骨奇形によるもの(Q76.3)
・姿勢＜体位＞性(Q67.5)
(脊柱)後側弯性心疾患(I27.1)
処置後(M96.-)

- M41.0 乳児特発性(脊柱)側弯(症)
- M41.1 若年性特発性(脊柱)側弯(症)
  思春期性(脊柱)側弯(症)
- M41.2 その他の特発性(脊柱)側弯(症)
- M41.3 胸郭原性(脊柱)側弯(症)
- M41.4 神経筋性(脊柱)側弯(症)
  脳性麻痺，フリードライヒ＜Friedreich＞失調症，ポリオ及びその他の神経筋障害に続発する(脊柱)側弯(症)
- M41.5 その他の続発性(脊柱)側弯(症)
- M41.8 その他の型の(脊柱)側弯(症)
- M41.9 (脊柱)側弯(症)，詳細不明

M42 脊椎骨軟骨症＜骨端症＞　Spinal osteochondrosis
[部位コードは M40 の前を参照]
除外：姿勢性(脊柱)後弯(症)(M40.0)

- M42.0 若年性脊椎骨軟骨症＜骨端症＞
  カルヴェ＜Calvé＞病
  ショイエルマン＜Scheuermann＞病
  除外：姿勢性(脊柱)後弯(症)(M40.0)
- M42.1 成人脊椎骨軟骨症＜骨端症＞
- M42.9 脊椎骨軟骨症＜骨端症＞，詳細不明

M43 その他の変形性脊柱障害　Other deforming dorsopathies
[部位コードは M40 の前を参照]
除外：先天性脊椎分離症及び脊椎すべり症(Q76.2)
　　　半椎(症)(Q76.3−Q76.4)
　　　クリッペル・フェール＜Klippel-Feil＞症候群(Q76.1)
　　　腰椎化及び仙椎化(Q76.4)
　　　扁平椎(症)(Q76.4)
　　　潜在性二分脊椎＜脊椎披＜破＞裂＞(Q76.0)
　　　脊柱弯曲，下記におけるもの：
　　　　　・骨粗しょう＜鬆＞症＜オステオポローシス＞(M80−M81)
　　　　　・骨のパジェット＜ページェット＞＜Paget＞病［変形性骨炎］(M88.-)

- **M43.0** 脊椎分離症
- **M43.1** 脊椎すべり症
- **M43.2** その他の脊椎(骨)癒合
　　　脊椎関節強直
　　　除外：強直性脊椎炎(M45)
　　　　　　関節固定状態(Z98.1)
　　　　　　骨癒合術後又は関節固定術後の偽関節(M96.0)
- **M43.3** ミエロパチ＜シ＞ー＜脊髄障害＞を伴う反復性環軸関節亜脱臼
- **M43.4** その他の反復性環軸関節亜脱臼
- **M43.5** その他の反復性椎骨亜脱臼
　　　除外：生体力学的傷害 NEC(M99.-)
- **M43.6** 斜頚
　　　除外：斜頚：
　　　　　　・先天(性)(胸鎖乳突筋性)(Q68.0)
　　　　　　・新鮮損傷 − 各部位の脊椎の損傷を参照
　　　　　　・出産損傷による(P15.2)
　　　　　　・心因性(F45.8)
　　　　　　・けい＜痙＞性(G24.3)
- **M43.8** その他の明示された変形性脊柱障害
　　　除外：(脊柱)後弯(症)及び(脊柱)前弯(症)(M40.-)
　　　　　　(脊柱)側弯(症)(M41.-)
- **M43.9** 変形性脊柱障害，詳細不明
　　　脊柱弯曲 NOS

脊椎障害(M45-M49)
Spondylopathies

M45 強直性脊椎炎　Ankylosing spondylitis
　　　　［部位コードはM40の前を参照］
　　　　包含：脊椎の関節リウマチ
　　　　除外：ライター＜Reiter＞病における関節障害(M02.3)
　　　　　　　ベーチェット＜Behçet＞病(M35.2)
　　　　　　　若年性(強直性)脊椎炎(M08.1)

M46 その他の炎症性脊椎障害　Other inflammatory spondylopathies
　　　　［部位コードはM40の前を参照］
M46.0　脊椎の腱(靱帯)付着部症
　　　　　脊椎の靱帯又は筋肉付着部の障害
M46.1　仙腸骨炎，他に分類されないもの
M46.2　椎骨の骨髄炎
M46.3　椎間板の感染症(化膿性)
　　　　　感染病原体の分類が必要な場合は，追加コード(B95-B98)を使用する。
M46.4　椎間板炎，詳細不明
M46.5　その他の感染性脊椎障害
M46.8　その他の明示された炎症性脊椎障害
M46.9　炎症性脊椎障害，詳細不明

M47 脊椎症　Spondylosis
　　　　［部位コードはM40の前を参照］
　　　　包含：脊椎の関節症又は骨関節炎
　　　　　　　椎間関節の変性
M47.0†　前脊髄動脈及び椎骨動脈圧迫症候群(G99.2*)
M47.1　ミエロパチ＜シ＞ー＜脊髄障害＞を伴うその他の脊椎症
　　　　　脊椎症性脊髄圧迫症†(G99.2*)
　　　　除外：椎骨亜脱臼(M43.3-M43.5)
M47.2　神経根障害を伴うその他の脊椎症
M47.8　その他の脊椎症
　　　　　頚部脊椎症　　　　　｝
　　　　　腰仙部脊椎症　　　　ミエロパチ＜シ＞ー＜脊髄障害＞又は神経根障害を伴わないもの
　　　　　胸部脊椎症　　　　　
M47.9　脊椎症，詳細不明

M48 その他の脊椎障害　Other spondylopathies
　　　　［部位コードはM40の前を参照］

M48.0	脊柱管狭窄(症)
	仙骨狭窄(症)
M48.1	強直性脊椎骨増殖(肥厚)症［フォレスチエ＜Forestier＞病］
	全身性特発性骨増殖症［DISH］
M48.2	棘突起接触(症)
M48.3	外傷性脊椎障害
M48.4	椎骨の疲労骨折
M48.5	圧潰脊椎，他に分類されないもの
	圧潰脊椎 NOS
	椎骨の楔状化 NOS
	除外：骨粗しょう＜鬆＞症＜オステオポローシス＞における圧潰脊椎(M80.-)
	新鮮損傷 － 各部位の脊椎の損傷を参照
M48.8	その他の明示された脊椎障害
	後縦靱帯骨化症＜OPLL＞
M48.9	脊椎障害，詳細不明

M49* 他に分類される疾患における脊椎障害
Spondylopathies in diseases classified elsewhere

　　　　［部位コードは M40 の前を参照］
　　　　除外：乾せん＜癬＞性及び腸病(性)関節障害(M07.-*，M09.-*)

M49.0*	脊椎結核(A18.0†)
	ポット＜Pott＞弯曲
M49.1*	ブルセラ症性脊椎炎(A23.-†)
M49.2*	腸内細菌性脊椎炎(A01－A04†)
M49.3*	他に分類されるその他の感染症及び寄生虫症における脊椎障害
	除外：脊髄ろう＜癆＞における神経障害性脊椎障害(M49.4*)
M49.4*	神経障害性脊椎障害
	下記における神経障害性脊椎障害：
	・脊髄空洞症及び延髄空洞症(G95.0†)
	・脊髄ろう＜癆＞(A52.1†)
M49.5*	他に分類される疾患における圧潰脊椎
	椎骨の転移性骨折(C79.5†)
M49.8*	他に分類されるその他の疾患における脊椎障害

その他の脊柱障害(M50−M54)
Other dorsopathies

除外:新鮮損傷 − 各部位の脊椎の損傷を参照
椎間板炎 NOS(M46.4)

M50 頚部椎間板障害　Cervical disc disorders
包含:頚胸部椎間板障害
　　　頚部痛を伴う頚部椎間板障害
- M50.0† 頚部椎間板障害,ミエロパチ<シ>ー<脊髄障害>を伴うもの(G99.2*)
- M50.1 頚部椎間板障害,神経根障害を伴うもの
  除外:腕神経根炎 NOS(M54.1)
- M50.2 その他の頚部椎間板ヘルニア<変位>
- M50.3 その他の頚部椎間板変性(症)
- M50.8 その他の頚部椎間板障害
- M50.9 頚部椎間板障害,詳細不明

M51 その他の椎間板障害　Other intervertebral disc disorders
包含:胸部,胸腰部及び腰仙部椎間板障害
- M51.0† 腰部及びその他の部位の椎間板障害,ミエロパチ<シ>ー<脊髄障害>を伴うもの(G99.2*)
- M51.1† 腰部及びその他の部位の椎間板障害,神経根障害を伴うもの(G55.1*)
  椎間板障害による坐骨神経痛
  除外:腰部神経根炎 NOS(M54.1)
- M51.2 その他の明示された椎間板ヘルニア<変位>
  椎間板ヘルニア<変位>による腰痛症
- M51.3 その他の明示された椎間板変性(症)
- M51.4 シュモール<Schmorl>結節
- M51.8 その他の明示された椎間板障害
- M51.9 椎間板障害,詳細不明

M53 その他の脊柱障害,他に分類されないもの
Other dorsopathies, not elsewhere classified
[部位コードは M40 の前を参照]
- M53.0 頚頭蓋症候群
  後頚部交感神経症候群
- M53.1 頚腕症候群
  除外:頚部椎間板障害(M50.-)
  　　　胸郭出口症候群(G54.0)
- M53.2 脊椎不安定(症)

M53.3	仙骨尾骨障害，他に分類されないもの
	尾骨痛
M53.8	その他の明示された脊柱障害
M53.9	脊柱障害，詳細不明

M54　背部痛　Dorsalgia

［部位コードは M40 の前を参照］

除外：心因性背部痛(F45.4)

- **M54.0**　頚部及び背部を障害する皮下脂肪組織炎

  除外：皮下脂肪組織炎：
  - NOS(M79.3)
  - ループス(L93.2)
  - 再発性＜反復性＞［ウェーバー・クリスチャン＜Weber-Christian＞病］(M35.6)

- **M54.1**　神経根障害

  神経炎又は神経根炎：
  - 腕　NOS
  - 腰部 NOS
  - 腰仙部 NOS
  - 胸部 NOS

  神経根炎　NOS

  除外：神経痛及び神経炎 NOS(M79.2)

  　　　神経根障害，下記を伴うもの：
  - 頚部椎間板障害(M50.1)
  - 腰部及びその他の部位の椎間板障害(M51.1)
  - 脊椎症(M47.2)

- **M54.2**　頚部痛

  除外：頚部椎間板障害による頚部痛(M50.-)

- **M54.3**　坐骨神経痛

  除外：坐骨神経の病変(G57.0)

  　　　坐骨神経痛：
  - 椎間板障害によるもの(M51.1)
  - 腰痛症を伴うもの(M54.4)

- **M54.4**　坐骨神経痛を伴う腰痛症

  除外：椎間板障害によるもの(M51.1)

M54.5	下背部痛	
	腰腹痛	
	下背部ストレイン	
	腰痛症 NOS	
	除外：腰痛症：	
	・椎間板ヘルニア＜変位＞によるもの(M51.2)	
	・坐骨神経痛を伴うもの(M54.4)	
M54.6	胸椎の疼痛	
	除外：椎間板障害による疼痛(M51.-)	
M54.8	その他の背部痛	
M54.9	背部痛，詳細不明	

軟部組織障害(M60-M79)
Soft tissue disorders

筋障害(M60-M63)
Disorders of muscles

除外：皮膚(多発性)筋炎(M33.-)
　　　筋ジストロフィー及びミオパチ＜シ＞ー(G71-G72)
　　　ミオパチ＜シ＞ー，下記におけるもの：
　　　　・アミロイドーシス＜アミロイド症＞(E85.-)
　　　　・結節性多発(性)動脈炎(M30.0)
　　　　・関節リウマチ(M05.3)
　　　　・強皮症(M34.-)
　　　　・シェーグレン＜Sjögren＞症候群(M35.0)
　　　　・全身性エリテマトーデス＜紅斑性狼瘡＞＜SLE＞(M32.-)

M60	**筋炎**	Myositis
	［部位コードはこの章の冒頭を参照］	
M60.0	感染性筋炎	
	熱帯性化膿性筋炎	
	感染病原体の分類が必要な場合は，追加コード(B95-B98)を使用する。	
M60.1	間質性筋炎	
M60.2	軟部組織の異物肉芽腫，他に分類されないもの	
	除外：皮膚及び皮下組織の異物肉芽腫(L92.3)	
M60.8	その他の筋炎	
M60.9	筋炎，詳細不明	

M61 筋の石灰化及び骨化　Calcification and ossification of muscle
　　　［部位コードはこの章の冒頭を参照］
- M61.0　外傷性骨化性筋炎
- M61.1　進行性骨化性筋炎
　　　　進行性骨化性線維異形成(症)
- M61.2　筋の麻痺性石灰化及び骨化
　　　　四肢麻痺又は対麻痺に伴う骨化性筋炎
- M61.3　熱傷に伴う筋の石灰化及び骨化
　　　　熱傷に伴う骨化性筋炎
- M61.4　筋のその他の石灰化
　　　　除外：石灰(性)腱炎(M65.2)
　　　　　　　・肩(M75.3)
- M61.5　筋のその他の骨化
- M61.9　筋の石灰化及び骨化，詳細不明

M62 その他の筋障害　Other disorders of muscle
　　　［部位コードはこの章の冒頭を参照］
　　　除外：けいれん＜痙攣＞及びけい＜痙＞縮(R25.2)
　　　　　　筋(肉)痛(M79.1)
　　　　　　ミオパチ＜シ＞ー：
　　　　　　　・アルコール性(G72.1)
　　　　　　　・薬物誘発性(G72.0)
　　　　　　スティフ・マン＜stiff-man＞症候群(G25.8)
- M62.0　筋離解
- M62.1　その他の筋断裂(非外傷性)
　　　　除外：腱断裂(M66.-)
　　　　　　　外傷性筋断裂 － 部位により筋の損傷を参照
- M62.2　筋の阻血性梗塞
　　　　コンパートメント＜筋区画＞症候群，非外傷性
　　　　除外：コンパートメント＜筋区画＞症候群，外傷性(T79.6)
　　　　　　　筋の外傷性阻血(T79.6)
　　　　　　　フォルクマン＜Volkmann＞阻血性拘縮(T79.6)
- M62.3　移動不能症候群(対麻痺性)
- M62.4　筋拘縮
　　　　除外：節拘縮(M24.5)
- M62.5　筋の消耗及び萎縮，他に分類されないもの
　　　　廃用(性)萎縮 NEC
- M62.6　筋ストレイン
　　　　除外：新鮮損傷 － 各部位の筋の損傷を参照

M62.8	その他の明示された筋障害
	筋(鞘)ヘルニア
M62.9	筋障害, 詳細不明

M63* 他に分類される疾患における筋障害
Disorders of muscle in diseases classified elsewhere

除外：下記におけるミオパチ＜シ＞ー：
- ・内分泌疾患(G73.5*)
- ・代謝疾患(G73.6*)

M63.0*	他に分類される細菌性疾患における筋炎
	下記における筋炎：
	・ハンセン＜Hansen＞病(A30.-†)
	・梅毒(A51.4†, A52.7†)
M63.1*	他に分類される原虫及び寄生虫感染症における筋炎
	下記における筋炎：
	・のう＜嚢＞(尾)虫症(B69.8†)
	・住血吸虫症(B65.-†)
	・トキソプラズマ症(B58.8†)
	・旋毛虫症(B75†)
M63.2*	他に分類されるその他の感染症における筋炎
	真菌症における筋炎(B35-B49†)
M63.3*	サルコイドーシスにおける筋炎(D86.8†)
M63.8*	他に分類される疾患におけるその他の筋障害

滑膜及び腱の障害(M65-M68)
Disorders of synovium and tendon

M65 滑膜炎及び腱鞘炎　Synovitis and tenosynovitis
［部位コードはこの章の冒頭を参照］
除外：手及び手首の慢性捻髪性滑膜炎(M70.0)
　　　新鮮損傷 － 部位により靱帯又は腱の損傷を参照
　　　使用, 使い過ぎ及び圧迫に関連する軟部組織障害(M70.-)

M65.0	腱鞘の膿瘍
	細菌性病原体の分類が必要な場合は, 追加コード(B95-B96)を使用する。
M65.1	その他の感染性(腱)滑膜炎＜腱鞘炎＞
M65.2	石灰(性)腱炎
	除外：肩の石灰(性)腱炎(M75.3)
	明示された腱炎(M75-M77)
M65.3	ばね＜弾発＞指
	結節性腱疾患

M65.4	橈骨茎状突起腱鞘炎［ド・ケルヴァン＜de Quervain＞病］	
M65.8	その他の滑膜炎及び腱鞘炎	
	過敏性股(関節)	
M65.9	滑膜炎及び腱鞘炎，詳細不明	

M66 滑膜及び腱の特発性断裂　Spontaneous rupture of synovium and tendon

［部位コードはこの章の冒頭を参照］
包含：正常以下の強度と推測される組織に正常の力が作用した場合に起こる断裂
除外：回旋腱板症候群(M75.1)
　　　　正常な組織に異常な力が作用した場合の断裂 − 部位により腱の損傷を参照

M66.0	膝窩(部)のう＜嚢＞胞の破裂
M66.1	滑膜の断裂
	滑膜のう＜嚢＞胞の破裂
	除外：膝窩(部)のう＜嚢＞胞の破裂(M66.0)
M66.2	伸筋腱の特発性断裂
M66.3	屈筋腱の特発性断裂
M66.4	その他の腱の特発性断裂
M66.5	詳細不明の腱の特発性断裂
	筋腱移行部の断裂，非外傷性

M67 滑膜及び腱のその他の障害　Other disorders of synovium and tendon

除外：手掌腱膜線維腫症［デュピュイトラン＜Dupuytren＞拘縮］(M72.0)
　　　腱炎 NOS(M77.9)
　　　腱に限局した黄色腫症(E78.2)

M67.0	短アキレス腱(後天性)
M67.1	その他の腱(鞘)拘縮
	除外：関節拘縮を伴うもの(M24.5)
M67.2	滑膜肥大＜肥厚＞，他に分類されないもの
	除外：絨毛結節性滑膜炎(色素性)(M12.2)
M67.3	一過性滑膜炎
	中毒性滑膜炎
	除外：回帰性リウマチ(M12.3)
M67.4	ガングリオン
	関節又は腱(鞘)のガングリオン
	除外：のう＜嚢＞腫：
	・滑液包(M71.2－M71.3)
	・滑膜(M71.2－M71.3)
	フランベジア＜yaws＞におけるガングリオン(A66.6)
M67.8	滑膜及び腱のその他の明示された障害
M67.9	滑膜及び腱の障害，詳細不明

M68* 他に分類される疾患における滑膜及び腱の障害
Disorders of synovium and tendon in diseases classified elsewhere

M68.0* 他に分類される細菌性疾患における滑膜炎及び腱滑膜炎
下記における滑膜炎及び腱滑膜炎：
・淋菌性(A54.4†)
・梅毒(A52.7†)
・結核(A18.0†)

M68.8* 他に分類される疾患における滑膜及び腱のその他の障害

その他の軟部組織障害(M70-M79)
Other soft tissue disorders

M70 使用，使い過ぎ及び圧迫に関連する軟部組織障害
Soft tissue disorders related to use, overuse and pressure
［部位コードはこの章の冒頭を参照］
包含：職業に起因する軟部組織障害
除外：滑液包炎：
・NOS(M71.9)
・肩(M75.5)
じょく＜褥＞瘡性潰瘍及び圧迫領域(L89.-)
腱(靱帯)付着部症(M76-M77)

M70.0 手及び手首の慢性捻髪性滑膜炎
M70.1 手の滑液包炎
M70.2 肘頭滑液包炎
M70.3 肘のその他の滑液包炎
M70.4 膝蓋前部滑液包炎
M70.5 膝のその他の滑液包炎
M70.6 転子滑液包炎
転子腱炎
M70.7 股関節部のその他の滑液包炎
坐骨滑液包炎
M70.8 使用，使い過ぎ及び圧迫に関連するその他の軟部組織障害
M70.9 使用，使い過ぎ及び圧迫に関連する詳細不明の軟部組織障害

M71 その他の滑液包障害　Other bursopathies
［部位コードはこの章の冒頭を参照］
除外：バニオン(M20.1)
使用，使い過ぎ及び圧迫に関連する滑液包炎(M70.-)
腱(靱帯)付着部症(M76-M77)

M71.0	滑液包の膿瘍
M71.1	その他の感染性滑液包炎
M71.2	膝窩部滑膜のう＜嚢＞腫［ベーカー＜Baker＞のう＜嚢＞腫］
	除外：破裂を伴うもの(M66.0)
M71.3	その他の滑液のう＜嚢＞腫
	滑膜のう＜嚢＞腫 NOS
	除外：破裂を伴う滑膜のう＜嚢＞腫(M66.1)
M71.4	滑液包石灰沈着(症)
	除外：肩の滑液包石灰沈着(症)(M75.3)
M71.5	その他の滑液包炎，他に分類されないもの
	除外：滑液包炎：
	・NOS(M71.9)
	・肩(M75.5)
	・内側側副［ペレグリニ・スチーダ＜Pellegrini-Stieda＞病］(M76.4)
M71.8	その他の明示された滑液包障害
M71.9	滑液包障害，詳細不明
	滑液包炎 NOS

M72 線維芽細胞性障害　Fibroblastic disorders

［部位コードはこの章の冒頭を参照］
除外：後腹膜線維腫症(D48.3)

M72.0	手掌腱膜線維腫症［デュピュイトラン＜Dupuytren＞拘縮］
M72.1	ナックルパッド
M72.2	足底腱膜線維腫症
	足底腱膜炎
M72.4	偽肉腫性線維腫症
	結節性筋膜炎
M72.6	え＜壊＞死性筋膜炎
	感染病原体の分類が必要な場合は追加コードを使用する。
M72.8	その他の線維芽細胞性障害
	筋膜膿瘍
	除外：筋＜腱＞膜炎：
	・びまん性(好酸球性)(M35.4)
	・え＜壊＞死性(M72.6)
	・結節性(M72.4)
	・腎周囲性：
	・NOS(N13.5)
	・感染を伴うもの(N13.6)
	・足底(M72.2)

M72.9 線維芽細胞性障害，詳細不明
　　　筋＜腱＞膜炎 NOS
　　　線維腫症 NOS

M73* 他に分類される疾患における軟部組織障害
Soft tissue disorders in diseases classified elsewhere
　　　［部位コードはこの章の冒頭を参照］
M73.0* 淋菌性滑液包炎(A54.4†)
M73.1* 梅毒性滑液包炎(A52.7†)
M73.8* 他に分類される疾患におけるその他の軟部組織障害

M75 肩の傷害＜損傷＞　　Shoulder lesions
　　　除外：肩手症候群(M89.0)
M75.0 癒着性肩関節包炎
　　　凍結肩
　　　肩関節周囲炎
　　　※ いわゆる五十肩
M75.1 回旋腱板症候群
　　　回旋腱板又は棘上筋の断裂(完全)(不完全)，外傷性と明示されないもの
　　　棘上筋症候群
M75.2 二頭筋腱炎
M75.3 肩の石灰(性)腱炎
　　　肩の石灰化滑液包
M75.4 肩のインピンジメント症候群
M75.5 肩の滑液包炎
M75.8 その他の肩の傷害＜損傷＞
M75.9 肩の傷害＜損傷＞，詳細不明

M76 下肢の腱(靱帯)付着部症，足を除く
Enthesopathies of lower limb, excluding foot
　　　［部位コードはこの章の冒頭を参照］
　　　注：滑液包炎，関節包炎及び腱炎という用語は一見専門用語であるが，(四)肢の靱帯又は筋付着の障害に対して区別せずに使用される傾向にある；これらの大部分の病態は，その部位の病変に対する包括的用語である腱(靱帯)付着部症として総称されるものである。
　　　除外：使用，過使用及び圧迫による滑液包炎(M70.-)
M76.0 殿筋腱炎
M76.1 腰筋腱炎
M76.2 腸骨稜棘
M76.3 腸脛靱帯症候群
M76.4 内側側副滑液包炎［ペレグリニ・スチーダ＜Pellegrini-Stieda＞病］

M76.5　膝蓋骨腱炎
M76.6　アキレス腱炎
　　　　アキレス滑液包炎
M76.7　腓骨腱炎
M76.8　下肢のその他の腱（靱帯）付着部症，足を除く
　　　　脛骨前（筋）症候群
　　　　後脛骨腱炎
M76.9　下肢の腱（靱帯）付着部症，詳細不明

M77　その他の腱（靱帯）付着部症　Other enthesopathies
　　　　［部位コードはこの章の冒頭を参照］
　　　　除外：滑液包炎：
　　　　　　　　・NOS(M71.9)
　　　　　　　　・使用，使い過ぎ及び圧迫による(M70.-)
　　　　　　骨棘(M25.7)
　　　　　　脊椎の腱（靱帯）付着部症(M46.0)

M77.0　内側上顆炎
M77.1　外側上顆炎
　　　　テニス肘
M77.2　手首の関節周囲炎
M77.3　踵骨棘
M77.4　中足骨痛症
　　　　除外：モートン＜Morton＞中足骨痛(G57.6)
M77.5　足のその他の腱（靱帯）付着部症
M77.8　その他の腱（靱帯）付着部症，他に分類されないもの
M77.9　腱（靱帯）付着部症，詳細不明
　　　　骨棘（腱付着部）NOS
　　　　関節包炎 NOS
　　　　関節周囲炎 NOS
　　　　腱炎 NOS

M79　その他の軟部組織障害，他に分類されないもの
　　　　Other soft tissue disorders, not elsewhere classified
　　　　［部位コードはこの章の冒頭を参照］
　　　　除外：軟部組織痛，心因性(F45.4)
M79.0　リウマチ，詳細不明
　　　　除外：線維筋痛症(M79.7)
　　　　　　　回帰性リウマチ(M12.3)
M79.1　筋（肉）痛
　　　　除外：筋炎(M60.-)

M79.2　神経痛及び神経炎，詳細不明
　　　除外：単ニューロパチ＜シ＞ー(G56－G58)
　　　　　　神経根炎：
　　　　　　　・NOS(M54.1)
　　　　　　　・腕 NOS(M54.1)
　　　　　　　・腰仙部 NOS(M54.1)
　　　　　　坐骨神経痛(M54.3－M54.4)
M79.3　皮下脂肪組織炎，詳細不明
　　　除外：皮下脂肪組織炎：
　　　　　　　・ループス(L93.2)
　　　　　　　・頚部又は背部(M54.0)
　　　　　　　・再発性＜反復性＞［ウェーバー・クリスチャン＜Weber-Christian＞病］
　　　　　　　　(M35.6)
M79.4　(膝蓋下)脂肪体の肥大＜肥厚＞
M79.5　軟部組織内の残留異物
　　　除外：異物肉芽腫：
　　　　　　　・皮膚及び皮下組織(L92.3)
　　　　　　　・軟部組織(M60.2)
M79.6　(四)肢痛
M79.7　線維筋痛症
　　　　　線維筋炎
　　　　　結合組織炎
　　　　　筋線維膜炎
M79.8　その他の明示された軟部組織障害
M79.9　軟部組織障害，詳細不明

骨障害及び軟骨障害(M80－M94)
Osteopathies and chondropathies

骨の密度及び構造の障害(M80－M85)
Disorders of bone density and structure

M80　骨粗しょう＜鬆＞症＜オステオポローシス＞，病的骨折を伴うもの
　　　Osteoporosis with pathological fracture
　　　［部位コードはこの章の冒頭を参照］
　　　包含：骨粗しょう＜鬆＞症＜オステオポローシス＞性椎骨圧潰及び楔状化
　　　除外：圧潰脊椎 NOS(M48.5)
　　　　　　病的骨折 NOS(M84.4)
　　　　　　椎骨の楔状化 NOS(M48.5)
M80.0　閉経後骨粗しょう＜鬆＞症＜オステオポローシス＞，病的骨折を伴うもの

M80.1	卵巣摘出(術)後骨粗しょう<鬆>症<オステオポローシス>，病的骨折を伴うもの
M80.2	廃用性骨粗しょう<鬆>症<オステオポローシス>，病的骨折を伴うもの
M80.3	術後吸収不良性骨粗しょう<鬆>症<オステオポローシス>，病的骨折を伴うもの
M80.4	薬物誘発性骨粗しょう<鬆>症<オステオポローシス>，病的骨折を伴うもの
	薬物の分類が必要な場合は，追加外因コード(ＸＸ章)を使用する。
M80.5	特発性骨粗しょう<鬆>症<オステオポローシス>，病的骨折を伴うもの
M80.8	その他の骨粗しょう<鬆>症<オステオポローシス>，病的骨折を伴うもの
M80.9	詳細不明の骨粗しょう<鬆>症<オステオポローシス>，病的骨折を伴うもの

M81 骨粗しょう<鬆>症<オステオポローシス>，病的骨折を伴わないもの
Osteoporosis without pathological fracture

[部位コードはこの章の冒頭を参照]

除外：病的骨折を伴う骨粗しょう<鬆>症<オステオポローシス>(M80.-)

M81.0	閉経後骨粗しょう<鬆>症<オステオポローシス>
M81.1	卵巣摘出(術)後骨粗しょう<鬆>症<オステオポローシス>
M81.2	廃用性骨粗しょう<鬆>症<オステオポローシス>
	除外：ズデック<Sudeck>(骨)萎縮(M89.0)
M81.3	術後吸収不良性骨粗しょう<鬆>症<オステオポローシス>
M81.4	薬物誘発性骨粗しょう<鬆>症<オステオポローシス>
	薬物の分類が必要な場合は，追加外因コード(ＸＸ章)を使用する。
M81.5	特発性骨粗しょう<鬆>症<オステオポローシス>
M81.6	限局性骨粗しょう<鬆>症<オステオポローシス>
	除外：ズデック<Sudeck>(骨)萎縮(M89.0)
M81.8	その他の骨粗しょう<鬆>症<オステオポローシス>
	老人性骨粗しょう<鬆>症<オステオポローシス>
M81.9	骨粗しょう<鬆>症<オステオポローシス>，詳細不明

M82* 他に分類される疾患における骨粗しょう<鬆>症<オステオポローシス>
Osteoporosis in diseases classified elsewhere

[部位コードはこの章の冒頭を参照]

M82.0*	多発性骨髄腫症における骨粗しょう<鬆>症<オステオポローシス>(C90.0†)
M82.1*	内分泌障害における骨粗しょう<鬆>症<オステオポローシス>(E00-E34†)
M82.8*	他に分類されるその他の疾患における骨粗しょう<鬆>症<オステオポローシス>

M83　成人骨軟化症　Adult osteomalacia
［部位コードはこの章の冒頭を参照］
除外：骨軟化症：
・乳児性及び若年性(E55.0)
・ビタミンD抵抗性(E83.3)
腎性骨ジストロフィー＜異栄養症＞(N25.0)
くる病(活動性)(E55.0)
・続発・後遺症(E64.3)
・ビタミンD抵抗性(E83.3)

- M83.0　産じょく＜褥＞期骨軟化症
- M83.1　老人性骨軟化症
- M83.2　吸収不良による成人骨軟化症
　　　　成人における術後吸収不良性骨軟化症
- M83.3　栄養失調性成人骨軟化症
- M83.4　アルミニウム骨疾患
- M83.5　成人におけるその他の薬物誘発性骨軟化症
　　　　薬物の分類が必要な場合は、追加外因コード(XX章)を使用する。
- M83.8　その他の成人骨軟化症
- M83.9　成人骨軟化症，詳細不明

M84　骨の癒合障害　Disorders of continuity of bone
［部位コードはこの章の冒頭を参照］

- M84.0　骨折の変形癒合
- M84.1　骨折の骨癒合不全［偽関節］
　　　　除外：骨癒合術後又は関節固定術後の偽関節(M96.0)
- M84.2　骨折の癒合遅延
- M84.3　疲労骨折，他に分類されないもの
　　　　疲労骨折 NOS
　　　　除外：椎骨の疲労骨折(M48.4)
- M84.4　病的骨折，他に分類されないもの
　　　　病的骨折 NOS
　　　　除外：圧潰脊椎 NEC(M48.5)
　　　　　　骨粗しょう＜鬆＞症＜オステオポローシス＞における病的骨折(M80.-)
- M84.8　骨のその他の癒合障害
- M84.9　骨の癒合障害，詳細不明

M85 骨の密度及び構造のその他の障害
Other disorders of bone density and structure

[部位コードはこの章の冒頭を参照]

除外：骨形成不全(症)(Q78.0)
　　　　大理石骨病(Q78.2)
　　　　骨斑紋症＜オステオポイキローシス＞(Q78.8)
　　　　多骨性線維性骨異形成＜形成異常＞(症)(Q78.1)

- M85.0 線維性骨異形成(症)(単骨性)
  除外：顎骨の線維性骨異形成(症)(K10.8)
- M85.1 骨格フッ素(沈着)症
- M85.2 頭蓋骨増殖症
- M85.3 硬化性骨炎
- M85.4 単発性骨のう＜嚢＞胞＜腫＞
  除外：顎骨の孤立性骨のう＜嚢＞胞(K09.1－K09.2)
- M85.5 動脈瘤様骨のう＜嚢＞胞＜腫＞
  除外：動脈瘤様顎骨のう＜嚢＞胞(K09.2)
- M85.6 その他の骨のう＜嚢＞胞＜腫＞
  除外：顎骨のう＜嚢＞胞 NEC(K09.1－K09.2)
  　　　　汎発性のう＜嚢＞胞性線維性骨炎［骨のフォン レックリングハウゼン＜von Recklinghausen＞病］(E21.0)
- M85.8 骨の密度及び構造のその他の明示された障害
  骨増殖症, 頭蓋を除く
  骨硬化症, 後天性
  除外：全身性特発性骨増殖症［DISH］(M48.1)
  　　　　骨硬化症：
  　　　　　・先天性(Q77.4)
  　　　　　・骨髄線維症(D75.8)
- M85.9 骨の密度及び構造の障害, 詳細不明

その他の骨障害（M86－M90）
Other osteopathies

除外：処置後骨障害（M96.-）

M86　骨髄炎　Osteomyelitis
［部位コードはこの章の冒頭を参照］
感染病原体の分類が必要な場合は、追加コード（B95－B98）を使用する。
除外：骨髄炎：
- ・サルモネラによるもの（A01－A02）
- ・顎（K10.2）
- ・椎骨（M46.2）

- M86.0　急性血行性骨髄炎
- M86.1　その他の急性骨髄炎
- M86.2　亜急性骨髄炎
- M86.3　慢性多発性骨髄炎
- M86.4　瘻孔を伴う慢性骨髄炎
- M86.5　その他の慢性血行性骨髄炎
- M86.6　その他の慢性骨髄炎
- M86.8　その他の骨髄炎

　　ブロディー＜Brodie＞（骨）膿瘍

- M86.9　骨髄炎，詳細不明

　　骨の感染症 NOS
　　骨髄炎の記載のない骨膜炎

M87　骨え＜壊＞死　Osteonecrosis
［部位コードはこの章の冒頭を参照］
包含：骨の阻血性え＜壊＞死
除外：骨軟骨症＜骨端症＞（M91－M93）
　　　顎の骨え＜壊＞死（薬物誘発）（放射線誘発）（K10.2）

- M87.0　骨の特発性無菌＜腐＞性え＜壊＞死
- M87.1　薬物による骨え＜壊＞死

　　薬物の分類が必要な場合は，追加外因コード（XX章）を使用する。
　　除外：顎の骨え＜壊＞死（K10.2）

- M87.2　既往の外傷による骨え＜壊＞死
- M87.3　その他の続発性骨え＜壊＞死
- M87.8　その他の骨え＜壊＞死
- M87.9　骨え＜壊＞死，詳細不明

M88 骨のパジェット＜ページェット＞＜Paget＞病［変形性骨炎］
Paget disease of bone [osteitis deformans]
［部位コードはこの章の冒頭を参照］

- M88.0 頭蓋のパジェット＜ページェット＞＜Paget＞病
- M88.8 その他の骨のパジェット＜ページェット＞＜Paget＞病
- M88.9 骨のパジェット＜ページェット＞＜Paget＞病，詳細不明

M89 その他の骨障害　Other disorders of bone
［部位コードはこの章の冒頭を参照］

- M89.0 有痛性神経異栄養症
  - 肩手症候群
  - ズデック＜Sudeck＞(骨)萎縮
  - 交感(神経)性反射性ジストロフィー
- M89.1 骨端線成長停止
- M89.2 骨の発育及び成長のその他の障害
- M89.3 骨の肥厚＜大＞
- M89.4 その他の肥厚＜大＞性骨関節症
  - マリー・バンバーガー＜Marie-Bamberger＞病
  - 皮膚骨膜肥厚症
- M89.5 骨溶解(症)
- M89.6 急性灰白髄炎＜ポリオ＞後骨障害
  既往の急性灰白髄炎＜ポリオ＞の分類が必要な場合は，追加コード(B91)を使用する。
  除外：ポリオ後症候群(G14)
- M89.8 その他の明示された骨障害
  - 乳児性皮質性骨増殖症
  - 外傷後骨膜下骨化
- M89.9 骨障害，詳細不明

M90* 他に分類される疾患における骨障害
Osteopathies in diseases classified elsewhere
［部位コードはこの章の冒頭を参照］

- M90.0* 骨結核(A18.0†)
  除外：脊椎結核(M49.0*)
- M90.1* 他に分類されるその他の感染症における骨膜炎
  - 第2期梅毒性骨膜炎(A51.4†)

M90.2* 他に分類されるその他の感染症における骨障害
　　　　骨髄炎：
　　　　　　・単包条虫＜エキ＜ヒ＞ノコックス＞性(B67.2†)
　　　　　　・淋菌性(A54.4†)
　　　　　　・サルモネラ(A02.2†)
　　　　梅毒性骨障害又は骨軟骨障害(A50.5†，A52.7†)
M90.3* 潜函病＜減圧病＞における骨え＜壊＞死(T70.3†)
M90.4* 異常ヘモグロビン＜血色素＞症による骨え＜壊＞死(D50−D64†)
M90.5* 他に分類されるその他の疾患における骨え＜壊＞死
M90.6* 新生物＜腫瘍＞性疾患における変形性骨炎(C00−D48†)
　　　　骨の悪性新生物＜腫瘍＞における変形性骨炎(C40−C41†)
M90.7* 新生物＜腫瘍＞性疾患における骨折(C00−D48†)
　　　　除外：新生物＜腫瘍＞性疾患における椎骨の圧潰(M49.5*)
M90.8* 他に分類されるその他の疾患における骨障害
　　　　腎性骨ジストロフィー＜異栄養症＞における骨障害(N25.0†)

軟骨障害(M91−M94)
Chondropathies

除外：処置後軟骨障害(M96.-)

M91　股関節及び骨盤の若年性骨軟骨症＜骨端症＞
Juvenile osteochondrosis of hip and pelvis
　　　　［部位コードはこの章の冒頭を参照］
　　　　除外：大腿骨頭すべり症(非外傷性)(M93.0)
M91.0 骨盤の若年性骨軟骨症＜骨端症＞
　　　　骨軟骨症＜骨端症＞(若年性)：
　　　　　　・寛骨臼
　　　　　　・腸骨稜［ブキャナン＜Buchanan＞病］
　　　　　　・坐骨恥骨軟骨結合［バンネック＜van Neck＞病］
　　　　　　・恥骨結合［ピアソン＜Pierson＞病］
M91.1 大腿骨頭の若年性骨軟骨症＜骨端症＞［レッグ・ペルテス＜Legg-Perthes＞病］
M91.2 扁平股
　　　　既往の若年性骨軟骨症＜骨端症＞による股関節の変形
M91.3 偽性股関節痛
M91.8 股関節及び骨盤のその他の若年性骨軟骨症＜骨端症＞
　　　　先天性股関節脱臼整腹後の若年性骨軟骨症＜骨端症＞
M91.9 股関節及び骨盤の若年性骨軟骨症＜骨端症＞，詳細不明

M92　その他の若年性骨軟骨症＜骨端症＞　Other juvenile osteochondrosis

第XIII章　筋骨格系及び結合組織の疾患

- M92.0　**上腕骨の若年性骨軟骨症＜骨端症＞**
  骨軟骨症＜骨端症＞（若年性）：
  - 上腕骨小頭［パナー＜Panner＞病］
  - 上腕骨骨頭［ハース＜Haas＞病］
- M92.1　**橈骨及び尺骨の若年性骨軟骨症＜骨端症＞**
  骨軟骨症＜骨端症＞（若年性）：
  - 尺骨下部［バーンズ＜Burns＞病］
  - 橈骨頭［ブレイルスフォード＜Brailsford＞病］
- M92.2　**手の若年性骨軟骨症＜骨端症＞**
  骨軟骨症＜骨端症＞（若年性）：
  - 月状骨［キーンベック＜Kienböck＞病］
  - 中手骨頭［モークレアー＜Mauclaire＞病］
- M92.3　**上肢のその他の若年性骨軟骨症＜骨端症＞**
- M92.4　**膝蓋骨の若年性骨軟骨症＜骨端症＞**
  骨軟骨症＜骨端症＞（若年性）：
  - 膝蓋骨一次中枢［ケーラー＜Köhler＞病］
  - 膝蓋骨二次中枢［シンディング・ラルセン＜Sinding-Larsen＞病］
- M92.5　**脛骨及び腓骨の若年性骨軟骨症＜骨端症＞**
  骨軟骨症＜骨端症＞（若年性）：
  - 近位端脛骨［ブラウント＜Blount＞病］
  - 脛骨組面［オスグッド・シュラッター＜Osgood-Schlatter＞病］

  内反脛骨
- M92.6　**足根骨の若年性骨軟骨症＜骨端症＞**
  骨軟骨症＜骨端症＞（若年性）：
  - 踵骨［セーバー＜Sever＞病］
  - 外脛骨［ハグランド＜Haglund＞病］
  - 距骨［ディアツ＜Diaz＞病］
  - 足舟状骨［ケーラー＜Köhler＞病］
- M92.7　**中足骨の若年性骨軟骨症＜骨端症＞**
  骨軟骨症＜骨端症＞（若年性）：
  - 第5中足骨［イズラン＜Iselin＞病］
  - 第2足骨［フライバーグ＜Freiberg＞病］
- M92.8　**その他の明示された若年性骨軟骨症＜骨端症＞**
  踵骨骨端症（炎）
- M92.9　**若年性骨軟骨症＜骨端症＞，詳細不明**
  骨端症，アポフィーシス ｜
  骨端症，エピフィーシス ｜部位不明，若年性と明示されたもの
  骨軟骨炎　　　　　　　｜
  骨軟骨症＜骨端症＞　　｜

M93 その他の骨軟骨障害　Other osteochondropathies
　　　　除外：脊椎骨軟骨症＜骨端症＞（M42.-）
- M93.0 大腿骨頭すべり症（非外傷性）
- M93.1 成人のキーンベック＜Kienböck＞病
　　　　成人月状骨軟化症
- M93.2 離断性骨軟骨炎
- M93.8 その他の明示された骨軟骨障害
- M93.9 骨軟骨障害，詳細不明
　　　　骨端症，アポフィーシス
　　　　骨端症，エピフィーシス　　}　部位不明，成人性又は若年性と明示されないもの
　　　　骨軟骨炎
　　　　骨軟骨症＜骨端症＞

M94 軟骨のその他の障害　Other disorders of cartilage
　　　　［部位コードはこの章の冒頭を参照］
- M94.0 肋軟骨骨結合症候群［ティーツェ＜Tietze＞病］
　　　　肋軟骨炎
- M94.1 再発性多発軟骨炎
- M94.2 軟骨軟化症
　　　　除外：膝蓋軟骨軟化症（M22.4）
- M94.3 軟骨溶解（症）
- M94.8 軟骨のその他の明示された障害
- M94.9 軟骨の障害，詳細不明

筋骨格系及び結合組織のその他の障害（M95－M99）
Other disorders of the musculoskeletal system and connective tissue

M95 筋骨格系及び結合組織のその他の後天性変形
Other acquired deformities of musculoskeletal system and connective tissue
　　　　除外：後天性：
　　　　　　　・（四）肢及び臓器の欠損（Z89－Z90）
　　　　　　　・（四）肢の変形（M20－M21）
　　　　　　筋骨格系の先天奇形及び変形（Q65－Q79）
　　　　　　変形性脊柱障害（M40－M43）
　　　　　　歯顎顔面（先天）異常［不正咬合を含む］（K07.-）
　　　　　　処置後筋骨格障害（M96.-）
- M95.0 鼻の後天性変形
　　　　除外：鼻中隔弯曲症（J34.2）

M95.1	花キャベツ状耳
	除外:耳のその他の後天性変形(H61.1)
M95.2	頭部のその他の後天性変形
M95.3	頚部の後天性変形
M95.4	胸部及び肋骨の後天性変形
M95.5	骨盤の後天性変形
	除外:既知の胎児骨盤不均衡又はその疑いのための母体ケア(O33.-)
M95.8	筋骨格系のその他の明示された後天性変形
M95.9	筋骨格系の後天性変形,詳細不明

M96 処置後筋骨格障害,他に分類されないもの
Postprocedural musculoskeletal disorders, not elsewhere classified

除外:腸バイパスに続発する関節障害(M02.0)
　　　骨粗しょう<鬆>症<オステオポローシス>に関連する障害(M80-M81)
　　　機能性挿入物及びその他の器具の存在(Z95-Z97)

M96.0	骨癒合術後又は関節固定術後の偽関節
M96.1	椎弓切除後症候群,他に分類されないもの
M96.2	放射線照射後(脊柱)後弯(症)
M96.3	椎弓切除後(脊柱)後弯(症)
M96.4	術後(脊柱)前弯(症)
M96.5	放射線照射後(脊柱)側弯(症)
M96.6	整形外科的挿入物,関節プロステーシス又は骨プレートの使用後に続発する骨折
	除外:体内整形外科的プロステーシス,挿入物又は移植片の合併症(T84.-)
M96.8	その他の処置後筋骨格障害
	関節プロステーシスの除去後に続発した関節不安定症
M96.9	処置後筋骨格障害,詳細不明

M99 生体力学的傷害＜損傷＞，他に分類されないもの
Biomechanical lesions, not elsewhere classified

注：病態が他に分類できる場合には，この分類項目は使用すべきではない。

下記の傷害部位を示す補助細分類項目は，M99.-の該当する4桁細分類項目とともに任意に使用する；この章の冒頭の注意書も参照

- 0 　頭部
　　　後頭頚部
- 1 　頚部
　　　頚胸部
- 2 　胸部
　　　胸腰部
- 3 　腰部
　　　腰仙骨部
- 4 　仙骨部
　　　仙尾骨部
　　　仙腸骨部
- 5 　骨盤部
　　　股関節部
　　　陰部
- 6 　下肢
- 7 　上肢
　　　肩峰鎖骨部
　　　胸骨鎖骨部
- 8 　胸郭
　　　肋骨肋軟骨部
　　　肋骨椎骨部
　　　胸骨肋軟骨部
- 9 　腹部及びその他

M99.0 **分節性及び身体的機能不全**
M99.1 **亜脱臼(症)(椎骨)**
M99.2 **神経管の亜脱臼性狭窄(症)**
M99.3 **神経管の骨性狭窄(症)**
M99.4 **神経管の結合組織性狭窄(症)**
M99.5 **神経管の椎間板性狭窄(症)**
M99.6 **椎間孔の骨性又は亜脱臼性狭窄(症)**
M99.7 **椎間孔の結合組織及び椎間板性狭窄(症)**
M99.8 **その他の生体力学的傷害＜損傷＞**
M99.9 **生体力学的傷害＜損傷＞，詳細不明**

第XIV章　腎尿路生殖器系の疾患(N00－N99)
Diseases of the genitourinary system

除外：周産期に発生した病態(P00－P96)
　　　　感染症及び寄生虫症(A00－B99)
　　　　妊娠，分娩及び産じょく＜褥＞の合併症(O00－O99)
　　　　先天奇形，変形及び染色体異常(Q00－Q99)
　　　　内分泌，栄養及び代謝疾患(E00－E90)
　　　　損傷，中毒及びその他の外因の影響(S00－T98)
　　　　新生物＜腫瘍＞(C00－D48)
　　　　症状，徴候及び異常臨床所見・異常検査所見で他に分類されないもの(R00－R99)

本章は，次の中間分類項目を含む：
N00－N08　　糸球体疾患
N10－N16　　腎尿細管間質性疾患
N17－N19　　腎不全
N20－N23　　尿路結石症
N25－N29　　腎及び尿管のその他の障害
N30－N39　　尿路系のその他の疾患
N40－N51　　男性生殖器の疾患
N60－N64　　乳房の障害
N70－N77　　女性骨盤臓器の炎症性疾患
N80－N98　　女性生殖器の非炎症性疾患
N99　　　　　腎尿路生殖器系のその他の障害

本章の星印(*)項目は下記のとおりである：
N08*　　　　他に分類される疾患における糸球体障害
N16*　　　　他に分類される疾患における腎尿細管間質性障害
N22*　　　　他に分類される疾患における尿路結石
N29*　　　　他に分類される疾患における腎及び尿管のその他の障害
N33*　　　　他に分類される疾患における膀胱障害
N37*　　　　他に分類される疾患における尿道の障害
N51*　　　　他に分類される疾患における男性生殖器の障害
N74*　　　　他に分類される疾患における女性骨盤炎症性障害
N77*　　　　他に分類される疾患における外陰腟の潰瘍形成及び炎症

糸球体疾患(N00－N08)
Glomerular diseases

慢性腎臓病(N18.-)に関連する分類が必要な場合は,追加コードを使用する(N18.-)
外因(第XX章)又は急性(N17),慢性(N18)もしくは詳細不明(N19)の腎不全の存在の分類が必要な場合は,追加コードを使用する。
除外:高血圧性腎疾患(I12.-)

下記の4桁細分類項目は形態学的変化を分類し,項目N00－N07に使用する。4桁細分類項目.0－.8は明確に確認(腎生検又は剖検による)されない場合は通常使用しない。3桁分類項目は臨床症状に関連したものである。

- .0 軽微糸球体変化
    - 微小変化群
- .1 巣状及び分節状糸球体病変
    - 巣状及び分節状:
        - ・硝子様変化<ヒアリン症>
        - ・硬化症
    - 巣状糸球体腎炎
- .2 びまん性膜性糸球体腎炎
- .3 びまん性メサンギウム増殖性糸球体腎炎
- .4 びまん性管内性増殖性糸球体腎炎
- .5 びまん性メサンギウム毛細管性糸球体腎炎
    - 膜性増殖性糸球体腎炎,1型及び3型又はNOS
- .6 デンスデポジット病
    - 膜性増殖性糸球体腎炎,2型
- .7 びまん性半月体(形成)性糸球体腎炎
    - 管外性糸球体腎炎
- .8 その他
    - 増殖性糸球体腎炎 NOS
- .9 詳細不明

N00 急性腎炎症候群　Acute nephritic syndrome
［細分類はN00の前を参照］
包含:急性:
- ・糸球体疾患
- ・糸球体腎炎
- ・腎炎
- ・腎疾患 NOS

除外:急性尿細管間質性腎炎(N10)
腎炎症候群 NOS(N05.-)

N01 急速進行性腎炎症候群　Rapidly progressive nephritic syndrome
［細分類は N00 の前を参照］
包含：急速進行性：
・糸球体疾患
・糸球体腎炎
・腎炎
除外：腎炎症候群 NOS(N05.-)

N02 反復性及び持続性血尿　Recurrent and persistent haematuria
［細分類は N00 の前を参照］
包含：血尿：
・良性(家族性)(小児期の)
・N00 の前の　.0-.8 に明示された形態学的病変を伴うもの
除外：血尿 NOS(R31)

N03 慢性腎炎症候群　Chronic nephritic syndrome
［細分類は N00 の前を参照］
包含：慢性：
・糸球体疾患
・糸球体腎炎
・腎炎
除外：慢性尿細管間質性腎炎(N11.-)
びまん性硬化性糸球体腎炎(N18.-)
腎炎症候群 NOS(N05.-)

N04 ネフローゼ症候群　Nephrotic syndrome
［細分類は N00 の前を参照］
包含：先天性ネフローゼ症候群
リポイドネフローゼ

N05 詳細不明の腎炎症候群　Unspecified nephritic syndrome
［細分類は N00 の前を参照］
包含：糸球体疾患
糸球体腎炎　　NOS
腎炎
N00 の前の　.0-.8 で明示された形態学的病変を伴う腎症＜ネフロパシー＞
NOS 及び腎疾患 NOS
除外：形態学的病変の明示されない腎症＜ネフロパシー＞ NOS(N28.9)
形態学的病変の明示されない腎疾患 NOS　(N28.9)
尿細管間質性腎炎 NOS(N12)

N06 明示された形態学的病変を伴う単独タンパク＜蛋白＞尿
Isolated proteinuria with specified morphological lesion

［細分類は N00 の前を参照］
包含：N00 の前の .0 - .8 に明示された形態学的病変を伴うタンパク＜蛋白＞尿(単独)
（起立性）（持続性）
除外：タンパク＜蛋白＞尿：
- NOS(R80)
- ベンス ジョーンズ＜Bence Jones＞(R80)
- 妊娠(O12.1)
- 単独 NOS(R80)
- 起立性 NOS(N39.2)
- 持続性 NOS(N39.1)

N07 遺伝性腎症＜ネフロパシー＞，他に分類されないもの
Hereditary nephropathy, not elsewhere classified

［細分類は N00 の前を参照］
除外：アルポート＜Alport＞症候群(Q87.8)
遺伝性アミロイド腎症＜ネフロパシー＞(E85.0)
ネイルパテラ症候群(Q87.2)
非ニューロパチ＜シ＞ー性遺伝性家族性アミロイドーシス＜アミロイド症＞
(E85.0)

N08* 他に分類される疾患における糸球体障害
Glomerular disorders in diseases classified elsewhere

包含：他に分類される疾患における腎症＜ネフロパシー＞
除外：他に分類される疾患における腎尿細管間質性障害(N16.-*)

N08.0* **他に分類される感染症及び寄生虫症における糸球体障害**
下記における糸球体障害：
- 四日熱マラリア(B52.0†)
- ムンプス(B26.8†)
- 住血吸虫症(B65.-†)
- 敗血症(A40-A41†)
- 糞線虫症(B78.-†)
- 梅毒(A52.7†)

N08.1* **新生物＜腫瘍＞性疾患における糸球体障害**
下記における糸球体障害：
- 多発性骨髄腫(C90.0†)
- ワルデンシュトレーム＜Waldenström＞マクログロブリン血症(C88.0†)

N08.2* **血液疾患及び免疫機構の障害における糸球体障害**
下記における糸球体障害：
・クリオグロブリン血症(D89.1†)
・播種性血管内凝固症候群［脱線維素症候群］(D65†)
・溶血性尿毒症症候群(D59.3†)
・ヘノッホ(・シェーンライン)＜Henoch(-Schönlein)＞紫斑病(D69.0†)
・鎌状赤血球障害(D57.-†)

N08.3* **糖尿病(共通4桁項目 .2†を伴う E10－E14)における糸球体障害**

N08.4* **その他の内分泌，栄養及び代謝疾患における糸球体障害**
下記における糸球体障害：
・アミロイドーシス＜アミロイド症＞(E85.-†)
・ファブリー(・アンダーソン)＜Fabry(-Anderson)＞病(E75.2†)
・レシチンコレステロール アシルトランスフェラーゼ欠乏症(E78.6†)

N08.5* **全身性結合組織障害における糸球体障害**
下記における糸球体障害：
・グッドパスチャー＜Goodpasture＞症候群(M31.0†)
・顕微鏡的多発(性)血管炎(M31.7＋)
・全身性エリテマトーデス＜紅斑性狼瘡＞＜SLE＞(M32.1†)
・血栓性血小板減少性紫斑病(M31.1†)
・ウェゲ＜ジ＞ナー＜Wegener＞肉芽腫(M31.3†)

N08.8* **他に分類されるその他の疾患における糸球体障害**
亜急性細菌性心内膜炎における糸球体障害(I33.0†)

腎尿細管間質性疾患(N10－N16)
Renal tubulo-interstitial diseases

包含：腎盂腎炎
慢性腎臓病(N18.-)に関連する分類が必要な場合は、追加コードを使用する (N18.-)

除外：のう＜嚢＞胞性腎盂尿管炎(N28.8)

N10 **急性尿細管間質性腎炎**　Acute tubulo-interstitial nephritis
急性：
・感染性間質性腎炎
・腎盂炎
・腎盂腎炎
感染病原体の分類が必要な場合は，追加コード(B95－B98)を使用する。

N11 慢性尿細管間質性腎炎　Chronic tubulo-interstitial nephritis
包含：慢性：
- ・感染性間質性腎炎
- ・腎盂炎
- ・腎盂腎炎

感染病原体の分類が必要な場合は，追加コード（B95－B98）を使用する。

N11.0 非閉塞性逆流性慢性腎盂腎炎
（膀胱尿管）逆流に関連する腎盂腎炎（慢性）

除外：膀胱尿管逆流 NOS（N13.7）

N11.1 慢性閉塞性腎盂腎炎
下記に関連する腎盂腎炎（慢性）：
- ・先天異常
- ・屈曲
- ・閉塞
- ・狭窄

｝腎盂尿管移行部又は尿管

除外：結石性腎盂腎炎（N20.9）
　　　閉塞性尿路疾患（N13.-）

N11.8 その他の慢性尿細管間質性腎炎
非閉塞性慢性腎盂腎炎 NOS

N11.9 慢性尿細管間質性腎炎，詳細不明
慢性：
- ・間質性腎炎 NOS
- ・腎盂炎 NOS
- ・腎盂腎炎 NOS

N12 尿細管間質性腎炎，急性又は慢性と明示されないもの
Tubulo-interstitial nephritis, not specified as acute or chronic

包含：間質性腎炎 NOS
　　　腎盂炎 NOS
　　　腎盂腎炎 NOS

除外：結石性腎盂腎炎（N20.9）

N13 閉塞性尿路疾患及び逆流性尿路疾患　Obstructive and reflux uropathy
除外：水腎症を伴わない腎結石及び尿管結石（N20.-）
　　　腎盂及び尿管の先天性閉塞性欠損（Q62.0－Q62.3）
　　　閉塞性腎盂腎炎（N11.1）

N13.0 尿管腎盂移行部閉塞を伴う水腎症
除外：感染を伴うもの（N13.6）

N13.1 尿管狭窄を伴う水腎症，他に分類されないもの
除外：感染を伴うもの（N13.6）

N13.2		腎結石性及び尿管結石性閉塞を伴う水腎症
		除外：感染を伴うもの（N13.6）
N13.3		その他及び詳細不明の水腎症
		除外：感染を伴うもの（N13.6）
N13.4		水尿管（症）
		除外：感染を伴うもの（N13.6）
N13.5		水腎症を伴わない尿管の屈曲及び狭窄
		除外：感染を伴うもの（N13.6）
N13.6		膿腎（症）
		感染を伴う N13.0－N13.5 の病態
		感染を伴う閉塞性尿路疾患
		感染病原体の分類が必要な場合は，追加コード（B95－B98）を使用する。
N13.7		膀胱尿管逆流性尿路疾患
		膀胱尿管逆流：
		・NOS
		・瘢痕を伴うもの
		除外：逆流性腎盂腎炎（N11.0）
N13.8		その他の閉塞性尿路疾患及び逆流性尿路疾患
N13.9		閉塞性尿路疾患及び逆流性尿路疾患，詳細不明
		尿路閉塞 NOS

N14　薬物及び重金属により誘発された尿細管間質及び尿細管の病態
Drug- and heavy-metal-induced tubulo-interstitial and tubular conditions

　中毒性因子の分類が必要な場合は，追加外因コード（XX章）を使用する。

N14.0	鎮痛薬＜剤＞性腎症＜ネフロパシー＞
N14.1	その他の薬物，薬剤及び生物学的製剤により誘発された腎症＜ネフロパシー＞
N14.2	詳細不明の薬物，薬剤又は生物学的製剤により誘発された腎症＜ネフロパシー＞
N14.3	重金属誘発性腎症＜ネフロパシー＞
N14.4	中毒性腎症＜ネフロパシー＞，他に分類されないもの

N15　その他の腎尿細管間質性疾患　Other renal tubulo-interstitial diseases

N15.0	バルカン＜Balkan＞腎症＜ネフロパシー＞
N15.1	腎膿瘍及び腎周囲膿瘍
N15.8	その他の明示された腎尿細管間質性疾患
N15.9	腎尿細管間質性疾患，詳細不明
	腎の感染症 NOS
	除外：尿路感染症 NOS（N39.0）

N16*　他に分類される疾患における腎尿細管間質性障害
Renal tubulo-interstitial disorders in diseases classified elsewhere

N16.0* 他に分類される感染症及び寄生虫症における腎尿細管間質性障害
   腎尿細管間質性障害(下記によるもの)(下記におけるもの)：
     ・ブルセラ症(A23.-†)
     ・ジフテリア(A36.8†)
     ・サルモネラ感染症(A02.2†)
     ・敗血症(A40-A41†)
     ・トキソプラズマ症(B58.8†)
N16.1* 新生物＜腫瘍＞性疾患における腎尿細管間質性障害
   下記における腎尿細管間質性障害：
     ・白血病(C91-C95†)
     ・リンパ腫(C81-C85†，C96.-†)
     ・多発性骨髄腫(C90.0†)
N16.2* 血液疾患及び免疫機構の障害における腎尿細管間質性障害
   下記における腎尿細管間質性障害：
     ・混合型クリオグロブリン血症(D89.1†)
     ・サルコイドーシス(D86.-†)
N16.3* 代謝疾患における腎尿細管間質性障害
   下記における腎尿細管間質性障害：
     ・シスチン症(E72.0†)
     ・糖原病(E74.0†)
     ・ウィルソン＜Wilson＞病(E83.0†)
N16.4* 全身性結合組織障害における腎尿細管間質性障害
   下記における腎尿細管間質性障害：
     ・乾燥症候群［シェーグレン＜Sjögren＞症候群］(M35.0†)
     ・全身性エリテマトーデス＜紅斑性狼瘡＞＜SLE＞(M32.1†)
N16.5* 移植拒絶における腎尿細管間質性障害(T86.-†)
N16.8* 他に分類されるその他の疾患における腎尿細管間質性障害

腎不全(N17-N19)
Renal failure

外因の分類が必要な場合は,追加外因コード(XX章)を使用する。
除外:先天性腎不全(P96.0)
　　　　薬物及び重金属により誘発された尿細管間質及び尿細管の病態
　　　　(N14.-)
　　　　腎外性尿毒症(R39.2)
　　　　溶血性尿毒症症候群(D59.3)
　　　　肝腎症候群(K76.7)
　　　　　・分娩後(O90.4)
　　　　腎前性尿毒症(R39.2)
　　　　腎不全:
　　　　　・流産,子宮外妊娠又は胞状奇胎妊娠に合併するもの(O00-O07,O08.4)
　　　　　・分娩に続発するもの(O90.4)
　　　　　・処置後(N99.0)

N17　急性腎不全　Acute renal failure
　　　包含:急性腎機能障害
N17.0　**尿細管え<壊>死を伴う急性腎不全**
　　　尿細管え<壊>死:
　　　　・NOS
　　　　・急性
　　　　・腎性
N17.1　**急性皮質え<壊>死を伴う急性腎不全**
　　　皮質性え<壊>死:
　　　　・NOS
　　　　・急性
　　　　・腎性
N17.2　**髄質え<壊>死を伴う急性腎不全**
　　　髄質[乳頭]え<壊>死:
　　　　・NOS
　　　　・急性
　　　　・腎性
N17.8　**その他の急性腎不全**
N17.9　**急性腎不全,詳細不明**

N18 慢性腎臓病　Chronic kidney disease
包含：慢性尿毒症
　　　　びまん性硬化性糸球体腎炎
基礎疾患の分類が必要な場合は，追加コードを使用する。
高血圧症の存在の分類が必要な場合は，追加コードを使用する。
除外：高血圧(症)を伴う慢性腎不全(I12.0)

N18.1 **慢性腎臓病，ステージ1**
GFR 正常値又は亢進(> 90 mL/min)を伴う腎障害

N18.2 **慢性腎臓病，ステージ2**
GFR の軽度低下(60-89 mL/min)を伴う腎障害

N18.3 **慢性腎臓病，ステージ3**
GFR の中度低下(30-59 mL/min)を伴う腎障害

N18.4 **慢性腎臓病，ステージ4**
GFR の重度低下(15-29 mL/min)を伴う腎障害

N18.5 **慢性腎臓病，ステージ5**
末期腎臓病：
- 同種移植片不全におけるもの
- NOS
- 透析中もの
- 透析又は移植を受けないもの

腎性網膜炎†(H32.8*)
尿毒症性：
- 卒中†(I68.8*)
- 認知症†(F02.8*)
- ニューロパチ＜シ＞ー†(G63.8*)
- 麻痺†(G99.8*)
- 心膜炎†(I32.8*)

N18.9 **慢性腎臓病，詳細不明**

N19 詳細不明の腎不全　Unspecified kidney failure
包含：腎機能不全 NOS
除外：高血圧(症)による腎不全(I12.0)
　　　　新生児尿毒症(P96.0)

尿路結石症(N20-N23)
Urolithiasis

N20 **腎結石及び尿管結石** Calculus of kidney and ureter
包含：結石性腎盂腎炎
除外：水腎症を伴うもの(N13.2)

N20.0 腎結石
腎結石症 NOS
腎石
さんご＜鹿角＞状結石
腎内結石

N20.1 尿管結石
尿管石

N20.2 尿管結石を伴う腎結石

N20.9 尿路結石, 詳細不明

N21 **下部尿路結石** Calculus of lower urinary tract
包含：膀胱炎及び尿道炎を伴うもの

N21.0 膀胱結石
膀胱憩室結石
膀胱石
除外：さんご＜鹿角＞状結石(N20.0)

N21.1 尿道結石

N21.8 その他の下部尿路結石

N21.9 下部尿路結石, 詳細不明

N22* **他に分類される疾患における尿路結石**
Calculus of urinary tract in diseases classified elsewhere

N22.0* 住血吸虫症における尿路結石(B65.-†)

N22.8* 他に分類されるその他の疾患における下部尿路結石

N23 **詳細不明の腎仙痛** Unspecified renal colic

腎及び尿管のその他の障害(N25−N29)
Other disorders of kidney and ureter

除外：尿路結石症を伴うもの(N20−N23)

N25 腎尿細管機能障害から生じた障害
Disorders resulting from impaired renal tubular function

除外：E70−E90 に分類される代謝障害

N25.0 腎性骨ジストロフィー＜異栄養症＞
高窒素血症性骨ジストロフィー＜異栄養症＞
リン酸(塩)喪失性尿細管障害
腎性：
・くる病
・低身長
N25.1 腎性尿崩症
N25.8 腎尿細管機能障害から生じたその他の障害
ライトウッド・オルブライト＜Lightwood-Albright＞症候群
腎尿細管アシドーシス NOS
腎原性続発性＜二次性＞副甲状腺＜上皮小体＞機能亢進症
N25.9 腎尿細管機能障害から生じた障害，詳細不明

N26 詳細不明の萎縮腎　Unspecified contracted kidney
包含：腎の萎縮(末期)
腎硬化症 NOS
除外：高血圧による萎縮腎(I12.−)
びまん性硬化性糸球体腎炎(N18.−)
高血圧性腎硬化症(細動脈性)(動脈硬化性)(I12.−)
原因不明の矮小腎(N27.−)

N27 原因不明の矮小腎　Small kidney of unknown cause
N27.0 矮小腎，一側(性)
N27.1 矮小腎，両側(性)
N27.9 矮小腎，患側不明

N28 腎及び尿管のその他の障害,他に分類されないもの
Other disorders of kidney and ureter, not elsewhere classified

除外:水尿管(症)(N13.4)
　　　腎疾患：
　　　　　・急性 NOS(N00.9)
　　　　　・慢性 NOS(N03.9)
　　　尿管屈曲及び尿管狭窄：
　　　　　・水腎症を伴うもの(N13.1)
　　　　　・水腎症を伴わないもの(N13.5)

N28.0　腎虚血及び腎梗塞
腎動脈：
　・塞栓症
　・閉塞
　・閉鎖
　・血栓症
腎梗塞

除外:ゴールドブラット＜Goldblatt＞腎(I70.1)
　　　腎動脈(腎外部)：
　　　　　・アテローム＜じゅく＜粥＞状＞硬化(症)(I70.1)
　　　　　・先天性狭窄(Q27.1)

N28.1　腎のう＜嚢＞胞,後天性
腎のう＜嚢＞胞(多発性)(孤立性),後天性
除外:のう＜嚢＞胞性腎疾患(先天性)(Q61.-)

N28.8　腎及び尿管のその他の明示された障害
腎肥大
巨大尿管
腎下垂(症)
腎盂炎　⎫
腎盂尿管炎　⎬のう＜嚢＞胞性
尿管炎　⎭
尿管瘤

N28.9　腎及び尿管の障害,詳細不明
腎症＜ネフロパシー＞ NOS
腎疾患 NOS
除外:N00 の前の .0－.8 に明示された形態学的病変を伴う腎症＜ネフロパシー＞
　　　NOS 及び腎疾患 NOS(N05.-)

N29* 他に分類される疾患における腎及び尿管のその他の障害
Other disorders of kidney and ureter in diseases classified elsewhere

N29.0*　腎の晩期梅毒(A52.7†)

N29.1* 他に分類される感染症及び寄生虫症における腎及び尿管のその他の障害
　　　下記における腎及び尿管の障害：
　　　　・住血吸虫症(B65.-†)
　　　　・結核(A18.1†)
N29.8* 他に分類されるその他の疾患における腎及び尿管のその他の障害
　　　シスチン尿症(E72.0†)

尿路系のその他の疾患(N30－N39)
Other diseases of urinary system

除外：尿路感染症(下記に合併するもの)：
　　・流産,子宮外妊娠又は胞状奇胎妊娠(O00－O07, O08.8)
　　・妊娠,分娩及び産じょく＜褥＞(O23.-, O75.3, O86.2)
　　・尿路結石症を伴うもの(N20－N23)

N30　膀胱炎　Cystitis
感染病原体(B95－B98)又は原因としての外的因子(XX章)の分類が必要な場合は,追加コードを使用する。
除外：前立腺膀胱炎(N41.3)

N30.0　急性膀胱炎
　　　除外：放射線膀胱炎(N30.4)
　　　　　　(膀胱)三角部炎(N30.3)
N30.1　間質性膀胱炎(慢性)
N30.2　その他の慢性膀胱炎
N30.3　(膀胱)三角部炎
　　　尿道三角部炎
N30.4　放射線膀胱炎
N30.8　その他の膀胱炎
　　　膀胱膿瘍
N30.9　膀胱炎,詳細不明

N31　神経因性膀胱(機能障害),他に分類されないもの
Neuromuscular dysfunction of bladder, not elsewhere classified
除外：脊髄(性)膀胱(機能障害)NOS(G95.8)
　　　脊髄病変による場合(G95.8)
　　　馬尾症候群による神経因性膀胱(機能障害)(G83.4)
　　　尿失禁：
　　　　・NOS(R32)
　　　　・病型等が明示されたもの(N39.3－N39.4)
N31.0　無抑制性神経因性膀胱(機能障害),他に分類されないもの
N31.1　反射性神経因性膀胱(機能障害),他に分類されないもの

N31.2	し＜弛＞緩性神経因性膀胱(機能障害)，他に分類されないもの

神経因性膀胱(機能障害)：
- ・無緊張性(運動性)(感覚性)
- ・自律性
- ・無反射性

N31.8	その他の神経因性膀胱(機能障害)
N31.9	神経因性膀胱(機能障害)，詳細不明

神経因性膀胱(機能障害)NOS

N32 その他の膀胱障害　Other disorders of bladder

除外：膀胱結石(N21.0)
　　　膀胱瘤(N81.1)
　　　膀胱ヘルニア又は(経腟)膀胱脱，女性(N81.1)

N32.0	膀胱頚部閉塞(症)

膀胱頚部狭窄(後天性)

N32.1	膀胱腸瘻

膀胱直腸瘻

N32.2	膀胱瘻，他に分類されないもの

除外：膀胱と女性性器間の瘻(N82.0－N82.1)

N32.3	膀胱憩室

膀胱憩室炎
除外：膀胱憩室結石(N21.0)

N32.4	膀胱破裂，非外傷性
N32.8	その他の明示された膀胱障害

膀胱：
- ・石灰化
- ・萎縮
- ・過活動

N32.9	膀胱障害，詳細不明

N33* 他に分類される疾患における膀胱障害
Bladder disorders in diseases classified elsewhere

N33.0*	結核性膀胱炎(A18.1†)
N33.8*	他に分類されるその他の疾患における膀胱障害

住血吸虫症における膀胱障害(B65.-†)

N34 尿道炎及び尿道症候群　Urethritis and urethral syndrome

感染病原体の分類が必要な場合は，追加コード(B95－B98)を使用する。
除外：ライター＜Reiter＞病(M02.3)
　　　尿道三角部炎(N30.3)
　　　主として性的伝播様式をとる疾患における尿道炎(A50－A64)

N34.0　尿道膿瘍
　　　膿瘍：
　　　　　・カウパー＜Cowper＞腺
　　　　　・リトレー＜Littré＞腺
　　　　　・尿道周囲
　　　　　・尿道(腺)
　　　除外：尿道小丘(N36.2)
N34.1　非特異性尿道炎
　　　尿道炎：
　　　　　・非淋菌性
　　　　　・非性病性
N34.2　その他の尿道炎
　　　尿道口炎
　　　尿道(口)の潰瘍
　　　尿道炎：
　　　　　・NOS
　　　　　・閉経後
N34.3　尿道症候群，詳細不明

N35　尿道狭窄　Urethral stricture
　　　除外：処置後尿道狭窄(N99.1)
N35.0　外傷後尿道狭窄
　　　下記の後遺症としての尿道狭窄：
　　　　　・分娩
　　　　　・損傷
N35.1　感染後尿道狭窄，他に分類されないもの
N35.8　その他の尿道狭窄
N35.9　尿道狭窄，詳細不明
　　　ピンホール状尿道口 NOS

N36　尿道のその他の障害　Other disorders of urethra
N36.0　尿道瘻
　　　仮＜偽＞性尿道
　　　瘻：
　　　　　・尿道会陰
　　　　　・尿道直腸
　　　　　・尿 NOS
　　　除外：瘻：
　　　　　　・尿道陰のう＜嚢＞(N50.8)
　　　　　　・尿道腟(N82.1)
N36.1　尿道憩室

N36.2　尿道小丘
N36.3　尿道粘膜脱
　　　　尿道脱
　　　　尿道瘤，男性
　　　　除外：尿道瘤：
　　　　　　　　・先天性(Q64.7)
　　　　　　　　・女性(N81.0)
N36.8　尿道のその他の明示された障害
N36.9　尿道の障害，詳細不明

N37* 　他に分類される疾患における尿道の障害
　　　　Urethral disorders in diseases classified elsewhere
N37.0*　他に分類される疾患における尿道炎
　　　　カンジダ性尿道炎(B37.4†)
N37.8*　他に分類される疾患におけるその他の尿道の障害

N39 　尿路系のその他の障害　Other disorders of urinary system
　　　　除外：血尿：
　　　　　　　　・NOS(R31)
　　　　　　　　・反復性及び持続性(N02.-)
　　　　　　　　・明示された形態学的病変を伴うもの(N02.-)
　　　　　　　タンパク＜蛋白＞尿 NOS(R80)
N39.0　尿路感染症，部位不明
　　　　感染病原体の分類が必要な場合は，追加コード(B95-B98)を使用する。
N39.1　持続性タンパク＜蛋白＞尿，詳細不明
　　　　除外：妊娠，分娩及び産じょく＜褥＞に合併するもの(O11-O15)
　　　　　　　明示された形態学的病変を伴うもの(N06.-)
N39.2　起立性タンパク＜蛋白＞尿，詳細不明
　　　　除外：明示された形態学的病変を伴うもの(N06.-)
N39.3　緊張性＜腹圧性＞尿失禁
　　　　過活動膀胱又は，排尿筋過活動を分類する必要がある場合は，追加コード(N32.8)を使用する。

第XIV章 腎尿路生殖器系の疾患

N39.4　その他の明示された尿失禁
　　　　いつ＜溢＞流性 ┐
　　　　反射性　　　　├尿失禁
　　　　切迫性　　　　┘
　　　　過活動膀胱又は，排尿筋過活動を分類する必要がある場合は，追加コード(N32.8)を使用する．
　　　　除外：遺尿(症)NOS(R32)
　　　　　　　尿失禁：
　　　　　　　　・NOS(R32)
　　　　　　　　・非器質的原因(F98.0)
N39.8　尿路系のその他の明示された障害
N39.9　尿路系の障害，詳細不明

男性生殖器の疾患(N40-N51)
Diseases of male genital organs

N40　前立腺肥大(症)　Hyperplasia of prostate
　　　　包含：腺線維性肥大 ┐
　　　　　　　腫大(良性)　├前立腺
　　　　　　　肥大(良性)　┘
　　　　　　　中葉肥大(前立腺)
　　　　　　　前立腺性閉塞 NOS
　　　　除外：前立腺の良性新生物＜腫瘍＞(D29.1)

N41　前立腺の炎症性疾患　Inflammatory diseases of prostate
　　　　感染病原体の分類が必要な場合は，追加コード(B95-B98)を使用する．
N41.0　急性前立腺炎
N41.1　慢性前立腺炎
N41.2　前立腺膿瘍
N41.3　前立腺膀胱炎
N41.8　前立腺のその他の炎症性疾患
N41.9　前立腺の炎症性疾患，詳細不明
　　　　　前立腺炎 NOS

N42　前立腺のその他の障害　Other disorders of prostate
N42.0　前立腺結石
　　　　　前立腺石
N42.1　前立腺のうっ血及び出血
N42.2　前立腺の萎縮

N42.3	前立腺の異形成	
	低度異形成	
	除外：前立腺の高度異形成(D07.5)	
N42.8	前立腺のその他の明示された障害	
N42.9	前立腺の障害，詳細不明	

N43　精巣＜睾丸＞水瘤及び精液瘤　Hydrocele and spermatocele
包含：精索，精巣＜睾丸＞又は精巣＜睾丸＞鞘膜の水瘤
除外：先天性精巣＜睾丸＞水瘤(P83.5)

N43.0	被のう＜嚢＞精巣＜睾丸＞水瘤
N43.1	感染性精巣＜睾丸＞水瘤
	感染病原体の分類が必要な場合は，追加コード(B95－B98)を使用する。
N43.2	その他の精巣＜睾丸＞水瘤
N43.3	精巣＜睾丸＞水瘤，詳細不明
N43.4	精液瘤

N44　精巣＜睾丸＞捻転　Torsion of testis
包含：捻転：
　　　　・精巣上体＜副睾丸＞
　　　　・精索
　　　　・精巣＜睾丸＞

N45　精巣＜睾丸＞炎及び精巣上体＜副睾丸＞炎　Orchitis and epididymitis
感染病原体の分類が必要な場合は，追加コード(B95－B98)を使用する。

N45.0	膿瘍を伴う精巣＜睾丸＞炎，精巣上体＜副睾丸＞炎及び精巣上体精巣＜副睾丸睾丸＞炎
	精巣上体＜副睾丸＞又は精巣＜睾丸＞の膿瘍
N45.9	膿瘍を伴わない精巣＜睾丸＞炎，精巣上体＜副睾丸＞炎及び精巣上体精巣＜副睾丸睾丸＞炎
	精巣上体＜副睾丸＞炎 NOS
	精巣＜睾丸＞炎 NOS

N46　男性不妊（症）　Male infertility
包含：無精子症 NOS
　　　精子減少症 NOS

N47　過長包皮，包茎及びかん＜嵌＞頓包茎
Redundant prepuce, phimosis and paraphimosis
包含：癒着包皮
　　　絞扼包皮

N48　陰茎のその他の障害　Other disorders of penis

N48.0	**陰茎の白斑症＜ロイコプラキー＞**
	乾燥性閉鎖性亀頭炎
	陰茎の萎縮症
	除外：陰茎の上皮内癌(D07.4)
N48.1	**亀頭包皮炎**
	亀頭炎
	感染病原体の分類が必要な場合は，追加コード(B95－B98)を使用する。
N48.2	**陰茎のその他の炎症性障害**
	膿瘍
	せつ＜フルンケル＞ ┐
	よう＜カルブンケル＞ ├ 海綿体及び陰茎
	蜂巣炎 ┘
	海綿体炎(陰茎)
	感染病原体の分類が必要な場合は，追加コード(B95－B98)を使用する。
N48.3	**持続性陰茎勃起症**
	有痛性勃起
N48.4	**器質的原因によるインポテンス＜(性交)不能症＞**
	原因の分類が必要な場合は，追加コードを使用する。
	除外：心因性インポテンス＜(性交)不能症＞(F52.2)
N48.5	**陰茎の潰瘍**
N48.6	**形成性陰茎硬化症**
	ペイロニー＜Peyronie＞病
N48.8	**陰茎のその他の明示された障害**
	萎縮 ┐
	肥大 ├ 海綿体及び陰茎
	血栓症 ┘
N48.9	**陰茎の障害，詳細不明**

N49 男性生殖器の炎症性障害，他に分類されないもの
Inflammatory disorders of male genital organs, not elsewhere classified

感染病原体の分類が必要な場合は，追加コード(B95－B98)を使用する。
除外：陰茎の炎症(N48.1－N48.2)
　　　精巣＜睾丸＞炎及び精巣上体＜副睾丸＞炎(N45.-)

N49.0	**精のう＜嚢＞の炎症性障害**
	精のう＜嚢＞炎 NOS
N49.1	**精索，精巣＜睾丸＞鞘膜及び精管の炎症性障害**
	精管炎
N49.2	**陰のう＜嚢＞の炎症性障害**
N49.8	**その他の明示された男性生殖器の炎症性障害**
	男性生殖器の多部位の炎症

N49.9 部位不明の男性生殖器の炎症性障害
　膿瘍　　　　　　　　　　　┐
　せつ＜フルンケル＞　　　　　│
　よう＜カルブンケル＞　　　　├ 部位不明の男性生殖器
　蜂巣炎　　　　　　　　　　　┘

N50　男性生殖器のその他の障害　Other disorders of male genital organs
　除外：精巣＜睾丸＞捻転（N44）
N50.0 精巣＜睾丸＞の萎縮
N50.1 男性生殖器の血管障害
　血瘤 NOS　┐
　出血　　　├ 男性生殖器
　血栓症　　┘
N50.8 男性生殖器のその他の明示された障害
　萎縮　┐
　肥大　│　陰のう＜嚢＞，精のう＜嚢＞，精索，精巣＜睾丸＞［萎縮を除く］，精
　浮腫　├　巣＜睾丸＞鞘膜及び精管におけるもの
　潰瘍　┘
　乳び＜糜＞性陰のう水瘤，精巣＜睾丸＞鞘膜(非フィラリア＜糸条虫＞性)NOS
　尿道陰のう＜嚢＞瘻
　下記の狭窄：
　　・精索
　　・精管
　　・精巣＜睾丸＞鞘膜
N50.9 男性生殖器の障害，詳細不明

N51* 他に分類される疾患における男性生殖器の障害
Disorders of male genital organs in diseases classified elsewhere

N51.0* 他に分類される疾患における前立腺の障害
　前立腺炎：
　　・淋菌性(A54.2†)
　　・トリコモナス性(A59.0†)
　　・結核性(A18.1†)

第XIV章　腎尿路生殖器系の疾患

N51.1* 他に分類される疾患における精巣＜睾丸＞及び精巣上体＜副睾丸＞の障害
　　　　クラミジア(性)：
　　　　　　・精巣上体＜副睾丸＞炎(A56.1†)
　　　　　　・精巣＜睾丸＞炎(A56.1†)
　　　　淋菌性：
　　　　　　・精巣上体＜副睾丸＞炎(A54.2†)
　　　　　　・精巣＜睾丸＞炎(A54.2†)
　　　　　　・ムンプス精巣＜睾丸＞炎(B26.0†)
　　　　結核：
　　　　　　・精巣上体＜副睾丸＞(A18.1†)
　　　　　　・精巣＜睾丸＞(A18.1†)
N51.2* 他に分類される疾患における亀頭炎
　　　　亀頭炎：
　　　　　　・アメーバ性(A06.8†)
　　　　　　・カンジダ性(B37.4†)
N51.8* 他に分類される疾患における男性生殖器のその他の障害
　　　　フィラリア＜糸状虫＞性乳び＜糜＞性陰のう水瘤，精巣＜睾丸＞鞘膜(B74.-†)
　　　　男性生殖器のヘルペスウイルス［単純ヘルペス］感染症(A60.0†)
　　　　精のう＜嚢＞結核(A18.1†)

乳房の障害(N60-N64)
Disorders of breast

除外：分娩に関連する乳房の障害(O91-O92)

N60　**良性乳房異形成(症)**　Benign mammary dysplasia
　　　　包含：線維のう＜嚢＞胞性乳腺症
N60.0　乳房の弧立のう＜嚢＞胞
　　　　乳房のう＜嚢＞胞
N60.1　びまん性のう＜嚢＞胞性乳腺症
　　　　のう＜嚢＞胞性乳房
　　　　除外：上皮性増殖を伴うもの(N60.3)
N60.2　乳房の線維腺症
　　　　除外：乳房の線維腺腫(D24)
N60.3　乳房の線維性硬化症
　　　　上皮性増殖を伴うのう＜嚢＞胞性乳腺症
N60.4　乳管拡張症
N60.8　その他の良性乳房異形成(症)
N60.9　良性乳房異形成(症)，詳細不明

N61 乳房の炎症性障害　Inflammatory disorders of breast
包含：膿瘍(急性)(慢性)(非産じょく＜褥＞性)：
・乳輪
・乳房
乳房のよう＜カルブンケル＞
乳腺炎(急性)(亜急性)(非産じょく＜褥＞性)：
・NOS
・感染性
除外：新生児感染性乳腺炎(P39.0)

N62 乳房肥大　Hypertrophy of breast
包含：女性化乳房
乳房肥大：
・NOS
・思春期性充実

N63 乳房の詳細不明の塊＜lump＞　Unspecified lump in breast
包含：乳房の小結節 NOS

N64 乳房のその他の障害　Other disorders of breast
N64.0 乳頭の亀裂及び瘻
N64.1 乳房の脂肪え＜壊＞死
　　　乳房の脂肪え＜壊＞死(分節状)
N64.2 乳房萎縮
N64.3 分娩に関連しない乳汁漏出(症)
N64.4 乳房痛
N64.5 乳房のその他の徴候及び症状
　　　乳房の硬結＜しこり＞
　　　乳頭分泌物
　　　陥没乳頭
N64.8 乳房のその他の明示された障害
　　　乳瘤
　　　乳房の退縮不全(授乳後)
N64.9 乳房の障害，詳細不明

女性骨盤臓器の炎症性疾患(N70-N77)
Inflammatory diseases of female pelvic organs

除外：流産，子宮外妊娠又は胞状奇胎妊娠の合併症(O00-O07，O08.0)妊娠，分娩及び産じょく＜褥＞の合併症(O23.-，O75.3，O85，O86.-)

N70 卵管炎及び卵巣炎　Salpingitis and oophoritis
包含：膿瘍：
　　　　・卵管
　　　　・卵巣
　　　　・卵管－卵巣
　　卵管留膿症
　　卵管－卵巣炎
　　卵管－卵巣の炎症性疾患
感染病原体の分類が必要な場合は，追加コード(B95-B98)を使用する。

- N70.0 急性卵管炎及び卵巣炎
- N70.1 慢性卵管炎及び卵巣炎
　　　　卵管留水症
- N70.9 卵管炎及び卵巣炎，詳細不明

N71 子宮の炎症性疾患，子宮頚(部)を除く
Inflammatory disease of uterus, except cervix
包含：子宮内膜(筋層)炎
　　　子宮(筋層)炎
　　　子宮筋層炎
　　　子宮留膿症
　　　子宮膿瘍
感染病原体の分類が必要な場合は，追加コード(B95-B98)を使用する。

- N71.0 子宮の急性炎症性疾患
- N71.1 子宮の慢性炎症性疾患
- N71.9 子宮の炎症性疾患，詳細不明

N72 子宮頚(部)の炎症性疾患　Inflammatory disease of cervix uteri
包含：(子宮)頚管炎 ┐
　　　子宮頚内膜炎　├びらん又は外反(症)を伴うもの又は伴わないもの
　　　子宮頚外膜炎 ┘
感染病原体の分類が必要な場合は，追加コード(B95-B98)を使用する。
除外：(子宮)頚管炎を伴わない子宮頚(部)のびらん及び外反(症)(N86)

N73 その他の女性骨盤炎症性疾患　Other female pelvic inflammatory diseases
感染病原体の分類が必要な場合は，追加コード(B95-B98)を使用する。

N73.0	急性子宮傍(結合)組織炎及び骨盤蜂巣炎＜蜂窩織炎＞

　　　　下記の膿瘍：
　　　　　　・子宮広間膜　　　　　　　｝
　　　　　　・子宮傍(結合)組織　　　　　急性と明示されたもの
　　　　　骨盤蜂巣炎＜蜂窩織炎＞，女性　｝

N73.1	慢性子宮傍(結合)組織炎及び骨盤蜂巣炎＜蜂窩織炎＞

　　　　慢性と明示された N73.0 の各病態

N73.2	詳細不明の子宮傍(結合)組織炎及び骨盤蜂巣炎＜蜂窩織炎＞

　　　　急性か慢性か不明の N73.0 の各病態

N73.3	女性急性骨盤腹膜炎
N73.4	女性慢性骨盤腹膜炎
N73.5	女性骨盤腹膜炎，詳細不明
N73.6	女性骨盤腹膜癒着

　　　　除外：処置後骨盤腹膜癒着(N99.4)

N73.8	その他の明示された女性骨盤炎症性疾患
N73.9	女性骨盤炎症性疾患，詳細不明

　　　　女性骨盤感染症又は炎症 NOS

N74* 　他に分類される疾患における女性骨盤炎症性障害
　　　　Female pelvic inflammatory disorders in diseases classified elsewhere

N74.0*	子宮頚(部)の結核感染症(A18.1†)
N74.1*	結核性女性骨盤炎症性疾患(A18.1†)

　　　　結核性子宮内膜炎

N74.2*	梅毒性女性骨盤炎症性疾患(A51.4†，A52.7†)
N74.3*	淋菌性女性骨盤炎症性疾患(A54.2†)
N74.4*	クラミジア性女性骨盤炎症性疾患(A56.1†)
N74.8*	他に分類されるその他の疾患における女性骨盤炎症性障害

N75　 バルトリン＜Bartholin＞腺の疾患　　Diseases of Bartholin gland

N75.0	バルトリン＜Bartholin＞腺のう＜嚢＞胞
N75.1	バルトリン＜Bartholin＞腺膿瘍
N75.8	バルトリン＜Bartholin＞腺のその他の疾患

　　　　バルトリン腺炎

N75.9	バルトリン＜Bartholin＞腺の疾患，詳細不明

N76　 腟及び外陰のその他の炎症　　Other inflammation of vagina and vulva
　　　　感染病原体の分類が必要な場合は，追加コード(B95－B98)を使用する。
　　　　除外：老人性(萎縮性)腟炎(N95.2)

N76.0	**急性腟炎**
	腟炎 NOS
	外陰腟炎：
	・NOS
	・急性
N76.1	**亜急性及び慢性腟炎**
	外陰腟炎：
	・慢性
	・亜急性
N76.2	**急性外陰炎**
	外陰炎 NOS
N76.3	**亜急性及び慢性外陰炎**
N76.4	**外陰膿瘍**
	外陰のせつ＜フルンケル＞
N76.5	**腟潰瘍**
N76.6	**外陰潰瘍**
N76.8	**腟及び外陰のその他の明示された炎症**

N77* **他に分類される疾患における外陰腟の潰瘍形成及び炎症**
Vulvovaginal ulceration and inflammation in diseases classified elsewhere

N77.0* **他に分類される感染症及び寄生虫症における外陰の潰瘍形成**
下記における外陰の潰瘍形成：
・ヘルペスウイルス［単純ヘルペス］感染症(A60.0†)
・結核(A18.1†)

N77.1* **他に分類される感染症及び寄生虫症における腟炎，外陰炎及び外陰腟炎**
下記における腟炎，外陰炎及び外陰腟炎：
・カンジダ症(B37.3†)
・ヘルペスウイルス［単純ヘルペス］感染症(A60.0†)
・ぎょう＜蟯＞虫症(B80†)

N77.8* **他に分類されるその他の疾患における外陰腟の潰瘍形成及び炎症**
ベーチェット＜Behçet＞病における外陰の潰瘍形成(M35.2†)

女性生殖器の非炎症性障害(N80-N98)
Noninflammatory disorders of female genital tract

N80 子宮内膜症 Endometriosis
N80.0 子宮の子宮内膜症
　　　　腺筋症
N80.1 卵巣の子宮内膜症
N80.2 卵管の子宮内膜症
N80.3 骨盤腹膜の子宮内膜症
N80.4 直腸腟中隔及び腟の子宮内膜症
N80.5 腸の子宮内膜症
N80.6 皮膚瘢痕における子宮内膜症
N80.8 その他の子宮内膜症
N80.9 子宮内膜症,詳細不明

N81 女性性器脱 Female genital prolapse
　　　　除外：妊娠又は分娩に合併する性器脱(O34.5)
　　　　　　　卵巣及び卵管の脱及びヘルニア(N83.4)
　　　　　　　子宮切除後腟(壁)脱(N99.3)

N81.0 女性尿道瘤
　　　　除外：先天性(Q64.7)
　　　　　　　下記を伴う尿道瘤：
　　　　　　　　・膀胱瘤(N81.1)
　　　　　　　　・子宮脱(N81.2-N81.4)
N81.1 膀胱瘤
　　　　尿道瘤を伴う膀胱瘤
　　　　腟(前)壁脱 NOS
　　　※ 経腟膀胱脱
　　　　除外：子宮脱を伴う膀胱瘤(N81.2-N81.4)
N81.2 不(完)全子宮腟脱
　　　　(子宮)頚管脱 NOS
　　　　子宮脱：
　　　　　・第1度
　　　　　・第2度
N81.3 完全子宮腟脱
　　　　全子宮脱 NOS
　　　　第3度子宮脱
N81.4 子宮腟脱,詳細不明
　　　　子宮脱 NOS

N81.5	腟(小)腸瘤
	除外：子宮脱を伴う(小)腸瘤(N81.2-N81.4)
N81.6	直腸瘤
	腟後壁脱
	※ 経腟直腸脱
	除外：直腸脱(K62.3)
	子宮脱を伴う直腸瘤(N81.2-N81.4)
N81.8	その他の女性性器脱
	会陰不全
	骨盤底の陳旧性筋裂傷
N81.9	女性性器脱，詳細不明

N82　女性性器を含む瘻　Fistulae involving female genital tract

	除外：膀胱腸瘻(N32.1)
N82.0	膀胱腟瘻
N82.1	その他の女性尿路性器瘻
	子宮頚(部)膀胱瘻
	尿管腟瘻
	尿道腟瘻
	子宮尿管瘻
	子宮膀胱瘻
N82.2	小腸腟瘻
N82.3	大腸腟瘻
	直腸腟瘻
N82.4	その他の女性腸性器瘻
	腸子宮瘻
N82.5	女性性器皮膚瘻
	子宮腹壁瘻
	腟会陰瘻
	※ 月経瘻
N82.8	その他の女性性器瘻
N82.9	女性性器瘻，詳細不明

N83　卵巣，卵管及び子宮広間膜の非炎症性障害
Noninflammatory disorders of ovary, fallopian tube and broad ligament

	除外：卵管留水症(N70.1)
N83.0	卵巣の卵胞のう＜嚢＞胞
	グラーフ卵胞のう＜嚢＞胞
	出血性卵胞のう＜嚢＞胞(卵巣)
N83.1	黄体のう＜嚢＞胞
	出血性黄体のう＜嚢＞胞

N83.2	その他及び詳細不明の卵巣のう＜嚢＞胞	
	貯留＜停滞＞のう＜嚢＞胞 ┐	
	単純性のう＜嚢＞胞 ┘ 卵巣	
	除外：卵巣のう＜嚢＞胞：	
	・発生異常性(Q50.1)	
	・新生物＜腫瘍＞性(D27)	
	多のう＜嚢＞胞性卵巣症候群(E28.2)	
N83.3	卵巣及び卵管の後天性萎縮	
N83.4	卵巣及び卵管の脱及びヘルニア	
N83.5	卵巣，卵巣茎及び卵管の捻転	
	捻転：	
	・副卵管	
	・モルガニー＜Morgagni＞小胞体	
N83.6	卵管留血症	
	除外：下記を伴う卵管留血症：	
	・腟留血症(N89.7)	
	・子宮留血症(N85.7)	
N83.7	子宮広間膜内血腫	
N83.8	卵巣，卵管及び広間膜のその他の非炎症性障害	
	子宮広間膜裂傷症候群［アレン・マスターズ＜Allen-Masters＞症候群］	
N83.9	卵巣，卵管及び子宮広間膜の非炎症性障害，詳細不明	

N84 女性性器のポリープ　Polyp of female genital tract
　　　　除外：腺腫性ポリープ(D28.-)
　　　　　　　胎盤ポリープ(O90.8)

N84.0	子宮体(部)ポリープ	
	ポリープ：	
	・子宮内膜	
	・子宮 NOS	
	除外：ポリープ様子宮内膜増殖症(N85.0)	
N84.1	子宮頚(部)ポリープ	
	子宮頚(部)粘膜ポリープ	
N84.2	腟ポリープ	
N84.3	外陰ポリープ	
	陰唇ポリープ	
N84.8	女性性器のその他の部位のポリープ	
N84.9	女性性器のポリープ，詳細不明	

N85 子宮のその他の非炎症性障害，子宮頚(部)を除く
Other noninflammatory disorders of uterus, except cervix

除外：子宮内膜症(N80.-)
　　　子宮の炎症性疾患(N71.-)
　　　子宮頚(部)の非炎症性障害，位置異常を除く(N86-N88)
　　　子宮体(部)ポリープ(N84.0)
　　　子宮脱(N81.-)

N85.0 子宮内膜腺様のう＜嚢＞胞性増殖症
　　　子宮内膜増殖症：
　　　　・NOS
　　　　・のう＜嚢＞胞性
　　　　・腺様のう＜嚢＞胞性
　　　　・ポリープ様

N85.1 子宮内膜腺腫性増殖症
　　　子宮内膜増殖症，異型(腺腫性)

N85.2 子宮肥大
　　　肥大子宮
　　　除外：産じょく＜褥＞性子宮肥大(O90.8)

N85.3 子宮復古＜退縮＞不全
　　　除外：産じょく＜褥＞性子宮復古＜退縮＞不全(O90.8)

N85.4 子宮の位置異常
　　　前傾 ⎤
　　　後屈 ⎬ 子宮
　　　後傾 ⎦
　　　除外：妊娠又は分娩に合併するもの(O34.5, O65.5)

N85.5 子宮内反(症)
　　　除外：産科的新鮮外傷(O71.2)
　　　　　　分娩後子宮内反(症)(O71.2)

N85.6 子宮内癒着(症)

N85.7 子宮留血症
　　　子宮留血症を伴う卵管留血症
　　　除外：腟留血症を伴う子宮留血症(N89.7)

N85.8 子宮のその他の明示された非炎症性障害
　　　子宮の萎縮，後天性
　　　子宮線維症 NOS

N85.9 子宮の非炎症性障害，詳細不明
　　　子宮の障害 NOS

N86 子宮頚(部)のびらん及び外反(症)　Erosion and ectropion of cervix uteri
包含：じょく＜褥＞瘡性(栄養性)潰瘍　　　　子宮頚(部)
　　　　外反(症)
除外：(子宮)頚管炎を伴うもの(N72)

N87 子宮頚(部)の異形成　Dysplasia of cervix uteri
除外：子宮頚(部)の上皮内癌(D06.-)

N87.0　軽度子宮頚(部)の異形成
　　　　子宮頚(部)上皮内腫瘍＜intraepithelial neoplasia＞　[CIN]，異型度Ⅰ
N87.1　中等度子宮頚(部)異形成
　　　　子宮頚(部)上皮内腫瘍＜intraepithelial neoplasia＞　[CIN]，異型度Ⅱ
N87.2　高度子宮頚(部)の異形成，他に分類されないもの
　　　　高度子宮頚(部)異形成 NOS
　　　　除外：子宮頚(部)上皮内腫瘍＜intraepithelial neoplasia＞　[CIN]，異型度Ⅲ，高度異形
　　　　　　　成の記載の有無にかかわらない(D06.-)
N87.9　子宮頚(部)の異形成，詳細不明

N88 子宮頚(部)のその他の非炎症性障害
Other noninflammatory disorders of cervix uteri
除外：子宮頚(部)の炎症性疾患(N72)
　　　　子宮頚(部)ポリープ(N84.1)

N88.0　子宮頚(部)白斑症＜ロイコプラキー＞
N88.1　子宮頚(部)陳旧性裂傷
　　　　子宮頚(部)の癒着
　　　　除外：産科的新鮮外傷(O71.3)
N88.2　子宮頚(部)の狭窄
　　　　除外：分娩に合併するもの(O65.5)
N88.3　(子宮)頚管無力症
　　　　妊娠していない女性における(子宮)頚管無力症(の疑い)の観察及び管理
　　　　除外：胎児又は新生児への影響(P01.0)
　　　　　　　妊娠に合併するもの(O34.3)
N88.4　子宮頚(部)の肥大性延長(症)
N88.8　子宮頚(部)のその他の明示された非炎症性障害
　　　　除外：産科的新鮮外傷(O71.3)
N88.9　子宮頚(部)の非炎症性障害，詳細不明

N89 腟のその他の非炎症性障害　Other noninflammatory disorders of vagina
除外：腟の上皮内癌(D07.2)
　　　　腟の炎症(N76.-)
　　　　老人性(萎縮性)腟炎(N95.2)
　　　　トリコモナス性帯下(A59.0)

N89.0　軽度腟異形成
　　　　腟上皮内腫瘍＜intraepithelial neoplasia＞［VAIN］，異型度Ⅰ
N89.1　中等度腟異形成
　　　　腟上皮内腫瘍＜intraepithelial neoplasia＞［VAIN］，異型度Ⅱ
N89.2　高度腟異形成，他に分類されないもの
　　　　高度腟異形成 NOS
　　　除外：腟上皮内腫瘍＜intraepithelial neoplasia＞［VAIN］，異型度Ⅲ，高度異形成の記載の有無にかかわらない(D07.2)
N89.3　腟異形成，詳細不明
N89.4　腟の白斑症＜ロイコプラキー＞
N89.5　腟の狭窄及び閉鎖
　　　　腟癒着
　　　除外：(手)術後腟癒着(N99.2)
N89.6　処女膜輪狭小
　　　　処女膜強靱
　　　　腟口狭小
　　　除外：処女膜閉鎖(Q52.3)
N89.7　腟留血症
　　　　子宮留血症又は卵管留血症を伴う腟留血症
N89.8　腟のその他の明示された非炎症性障害
　　　　腟帯下 NOS
　　　　陳旧性腟裂傷
　　　　腟のペッサリー潰瘍
　　　除外：産科的新鮮外傷(O70.-，O71.4，O71.7-O71.8)
　　　　　　骨盤底の陳旧性筋裂傷(N81.8)
N89.9　腟の非炎症性障害，詳細不明

N90 外陰及び会陰のその他の非炎症性障害
Other noninflammatory disorders of vulva and perineum
除外：外陰の上皮内癌(D07.1)
　　　　産科的新鮮外傷(O70.-，O71.7-O71.8)
　　　　外陰の炎症(N76.-)

N90.0　軽度外陰異形成
　　　　外陰上皮内腫瘍＜intraepithelial neoplasia＞［VIN］，異型度Ⅰ

N90.1	中等度外陰異形成
	外陰上皮内腫瘍＜intraepithelial neoplasia＞［VIN］，異型度Ⅱ
N90.2	高度外陰異形成，他に分類されないもの
	高度外陰異形成 NOS
	除外：外陰上皮内腫瘍＜intraepithelial neoplasia＞［VIN］，異型度Ⅲ，高度異形成の記載の有無にかかわらない(D07.1)
N90.3	外陰異形成，詳細不明
N90.4	外陰の白斑症＜ロイコプラキー＞
	外陰ジストロフィー
	外陰萎縮症＜kraurosis of vulva＞
N90.5	外陰萎縮
	外陰の狭窄
N90.6	外陰肥大
	陰唇肥大
N90.7	外陰のう＜嚢＞胞
N90.8	外陰及び会陰のその他の明示された非炎症性障害
	外陰癒着
	陰核肥大
N90.9	外陰及び会陰の非炎症性障害，詳細不明

N91 無月経，過少月経及び希発月経　Absent, scanty and rare menstruation

除外：卵巣機能不全(症)(E28.-)

N91.0	原発性無月経
	思春期に初経が起きないもの
N91.1	続発性無月経
	以前に月経のあった女性における月経欠如
N91.2	無月経，詳細不明
	月経欠如 NOS
N91.3	原発性希発月経
	月経開始時より過少又は希発である月経
N91.4	続発性希発月経
	以前に月経周期正常であった女性における過少月経及び希発月経
N91.5	希発月経，詳細不明
	過少月経 NOS

N92 過多月経，頻発月経及び月経不順
Excessive, frequent and irregular menstruation

除外：閉経後出血(N95.0)

N92.0	**規則的周期を伴う過多月経及び頻発月経**
	月経過多 NOS
	過多月経 NOS
	頻発月経
N92.1	**不規則周期を伴う過多月経及び頻発月経**
	不規則(月経)中間期出血
	月経出血の間隔の不規則な短縮
	機能性子宮出血
	不正子宮出血
N92.2	**思春期過多月経**
	月経周期の開始に伴う過多出血
	思春期過多月経
	思春期出血
N92.3	**排卵出血**
	規則的(月経)中間期出血
N92.4	**閉経前過多出血**
	過多月経又は不正子宮出血:
	・更年期
	・閉経期
	・更年期前期
	・閉経前期
N92.5	**その他の明示された月経不順**
N92.6	**月経不順，詳細不明**
	不規則:
	・出血 NOS
	・期間 NOS
	除外：下記を伴う月経不順:
	・周期延長又は過少出血(N91.3-N91.5)
	・周期短縮又は過多出血(N92.1)

N93 子宮及び腟のその他の異常出血　　Other abnormal uterine and vaginal bleeding

除外：新生児腟出血(P54.6)
　　　偽月経＜新生児月経様出血＞(P54.6)

N93.0	**性交後及び接触(性)出血**
N93.8	**子宮及び腟のその他の明示された異常出血**
	子宮又は腟の機能異常性又は機能性出血 NOS
N93.9	**子宮及び腟の異常出血，詳細不明**

N94 女性生殖器及び月経周期に関連する疼痛及びその他の病態
Pain and other conditions associated with female genital organs and menstrual cycle

N94.0	**中間痛＜排卵痛＞**

― 636 ―

N94.1 性交疼痛(症)
　　　除外：心因性性交疼痛(症)(F52.6)
N94.2 腟けい＜痙＞
　　　除外：心因性腟けい＜痙＞(F52.5)
N94.3 月経前(緊張)症候群
N94.4 原発性月経困難症
N94.5 続発性月経困難症
N94.6 月経困難症，詳細不明
N94.8 女性生殖器及び月経周期に関連するその他の明示された病態
N94.9 女性生殖器及び月経周期に関連する詳細不明の病態

N95 閉経期及びその他の閉経周辺期障害
Menopausal and other perimenopausal disorders

除外：閉経前過多出血(N92.4)
　　　閉経後：
　　　　・骨粗しょう＜鬆＞症＜オステオポローシス＞(M81.0)
　　　　・病的骨折を伴うもの(M80.0)
　　　　・尿道炎(N34.2)
　　　早発閉経(症)NOS(E28.3)

N95.0 閉経後出血
　　　除外：人工的閉経に関連するもの(N95.3)
N95.1 閉経期及び女性更年期状態
　　　閉経に関連する顔面紅潮，不眠(症)，頭痛，集中力欠如のような症状
　　　除外：人工的閉経に関連するもの(N95.3)
N95.2 閉経後萎縮性腟炎
　　　老人性(萎縮性)腟炎
　　　除外：人工的閉経に関連するもの(N95.3)
N95.3 人工的閉経に関連する状態
　　　人工的閉経後症候群
N95.8 その他の明示された閉経期及び閉経周辺期障害
N95.9 閉経期及び閉経周辺期障害，詳細不明

N96 習慣流産　Habitual aborter
包含：妊娠していない女性における検査又はケア
　　　相対的不育症
除外：現在妊娠中(O26.2)
　　　現在の流産の場合(O03-O06)

N97 女性不妊症　Female infertility
　　　　包含：妊娠不能
　　　　　　　不妊(症)，女性 NOS
　　　　除外：相対的不育症(N96)
N97.0　無排卵に関連する女性不妊症
N97.1　卵管に原因する女性不妊症
　　　　卵管の先天異常に関連するもの
　　　　卵管：
　　　　　　・通過障害
　　　　　　・閉塞
　　　　　　・狭窄
N97.2　子宮に原因する女性不妊症
　　　　子宮の先天異常に関連するもの
　　　　卵の非着床
N97.3　子宮頸(部)に原因する女性不妊症
N97.4　男性側要因に関連する女性不妊症
N97.8　その他の原因の女性不妊症
N97.9　女性不妊症，詳細不明

N98 人工授精に関連する合併症　Complications associated with artificial fertilization
N98.0　人工授精に関連する感染症
N98.1　卵巣の過剰刺激
　　　　卵巣の過剰刺激：
　　　　　　・NOS
　　　　　　・排卵誘発に関連するもの
N98.2　体外受精後受精卵の移植操作の合併症
N98.3　胚移植における胚の移植操作の合併症
N98.8　人工授精に関連するその他の合併症
　　　　下記による人工授精の合併症：
　　　　　　・提供者
　　　　　　・夫
N98.9　人工授精に関連する合併症，詳細不明

腎尿路生殖器系のその他の障害(N99)
Other disorders of the genitourinary system

N99 腎尿路生殖器系の処置後障害，他に分類されないもの
Postprocedural disorders of genitourinary system, not elsewhere classified

除外：放射線膀胱炎(N30.4)
　　　卵巣摘出(術)後骨粗しょう＜鬆＞症＜オステオポローシス＞(M81.1)
　　　　・病的骨折を伴うもの(M80.1)
　　　人工的閉経に関連する状態(N95.3)

- N99.0 処置後腎不全
- N99.1 処置後尿道狭窄
  　　　カテーテル導入後尿道狭窄
- N99.2 (手)術後腟癒着
- N99.3 子宮切除後腟(壁)脱
- N99.4 処置後骨盤腹膜癒着
- N99.5 尿路の外部ストマの機能不全
- N99.8 腎尿路生殖器系のその他の処置後障害
  　　　残留卵巣症候群
- N99.9 腎尿路生殖器系の処置後障害，詳細不明

第XV章 妊娠，分娩及び産じょく＜褥＞
（O00－O99）

Pregnancy, childbirth and the puerperium

妊娠，分娩及び産じょく＜褥＞
本章に含まれているコードは，妊娠，分娩又は産じょく＜褥＞（母体又は産科的な原因）に関連する又はそれによって悪化する病態に使用する。

除外：他に分類される妊娠，分娩及び産じょく＜褥＞に合併する疾患又は損傷：
　外因（死因）(V, W, X, Y)
　損傷，中毒及びその他の外因の影響(S00－T88.1, T88.6－T98)
　産じょく＜褥＞に関連する精神及び行動の障害(F53.-)
　産科破傷風(A34)
　下垂体の分娩後え＜壊＞死(E23.0)
　産じょく＜褥＞期骨軟化症(M83.0)
　管理：
　　・ハイリスク妊娠(Z35.-)
　　・正常妊娠(Z34.-)

本章は，次の中間分類項目を含む：
O00－O08	流産に終わった妊娠
O10－O16	妊娠，分娩及び産じょく＜褥＞における浮腫，タンパク＜蛋白＞尿及び高血圧性障害
O20－O29	主として妊娠に関連するその他の母体障害
O30－O48	胎児及び羊膜腔に関連する母体ケア並びに予想される分娩の諸問題
O60－O75	分娩の合併症
O80－O84	分娩
O85－O92	主として産じょく＜褥＞に関連する合併症
O94－O99	その他の産科的病態，他に分類されないもの

流産に終わった妊娠（O00－O08）
Pregnancy with abortive outcome

除外：一胎以上流産後の多胎妊娠の妊娠継続(O31.1)

O00 子宮外妊娠　Ectopic pregnancy
包含：子宮外妊娠破裂
関連合併症の分類が必要な場合は，項目O08.-からの追加コードを使用する。

O00.0	腹腔＜腹膜＞妊娠
	除外：腹腔＜腹膜＞妊娠における生存可能児の分娩(O83.3)
	腹腔＜腹膜＞妊娠における生存胎児のための母体ケア(O36.7)
O00.1	卵管妊娠
	妊娠による卵管破裂
	卵管流産
O00.2	卵巣妊娠
O00.8	その他の子宮外妊娠
	妊娠：
	・頚管
	・副角
	・子宮広間膜内
	・壁＜子宮筋層＞内
O00.9	子宮外妊娠，詳細不明

O01　胞状奇胎　Hydatidiform mole
関連合併症の分類が必要な場合は，項目 O08.-からの追加コードを使用する。
除外：悪性胞状奇胎(D39.2)

O01.0	古典的胞状奇胎
	全胞状奇胎
O01.1	部分胞状奇胎
O01.9	胞状奇胎，詳細不明
	絨毛性疾患 NOS
	胞状奇胎 NOS

O02　受胎のその他の異常生成物　Other abnormal products of conception
関連合併症の分類が必要な場合は，項目 O08.-からの追加コードを使用する。
除外：紙様(胎)児(O31.0)

O02.0	枯死卵及び非胞状奇胎
	奇胎：
	・肉様
	・肉状
	・子宮内 NOS
	病的卵
O02.1	稽留流産
	死胎児の残留を伴う早期胎児死亡
	除外：下記を伴う稽留流産：
	・枯死卵(O02.0)
	・奇胎：
	・胞状(O01.-)
	・非胞状(O02.0)

O02.8　受胎のその他の明示された異常生成物
　　　　除外：下記を伴うもの：
　　　　　　　　・枯死卵（O02.0）
　　　　　　　　・奇胎：
　　　　　　　　　　・胞状（O01.-）
　　　　　　　　　　・非胞状（O02.0）
O02.9　受胎の異常生成物，詳細不明

下記の4桁細分類項目は，項目O03-O06に使用する：
注：不全流産は流産に続発した受胎生成物の残留を含む。
.0　**不全流産，生殖器及び骨盤内感染症を合併するもの**
　　　O08.0の病態を伴うもの
.1　**不全流産，遅延出血又は多量出血を合併するもの**
　　　O08.1の病態を伴うもの
.2　**不全流産，塞栓症を合併するもの**
　　　O08.2の病態を伴うもの
.3　**不全流産，その他及び詳細不明の合併症を伴うもの**
　　　O08.3-O08.9の病態を伴うもの
.4　**不全流産，合併症を伴わないもの**
.5　**完全流産又は詳細不明の流産，生殖器及び骨盤内感染症を合併するもの**
　　　O08.0の病態を伴うもの
.6　**完全流産又は詳細不明の流産，遅延出血又は多量出血を合併するもの**
　　　O08.1の病態を伴うもの
.7　**完全流産又は詳細不明の流産，塞栓症を合併するもの**
　　　O08.2の病態を伴うもの
.8　**完全流産又は詳細不明の流産，その他及び詳細不明の合併症を伴うもの**
　　　O08.3-O08.9の病態を伴うもの
.9　**完全流産又は詳細不明の流産，合併症を伴わないもの**

O03　**自然流産**　Spontaneous abortion
　　　［細分類はO03の前を参照］
　　　包含：流産＜miscarriage＞

O04　**医学的人工流産**　Medical abortion
　　　［細分類はO03の前を参照］
　　　包含：妊娠中絶：
　　　　　　・合法的
　　　　　　・治療的
　　　　治療的人工流産

O05	**その他の流産**　Other abortion

　　　　　［細分類は O03 の前を参照］

O06	**詳細不明の流産**　Unspecified abortion

　　　　　［細分類は O03 の前を参照］
　　　　　包含：人工流産 NOS

O07	**不成功に終わった人工流産**　Failed attempted abortion

　　　　　包含：流産の人工誘発の不成功
　　　　　除外：不全流産（O03–O06）

O07.0　不成功に終わった医学的人工流産，性器及び骨盤内感染症を合併するもの
　　　　O08.0 の病態を伴うもの
O07.1　不成功に終わった医学的人工流産，遅延出血又は多量出血を合併するもの
　　　　O08.1 の病態を伴うもの
O07.2　不成功に終わった医学的人工流産，塞栓症を合併するもの
　　　　O08.2 の病態を伴うもの
O07.3　不成功に終わった医学的人工流産，その他及び詳細不明の合併症を伴うもの
　　　　O08.3–O08.9 の病態を伴うもの
O07.4　不成功に終わった医学的人工流産，合併症を伴わないもの
　　　　不成功に終わった医学的人工流産 NOS
O07.5　その他及び詳細不明の不成功に終わった人工流産，性器及び骨盤内感染症を合併するもの
　　　　O08.0 の病態を伴うもの
O07.6　その他及び詳細不明の不成功に終わった人工流産，遅延出血又は多量出血を合併するもの
　　　　O08.1 の病態を伴うもの
O07.7　その他及び詳細不明の不成功に終わった人工流産，塞栓症を合併するもの
　　　　O08.2 の病態を伴うもの
O07.8　その他及び詳細不明の不成功に終わった人工流産，その他及び詳細不明の合併症を伴うもの
　　　　O08.3–O08.9 の病態を伴うもの
O07.9　その他及び詳細不明の不成功に終わった人工流産，合併症を伴わないもの
　　　　不成功に終わった人工流産 NOS

O08	**流産，子宮外妊娠及び胞状奇胎妊娠に続発する合併症**

　　　　　Complications following abortion and ectopic and molar pregnancy
　　　　　注：このコードは主として疾病コーディング用に設けられている。本項目を用いる場合，疾病コーディングルール及びガイドラインを参照すること。

第XV章　妊娠，分娩及び産じょく＜褥＞

O08.0 　流産，子宮外妊娠及び胞状奇胎妊娠に続発する生殖器及び骨盤内感染症
　　　　子宮内膜炎
　　　　卵巣炎
　　　　子宮傍(結合)組織炎
　　　　骨盤腹膜炎　　　　｝ O00－O07に分類される病態に続発するもの
　　　　卵管炎
　　　　卵管－卵巣炎
　　　　敗血症
　　　敗血症性ショックの分類が必要な場合は，追加コード(R57.2)を使用する。
　　　除外：敗血症性又は敗血膿血性塞栓症(O08.2)
　　　　　　　尿路感染症(O08.8)

O08.1 　流産，子宮外妊娠及び胞状奇胎妊娠に続発する遅延出血又は多量出血
　　　　無フィブリノゲン血症
　　　　脱線維素症候群　　｝ O00－O07に分類される病態に続発するもの
　　　　血管内凝固

O08.2 　流産，子宮外妊娠及び胞状奇胎妊娠に続発する塞栓症
　　　　塞栓症：
　　　　　・NOS
　　　　　・空気
　　　　　・羊水
　　　　　・凝血(塊)　　　｝ O00－O07に分類される病態に続発するもの
　　　　　・肺
　　　　　・膿血性
　　　　　・敗血症性又は敗血膿血性
　　　　　・石けん

O08.3 　流産，子宮外妊娠及び胞状奇胎妊娠に続発するショック
　　　　循環虚脱　　　　　｝ O00－O07に分類される病態に続発するもの
　　　　ショック(術後)
　　　除外：敗血症性ショック(R57.2)

O08.4 　流産，子宮外妊娠及び胞状奇胎妊娠に続発する腎不全
　　　　乏尿
　　　　腎(性)
　　　　　・不全(急性)
　　　　　・無尿　　　　　｝ O00－O07に分類される病態に続発するもの
　　　　　・尿細管え＜壊＞死
　　　　尿毒症

O08.5 　流産，子宮外妊娠及び胞状奇胎妊娠に続発する代謝障害
　　　　O00－O07に分類される病態に続発する電解質平衡異常

O08.6　流産，子宮外妊娠及び胞状奇胎妊娠に続発する骨盤臓器及び組織の傷害
　　　　　裂傷＜laceration＞，穿孔，裂傷＜断裂＞
　　　　　＜tear＞又は化学的傷害：
　　　　　　・膀胱
　　　　　　・腸
　　　　　　・子宮広間膜　　　　　　　O00－O07 に分類される病態
　　　　　　・子宮頚(部)　　　　　　　　に続発するもの
　　　　　　・尿道周囲組織
　　　　　　・子宮
O08.7　流産，子宮外妊娠及び胞状奇胎妊娠に続発するその他の静脈合併症
O08.8　流産，子宮外妊娠及び胞状奇胎妊娠に続発するその他の合併症
　　　　　心停止
　　　　　尿路感染症　　　　O00－O07 に分類される病態に続発するもの
O08.9　流産，子宮外妊娠及び胞状奇胎妊娠に続発する合併症，詳細不明
　　　　　O00－O07 に分類される病態に続発する詳細不明の合併症

妊娠，分娩及び産じょく＜褥＞における浮腫，タンパク＜蛋白＞尿及び高血圧性障害(O10－O16)
Oedema, proteinuria and hypertensive disorders in pregnancy, childbirth and the puerperium

O10　妊娠，分娩及び産じょく＜褥＞に合併する既存の高血圧(症)
Pre-existing hypertension complicating pregnancy, childbirth and the puerperium
　　　　包含：既存のタンパク＜蛋白＞尿を伴う下記の病態
　　　　除外：加重した子かん＜癇＞前症を伴うもの(O11)
O10.0　妊娠，分娩及び産じょく＜褥＞に合併する既存の本態性高血圧(症)
　　　　　妊娠，分娩又は産じょく＜褥＞における産科的ケアの理由として明示された
　　　　　I10 の各病態
O10.1　妊娠，分娩及び産じょく＜褥＞に合併する既存の高血圧性心疾患
　　　　　妊娠，分娩又は産じょく＜褥＞における産科的ケアの理由として明示された
　　　　　I11.-の各病態
O10.2　妊娠，分娩及び産じょく＜褥＞に合併する既存の高血圧性腎疾患
　　　　　妊娠，分娩又は産じょく＜褥＞における産科的ケアの理由として明示された
　　　　　I12.-の各病態
O10.3　妊娠，分娩及び産じょく＜褥＞に合併する既存の高血圧性心腎疾患
　　　　　妊娠，分娩又は産じょく＜褥＞における産科的ケアの理由として明示された
　　　　　I13.-の各病態
O10.4　妊娠，分娩及び産じょく＜褥＞に合併する既存の二次性高血圧(症)
　　　　　妊娠，分娩又は産じょく＜褥＞における産科的ケアの理由として明示された
　　　　　I15.-の各病態
O10.9　妊娠，分娩及び産じょく＜褥＞に合併する詳細不明の既存の高血圧(症)

O11 慢性高血圧(症)に加重した子かん＜癇＞前症
Pre-eclampsia superimposed on chronic hypertension
包含：O10.-の病態に子かん＜癇＞前症を合併したもの
　　　以下に加重した子かん＜癇＞前症：
　　　　　・高血圧(症)NOS
　　　　　・高血圧(症)の既往

O12 高血圧(症)を伴わない妊娠浮腫及び妊娠タンパク＜蛋白＞尿
Gestational [pregnancy-induced] oedema and proteinuria without hypertension

O12.0 　妊娠浮腫
O12.1 　妊娠タンパク＜蛋白＞尿
O12.2 　タンパク＜蛋白＞尿を伴う妊娠浮腫

O13 妊娠高血圧(症)　Gestational [pregnancy-induced] hypertension
包含：妊娠
　　　妊娠誘発性　｝　高血圧(症)NOS
　　　妊娠中の一過性高血圧(症)

O14 子かん＜癇＞前症　Pre-eclampsia
除外：加重した子かん＜癇＞前症(O11)

O14.0 　軽症から中等症の子かん＜癇＞前症
O14.1 　重症子かん＜癇＞前症
O14.2 　HELLP症候群
　　　　溶血, 肝酵素上昇及び低血小板数の組合せ
O14.9 　子かん＜癇＞前症, 詳細不明

O15 子かん＜癇＞　Eclampsia
包含：O10-O14及びO16の病態に続発するけいれん＜痙攣＞
　　　妊娠高血圧(症)又は既存の高血圧(症)を伴う子かん＜癇＞

O15.0 　妊娠子かん＜癇＞
O15.1 　分娩子かん＜癇＞
O15.2 　産じょく＜褥＞子かん＜癇＞
O15.9 　子かん＜癇＞, 発生時期不明
　　　　子かん＜癇＞NOS

O16 詳細不明の母体の高血圧(症)　Unspecified maternal hypertension

第XV章　妊娠，分娩及び産じょく＜褥＞

主として妊娠に関連するその他の母体障害(O20-O29)
Other maternal disorders predominantly related to pregnancy

注：項目 O24.-及び O25 は分娩又は産じょく＜褥＞中に発生した場合も含む。
除外：胎児及び羊膜腔に関連する母体ケア並びに予想される分娩の諸問題(O30-O48)
他に分類される母体疾患で妊娠，分娩及び産じょく＜褥＞に合併するもの(O98-O99)

O20 妊娠早期の出血　Haemorrhage in early pregnancy
除外：流産に終わった妊娠(O00-O08)
- O20.0 切迫流産
  切迫流産によると明示された出血
- O20.8 妊娠早期のその他の出血
- O20.9 妊娠早期の出血，詳細不明

O21 過度の妊娠嘔吐　Excessive vomiting in pregnancy
- O21.0 軽度妊娠悪阻
  軽度又は詳細不明の妊娠悪阻，妊娠満 22 週未満に発生したもの
- O21.1 代謝障害を伴う妊娠悪阻
  妊娠満 22 週未満に発生した妊娠悪阻，下記のような代謝障害を伴うもの：
  ・炭水化物欠乏症
  ・脱水(症)
  ・電解質平衡異常
- O21.2 後期妊娠嘔吐
  妊娠満 22 週以後に発生した過度の嘔吐
- O21.8 妊娠に合併するその他の嘔吐
  他に分類される疾患による嘔吐，妊娠に合併するもの
  原因の分類が必要な場合は，追加コードを使用する。
- O21.9 妊娠嘔吐，詳細不明

O22 妊娠中の静脈合併症及び痔核
Venous complications and haemorrhoids in pregnancy
除外：産科的肺塞栓症(O88.-)
下記の病態：
・流産，子宮外妊娠又は胞状奇胎妊娠の合併症(O00-O07, O08.7)
・分娩及び産じょく＜褥＞の合併症(O87.-)
- O22.0 妊娠中の下肢の静脈瘤
  妊娠中の静脈瘤 NOS

第XV章　妊娠，分娩及び産じょく＜褥＞

O22.1　妊娠中の性器の静脈瘤
　　　　会陰 ⎫
　　　　腟　　⎬　静脈瘤，妊娠中のもの
　　　　外陰 ⎭
O22.2　妊娠中の浅＜表＞在性血栓(性)静脈炎
　　　　妊娠中の下肢の血栓(性)静脈炎
O22.3　妊娠中の深在静脈血栓症
　　　　深在静脈血栓症，分娩前
O22.4　妊娠中の痔核
O22.5　妊娠中の脳静脈血栓症
　　　　妊娠中の脳静脈洞血栓症
O22.8　妊娠中のその他の静脈合併症
O22.9　妊娠中の静脈合併症，詳細不明
　　　　妊娠性：
　　　　　・静脈炎 NOS
　　　　　・静脈症 NOS
　　　　　・血栓症 NOS

O23　妊娠中の腎尿路性器感染症　Infections of genitourinary tract in pregnancy
　　　除外：淋菌感染症(O98.2)　　　　　　　　　　 ⎫
　　　　　　性的伝播様式をとる感染症 NOS(O98.3)　⎪
　　　　　　梅毒(O98.1)　　　　　　　　　　　　　⎬　妊娠，分娩，産じょく
　　　　　　腎尿路生殖器系の結核(O98.0)　　　　　⎪　　＜褥＞に合併するもの
　　　　　　性病 NOS(O98.3)　　　　　　　　　　　⎭
O23.0　妊娠中の腎感染症
O23.1　妊娠中の膀胱感染症
O23.2　妊娠中の尿道感染症
O23.3　妊娠中のその他の部位の尿路感染症
O23.4　妊娠中の詳細不明の尿路感染症
O23.5　妊娠中の性器感染症
O23.9　妊娠中のその他及び詳細不明の腎尿路性器感染症
　　　　妊娠中の腎尿路性器感染症 NOS

O24　妊娠中の糖尿病　Diabetes mellitus in pregnancy
　　　包含：分娩及び産じょく＜褥＞におけるもの
O24.0　既存の1型＜インスリン依存性＞糖尿病
O24.1　既存の2型＜インスリン非依存性＞糖尿病
O24.2　既存の栄養失調(症)に関連する糖尿病
O24.3　既存の糖尿病，詳細不明
O24.4　妊娠中に発生した糖尿病
　　　　妊娠性糖尿病 NOS

－649－

O24.9　妊娠中の糖尿病，詳細不明

O25　**妊娠中の栄養失調（症）**　Malnutrition in pregnancy
　　　分娩及び産じょく＜褥＞における栄養失調（症）

O26　**主として妊娠に関連するその他の病態の母体ケア**
　　　Maternal care for other conditions predominantly related to pregnancy

O26.0　妊娠中の過度の体重増加
　　　除外：妊娠浮腫（O12.0，O12.2）
O26.1　妊娠中の体重増加不良
O26.2　習慣流産の妊娠ケア
　　　除外：習慣流産：
　　　　　　・現在の流産（O03－O06）
　　　　　　・現在妊娠していないもの（N96）
O26.3　妊娠中の遺残した子宮内避妊器具
O26.4　妊娠ヘルペス
O26.5　母体の低血圧症候群
　　　　仰臥位低血圧症候群
O26.6　妊娠，分娩及び産じょく＜褥＞における肝障害
　　　　妊娠における胆汁うっ滞（肝内）
　　　　産科胆汁うっ滞
　　　除外：分娩に続発する肝腎症候群（O90.4）
O26.7　妊娠，分娩及び産じょく＜褥＞における恥骨結合の離開
　　　除外：分娩における恥骨結合の外傷性離開（O71.6）
O26.8　その他の明示された妊娠に関連する病態
　　　　衰弱及び疲労　⎫
　　　　末梢神経炎　　⎬　妊娠に関連するもの
　　　　腎疾患　　　　⎭
O26.9　妊娠に関連する病態，詳細不明

O28　**母体の分娩前スクリーニングにおける異常所見**
　　　Abnormal findings on antenatal screening of mother
　　　除外：他に分類される診断所見 － 索引を参照
　　　　　　胎児及び羊膜腔に関連する母体ケア並びに予想される分娩の諸問（O30－O48）
O28.0　血液学的異常所見，母体の分娩前スクリーニングにおけるもの
O28.1　生化学的異常所見，母体の分娩前スクリーニングにおけるもの
O28.2　細胞学的異常所見，母体の分娩前スクリーニングにおけるもの
O28.3　超音波的異常所見，母体の分娩前スクリーニングにおけるもの
O28.4　放射線医学的異常所見，母体の分娩前スクリーニングにおけるもの
O28.5　染色体又は遺伝性異常所見，母体の分娩前スクリーニングにおけるもの
O28.8　その他の異常所見，母体の分娩前スクリーニングにおけるもの

O28.9　母体の分娩前スクリーニングにおける異常所見，詳細不明

O29　妊娠中の麻酔合併症　Complications of anaesthesia during pregnancy
　　　包含：妊娠中の全身麻酔薬，局所麻酔薬，鎮痛薬又はその他の鎮静薬の投与による母体
　　　　　　合併症
　　　除外：下記の期間中の麻酔合併症：
　　　　　　・流産，子宮外妊娠又は胞状奇胎妊娠(O00-O08)
　　　　　　・分娩(O74.-)
　　　　　　・産じょく＜褥＞(O89.-)

O29.0　妊娠中の麻酔による肺合併症
　　　えん＜嚥＞下＜誤えん＜嚥＞＞性肺臓炎 ⎫
　　　胃内容物又は分泌物のえん＜嚥＞下　　　｜
　　　＜誤えん＜嚥＞＞ NOS　　　　　　　　｝妊娠中の麻酔によるもの
　　　メンデルソン＜Mendelson＞症候群　　　｜
　　　肺の圧迫性虚脱　　　　　　　　　　　　⎭

O29.1　妊娠中の麻酔による心臓合併症
　　　心停止 ⎫
　　　　　　 ｝妊娠中の麻酔によるもの
　　　心不全 ⎭

O29.2　妊娠中の麻酔による中枢神経系合併症
　　　妊娠中の麻酔による脳無酸素症

O29.3　妊娠中の局所麻酔に対する中毒反応

O29.4　妊娠中の脊髄又は硬膜外麻酔誘発性頭痛

O29.5　妊娠中の脊髄又は硬膜外麻酔によるその他の合併症

O29.6　妊娠中の挿管不成功又は挿管困難

O29.8　妊娠中の麻酔によるその他の合併症

O29.9　妊娠中の麻酔合併症，詳細不明

胎児及び羊膜腔に関連する母体ケア並びに予想される分娩の諸問題(O30-O48)
Maternal care related to the fetus and amniotic cavity and possible delivery problems

O30　多胎妊娠　Multiple gestation
　　　除外：多胎妊娠に特異的な合併症(O31.-)

O30.0　双胎妊娠
O30.1　三胎妊娠
O30.2　四胎妊娠
O30.8　その他の多胎妊娠
O30.9　多胎妊娠，詳細不明
　　　多胎妊娠 NOS

O31 多胎妊娠に特異的な合併症　Complications specific to multiple gestation
　　　除外：胎児骨盤不均衡の原因となった結合体＜二重体＞(O33.7)
　　　　　　双胎，三胎などの第２児の遷延分娩(O63.2)
　　　　　　一胎以上の胎位異常(O32.5)
　　　　　　分娩停止を伴うもの(O64－O66)
O31.0　紙様(胎)児
　　　　　圧縮(胎)児
O31.1　一胎以上の流産後の妊娠継続
O31.2　一胎以上の子宮内死亡後の妊娠継続
O31.8　多胎妊娠に特異的なその他の合併症

O32 既知の胎位異常又はその疑いのための母体ケア
Maternal care for known or suspected malpresentation of fetus
　　　包含：観察，入院もしくは母体に対するその他の産科的ケアのため，又は分娩の開始に
　　　　　　先立つ帝王切開のための下記の病態
　　　除外：分娩停止を伴う下記の病態(O64.-)
O32.0　不安定胎位のための母体ケア
O32.1　骨盤位のための母体ケア
O32.2　横位及び斜位のための母体ケア
　　　　　胎位：
　　　　　　・斜位
　　　　　　・横位
O32.3　顔位，額位及び頤位のための母体ケア
O32.4　正期における高在児頭のための母体ケア
　　　　　児頭の骨盤腔内進入不全
O32.5　一胎以上の胎位異常を伴う多胎妊娠のための母体ケア
O32.6　複合胎位のための母体ケア
O32.8　その他の胎位異常のための母体ケア
O32.9　胎位異常のための母体ケア，詳細不明

O33 既知の胎児骨盤不均衡又はその疑いのための母体ケア
Maternal care for known or suspected disproportion
　　　包含：観察，入院もしくは母体に対するその他の産科的ケアのため，又は分娩の開始に
　　　　　　先立つ帝王切開のための下記の病態
　　　除外：分娩停止を伴う下記の病態(O65－O66)
O33.0　母体の骨盤骨の変形による胎児骨盤不均衡のための母体ケア
　　　　　胎児骨盤不均衡の原因となった骨盤変形 NOS
O33.1　全狭骨盤による胎児骨盤不均衡のための母体ケア
　　　　　胎児骨盤不均衡の原因となった狭骨盤 NOS

第XV章　妊娠，分娩及び産じょく＜褥＞

O33.2　骨盤入口狭窄による胎児骨盤不均衡のための母体ケア
　　　　　胎児骨盤不均衡の原因となった(骨盤)入口狭窄
O33.3　骨盤出口狭窄による胎児骨盤不均衡のための母体ケア
　　　　　(骨盤)中位狭窄　｝
　　　　　(骨盤)出口狭窄　　胎児骨盤不均衡の原因となったもの
O33.4　母体側及び胎児側の複合した原因による胎児骨盤不均衡のための母体ケア
O33.5　巨大児による胎児骨盤不均衡のための母体ケア
　　　　　胎児側の原因による胎児骨盤不均衡で胎児外形が正常なもの
　　　　　胎児側不均衡 NOS
O33.6　胎児の水頭症による胎児骨盤不均衡のための母体ケア
O33.7　その他の胎児の奇形による胎児骨盤不均衡のための母体ケア
　　　　　結合体＜二重体＞
　　　　　胎児：
　　　　　　・腹水
　　　　　　・水腫　　　　｝ 胎児骨盤不均衡の原因となったもの
　　　　　　・脊髄髄膜瘤
　　　　　　・仙骨部奇形腫
　　　　　　・腫瘍
O33.8　その他の原因による胎児骨盤不均衡のための母体ケア
O33.9　胎児骨盤不均衡のための母体ケア，詳細不明
　　　　　児頭骨盤不均衡＜CPD＞ NOS
　　　　　胎児骨盤不均衡 NOS

O34　**既知の母体骨盤臓器の異常又はその疑いのための母体ケア**
　　　　Maternal care for known or suspected abnormality of pelvic organs
　　　　包含：観察，入院もしくは母体に対するその他の産科的ケアのため，又は分娩の開始に
　　　　　　　先立つ帝王切開のための下記の病態
　　　　除外：分娩停止を伴う下記の病態(O65.5)
O34.0　子宮の先天奇形のための母体ケア
　　　　　下記のための母体ケア：
　　　　　　・重複子宮
　　　　　　・双角子宮
O34.1　子宮体腫瘍＜瘤＞のための母体ケア
　　　　　下記のための母体ケア：
　　　　　　・子宮体ポリープ
　　　　　　・子宮筋腫
　　　　　除外：子宮頚(部)腫瘍のための母体ケア(O34.4)
O34.2　既往手術による子宮瘢痕による母体ケア
　　　　　既往帝王切開による瘢痕のための母体ケア
　　　　　除外：既往帝王切開後の経腟分娩(O75.7)

O34.3 (子宮)頸管無力症のための母体ケア
下記のための母体ケア：
- 頸管縫縮
- シロッカー縫合

} (子宮)頸管無力症の記載の有無にかかわらない

O34.4 子宮頸(部)のその他の異常のための母体ケア
下記のための母体ケア：
- 子宮頸部<管>ポリープ
- 子宮頸(部)の既往手術
- (子宮)頸管狭窄
- 子宮頸(部)腫瘍

O34.5 妊娠子宮のその他の異常のための母体ケア
下記のための母体ケア：
- かん<嵌>頓
- 脱
- 後傾

} 妊娠子宮

O34.6 腟異常のための母体ケア
下記のための母体ケア：
- 腟の既往手術
- 腟中隔
- 腟狭窄(後天性)(先天性)
- 腟腫瘍

除外：妊娠中の腟静脈瘤のための母体ケア(O22.1)

O34.7 外陰及び会陰の異常のための母体ケア
下記のための母体ケア：
- 会陰線維症
- 会陰又は外陰の既往手術
- 会陰強靱
- 外陰腫瘍

除外：妊娠中の会陰及び外陰の静脈瘤のための母体ケア(O22.1)

O34.8 骨盤臓器のその他の異常のための母体ケア
下記のための母体ケア：
- 膀胱瘤<経腟膀胱脱>
- 骨盤底修復(既往)
- 懸垂腹
- 直腸瘤<経腟直腸脱>
- 骨盤底強靱

O34.9 骨盤臓器の異常のための母体ケア，詳細不明

O35 既知の胎児異常及び傷害又はその疑いのための母体ケア
Maternal care for known or suspected fetal abnormality and damage

包含：観察，入院もしくは母体に対するその他の産科的ケアのため，又は妊娠中絶のための胎児の下記の病態

除外：既知の胎児骨盤不均衡又はその疑いのための母体ケア(O33.-)

O35.0 胎児の中枢神経系の奇形(の疑い)のための母体ケア
　　　胎児の下記の疾患(の疑い)のための母体ケア：
　　　　・無脳症
　　　　・二分脊椎＜脊椎披＜破＞裂＞
　　　除外：胎児の染色体異常(O35.1)

O35.1 胎児の染色体異常(の疑い)のための母体ケア

O35.2 胎児の遺伝性疾患(の疑い)のための母体ケア
　　　除外：胎児の染色体異常(O35.1)

O35.3 母体のウイルス性疾患による胎児傷害(の疑い)のための母体ケア
　　　母体の次の疾患による胎児傷害(の疑い)のための母体ケア：
　　　　・サイトメガロウイルス感染症
　　　　・風疹

O35.4 アルコールによる胎児傷害(の疑い)のための母体ケア

O35.5 薬物による胎児傷害(の疑い)のための母体ケア
　　　薬物嗜癖による胎児傷害(の疑い)のための母体ケア
　　　除外：薬物投与による分娩中の胎児仮死＜ジストレス＞(O68.-)

O35.6 放射線による胎児傷害(の疑い)のための母体ケア

O35.7 その他の医学的処置による胎児傷害(の疑い)のための母体ケア
　　　下記による胎児傷害(の疑い)のための母体ケア：
　　　　・羊水穿刺
　　　　・生検処置
　　　　・血液検査
　　　　・子宮内避妊器具
　　　　・子宮内手術

O35.8 その他の胎児異常及び傷害(の疑い)のための母体ケア
　　　母体の下記の疾患による胎児傷害(の疑い)のための母体ケア：
　　　　・リステリア症
　　　　・トキソプラズマ症

O35.9 胎児異常及び傷害(の疑い)のための母体ケア，詳細不明

O36 その他の既知の胎児側の問題又はその疑いのための母体ケア
Maternal care for other known or suspected fetal problems

包含：観察，入院もしくは母体に対するその他の産科的ケアのため，又は妊娠中絶のための胎児の下記の病態

除外：胎児ストレス［仮死＜ジストレス＞］を合併する分娩(O68.-)
　　　胎盤輸血症候群(O43.0)

- O36.0 Rh 因子同種免疫のための母体ケア
    - 抗 D［Rh］抗体
    - Rh 不適合(胎児水腫を伴うもの)
- O36.1 その他の同種免疫のための母体ケア
    - ABO 同種免疫
    - 同種免疫 NOS(胎児水腫を伴うもの)
- O36.2 胎児水腫のための母体ケア
    - 胎児水腫：
        - ・NOS
        - ・同種免疫に関連しないもの
- O36.3 胎児低酸素症の徴候のための母体ケア
- O36.4 子宮内胎児死亡のための母体ケア
    - 除外：稽留流産(O02.1)
- O36.5 胎児発育不良のための母体ケア
    - 既知の下記の問題又はその疑いのための母体ケア：
        - ・light-for-dates
        - ・small-for-dates
        - ・胎盤機能不全
- O36.6 胎児発育過度のための母体ケア
    - 既知の large-for-dates 又はその疑いのための母体ケア
- O36.7 腹腔＜腹膜＞妊娠における生存胎児のための母体ケア
- O36.8 その他の明示された胎児側の問題のための母体ケア
- O36.9 胎児側の問題のための母体ケア，詳細不明

O40 羊水過多症　Polyhydramnios

O41 羊水及び羊膜のその他の障害　Other disorders of amniotic fluid and membranes

除外：前期破水(O42.-)

- O41.0 羊水過少症
    - 破膜の記載のない羊水過少症

O41.1	羊膜腔及び羊膜の感染症	
	羊膜炎	
	絨毛羊膜炎	
	卵膜炎	
	胎盤炎	
O41.8	羊水及び羊膜のその他の明示された障害	
O41.9	羊水及び羊膜の障害，詳細不明	

O42 前期破水　Premature rupture of membranes

O42.0	前期破水，分娩開始が 24 時間未満のもの	
O42.1	前期破水，分娩開始が 24 時間以後のもの	
	除外：治療による分娩遷延(O42.2)	
O42.2	前期破水，治療による分娩遷延	
O42.9	前期破水，詳細不明	

O43 胎盤障害　Placental disorders

除外：胎盤機能不全による胎児発育不良のための母体ケア(O36.5)
　　　前置胎盤(O44.-)
　　　(常位)胎盤早期剥離(O45.-)

O43.0	胎盤輸血症候群	
	胎児から母体への輸血	
	母体から胎児への輸血	
	双胎児間輸血	
O43.1	胎盤の奇形	
	異常胎盤 NOS	
	周郭胎盤	
O43.2	病的な癒着胎盤	
	胎盤：	
	・癒着	
	・嵌入	
	・穿通	
	下記の分類が必要な場合は，追加コードを使用する。	
	・分娩後出血，第 3 期 O72.0	
	・出血を伴わない胎盤残留 O73.0	
O43.8	その他の胎盤障害	
	胎盤：	
	・機能不全	
	・梗塞	
O43.9	胎盤障害，詳細不明	

O44 前置胎盤　Placenta praevia

O44.0	出血を伴わないと明示された前置胎盤
	出血を伴わないと明示された低置胎盤
O44.1	出血を伴う前置胎盤
	低置胎盤，NOS 又は出血を伴うもの

前置胎盤：
- 辺縁 ⎫
- 一部 ⎬ NOS 又は出血を伴うもの
- 全   ⎭

除外：前置血管からの出血を合併する分娩(O69.4)

O45 (常位)胎盤早期剥離　Premature separation of placenta [abruptio placentae]

O45.0	凝固障害を伴う(常位)胎盤早期剥離

下記に関連する出血(過多)を伴う(常位)胎盤早期剥離：
- 無フィブリノゲン血症
- 播種性血管内凝固
- 線維素溶解亢進
- 低フィブリノゲン血症

O45.8	その他の(常位)胎盤早期剥離
O45.9	(常位)胎盤早期剥離，詳細不明

(常位)胎盤早期剥離 NOS

O46 分娩前出血，他に分類されないもの
Antepartum haemorrhage, not elsewhere classified

除外：妊娠早期の出血(O20.-)
　　　分娩時出血 NEC(O67.-)
　　　前置胎盤(O44.-)
　　　(常位)胎盤早期剥離(O45.-)

O46.0	凝固障害を伴う分娩前出血

下記に関連する分娩前出血(過多)：
- 無フィブリノゲン血症
- 播種性血管内凝固
- 線維素溶解亢進
- 低フィブリノゲン血症

O46.8	その他の分娩前出血
O46.9	分娩前出血，詳細不明

O47 偽陣痛　False labour

O47.0	妊娠満 37 週未満の偽陣痛
O47.1	妊娠満 37 週以後の偽陣痛
O47.9	偽陣痛，詳細不明

O48 遷延妊娠　Prolonged pregnancy
　　　　包含：過期妊娠

分娩の合併症(O60-O75)
Complications of labour and delivery

O60 切迫早産及び早産　Preterm labour and delivery
　　　　妊娠満37週未満の(自然)分娩開始
O60.0　切迫早産
　　　　(児の娩出を伴わない)切迫早産：
　　　　　・誘発
　　　　　・自然
O60.1　早産
　　　　早産 NOS
　　　　自然陣痛が発来し帝王切開となった早産
O60.2　切迫早産後の正期産
　　　　切迫早産後の帝王切開による正期産
O60.3　陣痛発来前の早産
　　　　下記による早産：
　　　　　・陣痛発来前の帝王切開
　　　　　・誘発

O61 分娩誘発の不成功　Failed induction of labour
O61.0　医学的適応による分娩誘発の不成功
　　　　下記による(分娩)誘発の不成功：
　　　　　・オキシトシン
　　　　　・プロスタグランジン
O61.1　器械的分娩誘発の不成功
　　　　(分娩)誘発の不成功：
　　　　　・器械的
　　　　　・外科的
O61.8　その他の分娩誘発の不成功
O61.9　分娩誘発の不成功，詳細不明

O62 娩出力の異常　Abnormalities of forces of labour
O62.0　原発性微弱陣痛
　　　　子宮頚管開大不全
　　　　原発性子宮収縮不全
　　　　分娩潜伏期の微弱陣痛

第XV章　妊娠，分娩及び産じょく＜褥＞

- O62.1　**続発性微弱陣痛**
    - 分娩停止
    - 続発性子宮収縮不全
- O62.2　**その他の微弱陣痛**
    - 無効陣痛
    - 子宮し＜弛＞緩(症)
    - 低緊張性子宮機能不全 NOS
    - 不規則陣痛
    - 収縮不全
    - 陣痛微弱 NOS
- O62.3　**急速分娩**
- O62.4　**高緊張性，非協調性及び持続性子宮収縮**
    - 収縮輪難産
    - 協調不全陣痛
    - 砂時計様子宮収縮
    - 高緊張性子宮機能不全
    - 非協調性子宮収縮
    - テタニー性収縮
    - 子宮(性)難産 NOS
    - 除外：難産(胎児側)(母体側)NOS(O66.9)
- O62.8　**娩出力のその他の異常**
- O62.9　**娩出力の異常，詳細不明**

O63　**遷延分娩**　Long labour
- O63.0　**第１期遷延(分娩)**
- O63.1　**第２期遷延(分娩)**
- O63.2　**双胎，三胎などの第２児の遷延分娩**
- O63.9　**遷延分娩，詳細不明**
    - 遷延分娩 NOS

O64　**胎位異常及び胎向異常による分娩停止**
Obstructed labour due to malposition and malpresentation of fetus

- O64.0　**児頭の回旋不全による分娩停止**
    - 低在横定位
    - 分娩障害による分娩停止：
        - ・後方後頭
        - ・後頭横
- O64.1　**骨盤位による分娩停止**
- O64.2　**顔位による分娩停止**
    - 頤位による分娩停止
- O64.3　**額位による分娩停止**

O64.4　肩甲位による分娩停止
　　　　上肢脱出
　　　　除外：肩甲かん＜嵌＞入(O66.0)
　　　　　　　肩甲難産(O66.0)
O64.5　複合胎位異常による分娩停止
O64.8　その他の胎位異常及び胎向異常による分娩停止
O64.9　胎位異常及び胎向異常による分娩停止，詳細不明

O65　母体の骨盤異常による分娩停止
Obstructed labour due to maternal pelvic abnormality

O65.0　骨盤変形による分娩停止
O65.1　全狭骨盤による分娩停止
O65.2　骨盤入口狭窄による分娩停止
O65.3　骨盤出口及び中在部狭窄による分娩停止
O65.4　胎児骨盤不均衡による分娩停止，詳細不明
　　　　除外：胎児の異常による難産(O66.2－O66.3)
O65.5　母体骨盤臓器の異常による分娩停止
　　　　O34.-に記載された病態による分娩停止
O65.8　その他の母体の骨盤異常による分娩停止
O65.9　母体の骨盤異常による分娩停止，詳細不明

O66　その他の分娩停止　Other obstructed labour
O66.0　肩甲難産による分娩停止
　　　　肩甲かん＜嵌＞入
O66.1　双胎懸鉤による分娩停止
O66.2　巨大児による分娩停止
O66.3　胎児のその他の異常による分娩停止
　　　　下記による難産：
　　　　　・結合体＜二重体＞
　　　　　・胎児：
　　　　　　・腹水
　　　　　　・水腫
　　　　　　・脊髄髄膜瘤
　　　　　　・仙骨部奇形腫
　　　　　　・腫瘍
　　　　　・水頭症胎児
O66.4　試験分娩の不成功，詳細不明
　　　　試験分娩の不成功後，帝王切開分娩を施行したもの
O66.5　吸引分娩及び鉗子分娩の不成功，詳細不明
　　　　吸引分娩又は鉗子分娩の不成功後，鉗子又は帝王切開分娩を施行したもの
O66.8　その他の明示された分娩停止

第XV章　妊娠，分娩及び産じょく＜褥＞

O66.9　分娩停止，詳細不明
　　　難産：
　　　　・NOS
　　　　・胎児側 NOS
　　　　・母体側 NOS

O67　分娩時出血を合併する分娩，他に分類されないもの
　　　Labour and delivery complicated by intrapartum haemorrhage, not elsewhere classified
　　　除外：分娩前出血 NEC(O46.-)
　　　　　　前置胎盤(O44.-)
　　　　　　分娩後出血(O72.-)
　　　　　　（常位）胎盤早期剥離(O45.-)
O67.0　凝固障害を伴う分娩時出血
　　　下記に関連した分娩時出血(過多)：
　　　　・無フィブリノゲン血症
　　　　・播種性血管内凝固
　　　　・線維素溶解亢進
　　　　・低フィブリノゲン血症
O67.8　その他の分娩時出血
　　　分娩時出血過多
O67.9　分娩時出血，詳細不明

O68　胎児ストレス［仮死＜ジストレス＞］を合併する分娩
　　　Labour and delivery complicated by fetal stress [distress]
　　　包含：薬物投与による分娩中の胎児仮死＜ジストレス＞
O68.0　胎児心拍数異常を合併する分娩
　　　胎児：
　　　　・徐脈
　　　　・心拍数不整
　　　　・頻脈
　　　除外：羊水内胎便を伴うもの(O68.2)
O68.1　羊水内胎便を合併する分娩
　　　除外：胎児心拍数異常を伴うもの(O68.2)
O68.2　羊水内胎便を伴う胎児心拍数異常を合併する分娩
O68.3　胎児ストレスの生化学的異常所見を合併する分娩
　　　異常胎児：
　　　　・酸血症
　　　　・酸塩基平衡

第XV章　妊娠，分娩及び産じょく＜褥＞

O68.8　胎児ストレスのその他の所見を合併する分娩
　　　　胎児仮死＜ジストレス＞：
　　　　　・心電図所見上
　　　　　・超音波所見上
O68.9　胎児ストレスを合併する分娩，詳細不明

O69　臍帯合併症を合併する分娩
Labour and delivery complicated by umbilical cord complications

O69.0　臍帯の脱垂を合併する分娩
O69.1　圧迫を伴う臍帯頚部巻絡を合併する分娩
O69.2　その他の臍帯巻絡を合併する分娩，臍帯圧迫を伴うもの
　　　　臍帯の圧迫 NOS
　　　　一羊膜双胎における相互臍帯巻絡
　　　　臍帯結節
O69.3　過短臍帯を合併する分娩
O69.4　前置血管を合併する分娩
　　　　前置血管からの出血
O69.5　臍帯血管損傷を合併する分娩
　　　　臍帯：
　　　　　・皮下出血
　　　　　・血腫
　　　　臍帯血管の血栓
O69.8　その他の臍帯合併症を合併する分娩
　　　　圧迫を伴わない臍帯頚部巻絡
O69.9　臍帯合併症を合併する分娩，詳細不明

O70　分娩における会陰裂傷＜laceration＞　Perineal laceration during delivery
包含：裂傷＜laceration＞により会陰切開が伸展したもの
除外：産科的高位腟(壁)裂傷＜laceration＞(O71.4)
　　　　腟溝裂傷＜laceration＞(O71.4)

第XV章　妊娠，分娩及び産じょく＜褥＞

O70.0　分娩における第1度会陰裂傷＜laceration＞
会陰裂傷＜laceration＞，破裂又は裂傷＜断裂＞＜tear＞（下記を含む）：
・陰唇小帯
・唇
・道周囲組織　　　　　　　　　　　　｝分娩におけるもの
・皮膚
・軽度
・腟，下部
・外陰

除外：尿道を含む尿道周囲裂傷＜laceration＞（O71.5）
　　　うち下記を伴うもの：
　　　　・腟上部(中央)(腟壁上部1／3)（O71.4）
　　　　・腟溝（O71.4）

O70.1　分娩における第2度会陰裂傷＜laceration＞
O70.0 の場合と同様の会陰裂傷＜laceration＞，破裂又は
裂傷＜断裂＞＜tear＞で，さらに下記の傷害を含むもの：
・骨盤底
・会陰筋　　　　　　　　　　　　　　｝分娩におけるもの
・腟筋

除外：肛門括約筋を含むもの（O70.2）

O70.2　分娩における第3度会陰裂傷＜laceration＞
O70.1 の場合と同様の会陰裂傷＜laceration＞，破裂又は裂傷＜断裂＞＜tear＞で，さ
らに下記の傷害を含むもの：
・肛門括約筋
・直腸腟中隔　　　｝分娩におけるもの
・括約筋 NOS

除外：肛門又は直腸粘膜を含むもの（O70.3）

O70.3　分娩における第4度会陰裂傷＜laceration＞
O70.2 の場合と同様の会陰裂傷＜laceration＞，破裂又は裂傷＜断裂＞＜tear＞で，さ
らに下記の傷害を含むもの：
・肛門粘膜　　｝分娩におけるもの
・直腸粘膜

O70.9　分娩における会陰裂傷＜laceration＞，詳細不明

O71　その他の産科的外傷　Other obstetric trauma
包含：器械による傷害

O71.0　分娩開始前の子宮破裂
O71.1　分娩における子宮破裂
　　　　分娩開始前と記載されない子宮破裂
O71.2　分娩後の子宮内反(症)

— 664 —

第XV章 妊娠，分娩及び産じょく＜褥＞

O71.3 子宮頚(部)の産科的裂傷＜laceration＞
 子宮頚(部)の環状剥離
O71.4 産科的高位腟(壁)裂傷＜laceration＞
 下記の裂傷＜laceration＞：
 ・腟壁の中央あるいは上部1/3
 ・腟溝
 除外：腟下部のもの(O70.-)
O71.5 骨盤臓器のその他の産科的損傷
 産科的損傷：
 ・膀胱
 ・尿道
 除外：尿道周囲組織のみを含む軽度裂傷＜laceration＞(O70.0)
O71.6 骨盤関節及び靱帯の産科的傷害
 内恥骨結合軟骨の裂離 ⎫
 尾骨傷害　　　　　　 ⎬ 産科的
 外傷性の恥骨結合離開 ⎭
O71.7 骨盤の産科的血腫
 産科的血腫：
 ・会陰
 ・腟
 ・外陰
O71.8 その他の明示された産科的外傷
O71.9 産科的外傷，詳細不明

O72 分娩後出血　Postpartum haemorrhage
 包含：胎児又は新生児分娩後の出血
O72.0 第3期出血
 胎盤残留，かん＜嵌＞頓胎盤又は癒着胎盤に伴う出血
 胎盤残留 NOS
 病的に癒着した胎盤の分類が必要な場合は，追加コードを使用する(O43.2)
O72.1 その他の分娩直後出血
 胎盤娩出に続発する出血
 分娩後出血(し＜弛＞緩)NOS
O72.2 遷延及び二次性分娩後出血
 胎盤又は卵膜の一部遺残に関連する出血
 受胎生成物の遺残 NOS，分娩に続発するもの
O72.3 分娩後凝固障害
 分娩後：
 ・無フィブリノゲン血症
 ・線維素溶解

― 665 ―

O73 胎盤残留及び卵膜残留，出血を伴わないもの
Retained placenta and membranes, without haemorrhage

O73.0 出血を伴わない胎盤残留
病的に癒着した胎盤の分類が必要な場合は，追加コードを使用する。(O43.2)

O73.1 胎盤及び卵膜の一部残留，出血を伴わないもの
分娩に続発する受胎生成物の遺残，出血を伴わないもの

O74 分娩における麻酔合併症　Complications of anaesthesia during labour and delivery
包含：分娩における全身麻酔薬，局所麻酔薬，鎮痛薬又はその他の鎮静薬の投与による母体合併症

O74.0 分娩における麻酔によるえん＜嚥＞下＜誤えん＜嚥＞＞性肺臓炎
胃内容物又は分泌物のえん＜嚥＞下
＜誤えん＜嚥＞＞ NOS ｝分娩における麻酔によるもの
メンデルソン＜Mendelson＞症候群

O74.1 分娩における麻酔のその他の肺合併症
分娩における麻酔による肺の圧迫性虚脱

O74.2 分娩における麻酔の心臓合併症
心停止
心不全 ｝分娩における麻酔によるもの

O74.3 分娩における麻酔の中枢神経系合併症
分娩における麻酔による脳無酸素症

O74.4 分娩における局所麻酔に対する中毒反応

O74.5 分娩における脊髄麻酔及び硬膜外麻酔誘発性頭痛

O74.6 分娩における脊髄麻酔及び硬膜外麻酔のその他の合併症

O74.7 分娩における挿管不成功又は挿管困難

O74.8 分娩におけるその他の麻酔合併症

O74.9 分娩における麻酔合併症，詳細不明

O75 分娩のその他の合併症，他に分類されないもの
Other complications of labour and delivery, not elsewhere classified

除外：産じょく＜褥＞性：
・感染症(O86.-)
・敗血症(O85)

O75.0 分娩における母体窮迫＜ジストレス＞

O75.1 分娩中又は分娩に続発するショック
産科ショック

O75.2 分娩における発熱，他に分類されないもの

O75.3 分娩におけるその他の感染症
分娩における敗血症

第XV章　妊娠，分娩及び産じょく＜褥＞

O75.4　産科手術及び処置のその他の合併症
　　　　心停止　　┐
　　　　心不全　　├ 帝王切開又はその他の産科手術もしくは処置に続発するもの，
　　　　脳無酸素症┘　分娩 NOS を含む
　　　除外：分娩における麻酔合併症(O74.-)
　　　　　　産科的(外科的)創傷：
　　　　　　　・離開(O90.0-O90.1)
　　　　　　　・血腫(O90.2)
　　　　　　　・感染症(O86.0)
O75.5　人工破膜後の遷延分娩
O75.6　自然破水又は詳細不明の破水後の遷延分娩
　　　除外：自然前期破水(O42.-)
O75.7　既往帝王切開後の経腟分娩
O75.8　分娩のその他の明示された合併症
O75.9　分娩の合併症，詳細不明

分娩(O80-O84)
Delivery

注：本項目の使用の際には，2巻(総論)にある死因及び疾病のコーディングルール及び
　　ガイドラインを参照する。

O80　単胎自然分娩　Single spontaneous delivery
包含：最小限の介助を伴う症例又は介助を伴わない症例，会陰切開の有無にかかわらない
　　　完全な正常例における分娩

O80.0　自然頭位分娩
O80.1　自然骨盤位分娩
O80.8　その他の単胎自然分娩
O80.9　単胎自然分娩，詳細不明
　　　　自然分娩 NOS

O81　鉗子分娩及び吸引分娩による単胎分娩
Single delivery by forceps and vacuum extractor
　　　除外：吸引分娩又は鉗子分娩の不成功(O66.5)

O81.0　低位鉗子分娩
O81.1　中位鉗子分娩
O81.2　回旋を伴う中位鉗子分娩
O81.3　その他及び詳細不明の鉗子分娩
O81.4　吸引分娩
　　　　吸引器分娩

— 667 —

O81.5 　　鉗子分娩及び吸引分娩の組み合せによる分娩
　　　　　　鉗子分娩を伴う吸引器分娩

O82　帝王切開による単胎分娩　Single delivery by caesarean section
O82.0 　　選択的帝王切開による分娩
　　　　　　反復帝王切開 NOS
O82.1 　　緊急帝王切開による分娩
O82.2 　　帝王切開子宮切除術による分娩
O82.8 　　帝王切開によるその他の単胎分娩
O82.9 　　帝王切開による分娩，詳細不明

O83　その他の介助単胎分娩　Other assisted single delivery
O83.0 　　骨盤位牽出
O83.1 　　その他の介助骨盤位分娩
　　　　　　骨盤位分娩 NOS
O83.2 　　その他の用手分娩
　　　　　　牽出を伴う回転術
O83.3 　　腹腔＜腹膜＞妊娠における生存可能児の分娩
O83.4 　　分娩のための破壊手術
　　　　　　鎖骨切断術 ⎫
　　　　　　頭蓋切開術 ⎬ 分娩促進のため
　　　　　　切胎術　　 ⎭
O83.8 　　その他の明示された介助単胎分娩
O83.9 　　介助単胎分娩，詳細不明
　　　　　　介助分娩 NOS

O84　多胎分娩　Multiple delivery
　　各胎児又は新生児の分娩方法の分類が必要な場合は，追加コード(O80-O83)を使用する。
O84.0 　　多胎分娩，全児自然分娩
O84.1 　　多胎分娩，全児鉗子分娩及び吸引分娩
O84.2 　　多胎分娩，全児帝王切開
O84.8 　　その他の多胎分娩
　　　　　　分娩方法の組合せによる多胎分娩
O84.9 　　多胎分娩，詳細不明

主として産じょく＜褥＞に関連する合併症(O85-O92)
Complications predominantly related to the puerperium

注：項目 O88.-，O91.-及び O92.-は妊娠中及び分娩中に発生した場合も含む。
除外：産じょく＜褥＞に関連する精神及び行動の障害(F53.-)
　　　産科的破傷風(A34)
　　　産じょく＜褥＞性骨軟化症(M83.0)

O85　産じょく＜褥＞性敗血症　Puerperal sepsis
包含：産じょく＜褥＞(性)：
　　　・子宮内膜炎
　　　・熱
　　　・腹膜炎
　　　・敗血症
感染病原体の分類が必要な場合は，追加コード(B95-B98)を使用する。
除外：産科的膿血性及び敗血症性塞栓症(O88.3)
　　　分娩における敗血症(O75.3)

O86　その他の産じょく＜褥＞性感染症　Other puerperal infections
感染病原体の分類が必要な場合は、追加コード(B95-B98)を使用する。
除外：分娩における感染症(O75.3)

O86.0 産科的手術創の感染症
　　感染症：
　　　・帝王切開創 ｝分娩に続発するもの
　　　・会陰裂傷修復

O86.1 分娩に続発する性器のその他の感染症
　　　子宮頚管炎 ｝分娩に続発するもの
　　　腟炎

O86.2 分娩に続発する腎尿路感染症
　　分娩に続発する N10-N12, N15.-, N30.-, N34.-, N39.0 の病態

O86.3 分娩に続発するその他の腎尿路性器感染症
　　産じょく＜褥＞性腎尿路性器感染症 NOS

O86.4 分娩に続発する原因不明の発熱
　　産じょく＜褥＞(性)：
　　　・感染症 NOS
　　　・発熱 NOS
　　除外：産じょく＜褥＞熱(O85)
　　　　　分娩における発熱(O75.2)

O86.8 その他の明示された産じょく＜褥＞性感染症

O87 産じょく＜褥＞における静脈合併症及び痔核
Venous complications and haemorrhoids in the puerperium
包含：陣痛，分娩及び産じょく＜褥＞におけるもの
除外：妊娠中の静脈合併症(O22.-)
　　　産科的塞栓症(O88.-)

O87.0 産じょく＜褥＞における浅＜表＞在性血栓(性)静脈炎
O87.1 産じょく＜褥＞における深在静脈血栓症
　　　深在静脈血栓症，分娩後
　　　骨盤血栓(性)静脈炎，分娩後
O87.2 産じょく＜褥＞における痔核
O87.3 産じょく＜褥＞における脳静脈血栓症
　　　産じょく＜褥＞における脳静脈洞血栓症
O87.8 産じょく＜褥＞におけるその他の静脈合併症
　　　産じょく＜褥＞における陰部静脈瘤
O87.9 産じょく＜褥＞における静脈合併症，詳細不明
　　　産じょく＜褥＞性：
　　　・静脈炎 NOS
　　　・静脈疾患 NOS
　　　・血栓症 NOS

O88 産科的塞栓症　Obstetric embolism
包含：妊娠，分娩又は産じょく＜褥＞における肺塞栓
除外：流産，子宮外妊娠又は胞状奇胎妊娠に合併する塞栓症(O00-O07，O08.2)

O88.0 産科的空気塞栓症
O88.1 羊水塞栓症
　　　妊娠のアナフィラキシー様症候群
O88.2 産科的凝血＜血栓＞塞栓症
　　　産科的(肺)塞栓症 NOS
　　　産じょく＜褥＞性(肺)塞栓症 NOS
O88.3 産科的膿血性及び敗血症性塞栓症
O88.8 その他の産科的塞栓症
　　　産科的脂肪塞栓症

O89 産じょく＜褥＞における麻酔合併症
Complications of anaesthesia during the puerperium
包含：産じょく＜褥＞における全身麻酔薬，局所麻酔薬，鎮痛薬又はその他の鎮静薬の投与による母体合併症

第XV章　妊娠，分娩及び産じょく＜褥＞

O89.0 産じょく＜褥＞における肺の麻酔合併症
　　　えん＜嚥＞下＜誤えん＜嚥＞＞性肺臓炎 ⎫
　　　胃内容物又は分泌物のえん＜嚥＞下　　　 ｜　産じょく＜褥＞におけ
　　　＜誤えん＜嚥＞＞ NOS　　　　　　　　 ⎬　る麻酔によるもの
　　　メンデルソン＜Mendelson＞症候群　　　 ｜
　　　肺の圧迫性虚脱　　　　　　　　　　　　⎭
O89.1 産じょく＜褥＞における心臓の麻酔合併症
　　　心停止 ⎫
　　　　　　 ⎬ 産じょく＜褥＞における麻酔によるもの
　　　心不全 ⎭
O89.2 産じょく＜褥＞における中枢神経系の麻酔合併症
　　　産じょく＜褥＞における麻酔による脳無酸素症
O89.3 産じょく＜褥＞における局所麻酔に対する中毒反応
O89.4 産じょく＜褥＞における脊髄麻酔及び硬膜外麻酔誘発性頭痛
O89.5 産じょく＜褥＞における脊髄麻酔及び硬膜外麻酔のその他の合併症
O89.6 産じょく＜褥＞における挿管不成功又は挿管困難
O89.8 産じょく＜褥＞におけるその他の麻酔合併症
O89.9 産じょく＜褥＞における麻酔合併症，詳細不明

O90　産じょく＜褥＞の合併症，他に分類されないもの
Complications of the puerperium, not elsewhere classified

O90.0 帝王切開創の離開
O90.1 産科的会陰創の離開
　　　創傷離開：
　　　　　・会陰切開（術）
　　　　　・会陰裂傷＜laceration＞
　　　二次性会陰裂傷＜断裂＞＜tear＞
O90.2 産科的創傷の血腫
O90.3 産じょく＜褥＞における心筋症
　　　I42.-の病態
O90.4 分娩後急性腎不全
　　　分娩に続発する肝腎症候群
O90.5 分娩後甲状腺炎
O90.8 産じょく＜褥＞のその他の合併症，他に分類されないもの
　　　胎盤ポリープ
O90.9 産じょく＜褥＞の合併症，詳細不明

O91　分娩に関連する乳房の感染症　Infections of breast associated with childbirth
包含：妊娠，産じょく＜褥＞又は授乳における下記の病態

第XV章 妊娠，分娩及び産じょく＜褥＞

O91.0 分娩に関連する乳頭の感染症
　　　乳頭の膿瘍：
　　　　　・妊娠性
　　　　　・産じょく＜褥＞性
O91.1 分娩に関連する乳房の膿瘍
　　　乳房膿瘍　　　　　｝
　　　化膿性乳腺炎　　　｝妊娠性又は産じょく＜褥＞性
　　　乳輪下膿瘍　　　　｝
O91.2 分娩に関連する非化膿性乳腺炎
　　　乳房のリンパ管炎　｝
　　　乳腺炎：　　　　　｝
　　　　　・NOS　　　　｝妊娠性又は産じょく＜褥＞性
　　　　　・間質性　　　｝
　　　　　・実質性　　　｝

O92 分娩に関連する乳房及び授乳のその他の障害
Other disorders of breast and lactation associated with childbirth
　　　包含：妊娠，産じょく＜褥＞又は授乳における下記の病態
O92.0 分娩に関連する陥没乳頭
O92.1 分娩に関連する乳頭亀裂
　　　乳頭裂，妊娠性又は産じょく＜褥＞性
O92.2 分娩に関連するその他及び詳細不明の乳房障害
O92.3 乳汁分泌欠如(症)
　　　原発性乳汁分泌欠如(症)
O92.4 乳汁分泌過少(症)
O92.5 乳汁分泌抑制
　　　乳汁分泌欠如(症)：
　　　　　・選択的
　　　　　・続発性
　　　　　・治療的
O92.6 乳汁漏出症
　　　除外：分娩に関連しない乳汁漏出症(N64.3)
O92.7 その他及び詳細不明の乳汁分泌障害
　　　産じょく＜褥＞性乳瘤

その他の産科的病態，他に分類されないもの (O94-O99)
Other obstetric conditions, not elsewhere classified

注：項目 O94-O97 の使用には，死亡コーディングルール及びガイドラインを参照する。

O94 妊娠，分娩及び産じょく＜褥＞の合併症の続発・後遺症
Sequelae of complication of pregnancy, childbirth and the puerperium

注：本項は，疾病分類＜コーディング＞のみに使用するものである。すなわち，本項はその病態自身は他に分類されるものであるが，この続発・後遺症の原因が O00-O75 及び O85-O92 の病態であることを示すために使用する（ものである）。「続発・後遺症」とは続発・後遺症と記載された病態又は原因病態が発生後1年以上存在している病態を含む。

妊娠，分娩及び産じょく＜褥＞の慢性の合併症に対しては使用しない。これを O00-O75 及び O85-O92 にコードする。

除外：死亡した場合 (O96, O97)

O95 原因不明の産科的死亡　Obstetric death of unspecified cause
包含：妊娠，分娩又は産じょく＜褥＞中に発生した原因不明の母体死亡

O96 分娩満 42 日以後 1 年未満に発生したあらゆる産科的原因による母体死亡
Death from any obstetric cause occurring more than 42 days but less than one year after delivery

産科的死亡原因（直接もしくは間接）の分類が必要な場合は，追加コードを使用する。

O96.0 直接産科的原因による死亡
O96.1 間接産科的原因による死亡
O96.9 詳細不明の産科的原因による死亡

O97 産科的原因の続発・後遺症による死亡
Death from sequelae of obstetric causes

分娩後 1 年以上経過後発生したあらゆる産科的原因による母体死亡。
産科的原因（直接もしくは間接）の分類が必要な場合は，追加コードを使用する。

O97.0 直接産科的原因の続発・後遺症による死亡
O97.1 間接産科的原因の続発・後遺症による死亡
O97.9 産科的原因の続発・後遺症による死亡，詳細不明

O98 他に分類されるが妊娠，分娩及び産じょく＜褥＞に合併する母体の感染症及び寄生虫症
Maternal infectious and parasitic diseases classifiable elsewhere but complicating pregnancy, childbirth and the puerperium

包含：妊娠に合併した場合，妊娠により増悪した場合又は産科的ケアによる理由の場合の下記の病態

特定の病態の分類が必要な場合は，追加コード(第Ⅰ章)を使用する。

除外：無症候性ヒト免疫不全ウイルス［HIV］感染状態(Z21)
ヒト免疫不全ウイルス［HIV］の検査陽性(R75)
産科的破傷風(A34)
産じょく＜褥＞性：
・感染症(O86.-)
・敗血症(O85)
母体ケアの理由が，胎児に影響したと明示されている疾患の場合又はその疑いがある疾患の場合(O35-O36)

O98.0 妊娠，分娩及び産じょく＜褥＞に合併する結核
A15-A19の病態

O98.1 妊娠，分娩及び産じょく＜褥＞に合併する梅毒
A50-A53の病態

O98.2 妊娠，分娩及び産じょく＜褥＞に合併する淋疾
A54.-の病態

O98.3 妊娠，分娩及び産じょく＜褥＞に合併する主として性的伝播様式をとるその他の感染症
A55-A64の病態

O98.4 妊娠，分娩及び産じょく＜褥＞に合併するウイルス性肝炎
B15-B19の病態

O98.5 妊娠，分娩及び産じょく＜褥＞に合併するその他のウイルス性疾患
A80-B09，B25-B34の病態

O98.6 妊娠，分娩及び産じょく＜褥＞に合併する原虫疾患
B50-B64の病態

O98.7 妊娠，分娩及び産じょく＜褥＞に合併するヒト免疫不全ウイルス［HIV］病
B20-B24の病態

O98.8 妊娠，分娩及び産じょく＜褥＞に合併するその他の母体の感染症及び寄生虫症

O98.9 妊娠，分娩及び産じょく＜褥＞に合併する詳細不明の母体の感染症及び寄生虫症

O99 他に分類されるが妊娠，分娩及び産じょく＜褥＞に合併するその他の母体疾患
Other maternal diseases classifiable elsewhere but complicating pregnancy, childbirth and the puerperium

注：本項目は妊娠に合併した病態，妊娠により増悪した病態又は産科的ケアの主な原因となった病態を含む。また，本項目については，索引表には第ⅩⅤ章における特定の表題として表記されてはいない。

特定の病態の分類が必要な場合は，追加コードを使用する。

除外：感染症及び寄生虫症(O98.-)
　　　損傷，中毒及びその他の外因の影響(S00-T98)
　　　母体ケアの理由が，胎児に影響したと明示されている病態の場合又はその疑いがある病態の場合(O35-O36)

O99.0 妊娠，分娩及び産じょく＜褥＞に合併する貧血
D50-D64の病態

O99.1 妊娠，分娩及び産じょく＜褥＞に合併する血液及び造血器のその他の疾患並びに免疫機構の障害
D65-D89の病態

除外：凝固障害を伴う出血(O46.0, O67.0, O72.3)

O99.2 妊娠，分娩及び産じょく＜褥＞に合併する内分泌疾患，栄養疾患及び代謝疾患
E00-E90の病態

除外：糖尿病(O24.-)
　　　栄養失調(症)(O25)
　　　分娩後甲状腺炎(O90.5)

O99.3 妊娠，分娩及び産じょく＜褥＞に合併する精神の障害及び神経系の疾患
F00-F99及びG00-G99の病態

除外：出産後抑うつ(F53.0)
　　　妊娠に関連する末梢神経炎(O26.8)
　　　産じょく＜褥＞精神病(F53.1)

O99.4 妊娠，分娩及び産じょく＜褥＞に合併する循環器系の疾患
I00-I99の病態

除外：産じょく＜褥＞における心筋症(O90.3)
　　　高血圧性疾患(O10-O16)
　　　産科的塞栓症(O88.-)
　　　下記における静脈合併症及び脳静脈洞血栓症：
　　　　・妊娠(O22.-)
　　　　・分娩，出産及び産じょく＜褥＞(O87.-)

O99.5 妊娠，分娩及び産じょく＜褥＞に合併する呼吸器系の疾患
J00-J99の病態

第XV章　妊娠，分娩及び産じょく＜褥＞

O99.6　**妊娠，分娩及び産じょく＜褥＞に合併する消化器系の疾患**
　　K00－K93の病態
　　除外：妊娠における痔核(O22.4)
　　　　　　妊娠，分娩及び産じょく＜褥＞における肝障害(O26.6)

O99.7　**妊娠，分娩及び産じょく＜褥＞に合併する皮膚及び皮下組織の疾患**
　　L00－L99の病態
　　除外：妊娠ヘルペス(O26.4)

O99.8　**妊娠，分娩及び産じょく＜褥＞に合併するその他の明示された疾患及び病態**
　　C00－D48，H00－H95，M00－M99，N00－N99及びQ00－Q99の病態，他に分類されないもの
　　O99.0－O99.7に分類される病態の組合せ
　　除外：妊娠中の尿路性器感染症(O23.-)
　　　　　　既知の母体骨盤内臓器の異常又はその疑いのための母体ケア(O34.-)
　　　　　　分娩に続発する尿路性器の感染症(O86.0－O86.3)
　　　　　　分娩後急性腎不全(O90.4)
　　　　　　分娩後腎炎(O90.8)

第XVI章　周産期に発生した病態(P00-P96)

Certain conditions originating in the perinatal period

包含：周産期後において発病又は死亡した場合であっても，その原因が周産期に発生した病態にある場合

除外：先天奇形，変形及び染色体異常(Q00-Q99)
　　　内分泌，栄養及び代謝疾患(E00-E90)
　　　損傷，中毒及びその他の外因の影響(S00-T98)
　　　新生物＜腫瘍＞(C00-D48)
　　　新生児破傷風(A33)

本章は，次の中間分類項目を含む：

P00-P04	母体側要因並びに妊娠及び分娩の合併症により影響を受けた胎児及び新生児
P05-P08	妊娠期間及び胎児発育に関連する障害
P10-P15	出産外傷
P20-P29	周産期に特異的な呼吸障害及び心血管障害
P35-P39	周産期に特異的な感染症
P50-P61	胎児及び新生児の出血性障害及び血液障害
P70-P74	胎児及び新生児に特異的な一過性の内分泌障害及び代謝障害
P75-P78	胎児及び新生児の消化器系障害
P80-P83	胎児及び新生児の外皮及び体温調節に関連する病態
P90-P96	周産期に発生したその他の障害

本章の星印(*)項目は下記のとおりである：

P75*　　　のう＜嚢＞胞性線維症＜システィックファイブローシス＞における胎便＜メコニウム＞イレウス

母体側要因並びに妊娠及び分娩の合併症により影響を受けた胎児及び新生児(P00−P04)
Fetus and newborn affected by maternal factors and by complications of pregnancy, labour and delivery

>**包含**：本中間分類項目に記載された母体の病態で，胎児又は新生児の死亡又は疾病の原因として明示された場合

P00 現在の妊娠とは無関係の場合もありうる母体の病態により影響を受けた胎児及び新生児
Fetus and newborn affected by maternal conditions that may be unrelated to present pregnancy

>**除外**：下記により影響を受けた胎児及び新生児：
>・母体の妊娠合併症(P01.−)
>・母体の内分泌障害及び代謝障害(P70−P74)
>・胎盤又は母乳を介して受けた有害な影響(P04.−)

P00.0 母体の高血圧性障害により影響を受けた胎児及び新生児
O10−O11，O13−O16 に分類される母体の病態により影響を受けた胎児又は新生児

P00.1 母体の腎及び尿路疾患により影響を受けた胎児及び新生児
N00−N39 に分類される母体の病態により影響を受けた胎児又は新生児

P00.2 母体の感染症及び寄生虫症により影響を受けた胎児及び新生児
A00−B99，J09−J11 に分類される母体の感染症により影響を受けた胎児又は新生児であるが，胎児又は新生児自身はその疾患を発現していないもの

>除外：周産期に特異的な感染症(P35−P39)
>母体の性器及びその他の局所感染症(P00.8)

P00.3 その他の母体の循環器系疾患及び呼吸器系疾患により影響を受けた胎児及び新生児
I00−I99，J00−J99，Q20−Q34 に分類されるが，P00.0，P00.2 に含まれない母体の病態により影響を受けた胎児又は新生児

P00.4 母体の栄養障害により影響を受けた胎児及び新生児
E40−E64 に分類される母体の障害により影響を受けた胎児又は新生児
母体の栄養失調(症)NOS

P00.5 母体の損傷により影響を受けた胎児及び新生児
S00−T79 に分類される母体の病態により影響を受けた胎児又は新生児

P00.6 母体に対する外科的処置により影響を受けた胎児及び新生児
>除外：今回の分娩のための帝王切開(P03.4)
>羊水穿刺，帝王切開又は外科的分娩誘発による胎盤の障害(P02.1)
>子宮又は骨盤臓器の既往手術(P03.8)
>妊娠中絶，胎児(P96.4)

P00.7	母体に対するその他の医学的処置により影響を受けた胎児及び新生児, 他に分類されないもの

母体に対する放射線により影響を受けた胎児又は新生児
除外：羊水穿刺, 帝王切開又は外科的分娩誘発による胎盤の障害(P02.1)
　　　　その他の分娩合併症により影響を受けた胎児又は新生児(P03.-)

P00.8	その他の母体の病態により影響を受けた胎児及び新生児

下記により影響を受けた胎児又は新生児：
・T80-T88 に分類される病態
・母体の性器及びその他の局所感染症
・母体の全身性エリテマトーデス＜紅斑性狼瘡＞＜SLE＞
除外：一過性の新生児内分泌障害及び代謝障害(P70-P74)

P00.9	詳細不明の母体の病態により影響を受けた胎児及び新生児

P01　母体の妊娠合併症により影響を受けた胎児及び新生児
Fetus and newborn affected by maternal complications of pregnancy

P01.0	無力頚管により影響を受けた胎児及び新生児
P01.1	前期破水により影響を受けた胎児及び新生児
P01.2	羊水過少症により影響を受けた胎児及び新生児

除外：前期破水による場合(P01.1)

P01.3	羊水過多症により影響を受けた胎児及び新生児
P01.4	子宮外妊娠により影響を受けた胎児及び新生児

腹腔妊娠＜腹膜妊娠＞

P01.5	多胎妊娠により影響を受けた胎児及び新生児

三胎(妊娠)
双胎(妊娠)

P01.6	母体死亡により影響を受けた胎児及び新生児
P01.7	分娩開始前の胎位異常により影響を受けた胎児及び新生児

骨盤位
外回転
顔位　　　｝分娩開始前
横位
不安定胎位

P01.8	その他の母体の妊娠合併症により影響を受けた胎児及び新生児

自然流産, 胎芽

P01.9	母体の妊娠合併症により影響を受けた胎児及び新生児, 詳細不明

P02　胎盤, 臍帯及び卵膜の合併症により影響を受けた胎児及び新生児
Fetus and newborn affected by complications of placenta, cord and membranes

P02.0	前置胎盤により影響を受けた胎児及び新生児

P02.1　その他の様式の胎盤剥離及び出血により影響を受けた胎児及び新生児
　　　　（常位）胎盤早期剥離
　　　　不慮の出血
　　　　分娩前出血
　　　　羊水穿刺，帝王切開又は外科的分娩誘発による胎盤の障害
　　　　母体の失血
P02.2　その他及び詳細不明の胎盤の形態及び機能の異常により影響を受けた胎児及び新生児
　　　　胎盤：
　　　　　・機能障害
　　　　　・梗塞
　　　　　・機能不全
P02.3　胎盤輸血症候群により影響を受けた胎児及び新生児
　　　　双胎間又はその他の経胎盤輸血の原因となった胎盤及び臍帯の異常
　　　　胎児又は新生児に生じた病態を分類する場合は，追加コードを使用する。
P02.4　臍帯脱出により影響を受けた胎児及び新生児
P02.5　臍帯のその他の圧迫により影響を受けた胎児及び新生児
　　　　臍帯頚部巻絡
　　　　臍帯巻絡
　　　　臍帯結節
P02.6　臍帯のその他及び詳細不明の病態により影響を受けた胎児及び新生児
　　　　過短臍帯
　　　　前置血管
　　　　除外：単一臍動脈(Q27.0)
P02.7　絨毛羊膜炎により影響を受けた胎児及び新生児
　　　　羊膜炎
　　　　卵膜炎
　　　　胎盤炎
P02.8　卵膜のその他の異常により影響を受けた胎児及び新生児
P02.9　卵膜の異常により影響を受けた胎児及び新生児，詳細不明

P03　その他の分娩合併症により影響を受けた胎児及び新生児
Fetus and newborn affected by other complications of labour and delivery

P03.0　骨盤位分娩及び牽出により影響を受けた胎児及び新生児
P03.1　分娩中のその他の胎位異常，胎向異常及び胎児骨盤不均衡により影響を受けた胎児及び新生児
　　　　狭骨盤
　　　　O64－O66に分類される病態により影響を受けた胎児又は新生児
　　　　後方後頭定位
　　　　横位
P03.2　鉗子分娩により影響を受けた胎児及び新生児
P03.3　吸引分娩により影響を受けた胎児及び新生児

P03.4	帝王切開分娩により影響を受けた胎児及び新生児
P03.5	急産により影響を受けた胎児及び新生児

　　　　急速分娩第2期
P03.6	異常子宮収縮により影響を受けた胎児及び新生児

　　　　O62.3を除くO62.-に分類される病態により影響を受けた胎児又は新生児
　　　　過強陣痛
　　　　微弱陣痛
P03.8	その他の明示された分娩合併症により影響を受けた胎児及び新生児

　　　　母体の軟部組織の異常
　　　　分娩促進のための胎児縮小術
　　　　O60-O75に分類される病態並びにP02.-及びP03.0-P03.6に含まれない分娩に用
　　　　　いられた医学的処置により影響を受けた胎児又は新生児
　　　　陣痛誘発
P03.9	分娩合併症により影響を受けた胎児及び新生児，詳細不明

P04　胎盤又は母乳を介して有害な影響を受けた胎児及び新生児
Fetus and newborn affected by noxious influences transmitted via placenta or breast milk

　　包含：経胎盤性移行物質の非催奇形性効果
　　除外：先天奇形(Q00-Q99)
　　　　新生児黄疸，母体から移行した薬物又は毒素によるもの(P58.4)

P04.0	妊娠及び分娩における母体の麻酔及び鎮痛治療により影響を受けた胎児及び新生児

　　　　分娩中の母体に投与したアヘン剤及び精神安定薬＜トランキライザー＞による反応及
　　　　　び中毒
P04.1	その他の母体への投薬により影響を受けた胎児及び新生児

　　　　がんの化学療法
　　　　細胞毒性薬物
　　　　除外：ワーファリンによる異形(態)症(Q86.2)胎児ヒダントイン症候群(Q86.1)
　　　　　　母体の嗜癖性薬物使用(P04.4)
P04.2	母体のタバコ使用＜喫煙＞により影響を受けた胎児及び新生児
P04.3	母体のアルコール使用＜飲酒＞により影響を受けた胎児及び新生児

　　　　除外：胎児アルコール症候群(Q86.0)
P04.4	母体の嗜癖性薬物使用により影響を受けた胎児及び新生児

　　　　除外：母体の麻酔及び鎮痛治療(P04.0)
　　　　　　母体の嗜癖性薬物使用からの離脱症状(P96.1)
P04.5	母体の栄養性化学物質の使用により影響を受けた胎児及び新生児
P04.6	母体の環境化学物質の曝露により影響を受けた胎児及び新生児
P04.8	母体のその他の有害な影響を受けた胎児及び新生児
P04.9	母体の有害な影響を受けた胎児及び新生児，詳細不明

妊娠期間及び胎児発育に関連する障害(P05-P08)
Disorders related to length of gestation and fetal growth

P05 胎児発育遅延＜成長遅滞＞及び胎児栄養失調(症)
Slow fetal growth and fetal malnutrition

P05.0 妊娠期間に比較して低体重
通常，妊娠期間に比較して体重は10パーセンタイル未満，身長は10パーセンタイルを越える場合をいう。
light-for-dates

P05.1 妊娠期間に比較して低体重・低身長
通常，妊娠期間に比較して体重・身長共に10パーセンタイル未満である場合をいう。
small-for-dates
small-and-light-for-dates

P05.2 妊娠期間に比較して低体重又は低身長の記載のない胎児栄養失調(症)
妊娠期間に比較して低体重又は低身長ではないが，皮膚の乾燥，剥脱及び皮下組織の喪失のような胎児栄養失調(症)の徴候を示す児

除外：下記の記載のある胎児栄養失調(症)：
・妊娠期間に比較して低体重(P05.0)
・妊娠期間に比較して低体重・低身長(P05.1)

P05.9 胎児の発育遅延＜成長遅滞＞，詳細不明
胎児発育遅滞＜成長遅滞＞ NOS

P07 妊娠期間短縮及び低出産体重に関連する障害，他に分類されないもの
Disorders related to short gestation and low birth weight, not elsewhere classified

注：出産体重及び妊娠期間の両者の記載がある場合は，出産体重を優先する。

包含：新生児の死亡・疾病の原因又は付加的ケアの理由として記載された本項目の病態で，それ以上の説明のないもの

除外：胎児発育遅延＜成長遅滞＞及び胎児栄養失調(症)による低出産体重児(P05.-)

P07.0 超低出産体重(児)
出産体重999グラム以下

P07.1 その他の低出産体重(児)
出産体重1000グラム-2499グラム

P07.1a その他の低出産体重(児)のうち，出産体重1000グラム-1499グラムの児
P07.1b その他の低出産体重(児)のうち，出産体重1500グラム-2499グラムの児
P07.2 超未熟(児)
妊娠満28週未満(満196日未満)
※ 超早産児

P07.3　その他の早産児
　　　　妊娠満 28 週以上で満 37 週未満(満 196 日以上満 259 日未満)
　　　　未熟児 NOS
　　　　※ 妊娠満 28 週以降の早産児

P08　遷延妊娠及び高出産体重に関連する障害
Disorders related to long gestation and high birth weight

注：出産体重及び妊娠期間の両者の記載がある場合は，出産体重を優先する。
包含：胎児又は新生児の死亡・疾病の原因又は付加的ケアの理由として記載された本項目の病態で，それ以上の説明のないもの

P08.0　超巨大児
　　　　通常，出産体重 4500 グラム以上を意味する
　　　　除外：糖尿病母体の児症候群(P70.1)
　　　　　　　妊娠性糖尿病母体の児症候群(P70.0)

P08.1　妊娠期間に比較して過体重のその他の児
　　　　妊娠期間の長短にかかわらず，妊娠期間に比較して過体重又は過大のその他の胎児又は児
　　　　通常，出生体重がその妊娠期間における出生体重の 90 パーセンタイルを超えた場合又は満期時に出生体重が 4000g 以上であることを意味する。
　　　　除外：下記における児の症候群：
　　　　　　　・糖尿病母体から出産した児の症候群(P70.1)
　　　　　　　・妊娠性糖尿病母体の児症候群(P70.0)
　　　　　　　・出生体重 4500g 以上(P08.0)

P08.2　過期産児，妊娠期間に比較して過体重でないもの
　　　　妊娠満 42 週以上(満 294 日以上)の胎児又は児で，妊娠期間に比較して過体重又は高身長でないもの
　　　　過熟児 NOS

出産外傷(P10−P15)
Birth trauma

P10　出産損傷による頭蓋内裂傷＜laceration＞及び出血
Intracranial laceration and haemorrhage due to birth injury

除外：胎児又は新生児の頭蓋内出血：
　　　・NOS(P52.9)
　　　・無酸素症又は低酸素症によるもの(P52.−)

P10.0　出産損傷による硬膜下出血
　　　　出産損傷による硬膜下血腫(限局性)
　　　　除外：(小脳)テント裂傷＜断裂＞＜tear＞に関連する硬膜下出血(P10.4)

P10.1　出産損傷による脳出血

P10.2	出産損傷による脳室内出血	
P10.3	出産損傷によるくも膜下出血	
P10.4	出産損傷による(小脳)テント裂傷＜断裂＞＜tear＞	
P10.8	出産損傷によるその他の頭蓋内裂傷＜laceration＞及び出血	
P10.9	出産損傷による詳細不明の頭蓋内裂傷＜laceration＞及び出血	

P11 中枢神経系のその他の出産損傷　Other birth injuries to central nervous system
- P11.0 出産損傷による脳浮腫
- P11.1 出産損傷によるその他の明示された脳傷害
- P11.2 出産損傷による詳細不明の脳傷害
- P11.3 顔面神経の出産損傷
  　　　出産損傷による顔面神経麻痺
- P11.4 その他の脳神経の出産損傷
- P11.5 脊椎及び脊髄の出産損傷
  　　　出産損傷による脊椎骨折
- P11.9 中枢神経系の出産損傷，詳細不明

P12 頭皮の出産損傷　Birth injury to scalp
- P12.0 出産損傷による頭血腫
- P12.1 出産損傷による後頭部まげ状隆起
- P12.2 出産損傷による帽状腱膜下出血
- P12.3 出産損傷による頭皮の皮下出血
- P12.4 モニタリングによる新生児頭皮の損傷
  　　　採血のための切開
  　　　頭皮クリップ(電極)損傷
- P12.8 頭皮のその他の出産損傷
- P12.9 頭皮の出産損傷，詳細不明

P13 骨格の出産損傷　Birth injury to skeleton
除外：脊椎の出産損傷(P11.5)
- P13.0 出産損傷による頭蓋骨折
- P13.1 頭蓋のその他の出産損傷
  除外：頭血腫(P12.0)
- P13.2 大腿骨の出産損傷
- P13.3 その他の長管骨の出産損傷
- P13.4 出産損傷による鎖骨の骨折
- P13.8 その他の部位の骨格の出産損傷
- P13.9 骨格の出産損傷，詳細不明

P14 末梢神経系の出産損傷　Birth injury to peripheral nervous system
- P14.0 出産損傷によるエルブ＜Erb＞麻痺

P14.1	出産損傷によるクルンプケ＜Klumpke＞麻痺
P14.2	出産損傷による横隔神経麻痺
P14.3	その他の上腕神経そう＜叢＞の出産損傷
P14.8	末梢神経系のその他の部位の出産損傷
P14.9	末梢神経系の出産損傷，詳細不明

P15　その他の出産損傷　　Other birth injuries

P15.0	肝の出産損傷
	出産損傷による肝破裂
P15.1	脾の出産損傷
	出産損傷による脾破裂
P15.2	出産損傷による胸鎖乳突筋損傷
	※　出産損傷による斜頸
P15.3	眼の出産損傷
	結膜下出血　　　｝出産損傷によるもの
	外傷性緑内障
P15.4	顔面の出産損傷
	出産損傷による顔面うっ血
P15.5	外性器の出産損傷
P15.6	出産損傷による皮下脂肪え＜壊＞死
P15.8	その他の明示された出産損傷
P15.9	出産損傷，詳細不明

周産期に特異的な呼吸障害及び心血管障害 (P20-P29)
Respiratory and cardiovascular disorders specific to the perinatal period

P20　子宮内低酸素症　　Intrauterine hypoxia
　　包含：胎児心拍数異常
　　　　　胎児又は子宮内：
　　　　　　　・アシドーシス
　　　　　　　・無酸素症
　　　　　　　・仮死＜ジストレス＞
　　　　　　　・低酸素症
　　　　　羊水中の胎便
　　　　　胎便の排出
　　除外：無酸素症又は低酸素症による頭蓋内出血(P52.-)

P20.0	分娩開始前に初めて気付かれた子宮内低酸素症
P20.1	分娩中に初めて気付かれた子宮内低酸素症
P20.9	子宮内低酸素症，詳細不明

P21 出生時仮死　Birth asphyxia
注：本項目は，仮死又はその他の呼吸障害の記載のない低アプガー＜Apgar＞スコアには使用すべきではない。
除外：子宮内低酸素症又は仮死(P20.-)

P21.0 **重度出生時仮死**
出生時における脈拍が1分間100未満で減少又は持続，無呼吸又はあえぎ，蒼白，筋緊張欠如
1分間アプガー＜Apgar＞スコア0-3を伴う仮死
白色仮死

P21.1 **軽度及び中等度出生時仮死**
1分間以内に正常呼吸は確立しないが，心拍数100以上，若干の筋緊張存在，刺激に若干反応
1分間アプガー＜Apgar＞スコア4-7を伴う仮死
青色仮死

P21.9 **出生時仮死，詳細不明**
無酸素症 ┐
仮死　　 ├ NOS
低酸素症 ┘

P22 新生児の呼吸窮＜促＞迫　Respiratory distress of newborn
除外：新生児の呼吸不全(P28.5)

P22.0 **新生児呼吸窮＜促＞迫症候群＜IRDS＞**
肺硝子＜ヒアリン＞膜症
P22.1 **新生児一過性頻呼吸**
P22.8 **新生児のその他の呼吸窮＜促＞迫**
P22.9 **新生児の呼吸窮＜促＞迫，詳細不明**

P23 先天性肺炎　Congenital pneumonia
包含：子宮内で又は出産中にり患した感染性肺炎
除外：吸引による新生児肺炎(P24.-)

P23.0 **ウイルスによる先天性肺炎**
除外：先天性風疹肺臓炎(P35.0)
P23.1 **クラミジアによる先天性肺炎**
P23.2 **ブドウ球菌による先天性肺炎**
P23.3 **Ｂ群連鎖球菌による先天性肺炎**
P23.4 **大腸菌による先天性肺炎**
P23.5 **緑膿菌による先天性肺炎**

P23.6 　その他の細菌による先天性肺炎
　　　　　インフルエンザ菌
　　　　　肺炎桿菌
　　　　　マイコプラズマ
　　　　　B群以外の連鎖球菌
P23.8 　その他の病原体による先天性肺炎
P23.9 　先天性肺炎，詳細不明

P24　新生児吸引症候群　Neonatal aspiration syndromes
包含：吸引による新生児肺炎

P24.0 　新生児の胎便吸引
P24.1 　新生児の羊水及び粘液の吸引
P24.2 　新生児の血液吸引
P24.3 　新生児の乳汁及び吐出食物の吸引
P24.8 　その他の新生児吸引症候群
P24.9 　新生児吸引症候群，詳細不明
　　　　　新生児吸引性肺炎 NOS

P25　周産期に発生した間質性気腫及び関連病態
Interstitial emphysema and related conditions originating in the perinatal period

P25.0 　周産期に発生した間質性気腫
P25.1 　周産期に発生した気胸
P25.2 　周産期に発生した気縦隔症
P25.3 　周産期に発生した気心膜(症)
P25.8 　周産期に発生した間質性気腫に関連するその他の病態

P26　周産期に発生した肺出血
Pulmonary haemorrhage originating in the perinatal period

P26.0 　周産期に発生した気管気管支出血
P26.1 　周産期に発生した大量肺出血
P26.8 　周産期に発生したその他の肺出血
P26.9 　周産期に発生した詳細不明の肺出血

P27　周産期に発生した慢性呼吸器疾患
Chronic respiratory disease originating in the perinatal period

P27.0 　ウィルソン・ミキティ＜Wilson-Mikity＞症候群
　　　　　肺の成熟異常
P27.1 　周産期に発生した気管支肺異形成(症)
P27.8 　周産期に発生したその他の慢性呼吸器疾患
　　　　　先天性肺線維症
　　　　　新生児における人工呼吸器肺

P27.9　周産期に発生した詳細不明の慢性呼吸器疾患

P28　周産期に発生したその他の呼吸器病態
Other respiratory conditions originating in the perinatal period

除外：呼吸器系の先天奇形(Q30-Q34)

P28.0　新生児原発性無気肺
　　　原発性終末気道拡張不全
　　　妊娠期間短縮に関連した肺低形成
　　　未熟肺 NOS

P28.1　その他及び詳細不明の新生児無気肺
　　　無気肺：
　　　　・NOS
　　　　・部分
　　　　・続発性
　　　呼吸窮＜促＞迫症候群を伴わない吸収性無気肺

P28.2　新生児のチアノーゼ発作
　　　除外：新生児無呼吸(P28.3-P28.4)

P28.3　新生児原発性睡眠時無呼吸
　　　新生児睡眠時無呼吸：
　　　　・中枢性
　　　　・NOS
　　　　・閉塞性

P28.4　新生児のその他の無呼吸
　　　無呼吸(下記の)
　　　　・新生児，閉塞性
　　　　・未熟児
　　　除外：新生児の閉塞性睡眠時無呼吸(P28.3)

P28.5　新生児の呼吸不全

P28.8　新生児のその他の明示された呼吸器病態
　　　先天性(喉頭)喘鳴 NOS
　　　新生児におけるスナッフル＜鼻性呼吸＞
　　　除外：早期先天梅毒性鼻炎(A50.0)

P28.9　新生児の呼吸器病態，詳細不明

P29　周産期に発生した心血管障害
Cardiovascular disorders originating in the perinatal period

除外：循環器系の先天奇形(Q20-Q28)

P29.0　新生児心不全
P29.1　新生児心調律障害
P29.2　新生児高血圧(症)

第XVI章　周産期に発生した病態

P29.3　胎児循環持続＜遺残＞
　　　　動脈管の閉鎖遅延
　　　　新生児の(持続性)肺高血圧(症)
P29.4　新生児の一過性心筋虚血
P29.8　周産期に発生したその他の心血管障害
P29.9　周産期に発生した心血管障害，詳細不明

周産期に特異的な感染症(P35-P39)
Infections specific to the perinatal period

包含：子宮内で又は出産中にり患した感染症
除外：無症候性ヒト免疫不全ウイルス［HIV］感染状態(Z21)
　　　先天(性)：
　　　　　・淋菌感染症(A54.-)
　　　　　・肺炎(P23.-)
　　　　　・梅毒(A50.-)
　　　ヒト免疫不全ウイルス［HIV］病(B20-B24)
　　　出生後り患した感染症(A00-B99，J10-J11)
　　　腸管感染症(A00-A09)
　　　ヒト免疫不全ウイルス［HIV］抗体の検査陽性(R75)
　　　胎児又は新生児自身はその疾患を発現していないが，死亡又は疾病の原因となっ
　　　　た母体の感染症(P00.2)
　　　新生児破傷風(A33)

P35　先天性ウイルス性疾患　Congenital viral diseases
P35.0　先天性風疹症候群
　　　　先天性風疹肺臓炎
P35.1　先天性サイトメガロウイルス感染症
P35.2　先天性ヘルペスウイルス［単純ヘルペス］感染症
P35.3　先天性ウイルス性肝炎
P35.8　その他の先天性ウイルス性疾患
　　　　先天性水痘症［鶏痘］
P35.9　先天性ウイルス性疾患，詳細不明

P36　新生児の細菌性敗血症　Bacterial sepsis of newborn
　　　　包含：先天性敗血症
P36.0　B群連鎖球菌による新生児の敗血症
P36.1　その他及び詳細不明の連鎖球菌による新生児の敗血症
P36.2　黄色ブドウ球菌による新生児の敗血症
P36.3　その他及び詳細不明のブドウ球菌による新生児の敗血症
P36.4　大腸菌による新生児の敗血症

第XVI章　周産期に発生した病態

P36.5　嫌気性菌による新生児の敗血症
P36.8　新生児のその他の細菌性敗血症
P36.9　新生児の細菌性敗血症，詳細不明

P37　その他の先天性感染症及び寄生虫症
Other congenital infectious and parasitic diseases

除外：先天梅毒(A50.-)
　　　胎児又は新生児のえ＜壊＞死性腸炎(P77)
　　　新生児下痢症：
　　　　・感染性(A00-A09)
　　　　・非感染性(P78.3)
　　　淋菌による新生児眼炎(A54.3)
　　　新生児破傷風(A33)

P37.0　先天性結核
P37.1　先天性トキソプラズマ症
　　　先天性トキソプラズマ症による水頭症
P37.2　新生児(播種性)リステリア症
P37.3　先天性熱帯熱マラリア
P37.4　その他の先天性マラリア
P37.5　新生児カンジダ症
P37.8　その他の明示された先天性感染症及び寄生虫症
P37.9　先天性感染症又は寄生虫症，詳細不明

P38　軽度出血を伴う又は伴わない新生児の臍炎
Omphalitis of newborn with or without mild haemorrhage

P39　周産期に特異的なその他の感染症
Other infections specific to the perinatal period

P39.0　新生児感染性乳腺炎
　　　除外：新生児の乳房腫脹(P83.4)
　　　　　　新生児非感染性乳腺炎(P83.4)
P39.1　新生児結膜炎及び涙のう＜嚢＞炎
　　　新生児クラミジア結膜炎
　　　新生児眼炎 NOS
　　　除外：淋菌性結膜炎(A54.3)
P39.2　胎児の羊水内感染症，他に分類されないもの
P39.3　新生児尿路感染症
P39.4　新生児皮膚感染症
　　　新生児膿皮症
　　　除外：新生児天疱瘡(L00)
　　　　　　ブドウ球菌性熱傷様皮膚症候群＜SSSS＞(L00)

－690－

| P39.8 | 周産期に特異的なその他の明示された感染症 |
| P39.9 | 周産期に特異的な感染症,詳細不明 |

胎児及び新生児の出血性障害及び血液障害(P50-P61)
Haemorrhagic and haematological disorders of fetus and newborn

除外：胆管の先天(性)狭窄(Q44.3)
　　　クリグラー・ナジャール＜Crigler-Najjar＞症候群(E80.5)
　　　デュビン・ジョンソン＜Dubin-Johnson＞症候群(E80.6)
　　　ジルベール＜Gilbert＞症候群(E80.4)
　　　遺伝性溶血性貧血(D55-D58)

P50 胎児失血　　Fetal blood loss
除外：胎児失血による先天性貧血(P61.3)

P50.0	前置血管からの胎児失血
P50.1	臍帯破裂からの胎児失血
P50.2	胎盤からの胎児失血
P50.3	双胎の対児への失血
P50.4	母体循環への失血
P50.5	双胎の対児の臍帯断端からの胎児失血
P50.8	その他の胎児失血
P50.9	胎児失血,詳細不明
	胎児失血 NOS

P51 新生児の臍出血　　Umbilical haemorrhage of newborn
除外：軽度出血を伴う臍炎(P38)

P51.0	新生児の大量臍出血
P51.8	新生児のその他の臍出血
	臍帯結紮の脱落 NOS
P51.9	新生児の臍出血,詳細不明

P52 胎児及び新生児の頭蓋内非外傷性出血
Intracranial nontraumatic haemorrhage of fetus and newborn

包含：無酸素症又は低酸素症による頭蓋内出血
除外：下記による頭蓋内出血：
　　　・出産損傷(P10.-)
　　　・母体損傷(P00.5)
　　　・その他の損傷(S06.-)

| P52.0 | 胎児及び新生児の脳室内(非外傷性)出血,第1度 |
| | 　上衣下出血(脳室内出血を伴わないもの) |

第XVI章 周産期に発生した病態

P52.1 　胎児及び新生児の脳室内(非外傷性)出血，第2度
　　　　　脳室内出血を伴う上衣下出血
P52.2 　胎児及び新生児の脳室内(非外傷性)出血，第3度
　　　　　脳室内出血及び脳内出血を伴う上衣下出血
P52.3 　胎児及び新生児の詳細不明の脳室内(非外傷性)出血
P52.4 　胎児及び新生児の脳内(非外傷性)出血
P52.5 　胎児及び新生児のくも膜下(非外傷性)出血
P52.6 　胎児及び新生児の小脳(非外傷性)及び後頭蓋窩出血
P52.8 　胎児及び新生児のその他の頭蓋内(非外傷性)出血
P52.9 　胎児及び新生児の頭蓋内(非外傷性)出血，詳細不明

P53 　胎児及び新生児の出血性疾患　　Haemorrhagic disease of fetus and newborn
　　　　包含：新生児のビタミンK欠乏症

P54 　その他の新生児出血　　Other neonatal haemorrhages
　　　　除外：胎児失血(P50.-)
　　　　　　　周産期に発生した肺出血(P26.-)
P54.0 　新生児吐血
　　　　除外：母体血液のえん＜嚥＞下によるもの(P78.2)
P54.1 　新生児メレナ
　　　　除外：母体血液のえん＜嚥＞下によるもの(P78.2)
P54.2 　新生児直腸出血
P54.3 　その他の新生児胃腸出血
P54.4 　新生児副腎出血
P54.5 　新生児皮膚出血
　　　　　皮下出血
　　　　　斑状出血＜皮下溢血＞　　　胎児又は新生児におけるもの
　　　　　点状出血
　　　　　表在血腫
　　　　除外：出産損傷による頭皮の皮下出血(P12.3)
　　　　　　　出産損傷による頭血腫(P12.0)
P54.6 　新生児腟出血
　　　　　仮性月経＜新生児月経様出血＞
P54.8 　その他の明示された新生児出血
P54.9 　新生児出血，詳細不明

P55 　胎児及び新生児の溶血性疾患　　Haemolytic disease of fetus and newborn
P55.0 　胎児及び新生児のRh同種免疫
P55.1 　胎児及び新生児のABO同種免疫
P55.8 　胎児及び新生児のその他の溶血性疾患
P55.9 　胎児及び新生児の溶血性疾患，詳細不明

P56 溶血性疾患による胎児水腫　Hydrops fetalis due to haemolytic disease
　　　除外：胎児水腫 NOS(P83.2)
　　　　　　・溶血性疾患によらないもの(P83.2)
P56.0　同種免疫による胎児水腫
P56.9　その他及び詳細不明の溶血性疾患による胎児水腫

P57 核黄疸　Kernicterus
P57.0　同種免疫による核黄疸
P57.8　その他の明示された核黄疸
　　　除外：クリグラー・ナジャール＜Crigler-Najjar＞症候群(E80.5)
P57.9　核黄疸，詳細不明

P58 その他の多量の溶血による新生児黄疸
Neonatal jaundice due to other excessive haemolysis
　　　除外：同種免疫による黄疸(P55－P57)
P58.0　皮下出血による新生児黄疸
P58.1　出血による新生児黄疸
P58.2　感染症による新生児黄疸
P58.3　赤血球増加症＜多血症＞による新生児黄疸
P58.4　母体から移行した又は新生児に投与された薬物又は毒素による新生児黄疸
　　　薬物誘発性で薬物の分類が必要な場合は，追加外因コード(XX章)を使用する。
P58.5　母体血液のえん＜嚥＞下による新生児黄疸
P58.8　その他の明示された多量の溶血による新生児黄疸
P58.9　多量の溶血による新生児黄疸，詳細不明

P59 その他及び詳細不明の原因による新生児黄疸
Neonatal jaundice from other and unspecified causes
　　　除外：先天代謝異常によるもの(E70－E90)
　　　　　　核黄疸(P57.-)
P59.0　早産に関連する新生児黄疸
　　　未熟児の高ビリルビン血症
　　　早産に関連する抱合遅延による黄疸
P59.1　濃縮胆汁症候群
P59.2　その他及び詳細不明の肝細胞傷害による新生児黄疸
　　　胎児又は新生児の巨細胞性肝炎
　　　胎児又は新生児(特発性)肝炎
　　　除外：先天性ウイルス性肝炎(P35.3)
P59.3　母乳の抱合抑制因子による新生児黄疸
P59.8　その他の明示された原因による新生児黄疸

P59.9	新生児黄疸, 詳細不明
	生理的黄疸(強度)(遷延性)NOS

P60 胎児及び新生児の播種性血管内凝固
Disseminated intravascular coagulation of fetus and newborn
包含:胎児又は新生児の脱線維素症候群

P61 その他の周産期の血液障害　Other perinatal haematological disorders
除外:乳児一過性低ガンマグロブリン血症(D80.7)

P61.0	一過性新生児血小板減少症
	下記による新生児血小板減少症:
	・交換輸血
	・母体の特発性血小板減少症
	・同種免疫
P61.1	新生児赤血球増加症＜多血症＞
P61.2	未熟児の貧血
P61.3	胎児失血による先天性貧血
P61.4	その他の先天性貧血, 他に分類されないもの
	先天性貧血 NOS
P61.5	一過性新生児好中球減少症
P61.6	その他の一過性新生児血液凝固障害
P61.8	その他の明示された周産期の血液障害
P61.9	周産期の血液障害, 詳細不明

胎児及び新生児に特異的な一過性の内分泌障害及び代謝障害
(P70-P74)
Transitory endocrine and metabolic disorders specific to fetus and newborn

包含:母体の内分泌及び代謝因子に対する児の応答, 又は子宮外生活への児の適応に起因する一過性の内分泌障害及び代謝障害

P70 胎児及び新生児に特異的な一過性糖質代謝障害
Transitory disorders of carbohydrate metabolism specific to fetus and newborn

P70.0	妊娠性糖尿病母体の児の症候群
	母体の妊娠糖尿病の影響を受けた胎児又は新生児(低血糖を伴うもの)
P70.1	糖尿病母体から出産した児の症候群
	母体の糖尿病(既存)の影響を受けた胎児又は新生児(低血糖を伴うもの)
P70.2	新生児糖尿病
P70.3	医原性新生児低血糖
P70.4	その他の新生児低血糖
	一過性新生児低血糖

P70.8	胎児及び新生児のその他の一過性糖質代謝障害
P70.9	胎児及び新生児の一過性糖質代謝障害，詳細不明

P71 カルシウム及びマグネシウム代謝の一過性新生児障害
Transitory neonatal disorders of calcium and magnesium metabolism

P71.0	新生児における牛乳低カルシウム血症
P71.1	その他の新生児低カルシウム血症
	除外：新生児上皮小体＜副甲状腺＞機能低下症(P71.4)
P71.2	新生児低マグネシウム血症
P71.3	カルシウム又はマグネシウム欠乏症を伴わない新生児テタニー
	新生児テタニー NOS
P71.4	一過性新生児上皮小体＜副甲状腺＞機能低下症
P71.8	カルシウム及びマグネシウム代謝のその他の一過性新生児障害
P71.9	カルシウム及びマグネシウム代謝の一過性新生児障害，詳細不明

P72 その他の一過性新生児内分泌障害
Other transitory neonatal endocrine disorders

除外：甲状腺腫を伴う又は伴わない先天性甲状腺機能低下症(E03.0－E03.1)
　　　ホルモン機能不全性甲状腺腫(E07.1)
　　　ペンドレッド＜Pendred＞症候群(E07.1)

P72.0	新生児甲状腺腫，他に分類されないもの
	機能正常な一過性先天性甲状腺腫
P72.1	一過性新生児甲状腺機能亢進症
	新生児甲状腺中毒症
P72.2	その他の一過性新生児甲状腺機能障害，他に分類されないもの
	一過性新生児甲状腺機能低下症
P72.8	その他の明示された一過性新生児内分泌障害
P72.9	一過性新生児内分泌障害，詳細不明

P74 その他の一過性新生児電解質障害及び代謝障害
Other transitory neonatal electrolyte and metabolic disturbances

P74.0	新生児の遅発代謝性アシドーシス
P74.1	新生児脱水症
P74.2	新生児のナトリウム平衡障害
P74.3	新生児のカリウム平衡障害
P74.4	新生児のその他の一過性電解質障害
P74.5	新生児一過性チロジン血症
P74.8	新生児のその他の一過性代謝障害
P74.9	新生児の一過性代謝障害，詳細不明

胎児及び新生児の消化器系障害(P75-P78)
Digestive system disorders of fetus and newborn

P75* のう＜嚢＞胞線維症における胎便＜メコニウム＞イレウス(E84.1†)
Meconium ileus in cystic fibrosis

P76 新生児のその他の腸閉塞　Other intestinal obstruction of newborn
P76.0 　胎便栓症候群
　　　　包含：のう＜嚢＞胞線維症が存在しないことがわかっている症例における胎便＜メコニ
　　　　　　　ウム＞イレウス
P76.1 　新生児一過性イレウス
　　　　除外：ヒルシュスプルング＜Hirschsprung＞病(Q43.1)
P76.2 　濃縮乳による腸閉塞
P76.8 　新生児のその他の明示された腸閉塞
　　　　除外：K56.0-K56.5に分類される腸閉塞
P76.9 　新生児の腸閉塞，詳細不明

P77 胎児及び新生児のえ＜壊＞死性腸炎
Necrotizing enterocolitis of fetus and newborn

P78 その他の周産期の消化器系障害　Other perinatal digestive system disorders
　　　　除外：新生児胃腸出血(P54.0-P54.3)
P78.0 　周産期の腸穿孔
　　　　　胎便性腹膜炎
P78.1 　その他の新生児腹膜炎
　　　　　新生児腹膜炎 NOS
P78.2 　母体血液のえん＜嚥＞下による新生児吐血及びメレナ
P78.3 　新生児非感染性下痢症
　　　　除外：原因が感染性であると推定できる国における新生児の下痢 NOS(A09)
P78.8 　その他の明示された周産期の消化器系障害
　　　　　　先天性肝硬変
　　　　　　新生児食道逆流
　　　　　　新生児消化性潰瘍
P78.9 　周産期の消化器系障害，詳細不明

胎児及び新生児の外皮及び体温調節に関連する病態(P80-P83)
Conditions involving the integument and temperature regulation of fetus and newborn

P80 新生児低体温　Hypothermia of newborn

P80.0	**寒冷傷害症候群**
	顔面紅潮,浮腫及び神経学的・生化学的異常を伴う重度で通常は慢性の低体温
	除外：新生児軽度低体温(P80.8)
P80.8	**その他の新生児低体温**
	新生児軽度低体温
P80.9	**新生児低体温,詳細不明**

P81 新生児のその他の体温調節機能障害
Other disturbances of temperature regulation of newborn

P81.0	**新生児の環境による高体温**
P81.8	**新生児のその他の明示された体温調節機能障害**
P81.9	**新生児の体温調節機能障害,詳細不明**
	新生児の発熱 NOS

P83 胎児及び新生児に特異的な外皮のその他の病態
Other conditions of integument specific to fetus and newborn

除外：皮膚及び外皮の先天奇形(Q80-Q84)
　　　　頭部脂漏＜cradle cap＞(L21.0)
　　　　おむつ皮膚炎(L22)
　　　　溶血性疾患による胎児水腫(P56.-)
　　　　新生児皮膚感染症(P39.4)
　　　　ブドウ球菌性熱傷様皮膚症候群＜SSSS＞(L00)

P83.0	**新生児皮膚硬化症**
P83.1	**新生児中毒性紅斑**
P83.2	**溶血性疾患によらない胎児水腫**
	胎児水腫 NOS
P83.3	**胎児及び新生児に特異的なその他及び詳細不明の浮腫**
P83.4	**新生児の乳房腫脹**
	新生児非感染性乳腺炎
P83.5	**先天性精巣＜睾丸＞水瘤**
P83.6	**新生児の臍ポリープ**
P83.8	**胎児及び新生児に特異的な外皮のその他の明示された病態**
	ブロンズベビー症候群
	新生児強皮症
	新生児じんま＜蕁麻＞疹
P83.9	**胎児及び新生児に特異的な外皮の病態,詳細不明**

周産期に発生したその他の障害(P90-P96)
Other disorders originating in the perinatal period

P90　新生児のけいれん＜痙攣＞　Convulsions of newborn
除外：良性新生児けいれん＜痙攣＞(家族性)(G40.3)

P91　新生児の脳のその他の機能障害
Other disturbances of cerebral status of newborn

P91.0　新生児脳虚血
P91.1　新生児の後天性脳室周囲のう＜嚢＞胞
P91.2　新生児の脳白質軟化症
P91.3　新生児の脳における易刺激性
P91.4　新生児の脳機能抑制
P91.5　新生児昏睡
P91.6　新生児の低酸素性虚血性脳症
P91.8　新生児の脳のその他の明示された機能障害
P91.9　新生児の脳の機能障害，詳細不明

P92　新生児の哺乳上の問題　Feeding problems of newborn
P92.0　新生児嘔吐
P92.1　新生児胃・食道逆流及び反すう
P92.2　新生児の緩慢哺乳
P92.3　新生児の哺乳不足
P92.4　新生児の哺乳過剰
P92.5　新生児の母体乳房からの哺乳困難
P92.8　新生児のその他の哺乳上の問題
P92.9　新生児の哺乳上の問題，詳細不明

P93　胎児及び新生児に投与された薬物による反応及び中毒
Reactions and intoxications due to drugs administered to fetus and newborn

包含：クロラムフェニコール投与による新生児のグレイ＜灰白＞症候群
除外：母体から移行した又は新生児に投与された薬物又は毒素による黄疸(P58.4)
　　　母体へ投与したアヘン剤，精神安定薬＜トランキライザー＞及びその他の投薬による反応及び中毒(P04.0-P04.1，P04.4)
　　　下記からの離脱症状：
　　　　・母体の嗜癖性薬物使用(P96.1)
　　　　・新生児における治療的な薬物使用(P96.2)

P94　新生児の筋緊張障害　Disorders of muscle tone of newborn

P94.0	一過性新生児重症筋無力症
	除外：重症筋無力症(G70.0)
P94.1	先天性筋緊張亢進
P94.2	先天性筋緊張低下
	非特異性フロッピーベビー症候群
P94.8	新生児のその他の筋緊張障害
P94.9	新生児の筋緊張障害，詳細不明

P95 原因不明の胎児死亡　Fetal death of unspecified cause
包含：死産児 NOS
　　　死産 NOS

P96 周産期に発生したその他の病態
Other conditions originating in the perinatal period

P96.0	先天性腎不全
	新生児尿毒症
P96.1	母体の嗜癖性薬物使用による新生児離脱症状
	薬物依存の母の児における薬物離脱症候群
	新生児禁断症候群
	除外：分娩中の母体に投与したアヘン製剤及び精神安定薬＜トランキライザー＞による
	反応及び中毒(P04.0)
P96.2	新生児における治療的な薬物使用による離脱症状
P96.3	新生児頭蓋縫合開大
	新生児頭蓋ろう＜瘻＞
P96.4	妊娠中絶，胎児及び新生児に影響を与える場合
	除外：妊娠中絶(母体に影響を与える場合)(O04.-)
P96.5	子宮内処置の合併症，他に分類されないもの
P96.8	周産期に発生したその他の明示された病態
P96.9	周産期に発生した病態，詳細不明
	先天性弱質 NOS

第XVII章　先天奇形，変形及び染色体異常
（Q00－Q99）

Congenital malformations, deformations and chromosomal abnormalities

除外：先天代謝異常（E70－E90）

本章は，次の中間分類項目を含む：
Q00－Q07	神経系の先天奇形
Q10－Q18	眼，耳，顔面及び頚部の先天奇形
Q20－Q28	循環器系の先天奇形
Q30－Q34	呼吸器系の先天奇形
Q35－Q37	唇裂及び口蓋裂
Q38－Q45	消化器系のその他の先天奇形
Q50－Q56	生殖器の先天奇形
Q60－Q64	腎尿路系の先天奇形
Q65－Q79	筋骨格系の先天奇形及び変形
Q80－Q89	その他の先天奇形
Q90－Q99	染色体異常，他に分類されないもの

神経系の先天奇形（Q00－Q07）
Congenital malformations of the nervous system

Q00　無脳症及び類似先天奇形　Anencephaly and similar malformations
Q00.0　無脳症
　　　　無頭症
　　　　無頭蓋症
　　　　無脊髄脳症
　　　　片脳症
　　　　半頭症
Q00.1　頭蓋脊椎披＜破＞裂
Q00.2　後頭孔脳脱出（症）

－701－

第ⅩⅦ章　先天奇形，変形及び染色体異常

Q01　脳瘤　Encephalocele
包含：脳脊髄瘤
　　　水脳瘤
　　　水髄膜瘤，頭蓋
　　　髄膜瘤，脳
　　　髄膜脳瘤
　　　※脳ヘルニア
除外：メッケル・グルーバー＜Meckel-Gruber＞症候群(Q61.9)

- Q01.0　前頭部脳瘤
- Q01.1　鼻前頭部脳瘤
- Q01.2　後頭部脳瘤
- Q01.8　その他の部位の脳瘤
- Q01.9　脳瘤，詳細不明

Q02　小頭症　Microcephaly
包含：水小頭症
　　　矮小脳症＜小脳髄症＞
除外：メッケル・グルーバー＜Meckel-Gruber＞症候群(Q61.9)

Q03　先天性水頭症　Congenital hydrocephalus
包含：新生児の水頭症
除外：アーノルド・キアリ＜Arnold-Chiari＞症候群(Q07.0)
　　　水頭症：
　　　　・後天性(G91.-)
　　　　・先天性トキソプラズマ症によるもの(P37.1)
　　　　・二分脊椎＜脊椎披＜破＞裂＞を伴うもの(Q05.0-Q05.4)

- Q03.0　中脳水道の奇形
中脳水道＜シルビウス水道＞：
　　・(先天)異常
　　・閉塞，先天性
　　・狭窄
- Q03.1　マジャンディー＜Magendie＞孔及びルシュカ＜Luschka＞孔の閉鎖
ダンディー・ウォーカー＜Dandy-Walker＞症候群
- Q03.8　その他の先天性水頭症
- Q03.9　先天性水頭症，詳細不明

Q04　脳のその他の先天奇形　Other congenital malformations of brain
除外：単眼(症)(Q87.0)
　　　巨頭(蓋)症(Q75.3)

—702—

第XVII章　先天奇形，変形及び染色体異常

Q04.0　脳梁の先天奇形
　　　　脳梁欠損＜無形成＞(症)
Q04.1　無嗅脳(症)
Q04.2　全前脳(胞)症
Q04.3　脳のその他の減形成
　　　　欠損　　　　　　　｝
　　　　無発生　　　　　　｝脳の各部位
　　　　無形成　　　　　　｝
　　　　低形成＜形成不全＞｝
　　　　滑脳症
　　　　水(頭)無脳症
　　　　無脳回(症)
　　　　小脳回(症)
　　　　脳回肥大＜厚脳回＞(症)
　　　　除外：脳梁の先天奇形(Q04.0)
Q04.4　中隔視神経形成異常(症)
Q04.5　巨脳症
Q04.6　先天性脳のう＜嚢＞胞
　　　　孔脳症＜脳孔症＞
　　　　裂脳症
　　　　除外：後天性孔脳＜脳孔＞症性のう＜嚢＞胞(G93.0)
Q04.8　脳のその他の明示された先天奇形
　　　　巨大脳回症＜大脳回症＞
Q04.9　脳の先天奇形，詳細不明
　　　　先天(性)：　　　　｝
　　　　　・異常　　　　　｝
　　　　　・変形　　　　　｝脳 NOS
　　　　　・疾患又は病変　｝
　　　　　・多発異常　　　｝

Q05　二分脊椎＜脊椎披＜破＞裂＞　　Spina bifida
　　　　包含：(水)髄膜瘤(脊髄)
　　　　　　　脊髄瘤
　　　　　　　脊髄髄膜瘤＜髄膜脊髄瘤＞
　　　　　　　脊椎披＜破＞裂
　　　　　　　二分脊椎＜脊椎披＜破＞裂＞(開放性)(のう＜嚢＞胞性)
　　　　　　　空洞状脊髄瘤＜脱出＞
　　　　除外：アーノルド・キアリ＜Arnold-Chiari＞症候群(Q07.0)
　　　　　　　潜在性二分脊椎＜脊椎披＜破＞裂＞(Q76.0)
Q05.0　頚部二分脊椎＜脊椎披＜破＞裂＞，水頭症を伴うもの

第XII章　先天奇形，変形及び染色体異常

Q05.1	胸部二分脊椎＜脊椎披＜破＞裂＞，水頭症を伴うもの

　　　　二分脊椎＜脊椎披＜破＞裂＞：
　　　　　・背側　　　　　　　　　　｝水頭症を伴うもの
　　　　　・胸腰部

Q05.2	腰部二分脊椎＜脊椎披＜破＞裂＞，水頭症を伴うもの

　　　　腰仙部二分脊椎＜脊椎披＜破＞裂＞，水頭症を伴うもの

Q05.3	仙骨部二分脊椎＜脊椎披＜破＞裂＞，水頭症を伴うもの
Q05.4	詳細不明の二分脊椎＜脊椎披＜破＞裂＞，水頭症を伴うもの
Q05.5	頚部二分脊椎＜脊椎披＜破＞裂＞，水頭症を伴わないもの
Q05.6	胸部二分脊椎＜脊椎披＜破＞裂＞，水頭症を伴わないもの

　　　　二分脊椎＜脊椎披＜破＞裂＞：
　　　　　・背側 NOS
　　　　　・胸腰部 NOS

Q05.7	腰部二分脊椎＜脊椎披＜破＞裂＞，水頭症を伴わないもの

　　　　腰仙部二分脊椎＜脊椎披＜破＞裂＞ NOS

Q05.8	仙骨部二分脊椎＜脊椎披＜破＞裂＞，水頭症を伴わないもの
Q05.9	二分脊椎＜脊椎披＜破＞裂＞，詳細不明

Q06　**脊髄のその他の先天奇形**　Other congenital malformations of spinal cord

Q06.0	無脊髄(症)
Q06.1	脊髄の低形成＜形成不全＞及び異形成＜形成異常＞

　　　　脊髄発育不全(症)
　　　　脊髄低形成＜形成不全＞
　　　　脊髄形成異常

Q06.2	割髄症＜分裂脊髄(症)＞＜脊髄(正中)離開＞
Q06.3	その他の先天(性)馬尾奇形
Q06.4	水脊髄(症)

　　　　水精巣(睾丸)(症)

Q06.8	脊髄のその他の明示された先天奇形
Q06.9	脊髄の先天奇形，詳細不明

　　　　先天(性)：
　　　　　・異常
　　　　　・変形　　　　｝脊髄又は髄膜 NOS
　　　　　・疾患又は病変

Q07　**神経系のその他の先天奇形**　Other congenital malformations of nervous system

　　除外：家族性自律神経異常症［ライリー・デイ＜Riley-Day＞症候群］(G90.1)
　　　　　神経線維腫症(非悪性)(Q85.0)

Q07.0	アーノルド・キアリ＜Arnold-Chiari＞症候群

－704－

Q07.8	神経系のその他の明示された先天奇形
	神経の無発生＜無形成＞
	腕神経そう＜叢＞の転位＜位置異常＞
	下顎眼瞼異常運動＜jaw-winking＞症候群
	マーカス ガン＜Marcus Gunn＞症候群
Q07.9	神経系の先天奇形，詳細不明
	先天(性)：
	・異常
	・変形　　　　　神経系 NOS
	・疾患又は病変

眼，耳，顔面及び頚部の先天奇形(Q10－Q18)
Congenital malformations of eye, ear, face and neck

除外：唇裂及び口蓋裂(Q35－Q37)
　　　先天奇形：
　　　　・頚椎(Q05.0, Q05.5, Q67.5, Q76.0－Q76.4)
　　　　・喉頭(Q31.-)
　　　　・口唇 NEC(Q38.0)
　　　　・鼻(Q30.-)
　　　　・上皮小体＜副甲状腺＞(Q89.2)
　　　　・甲状腺(Q89.2)

Q10　眼瞼，涙器及び眼窩の先天奇形
　　　Congenital malformations of eyelid, lacrimal apparatus and orbit
　　　除外：潜伏眼球：
　　　　　・NOS(Q11.2)
　　　　　・症候群(Q87.0)
Q10.0	先天(性)眼瞼下垂
Q10.1	先天(性)眼瞼外反(症)
Q10.2	先天(性)眼瞼内反(症)

XVII

第XⅦ章　先天奇形，変形及び染色体異常

Q10.3　眼瞼のその他の先天奇形
　　無眼瞼(症)
　　欠損又は無発生：
　　　・睫毛＜まつ毛＞
　　　・眼瞼
　　副(存)：
　　　・眼筋
　　眼裂縮小，先天性
　　眼瞼欠損＜眼瞼コロボーマ＞
　　眼瞼の先天奇形 NOS

Q10.4　涙器の欠損及び無発生
　　涙点欠損(症)

Q10.5　涙管の先天(性)狭窄
　　※ 涙管の先天(性)閉塞

Q10.6　涙器のその他の先天奇形
　　涙器の先天奇形 NOS

Q10.7　眼窩の先天奇形

Q11　無眼球(症)，小眼球(症)及び巨大眼球(症)
Anophthalmos, microphthalmos and macrophthalmos

Q11.0　のう＜嚢＞胞(状)眼球

Q11.1　その他の無眼球(症)
　　無発生　｝眼
　　無形成

Q11.2　小眼球(症)
　　潜伏眼球 NOS
　　眼異形成＜形成異常＞
　　眼低形成＜形成不全＞
　　痕跡眼
　除外：潜伏眼球症候群(Q87.0)

Q11.3　巨大眼球(症)
　除外：先天(性)緑内障における巨大眼球(症)(Q15.0)

Q12　先天(性)水晶体奇形　Congenital lens malformations
Q12.0　先天(性)白内障
Q12.1　先天(性)水晶体偏位
Q12.2　水晶体欠損＜水晶体コロボーマ＞
Q12.3　先天(性)無水晶体(眼)
Q12.4　球状水晶体(症)
Q12.8　その他の先天(性)水晶体奇形
Q12.9　先天(性)水晶体奇形，詳細不明

Q13 前眼部の先天奇形　Congenital malformations of anterior segment of eye
- Q13.0 **虹彩欠損＜虹彩コロボーマ＞**
  コロボーマ＜欠損＞ NOS
- Q13.1 **無虹彩**
- Q13.2 **虹彩のその他の先天奇形**
  瞳孔不同(症)，先天性
  瞳孔閉鎖
  虹彩の先天奇形 NOS
  瞳孔偏位
- Q13.3 **先天(性)角膜混濁**
- Q13.4 **その他の先天(性)角膜奇形**
  角膜の先天奇形 NOS
  小角膜
  ピーター＜Peter＞(先天)異常
- Q13.5 **青色強膜**
- Q13.8 **前眼部のその他の先天奇形**
  リーガー＜Rieger＞(先天)異常
- Q13.9 **前眼部の先天奇形，詳細不明**

Q14 眼球後極部の先天奇形　Congenital malformations of posterior segment of eye
- Q14.0 **硝子体の先天奇形**
  先天(性)硝子体混濁
  ※ 硝子体動脈遺残
- Q14.1 **網膜の先天奇形**
  先天性網膜動脈瘤
- Q14.2 **視神経乳頭の先天奇形**
  視神経乳頭欠損＜視神経乳頭コロボーマ＞
- Q14.3 **脈絡膜の先天奇形**
- Q14.8 **眼球後極部のその他の先天奇形**
  眼底欠損＜眼底コロボーマ＞
- Q14.9 **眼球後極部の先天奇形，詳細不明**

Q15 眼のその他の先天奇形　Other congenital malformations of eye
除外：先天性眼振(H55)
　　　眼白皮症(E70.3)
　　　網膜色素変性＜色素性網膜炎＞(H35.5)

Q15.0　先天(性)緑内障
　　　　牛眼
　　　　新生児緑内障
　　　　水眼症
　　　　球状角膜，先天性，緑内障を伴うもの
　　　　緑内障を伴う大角膜
　　　　先天(性)緑内障における巨大眼球(症)
　　　　緑内障を伴う巨大角膜
Q15.8　眼のその他の明示された先天奇形
Q15.9　眼の先天奇形，詳細不明
　　　　先天(性)：
　　　　　・異常　　　｝眼 NOS
　　　　　・変形

Q16　聴覚障害の原因となる耳の先天奇形
Congenital malformations of ear causing impairment of hearing
　　　除外：先天ろう＜聾＞(H90.-)
Q16.0　先天性耳介欠損
Q16.1　外耳道の先天(性)欠損，閉鎖及び狭窄
　　　　骨部外耳道の閉鎖又は狭窄
Q16.2　耳管欠損
Q16.3　耳小骨の先天奇形
　　　　耳小骨融合
Q16.4　中耳のその他の先天奇形
　　　　中耳の先天奇形 NOS
Q16.5　内耳の先天奇形
　　　　異常：
　　　　　・膜迷路
　　　　　・コルチ器
Q16.9　聴覚障害の原因となる耳の先天奇形，詳細不明
　　　　耳の先天(性)欠損 NOS

Q17　耳のその他の先天奇形　　Other congenital malformations of ear
　　　除外：先天性耳ろう＜瘻＞孔と先天性のう＜嚢＞胞(Q18.1)
Q17.0　副耳(介)
　　　　副耳珠
　　　　多耳(症)
　　　　耳前付属物
　　　　過剰：
　　　　　・耳(介)
　　　　　・耳垂

Q17.1	巨＜大＞耳(症)
Q17.2	小耳(症)
Q17.3	その他の耳の変形
	尖耳＜pointed ear＞
Q17.4	耳の位置異常
	耳介低位＜低位耳介＞
	除外：頚耳(Q18.2)
Q17.5	聳立耳
	コウモリ耳＜bat ear＞
	※ 立ち耳
Q17.8	耳のその他の明示された先天奇形
	耳垂の先天(性)欠損
Q17.9	耳の先天奇形，詳細不明
	耳の先天異常 NOS

Q18 顔面及び頚部のその他の先天奇形
Other congenital malformations of face and neck

除外：唇裂及び口蓋裂(Q35－Q37)
　　　　Q67.0－Q67.4に分類される病態
　　　　頭蓋及び顔面骨の先天奇形(Q75.-)
　　　　単眼(症)(Q87.0)
　　　　歯顎顔面(先天)異常［不正咬合を含む］(K07.-)
　　　　奇形症候群，顔貌に影響するもの(Q87.0)
　　　　甲状舌管遺残(Q89.2)

Q18.0	鰓溝＜裂＞の洞，瘻及びのう＜嚢＞胞
	痕跡鰓
Q18.1	前耳介洞及び前耳介のう＜嚢＞胞
	瘻：
	・耳介，先天性
	・頚耳
	耳珠(前)のろう＜瘻＞孔及び先天性のう＜嚢＞胞
Q18.2	その他の鰓溝＜裂＞奇形
	鰓溝＜裂＞奇形 NOS
	耳頚症
	頚耳
Q18.3	頚の翼状異常
	翼状頚
Q18.4	巨口(症)
Q18.5	小口(症)
Q18.6	(巨)大(口)唇(症)
	口唇の肥大，先天性

XVII

Q18.7　小(口)唇(症)
Q18.8　顔面及び頚部のその他の明示された先天奇形
　　　　正中：
　　　　　・のう＜嚢＞胞
　　　　　・瘻　　　　　　｝顔面及び頚部
　　　　　・洞
　　　※ 除外：甲状舌管のう＜嚢＞胞＜正中頚のう＜嚢＞胞＞(Q89.2)
Q18.9　顔面及び頚部の先天奇形，詳細不明
　　　　顔面及び頚部の先天異常 NOS

循環器系の先天奇形(Q20-Q28)
Congenital malformations of the circulatory system

Q20　心臓の房室及び結合部の先天奇形
　　　　Congenital malformations of cardiac chambers and connections
　　　　除外：右胸心＜右心症＞，内臓逆位を伴うもの(Q89.3)
　　　　　　　鏡像型心房配列，内臓逆位を伴うもの(Q89.3)
Q20.0　総動脈幹(症)
　　　　総動脈幹遺残(症)
Q20.1　両大血管右室起始(症)
　　　　タウシッグ＜タウジヒ＞・ビング＜Taussig-Bing＞症候群＜奇形＞＜複合＞
Q20.2　両大血管左室起始(症)
Q20.3　(心)室大血管結合不一致
　　　　大血管転位＜換＞(症)(完全)
Q20.4　両心室結合
　　　　共通心室
　　　　二心房三腔心
　　　　単心室
Q20.5　房室結合不一致
　　　　修正大血管転位＜換＞(症)
　　　　左旋転位＜換＞
　　　　(心)室逆位(症)＜孤立性心室転換＞
Q20.6　心耳相同
　　　　心耳相同，無脾(症)又は多脾(症)を伴うもの
Q20.8　心臓の房室及び結合部のその他の先天奇形
Q20.9　心臓の房室及び結合部の先天奇形，詳細不明

Q21　心(臓)中隔の先天奇形　Congenital malformations of cardiac septa
　　　　除外：後天性心(臓)中隔欠損(症)(I51.0)
Q21.0　心室中隔欠損(症)

第XVII章　先天奇形，変形及び染色体異常

- Q21.1 **心房中隔欠損(症)**
  - 冠(状)静脈洞部欠損(症)
  - 開存又は遺残：
    - ・卵円孔
    - ・二次孔＜口＞欠損(症)(II型)
  - 静脈洞欠損(症)
- Q21.2 **房室中隔欠損(症)**
  - 共通房室弁口
  - 心内膜床欠損(症)
  - 一次孔＜口＞心房中隔欠損(症)(I型)
- Q21.3 **ファロー四徴(症)**
  - 肺動脈の狭窄又は閉鎖，大動脈の右方偏位及び右室肥大を伴う心室中隔欠損(症)
- Q21.4 **大動脈肺動脈中隔欠損(症)**
  - 大動脈中隔欠損(症)
  - 大動脈肺動脈窓
- Q21.8 **心(臓)中隔のその他の先天奇形**
  - アイゼンメンゲル＜Eisenmenger＞欠損
  - ファロー五徴(症)
  - 除外：アイゼンメンゲル＜Eisenmenger＞：
    - ・複合体(I27.8)
    - ・症候群(I27.8)
- Q21.9 **心(臓)中隔の先天奇形，詳細不明**
  - (心(臓))中隔欠損(症)NOS

Q22　肺動脈弁及び三尖弁の先天奇形
Congenital malformations of pulmonary and tricuspid valves

- Q22.0 **肺動脈弁閉鎖(症)**
- Q22.1 **先天性肺動脈弁狭窄(症)**
- Q22.2 **先天性肺動脈弁閉鎖不全(症)**
  - 先天性肺動脈弁逆流(症)
- Q22.3 **肺動脈弁のその他の先天奇形**
  - 肺動脈弁の先天奇形 NOS
- Q22.4 **先天性三尖弁狭窄(症)**
  - 三尖弁閉鎖(症)
- Q22.5 **エプスタイン＜Ebstein＞奇形＜異常＞**
- Q22.6 **右心低形成＜形成不全＞症候群**
- Q22.8 **三尖弁のその他の先天奇形**
- Q22.9 **三尖弁の先天奇形，詳細不明**

Q23　大動脈弁及び僧帽弁の先天奇形
Congenital malformations of aortic and mitral valves

Q23.0	**大動脈弁の先天性狭窄(症)**
	先天性大動脈：
	・閉鎖(症)
	・狭窄(症)
	除外：先天性大動脈弁下狭窄(症)(Q24.4)
	左心低形成＜形成不全＞症候群におけるもの(Q23.4)
Q23.1	**大動脈弁の先天性閉鎖不全(症)**
	二尖大動脈弁
	先天性大動脈弁閉鎖不全(症)
Q23.2	**先天性僧帽弁狭窄(症)**
	先天性僧帽弁閉鎖(症)
Q23.3	**先天性僧帽弁閉鎖不全(症)**
Q23.4	**左心低形成＜形成不全＞症候群**
	大動脈弁口又は大動脈弁の閉鎖又は著しい狭窄，上行大動脈及び(僧帽弁狭窄又は閉鎖を伴う)左心室の低形成＜形成不全＞を伴うもの
Q23.8	**大動脈弁及び僧帽弁のその他の先天奇形**
Q23.9	**大動脈弁及び僧帽弁の先天奇形，詳細不明**

Q24　心臓のその他の先天奇形　Other congenital malformations of heart

除外：心内膜線維弾性症(I42.4)

Q24.0	**右胸心＜右心症＞**
	除外：右胸心＜右心症＞，内臓逆位を伴うもの(Q89.3)
	心耳相同(無脾(症)又は多脾(症)を伴うもの)(Q20.6)
	鏡像型心房配列，内臓逆位を伴うもの(Q89.3)
Q24.1	**左胸心＜左心症＞**
	心尖が左側に向き心臓が左半胸郭に位置し，他の内臓逆位及び心欠陥又は修正大血管転位を伴うもの
Q24.2	**三心房心**
Q24.3	**肺動脈漏斗部狭窄(症)**
Q24.4	**先天性大動脈弁下狭窄(症)**
Q24.5	**冠(状)血管の奇形**
	先天性冠(状)動脈瘤
	※　先天性冠(状)動脈瘻
Q24.6	**先天性心ブロック**

第XII章　先天奇形，変形及び染色体異常

Q24.8　心臓のその他の明示された先天奇形
　　　先天性：
　　　　　・左室憩室
　　　　　・奇形：
　　　　　　　・心筋
　　　　　　　・心膜
　　　心臓の位置異常
　　　ウール＜Uhl＞病
Q24.9　心臓の先天奇形，詳細不明
　　　先天異常　　　｝心(臓)NOS
　　　先天性疾患

Q25　大型動脈の先天奇形　Congenital malformations of great arteries
Q25.0　動脈管開存(症)
　　　ボタロー＜Botallo＞管開存
　　　動脈管遺残
Q25.1　大動脈縮窄(症)
　　　大動脈縮窄(症)(管前型)(管後型)
　　　※　大動脈弓離断(症)
Q25.2　大動脈弁閉鎖(症)
Q25.3　大動脈狭窄(症)
　　　大動脈弁上狭窄(症)
　　　除外：大動脈弁の先天性狭窄(症)(Q23.0)
Q25.4　大動脈のその他の先天奇形
　　　欠損
　　　無形成
　　　先天(性)：　｝大動脈
　　　・動脈瘤
　　　・拡張
　　　バルサルバ＜Valsalva＞洞動脈瘤(破裂)
　　　重複大動脈弓［大動脈血管輪］
　　　大動脈低形成＜形成不全＞
　　　遺残：
　　　　　・大動脈弓屈曲
　　　　　・右(側)大動脈弓
　　　除外：大動脈低形成＜形成不全＞，左心低形成＜形成不全＞症候群におけるもの
　　　　　(Q23.4)
Q25.5　肺動脈閉鎖(症)
Q25.6　肺動脈狭窄(症)
　　　肺動脈弁上狭窄(症)

XVII

－713－

第XIII章　先天奇形，変形及び染色体異常

Q25.7　肺動脈のその他の先天奇形
　　　　肺動脈起始異常
　　　　無形成　　　　　⎫
　　　　動脈瘤　　　　　⎬　肺動脈
　　　　異常　　　　　　⎪
　　　　低形成＜形成不全＞⎭
　　　　肺動静脈瘻
Q25.8　大型動脈のその他の先天奇形
Q25.9　大型動脈の先天奇形，詳細不明

Q26　大型静脈の先天奇形　　Congenital malformations of great veins
Q26.0　大静脈の先天性狭窄(症)
　　　　(上)(下)大静脈の先天性狭窄(症)
Q26.1　左上大静脈遺残
Q26.2　総＜全＞肺静脈還流＜結合＞異常(症)
Q26.3　部分肺静脈還流＜結合＞異常(症)
Q26.4　肺静脈還流＜結合＞異常(症)，詳細不明
Q26.5　門脈還流＜結合＞異常(症)
Q26.6　門脈・肝動脈瘻
Q26.8　大型静脈のその他の先天奇形
　　　　(上)(下)大静脈の欠損(症)
　　　　下大静脈奇静脈結合
　　　　左後主静脈遺残
　　　　シミター＜scimitar＞症候群
Q26.9　大型静脈の先天奇形，詳細不明
　　　　(上)(下)大静脈の先天異常 NOS

Q27　末梢血管系のその他の先天奇形
Other congenital malformations of peripheral vascular system
除外：異常：
　　　　　　・脳血管及び脳実質外血管(Q28.0－Q28.3)
　　　　　　・冠(状)血管(Q24.5)
　　　　　　・肺動脈(Q25.5－Q25.7)
　　　　先天性網膜動脈瘤(Q14.1)
　　　　血管腫及びリンパ管腫(D18.-)
Q27.0　臍動脈の先天性欠損及び低形成＜形成不全＞
　　　　単一臍動脈
Q27.1　先天性腎動脈狭窄(症)
Q27.2　腎動脈のその他の先天奇形
　　　　腎動脈の先天奇形 NOS
　　　　重複腎動脈

第ⅩⅦ章　先天奇形，変形及び染色体異常

Q27.3　末梢性動静脈奇形
　　　　動静脈瘤
　　　　除外：後天性動静脈瘤（I77.0）
Q27.4　先天性静脈拡張症
Q27.8　末梢血管系のその他の明示された先天奇形
　　　　鎖骨下動脈起始異常
　　　　欠損　｝
　　　　閉鎖　｝　動脈又は静脈 NEC
　　　　先天性：
　　　　　・動脈瘤（末梢性）
　　　　　・狭窄，動脈
　　　　　・静脈瘤
Q27.9　末梢血管系の先天奇形，詳細不明
　　　　動脈又は静脈の異常 NOS

Q28　循環器系のその他の先天奇形
Other congenital malformations of circulatory system

　　　　除外：先天性動脈瘤：
　　　　　・NOS（Q27.8）
　　　　　・冠（状）動脈（Q24.5）
　　　　　・末梢動脈（Q27.8）
　　　　　・肺動脈（Q25.7）
　　　　　・網膜動脈（Q14.1）
　　　　出血：
　　　　　・脳動静脈奇形（I60.8）
　　　　　・脳実質外血管の奇形（I72.-）

Q28.0　脳実質外血管の動静脈奇形
　　　　先天性脳実質外動静脈瘤（非＜未＞出血性）
Q28.1　脳実質外血管のその他の奇形
　　　　先天（性）：
　　　　　・脳実質外血管の奇形 NOS
　　　　　・脳実質外動脈（脳底動脈，頚動脈，椎骨動脈）瘤（非＜未＞出血性）
Q28.2　脳血管の動静脈奇形
　　　　脳の動静脈奇形 NOS
　　　　先天性脳動静脈瘤（非＜未＞出血性）
Q28.3　脳血管のその他の奇形
　　　　先天（性）：
　　　　　・脳動脈瘤（非＜未＞出血性）
　　　　　・脳血管の奇形 NOS
Q28.8　循環器系のその他の明示された先天奇形
　　　　先天性動脈瘤，明示された部位 NEC

－715－

Q28.9 循環器系の先天奇形, 詳細不明

呼吸器系の先天奇形(Q30-Q34)
Congenital malformations of the respiratory system

Q30 鼻の先天奇形　Congenital malformations of nose
除外：先天性鼻中隔弯曲(症)(Q67.4)
Q30.0 後鼻孔閉鎖(症)
　　　閉鎖　　　　　　　｝(外)(後)鼻孔
　　　先天性狭窄(症)
Q30.1 鼻の無発生及び未発達
　　　先天性鼻欠損
Q30.2 裂溝性鼻, 切痕性鼻及び鼻裂
Q30.3 先天性穿孔性鼻中隔
Q30.8 鼻のその他の先天奇形
　　　副鼻
　　　副鼻腔壁の先天異常
Q30.9 鼻の先天奇形, 詳細不明

Q31 喉頭の先天奇形　Congenital malformations of larynx
除外：先天性(喉頭)喘鳴 NOS(P28.8)
Q31.0 喉頭横隔膜症
　　　喉頭横隔膜症：
　　　　・NOS
　　　　・声門
　　　　・声門下
Q31.1 先天性声門下狭窄(症)
Q31.2 喉頭低形成＜形成不全＞
Q31.3 喉頭のう＜嚢＞胞
Q31.5 先天性喉頭軟化症
Q31.8 喉頭のその他の先天奇形
　　　欠損　　｝
　　　無発生　｝輪状軟骨, 甲状軟骨, 喉頭蓋, 声門又は喉頭
　　　閉鎖　　｝
　　　甲状軟骨裂
　　　喉頭の先天性狭窄(症)NEC
　　　喉頭蓋裂
　　　輪状軟骨の後部裂
Q31.9 喉頭の先天奇形, 詳細不明

第XVII章　先天奇形，変形及び染色体異常

Q32　気管及び気管支の先天奇形　Congenital malformations of trachea and bronchus
除外：先天性気管支拡張症(Q33.4)
- Q32.0　先天性気管軟化(症)
- Q32.1　気管のその他の先天奇形
  - 気管軟骨異常
  - 気管閉鎖(症)
  - 先天(性)：
    - ・拡張
    - ・奇形　　　気管
    - ・狭窄
    - ・気管瘤＜ヘルニア＞
- Q32.2　先天性気管支軟化(症)
- Q32.3　気管支の先天性狭窄(症)
- Q32.4　気管支のその他の先天奇形
  - 欠損
  - 無発生
  - 閉鎖　　　　気管支
  - 奇形 NOS
  - 憩室

Q33　肺の先天奇形　Congenital malformations of lung
- Q33.0　先天性のう＜嚢＞胞肺
  - 先天性：
    - ・蜂巣状肺
    - ・肺疾患：
      - ・のう＜嚢＞胞性
      - ・多のう＜嚢＞胞性
  - 除外：のう＜嚢＞胞性肺疾患，後天性又は詳細不明(J98.4)
- Q33.1　肺の副葉
- Q33.2　肺分画症
- Q33.3　肺の無発生
  - 肺(葉)欠損
- Q33.4　先天性気管支拡張症
- Q33.5　肺の異所組織
- Q33.6　肺の低形成＜形成不全＞及び異形成＜形成異常＞
  - 除外：妊娠期間短縮に関連した肺低形成(P28.0)
- Q33.8　肺のその他の先天奇形
- Q33.9　肺の先天奇形，詳細不明

XVII

Q34 呼吸器系のその他の先天奇形
Other congenital malformations of respiratory system

- Q34.0 胸膜の異常
- Q34.1 先天性縦隔のう＜嚢＞胞
- Q34.8 呼吸器系のその他の明示された先天奇形
    鼻咽頭閉鎖(症)
- Q34.9 呼吸器系の先天奇形, 詳細不明
    先天性：
    ・欠損   ┐
    ・異常 NOS ┘ 呼吸器

唇裂及び口蓋裂(Q35-Q37)
Cleft lip and cleft palate

鼻の合併した奇形を分類する必要がある場合は, 追加コード(Q30.2)を使用する。
除外：ロバン＜Robin＞症候群(Q87.0)

Q35 口蓋裂　Cleft palate
包含：口蓋の裂溝
　　　口蓋裂＜破裂口蓋＞
除外：唇裂を伴う口蓋裂(Q37.-)

- Q35.1 硬口蓋裂
- Q35.3 軟口蓋裂
- Q35.5 軟口蓋裂を伴う硬口蓋裂
- Q35.7 二分口蓋垂＜口蓋垂裂＞
- Q35.9 詳細不明の口蓋裂
    口蓋裂 NOS

Q36 唇裂　Cleft lip
包含：口唇の先天性裂孔
除外：口蓋裂を伴う唇裂(Q37.-)

- Q36.0 唇裂, 両側性
- Q36.1 唇裂, 正中部
- Q36.9 唇裂, 一側性
    唇裂 NOS

Q37 唇裂を伴う口蓋裂　Cleft palate with cleft lip
- Q37.0 硬口蓋裂, 両側性唇裂を伴うもの
- Q37.1 硬口蓋裂, 片側性唇裂を伴うもの
    唇裂を伴う硬口蓋裂 NOS

Q37.2	軟口蓋裂，両側性唇裂を伴うもの
Q37.3	軟口蓋裂，片側性唇裂を伴うもの
	唇裂を伴う軟口蓋裂 NOS
Q37.4	硬及び軟口蓋裂，両側性唇裂を伴うもの
Q37.5	硬及び軟口蓋裂，片側性唇裂を伴うもの
	唇裂を伴う硬及び軟口蓋裂 NOS
Q37.8	詳細不明の口蓋裂，両側性唇裂を伴うもの
Q37.9	詳細不明の口蓋裂，片側性唇裂を伴うもの
	唇裂を伴う口蓋裂 NOS

消化器系のその他の先天奇形(Q38－Q45)
Other congenital malformations of the digestive system

Q38 舌，口(腔)及び咽頭のその他の先天奇形
Other congenital malformations of tongue, mouth and pharynx

除外：巨口(症)(Q18.4)
　　　小口(症)(Q18.5)

Q38.0 口唇の先天奇形，他に分類されないもの
先天性：
・口唇瘻
・口唇の奇形 NOS
ファンデルヴォウデ＜van der Woude＞症候群
除外：唇裂(Q36.-)
　　　・口蓋裂を伴うもの(Q37.-)
　　　(巨)大(口)唇(症)(Q18.6)
　　　小(口)唇(症)(Q18.7)

Q38.1 舌小帯短縮(症)
※ 舌癒着症

Q38.2 巨(大)舌(症)

Q38.3 舌のその他の先天奇形
無舌(症)
舌裂
先天(性)：
・舌癒着
・舌の亀裂
・舌の奇形 NOS
小舌(症)
舌の低形成＜形成不全＞

Q38.4　唾液腺及び唾液腺管の先天奇形
　　　　欠損　⎫
　　　　副　　⎬　唾液腺又は唾液腺管
　　　　閉鎖　⎭
　　　　先天性唾液腺瘻
Q38.5　口蓋の先天奇形，他に分類されないもの
　　　　口蓋垂欠損(症)
　　　　口蓋の先天奇形 NOS
　　　　高口蓋
　　　　除外：口蓋裂(Q35.-)
　　　　　　　・唇裂を伴うもの(Q37.-)
Q38.6　口(腔)のその他の先天奇形
　　　　口(腔)の先天奇形 NOS
Q38.7　咽頭のう＜嚢＞
　　　　咽頭憩室
　　　　除外：咽頭のう＜嚢＞症候群(D82.1)
Q38.8　咽頭のその他の先天奇形
　　　　咽頭の先天奇形 NOS

Q39　食道の先天奇形　Congenital malformations of oesophagus

Q39.0　食道閉鎖，瘻を伴わないもの
　　　　食道閉鎖 NOS
Q39.1　食道閉鎖，気管食道瘻を伴うもの
　　　　食道閉鎖，気管支食道瘻を伴うもの
Q39.2　先天性気管食道瘻，食道閉鎖を伴わないもの
　　　　先天性気管食道瘻 NOS
Q39.3　先天性食道狭窄
Q39.4　食道ひだ
Q39.5　先天性食道拡張
　　　　※ 先天性巨大食道，先天性噴門けいれん＜痙攣＞
　　　　※ 先天性噴門けいれん＜痙攣＞
Q39.6　食道憩室
　　　　食道のう＜嚢＞
Q39.8　食道のその他の先天奇形
　　　　欠損　　　⎫
　　　　先天性偏位⎬　食道
　　　　重複　　　⎭
Q39.9　食道の先天奇形，詳細不明

Q40　上部消化管のその他の先天奇形
Other congenital malformations of upper alimentary tract

第ⅩⅦ章　先天奇形，変形及び染色体異常

Q40.0　先天性肥厚性幽門狭窄
　　　　先天性又は乳児性：
　　　　　・肥大　　　　　　　　｜
　　　　　・けいれん＜痙攣＞　　｝幽門
　　　　　・狭窄　　　　　　　　｜
Q40.1　先天性食道裂孔ヘルニア
　　　　食道裂孔からの噴門転位
　　　　除外：先天性横隔膜ヘルニア(Q79.0)
Q40.2　胃のその他の明示された先天奇形
　　　　先天性：
　　　　　・胃の位置異常
　　　　　・胃憩室
　　　　　・砂時計状胃
　　　　重複胃＜胃重複症＞
　　　　巨大胃(症)
　　　　小胃(症)
　　　　※　幽門閉鎖
Q40.3　胃の先天奇形，詳細不明
Q40.8　上部消化管のその他の明示された先天奇形
Q40.9　上部消化管の先天奇形，詳細不明
　　　　先天異常　｜
　　　　　　　　　｝上部消化管 NOS
　　　　先天変形　｜

Q41　小腸の先天(性)欠損，閉鎖及び狭窄
Congenital absence, atresia and stenosis of small intestine
　　　　包含：小腸又は腸の先天(性)閉塞，閉鎖及び狭窄 NOS
　　　　除外：胎便＜メコニウム＞イレウス(E84.1)
　　　　※　注：下記の5桁細分類項目は，必要に応じて任意に使用することができる。
　　　　　　　a　欠損
　　　　　　　b　閉鎖
　　　　　　　c　狭窄
Q41.0　十二指腸の先天(性)欠損，閉鎖及び狭窄
Q41.1　空腸の先天(性)欠損，閉鎖及び狭窄
　　　　アップルピール型＜クリスマスツリー型＞
Q41.2　回腸の先天(性)欠損，閉鎖及び狭窄
Q41.8　小腸のその他の明示された部位の先天(性)欠損，閉鎖及び狭窄
Q41.9　小腸の先天(性)欠損，閉鎖及び狭窄，部位不明
　　　　腸の先天(性)欠損，閉鎖及び狭窄 NOS

第XII章　先天奇形，変形及び染色体異常

Q42　**大腸の先天(性)欠損，閉鎖及び狭窄**
　　　Congenital absence, atresia and stenosis of large intestine
　　包含：大腸の先天(性)閉塞，閉鎖及び狭窄
　※ 注：下記の５桁細分類項目は，必要に応じて任意に使用することができる。
　　　　　　a　欠損
　　　　　　b　閉鎖
　　　　　　c　狭窄
Q42.0　直腸の先天(性)欠損，閉鎖及び狭窄，瘻を伴うもの
Q42.1　直腸の先天(性)欠損，閉鎖及び狭窄，瘻を伴わないもの
　　　　直腸閉鎖
　　※　直腸肛門閉鎖
Q42.2　肛門の先天(性)欠損，閉鎖及び狭窄，瘻を伴うもの
Q42.3　肛門の先天(性)欠損，閉鎖及び狭窄，瘻を伴わないもの
　　　　鎖肛
Q42.8　大腸のその他の部位の先天(性)欠損，閉鎖及び狭窄
Q42.9　大腸の先天(性)欠損，閉鎖及び狭窄，部位不明

Q43　**腸のその他の先天奇形**　Other congenital malformations of intestine
Q43.0　メッケル＜Meckel＞憩室
　　　　遺残：
　　　　　・臍腸管
　　　　　・卵黄腸管
Q43.1　ヒルシュスプルング＜Hirschsprung＞病
　　　　腸壁無神経節症
　　　　先天性巨大結腸症(無神経節性)
Q43.2　結腸のその他の先天性機能障害
　　　　先天性結腸拡張(症)
Q43.3　腸管固定の先天奇形
Q43.3a　腸回転異常(症)及び総腸間膜症
　　　　腸回転異常(症)
　　　　回転：
　　　　　・不全　　　┐
　　　　　・不完全　　├ 盲腸及び結腸
　　　　　・不十分　　┘
　　　　総腸間膜症
Q43.3b　その他の腸管固定の先天奇形
　　　　先天性癒着［索条物］：
　　　　　・大網，異常
　　　　　・腹膜
　　　　ジャクソン＜Jackson＞膜

第XVII章　先天奇形，変形及び染色体異常

- Q43.4　重複腸(管)＜腸重複症＞
- Q43.5　異所性肛門＜肛門転位＞
- Q43.6　直腸及び肛門の先天性瘻
  - 除外：先天性瘻：
    - ・直腸腟(Q52.2)
    - ・尿道直腸(Q64.7)
  - 毛巣瘻又は毛巣洞(L05.-)
  - 欠損，閉鎖及び狭窄を伴うもの(Q42.0, Q42.2)
- Q43.7　総排泄腔遺残
  - 総排泄腔 NOS
- Q43.8　腸のその他の明示された先天奇形
  - 先天性：
    - ・盲係締＜盲管＞＜ブラインドループ＞症候群
    - ・結腸憩室炎
    - ・腸憩室
  - 結腸過長(症)
  - 巨大虫垂
  - 巨大十二指腸
  - 小結腸
  - 転位：
    - ・虫垂
    - ・結腸
    - ・腸
  - ※ 腸瘻
- Q43.9　腸の先天奇形，詳細不明

Q44　胆のう＜嚢＞，胆管及び肝の先天奇形
Congenital malformations of gallbladder, bile ducts and liver

- Q44.0　胆のう＜嚢＞の無発生，無形成及び低形成＜形成不全＞
  - 胆のう＜嚢＞の先天(性)欠損
- Q44.1　胆のう＜嚢＞のその他の先天奇形
  - 胆のう＜嚢＞の先天奇形 NOS
  - 肝内胆のう＜嚢＞
- Q44.2　胆道＜管＞閉鎖(症)
- Q44.3　胆管の先天(性)狭窄
- Q44.4　先天性胆道拡張症＜総胆管のう＜嚢＞胞＞

第XII章　先天奇形，変形及び染色体異常

Q44.5　胆管のその他の先天奇形
　　　副肝管
　　　胆管の先天奇形 NOS
　　　重複：
　　　　・胆管
　　　　・胆のう＜嚢＞管
　※膵管胆管合流異常

Q44.6　肝のう＜嚢＞胞性疾患
　　　肝線維のう＜嚢＞胞症

Q44.7　肝のその他の先天奇形
　　　副肝
　　　アラジール＜Alagille＞症候群
　　　先天(性)：
　　　　・肝欠損
　　　　・肝腫大
　　　　・肝の奇形 NOS

Q45　消化器系のその他の先天奇形
Other congenital malformations of digestive system

　　　除外：先天性：
　　　　　・横隔膜ヘルニア(Q79.0)
　　　　　・食道裂孔ヘルニア(Q40.1)

Q45.0　膵の無発生，無形成及び低形成＜形成不全＞
　　　膵の先天(性)欠損

Q45.1　輪状＜環状＞膵

Q45.2　先天性膵のう＜嚢＞胞

Q45.3　膵及び膵管のその他の先天奇形
　　　副膵
　　　膵及び膵管の先天奇形 NOS
　　　除外：糖尿病：
　　　　　・先天性(E10.-)
　　　　　・新生児(P70.2)
　　　　膵線維のう＜嚢＞胞性疾患(E84.-)

Q45.8　消化器系のその他の明示された先天奇形
　　　消化管の(全)(部分)欠損 NOS
　　　重複　　　　　　｝消化器 NOS
　　　先天性位置異常

Q45.9　消化器系の先天奇形，詳細不明
　　　先天異常　　　｝消化器系 NOS
　　　先天変形

— 724 —

生殖器の先天奇形(Q50-Q56)
Congenital malformations of genital organs

除外：アンドロゲン抵抗性症候群(E34.5)
　　　　染色体の数及び形態の異常に関連する症候群(Q90-Q99)
　　　　精巣＜睾丸＞性女性化症候群(E34.5)

Q50 卵巣，卵管及び広間膜の先天奇形
Congenital malformations of ovaries, fallopian tubes and broad ligaments

- Q50.0 卵巣の先天(性)欠損
  - 除外：ターナー＜Turner＞症候群(Q96.-)
- Q50.1 卵巣のう＜嚢＞胞，周生＜産＞期のもの
- Q50.2 先天性卵巣捻転
- Q50.3 卵巣のその他の先天奇形
  - 副卵巣
  - 卵巣の先天奇形 NOS
  - 線＜索＞状卵巣
- Q50.4 卵管の胎芽性のう＜嚢＞胞
  - 卵管采のう＜嚢＞胞
- Q50.5 広間膜の胎芽性のう＜嚢＞胞
  - のう＜嚢＞胞：
    - ・卵巣上体＜副卵巣＞
    - ・ガルトネル＜Gartner＞管
    - ・傍卵巣
- Q50.6 卵管及び広間膜のその他の先天奇形
  - 欠損 ｜
  - 副　 ｝卵管又は広間膜
  - 閉鎖 ｜
  - 卵管又は広間膜の先天奇形 NOS

Q51 子宮及び子宮頚(部)の先天奇形　Congenital malformations of uterus and cervix

- Q51.0 子宮の無発生及び無形成
  - 子宮の先天(性)欠損
- Q51.1 重複子宮頚(部)及び重複腟を伴う重複子宮
- Q51.2 その他の重複子宮
  - 重複子宮 NOS
- Q51.3 双角子宮
- Q51.4 単角子宮
- Q51.5 子宮頚(部)の無発生及び無形成
  - 子宮頚(部)の先天(性)欠損
- Q51.6 子宮頚(部)の胎芽性のう＜嚢＞胞

Q51.7　子宮と消化管及び尿路との間の先天性瘻孔
Q51.8　子宮及び子宮頚(部)のその他の先天奇形
　　　　子宮及び子宮頚(部)の低形成＜形成不全＞
Q51.9　子宮及び子宮頚(部)の先天奇形，詳細不明

Q52　女性性器のその他の先天奇形　Other congenital malformations of female genitalia
Q52.0　腟の先天(性)欠損
Q52.1　重複腟
　　　　腟中隔
　　　　除外：重複子宮及び重複子宮頚(部)を伴う重複腟(Q51.1)
Q52.2　先天性直腸腟瘻
　　　　除外：総排泄腔(Q43.7)
Q52.3　処女膜閉鎖
Q52.4　腟のその他の先天奇形
　　　　腟の先天奇形 NOS
　　　　のう＜嚢＞胞：
　　　　　　・ヌック＜Nuck＞管，先天性
　　　　　　・胎生腟
Q52.5　陰唇癒合
Q52.6　陰核の先天奇形
Q52.7　外陰のその他の先天奇形
　　　　先天(性)：
　　　　　・欠損　　　　　｜
　　　　　・のう＜嚢＞胞　｝外陰
　　　　　・奇形 NOS　　　｜
Q52.8　女性性器のその他の明示された先天奇形
Q52.9　女性性器の先天奇形，詳細不明

Q53　停留精巣＜睾丸＞　Undescended testicle
Q53.0　異所性精巣＜睾丸＞
　　　　一側性又は両側性異所性精巣＜睾丸＞
Q53.1　停留精巣＜睾丸＞，一側性
Q53.2　停留精巣＜睾丸＞，両側性
Q53.9　停留精巣＜睾丸＞，患側不明
　　　　潜伏精巣＜睾丸＞ NOS

Q54　尿道下裂　Hypospadias
　　　　除外：尿道上裂(Q64.0)

Q54.0	尿道下裂，亀頭部
	尿道下裂：
	・冠状溝部
	・亀頭部
Q54.1	尿道下裂，陰茎部
Q54.2	尿道下裂，陰茎陰のう＜嚢＞部
Q54.3	尿道下裂，会陰部
Q54.4	先天(性)尿道索
Q54.8	その他の尿道下裂
Q54.9	尿道下裂，詳細不明

Q55 男性生殖器のその他の先天奇形
Other congenital malformations of male genital organs

除外：先天性精巣＜睾丸＞水瘤(P83.5)
　　　尿道下裂(Q54.-)

Q55.0	精巣＜睾丸＞の欠損及び無形成
	単精巣＜睾丸＞(症)
Q55.1	精巣＜睾丸＞及び陰のう＜嚢＞の低形成＜形成不全＞
	精巣＜睾丸＞癒合
Q55.2	精巣＜睾丸＞及び陰のう＜嚢＞のその他の先天奇形
	精巣＜睾丸＞及び陰のう＜嚢＞の先天奇形 NOS
	多精巣＜睾丸＞(症)
	移動性精巣＜睾丸＞
	遊走精巣＜睾丸＞
Q55.3	精管閉鎖
Q55.4	精管，精巣上体＜副睾丸＞，精のう＜嚢＞及び前立腺のその他の先天奇形
	欠損又は無形成：
	・前立腺
	・精索
	精管，精巣上体＜副睾丸＞，精のう＜嚢＞又は前立腺の先天奇形 NOS
Q55.5	陰茎の先天(性)欠損及び無形成
Q55.6	陰茎のその他の先天奇形
	陰茎の先天奇形 NOS
	陰茎弯曲(側方)
	陰茎低形成＜形成不全＞
Q55.8	男性生殖器のその他の明示された先天奇形
Q55.9	男性生殖器の先天奇形，詳細不明
	先天異常 ⎫
	先天変形 ⎬ 男性生殖器 NOS

Q56 性不確定及び仮性半陰陽　Indeterminate sex and pseudohermaphroditism
除外：仮性半陰陽：
- 女性，副腎皮質障害を伴うもの(E25.-)
- 男性，アンドロゲン抵抗性(E34.5)
- 明示された染色体異常を伴うもの(Q96-Q99)

- Q56.0 半陰陽，他に分類されないもの
  卵巣精巣＜睾丸＞
  ※ 間性＜インターセックス＞
- Q56.1 男性仮性半陰陽，他に分類されないもの
  男性仮性半陰陽 NOS．
- Q56.2 女性仮性半陰陽，他に分類されないもの
  女性仮性半陰陽 NOS
- Q56.3 仮性半陰陽，詳細不明
- Q56.4 性不確定，詳細不明
  性(別)不明(瞭)性器

腎尿路系の先天奇形(Q60-Q64)
Congenital malformations of the urinary system

Q60 腎の無発生及びその他の減形成
Renal agenesis and other reduction defects of kidney
包含：腎萎縮：
- 先天性
- 幼児性

先天性腎欠損
- Q60.0 腎無発生，一側性
- Q60.1 腎無発生，両側性
- Q60.2 腎無発生，患側不明
- Q60.3 腎低形成＜形成不全＞，一側性
- Q60.4 腎低形成＜形成不全＞，両側性
- Q60.5 腎低形成＜形成不全＞，患側不明
- Q60.6 ポッター＜Potter＞症候群

Q61 のう＜嚢＞胞性腎疾患　Cystic kidney disease
除外：後天性腎のう＜嚢＞胞(N28.1)
　　　ポッター＜Potter＞症候群(Q60.6)

- Q61.0 先天性単一腎のう＜嚢＞胞
  腎のう＜嚢＞胞(先天性)(単一)

- Q61.1 多発性のう＜嚢＞胞腎，常染色体劣性
    - 多発性のう＜嚢＞胞腎，（乳）幼児型
- Q61.2 多発性のう＜嚢＞胞腎，常染色体優性
    - 多発性のう＜嚢＞胞腎，成人型
- Q61.3 多発性のう＜嚢＞胞腎，病型不明
- Q61.4 腎異形成＜形成異常＞
    - 多のう＜嚢＞胞性：
        - ・異形成腎
        - ・腎（発達性）
        - ・腎疾患
        - ・腎形成異常
    - 除外：多発性のう＜嚢＞胞腎疾患(Q61.1－Q61.3)
- Q61.5 髄質のう＜嚢＞胞腎
    - 海綿腎 NOS
- Q61.8 その他ののう＜嚢＞胞性腎疾患
    - 線維のう＜嚢＞胞性：
        - ・腎
        - ・腎変性又は腎疾患
- Q61.9 のう＜嚢＞胞性腎疾患，詳細不明
    - メッケル・グルーバー＜Meckel-Gruber＞症候群

Q62 腎盂の先天性閉塞性欠損及び尿管の先天奇形
Congenital obstructive defects of renal pelvis and congenital malformations of ureter

- Q62.0 先天性水腎症
- Q62.1 尿管の閉鎖及び狭窄
    - 先天(性)閉塞：
        - ・尿管
        - ・尿管腎盂移行部
        - ・尿管膀胱開口部
    - 尿管不通
- Q62.2 先天性巨大尿管（症）
    - 先天性尿管拡張（症）
- Q62.3 腎盂及び尿管のその他の閉塞性欠損
    - 先天性尿管瘤
- Q62.4 尿管の無発生
    - 尿管欠損
- Q62.5 重複尿管
    - 副 ⎫
    - 重複 ⎭ 尿管

Q62.6	尿管の位置異常
	偏位 ⎫
	転位 ⎬ 尿管及び尿管開口部
	異所性 ⎪
	開口異常 ⎭
Q62.7	先天性膀胱尿管腎逆流
Q62.8	尿管のその他の先天奇形
	尿管異常 NOS

Q63 腎のその他の先天奇形　Other congenital malformations of kidney

除外：先天性ネフローゼ症候群(N04.-)

Q63.0	過剰腎
Q63.1	分葉腎，融合腎及び馬蹄腎
Q63.2	変位腎＜異所性腎＞
	先天性変位腎
	腎の回転異常
Q63.3	過形成腎及び巨大腎
Q63.8	腎のその他の明示された先天奇形
	先天性腎(結)石
Q63.9	腎の先天奇形，詳細不明

Q64 尿路系のその他の先天奇形　Other congenital malformations of urinary system

Q64.0	尿道上裂
	除外：尿道下裂(Q54.-)
Q64.1	膀胱外反(症)
Q64.2	先天性後部尿道弁
Q64.3	尿道及び膀胱頚部のその他の閉鎖及び狭窄
	先天性：
	・膀胱頚部閉塞
	・狭窄：
	・尿道
	・外尿道口
	・膀胱尿道開口部
	尿道閉鎖＜不通＞(症)
Q64.4	尿膜管の奇形
	尿膜管のう＜嚢＞胞
	尿膜管開存＜開放＞(症)
	尿膜管脱
Q64.5	膀胱及び尿道の先天(性)欠損
Q64.6	先天性膀胱憩室

Q64.7　膀胱及び尿道のその他の先天奇形
　　　　副：
　　　　　・膀胱
　　　　　・尿道
　　　　先天(性)：
　　　　　・膀胱ヘルニア
　　　　　・膀胱又は尿道の奇形 NOS
　　　　　・脱出：
　　　　　　　・膀胱(粘膜)
　　　　　　　・尿道
　　　　　　　・外尿道口
　　　　　・尿道直腸瘻
　　　　重複：
　　　　　・尿道
　　　　　・外尿道口
Q64.8　尿路系のその他の明示された先天奇形
Q64.9　尿路系の先天奇形，詳細不明
　　　　先天異常 ｝ 尿路系 NOS
　　　　先天変形

筋骨格系の先天奇形及び変形(Q65-Q79)
Congenital malformations and deformations of the musculoskeletal system

Q65　股関節部の先天(性)変形　Congenital deformities of hip
　　　　除外：股関節部クリック(R29.4)
Q65.0　先天性股関節脱臼＜先天股脱＞，一側性
Q65.1　先天性股関節脱臼＜先天股脱＞，両側性
Q65.2　先天性股関節脱臼＜先天股脱＞，患側不明
Q65.3　先天性股関節亜脱臼，一側性
Q65.4　先天性股関節亜脱臼，両側性
Q65.5　先天性股関節亜脱臼，患側不明
Q65.6　不安定股関節
　　　　易脱臼性股関節
　　　　易亜脱臼性股関節
Q65.8　股関節部のその他の先天(性)変形
　　　　大腿骨頚部前捻
　　　　先天性臼蓋形成不全(症)
　　　　先天性：
　　　　　・外反股
　　　　　・内反股

第XII章　先天奇形，変形及び染色体異常

Q65.9　股関節の先天(性)変形，詳細不明

Q66　足の先天(性)変形　Congenital deformities of feet
除外：足の減形成(Q72.-)
外反変形(後天性)(M21.0)
内反変形(後天性)(M21.1)

Q66.0　内反尖足
Q66.1　内反踵足
Q66.2　内反中足
Q66.3　足のその他の先天(性)内反変形
内反母趾，先天性
Q66.4　外反踵足
Q66.5　先天性扁平足
扁平足：
・先天性
・固縮性
・けい＜痙＞性(外反性)
Q66.6　足のその他の先天(性)外反変形
外反中足
Q66.7　凹足
Q66.8　足のその他の先天(性)変形
内反足 NOS
つち(状)足ゆび＜趾＞＜つい＜槌＞趾＞，先天性
弯曲足：
・NOS
・非対称性
足根骨癒合
垂直距骨
Q66.9　足の先天(性)変形，詳細不明

Q67　頭部，顔面，脊柱及び胸部の先天(性)筋骨格変形
Congenital musculoskeletal deformities of head, face, spine and chest
除外：ポッター＜Potter＞症候群(Q60.6)
Q87.-に分類される先天奇形症候群
※ Q75.-に分類される頭蓋及び顔面骨の先天奇形

Q67.0　顔面非対称
Q67.1　顔面圧縮＜圧迫顔面＞
Q67.2　長頭(症)
Q67.3　斜頭(蓋)(症)

－732－

第XVII章　先天奇形，変形及び染色体異常

Q67.4　頭蓋，顔面及び顎のその他の先天(性)変形
　　　　頭蓋陥凹
　　　　鼻中隔弯曲(症)，先天性
　　　　顔面半側萎縮又は肥大
　　　　押しつぶし鼻又は曲がり鼻，先天性
　　　除外：歯顎顔面(先天)異常［不正咬合を含む］(K07.-)
　　　　　　梅毒性鞍(状)鼻(A50.5)
Q67.5　脊柱の先天(性)変形
　　　　先天性(脊柱)側弯(症)：
　　　　　・NOS
　　　　　・姿勢＜体位＞性
　　　※　先天性(脊柱)側弯(症)に関連する(脊柱)後弯(症)及び前弯(症)
　　　除外：乳児特発性(脊柱)側弯(症)(M41.0)
　　　　　　先天性骨奇形による(脊柱)側弯(症)(Q76.3)
Q67.6　漏斗胸
　　　　先天性漏斗胸
Q67.7　鳩胸
　　　　先天性鳩胸
Q67.8　胸のその他の先天(性)変形
　　　　胸壁の先天(性)変形 NOS

Q68　その他の先天(性)筋骨格変形　Other congenital musculoskeletal deformities
　　　除外：(四)肢の減形成(Q71-Q73)
Q68.0　胸鎖乳突筋の先天(性)変形
　　　　先天(性)(胸鎖乳突筋性)斜頚
　　　　胸鎖乳突筋の拘縮
　　　　胸鎖乳突筋腫瘤(先天性)
Q68.1　手の先天(性)変形
　　　　先天性(太鼓)ばち指
　　　　スペード様手(先天性)
Q68.2　膝の先天(性)変形
　　　　先天性：
　　　　　・膝(関節)脱臼
　　　　　・反張膝
Q68.3　大腿骨の先天(性)弯曲
　　　除外：大腿骨(頚部)前捻(Q65.8)
Q68.4　脛骨及び腓骨の先天(性)弯曲
Q68.5　脚の長管骨の先天(性)弯曲，詳細不明

Q68.8 その他の明示された先天(性)筋骨格変形
　　　先天(性)：
　　　　・変形：
　　　　　　・鎖骨
　　　　　　・肘
　　　　　　・前腕
　　　　　　・肩甲骨
　　　　・脱臼：
　　　　　　・肘
　　　　　　・肩

Q69 多指＜趾＞(症)　Polydactyly
Q69.0 副(手)指
Q69.1 副母指
Q69.2 副趾
　　　副母趾
Q69.9 多指＜趾＞(症)，詳細不明
　　　過剰指＜趾＞ NOS

Q70 合指＜趾＞(症)　Syndactyly
Q70.0 癒合指
　　　骨癒合症を伴う手指の複雑性合指(症)
Q70.1 みずかき＜翼状＞指
　　　骨癒合症を伴わない手指の単純性合指(症)
Q70.2 癒合趾
　　　骨癒合症を伴う趾＜足ゆび＞の複雑性合趾(症)
Q70.3 みずかき＜翼状＞趾
　　　骨癒合症を伴わない趾＜足ゆび＞の単純性合趾(症)
Q70.4 多合指＜趾＞(症)
Q70.9 合指＜趾＞(症)，詳細不明
　　　指＜趾＞節癒合(症)＜合指＜趾＞節症＞ NOS

Q71 上肢の減形成　Reduction defects of upper limb
Q71.0 上肢の先天(性)完全欠損
Q71.1 上腕及び前腕の先天(性)欠損，手の存在するもの
　　※ 上腕単独欠損
　　※ 前腕単独欠損
　　※ 上肢の中間(型)欠損
Q71.2 前腕及び手の先天(性)合併欠損

— 734 —

第XVII章　先天奇形，変形及び染色体異常

Q71.3　手及び指の先天(性)欠損
　　　※ 橈側列欠損
　　　※ 尺側列欠損
　　※ 除外：裂手(Q71.6)
Q71.4　橈骨の縦線＜軸＞型欠損
　　　　弯曲＜内反＞手(先天性)
　　　　橈側弯曲手
　　　※ 橈骨の短縮
Q71.5　尺骨の縦線＜軸＞型欠損
Q71.6　裂手
　　　※ 中央列欠損
Q71.8　上肢のその他の減形成
　　　　上肢の先天(性)縦線＜軸＞型欠損
Q71.9　上肢の減形成，詳細不明

Q72　下肢の減形成　Reduction defects of lower limb
Q72.0　下肢の先天(性)完全欠損
Q72.1　大腿及び下腿の先天(性)欠損，足の存在するもの
　　　※ 大腿単独欠損
　　　※ 下腿単独欠損
　　　※ 下肢の中間(型)欠損
Q72.2　下腿及び足の先天(性)合併欠損
Q72.3　足及び趾＜足ゆび＞の先天(性)欠損
　　　※ 脛側列欠損
　　　※ 腓側列欠損
　　※ 除外：裂足(Q72.7)
Q72.4　大腿骨の縦線＜軸＞型欠損
　　　　大腿近位部分欠損
Q72.5　脛骨の縦線＜軸＞型欠損
Q72.6　腓骨の縦線＜軸＞型欠損
Q72.7　裂足
　　　※ 中央列欠損
Q72.8　下肢のその他の減形成
　　　　下肢の先天(性)縦線＜軸＞型欠損
Q72.9　下肢の減形成，詳細不明

Q73　詳細不明の(四)肢の減形成　Reduction defects of unspecified limb
Q73.0　詳細不明の(四)肢の先天(性)欠損
　　　　無肢(症)NOS
Q73.1　フォコメリー＜あざらし肢症＞，詳細不明の(四)肢
　　　　フォコメリー＜あざらし肢症＞ NOS

Q73.8 詳細不明の(四)肢のその他の減形成
詳細不明の(四)肢の縦線＜軸＞型欠損
欠肢症 NOS ┐
半肢症 NOS ├ (四)肢 NOS
減形成 ┘

Q74 (四)肢のその他の先天奇形　Other congenital malformations of limb(s)
除外：多指＜趾＞(症)(Q69.-)
(四)肢の減形成(Q71-Q73)
合指＜趾＞(症)(Q70.-)

Q74.0 上肢のその他の先天奇形，肩甲帯を含む
副手根骨
鎖骨・頭蓋骨異形成
鎖骨の先天性偽関節
巨指症
マーデルング＜Madelung＞変形
橈尺骨癒合(症)
スプレンゲル＜Sprengel＞変形
母指三指節症＜三節母指＞

Q74.1 膝の先天奇形
先天(性)：
・膝蓋骨の欠損
・膝蓋骨の脱臼
・膝：
・外反
・内反
痕跡膝蓋骨
除外：先天性：
・膝(関節)脱臼(Q68.2)
・反張膝(Q68.2)
・爪膝蓋骨症候群(Q87.2)

Q74.2 下肢のその他の先天奇形，骨盤帯を含む
先天(性)：
・仙腸部関節癒合＜融合＞
・奇形：
・足関節
・仙腸関節
※・恥骨結合開離＜離開＞
除外：大腿骨(頚部)前捻(Q65.8)

Q74.3 先天性多発性関節拘縮(症)
Q74.8 (四)肢のその他の明示された先天奇形

Q74.9 (四)肢の詳細不明の先天奇形
　　　 (四)肢の先天異常 NOS

Q75 頭蓋及び顔面骨のその他の先天奇形
Other congenital malformations of skull and face bones

除外：顔面の先天奇形 NOS(Q18.-)
　　　Q87.-に分類される先天奇形症候群
　　　歯顎顔面(先天)異常［不正咬合を含む］(K07.-)
　　　頭部及び顔面の筋骨格変形(Q67.0-Q67.4)
　　　下記のような脳の先天異常に関連する頭蓋欠損：
　　　　・無脳症(Q00.0)
　　　　・脳瘤(Q01.-)
　　　　・水頭症(Q03.-)
　　　　・小頭症(Q02)

Q75.0 頭蓋骨(早期)癒合症
　　　 頭蓋骨癒合不全症
　　　 尖頭症＜尖頭蓋症＞＜塔状頭蓋症＞＜oxycephaly＞＜acrocephaly＞
　　　 三角頭蓋症
　　※ 舟状頭蓋

Q75.1 頭蓋顔面異骨症＜頭蓋顔面骨形成不全症＞
　　　 クルーゾン＜Crouzon＞病

Q75.2 両眼開＜隔＞離＜眼間開離＞
　　※ 除外：内眼角開離(Q15.8)

Q75.3 巨頭(蓋)症＜大頭(蓋)症＞

Q75.4 下顎顔面異骨症＜下顎顔面骨形成不全症＞
　　　 症候群：
　　　　・フランチェスケッティ＜Franceschetti＞
　　　　・トリーチャー コリンズ＜Treacher Collins＞

Q75.5 眼下顎異骨症＜眼下顎骨形成不全症＞

Q75.8 頭蓋及び顔面骨のその他の明示された先天奇形
　　　 頭蓋骨欠損, 先天性
　　　 先天(性)前頭変形
　　　 扁平頭蓋底

Q75.9 頭蓋及び顔面骨の先天奇形, 詳細不明
　　　 先天異常：
　　　　・顔面骨 NOS
　　　　・頭蓋 NOS

Q76 脊柱及び骨性胸郭の先天奇形
Congenital malformations of spine and bony thorax

除外：脊柱及び胸部の先天(性)筋骨格変形(Q67.5-Q67.8)

第XⅢ章　先天奇形，変形及び染色体異常

Q76.0　潜在性二分脊椎＜脊椎披＜破＞裂＞
　　　　除外：髄膜瘤（脊髄）(Q05.-)
　　　　　　　二分脊椎＜脊椎披＜破＞裂＞（開放性）（のう＜嚢＞胞性）(Q05.-)
Q76.1　クリッペル・フェール＜Klippel-Feil＞症候群
　　　　頚椎癒合症候群
Q76.2　先天性脊椎すべり症
　　　　先天性脊椎分離症
　　　　除外：脊椎すべり症（後天性）(M43.1)
　　　　　　　脊椎分離症（後天性）(M43.0)
Q76.3　先天性骨奇形による先天性（脊柱）側弯（症）
　　　　（脊柱）側弯（症）を伴う半椎（体）癒合又は分節障害＜不全＞
Q76.4　脊柱のその他の先天奇形，（脊柱）側弯（症）に関連しないもの
　　　　　　先天性：
　　　　　　　・椎骨欠損
　　　　　　　・脊椎癒合　　　　　　　　　　詳細不明又は
　　　　　　　・脊柱後弯
　　　　　　　・脊柱前弯　　　　　　　　　　　（脊柱）側弯（症）に関連しないもの
　　　　　　　・腰仙（関節）(部）奇形
　　　　　　半椎（症）
　　　　　　脊椎奇形
　　　　　　扁平椎（症）
　　　　　　過剰椎骨
Q76.5　頚肋
　　　　頚部における過剰肋骨
Q76.6　肋骨のその他の先天奇形
　　　　副肋骨
　　　　先天性：
　　　　　・肋骨欠損
　　　　　・肋骨癒合
　　　　　・肋骨奇形 NOS
　　　　除外：短肋骨症候群(Q77.2)
Q76.7　胸骨の先天奇形
　　　　胸骨の先天(性)欠損
　　　　二分胸骨＜胸骨披＜破＞裂＞
Q76.8　骨性胸郭のその他の先天奇形
Q76.9　骨性胸郭の先天奇形，詳細不明

Q77　骨軟骨異形成＜形成異常＞(症)，長管骨及び脊椎の成長障害を伴うもの
　　　　Osteochondrodysplasia with defects of growth of tubular bones and spine
　　　　除外：ムコ多糖（体蓄積）症(E76.0-E76.3)

第XⅡ章　先天奇形，変形及び染色体異常

Q77.0 軟骨無発生(症)
　　　軟骨低形成＜形成不全＞(症)
Q77.1 致死性小人症
Q77.2 短肋骨症候群
　　　窒息性胸(郭)異形成＜形成異常＞(症)［ジューヌ＜Jeune＞病＜症候群＞］
Q77.3 点状軟骨異形成＜形成異常＞(症)
Q77.4 軟骨無形成(症)
　　　軟骨低形成(症)
　　　先天性骨硬化症
Q77.5 ダイアストロフィー性骨異形成＜形成異常＞(症)
Q77.6 軟骨外胚葉性異形成＜形成異常＞(症)
　　　エリス・ファンクレフェルト＜Ellis-van Creveld＞症候群
Q77.7 脊椎骨端骨異形成＜形成異常＞(症)
Q77.8 その他の骨軟骨異形成＜形成異常＞(症)，長管骨及び脊椎の成長障害を伴うもの
Q77.9 骨軟骨異形成＜形成異常＞(症)，長管骨及び脊椎の成長障害を伴うもの，詳細不明

Q78 その他の骨軟骨異形成＜形成異常＞(症)　　Other osteochondrodysplasias
Q78.0 骨形成不全(症)
　　　骨ぜい＜脆＞弱(症)
Q78.1 多骨性線維性骨異形成＜形成異常＞(症)
　　　オールブライト(・マックーン)(・スタンバーグ Albright(-McCune)(-Sternberg)＞
　　　症候群
Q78.2 大理石骨病
　　　アルベルス・シェーンベルク＜Albers-Schönberg＞症候群
Q78.3 進行性骨幹異形成＜形成異常＞(症)
　　　カムラチ・エンゲルマン＜Camurati-Engelmann＞症候群
Q78.4 内軟骨腫症
　　　マフッチ＜Maffucci＞症候群
　　　オリエール＜Ollier＞病
Q78.5 骨幹端異形成＜形成異常＞(症)
　　　パイル＜Pyle＞症候群
Q78.6 多発性先天性外骨(腫)症
　　　骨幹病的組織結合
Q78.8 その他の明示された骨軟骨異形成＜形成異常＞(症)
　　　骨斑紋症＜オステオポイキローシス＞
Q78.9 骨軟骨異形成＜形成異常＞(症)，詳細不明
　　　軟骨異形成＜形成異常＞(症)NOS
　　　骨異栄養症 NOS

XVII

Q79 筋骨格系の先天奇形，他に分類されないもの
Congenital malformations of the musculoskeletal system, not elsewhere classified

除外：先天(性)(胸鎖乳突筋性)斜頚(Q68.0)

- Q79.0 先天性横隔膜ヘルニア
  除外：先天性食道裂孔ヘルニア(Q40.1)
- Q79.1 横隔膜のその他の先天奇形
  - 横隔膜の欠損
  - 横隔膜の先天奇形 NOS
  - 横隔膜し＜弛＞緩＜挙上症＞
- Q79.2 臍帯ヘルニア
  - 除外：臍ヘルニア(K42.-)
- Q79.3 腹壁破裂(症)
- Q79.4 プルンベリー＜prune belly＞症候群
- Q79.5 腹壁のその他の先天奇形
  - 除外：臍ヘルニア(K42.-)
- Q79.6 エーラス・ダンロス＜Ehlers-Danlos＞症候群
- Q79.8 筋骨格系のその他の先天奇形
  - 欠損：
    - ・筋
    - ・腱
  - 副筋
  - 先天性筋萎縮(症)
  - 先天性：
    - ・絞扼輪
    - ・腱短縮
  - ポーランド＜Poland＞症候群
- Q79.9 筋骨格系の先天奇形，詳細不明
  - 先天異常 NOS ⎫
  - 先天変形 NOS ⎭ 筋骨格系 NOS

その他の先天奇形(Q80-Q89)
Other congenital malformations

Q80 先天性魚りんせん＜鱗癬＞ Congenital ichthyosis
除外：レフサム＜Refsum＞病(G60.1)

- Q80.0 尋常性魚りんせん＜鱗癬＞
- Q80.1 X連鎖性魚りんせん＜鱗癬＞
- Q80.2 葉状魚りんせん＜鱗癬＞
  - コロジオン児

— 740 —

Q80.3	先天性水疱性魚りんせん＜鱗癬＞様紅皮症
Q80.4	道化師(様)胎児
Q80.8	その他の先天性魚りんせん＜鱗癬＞
Q80.9	先天性魚りんせん＜鱗癬＞，詳細不明

Q81 表皮水疱症　Epidermolysis bullosa

Q81.0	単純性表皮水疱症
	除外：コケイン＜Cockayne＞症候群(Q87.1)
Q81.1	致死型表皮水疱症
	ヘルリッツ＜Herlitz＞症候群
Q81.2	栄養障害型表皮水疱症
Q81.8	その他の表皮水疱症
Q81.9	表皮水疱症，詳細不明

Q82 皮膚のその他の先天奇形　Other congenital malformations of skin

除外：腸性先＜肢＞端皮膚炎(E83.2)
　　　先天性赤芽球増殖性ポルフィリン症(E80.0)
　　　毛巣のう＜嚢＞胞又は毛巣洞(L05.-)
　　　スタージ・ウェーバー(・ディミトリー)＜Sturge-Weber(-Dimitri)＞症候群(Q85.8)

Q82.0	遺伝性リンパ浮腫
Q82.1	色素性乾皮症
Q82.2	肥満細胞症
	色素性じんま＜蕁麻＞疹
	除外：悪性肥満細胞症(C96.2)
Q82.3	色素失調症
Q82.4	外胚葉性異形成＜形成異常＞(症)(無(発)汗(症)性)
	除外：エリス・ファンクレフェルト＜Ellis-van Creveld＞症候群(Q77.6)

Q82.5　先天性非腫瘍＜非新生物＞性母斑
　　　　あざ NOS
　　　　母斑：
　　　　　　・火炎状
　　　　　　・ポートワイン
　　　　　　・Sanguineous
　　　　　　・苺状
　　　　　　・血管性 NOS
　　　　　　・いぼ＜疣＞状＜疣贅性＞
　　　　※ 単純性血管腫
　　　　除外：カフェオレ斑(L81.3)
　　　　　　　ほくろ＜黒子＞(L81.4)
　　　　　　　母斑：
　　　　　　　　・NOS(D22.-)
　　　　　　　　・くもの巣状(I78.1)
　　　　　　　　・メラニン細胞性(D22.-)
　　　　　　　　・色素性(D22.-)
　　　　　　　　・くも状(I78.1)
　　　　　　　　・星状(I78.1)
Q82.8　皮膚のその他の明示された先天奇形
　　　　皮膚紋理＜手掌紋＞異常
　　　　副皮膚弁
　　　　家族性良性慢性天疱瘡［ヘイリー・ヘイリー＜Hailey-Hailey＞病］
　　　　皮膚し＜弛＞緩症(過弾(力)性)＜ゴム状皮膚＞
　　　　皮膚掌紋異常
　　　　遺伝性掌蹠＜手掌足底＞角化症
　　　　毛包＜のう＜嚢＞＞性角化症［ダリエ・ホワイト＜Darier-White＞病］
　　　　除外：エーラス・ダンロス＜Ehlers-Danlos＞症候群(Q79.6)
Q82.9　皮膚の先天奇形，詳細不明

Q83　乳房の先天奇形　Congenital malformations of breast
　　　　除外：胸筋欠損(Q79.8)
Q83.0　無乳頭(症)を伴う乳房の先天(性)欠損
Q83.1　副乳房
　　　　過剰乳房
Q83.2　無乳頭(症)
Q83.3　副乳頭
　　　　過剰乳頭
Q83.8　乳房のその他の先天奇形
　　　　乳房の低形成＜形成不全＞
Q83.9　乳房の先天奇形，詳細不明

第XII章　先天奇形，変形及び染色体異常

Q84　外皮のその他の先天奇形　Other congenital malformations of integument

Q84.0　先天性脱毛(症)
　　　　先天性無毛症
Q84.1　毛髪の先天性形態学的障害，他に分類されないもの
　　　　連珠毛
　　　　白輪毛
　　　　除外：メンケス<Menkes>ちぢれ毛髪<kinky hair>症候群(E83.0)
Q84.2　毛髪のその他の先天奇形
　　　　先天(性)：
　　　　　・多毛症
　　　　　・毛髪の奇形 NOS
　　　　生毛<うぶ毛>遺残
Q84.3　無爪(症)
　　　　除外：爪・膝蓋骨症候群(Q87.2)
Q84.4　先天性爪(甲)白斑(症)
Q84.5　巨爪及び肥厚爪
　　　　先天性巨爪
　　　　爪甲肥厚症
Q84.6　爪のその他の先天奇形
　　　　先天性：
　　　　　・ばち爪
　　　　　・さじ<匙>状爪
　　　　　・爪の奇形 NOS
Q84.8　外皮のその他の明示された先天奇形
　　　　先天性皮膚欠損<無形成>
Q84.9　外皮の先天奇形，詳細不明
　　　　先天異常 NOS ｜
　　　　先天変形 NOS ｝外皮 NOS

Q85　母斑症，他に分類されないもの　Phakomatoses, not elsewhere classified

　　　　除外：毛細血管拡張性運動失調(症)［ルイ・バー<Louis-Bar>症候群］(G11.3)
　　　　　　　家族性自律神経異常症［ライリー・デイ<Riley-Day>症候群］(G90.1)
Q85.0　神経線維腫症(非悪性)
　　　　フォンレックリングハウゼン<von Recklinghausen>病
Q85.1　結節性硬化症
　　　　ブルヌビーユ<Bourneville>病
　　　　エピロイア<結節神経膠症>

－743－

Q85.8	その他の母斑症，他に分類されないもの

   症候群：
    ・ポイツ・イェーガース＜Peutz-Jeghers＞
    ・スタージ・ウェーバー（・ディミトリー）＜Sturge-Weber(-Dimitri)＞
    ・フォンヒッペル・リンドゥ＜von Hippel-Lindau＞
  除外：メッケル・グルーバー＜Meckel-Gruber＞症候群(Q61.9)

Q85.9	母斑症，詳細不明

   過誤腫(症)NOS

Q86　既知の外因による先天奇形症候群，他に分類されないもの
Congenital malformation syndromes due to known exogenous causes, not elsewhere classified

  除外：ヨード欠乏による甲状腺機能低下症(E00－E02)
     胎盤又は母乳を介して伝達された物質の非催奇形性作用(P04.-)

Q86.0	胎児アルコール症候群(異形性)
Q86.1	胎児ヒダントイン症候群

   メドウ＜Meadow＞症候群

Q86.2	ワーファリンによる形態異常
Q86.8	既知の外因によるその他の先天奇形症候群

Q87　多系統に及ぶその他の明示された先天奇形症候群
Other specified congenital malformation syndromes affecting multiple systems

Q87.0	先天奇形症候群，主として顔貌異常を伴うもの

   尖頭多合指＜趾＞(症)
   尖頭合指＜趾＞(症)［アペール＜Apert＞症候群］
   潜伏眼球症候群
   単眼(症)
   症候群：
    ・ゴールデンハー＜Goldenhar＞
    ・メービウス＜Moebius＞
    ・ロー顔－指
    ・ロバン＜Robin＞
   口笛顔貌

第XVII章　先天奇形，変形及び染色体異常

- Q87.1 **先天奇形症候群，主として低身長を伴うもの**
  - 症候群：
    - アースコッグ＜Aarskog＞
    - コケイン＜Cockayne＞
    - ドランゲ＜De Lange＞
    - デュボウィツ＜Dubowitz＞
    - ヌーナン＜Noonan＞
    - プラダー・ウィリー＜Prader-Willi＞
    - ロビノウ・シルバーマン・スミス＜Robinow-Silverman-Smith＞
    - ラッセル・シルバー＜Russell-Silver＞
    - ゼ＜セ＞ッケル＜Seckel＞
    - スミス・レムリ・オピッツ＜Smith-Lemli-Opitz＞
  - **除外**：エリス・ファンクレフェルト＜Ellis-van Creveld＞症候群(Q77.6)

- Q87.2 **先天奇形症候群，主として(四)肢の障害されたもの**
  - 症候群：
    - ホルト・オーラム＜Holt-Oram＞
    - クリッペル・トレノーネイ・ウェーバー＜Klippel-Trénaunay-Weber＞
    - 爪膝蓋骨
    - ルビンスタイン・タ＜テ＞イビー＜Rubinstein-Taybi＞
    - 人魚体＜合肢症＞
    - 橈骨欠損を伴う血小板減少症［TAR］
    - VATER連合

- Q87.3 **早期過(剰)成長を含む先天奇形症候群**
  - 症候群：
    - ベックウィズ・ウイーデマン＜Beckwith-Wiedemann＞
    - ソトス＜Sotos＞
    - ウィーバー＜Weaver＞

- Q87.4 **マルファン＜Marfan＞症候群**
- Q87.5 **その他の骨格変化を伴うその他の先天奇形症候群**
- Q87.8 **その他の明示された先天奇形症候群，他に分類されないもの**
  - 症候群：
    - アルポート＜Alport＞
    - ローレンス・ムーン(・バルデ)・ビードル＜Laurence-Moon(-Bardet)-Biedl＞
    - ツェルウエーガー＜Zellweger＞

Q89　その他の先天奇形，他に分類されないもの
Other congenital malformations, not elsewhere classified

- Q89.0 **脾の先天奇形**
  - 無脾(症)(先天性)
  - 先天性脾肥大
  - **除外**：心耳相同(無脾(症)又は多脾(症)を伴うもの)(Q20.6)

Q89.1	副腎の先天奇形
	除外：先天性副腎(皮質)過形成(E25.0)
Q89.2	その他の内分泌腺の先天奇形
	上皮小体＜副甲状腺＞又は甲状腺の先天奇形
	甲状舌管残存
	甲状舌管のう＜嚢＞胞
Q89.3	内臓逆位
	右胸心＜右心症＞，内臓逆位を伴うもの
	鏡像型心房配列，内臓逆位を伴うもの
	内臓逆位：
	・腹部
	・胸部
	内臓転位：
	・腹部
	・胸部
	除外：右胸心＜右心症＞ NOS(Q24.0)
	左胸心＜左心症＞(Q24.1)
Q89.4	結合＜二重＞体＜結合双体＞
	頭蓋結合体
	二頭体
	結合＜二重＞体
	殿結合体
	胸結合体
	※ 坐骨結合体
Q89.7	多発先天奇形，他に分類されないもの
	奇形(児)NOS
	多発先天異常 NOS
	多発先天変形 NOS
	除外：多系統におよぶ先天奇形症候群(Q87.-)
Q89.8	その他の明示された先天奇形
Q89.9	先天奇形，詳細不明
	先天異常 NOS
	先天変形 NOS

染色体異常，他に分類されないもの (Q90-Q99)
Chromosomal abnormalities, not elsewhere classified

Q90	ダウン＜Down＞症候群　　Down syndrome
Q90.0	21トリソミー，成熟＜減数＞分裂時の不分離によるもの
Q90.1	21トリソミー，モザイク(有糸分裂時の不分離による)

Q90.2	21トリソミー，転座
Q90.9	ダウン＜Down＞症候群，詳細不明
	21トリソミー NOS

Q91 エドワーズ＜Edwards＞症候群及びパトー＜Patau＞症候群
Edwards syndrome and Patau syndrome

Q91.0	18トリソミー，成熟＜減数＞分裂時の不分離によるもの
Q91.1	18トリソミー，モザイク(有糸分裂時の不分離による)
Q91.2	18トリソミー，転座
Q91.3	エドワーズ＜Edwards＞症候群，詳細不明
Q91.4	13トリソミー，成熟＜減数＞分裂時の不分離によるもの
Q91.5	13トリソミー，モザイク(有糸分裂時の不分離による)
Q91.6	13トリソミー，転座
Q91.7	パトー＜Patau＞症候群，詳細不明

Q92 常染色体のその他のトリソミー及び部分トリソミー，他に分類されないもの
Other trisomies and partial trisomies of the autosomes, not elsewhere classified

包含：不均衡型転座及び挿入
除外：13，18，21染色体のトリソミー(Q90-Q91)

Q92.0	染色体トリソミー，成熟＜減数＞分裂時の不分離によるもの
Q92.1	染色体トリソミー，モザイク(有糸分裂時の不分離による)
Q92.2	大部分トリソミー
	全腕以上重複されているもの
Q92.3	小部分トリソミー
	全腕までは重複されていないもの
Q92.4	重複，有糸分裂前中期のみにみられるもの
Q92.5	重複，その他の複雑な再配列を伴うもの
Q92.6	過剰マーカー染色体
Q92.7	三倍性及び倍数性
Q92.8	常染色体のその他の明示されたトリソミー及び部分トリソミー
Q92.9	常染色体のトリソミー及び部分トリソミー，詳細不明

Q93 常染色体のモノソミー及び欠失，他に分類されないもの
Monosomies and deletions from the autosomes, not elsewhere classified

Q93.0	染色体モノソミー，成熟＜減数＞分裂時の不分離によるもの
Q93.1	染色体モノソミー，モザイク(有糸分裂時の不分離による)
Q93.2	環状染色体又は二動原体染色体を伴う染色体
Q93.3	4番短腕欠失
	ヴォルフ・ヒルショルン＜Wolff-Hirschhorn＞症候群

Q93.4	5番短腕欠失
	ネコ鳴き症候群
Q93.5	その他の染色体部分欠失
	アンジェルマン＜Angelman＞症候群
Q93.6	有糸分裂前中期のみにみられる欠失
Q93.7	その他の複雑な再配列を伴う欠失
Q93.8	常染色体のその他の欠失
Q93.9	常染色体欠失，詳細不明

Q95 均衡型再配列及びマーカー（染色体），他に分類されないもの
Balanced rearrangements and structural markers, not elsewhere classified

包含：ロバートソン＜Robertson＞及び均衡型相互転座及び挿入

Q95.0	均衡型転座及び挿入，正常個体におけるもの
Q95.1	染色体逆位，正常個体におけるもの
Q95.2	常染色体性均衡型再配列，異常個体におけるもの
Q95.3	性／常染色体均衡型再配列，異常個体におけるもの
Q95.4	マーカーヘテロクロマチンを伴う個体
Q95.5	常染色体のぜい＜脆＞弱部位を伴う個体
Q95.8	その他の均衡型再配列及びマーカー（染色体）
Q95.9	均衡型再配列及びマーカー（染色体），詳細不明

Q96 ターナー＜Turner＞症候群　　Turner syndrome

除外：ヌーナン＜Noonan＞症候群（Q87.1）

Q96.0	核型 45,X
Q96.1	核型 46,X iso(Xq)
Q96.2	核型 46,X，性染色体異常を伴うもの，iso(Xq)を除く
Q96.3	モザイク，45,X／46,XX又はXY
Q96.4	モザイク，45,X／性染色体異常を伴うその他の細胞系
Q96.8	ターナー＜Turner＞症候群のその他の変異型
Q96.9	ターナー＜Turner＞症候群，詳細不明

Q97 その他の性染色体異常，女性表現型，他に分類されないもの
Other sex chromosome abnormalities, female phenotype, not elsewhere classified

除外：ターナー＜Turner＞症候群（Q96.-）

Q97.0	核型 47,XXX＜トリプロX＞＜XXX女性＞
Q97.1	4本以上のX染色体を持つ女性
Q97.2	モザイク，種々のX染色体数を持つ細胞系
Q97.3	46,XY核型を持つ女性＜XY女性＞
Q97.8	その他の明示された性染色体異常，女性表現型
Q97.9	性染色体異常，女性表現型，詳細不明

第XVII章　先天奇形，変形及び染色体異常

| Q98 | その他の性染色体異常，男性表現型，他に分類されないもの |

Other sex chromosome abnormalities, male phenotype, not elsewhere classified

- Q98.0　クラインフェルター＜Klinefelter＞症候群，核型 47,XXY
- Q98.1　クラインフェルター＜Klinefelter＞症候群，3本以上のX染色体を持つ男性
- Q98.2　クラインフェルター＜Klinefelter＞症候群，46,XX 核型を持つ男性
  ※ 注：クラインフェルター症候群は，Y染色体の存在が前提となっているので，本項目は意味をなさない。
- Q98.3　46,XX 核型を持つその他の男性＜XX 男性＞
- Q98.4　クラインフェルター＜Klinefelter＞症候群，詳細不明
- Q98.5　核型 47,XYY ＜XYY 男性＞
- Q98.6　性染色体構造異常を持つ男性
- Q98.7　性染色体モザイクを持つ男性
- Q98.8　その他の明示された性染色体異常，男性表現型
- Q98.9　性染色体異常，男性表現型，詳細不明

| Q99 | その他の染色体異常，他に分類されないもの |

Other chromosome abnormalities, not elsewhere classified

- Q99.0　キメラ 46,XX／46,XY
  　　　キメラ 46,XX／46,XY の真性半陰陽
- Q99.1　46,XX の真性半陰陽
  　　　46,XX，索＜線＞条性腺を伴うもの
  　　　46,XY，索＜線＞条性腺を伴うもの
  　　　純粋性腺形成異常症
- Q99.2　ぜい＜脆＞弱X染色体
- Q99.8　その他の明示された染色体異常
- Q99.9　染色体異常，詳細不明

XVII

第XⅧ章　症状，徴候及び異常臨床所見・異常検査所見で他に分類されないもの(R00－R99)

Symptoms, signs and abnormal clinical and laboratory findings, not elsewhere classified

　本章は，他の章に分類されうる診断名が記載されていない症状，徴候，臨床検査又はその他の検査による異常な成績及び不明確な病態を含んでいる。

　診断名をほぼ明確に示すような徴候や症状は，他の章の分類項目のいずれかに分類されている。一般に本章に分類された項目は，十分には定義されていない病態及び症状であって，複数の疾病又は複数の器官系のいずれかの障害を疑わせたにもかかわらず，最終診断に至るために必要な検討が行われなかったものが含まれている。実際には，本章の各項目は，「他に何らの説明や記載のないもの」，「原因不明」又は「一過性」などと記載されたものである。

　どんな症状及び徴候が本章に分類されているか，またどれが他の章に分類されているのかを知るには索引を参照されたい。4桁細分類項目の残りの項目 .8 は，一般に他の項目に分類できないその他の関連した症状のために設けられている。

項目 R00－R99 に含まれる病態，徴候又は症状は下記のものである。
　(a) その症例に関するあらゆる事実を調査したにもかかわらず，それ以上明確な診断を下せなかったもの
　(b) 初診当時に存在した徴候又は症状が，一過性のもので，その原因を決定できなかったもの
　(c) その後の観察又は治療を受けるための来院がなかったため仮に診断されたもの
　(d) 診断が下される前に観察又は治療のため他所へまわされたもの
　(e) その他の何らかの理由によって，さらに詳細な診断が下されなかったもの
　(f) 追加情報が与えられてはいるが，それ自体医療上重要な問題を意味する症状

除外：母体の分娩前スクリーニングにおける異常所見(O28.-)
　　　周産期に発生した病態(P00－P96)

本章は，次の中間分類項目を含む：
R00－R09	循環器系及び呼吸器系に関する症状及び徴候
R10－R19	消化器系及び腹部に関する症状及び徴候
R20－R23	皮膚及び皮下組織に関する症状及び徴候
R25－R29	神経系及び筋骨格系に関する症状及び徴候
R30－R39	腎尿路系に関する症状及び徴候
R40－R46	認識，知覚，情緒状態及び行動に関する症状及び徴候
R47－R49	言語及び音声に関する症状及び徴候
R50－R69	全身症状及び徴候
R70－R79	血液検査の異常所見，診断名の記載がないもの
R80－R82	尿検査の異常所見，診断名の記載がないもの
R83－R89	その他の体液，検体＜材料＞及び組織の検査の異常所見，診断名の記載がないもの

第XIII章　症状，徴候及び異常臨床所見・異常検査所見で他に分類されないもの

R90-R94　画像診断及び機能検査における異常所見，診断名の記載がないもの
R95-R99　診断名不明確及び原因不明の死亡

循環器系及び呼吸器系に関する症状及び徴候(R00-R09)
Symptoms and signs involving the circulatory and respiratory systems

R00　**心拍の異常**　Abnormalities of heart beat
除外：周産期に発生した異常(P29.1)
　　　明示された不整脈(I47-I49)
R00.0　**頻脈，詳細不明**
　　　頻拍
　　　頻脈<拍>：
　　　　・洞心耳性 NOS
　　　　・洞［洞性］NOS
R00.1　**徐脈，詳細不明**
　　　徐脈：
　　　　・洞房性 NOS
　　　　・洞
　　　　・迷走神経性
　　　徐拍
　　　薬物誘発性で，薬物の分類が必要な場合は，追加外因コード(XX章)を使用する。
R00.2　**動悸**
　　　心拍の自覚
R00.8　**その他及び詳細不明の心拍の異常**

R01　**心雑音及びその他の心音**　Cardiac murmurs and other cardiac sounds
除外：周産期に発生した場合(P29.8)
R01.0　**良性及び無害性心雑音**
　　　機能性心雑音
R01.1　**心雑音，詳細不明**
　　　心雑音 NOS
R01.2　**その他の心音**
　　　心濁音界の拡大又は縮小
　　　前胸部摩擦音

R02 え＜壊＞疽，他に分類されないもの　Gangrene, not elsewhere classified
除外：下記におけるえ＜壊＞疽：
- ・アテローム＜じゅく＜粥＞状＞硬化症(I70.2)
- ・糖尿病(共通4桁項目 .5を伴う E10－E14)
- ・その他の末梢血管疾患(I73.-)

特定部位のえ＜壊＞疽 － 索引を参照
ガスえ＜壊＞疽(A48.0)
え＜壊＞疽性膿皮症(L88)

R03 血圧測定における異常で診断されていないもの
Abnormal blood-pressure reading, without diagnosis

R03.0 高血圧(症)と診断されない血圧上昇記録
注：本項目は，正式に高血圧(症)と診断されていない患者における偶発的な血圧上昇所見を記載する場合に使用する。

R03.1 非特異的な血圧低下
除外：低血圧(症)(I95.-)
- ・神経原性起立性(G90.3)

母体の低血圧症候群(O26.5)

R04 気道からの出血　Haemorrhage from respiratory passages
R04.0 鼻出血
鼻血
R04.1 咽喉部＜のど＞出血
除外：喀血(R04.2)
R04.2 喀血
血痰
出血を伴う咳
R04.8 気道のその他の部位からの出血
肺出血 NOS
除外：周産期の肺出血(P26.-)
R04.9 気道からの出血，詳細不明

R05 咳　Cough
除外：出血を伴う咳(R04.2)
心因性咳(F45.3)

R06 呼吸の異常　Abnormalities of breathing

除外：呼吸停止(R09.2)
　　　成人呼吸窮＜促＞迫(症候群)＜ARDS＞(J80)
　　　新生児呼吸窮＜促＞迫(P22.-)
　　　呼吸不全(J96.-)
　　　新生児の呼吸不全(P28.5)

R06.0　呼吸困難
起坐呼吸
息切れ

除外：新生児一過性頻呼吸(P22.1)

R06.1　喘鳴＜Stridor＞
※ 気道内分泌物を伴う気道狭窄による呼吸音
※ 喘鳴 NOS

除外：先天性(喉頭)喘鳴(P28.8)
　　　声門けいれん＜痙攣＞(喘鳴性)(J38.5)

R06.2　喘鳴＜Wheezing＞
※ 呼吸によって出る乾いたピューピュー音

R06.3　周期性呼吸
チェーン・ストークス＜Cheyne-Stokes＞呼吸

R06.4　過呼吸
除外：心因性過呼吸(F45.3)

R06.5　口呼吸
いびき＜鼾＞

除外：口内乾燥 NOS(R68.2)

R06.6　しゃっくり＜吃逆＞
除外：心因性しゃっくり＜吃逆＞(F45.3)

R06.7　くしゃみ

R06.8　その他及び詳細不明の呼吸の異常
無呼吸 NOS
息止め(発作)
窒息感
ためいき

除外：新生児無呼吸(P28.4)
　　　睡眠(時)無呼吸(G47.3)
　　　新生児(原発性)睡眠時無呼吸(P28.3)

R07 咽喉痛及び胸痛　Pain in throat and chest
除外：えん＜嚥＞下障害(R13)
流行性筋痛(症)(B33.0)
乳房痛(N64.4)
頚部痛(M54.2)
咽頭痛＜sore throat＞(急性)NOS(J02.9)

- R07.0 咽喉痛
- R07.1 呼吸時の胸痛
  - 疼痛を伴う呼吸
- R07.2 前胸部痛
- R07.3 その他の胸痛
  - 前胸壁痛 NOS
- R07.4 胸痛，詳細不明

R09 循環器系及び呼吸器系に関するその他の症状及び徴候
Other symptoms and signs involving the circulatory and respiratory systems

除外：成人呼吸窮＜促＞迫(症候群)＜ARDS＞(J80)
新生児呼吸窮＜促＞迫(症候群)＜IRDS＞(P22.-)
呼吸不全(J96.-)
新生児の呼吸不全(P28.5)

- R09.0 窒息
  - 除外：窒息(下記による)：
    - ・出生時(P21.-)
    - ・一酸化炭素(T58)
    - ・気道内異物(T17.-)
    - ・子宮内(P20.-)
    - ・外傷性(T71)
- R09.1 胸膜炎
  - 除外：滲出性胸膜炎(J90)
- R09.2 呼吸停止
  - 心呼吸不全
- R09.3 喀痰異常
  - 喀痰の異常：
    - ・量
    - ・色
    - ・臭(気)
  - 過剰喀痰
  - 除外：血痰(R04.2)

第XIII章 症状，徴候及び異常臨床所見・異常検査所見で他に分類されないもの

R09.8 循環器系及び呼吸器系に関するその他の明示された症状及び徴候
　　　雑音(動脈(性))
　　　胸部：
　　　　　・打診音異常
　　　　　・摩擦音
　　　　　・鼓音
　　　ラ音
　　　脈拍微弱

消化器系及び腹部に関する症状及び徴候(R10-R19)
Symptoms and signs involving the digestive system and abdomen

　　　除外：胃腸出血(K92.0-K92.2)：
　　　　　　　　・新生児(P54.0-P54.3)
　　　　　　腸閉塞(K56.-)：
　　　　　　　　・新生児(P76.-)
　　　　　　幽門けいれん＜痙攣＞(K31.3)：
　　　　　　　　・先天性又は乳児性(Q40.0)
　　　　　　尿路系に関する症状及び徴候(R30-R39)
　　　　　　性器に関する症状：
　　　　　　　　・女性(N94.-)
　　　　　　　　・男性(N48-N50)

R10 **腹痛及び骨盤痛**　Abdominal and pelvic pain
　　　除外：背部痛(M54.-)
　　　　　　鼓腸及び関連病態(R14)
　　　　　　腎仙痛(N23)
R10.0 **急性腹症**
　　　重症腹痛(広汎性)(限局性)(筋性防御＜筋防衛＞を伴うもの)
R10.1 **上腹部に限局した疼痛**
　　　ディスペプシア NOS
　　　上腹部＜心窩部＞痛
　　　除外：機能性ディスペプシア(K30)
R10.2 **骨盤痛及び会陰痛**
R10.3 **下腹部のその他の部位に限局した疼痛**
R10.4 **その他及び詳細不明の腹痛**
　　　腹部圧痛 NOS
　　　仙痛：
　　　　・NOS
　　　　・乳幼児

R11 悪心及び嘔吐　Nausea and vomiting
※ はきけ＜嘔気＞
除外：吐血(K92.0)
　　　　　・新生児(P54.0)
　　　嘔吐：
　　　　・過度，妊娠中(O21.-)
　　　　・胃腸手術に続発するもの(K91.0)
　　　　・新生児(P92.0)
　　　　・心因性(F50.5)

R12 胸やけ　Heartburn
除外：ディスペプシア：
　　　　・NOS(R10.1)
　　　　・機能性(K30)

R13 えん＜嚥＞下障害　Dysphagia
包含：えん＜嚥＞下困難

R14 鼓腸及び関連病態　Flatulence and related conditions
包含：腹部膨満(ガス性)
　　　鼓腸
　　　おくび
　　　ガス痛
　　　(腹部)(腸性)鼓脹(症)
除外：心因性空気えん＜嚥＞下症(F45.3)

R15 便失禁　Faecal incontinence
包含：遺糞(症)NOS
除外：非器質性のもの(F98.1)

R16 肝腫大及び脾腫，他に分類されないもの
Hepatomegaly and splenomegaly, not elsewhere classified

R16.0　肝腫大，他に分類されないもの
　　　　肝腫大 NOS
R16.1　脾腫，他に分類されないもの
　　　　脾腫 NOS
R16.2　脾腫を伴う肝腫大，他に分類されないもの
　　　　肝脾腫 NOS

R17 詳細不明の黄疸　Unspecified jaundice
　　　除外：新生児黄疸(P55, P57－P59)

R18 腹水　Ascites
　　　包含：腹腔内液体貯留

R19 消化器系及び腹部に関するその他の症状及び徴候
Other symptoms and signs involving the digestive system and abdomen

　　　除外：急性腹症(R10.0)

R19.0 腹腔内及び骨盤内腫脹，腫瘤＜mass＞及び塊＜lump＞
　　　びまん性又は広汎性腫脹又は腫瘤＜mass＞：
　　　　・腹腔内 NOS
　　　　・骨盤内 NOS
　　　　・臍部
　　　除外：腹部膨満(ガス性)(R14)
　　　　　　腹水(R18)

R19.1 腸音異常
　　　腸音欠如
　　　腸音亢進

R19.2 ぜん＜蠕＞動可視
　　　ぜん＜蠕＞動亢進

R19.3 筋性防御＜筋防衛＞
　　　除外：重症腹痛を伴うもの(R10.0)

R19.4 排便習慣の変化
　　　除外：便秘(K59.0)
　　　　　　機能性下痢(K59.1)

R19.5 その他の異常便
　　　便色異常
　　　大量便
　　　粘液便
　　　便潜血
　　　除外：メレナ(K92.1)
　　　　　　・新生児(P54.1)

R19.6 口臭
R19.8 消化器系及び腹部に関するその他の明示された症状及び徴候

皮膚及び皮下組織に関する症状及び徴候(R20-R23)
Symptoms and signs involving the skin and subcutaneous tissue

R20 皮膚感覚障害　Disturbances of skin sensation
　　　　除外：解離性無感覚及び感覚脱失(F44.6)
　　　　　　　心因性障害(F45.8)
R20.0　皮膚の知覚＜感覚＞脱失
R20.1　皮膚の知覚＜感覚＞低下
R20.2　皮膚の知覚＜感覚＞異常(症)
　　　　　蟻走感
　　　　　チクチク感
　　　　　ピリピリ感
　　　　除外：先＜肢＞端感覚異常(症)(I73.8)
R20.3　知覚＜感覚＞過敏
R20.8　その他及び詳細不明の皮膚感覚障害

R21 発疹及びその他の非特異性皮疹　Rash and other nonspecific skin eruption

R22 皮膚及び皮下組織の限局性腫脹，腫瘤＜mass＞及び塊＜lump＞
Localized swelling, mass and lump of skin and subcutaneous tissue
　　　　包含：皮下結節(限局性)(表在性)
　　　　除外：画像診断における異常所見(R90-R93)
　　　　　　　リンパ節腫大(R59.-)
　　　　　　　限局性脂肪症＜脂肪過多症＞(E65)
　　　　　　　腫瘤＜mass＞及び塊＜lump＞：
　　　　　　　　・乳房(N63)
　　　　　　　　・腹腔内又は骨盤内(R19.0)
　　　　　　　浮腫(R60.-)
　　　　　　　腫脹：
　　　　　　　　・腹腔内又は骨盤内(R19.0)
　　　　　　　　・関節(M25.4)
R22.0　限局性腫脹，腫瘤＜mass＞及び塊＜lump＞，頭部
R22.1　限局性腫脹，腫瘤＜mass＞及び塊＜lump＞，頚部
R22.2　限局性腫脹，腫瘤＜mass＞及び塊＜lump＞，体幹
R22.3　限局性腫脹，腫瘤＜mass＞及び塊＜lump＞，上肢
R22.4　限局性腫脹，腫瘤＜mass＞及び塊＜lump＞，下肢
R22.7　限局性腫脹，腫瘤＜mass＞及び塊＜lump＞，多部位
R22.9　限局性腫脹，腫瘤＜mass＞及び塊＜lump＞，部位不明

R23 その他の皮膚変化　Other skin changes

R23.0		チアノーゼ
		除外：肢端チアノーゼ(I73.8)
		新生児のチアノーゼ発作(P28.2)
R23.1		蒼白
		冷たく湿った皮膚
R23.2		顔面紅潮
		過度(顔面)紅潮
		除外：閉経期及び女性更年期状態(N95.1)
R23.3		特発性斑状出血
		点状出血
		除外：胎児及び新生児の斑状出血＜皮下溢血＞(P54.5)
		紫斑病(D69.-)
R23.4		皮膚組織の変化
		皮膚の落屑
		皮膚の硬結
		除外：表皮肥厚 NOS(L85.9)
R23.8		その他及び詳細不明の皮膚変化

神経系及び筋骨格系に関する症状及び徴候(R25-R29)
Symptoms and signs involving the nervous and musculoskeletal systems

R25　異常不随意運動　Abnormal involuntary movements
　　　除外：特定の運動障害(G20-G26)
　　　　　　常同性運動障害(F98.4)
　　　　　　チック障害(F95.-)
R25.0　異常頭部運動
R25.1　振戦, 詳細不明
　　　※ふるえ
　　　除外：舞踏病 NOS(G25.5)
　　　　　　振戦：
　　　　　　　・本態性(G25.0)
　　　　　　　・ヒステリー性(F44.4)
　　　　　　　・企図(G25.2)
R25.2　(有痛性)けいれん＜痙攣＞
　　　除外：手足のけいれん＜痙攣＞(R29.0)
　　　　　　点頭けいれん＜痙攣＞＜infantile spasms＞(G40.4)
R25.3　線維束性れん＜攣＞縮
　　　(単)収縮　NOS
R25.8　その他及び詳細不明の異常不随意運動

R26 歩行及び移動の異常　Abnormalities of gait and mobility
　　　　除外：運動失調(症)：
　　　　　　　　・NOS(R27.0)
　　　　　　　　・遺伝性(G11.-)
　　　　　　　　・梅毒性(A52.1)
　　　　　　移動不能症候群(対麻痺性)(M62.3)
R26.0　失調性歩行
　　　　　　よろめき歩行
R26.1　麻痺性歩行
　　　　　　けい＜痙＞性歩行
R26.2　歩行困難，他に分類されないもの
R26.3　不動状態
　　　　　　寝たきり＜Bedfast＞＜Chairfast＞
R26.8　歩行及び移動のその他及び詳細不明の異常
　　　　　　足どり不安定 NOS

R27 その他の協調運動障害　Other lack of coordination
　　　　除外：失調性歩行(R26.0)
　　　　　　　遺伝性運動失調(症)(G11.-)
　　　　　　　めまい＜眩暈症＞ NOS(R42)
R27.0　運動失調(症)，詳細不明
R27.8　その他及び詳細不明の協調運動障害

R29 神経系及び筋骨格系に関するその他の症状及び徴候
Other symptoms and signs involving the nervous and musculoskeletal systems
R29.0　テタニー
　　　　　　手足のけいれん＜痙攣＞
　　　　除外：テタニー：
　　　　　　　　・ヒステリー性(F44.5)
　　　　　　　　・新生児(P71.3)
　　　　　　　　・副甲状腺＜上皮小体＞性(E20.9)
　　　　　　　　・甲状腺切除後(E89.2)
R29.1　髄膜症＜メニンギスムス＞
R29.2　異常反射
　　　　除外：異常瞳孔反射(H57.0)
　　　　　　　咽頭反射亢進(J39.2)
　　　　　　　血管迷走神経性反応又は失神(R55)
R29.3　姿勢異常
R29.4　股関節部クリック
　　　　除外：股関節部の先天(性)変形(Q65.-)

R29.6 転倒傾向，他に分類されないもの
　　　　高齢又は他に明確でない健康問題による転倒傾向
　　　除外：不慮の事故 NOS(X59)
　　　　　　歩行困難(R26.2)
　　　　　　めまい＜眩暈＞感及びよろめき感(R42)
　　　　　　損傷の原因となる転倒・転落・墜落(W00-W19)
　　　　　　他に分類された疾患による転倒・転落
　　　　　　失神及び虚脱(R55)
R29.8 神経系及び筋骨格系に関するその他及び詳細不明の症状及び徴候

腎尿路系に関する症状及び徴候(R30-R39)
Symptoms and signs involving the urinary system

R30 排尿に関連する疼痛　Pain associated with micturition
　　　除外：心因性疼痛(F45.3)
R30.0 排尿困難
　　　　有痛性排尿困難
R30.1 膀胱しぶり＜膀胱テネスムス＞
R30.9 排尿痛，詳細不明
　　　　排尿痛 NOS

R31 詳細不明の血尿　Unspecified haematuria
　　　除外：復性又は持続性血尿(N02.-)

R32 詳細不明の尿失禁　Unspecified urinary incontinence
　　　包含：遺尿(症)NOS
　　　除外：非器質性遺尿(症)(F98.0)
　　　　　　緊張性＜腹圧性＞尿失禁及びその他の明示された尿失禁(N39.3-N39.4)

R33 尿閉　Retention of urine

R34 無尿及び乏尿＜尿量減少＞　Anuria and oliguria
　　　除外：下記に合併するもの：
　　　　　　・流産，子宮外妊娠又は胞状奇胎妊娠(O00-O07, O08.4)
　　　　　　・妊娠，分娩及び産じょく＜褥＞(O26.8, O90.4)

R35 多尿　Polyuria
　　　包含：頻尿
　　　　　　夜間頻尿(症)
　　　除外：心因性多尿(F45.3)

R36 尿道分泌物　Urethral discharge
　　　　包含：陰茎分泌物
　　　　　　　尿道漏

R39 尿路系に関するその他の症状及び徴候
Other symptoms and signs involving the urinary system

R39.0　尿浸潤
R39.1　その他の排尿困難
　　　　遅延＜遷延＞性排尿
　　　　尿線微弱
　　　　尿線分裂
R39.2　腎外性尿毒症
　　　　腎前性尿毒症
R39.8　尿路系に関するその他及び詳細不明の症状及び徴候

認識，知覚，情緒状態及び行動に関する症状及び徴候(R40-R46)
Symptoms and signs involving cognition, perception, emotional state and behaviour

　　　　除外：精神障害の部分症状及び徴候の場合(F00-F99)

R40 傾眠，昏迷及び昏睡　Somnolence, stupor and coma
　　　　除外：昏睡：
　　　　　　　・糖尿病性(共通4桁項目 .0 を伴う E10-E14)
　　　　　　　・肝性(K72.-)
　　　　　　　・低血糖性(非糖尿病性)(E15)
　　　　　　　・新生児(P91.5)
　　　　　　　・尿毒症性(N19)
R40.0　傾眠
　　　　嗜眠
R40.1　昏迷
　　　　半昏睡
　　　　除外：昏迷：
　　　　　　　・緊張病性(F20.2)
　　　　　　　・うつ病性(F31-F33)
　　　　　　　・解離性(F44.2)
　　　　　　　・躁病性(F30.2)
R40.2　昏睡，詳細不明
　　　　意識喪失 NOS

R41 認知機能及び自覚に関するその他の症状及び徴候
Other symptoms and signs involving cognitive functions and awareness

除外：解離性［転換性］障害(F44.-)

- R41.0 失見当(識)，詳細不明
  錯乱 NOS
  除外：心因性失見当(識)(F44.8)
- R41.1 前向性健忘
- R41.2 逆向性健忘
- R41.3 その他の健忘
  健忘 NOS
  除外：健忘症候群：
  ・精神作用物質使用によるもの(共通4桁項目.6を伴うF10-F19)
  ・器質性(F04)
  一過性全健忘(G45.4)
- R41.8 認知機能及び自覚に関するその他及び詳細不明の症状及び徴候

R42 めまい＜眩暈＞感及びよろめき感　Dizziness and giddiness
包含：軽度のふらつき感
　　　めまい＜眩暈症＞ NOS
除外：めまい＜眩暈＞症候群(H81.-)

R43 嗅覚障害及び味覚障害　Disturbances of smell and taste
- R43.0 無嗅覚(症)
- R43.1 嗅覚錯誤＜錯嗅(覚)(症)＞
- R43.2 味覚錯誤＜錯味(症)＞
- R43.8 嗅覚及び味覚のその他及び詳細不明の障害
  嗅覚及び味覚の混合性障害

R44 一般感覚及び知覚に関するその他の症状及び徴候
Other symptoms and signs involving general sensations and perceptions

除外：皮膚感覚障害(R20.-)

- R44.0 幻聴
- R44.1 幻視
- R44.2 その他の幻覚
- R44.3 幻覚，詳細不明
- R44.8 一般感覚及び知覚に関するその他及び詳細不明の症状及び徴候

R45 情緒状態に関する症状及び徴候　Symptoms and signs involving emotional state
- R45.0 神経過敏
  神経性緊張

R45.1	情緒不安及び激越
R45.2	落ち込み
	心配 NOS
R45.3	無気力及び感情鈍麻＜アパシー＞
R45.4	易刺激性＜易怒性＞及び怒り
R45.5	敵意
R45.6	暴力行為
R45.7	情緒性ショック及びストレスの(持続)状態，詳細不明
R45.8	情緒状態に関するその他の症状及び徴候
	自殺観念＜念慮＞(傾向)
	除外：精神障害の部分的構成要素となる自殺観念＜念慮＞(F00－F99)

R46 外観及び行動に関する症状及び徴候
Symptoms and signs involving appearance and behaviour

R46.0	個人衛生の著しいレベル低下
R46.1	奇異な外観
R46.2	奇妙な行動及び不可解な行動
R46.3	活動過剰
R46.4	行動緩慢及び反応性低下
	除外：昏迷(R40.1)
R46.5	さい＜猜＞疑性及び著明な逃避性
R46.6	ストレスの多いできごとへの過度の関心及び没頭
R46.7	異常に多弁で説明が詳しすぎるため，相談や面接の理由が判然としない状態
R46.8	外観及び行動に関するその他の症状及び徴候
	セルフネグレクト NOS
	除外：セルフネグレクトによる食物及び水分の摂取不足(R63.6)

言語及び音声に関する症状及び徴候(R47-R49)
Symptoms and signs involving speech and voice

R47 言語の障害，他に分類されないもの
Speech disturbances, not elsewhere classified

	除外：自閉症(F84.0－F84.1)
	早口＜乱雑＞言語症(F98.6)
	会話及び言語の特異的発達障害(F80.-)
	吃音症(F98.5)
R47.0	不全失語(症)及び失語(症)
	除外：進行性単独失語(症)(G31.0)
R47.1	構音障害及び失構語(症)
R47.8	その他及び詳細不明の言語の障害

第XIII章 症状，徴候及び異常臨床所見・異常検査所見で他に分類されないもの

| R48 | 読字障害及びその他の表象機能の障害，他に分類されないもの
Dyslexia and other symbolic dysfunctions, not elsewhere classified
除外：学習能力の特異的発達障害(F81.-)
- R48.0 読字障害及び失読(症)
- R48.1 失認(症)
- R48.2 失行(症)
- R48.8 その他及び詳細不明の表象機能の障害
　　　　失算(症)
　　　　失書(症)

| R49 | 音声の障害　Voice disturbances
除外：心因性発声障害(F44.4)
- R49.0 発声障害＜発声困難＞
　　　　さ＜嗄＞声＜かすれ声＞
- R49.1 失声＜発声不能＞(症)
　　　　声の喪失
- R49.2 高鼻音及び低鼻音
- R49.8 その他及び詳細不明の音声の障害
　　　　音声の変化 NOS

全身症状及び徴候(R50-R69)
General symptoms and signs

| R50 | その他の原因による熱及び不明熱　Fever of other and unknown origin
除外：不明熱(下記におけるもの)：
　　　　・分娩(O75.2)
　　　　・新生児(P81.9)
　　　産じょく＜褥＞熱 NOS(O86.4)
- R50.2 薬剤性の発熱
　　　薬物の分類が必要な場合は，追加外因コード(XX章)を使用する。
- R50.8 その他の明示された発熱
　　　　悪寒を伴う発熱
　　　　さむけを伴う発熱
　　　　持続熱
- R50.9 発熱，詳細不明
　　　　超高熱 NOS
　　　　発熱 NOS
　　　除外：麻酔による悪性高熱＜体温＞(症)(T88.3)

R51 頭痛 Headache
包含：顔面痛 NOS
除外：非定型顔面痛(G50.1)
　　　片頭痛及びその他の頭痛症候群(G43-G44)
　　　三叉神経痛(G50.0)

R52 疼痛，他に分類されないもの Pain, not elsewhere classified
包含：特定の器官又は部位に関係のない疼痛
除外：慢性疼痛人格症候群(F62.8)
　　　頭痛(R51)
　　　腹痛(R10.-)
　　　背部痛(M54.9)
　　　乳房痛(N64.4)
　　　胸痛(R07.1-R07.4)
　　　耳痛(H92.0)
　　　眼痛(H57.1)
　　　関節痛(M25.5)
　　　(四)肢痛(M79.6)
　　　腰部痛(M54.5)
　　　骨盤痛及び会陰痛(R10.2)
　　　心因痛(F45.4)
　　　肩痛(M75.8)
　　　脊柱痛(M54.-)
　　　咽喉痛(R07.0)
　　　舌痛(K14.6)
　　　歯痛(K08.8)
　　　腎仙痛(N23)

- R52.0 **急性疼痛**
- R52.1 **慢性難治性疼痛**
- R52.2 **その他の慢性疼痛**
- R52.9 **疼痛，詳細不明**
　　　全身性疼痛 NOS

R53 倦怠(感)及び疲労　Malaise and fatigue

無力症 NOS
※ 虚弱 NOS
弱質：
　・NOS
　・慢性
全身性身体荒廃
嗜眠
除外：弱質：
　　　　　・先天性(P96.9)
　　　　　・老人性(R54)
　　　消耗及び疲労(下記によるもの)(下記におけるもの)：
　　　　　・戦闘(F43.0)
　　　　　・働き過ぎ(T73.3)
　　　　　・曝露(不良環境)(T73.2)
　　　　　・熱(T67.-)
　　　　　・神経衰弱(F48.0)
　　　　　・妊娠(O26.8)
　　　　　・老人性無力症(R54)
　　　疲労症候群(F48.0)
　　　　　・ウイルス感染後(G93.3)

R54 老衰　Senility

包含：老令　｝精神病の記載がないもの
　　　　老化
　　　老人性：
　　　　・無力症
　　　　・弱質
除外：老年期精神病(F03)

R55 失神及び虚脱　Syncope and collapse
包含：眼前暗黒＜blackout＞
　　　気絶
除外：神経循環無力症(F45.3)
　　　起立性低血圧(症)(I95.1)
　　　　・神経原性(G90.3)
　　　ショック：
　　　　・NOS(R57.9)
　　　　・心原性(R57.0)
　　　　・下記に合併又は続発する：
　　　　　　・流産，子宮外妊娠又は胞状奇胎妊娠(O00-O07, O08.3)
　　　　　　・分娩(O75.1)
　　　　・術後(T81.1)
　　　ストークス・アダムス＜アダムス・ストークス＞＜Stokes-Adams＞発作(I45.9)
　　　失神：
　　　　・頚動脈洞(G90.0)
　　　　・熱性(T67.1)
　　　　・心因性(F48.8)
　　　意識喪失 NOS(R40.2)

R56 けいれん＜痙攣＞，他に分類されないもの
Convulsions, not elsewhere classified
除外：けいれん＜痙攣＞及び発作(下記におけるもの)：
　　　　・解離性(F44.5)
　　　　・てんかん(G40-G41)
　　　　・新生児(P90)

R56.0 熱性けいれん＜痙攣＞

R56.8 その他及び詳細不明のけいれん＜痙攣＞
　　　痙攣 NOS
　　　発作(けいれん＜痙攣＞性)NOS

R57 ショック，他に分類されないもの　Shock, not elsewhere classified

除外：ショック（下記によるもの）：
- 麻酔(T88.2)
- アナフィラキシー（下記によるもの）：
    - NOS(T78.2)
    - 有害食物反応(T78.0)
    - 血清(T80.5)
- 流産，子宮外妊娠又は胞状奇胎妊娠に合併又は続発するもの(O00-O07, O08.3)
- 電気(T75.4)
- 雷撃(T75.0)
- 産科(O75.1)
- (手)術後(T81.1)
- 心理的(F43.0)
- 敗血症性(A41.9)
- 外傷性(T79.4)

毒素ショック症候群(A48.3)

- **R57.0** 心原性ショック
- **R57.1** 循環血液量減少性ショック
    ※ ハイポボレミックショック
- **R57.2** 敗血症性ショック
- **R57.8** その他のショック
    エンドトキシンショック
- **R57.9** ショック，詳細不明
    末梢循環不全 NOS

R58 出血，他に分類されないもの　Haemorrhage, not elsewhere classified

包含：出血 NOS

R59 リンパ節腫大　Enlarged lymph nodes

包含：リンパ節腫大＜腫張＞
除外：リンパ節炎：
- NOS(I88.9)
- 急性(L04.-)
- 慢性(I88.1)
- 腸間膜(急性)(慢性)(I88.0)

- **R59.0** 限局性リンパ節腫大

R59.1	全身性リンパ節腫大

リンパ節症 NOS

除外：(遷延性)全身性リンパ節症を起こしたヒト免疫不全ウイルス［HIV］病(B23.1)

R59.9	リンパ節腫大，詳細不明

R60 浮腫，他に分類されないもの　Oedema, not elsewhere classified

除外：腹水(R18)
　　　胎児水腫 NOS(P83.2)
　　　水胸(J94.8)
　　　浮＜水＞腫：
　　　　　・血管神経(T78.3)
　　　　　・脳(G93.6)：
　　　　　　　・出産損傷によるもの(P11.0)
　　　　　・妊娠(O12.0)
　　　　　・遺伝性(Q82.0)
　　　　　・喉頭(J38.4)
　　　　　・栄養失調(症)性(E40-E46)
　　　　　・鼻咽頭(J39.2)
　　　　　・新生児(P83.3)
　　　　　・咽頭(J39.2)
　　　　　・肺(J81)

R60.0	限局性浮腫
R60.1	全身性浮腫
R60.9	浮腫，詳細不明

体液貯留 NOS

R61 発汗過多＜多汗＞(症)　Hyperhidrosis

R61.0	限局性発汗過多＜多汗＞(症)
R61.1	全身性発汗過多＜多汗＞(症)
R61.9	発汗過多＜多汗＞(症)，詳細不明

発汗過剰
夜間発汗＜寝汗＞

R62 身体標準発育不足　Lack of expected normal physiological development

除外：思春期遅発症(E30.0)

R62.0	標準発達遅延

身体標準発育の達成遅延
遅延：
　・言語
　・歩行

R62.8 　その他の身体標準発育不足
　　　　不全：
　　　　　　・体重増加
　　　　　　・発育
　　　　幼稚症 NOS
　　　　成長の不足
　　　　身体発育遅滞
　　　　除外：発育不全を起こしたヒト免疫不全ウイルス［HIV］病(B22.2)
　　　　　　　栄養失調(症)による身体的発育遅滞＜遅延＞(E45)
R62.9 　身体標準発育不足, 詳細不明

R63　食物及び水分摂取に関する症状及び徴候
Symptoms and signs concerning food and fluid intake

　　　　除外：大食症 NOS(F50.2)
　　　　　　　非器質性の摂食障害(F50.-)
　　　　　　　栄養失調(症)(E40-E46)
R63.0 　食欲不振
　　　　食欲喪失
　　　　除外：神経性無食欲症(F50.0)
　　　　　　　非器質性の食欲不振(F50.8)
R63.1 　多飲(症)
　　　　過度の口渇
R63.2 　多食(症)
　　　　過度の摂食
　　　　過栄養＜過剰摂食＞ NOS
R63.3 　栄養補給の困難及び不適当な管理
　　　　栄養補給の問題 NOS
　　　　除外：新生児の哺乳の問題(P92.-)
　　　　　　　非器質的原因による乳幼児の哺育障害(F98.2)
R63.4 　異常体重減少
R63.5 　異常体重増加
　　　　除外：妊娠中の過度の体重増加(O26.0)
　　　　　　　肥満(症)(E66.-)
R63.6 　セルフネグレクトによる食物及び水分の摂取不足
　　　　除外：食欲不振(R63.0)
　　　　　　　食糧不足による飢餓(X53)
　　　　　　　水不足による脱水(X54)
　　　　　　　セルフネグレクト NOS(R46.8)
R63.8 　食物及び水分摂取に関するその他の症状及び徴候

R64 悪液質　Cachexia
除外：消耗症候群を起こしたヒト免疫不全ウイルス［HIV］病(B22.2)
　　　　悪性悪液質(C80.-)
　　　　栄養性消耗症＜マラスムス＞(E41)

R65 全身性炎症反応症候群［SIRS］
Systemic Inflammatory Response Syndrome [SIRS]

注：本項目は一次コーディングにおいて使用するべきではない。本項目は複数コーディングにおいて使用するものであり，何らかの原因からこの病態が生じたことを示す際に用いる。原因もしくは基礎疾患を示す際には，まずは他章のコードを先に割り当てるべきである。

R65.0　感染症が原因の全身性炎症反応症候群，臓器不全を伴わないもの
R65.1　感染症が原因の全身性炎症反応症候群，臓器不全を伴うもの
　　　　重症敗血症
R65.2　感染症が原因でない全身性炎症反応症候群，臓器不全を伴わないもの
R65.3　感染症が原因でない全身性炎症反応症候群，臓器不全を伴うもの
R65.9　全身性炎症反応症候群，詳細不明

R68 その他の全身症状及び徴候　Other general symptoms and signs
R68.0　低体温，外界の低温状態に関連しないもの
除外：低体温(下記によるもの)(下記の)：
　　　　・NOS(不慮の)(T68)
　　　　・麻酔(T88.5)
　　　　・外界の低温状態(T68)
　　　　・新生児(P80.-)

R68.1　乳児特有の非特異的症状
　　　　乳児の過度の啼泣
　　　　過敏性乳児
除外：新生児の脳易刺激性(P91.3)
　　　　生歯症候群(K00.7)

R68.2　口内乾燥，詳細不明
除外：下記による口内乾燥：
　　　　・脱水(症)(E86)
　　　　・乾燥症候群［シェーグレン＜Sjögren＞症候群］(M35.0)
　　　　唾液腺分泌不全＜減退＞(K11.7)

R68.3　(太鼓)ばち指
　　　　(太鼓)ばち爪
除外：先天性(太鼓)ばち指(Q68.1)
　　　　先天性ばち爪(Q84.6)

R68.8　その他の明示された全身症状及び徴候

R69 原因不明及び詳細不明の疾病　Unknown and unspecified causes of morbidity
　　包含：病気 NOS
　　　　　診断されていない疾患，障害の部位又は器官系が明示されないもの

血液検査の異常所見，診断名の記載がないもの(R70-R79)
　　Abnormal findings on examination of blood, without diagnosis

　　除外：異常(下記の)(下記に関する)：
　　　　　　・母体の出産前スクリーニング(O28.-)
　　　　　　・凝固(D65-D68)
　　　　　　・脂質(E78.-)
　　　　　　・血小板(D69.-)
　　　　　　・他に分類される白血球(D70-D72)
　　　　　他に分類される診断上の異常所見 － 索引を参照
　　　　　胎児及び新生児の出血性障害及び血液学的障害(P50-P61)

R70 赤血球沈降速度促進及び血漿粘(稠)度の異常
　　Elevated erythrocyte sedimentation rate and abnormality of plasma viscosity

R70.0　赤血球沈降速度促進
　　※ 赤＜血＞沈促進
R70.1　血漿粘(稠)度異常

R71 赤血球の異常　Abnormality of red blood cells
　　包含：異常赤血球：
　　　　　　　・形態学的 NOS
　　　　　　　・容積 NOS
　　　　　赤血球大小不同症
　　　　　変型赤血球症
　　除外：貧血(D50-D64)
　　　　　赤血球増加症＜多血症＞：
　　　　　　・NOS(D75.1)
　　　　　　・良性(家族性)(D75.0)
　　　　　　・新生児(P61.1)
　　　　　　・続発性＜二次性＞(D75.1)
　　　　　　・真正(D45)

R72 白血球の異常，他に分類されないもの
　　Abnormality of white blood cells, not elsewhere classified
　　包含：異常白血球分化 NOS
　　除外：白血球増加症(D72.8)

R73 血糖値上昇　Elevated blood glucose level
除外：糖尿病(E10-E14)
　　　　・妊娠，分娩及び産じょく＜褥＞におけるもの(O24.-)
　　　新生児障害(P70.0-P70.2)
　　　術後低インスリン血症(E89.1)

R73.0　ブドウ糖負荷試験異常
　　　糖尿病：
　　　　・化学的
　　　　・潜在性
　　　耐糖能障害
　　　糖尿病前症＜前糖尿病＞

R73.9　高血糖，詳細不明

R74 血清酵素値異常　Abnormal serum enzyme levels
R74.0　トランスアミナーゼ(値)及び乳酸脱水素酵素［LDH］(値)の上昇
R74.8　その他の血清酵素の異常値
　　　下記の異常値：
　　　　・酸ホスファターゼ
　　　　・アルカリホスファターゼ
　　　　・アミラーゼ
　　　　・リパーゼ［トリアセチルグリセロール リパーゼ］
R74.9　詳細不明の血清酵素の異常値

R75 ヒト免疫不全ウイルス［HIV］の検査陽性
Laboratory evidence of human immunodeficiency virus［HIV］
包含：乳児における確認されないHIVテスト所見
除外：無症候性ヒト免疫不全ウイルス［HIV］感染状態(Z21)
　　　ヒト免疫不全ウイルス［HIV］病(B20-B24)
　　　妊娠，分娩及び産じょく＜褥＞に合併するヒト免疫不全ウイルス［HIV］病
　　　　(O98.7)

R76 血清のその他の免疫学的異常所見
Other abnormal immunological findings in serum

R76.0　抗体価上昇
除外：同種免疫，妊娠中におけるもの(O36.0-O36.1)
　　　　・胎児又は新生児に影響するもの(P55.-)

R76.1　ツベルクリン検査の異常反応
　　　マントー＜Mantoux＞テストの異常結果

R76.2　梅毒血清反応偽陽性
　　　ワッセルマン＜Wassermann＞反応偽陽性

R76.8	血清のその他の明示された免疫学的異常所見	
	免疫グロブリン値上昇 NOS	
R76.9	血清の免疫学的異常所見，詳細不明	

R77 血漿タンパク＜蛋白＞のその他の異常　　Other abnormalities of plasma proteins
除外：血漿タンパク＜蛋白＞代謝障害(E88.0)
R77.0	アルブミンの異常
R77.1	グロブリンの異常
	高グロブリン血症 NOS
R77.2	アルファフェトプロテインの異常
R77.8	血漿タンパク＜蛋白＞のその他の明示された異常
R77.9	血漿タンパク＜蛋白＞の異常，詳細不明

R78 正常では血中から検出されない薬物及びその他の物質の検出
Findings of drugs and other substances, not normally found in blood
除外：精神作用物質使用による精神及び行動の障害(F10－F19)
R78.0	血中のアルコールの検出
	アルコール値の詳細な分類が必要な場合は，追加外因コード(Y90.-)を使用する。
R78.1	血中のアヘン薬物の検出
R78.2	血中のコカインの検出
R78.3	血中の幻覚剤の検出
R78.4	血中の嗜癖傾向のあるその他の薬物の検出
R78.5	血中の向精神薬の検出
R78.6	血中のステロイド物質の検出
R78.7	血中の重金属の異常値
R78.8	その他の明示された物質の検出，正常では血中から検出されないもの
	血中のリチウム異常値
R78.9	詳細不明の物質の検出，正常では血中から検出されないもの

R79 その他の血液化学的異常所見　　Other abnormal findings of blood chemistry
除外：体液，電解質又は酸塩基平衡の異常(E86－E87)
　　　　無症候性高尿酸血症(E79.0)
　　　　高血糖 NOS(R73.9)
　　　　低血糖症 NOS(E16.2)：
　　　　　・新生児(P70.3－P70.4)
　　　　下記の障害を示す特異的所見：
　　　　　・アミノ酸代謝(E70－E72)
　　　　　・糖質代謝(E73－E74)
　　　　　・脂質代謝(E75.-)

R79.0 血中ミネラル＜鉱質＞異常値
下記の血中異常値：
- ・コバルト
- ・銅
- ・鉄
- ・マグネシウム
- ・ミネラル＜鉱質＞ NEC
- ・亜鉛

除外：リチウム異常値(R78.8)
　　　　ミネラル＜鉱質＞代謝障害(E83.-)
　　　　新生児低マグネシウム血症(P71.2)
　　　　栄養性ミネラル＜鉱質＞欠乏症(E58-E61)

R79.8 その他の明示された血液化学的異常所見
血液ガス＜血中ガス＞値異常

R79.9 血液化学的異常所見，詳細不明

尿検査の異常所見，診断名の記載がないもの (R80-R82)
Abnormal findings on examination of urine, without diagnosis

除外：母体の分娩前スクリーニングにおける異常所見(O28.-)
　　　他に分類される診断上の異常所見 － 索引を参照
　　　下記の障害を示す特異的所見：
- ・アミノ酸代謝(E70-E72)
- ・糖質代謝(E73-E74)

R80 単独タンパク＜蛋白＞尿　Isolated proteinuria
包含：アルブミン尿 NOS
　　　ベンス ジョーンズ＜Bence Jones＞タンパク＜蛋白＞尿
　　　タンパク＜蛋白＞尿 NOS

除外：妊娠タンパク＜蛋白＞尿(O12.1)
　　　明示された形態学的病変を伴う単独タンパク＜蛋白＞尿(N06.-)
　　　起立性タンパク＜蛋白＞尿(N39.2)
　　　持続性タンパク＜蛋白＞尿(N39.1)

R81 尿糖　Glycosuria
除外：腎性糖尿(E74.8)

R82 尿のその他の異常所見　Other abnormal findings in urine
除外：血尿(R31)

R82.0 乳び＜糜＞尿
除外：フィラリア＜糸状虫＞性乳び＜糜＞尿(B74.-)

R82.1	ミオグロビン尿
R82.2	胆汁色素尿
R82.3	ヘモグロビン＜血色素＞尿症

　　　除外：ヘモグロビン＜血色素＞尿症：
　　　　　　　　・外因による溶血性 NEC(D59.6)
　　　　　　　　・発作性夜間［マルキアファーヴァ・ミケリ＜Marchiafava-Micheli＞症候群］
　　　　　　　　　(D59.5)

R82.4	アセトン尿

　　　ケトン尿

R82.5	薬物，医薬品及び生物学的製剤の尿中値の上昇

　　　尿中値の上昇：
　　　　　・カテコラミン
　　　　　・インドール酢酸
　　　　　・17-ケトステロイド
　　　　　・ステロイド

R82.6	薬用を主としない物質の尿中値の異常

　　　重金属の尿中値の異常

R82.7	尿の微生物学的検査における異常所見

　　　培養所見陽性

R82.8	尿の細胞学的及び組織学的検査における異常所見
R82.9	尿のその他及び詳細不明の異常所見

　　　尿中の細胞及び円柱
　　　結晶尿
　　　メラニン尿

その他の体液，検体＜材料＞及び組織の検査の異常所見，診断名の記載がないもの(R83-R89)

Abnormal findings on examination of other body fluids, substances and tissues, without diagnosis

　　除外：下記の異常所見：
　　　　　・母体の分娩前スクリーニング(O28.-)
　　　　　・検査：
　　　　　　　・血液，診断名の記載がないもの(R70-R79)
　　　　　　　・尿，診断名の記載がないもの(R80-R82)
　　　　他に分類される診断上の異常所見 - 索引を参照
　　　下記の4桁細分類項目は項目 R83-R89 に使用する：

.0	酵素の異常値
.1	ホルモンの異常値
.2	その他の薬物，医薬品及び生物学的製剤の異常値
.3	薬用を主としない物質の異常値
.4	免疫学的異常所見

.5 微生物学的異常所見
   培養所見陽性
.6 細胞学的異常所見
   パパニコロー<Papanicolaou>スミアの異常所見
.7 組織学的異常所見
.8 その他の異常所見
   染色体の異常所見
.9 詳細不明の異常所見

R83 脳脊髄液に関する異常所見　Abnormal findings in cerebrospinal fluid
[細分類項目については、R83の前にある記載を参照のこと]

R84 呼吸器及び胸部<郭>からの検体<材料>の異常所見
Abnormal findings in specimens from respiratory organs and thorax
[細分類項目については、R83の前にある記載を参照のこと]
包含：下記における異常所見：
・気管支洗浄液
・鼻分泌物
・胸水
・喀痰
・咽喉擦過材料
除外：血痰(R04.2)

R85 消化器及び腹腔からの検体<材料>の異常所見
Abnormal findings in specimens from digestive organs and abdominal cavity
[R83の前に記載の細分類項目参照]
包含：下記における異常所見：
・腹水
・唾液
除外：異常便(R19.5)

R86 男性生殖器からの検体<材料>の異常所見
Abnormal findings in specimens from male genital organs
[R83の前に記載の細分類項目参照]
包含：下記における異常所見：
・前立腺分泌物
・精子，精液
異常精子
除外：無精子症(N46)
　　　精子減少症(N46)

R87 女性生殖器からの検体＜材料＞の異常所見
Abnormal findings in specimens from female genital organs

[R83 の前に記載の細分類項目参照]

包含：下記からの分泌物及びスミアにおける異常所見：
- 子宮頸(部)
- 腟
- 外陰

除外：上皮内癌(D05-D07.3)
異形成：
- 子宮頸(部)(N87.-)
- 腟(N89.0-N89.3)
- 外陰(N90.0-N90.3)

R89 その他の臓器，器官系及び組織からの検体＜材料＞の異常所見
Abnormal findings in specimens from other organs, systems and tissues

[R83 の前に記載の細分類項目参照]

包含：下記における異常所見：
- 乳頭分泌物
- 滑液
- 創傷分泌物

画像診断及び機能検査における異常所見，診断名の記載がないもの(R90-R94)
Abnormal findings on diagnostic imaging and in function studies, without diagnosis

包含：下記の画像診断における非特異的異常所見：
- コンピュータ断層撮影［CT スキャン］
- 磁気共鳴画像［MRI］［NMR］
- ポジトロン＜陽電子＞エミッション断層撮影［PET スキャン］
- サーモグラフィ
- 超音波［エコーグラム］
- X 線検査

除外：母体の分娩前スクリーニングにおける異常所見(O28.-)
他に分類される診断上の異常所見 － 索引を参照

R90 中枢神経系の画像診断における異常所見
Abnormal findings on diagnostic imaging of central nervous system

R90.0 頭蓋内占拠性病変

R90.8 中枢神経系の画像診断におけるその他の異常所見
　　　脳超音波検査異常
　　　白質病変 NOS

R91 肺の画像診断における異常所見
Abnormal findings on diagnostic imaging of lung
　　包含：コイン状陰影 NOS
　　　　　肺腫瘤 NOS

R92 乳房の画像診断における異常所見
Abnormal findings on diagnostic imaging of breast

R93 その他の身体構造の画像診断における異常所見
Abnormal findings on diagnostic imaging of other body structures

R93.0 頭蓋及び頭部の画像診断における異常所見，他に分類されないもの
　　　除外：頭蓋内占拠性病変(R90.0)
R93.1 心臓及び冠循環の画像診断における異常所見
　　　下記の異常：
　　　　・心超音波検査＜心エコーグラム＞＜UCG＞ NOS
　　　　・心陰影
R93.2 肝及び胆道の画像診断における異常所見
　　　胆のう＜嚢＞の造影陰性
R93.3 消化管のその他の部位の画像診断における異常所見
R93.4 泌尿器の画像診断における異常所見
　　　下記の充満＜盈＞欠損：
　　　　・膀胱
　　　　・腎
　　　　・尿管
　　　除外：腎肥大(N28.8)
R93.5 後腹膜を含むその他の腹部の画像診断における異常所見
R93.6 (四)肢の画像診断における異常所見
　　　除外：皮膚及び皮下組織に関する異常所見(R93.8)
R93.7 筋骨格系のその他の部位の画像診断における異常所見
　　　除外：頭蓋の画像診断における異常所見(R93.0)
R93.8 その他の明示された身体構造の画像診断における異常所見
　　　皮膚及び皮下組織に関する放射線医学的異常所見
　　　縦隔偏位＜移動＞

R94 機能検査の異常所見　Abnormal results of function studies
包含：下記の異常所見：
- 放射性核種［ラジオアイソトープ］摂取検査
- シンチグラフィ

R94.0　中枢神経系の機能検査における異常所見
異常脳波［EEG］

R94.1　末梢神経系及び特殊感覚の機能検査における異常所見
異常：
- 筋電図［EMG］
- 眼(球)電図［EOG］
- 網(膜)電図［ERG］
- 神経刺激反応
- 視覚誘発電位［VEP］

R94.2　肺機能検査の異常所見
減少＜低下＞：
- 換気量
- 肺活量

R94.3　心血管機能検査の異常所見
異常：
- 心電図［ECG］［EKG］
- 電気生理学的心臓内検査
- 心音図
- ベクトル心電図

R94.4　腎機能検査の異常所見
腎機能検査異常

R94.5　肝機能検査の異常所見

R94.6　甲状腺機能検査の異常所見

R94.7　その他の内分泌機能検査の異常所見
除外：ブドウ糖負荷試験異常(R73.0)

R94.8　その他の臓器及び器官系の機能検査における異常所見
異常：
- 基礎代謝率［BMR］
- 膀胱機能検査
- 脾機能検査

診断名不明確及び原因不明の死亡(R95－R99)
Ill-defined and unknown causes of mortality

除外：原因不明の胎児死亡(P95)
産科的死亡 NOS(O95)

R95 乳幼児突然死症候群　Sudden infant death syndrome
※ SIDS

R95.0　乳幼児突然死症候群，剖検の記載があるもの
R95.9　乳幼児突然死症候群，剖検の記載がないもの
乳幼児突然死症候群，詳細不明

R96 その他の突然死＜急死＞，原因不明　Other sudden death, cause unknown
除外：心臓性突然死＜急死＞と記載されたもの(I46.1)
乳幼児突然死症候群(R95)

R96.0　即死
成人における説明のつかない突然死
除外：原因が既知の突然死(A00.0－Q99.9, U04.9, V01.0－Y89.9)
R96.1　発症後24時間未満の死亡で他に説明がないもの
暴力による死亡でも即死でもなく，しかも原因が発見できない死亡
疾病の徴候のない死亡

R98 立会者のいない死亡　Unattended death
包含：死体が発見され，しかも何らその原因が判明しない場合
発見死体

R99 その他の診断名不明確及び原因不明の死亡
Other ill-defined and unspecified causes of mortality

包含：死亡 NOS
原因不明の死亡

第XIX章 損傷，中毒及びその他の外因の影響 (S00-T98)

Injury, poisoning and certain other consequences of external causes

除外：出産外傷(P10-P15)
　　　産科的外傷(O70-O71)
　　　骨折の変形癒合(M84.0)
　　　骨折の骨癒合不全［偽関節］(M84.1)
　　　病的骨折 NOS(M84.4)
　　　病的骨折を伴う骨粗しょう＜鬆＞症＜オステオポローシス＞(M80.-)
　　　疲労骨折(M84.3)

本章は，次の中間分類項目を含む：

S00-S09	頭部損傷
S10-S19	頸部損傷
S20-S29	胸部＜郭＞損傷
S30-S39	腹部，下背部，腰椎及び骨盤部の損傷
S40-S49	肩及び上腕の損傷
S50-S59	肘及び前腕の損傷
S60-S69	手首及び手の損傷
S70-S79	股関節部及び大腿の損傷
S80-S89	膝及び下腿の損傷
S90-S99	足首及び足の損傷
T00-T07	多部位の損傷
T08-T14	部位不明の体幹もしくは(四)肢の損傷又は部位不明の損傷
T15-T19	自然開口部からの異物侵入の作用
T20-T32	熱傷及び腐食
T33-T35	凍傷
T36-T50	薬物，薬剤及び生物学的製剤による中毒
T51-T65	薬用を主としない物質の毒作用
T66-T78	外因のその他及び詳細不明の作用
T79	外傷の早期合併症
T80-T88	外科的及び内科的ケアの合併症，他に分類されないもの
T90-T98	損傷，中毒及びその他の外因による影響の続発・後遺症

第XIX章 損傷，中毒及びその他の外因の影響

　本章は，単一部位に関係するさまざまな型の損傷をコーディングするためのS節並びに，多発性又は部位不明の損傷，中毒及びその他の外因の影響をコーディングするためのT節から構成されている。
　多部位の損傷がタイトルの中に明示された場合，「伴う」<with>という言葉は両方の部位を含み，「及び」<and>という言葉はどちらか一方又は両方の部位を含んでいる。
　損傷の複合コーディングの原則には，可能なかぎりしたがうべきである。
　個々の病態についての詳細が不十分な場合，又は一次製表を目的として単一のコードを記録する方がより便利な場合のために，多発性損傷のための組み合わせ分類項目が用意されている。そうでない場合は，それぞれの損傷ごとに別々にコーディングをする。疾病又は死亡のコーディングルール及びガイドラインも参照する。
　T00－T14及びT90－T98と同様に，S節の中間分類項目に関する身体部位は，下記のような損傷が3桁分類項目で示されている。

表在損傷，下記を含む：
　・表皮剥脱
　・水疱(非熱傷性)
　・皮下出血及び血腫を含む挫傷
　・表在性異物(破片)による損傷，大きな開放創を伴わないもの
　・昆虫による咬傷(非有毒性)

開放創，下記を含む：
　・動物による咬傷
　・切創
　・裂傷<laceration>
　・穿刺創：
　　　－NOS
　　　－異物を伴うもの(穿通性)

骨折，下記を含む：
    骨折
    閉鎖性：
        ・複雑
        ・感染性
        ・銃撃
        ・亀裂
        ・グリーンスティック＜若木＞
        ・かん(陥)没　　　　　　　　　遷延治癒を伴うもの又は伴わないもの
        ・線状
        ・行軍＜疲労＞
        ・単純
        ・骨端すべり
        ・らせん状
        ・脱臼
        ・転位
    骨折
    開放性：
        ・複雑
        ・感染性
        ・銃撃　　　　　　　　　　　遷延治癒を伴うもの又は伴わないもの
        ・穿刺
        ・異物を伴うもの

除外：骨折：
        ・病的(M84.4)
        ・骨粗しょう＜鬆＞症＜オステオポローシス＞を伴うもの(M80.-)
        ・疲労(M84.3)
    骨折の変形癒合(M84.0)
    骨折の骨癒合不全［偽関節］(M84.1)

脱臼，捻挫及びストレイン，下記を含む：
　　裂離　　　　　　　　　　　⎫
　　裂傷＜laceration＞　　　　｜
　　捻挫　　　　　　　　　　　｜
　　ストレイン　　　　　　　　｜
　　外傷性：　　　　　　　　　⎬　軟骨及び関節(包)
　　　・関節血症　　　　　　　｜
　　　・断裂　　　　　　　　　｜
　　　・亜脱臼　　　　　　　　｜
　　　・裂傷＜断裂＞＜tear＞　⎭

神経及び脊髄の損傷，下記を含む：
　　脊髄の完全又は不(完)全損傷
　　神経及び脊髄の連続性損傷
　　外傷性：
　　　・神経の分断
　　　・脊髄(内)出血
　　　・麻痺(一過性)
　　　・対麻痺
　　　・四肢麻痺

血管損傷，下記を含む：
　　裂離　　　　　　　　　　　⎫
　　切創　　　　　　　　　　　｜
　　裂傷＜laceration＞　　　　｜
　　外傷性：　　　　　　　　　⎬　血管
　　　・動脈瘤又は(動静脈)瘻　｜
　　　・動脈(性)血腫　　　　　｜
　　　・破裂　　　　　　　　　⎭

筋，筋膜及び腱の損傷，下記を含む：
　　裂離　　　　　　　　　　　⎫
　　切創　　　　　　　　　　　｜
　　裂傷＜laceration＞　　　　⎬　筋(肉)，筋膜及び腱
　　ストレイン　　　　　　　　｜
　　外傷性断裂　　　　　　　　⎭

挫滅損傷

外傷性切断

内臓損傷，下記を含む：
  爆風損傷 ⎫
  皮下出血
  振とう＜盪＞（症）
  挫滅
  裂傷＜laceration＞ ⎬ 内臓
  外傷性：
    ・血腫
    ・穿刺創
    ・破裂
    ・裂傷＜断裂＞＜tear＞ ⎭

その他及び詳細不明の損傷

頭部損傷（S00－S09）
Injuries to the head

包含：下記の損傷：
  ・耳
  ・眼
  ・顔面［各部位］
  ・歯肉
  ・顎骨
  ・顎関節部
  ・口腔
  ・口蓋
  ・眼球周囲部
  ・頭皮
  ・舌
  ・歯

除外：熱傷及び腐食（T20－T32）
  ・異物の影響，下記の自然開口部におけるもの：
    －耳（T16）
    －喉頭（T17.3）
    －口（T18.0）
    －鼻（T17.0－T17.1）
    －咽頭（T17.2）
  ・外眼（T15.-）
  凍傷（T33－T35）
  有毒昆虫による咬傷又は刺傷（T63.4）

第XIX章 損傷，中毒及びその他の外因の影響

S00 **頭部の表在損傷** Superficial injury of head
除外：脳挫傷(びまん性)(S06.2)
　　　・局所性(S06.3)
　　　眼球及び眼窩の損傷(S05.-)

S00.0 頭皮の表在損傷
S00.1 眼瞼及び眼球周囲部の挫傷
　　　眼瞼皮下出血
　　　除外：眼球及び眼窩組織の挫傷(S05.1)
S00.2 眼瞼及び眼球周囲部のその他の表在損傷
　　　除外：結膜及び角膜の表在損傷(S05.0)
S00.3 鼻の表在損傷
S00.4 耳の表在損傷
S00.5 口唇及び口腔の表在損傷
S00.7 頭部の多発性表在損傷
S00.8 頭部のその他の部位の表在損傷
S00.9 頭部の表在損傷，部位不明

S01 **頭部の開放創** Open wound of head
除外：断頭(S18)
　　　眼球及び眼窩の損傷(S05.-)
　　　頭部の外傷性切断(S08.-)

S01.0 頭皮の開放創
　　　除外：頭皮の裂離(S08.0)
S01.1 眼瞼及び眼球周囲部の開放創
　　　涙道の損傷を伴う又は伴わない眼瞼及び眼球周囲部の開放創
S01.2 鼻の開放創
S01.3 耳の開放創
S01.4 頬部及び側頭下顎部の開放創
S01.5 口唇及び口腔の開放創
　　　除外：歯：
　　　　　　・脱臼(S03.2)
　　　　　　・骨折(S02.5)
S01.7 頭部の多発性開放創
S01.8 頭部のその他の部位の開放創
S01.9 頭部の開放創，部位不明

S02 頭蓋骨及び顔面骨の骨折　Fracture of skull and facial bones

注：頭蓋内損傷を伴う頭蓋及び顔面骨骨折の一次コーディングについては，疾病または死亡のコーディングルール及びガイドラインを参照する。

下記の細分類項目は，骨折及び開放創を分類するための複合コーディングが不可能又は不必要な場合に，必要に応じて選択できるよう設定されている；閉鎖性又は開放性の記載のない骨折は閉鎖性に分類する。

  0 閉鎖性
  1 開放性

- S02.0　**頭蓋穹隆部骨折**
  - 前頭骨
  - 頭頂骨
- S02.1　**頭蓋底骨折**
  - 前頭蓋窩
  - 中頭蓋窩
  - 後頭蓋窩
  - 後頭骨
  - 眼窩上壁
  - 篩骨洞＜蜂巣＞
  - 前頭洞
  - 蝶形骨
  - 側頭骨

  除外：眼窩 NOS(S02.8)
  　　　　眼窩底(S02.3)

- S02.2　**鼻骨骨折**
- S02.3　**眼窩底部骨折**

  除外：眼窩 NOS(S02.8)
  　　　　眼窩上壁(S02.1)

- S02.4　**頰骨及び上顎骨骨折**
  - 上顎(骨)
  - 頰骨弓
- S02.5　**歯の破折**
  - 破壊歯
- S02.6　**下顎骨骨折**
  - 下顎(骨)
- S02.7　**頭蓋骨及び顔面骨を含む多発骨折**

S02.8	その他の頭蓋骨及び顔面骨の骨折
	歯槽
	眼窩 NOS
	口蓋
	除外：眼窩底(S02.3)
	眼窩上壁(S02.1)
S02.9	頭蓋骨及び顔面骨の骨折，部位不明

S03 頭部の関節及び靱帯の脱臼，捻挫及びストレイン
Dislocation, sprain and strain of joints and ligaments of head

S03.0	顎の脱臼
	顎(軟骨)(半月)
	下顎骨
	顎(関節)
S03.1	鼻中隔軟骨の脱臼
S03.2	歯の脱臼
S03.3	頭部のその他及び部位不明の脱臼
S03.4	顎の捻挫及びストレイン
	顎(関節)(靱帯)
S03.5	頭部のその他及び部位不明の関節及び靱帯の捻挫及びストレイン

S04 脳神経損傷　Injury of cranial nerves

S04.0	視神経及び視路の損傷
	視(神経)交叉
	第2脳神経
	皮質視覚野
S04.1	動眼神経損傷
	第3脳神経
S04.2	滑車神経損傷
	第4脳神経
S04.3	三叉神経損傷
	第5脳神経
S04.4	外転神経損傷
	第6脳神経
S04.5	顔面神経損傷
	第7脳神経
S04.6	聴神経損傷
	内耳神経
	第8脳神経
S04.7	副神経損傷
	第11脳神経

S04.8	その他の脳神経損傷
	舌咽神経［第9脳神経］
	舌下神経［第12脳神経］
	嗅神経［第1脳神経］
	迷走神経［第10脳神経］
S04.9	詳細不明の脳神経損傷

S05 眼球及び眼窩の損傷　Injury of eye and orbit

除外：下記の損傷：
- ・動眼神経［第3脳神経］（S04.1）
- ・視神経［第2脳神経］（S04.0）

眼瞼及び眼球周囲部の開放創(S01.1)
眼窩骨骨折(S02.1, S02.3, S02.8)
眼瞼の表在損傷(S00.1－S00.2)

S05.0	結膜損傷及び角膜擦過傷，異物の記載がないもの
	除外：下記の異物：
	・結膜(T15.1)
	・角膜(T15.0)
S05.1	眼球及び眼窩組織の挫傷
	外傷性前房出血
	除外：眼瞼皮下出血 NOS(S00.1)
	眼瞼及び眼球周囲部の挫傷(S00.1)
S05.2	眼球の裂傷＜laceration＞及び破裂，眼球内組織の脱出又は喪失を伴うもの
S05.3	眼球の裂傷＜laceration＞，眼球内組織の脱出及び喪失を伴わないもの
	眼球の裂傷＜laceration＞ NOS
S05.4	眼窩の穿通創，異物を伴うもの又は伴わないもの
	除外：眼窩の穿通創後の異物残留（陳旧性）(H05.5)
S05.5	眼球の穿通創，異物を伴うもの
	除外：眼内異物残留（陳旧性）(H44.6－H44.7)
S05.6	眼球の穿通創，異物を伴わないもの
	眼球穿通 NOS
S05.7	眼球の裂離
	外傷性剔出
S05.8	眼球及び眼窩のその他の損傷
	涙管損傷
S05.9	眼球及び眼窩の損傷，詳細不明
	眼の損傷 NOS

S06 頭蓋内損傷　Intracranial injury

注：骨折を伴う頭蓋内損傷の一次コーディングについては，疾病又は死亡のコーディングルール及びガイドラインを参照する。

下記の細分類項目は，頭蓋内損傷及び開放創を分類するための複合コーディングが不可能又は不必要な場合に，必要に応じて選択できるよう設定されている：
- 0　頭蓋内に達する開放創を伴わないもの
- 1　頭蓋内に達する開放創を伴うもの

S06.0　振とう<盪>(症)
　　　脳振とう<盪>(症)
S06.1　外傷性脳浮腫
S06.2　びまん性脳損傷
　　　脳挫傷 NOS
　　　脳裂傷<laceration> NOS
　　　外傷性脳圧迫 NOS
S06.3　局所性脳損傷
　　　局所性：
　　　　・脳挫傷
　　　　・脳裂傷<laceration>
　　　　・外傷性脳内出血
S06.4　硬膜外出血
　　　硬膜外出血(外傷性)
S06.5　外傷性硬膜下出血
S06.6　外傷性くも膜下出血
S06.7　持続性昏睡を伴う頭蓋内損傷
S06.8　その他の頭蓋内損傷
　　　外傷性出血：
　　　　・小脳性
　　　　・頭蓋内 NOS
S06.9　頭蓋内損傷，詳細不明
　　　脳損傷 NOS
　　　除外：頭部損傷 NOS(S09.9)

S07 頭部の挫滅損傷　Crushing injury of head
S07.0　顔面の挫滅損傷
S07.1　頭蓋の挫滅損傷
S07.8　頭部のその他の部位の挫滅損傷
S07.9　頭部の挫滅損傷，部位不明

S08 頭部の外傷性切断　Traumatic amputation of part of head
S08.0　頭皮の裂離

S08.1	耳の外傷性切断
S08.8	頭部のその他の部位の外傷性切断
S08.9	頭部の部位不明の外傷性切断

除外：断頭(S18)

S09	頭部のその他及び詳細不明の損傷　Other and unspecified injuries of head
S09.0	頭部の血管損傷，他に分類されないもの

除外：下記の損傷：
- 脳血管(S06.-)
- 脳実質外血管(S15.-)

S09.1	頭部の筋及び腱の損傷
S09.2	鼓膜の外傷性破裂
S09.7	頭部の多発性損傷

　　　　S00-S09.2の2項目以上に分類される損傷

S09.8	頭部のその他の明示された損傷
S09.9	頭部の詳細不明の損傷

　　　下記の損傷：
- 顔面 NOS
- 耳 NOS
- 鼻 NOS

頚部損傷(S10-S19)

Injuries to the neck

包含：下記の損傷：
- 項部
- 鎖骨上部
- 咽喉部＜のど＞

除外：熱傷及び腐食(T20-T32)
　　　異物の影響，下記におけるもの：
- 喉頭(T17.3)
- 食道(T18.1)
- 咽頭(T17.2)
- 気管(T17.4)

　　　脊椎骨折 NOS(T08)
　　　凍傷(T33-T35)
　　　下記の損傷：
- 脊髄 NOS(T09.3)
- 体幹 NOS(T09.-)

　　　有毒昆虫による咬傷又は刺傷(T63.4)

S10 頚部の表在損傷　Superficial injury of neck
S10.0　咽喉部＜のど＞の挫傷
　　　頚部食道
　　　喉頭
　　　咽頭
　　　気管
S10.1　咽喉部＜のど＞のその他及び詳細不明の表在損傷
S10.7　頚部の多発性表在損傷
S10.8　頚部のその他の部位の表在損傷
S10.9　頚部の表在損傷，部位不明

S11 頚部の開放創　Open wound of neck
　　　除外：断頭(S18)
S11.0　喉頭及び気管を含む開放創
　　　気管：
　　　　　・NOS
　　　　　・頚部
　　　除外：胸部＜郭＞気管(S27.5)
S11.1　甲状腺を含む開放創
S11.2　咽頭及び頚部食道を含む開放創
　　　除外：食道 NOS(S27.8)
S11.7　頚部の多発性開放創
S11.8　頚部のその他の部位の開放創
S11.9　頚部の開放創，部位不明

S12 頚部の骨折　Fracture of neck
　　　包含：頚部：
　　　　　　　・神経弓＜neural arch＞
　　　　　　　・脊椎
　　　　　　　・棘突起
　　　　　　　・横突起
　　　　　　　・椎体
　　　　　　　・椎弓
　　　下記の細分類項目は，骨折及び開放創を分類するための複合コーディングが不可能又は不必要な場合に，必要に応じて選択できるよう設定されている；閉鎖性又は開放性の記載のない骨折は閉鎖性に分類する。
　　　　　0　　閉鎖性
　　　　　1　　開放性
S12.0　第1頚椎骨折
　　　環椎

S12.1	第2頚椎骨折	
	軸椎	
S12.2	その他の明示された頚椎骨折	
	除外：頚椎の多発骨折(S12.7)	
S12.7	頚椎の多発骨折	
S12.8	頚部のその他の部位の骨折	
	舌骨	
	喉頭	
	甲状軟骨	
	気管	
S12.9	頚部の骨折，部位不明	
	頚部の骨折：	
	・脊椎 NOS	
	・椎骨 NOS	

S13　頚部の関節及び靱帯の脱臼，捻挫及びストレイン
Dislocation, sprain and strain of joints and ligaments at neck level

除外：頚部椎間板の断裂又は転位(非外傷性)(M50.-)

S13.0	頚部椎間板の外傷性断裂
S13.1	頚椎の脱臼
	頚椎 NOS
S13.2	頚部のその他及び部位不明の脱臼
S13.3	頚部の多発性脱臼
S13.4	頚椎の捻挫及びストレイン
	前縦(靱帯)，頚部
	環軸(関節)
	環椎後頭(関節)
	むちうち損傷
S13.5	甲状腺部の捻挫及びストレイン
	輪状披裂(関節)(靱帯)
	輪状甲状(関節)(靱帯)
	甲状軟骨
S13.6	頚部のその他及び部位不明の関節及び靱帯の捻挫及びストレイン

S14　頚部の神経及び脊髄の損傷　Injury of nerves and spinal cord at neck level

S14.0	頚髄の振とう＜盪＞(症)及び浮腫
S14.1	頚髄のその他及び詳細不明の損傷
	頚髄損傷 NOS
S14.2	頚椎の神経根損傷
S14.3	腕神経そう＜叢＞損傷
S14.4	頚部の末梢神経損傷

S14.5　頚部交感神経損傷
S14.6　頚部のその他及び詳細不明の神経損傷

S15　頚部の血管損傷　Injury of blood vessels at neck level
S15.0　頚動脈損傷
　　　　（総）（外）（内）頚動脈
S15.1　椎骨動脈損傷
S15.2　外頚静脈損傷
S15.3　内頚静脈損傷
S15.7　頚部の多発性血管損傷
S15.8　頚部のその他の血管損傷
S15.9　頚部の詳細不明の血管損傷

S16　頚部の筋及び腱の損傷　Injury of muscle and tendon at neck level

S17　頚部の挫滅損傷　Crushing injury of neck
S17.0　喉頭及び気管の挫滅損傷
S17.8　頚部のその他の部位の挫滅損傷
S17.9　頚部の挫滅損傷，部位不明

S18　頚部の外傷性切断　Traumatic amputation at neck level
　　　　包含：断頭

S19　頚部のその他及び詳細不明の損傷　Other and unspecified injuries of neck
S19.7　頚部の多発性損傷
　　　　S10−S18の2項目以上に分類される損傷
S19.8　頚部のその他の明示された損傷
S19.9　頚部の詳細不明の損傷

胸部＜郭＞損傷(S20-S29)
Injuries to the thorax

包含：下記の損傷：
- 乳房
- 胸(壁)
- 肩甲間部

除外：熱傷及び腐食(T20-T32)
　　　異物の影響，下記におけるもの：
- 気管支(T17.5)
- 肺(T17.8)
- 食道(T18.1)
- 気管(T17.4)

脊椎骨折 NOS(T08)
凍傷(T33-T35)
下記の損傷：
- 腋窩 ⎫
- 鎖骨 ⎬ (S40-S49)
- 肩甲部 ⎪
- 肩 ⎭
- 脊髄 NOS(T09.3)
- 体幹 NOS(T09.-)

有毒昆虫による咬傷又は刺傷(T63.4)

S20 胸部＜郭＞の表在損傷　Superficial injury of thorax
- S20.0 乳房の挫傷
- S20.1 乳房のその他及び詳細不明の表在損傷
- S20.2 胸部＜郭＞の挫傷
- S20.3 胸部＜郭＞前壁のその他の表在損傷
- S20.4 胸部＜郭＞後壁のその他の表在損傷
- S20.7 胸部＜郭＞の多発性表在損傷
- S20.8 胸部＜郭＞のその他及び部位不明の表在損傷
　　　胸壁 NOS

S21 胸部＜郭＞の開放創　Open wound of thorax
除外：外傷性：
- 血気胸(S27.2)
- 血胸(S27.1)
- 気胸(S27.0)

- S21.0 乳房の開放創
- S21.1 胸部＜郭＞前壁の開放創

S21.2		胸部<郭>後壁の開放創
S21.7		胸壁の多発性開放創
S21.8		胸部<郭>のその他の部位の開放創
S21.9		胸部<郭>の開放創，部位不明

　　　　胸壁 NOS

S22 肋骨，胸骨及び胸椎骨折　　Fracture of rib(s), sternum and thoracic spine
　　　包含：胸部<郭>：
　　　　　　・神経弓<neural arch>
　　　　　　・棘突起
　　　　　　・横突起
　　　　　　・椎体
　　　　　　・椎弓
　　　除外：下記の骨折：
　　　　　　・鎖骨(S42.0)
　　　　　　・肩甲骨(S42.1)
　　　下記の細分類項目は，骨折及び開放創を分類するための複合コーディングが不可能又は
　　　　不必要な場合に，必要に応じて選択できるよう設定されている；閉鎖性又は開放性の
　　　　記載のない骨折は閉鎖性に分類する．
　　　　　　0　　閉鎖性
　　　　　　1　　開放性

S22.0	胸椎骨折

　　　　胸椎骨折 NOS

S22.1	胸椎の多発骨折
S22.2	胸骨骨折
S22.3	肋骨骨折
S22.4	多発性肋骨骨折
S22.5	動揺胸郭
S22.8	骨性胸郭のその他の部位の骨折
S22.9	骨性胸郭の骨折，部位不明

S23 胸部<郭>の関節及び靱帯の脱臼，捻挫及びストレイン
　　　Dislocation, sprain and strain of joints and ligaments of thorax
　　　除外：胸鎖関節の脱臼，捻挫及びストレイン(S43.2, S43.6)
　　　　　　胸部椎間板の断裂又は転位(非外傷性)(M51.-)

S23.0	胸部椎間板の外傷性断裂
S23.1	胸椎の脱臼

　　　　胸椎 NOS

S23.2	胸部<郭>のその他及び部位不明の脱臼
S23.3	胸椎の捻挫及びストレイン
S23.4	肋骨及び胸骨の捻挫及びストレイン

S23.5　胸部＜郭＞のその他及び部位不明の捻挫及びストレイン

S24　胸部＜郭＞の神経及び脊髄の損傷
Injury of nerves and spinal cord at thorax level

　　　除外：腕神経そう＜叢＞損傷(S14.3)
- S24.0　胸髄の振とう＜盪＞(症)及び浮腫
- S24.1　胸髄のその他及び詳細不明の損傷
- S24.2　胸椎の神経根損傷
- S24.3　胸部＜郭＞の末梢神経損傷
- S24.4　胸部交感神経損傷
  - 心臓神経そう＜叢＞
  - 食道神経そう＜叢＞
  - 肺神経そう＜叢＞
  - 星状神経節
  - 胸部交感神経節
- S24.5　胸部＜郭＞のその他の神経損傷
- S24.6　胸部＜郭＞の詳細不明の神経損傷

S25　胸部＜郭＞の血管損傷　Injury of blood vessels of thorax
- S25.0　胸部大動脈損傷
  - 大動脈 NOS
- S25.1　腕頭動脈又は鎖骨下動脈の損傷
- S25.2　上大静脈損傷
  - 大静脈 NOS
- S25.3　腕頭静脈又は鎖骨下静脈の損傷
- S25.4　肺血管損傷
- S25.5　肋間血管損傷
- S25.7　胸部＜郭＞の多発性血管損傷
- S25.8　胸部＜郭＞のその他の血管損傷
  - 奇静脈
  - 乳房動脈又は静脈
- S25.9　胸部＜郭＞の詳細不明の血管損傷

S26 心臓損傷　Injury of heart

包含：挫傷 ┐
　　　裂傷＜laceration＞ │ 心臓
　　　穿刺創 │
　　　外傷性破裂 ┘

下記の細分類項目は，複合コーディングが不可能又は不必要な場合に，必要に応じて選択できるよう設定されている：
　　0　胸腔に達する開放創を伴わないもの
　　1　胸腔に達する開放創を伴うもの

- S26.0 **心膜血腫を伴う心臓損傷**
- S26.8 **心臓のその他の損傷**
- S26.9 **心臓損傷，詳細不明**

S27 その他及び詳細不明の胸腔内臓器の損傷
Injury of other and unspecified intrathoracic organs

除外：下記の損傷：
　　　　・頚部食道(S10-S19)
　　　　・気管(頚部)(S10-S19)

下記の細分類項目は，複合コーディングが不可能又は不必要な場合に，必要に応じて選択できるよう設定されている：
　　0　胸腔に達する開放創を伴わないもの
　　1　胸腔に達する開放創を伴うもの

- S27.0 **外傷性気胸**
- S27.1 **外傷性血胸**
- S27.2 **外傷性血気胸**
- S27.3 **その他の肺損傷**
- S27.4 **気管支損傷**
- S27.5 **胸部＜郭＞の気管損傷**
- S27.6 **胸膜損傷**
- S27.7 **胸腔内臓器の多発性損傷**
- S27.8 **その他の明示された胸腔内臓器の損傷**
　　横隔膜
　　胸管
　　食道(胸部)
　　胸腺
- S27.9 **詳細不明の胸腔内臓器の損傷**

S28 胸部＜郭＞の挫滅損傷及び外傷性切断
Crushing injury of thorax and traumatic amputation of part of thorax

第XIX章　損傷，中毒及びその他の外因の影響

S28.0　胸部挫滅
　　　　除外：動揺胸郭(S22.5)
S28.1　胸部＜郭＞の外傷性切断
　　　　除外：胸部＜郭＞の離断(T05.8)

S29　胸部＜郭＞のその他及び詳細不明の損傷
Other and unspecified injuries of thorax
S29.0　胸部＜郭＞の筋及び腱の損傷
S29.7　胸部＜郭＞の多発性損傷
　　　　S20－S29.0の2項目以上に分類される損傷
S29.8　胸部＜郭＞のその他の明示された損傷
S29.9　胸部＜郭＞の詳細不明の損傷

腹部，下背部，腰椎及び骨盤部の損傷(S30－S39)
Injuries to the abdomen, lower back, lumbar spine and pelvis

　　　　包含：腹壁
　　　　　　　肛門
　　　　　　　殿部
　　　　　　　外性器側腹部
　　　　　　　そけい＜鼠径＞部
　　　　除外：熱傷及び腐食(T20－T32)
　　　　　　　異物の影響，下記の内部におけるもの：
　　　　　　　　・肛門及び直腸(T18.5)
　　　　　　　　・尿路性器(T19.-)
　　　　　　　　・胃，小腸及び大腸(T18.2－T18.4)
　　　　　　　脊椎骨折 NOS(T08)
　　　　　　　凍傷(T33－T35)
　　　　　　　下記の損傷：
　　　　　　　　・背 NOS(T09.-)
　　　　　　　　・脊髄 NOS(T09.3)
　　　　　　　　・体幹 NOS(T09.-)
　　　　　　　有毒昆虫による咬傷又は刺傷(T63.4)

S30　腹部，下背部及び骨盤部の表在損傷
Superficial injury of abdomen, lower back and pelvis
　　　　除外：股関節部の表在損傷(S70.-)
S30.0　下背部及び骨盤部の挫傷
　　　　殿部

－803－

S30.1	**腹壁の挫傷**
	側腹部
	そけい＜鼠径＞部
S30.2	**外性器の挫傷**
	(大)(小)陰唇
	陰茎
	会陰
	陰のう＜嚢＞
	精巣＜睾丸＞
	腟
	外陰
S30.7	**腹部，下背部及び骨盤部の多発性表在損傷**
S30.8	**腹部，下背部及び骨盤部のその他の表在損傷**
S30.9	**腹部，下背部及び骨盤部の表在損傷，部位不明**

S31　腹部，下背部及び骨盤部の開放創
Open wound of abdomen, lower back and pelvis

除外：股関節部の開放創(S71.0)
　　　　腹部，下背部及び骨盤部の外傷性切断(S38.2－S38.3)

S31.0	**下背部及び骨盤部の開放創**
	殿部
S31.1	**腹壁の開放創**
	側腹部
	そけい＜鼠径＞部
S31.2	**陰茎の開放創**
S31.3	**陰のう＜嚢＞及び精巣＜睾丸＞の開放創**
S31.4	**腟及び外陰の開放創**
S31.5	**その他及び詳細不明の外性器の開放創**
	除外：外性器の外傷性切断(S38.2)
S31.7	**腹部，下背部及び骨盤部の多発性開放創**
S31.8	**腹部のその他及び部位不明の開放創**

第XIX章 損傷，中毒及びその他の外因の影響

S32 腰椎及び骨盤の骨折　Fracture of lumbar spine and pelvis
包含：腰仙部：
- 神経弓＜neural arch＞
- 棘突起
- 横突起
- 椎体
- 椎弓

除外：股関節部骨折 NOS(S72.0)

下記の細分類項目は，骨折及び開放創を分類するための複合コーディングが不可能又は不必要な場合に，必要に応じて選択できるよう設定されている；閉鎖性又は開放性の記載のない骨折は閉鎖性に分類する。

    0　閉鎖性
    1　開放性

- S32.0　腰椎骨折
- S32.1　仙骨骨折
- S32.2　尾骨骨折
- S32.3　腸骨骨折
- S32.4　寛骨臼骨折
- S32.5　恥骨骨折
- S32.7　腰椎及び骨盤の多発骨折
- S32.8　腰椎及び骨盤のその他及び部位不明の骨折
  下記の骨折：
  - 坐骨
  - 腰仙椎 NOS
  - 骨盤 NOS

S33 腰椎及び骨盤の関節及び靱帯の脱臼，捻挫及びストレイン
Dislocation, sprain and strain of joints and ligaments of lumbar spine and pelvis

除外：股関節部の関節及び靱帯の脱臼，捻挫及びストレイン(S73.-)
　　　骨盤関節及び靱帯の産科的傷害(O71.6)
　　　腰部椎間板の断裂又は転位(非外傷性)(M51.-)

- S33.0　腰部椎間板の外傷性断裂
- S33.1　腰椎脱臼
  腰椎脱臼 NOS
- S33.2　仙腸関節及び仙尾関節の脱臼
- S33.3　腰椎及び骨盤のその他及び部位不明の脱臼
- S33.4　恥骨結合の外傷性離開
- S33.5　腰椎の捻挫及びストレイン
- S33.6　仙腸関節の捻挫及びストレイン
- S33.7　腰椎及び骨盤のその他及び部位不明の捻挫及びストレイン

S34 腹部，下背部及び骨盤部の神経及び脊髄の損傷
Injury of nerves and lumbar spinal cord at abdomen, lower back and pelvis level

- S34.0 腰髄の振とう＜盪＞(症)及び浮腫
- S34.1 腰髄のその他の損傷
- S34.2 腰椎及び仙椎の神経根損傷
- S34.3 馬尾損傷
- S34.4 腰仙神経そう＜叢＞損傷
- S34.5 腰部，仙骨部及び骨盤部の交感神経損傷
  - 腹腔神経節又は神経そう＜叢＞
  - 下腹神経そう＜叢＞
  - (上)(下)腸間膜神経そう＜叢＞
  - 内臓神経
- S34.6 腹部，下背部及び骨盤部の末梢神経損傷
- S34.8 腹部，下背部及び骨盤部のその他及び詳細不明の神経損傷

S35 腹部，下背部及び骨盤部の血管損傷
Injury of blood vessels at abdomen, lower back and pelvis level

- S35.0 腹部大動脈損傷
  - 除外：大動脈 NOS(S25.0)
- S35.1 下大静脈損傷
  - 肝静脈
  - 除外：大静脈 NOS(S25.2)
- S35.2 腹腔動脈又は腸間膜動脈の損傷
  - 胃動脈
  - 胃十二指腸動脈
  - 肝動脈
  - (上)(下)腸間膜動脈
  - 脾動脈
- S35.3 門脈又は脾静脈の損傷
  - (上)(下)腸間膜静脈
- S35.4 腎血管損傷
  - 腎動脈又は静脈
- S35.5 腸骨部の血管損傷
  - 内腸骨＜下腹＞動脈又は静脈
  - 総腸骨動脈又は静脈
  - 子宮動脈又は静脈
- S35.7 腹部，下背部及び骨盤部の多発性血管損傷
- S35.8 腹部，下背部及び骨盤部のその他の血管損傷
  - 卵巣動脈又は静脈
- S35.9 腹部，下背部及び骨盤部の詳細不明の血管損傷

第ⅩⅨ章　損傷，中毒及びその他の外因の影響

S36　腹腔内臓器の損傷　Injury of intra-abdominal organs
　　　下記の細分類項目は，複合コーディングが不可能又は不必要な場合に，必要に応じて選
　　　択できるよう設定されている：
　　　　　0　腹腔に達する開放創を伴わないもの
　　　　　1　腹腔に達する開放創を伴うもの
S36.0　脾損傷
S36.1　肝又は胆のう＜嚢＞の損傷
　　　　　胆管
S36.2　膵損傷
S36.3　胃損傷
S36.4　小腸損傷
S36.5　大腸損傷
S36.6　直腸損傷
S36.7　腹腔内臓器の多発性損傷
S36.8　その他の腹腔内臓器の損傷
　　　　　腹膜
　　　　　後腹膜
S36.9　詳細不明の腹腔内臓器の損傷

S37　腎尿路生殖器及び骨盤臓器の損傷　Injury of urinary and pelvic organs
　　　除外：腹膜及び後腹膜(S36.8)
　　　下記の細分類項目は，複合コーディングが不可能又は不必要な場合に，必要に応じて選
　　　択できるよう設定されている：
　　　　　0　骨盤腔に達する開放創を伴わないもの
　　　　　1　骨盤腔に達する開放創を伴うもの
S37.0　腎損傷
S37.1　尿管損傷
S37.2　膀胱損傷
S37.3　尿道損傷
S37.4　卵巣損傷
S37.5　卵管損傷
S37.6　子宮損傷
S37.7　骨盤臓器の多発性損傷
S37.8　その他の骨盤臓器の損傷
　　　　　副腎
　　　　　前立腺
　　　　　精のう＜嚢＞
　　　　　精管
　　　除外：その他及び詳細不明の外性器の開放創(S31.5)
S37.9　詳細不明の骨盤臓器の損傷

S38	**腹部，下背部及び骨盤部の挫滅損傷及び外傷性切断**
	Crushing injury and traumatic amputation of part of abdomen, lower back and pelvis
S38.0	外性器の挫滅損傷
S38.1	腹部，下背部及び骨盤部のその他及び部位不明の挫滅損傷
S38.2	外性器の外傷性切断

   （大）（小）陰唇
   陰茎
   陰のう＜嚢＞
   精巣＜睾丸＞
   外陰

S38.3	腹部，下背部及び骨盤部のその他及び部位不明の外傷性切断

  除外：腹部の離断（T05.8）

S39	**腹部，下背部及び骨盤部のその他及び詳細不明の損傷**
	Other and unspecified injuries of abdomen, lower back and pelvis
S39.0	腹部，下背部及び骨盤部の筋及び腱の損傷
S39.6	骨盤臓器を含む腹腔内臓器の損傷
S39.7	腹部，下背部及び骨盤部のその他の多発性損傷

   S30-S39.6の2項目以上に分類される損傷
  除外：S37.-の損傷を伴うS36.-の損傷（S39.6）

S39.8	腹部，下背部及び骨盤部のその他の明示された損傷
S39.9	腹部，下背部及び骨盤部の詳細不明の損傷

肩及び上腕の損傷（S40-S49）
Injuries to the shoulder and upper arm

  包含：下記の損傷：
    ・腋窩
    ・肩甲部
  除外：肩及び上腕の両側性損傷（T00-T07）
    熱傷及び腐食（T20-T32）
    凍傷（T33-T35）
    下記の損傷：
     ・腕，部位不明（T10-T11）
     ・肘（S50-S59）
    有毒昆虫による咬傷又は刺傷（T63.4）

S40	**肩及び上腕の表在損傷**	Superficial injury of shoulder and upper arm
S40.0	肩及び上腕の挫傷	
S40.7	肩及び上腕の多発性表在損傷	

第XIX章　損傷，中毒及びその他の外因の影響

- S40.8　肩及び上腕のその他の表在損傷
- S40.9　肩及び上腕の表在損傷，詳細不明

S41　肩及び上腕の開放創　Open wound of shoulder and upper arm
除外：肩及び上腕の外傷性切断(S48.-)

- S41.0　肩の開放創
- S41.1　上腕の開放創
- S41.7　肩及び上腕の多発性開放創
- S41.8　肩甲＜上肢＞帯のその他及び部位不明の開放創

S42　肩及び上腕の骨折　Fracture of shoulder and upper arm
下記の細分類項目は，骨折及び開放創を分類するための複合コーディングが不可能又は不必要な場合に，必要に応じて選択できるよう設定されている；閉鎖性又は開放性の記載のない骨折は閉鎖性に分類する。

　　0　閉鎖性
　　1　開放性

- S42.0　鎖骨骨折
　　鎖骨：
　　　・肩峰端
　　　・骨幹
- S42.1　肩甲骨骨折
　　肩峰(突起)
　　肩甲骨(体)(関節窩)(頚)
- S42.2　上腕骨近位端骨折
　　解剖頚
　　大結節
　　近位端
　　外科頚
　　上部骨端
- S42.3　上腕骨骨幹部骨折
　　上腕骨 NOS
　　上腕 NOS
- S42.4　上腕骨遠位端骨折
　　関節突起
　　遠位端
　　外側上顆
　　顆間部
　　内側上顆
　　下部骨端
　　顆上部
　　除外：肘の骨折 NOS(S52.0)

第XIX章　損傷，中毒及びその他の外因の影響

S42.7　鎖骨，肩甲骨及び上腕骨の多発骨折
S42.8　肩及び上腕のその他の部位の骨折
S42.9　肩甲＜上肢＞帯の骨折，部位不明
　　　　肩の骨折 NOS

S43　肩甲＜上肢＞帯の関節及び靱帯の脱臼，捻挫及びストレイン
Dislocation, sprain and strain of joints and ligaments of shoulder girdle

S43.0　肩関節脱臼
　　　　肩甲上腕関節
S43.1　肩鎖関節脱臼
S43.2　胸鎖関節脱臼
S43.3　肩甲＜上肢＞帯のその他及び部位不明の脱臼
　　　　肩甲＜上肢＞帯の脱臼 NOS
S43.4　肩関節の捻挫及びストレイン
　　　　烏口上腕(靱帯)
　　　　肩(回旋筋)腱板包
S43.5　肩鎖関節の捻挫及びストレイン
　　　　肩峰鎖骨靱帯
S43.6　胸鎖関節の捻挫及びストレイン
S43.7　肩甲＜上肢＞帯のその他及び部位不明の捻挫及びストレイン
　　　　肩甲＜上肢＞帯の捻挫及びストレイン NOS

S44　肩及び上腕の神経損傷　Injury of nerves at shoulder and upper arm level
　　　　除外：腕神経そう＜叢＞損傷(S14.3)
S44.0　上腕の尺骨神経損傷
　　　　除外：尺骨神経 NOS(S54.0)
S44.1　上腕の正中神経損傷
　　　　除外：正中神経 NOS(S54.1)
S44.2　上腕の橈骨神経損傷
　　　　除外：橈骨神経 NOS(S54.2)
S44.3　腋窩神経損傷
S44.4　筋皮神経損傷
S44.5　肩及び上腕の皮膚知覚神経損傷
S44.7　肩及び上腕の多発性神経損傷
S44.8　肩及び上腕のその他の神経損傷
S44.9　肩及び上腕の詳細不明の神経損傷

S45　肩及び上腕の血管損傷　Injury of blood vessels at shoulder and upper arm level
　　　　除外：鎖骨下動脈損傷(S25.1)
　　　　　　　鎖骨下静脈損傷(S25.3)
S45.0　腋窩動脈損傷

S45.1	上腕動脈損傷
S45.2	腋窩静脈又は上腕静脈の損傷
S45.3	肩及び上腕の表在静脈損傷
S45.7	肩及び上腕の多発性血管損傷
S45.8	肩及び上腕のその他の血管損傷
S45.9	肩及び上腕の詳細不明の血管損傷

S46 肩及び上腕の筋及び腱の損傷
Injury of muscle and tendon at shoulder and upper arm level

除外：肘又は肘下部の筋及び腱の損傷(S56.-)

S46.0	肩(回旋筋)腱板の筋及び腱の損傷
S46.1	上腕二頭筋長頭部の筋及び腱の損傷
S46.2	上腕二頭筋のその他の部位の筋及び腱の損傷
S46.3	上腕三頭筋の筋及び腱の損傷
S46.7	肩及び上腕の筋及び腱の多発性損傷
S46.8	肩及び上腕のその他の筋及び腱の損傷
S46.9	肩及び上腕の詳細不明の筋及び腱の損傷

S47 肩及び上腕の挫滅損傷　Crushing injury of shoulder and upper arm

除外：肘の挫滅損傷(S57.0)

S48 肩及び上腕の外傷性切断　Traumatic amputation of shoulder and upper arm

除外：外傷性切断：
　　　・肘(S58.0)
　　　・腕, 部位不明(T11.6)

S48.0	肩関節部の外傷性切断
S48.1	肩と肘の間の外傷性切断
S48.9	肩及び上腕の外傷性切断, 部位不明

S49 肩及び上腕のその他及び詳細不明の損傷
Other and unspecified injuries of shoulder and upper arm

S49.7	肩及び上腕の多発性損傷
	S40-S48の2項目以上に分類される損傷
S49.8	肩及び上腕のその他の明示された損傷
S49.9	肩及び上腕の詳細不明の損傷

肘及び前腕の損傷(S50−S59)
Injuries to the elbow and forearm

除外：肘及び前腕の両側性損傷(T00−T07)
　　　熱傷及び腐食(T20−T32)
　　　凍傷(T33−T35)
　　　下記の損傷：
　　　　・腕，部位不明(T10−T11)
　　　　・手首及び手(S60−S69)
　　　有毒昆虫による咬傷又は刺傷(T63.4)

S50　前腕の表在損傷　Superficial injury of forearm
除外：手首及び手の表在損傷(S60.-)
- S50.0　肘の挫傷
- S50.1　前腕のその他及び部位不明の挫傷
- S50.7　前腕の多発性表在損傷
- S50.8　前腕のその他の表在損傷
- S50.9　前腕の表在損傷，詳細不明
　　　　肘の表在損傷 NOS

S51　前腕の開放創　Open wound of forearm
除外：手首及び手の開放創(S61.-)
　　　前腕の外傷性切断(S58.-)
- S51.0　肘の開放創
- S51.7　前腕の多発性開放創
- S51.8　前腕のその他の部位の開放創
- S51.9　前腕の開放創，部位不明

S52　前腕の骨折　Fracture of forearm
除外：手首及び手の骨折(S62.-)
下記の細分類項目は，骨折及び開放創を分類するための複合コーディングが不可能又は不必要な場合に，必要に応じて選択できるよう設定されている；閉鎖性又は開放性の記載のない骨折は閉鎖性に分類する。
　　　0　閉鎖性
　　　1　開放性
- S52.0　尺骨近位端骨折
　　　　鈎状突起
　　　　肘 NOS
　　　　モンテギア<Monteggia>骨折・脱臼
　　　　肘頭突起
　　　　近位端

S52.1	**橈骨近位端骨折**
	頭部
	頚部
	近位端
S52.2	**尺骨骨幹部骨折**
S52.3	**橈骨骨幹部骨折**
S52.4	**尺骨及び橈骨の両骨幹部の骨折**
S52.5	**橈骨遠位端骨折**
	コーレス＜Colles＞骨折
	スミス＜Smith＞骨折
S52.6	**尺骨及び橈骨の両遠位端の骨折**
S52.7	**前腕の多発骨折**
	除外：尺骨及び橈骨両者の骨折：
	・遠位端(S52.6)
	・骨幹部(S52.4)
S52.8	**前腕のその他の部位の骨折**
	尺骨の遠位端
	尺骨頭
S52.9	**前腕の骨折，部位不明**

S53 肘の関節及び靱帯の脱臼，捻挫及びストレイン
Dislocation, sprain and strain of joints and ligaments of elbow

S53.0	**橈骨頭の脱臼**
	腕橈関節
	除外：モンテギア＜Monteggia＞骨折・脱臼(S52.0)
S53.1	**肘の脱臼，詳細不明**
	腕尺関節
	除外：橈骨頭のみの脱臼(S53.0)
S53.2	**外側側副靱帯の外傷性断裂**
S53.3	**内側側副靱帯の外傷性断裂**
S53.4	**肘の捻挫及びストレイン**

S54 前腕の神経損傷　Injury of nerves at forearm level
除外：手首及び手の神経損傷(S64.-)

S54.0	**前腕の尺骨神経損傷**
	尺骨神経 NOS
S54.1	**前腕の正中神経損傷**
	正中神経 NOS
S54.2	**前腕の橈骨神経損傷**
	橈骨神経 NOS
S54.3	**前腕の皮膚知覚神経損傷**

S54.7	前腕の多発性神経損傷
S54.8	前腕のその他の神経損傷
S54.9	前腕の詳細不明の神経損傷

S55　前腕の血管損傷　Injury of blood vessels at forearm level
除外：下記の損傷：
・手首及び手の血管(S65.-)
・上腕の血管(S45.1-S45.2)

S55.0	前腕の尺骨動脈損傷
S55.1	前腕の橈骨動脈損傷
S55.2	前腕の静脈損傷
S55.7	前腕の多発性血管損傷
S55.8	前腕のその他の血管損傷
S55.9	前腕の詳細不明の血管損傷

S56　前腕の筋及び腱の損傷　Injury of muscle and tendon at forearm level
除外：手首又は手の筋及び腱の損傷(S66.-)

S56.0	前腕の母指の屈筋及び腱の損傷
S56.1	前腕のその他の指の屈筋及び腱の損傷
S56.2	前腕のその他の屈筋及び腱の損傷
S56.3	前腕の母指の伸筋又は外転筋及び腱の損傷
S56.4	前腕のその他の指の伸筋及び腱の損傷
S56.5	前腕のその他の伸筋及び腱の損傷
S56.7	前腕の筋及び腱の多発性損傷
S56.8	前腕のその他及び詳細不明の筋及び腱の損傷

S57　前腕の挫滅損傷　Crushing injury of forearm
除外：手首及び手の挫滅損傷(S67.-)

S57.0	肘の挫滅損傷
S57.8	前腕のその他の部位の挫滅損傷
S57.9	前腕の挫滅損傷，部位不明

S58　前腕の外傷性切断　Traumatic amputation of forearm
除外：手首及び手の外傷性切断(S68.-)

S58.0	肘の外傷性切断
S58.1	肘と手首の間の外傷性切断
S58.9	前腕の外傷性切断，部位不明

S59　前腕のその他及び詳細不明の損傷　Other and unspecified injuries of forearm
除外：手首及び手のその他及び詳細不明の損傷(S69.-)

S59.7	前腕の多発性損傷
	S50－S58の2項目以上に分類される損傷
S59.8	前腕のその他の明示された損傷
S59.9	前腕の詳細不明の損傷

手首及び手の損傷（S60－S69）
Injuries to the wrist and hand

除外：手首及び手の両側性損傷（T00－T07）
　　　熱傷及び腐食（T20－T32）
　　　凍傷（T33－T35）
　　　腕の損傷，部位不明（T10－T11）
　　　有毒昆虫による咬傷又は刺傷（T63.4）

S60　手首及び手の表在損傷　Superficial injury of wrist and hand
S60.0	爪の傷害を伴わない指の挫傷
	指の挫傷 NOS
	除外：爪（床）を含む挫傷（S60.1）
S60.1	爪の傷害を伴う指の挫傷
S60.2	手首及び手のその他の部位の挫傷
S60.7	手首及び手の多発性表在損傷
S60.8	手首及び手のその他の表在損傷
S60.9	手首及び手の表在損傷，詳細不明

S61　手首及び手の開放創　Open wound of wrist and hand
除外：手首及び手の外傷性切断（S68.-）
S61.0	爪の傷害を伴わない指の開放創
	指の開放創 NOS
	除外：爪（床）を含む開放創（S61.1）
S61.1	爪の傷害を伴う指の開放創
S61.7	手首及び手の多発性開放創
S61.8	手首及び手のその他の部位の開放創
S61.9	手首及び手の開放創，部位不明

S62　手首及び手の骨折　Fracture at wrist and hand level
除外：尺骨及び橈骨の遠位端部の骨折（S52.-）

下記の細分類項目は，骨折及び開放創を分類するための複合コーディングが不可能又は不必要な場合に，必要に応じて選択できるよう設定されている；閉鎖性又は開放性の記載のない骨折は閉鎖性に分類する。
　　　0　閉鎖性
　　　1　開放性

S62.0	手の舟状骨骨折
S62.1	その他の手根骨骨折
	有頭骨
	有鈎骨
	月状骨
	大菱形骨
	小菱形骨
	豆状骨
	三角骨
S62.2	第1中手骨骨折
	ベネット＜Bennett＞骨折
S62.3	その他の中手骨骨折
S62.4	中手骨の多発骨折
S62.5	母指の骨折
S62.6	その他の指の骨折
S62.7	指の多発骨折
S62.8	手首及び手のその他及び部位不明の骨折

S63　手首及び手の関節及び靱帯の脱臼，捻挫及びストレイン
Dislocation, sprain and strain of joints and ligaments at wrist and hand level

S63.0	手首の脱臼
	手根(骨)
	手根中手(関節)
	中手(骨)，近位端
	手根中央(関節)
	橈骨手根(関節)
	下橈尺(関節)
	橈骨，遠位端
	尺骨，遠位端
S63.1	指の脱臼
	指節間(関節)，手
	中手骨，遠位端
	中手指節(関節)
	手の指節骨
	母指
S63.2	指の多発性脱臼
S63.3	手首及び手根の靱帯の外傷性断裂
	手首の側副靱帯
	橈骨手根(靱帯)
	掌側尺骨手根

S63.4	中手指節関節及び指節間関節の靱帯の外傷性断裂
	側副靱帯
	掌側靱帯
	掌
S63.5	手首の捻挫及びストレイン
	手根部の関節
	橈骨手根(関節)(靱帯)
S63.6	指の捻挫及びストレイン
	指節間(関節)，手
	中手指節(関節)
	手の指節骨
	母指
S63.7	手のその他及び部位不明の捻挫及びストレイン

S64 手首及び手の神経損傷　Injury of nerves at wrist and hand level

S64.0	手首及び手の尺骨神経損傷
S64.1	手首及び手の正中神経損傷
S64.2	手首及び手の橈骨神経損傷
S64.3	母指の指神経損傷
S64.4	その他の指の指神経損傷
S64.7	手首及び手の多発性神経損傷
S64.8	手首及び手のその他の神経損傷
S64.9	手首及び手の詳細不明の神経損傷

S65 手首及び手の血管損傷　Injury of blood vessels at wrist and hand level

S65.0	手首及び手の尺骨動脈損傷
S65.1	手首及び手の橈骨動脈損傷
S65.2	浅掌動静脈損傷
S65.3	深掌動静脈損傷
S65.4	母指の血管損傷
S65.5	その他の指の血管損傷
S65.7	手首及び手の多発性血管損傷
S65.8	手首及び手のその他の血管損傷
S65.9	手首及び手の詳細不明の血管損傷

S66 手首及び手の筋及び腱の損傷
Injury of muscle and tendon at wrist and hand level

S66.0	手首及び手の母指の長屈筋及び腱の損傷
S66.1	手首及び手のその他の指の屈筋及び腱の損傷
S66.2	手首及び手の母指の伸筋及び腱の損傷
S66.3	手首及び手のその他の指の伸筋及び腱の損傷

S66.4	手首及び手の母指の内転筋及び腱の損傷
S66.5	手首及び手のその他の指の内転筋及び腱の損傷
S66.6	手首及び手の屈筋及び腱の多発性損傷
S66.7	手首及び手の伸筋及び腱の多発性損傷
S66.8	手首及び手のその他の筋及び腱の損傷
S66.9	手首及び手の詳細不明の筋及び腱の損傷

S67 手首及び手の挫滅損傷　Crushing injury of wrist and hand

S67.0	母指及びその他の指の挫滅損傷
S67.8	手首及び手のその他及び部位不明の挫滅損傷

S68 手首及び手の外傷性切断　Traumatic amputation of wrist and hand

S68.0	母指の外傷性切断（完全）（部分的）
S68.1	その他の単指の外傷性切断（完全）（部分的）
S68.2	複数の指のみの外傷性切断（完全）（部分的）
S68.3	手首及び手のその他の部分の切断を伴う指（部分）の複合性外傷性切断
S68.4	手首の外傷性切断
S68.8	手首及び手のその他の部位の外傷性切断
S68.9	手首及び手の外傷性切断，部位不明

S69 手首及び手のその他及び詳細不明の損傷
Other and unspecified injuries of wrist and hand

S69.7	手首及び手の多発性損傷
	S60-S68の2項目以上に分類される損傷
S69.8	手首及び手のその他の明示された損傷
S69.9	手首及び手の詳細不明の損傷

股関節部及び大腿の損傷(S70-S79)
Injuries to the hip and thigh

除外：股関節部及び大腿の両側性損傷(T00-T07)
　　　熱傷及び腐食(T20-T32)
　　　凍傷(T33-T35)
　　　脚の損傷，部位不明(T12-T13)
　　　有毒昆虫による咬傷又は刺傷(T63.4)

S70 股関節部及び大腿の表在損傷　Superficial injury of hip and thigh

S70.0	股関節部の挫傷
S70.1	大腿の挫傷
S70.7	股関節部及び大腿の多発性表在損傷
S70.8	股関節部及び大腿のその他の表在損傷

S70.9　股関節部及び大腿の表在損傷, 詳細不明

S71　股関節部及び大腿の開放創　Open wound of hip and thigh
　　　除外：股関節部及び大腿の外傷性切断(S78.-)
S71.0　股関節部の開放創
S71.1　大腿の開放創
S71.7　股関節部及び大腿の多発性開放創
S71.8　骨盤＜下肢＞帯のその他及び部位不明の開放創

S72　大腿骨骨折　Fracture of femur
　　　下記の細分類項目は, 骨折及び開放創を分類するための複合コーディングが不可能又は不必要な場合に, 必要に応じて選択できるよう設定されている；閉鎖性又は開放性の記載のない骨折は閉鎖性に分類する。
　　　　　0　閉鎖性
　　　　　1　開放性
S72.0　大腿骨頚部骨折
　　　　股関節部骨折 NOS
S72.1　転子貫通骨折
　　　　転子間骨折
　　　　転子部骨折
S72.2　転子下骨折
S72.3　大腿骨骨幹部骨折
S72.4　大腿骨遠位端骨折
S72.7　大腿骨の多発骨折
S72.8　大腿骨のその他の部位の骨折
S72.9　大腿骨骨折, 部位不明

S73　股関節部の関節及び靱帯の脱臼, 捻挫及びストレイン
　　　Dislocation, sprain and strain of joint and ligaments of hip
S73.0　股関節脱臼
S73.1　股関節部の捻挫及びストレイン

S74　股関節部及び大腿の神経損傷　Injury of nerves at hip and thigh level
S74.0　股関節部及び大腿の坐骨神経損傷
S74.1　股関節部及び大腿の大腿神経損傷
S74.2　股関節部及び大腿の皮膚知覚神経損傷
S74.7　股関節部及び大腿の多発性神経損傷
S74.8　股関節部及び大腿のその他の神経損傷
S74.9　股関節部及び大腿の詳細不明の神経損傷

S75 股関節部及び大腿の血管損傷　Injury of blood vessels at hip and thigh level
除外：膝窩動脈(S85.0)
- S75.0 大腿動脈損傷
- S75.1 股関節部及び大腿の大腿静脈損傷
- S75.2 股関節部及び大腿の大伏在静脈損傷
    除外：大伏在静脈 NOS(S85.3)
- S75.7 股関節部及び大腿の多発性血管損傷
- S75.8 股関節部及び大腿のその他の血管損傷
- S75.9 股関節部及び大腿の詳細不明の血管損傷

S76 股関節部及び大腿の筋及び腱の損傷
Injury of muscle and tendon at hip and thigh level
- S76.0 股関節部の筋及び腱の損傷
- S76.1 大腿四頭筋及び腱の損傷
    膝蓋靱帯＜腱＞
- S76.2 大腿の内転筋及び腱の損傷
- S76.3 大腿の後部筋群の筋及び腱の損傷
- S76.4 大腿のその他及び詳細不明の筋及び腱の損傷
- S76.7 股関節部又は大腿の筋及び腱の多発性損傷

S77 股関節部及び大腿の挫滅損傷　Crushing injury of hip and thigh
- S77.0 股関節部の挫滅損傷
- S77.1 大腿の挫滅損傷
- S77.2 大腿の挫滅損傷を伴う股関節部の挫滅損傷

S78 股関節部及び大腿の外傷性切断　Traumatic amputation of hip and thigh
除外：下肢の外傷性切断，部位不明(T13.6)
- S78.0 股関節の外傷性切断
- S78.1 股関節部と膝の間の外傷性切断
- S78.9 股関節部及び大腿の外傷性切断，部位不明

S79 股関節部及び大腿のその他及び詳細不明の損傷
Other and specified injuries of hip and thigh
- S79.7 股関節部及び大腿の多発性損傷
    S70−S78の2項目以上に分類される損傷
- S79.8 股関節部及び大腿のその他の明示された損傷
- S79.9 股関節部及び大腿の詳細不明の損傷

膝及び下腿の損傷(S80-S89)
Injuries to the knee and lower leg

包含：足首及び果の骨折
除外：膝及び下腿の両側性損傷(T00-T07)
　　　熱傷及び腐食(T20-T32)
　　　凍傷(T33-T35)
　　　下記の損傷：
　　　　・足首及び足，足首及び果の骨折を除く(S90-S99)
　　　　・脚，部位不明(T12-T13)
　　　有毒昆虫による咬傷又は刺傷(T63.4)

S80　下腿の表在損傷　Superficial injury of lower leg
除外：足首及び足の表在損傷(S90.-)
S80.0　膝の挫傷
S80.1　下腿のその他及び部位不明の挫傷
S80.7　下腿の多発性表在損傷
S80.8　下腿のその他の表在損傷
S80.9　下腿の表在損傷，詳細不明

S81　下腿の開放創　Open wound of lower leg
除外：足首及び足の開放創(S91.-)
　　　下腿の外傷性切断(S88.-)
S81.0　膝の開放創
S81.7　下腿の多発性開放創
S81.8　下腿のその他の部位の開放創
S81.9　下腿の開放創，部位不明

S82　下腿の骨折，足首を含む　Fracture of lower leg, including ankle
包含：果
除外：足の骨折，足首を除く(S92.-)
下記の細分類項目は，骨折及び開放創を分類するための複合コーディングが不可能又は不必要な場合に，必要に応じて選択できるよう設定されている；閉鎖性又は開放性の記載のない骨折は閉鎖性に分類する。
　　　0　閉鎖性
　　　1　開放性
S82.0　膝蓋骨骨折
　　　膝蓋骨

S82.1　**脛骨近位端骨折**
　　　脛骨：
　　　　・顆　　　　　⎫
　　　　・頭部　　　　⎪
　　　　・プラトー　　⎬ 腓骨骨折の記載の有無にかかわらない
　　　　・近位端　　　⎪
　　　　・粗面　　　　⎭
S82.2　**脛骨骨幹部骨折**
　　　腓骨骨折の記載の有無にかかわらない
S82.3　**脛骨遠位端骨折**
　　　腓骨骨折の記載の有無にかかわらない
　　　除外：内果(S82.5)
S82.4　**腓骨のみの骨折**
　　　除外：外果(S82.6)
S82.5　**内果骨折**
　　　脛骨，下記を含む：
　　　　・足首
　　　　・果
S82.6　**外果骨折**
　　　腓骨，下記を含む：
　　　　・足首
　　　　・果
S82.7　**下腿の多発骨折**
　　　除外：脛骨及び腓骨両者の骨折：
　　　　　　・遠位端(S82.3)
　　　　　　・骨幹部(S82.2)
　　　　　　・近位端(S82.1)
S82.8　**下腿のその他の部位の骨折**
　　　骨折：
　　　　・足首 NOS
　　　　・両果部
　　　　・三果部
S82.9　**下腿の骨折，部位不明**

S83 膝の関節及び靱帯の脱臼，捻挫及びストレイン
Dislocation, sprain and strain of joints and ligaments of knee

除外：膝関節内障(M23.-)
　　　膝蓋骨内障(M22.0-M22.3)
　　　膝の脱臼：
　　　　・陳旧性(M24.3)
　　　　・病的(M24.3)
　　　　・再発性(M24.4)

S83.0 　膝蓋骨の脱臼
S83.1 　膝の脱臼
　　　　脛腓(関節)
S83.2 　半月裂傷＜断裂＞＜Tear＞，新鮮損傷
　　　　バケツ柄状裂傷＜断裂＞＜tear＞：
　　　　　・NOS
　　　　　・外側半月
　　　　　・内側半月
　　　　除外：陳旧性バケツ柄状裂傷＜断裂＞＜tear＞(M23.2)
S83.3 　膝関節軟骨の裂傷＜断裂＞＜Tear＞，新鮮損傷
S83.4 　膝の(内側)(外側)側副靱帯の捻挫及びストレイン
S83.5 　膝の(前)(後)十字靱帯の捻挫及びストレイン
S83.6 　膝のその他及び部位不明の捻挫及びストレイン
　　　　脛腓関節及び靱帯，近位部
　　　　除外：膝蓋靱帯＜腱＞の捻挫(S76.1)
S83.7 　膝の組織の多発性損傷
　　　　(側副)(十字)靱帯の損傷を伴う半月(内)(外)の損傷

S84 下腿の神経損傷　Injury of nerves at lower leg level

除外：足首及び足の神経損傷(S94.-)

S84.0 　下腿の脛骨神経損傷
S84.1 　下腿の腓骨神経損傷
S84.2 　下腿の皮膚知覚神経損傷
S84.7 　下腿の多発性神経損傷
S84.8 　下腿のその他の神経損傷
S84.9 　下腿の詳細不明の神経損傷

S85 下腿の血管損傷　Injury of blood vessels at lower leg level

除外：足首及び足の血管損傷(S95.-)

S85.0 　膝窩動脈損傷
S85.1 　(前)(後)脛骨動脈損傷
S85.2 　腓骨動脈損傷

S85.3	下腿の大伏在静脈損傷
	大伏在静脈 NOS
S85.4	下腿の小伏在静脈損傷
S85.5	膝窩静脈損傷
S85.7	下腿の多発性血管損傷
S85.8	下腿のその他の血管損傷
S85.9	下腿の詳細不明の血管損傷

S86　下腿の筋及び腱の損傷　Injury of muscle and tendon at lower leg level

除外：下記の損傷：
　　　　　・足首又は足の筋及び腱(S96.-)
　　　　　・膝蓋靱帯＜腱＞(S76.1)

S86.0	アキレス腱損傷
S86.1	下腿の後筋群のその他の筋及び腱の損傷
S86.2	下腿の前筋群の筋及び腱の損傷
S86.3	下腿の腓骨筋群の筋及び腱の損傷
S86.7	下腿の筋及び腱の多発性損傷
S86.8	下腿のその他の筋及び腱の損傷
S86.9	下腿の詳細不明の筋及び腱の損傷

S87　下腿の挫滅損傷　Crushing injury of lower leg

除外：足首及び足の挫滅損傷(S97.-)

S87.0	膝の挫滅損傷
S87.8	下腿のその他及び部位不明の挫滅損傷

S88　下腿の外傷性切断　Traumatic amputation of lower leg

除外：外傷性切断：
　　　　　・足首及び足(S98.-)
　　　　　・脚，部位不明(T13.6)

S88.0	膝の外傷性切断
S88.1	膝と足首の間の外傷性切断
S88.9	下腿の外傷性切断，部位不明

S89　下腿のその他及び詳細不明の損傷　Other and unspecified injuries of lower leg

除外：足首及び足のその他及び詳細不明の損傷(S99.-)

S89.7	下腿の多発性損傷
	S80-S88の2項目以上に分類される損傷
S89.8	下腿のその他の明示された損傷
S89.9	下腿の詳細不明の損傷

足首及び足の損傷(S90−S99)
Injuries to the ankle and foot

除外：足首及び足の両側性損傷(T00−T07)
　　　熱傷及び腐食(T20−T32)
　　　足首及び果の骨折(S82.-)
　　　凍傷(T33−T35)
　　　脚の損傷，部位不明(T12−T13)
　　　有毒昆虫による咬傷又は刺傷(T63.4)

S90　足首及び足の表在損傷　Superficial injury of ankle and foot
S90.0　足首の挫傷
S90.1　爪の傷害を伴わない趾＜足ゆび＞の挫傷
　　　　趾＜足ゆび＞の挫傷 NOS
S90.2　爪の傷害を伴う趾＜足ゆび＞の挫傷
S90.3　足のその他及び部位不明の挫傷
S90.7　足首及び足の多発性表在損傷
S90.8　足首及び足のその他の表在損傷
S90.9　足首及び足の表在損傷，詳細不明

S91　足首及び足の開放創　Open wound of ankle and foot
除外：足首及び足の外傷性切断(S98.-)
S91.0　足首の開放創
S91.1　爪の傷害を伴わない趾＜足ゆび＞の開放創
　　　　趾＜足ゆび＞の開放創 NOS
S91.2　爪の傷害を伴う趾＜足ゆび＞の開放創
S91.3　足のその他の部位の開放創
　　　　足の開放創 NOS
S91.7　足首及び足の多発性開放創

S92　足の骨折，足首を除く　Fracture of foot, except ankle
除外：足首(S82.-)
　　　果(S82.-)
下記の細分類項目は，骨折及び開放創を分類するための複合コーディングが不可能又は不必要な場合に，必要に応じて選択できるよう設定されている；閉鎖性又は開放性の記載のない骨折は閉鎖性に分類する。
　　0　閉鎖性
　　1　開放性
S92.0　踵骨骨折
　　　　踵骨

第XIX章　損傷，中毒及びその他の外因の影響

S92.1　距骨骨折
　　　　距骨
S92.2　その他の足根骨の骨折
　　　　立方骨
　　　　けつ＜楔＞状骨(内側)(中間部)(外側)
　　　　足の舟状骨
S92.3　中足骨骨折
S92.4　母趾の骨折
S92.5　その他の趾＜足ゆび＞の骨折
S92.7　足の多発骨折
S92.9　足の骨折，詳細不明

S93　足首及び足の関節及び靱帯の脱臼，捻挫及びストレイン
Dislocation, sprain and strain of joints and ligaments at ankle and foot level

S93.0　足首の脱臼
　　　　距骨
　　　　腓骨，遠位端
　　　　脛骨，遠位端
S93.1　趾＜足ゆび＞の脱臼
　　　　趾節間(関節)
　　　　中足趾節(関節)
S93.2　足首及び足の靱帯の断裂
S93.3　足のその他及び部位不明の脱臼
　　　　足の舟状骨
　　　　足根(関節)
　　　　足根中足(関節)
S93.4　足首の捻挫及びストレイン
　　　　踵腓(靱帯)
　　　　三角(靱帯)
　　　　内側側副(靱帯)
　　　　距腓(靱帯)
　　　　脛腓(靱帯)，遠位(部)
　　　　除外：アキレス腱損傷(S86.0)
S93.5　趾＜足ゆび＞の捻挫及びストレイン
　　　　趾節間(関節)
　　　　中足趾節(関節)
S93.6　足のその他及び部位不明の捻挫及びストレイン
　　　　足根(靱帯)
　　　　足根中足(靱帯)

S94　足首及び足の神経損傷　Injury of nerves at ankle and foot level

S94.0	外側足底神経損傷
S94.1	内側足底神経損傷
S94.2	足首及び足の深腓骨神経損傷
	深腓骨神経の終末，外側枝
S94.3	足首及び足の皮膚知覚神経損傷
S94.7	足首及び足の多発性神経損傷
S94.8	足首及び足のその他の神経損傷
S94.9	足首及び足の詳細不明の神経損傷

S95 足首及び足の血管損傷　Injury of blood vessels at ankle and foot level
除外：後脛骨動脈及び静脈の損傷(S85.-)

S95.0	足背動脈損傷
S95.1	足底動脈損傷
S95.2	足背静脈損傷
S95.7	足首及び足の多発性血管損傷
S95.8	足首及び足のその他の血管損傷
S95.9	足首及び足の詳細不明の血管損傷

S96 足首及び足の筋及び腱の損傷　Injury of muscle and tendon at ankle and foot level
除外：アキレス腱損傷(S86.0)

S96.0	足首及び足の長趾屈筋の筋及び腱の損傷
S96.1	足首及び足の長趾伸筋の筋及び腱の損傷
S96.2	足首及び足の内転筋及び腱の損傷
S96.7	足首及び足の筋及び腱の多発性損傷
S96.8	足首及び足のその他の筋及び腱の損傷
S96.9	足首及び足の詳細不明の筋及び腱の損傷

S97 足首及び足の挫滅損傷　Crushing injury of ankle and foot

S97.0	足首の挫滅損傷
S97.1	趾＜足ゆび＞の挫滅損傷
S97.8	足首及び足のその他の部位の挫滅損傷
	足の挫滅損傷 NOS

S98 足首及び足の外傷性切断　Traumatic amputation of ankle and foot

S98.0	足首の外傷性切断
S98.1	単趾＜足ゆび＞の外傷性切断
S98.2	2趾＜足ゆび＞以上の外傷性切断
S98.3	足のその他の部位の外傷性切断
	趾＜足ゆび＞及び足のその他の部位の複合性外傷性切断
S98.4	足の外傷性切断，部位不明

S99 足首及び足のその他及び詳細不明の損傷
Other and unspecified injuries of ankle and foot

- S99.7 足首及び足の多発性損傷
  S90−S98 の 2 項目以上に分類される損傷
- S99.8 足首及び足のその他の明示された損傷
- S99.9 足首及び足の詳細不明の損傷

多部位の損傷(T00−T07)
Injuries involving multiple body regions

包含：(四)肢の両側性損傷
S00−S99 に分類される損傷のうち 2 部位以上を含む損傷
除外：熱傷及び腐食(T20−T32)
凍傷(T33−T35)
有毒昆虫による咬傷又は刺傷(T63.4)
単一部位のみにおける多発性損傷 − S 節を参照
日焼け(L55.−)

T00 多部位の表在損傷　Superficial injuries involving multiple body regions

- T00.0 頭部の表在損傷，頚部の表在損傷を伴うもの
  S00.−及び S10.−に分類される部位の表在損傷
  除外：その他の部位の表在損傷を伴うもの(T00.8)
- T00.1 胸部＜郭＞の表在損傷，腹部，下背部及び骨盤部の表在損傷を伴うもの
  S20.−，S30.−及び T09.0 に分類される部位の表在損傷
  除外：その他の部位の表在損傷を伴うもの(T00.8)
- T00.2 上肢の多部位の表在損傷
  S40.−，S50.−，S60.−及び T11.0 に分類される部位の表在損傷
  除外：下記の表在損傷を伴うもの：
  ・下肢(T00.6)
  ・胸部＜郭＞，腹部，下背部及び骨盤部(T00.8)
- T00.3 下肢の多部位の表在損傷
  S70.−，S80.−，S90.−及び T13.0 に分類される部位の表在損傷
  除外：下記の表在損傷を伴うもの：
  ・胸部＜郭＞，腹部，下背部及び骨盤部(T00.8)
  ・上肢(T00.6)
- T00.6 上肢の多部位の表在損傷，下肢の表在損傷を伴うもの
  T00.2 及び T00.3 に分類される部位の表在損傷
  除外：胸部＜郭＞，腹部，下背部及び骨盤部の表在損傷を伴うもの(T00.8)
- T00.8 その他の複合部位の表在損傷

T00.9	多発性表在損傷，詳細不明	

多発性：
- 擦過傷
- 水疱(非熱傷性)
- 皮下出血   } NOS
- 挫傷
- 血腫
- 昆虫による咬傷(非有毒)

T01　多部位の開放創　Open wounds involving multiple body regions
除外：多部位の外傷性切断(T05.-)

- T01.0　頭部の開放創，頚部の開放創を伴うもの
　　　S01.-及びS11.-に分類される部位の開放創
　　除外：その他の部位の開放創を伴うもの(T01.8)
- T01.1　胸部<郭>の開放創，腹部，下背部及び骨盤部の開放創を伴うもの
　　　S21.-，S31.-及びT09.1に分類される部位の開放創
　　除外：その他の部位の開放創を伴うもの(T01.8)
- T01.2　上肢の多部位の開放創
　　　S41.-，S51.-，S61.-及びT11.1に分類される部位の開放創
　　除外：下記の開放創を伴うもの：
　　　　・下肢(T01.6)
　　　　・胸部<郭>，腹部，下背部及び骨盤部(T01.8)
- T01.3　下肢の多部位の開放創
　　　S71.-，S81.-，S91.-及びT13.1に分類される部位の開放創
　　除外：下記の開放創を伴うもの：
　　　　・胸部<郭>，腹部，下背部及び骨盤部(T01.8)
　　　　・上肢(T01.6)
- T01.6　上肢の多部位の開放創，下肢の開放創を伴うもの
　　　T01.2及びT01.3に分類される部位の開放創
　　除外：胸部<郭>，腹部，下背部及び骨盤部の開放創を伴うもの(T01.8)
- T01.8　その他の複合部位の開放創
- T01.9　多発性開放創，詳細不明

多発性：
- 動物による咬傷
- 切創   } NOS
- 裂傷<laceration>
- 穿刺創

T02 多部位の骨折　Fractures involving multiple body regions

下記の細分類項目は，骨折及び開放創を分類するための複合コーディングが不可能又は不必要な場合に，必要に応じて選択できるよう設定されている；閉鎖性又は開放性の記載のない骨折は，閉鎖性に分類する。

　　0　　閉鎖性
　　1　　開放性

T02.0　頭部の骨折，頚部の骨折を伴うもの
　　　　S02.-及びS12.-に分類される部位の骨折
　　　　除外：その他の部位の骨折を伴うもの(T02.8)

T02.1　胸部＜郭＞の骨折，下背部及び骨盤部の骨折を伴うもの
　　　　S22.-，S32.-及びT08に分類される部位の骨折
　　　　除外：下記の骨折との複合：
　　　　　　　・(四)肢(T02.7)
　　　　　　　・その他の部位(T02.8)

T02.2　一側上肢の多部位の骨折
　　　　一側上肢のS42.-，S52.-，S62.-及びT10に分類される部位の骨折
　　　　除外：下記の骨折との複合：
　　　　　　　・下肢(T02.6)
　　　　　　　・その他の上肢(T02.4)
　　　　　　　・胸部＜郭＞，下背部及び骨盤部(T02.7)

T02.3　一側下肢の多部位の骨折
　　　　一側下肢のS72.-，S82.-，S92.-及びT12に分類される部位の骨折
　　　　除外：下記の骨折との複合：
　　　　　　　・その他の下肢(T02.5)
　　　　　　　・胸部＜郭＞，下背部及び骨盤部(T02.7)
　　　　　　　・上肢(T02.6)

T02.4　両側上肢の多部位の骨折
　　　　両側性と明示されたS42.-，S52.-，S62.-及びT10に分類される部位の骨折
　　　　除外：下記の骨折との複合：
　　　　　　　・下肢(T02.6)
　　　　　　　・胸部＜郭＞，下背部及び骨盤部(T02.7)

T02.5　両側下肢の多部位の骨折
　　　　両側性と明示されたS72.-，S82.-，S92.-及びT12に分類される部位の骨折
　　　　除外：下記の骨折との複合：
　　　　　　　・胸部＜郭＞，下背部及び骨盤部(T02.7)
　　　　　　　・上肢(T02.6)

T02.6　上肢の多部位の骨折，下肢の骨折を伴うもの
　　　　除外：胸部＜郭＞，下背部及び骨盤部の骨折との複合(T02.7)

T02.7　胸部＜郭＞の骨折，下背部及び(四)肢を含む骨盤部の骨折を伴うもの

T02.8　その他の複合部位の骨折

T02.9　多発骨折，詳細不明

T03　多部位の脱臼，捻挫及びストレイン
Dislocations, sprains and strains involving multiple body regions

T03.0　頭部の脱臼，捻挫及びストレイン，頚部の同様の損傷を伴うもの
　　　　S03.-及びS13.-に分類される部位の脱臼，捻挫及びストレイン
　　　　除外：その他の部位の脱臼，捻挫及びストレインとの複合(T03.8)

T03.1　胸部＜郭＞の脱臼，捻挫及びストレイン，下背部及び骨盤部の同様の損傷を伴うもの
　　　　S23.-，S33.-及びT09.2に分類される部位の脱臼，捻挫及びストレイン
　　　　除外：その他の部位の脱臼，捻挫及びストレインとの複合(T03.8)

T03.2　上肢の多部位の脱臼，捻挫及びストレイン
　　　　S43.-，S53.-，S63.-及びT11.2に分類される部位の脱臼，捻挫及びストレイン
　　　　除外：下記の脱臼，捻挫及びストレインとの複合：
　　　　　　　・下肢(T03.4)
　　　　　　　・胸部＜郭＞，下背部及び骨盤部(T03.8)

T03.3　下肢の多部位の脱臼，捻挫及びストレイン
　　　　S73.-，S83.-，S93.-及びT13.2に分類される部位の脱臼，捻挫及びストレイン
　　　　除外：下記の脱臼，捻挫及びストレインとの複合：
　　　　　　　・胸部＜郭＞，下背部及び骨盤部(T03.8)
　　　　　　　・上肢(T03.4)

T03.4　上肢の多部位の脱臼，捻挫及びストレイン，下肢の同様の損傷を伴うもの
　　　　除外：胸部＜郭＞，下背部及び骨盤部の脱臼，捻挫及びストレインとの複合(T03.8)

T03.8　その他の複合部位の脱臼，捻挫及びストレイン
T03.9　多発性の脱臼，捻挫及びストレイン，詳細不明

T04　多部位の挫滅損傷　Crushing injuries involving multiple body regions

T04.0　頭部の挫滅損傷，頚部の挫滅損傷を伴うもの
　　　　S07.-及びS17.-に分類される部位の挫滅損傷
　　　　除外：その他の部位の挫滅損傷を伴うもの(T04.8)

T04.1　胸部＜郭＞の挫滅損傷，腹部，下背部及び骨盤部の挫滅損傷を伴うもの
　　　　下記の挫滅損傷：
　　　　　・S28.-及びS38.-に分類される部位
　　　　　・体幹NOS
　　　　除外：下記の挫滅損傷を伴うもの：
　　　　　　　・(四)肢(T04.7)
　　　　　　　・その他の部位(T04.8)

T04.2	上肢の多部位の挫滅損傷

   下記の挫滅損傷：
    ・S47.-，S57.-及びS67.-に分類される部位
    ・上肢 NOS
   除外：下記の挫滅損傷を伴うもの：
     ・下肢(T04.4)
     ・胸部＜郭＞，腹部，下背部及び骨盤部(T04.7)

T04.3	下肢の多部位の挫滅損傷

   下記の挫滅損傷：
    ・下肢 NOS
    ・S77.-，S87.-及びS97.-に分類される部位
   除外：下記の挫滅損傷を伴うもの：
     ・胸部＜郭＞，腹部，下背部及び骨盤部(T04.7)
     ・上肢(T04.4)

T04.4	上肢の多部位の挫滅損傷，下肢の挫滅損傷を伴うもの

   除外：胸部＜郭＞，腹部，下背部及び骨盤部の挫滅損傷を伴うもの(T04.7)

T04.7	胸部＜郭＞の挫滅損傷，腹部，下背部及び(四)肢を含む骨盤部の挫滅損傷を伴うもの
T04.8	その他の複合部位の挫滅損傷
T04.9	多発性挫滅損傷，詳細不明

T05　多部位の外傷性切断　Traumatic amputations involving multiple body regions

   包含：多部位の裂離
   除外：断頭(S18)
     多部位の開放創(T01.-)
     下記の外傷性切断：
      ・腕 NOS(T11.6)
      ・脚 NOS(T13.6)
      ・体幹 NOS(T09.6)

T05.0	両手の外傷性切断
T05.1	一側の手及び他側の腕［各部位，手を除く］の外傷性切断
T05.2	両腕［各部位］の外傷性切断
T05.3	両足の外傷性切断
T05.4	一側の足及び他側の脚［各部位，足を除く］の外傷性切断
T05.5	両脚［各部位］の外傷性切断
T05.6	上肢及び下肢の複合［各部位］の外傷性切断
T05.8	その他の複合部位の外傷性切断

   下記の離断：
    ・腹部
    ・胸部＜郭＞

T05.9	多発性外傷性切断，詳細不明

第XIX章　損傷，中毒及びその他の外因の影響

T06	多部位のその他の損傷，他に分類されないもの

Other injuries involving multiple body regions, not elsewhere classified

T06.0　脳及び脳神経の損傷，頚部の神経及び脊髄の損傷を伴うもの
　　　　　S14.-に分類される損傷を伴う S04.-及び S06.-に分類される損傷
T06.1　その他の多部位の神経及び脊髄の損傷
T06.2　多部位の神経損傷
　　　　　神経の多発性損傷 NOS
　　　　　除外：脊髄損傷を伴うもの(T06.0－T06.1)
T06.3　多部位の血管損傷
T06.4　多部位の筋及び腱の損傷
T06.5　胸腔内臓器損傷，腹腔内臓器及び骨盤臓器の損傷を伴うもの
T06.8　多部位のその他の明示された損傷

T07	詳細不明の多発性損傷　Unspecified multiple injuries

　　　　除外：損傷 NOS(T14.9)

部位不明の体幹もしくは(四)肢の損傷又は部位不明の損傷
(T08－T14)
Injuries to unspecified part of trunk, limb or body region

　　除外：熱傷及び腐食(T20－T32)
　　　　　凍傷(T33－T35)
　　　　　多部位の損傷(T00－T07)
　　　　　有毒昆虫による咬傷又は刺傷(T63.4)

T08	脊椎骨折，部位不明　Fracture of spine, level unspecified

　　除外：脊椎の多発骨折，部位不明(T02.1)
　　下記の細分類項目は，骨折及び開放創を分類するための複合コーディングが不能又は不必要な場合に，必要に応じて選択できるよう設定されている；閉鎖性又は開放性の記載のない骨折は閉鎖性に分類する。
　　　　0　　閉鎖性
　　　　1　　開放性

T09	脊椎及び体幹のその他の損傷，部位不明

Other injuries of spine and trunk, level unspecified

　　除外：体幹の挫滅損傷 NOS(T04.1)
　　　　　体幹の多発性損傷(T00－T06)
　　　　　体幹の離断(T05.8)
T09.0　体幹の表在損傷，部位不明
T09.1　体幹の開放創，部位不明

T09.2	体幹の詳細不明の関節及び靱帯の脱臼，捻挫及びストレイン
T09.3	脊髄損傷，部位不明
T09.4	体幹の詳細不明の神経，脊髄神経根及び神経そう<叢>の損傷
T09.5	体幹の詳細不明の筋及び腱の損傷
T09.6	体幹の外傷性切断，部位不明
T09.8	体幹のその他の明示された損傷，部位不明
T09.9	体幹の詳細不明の損傷，部位不明

T10　上肢の骨折，部位不明　Fracture of upper limb, level unspecified

包含：腕の破壊<broken arm> NOS
　　　腕の骨折 NOS

除外：腕の多発骨折，部位不明(T02.-)

下記の細分類項目は，骨折及び開放創を分類するための複合コーディングが不可能又は不必要な場合に，必要に応じて選択できるよう設定されている；閉鎖性又は開放性の記載のない骨折は，閉鎖性に分類する。

　　0　閉鎖性
　　1　開放性

T11　上肢のその他の損傷，部位不明　Other injuries of upper limb, level unspecified

除外：上肢の挫滅損傷 NOS(T04.2)
　　　上肢の骨折，部位不明(T10)
　　　多部位の損傷(T00-T06)

T11.0	上肢の表在損傷，部位不明
T11.1	上肢の開放創，部位不明
T11.2	上肢の詳細不明の関節及び靱帯の脱臼，捻挫及びストレイン，部位不明
T11.3	上肢の詳細不明の神経損傷，部位不明
T11.4	上肢の詳細不明の血管損傷，部位不明
T11.5	上肢の詳細不明の筋及び腱の損傷，部位不明
T11.6	上肢の外傷性切断，部位不明
	腕の外傷性切断 NOS
T11.8	上肢のその他の明示された損傷，部位不明
T11.9	上肢の詳細不明の損傷，部位不明
	腕の損傷 NOS

T12　下肢の骨折，部位不明　Fracture of lower limb, level unspecified
包含：脚の破壊＜broken leg＞ NOS
脚の骨折 NOS

除外：脚の多発骨折，部位不明(T02.-)
下記の細分類項目は，骨折及び開放創を分類するための複合コーディングが不可能又は不必要な場合に，必要に応じて選択できるよう設定されている；閉鎖性又は開放性の記載のない骨折は閉鎖性に分類する。
　　0　　閉鎖性
　　1　　開放性

T13　下肢のその他の損傷，部位不明　Other injuries of lower limb, level unspecified
除外：下肢の挫滅損傷 NOS(T04.3)
　　　下肢の骨折，部位不明(T12)
　　　多部位の損傷(T00-T06)

T13.0　下肢の表在損傷，部位不明
T13.1　下肢の開放創，部位不明
T13.2　下肢の詳細不明の関節及び靱帯の脱臼，捻挫及びストレイン，部位不明
T13.3　下肢の詳細不明の神経損傷，部位不明
T13.4　下肢の詳細不明の血管損傷，部位不明
T13.5　下肢の詳細不明の筋及び腱の損傷，部位不明
T13.6　下肢の外傷性切断，部位不明
　　　　脚の外傷性切断 NOS
T13.8　下肢のその他の明示された損傷，部位不明
T13.9　下肢の詳細不明の損傷，部位不明
　　　　脚の損傷 NOS

T14　部位不明の損傷　Injury of unspecified body region
除外：多部位の損傷(T00-T07)

T14.0　部位不明の表在損傷
　　　　擦過傷
　　　　水疱(非熱傷性)
　　　　皮下出血
　　　　挫傷
　　　　血腫　　　　　　　　　　　　　　　　　　　　　　　　　　　　NOS
　　　　表在性異物(破片)による損傷，大きな開放創を伴わないもの
　　　　昆虫による咬傷(非有毒性)
　　　　表在損傷
　　　除外：多発性表在損傷 NOS(T00.9)

T14.1 部位不明の開放創

動物による咬傷 ⎫
切創　　　　 ⎪
裂傷＜laceration＞ ⎬ NOS
開放創　　　 ⎪
（穿通性）異物を伴う穿刺創 ⎭

除外：多発性：
・開放創 NOS(T01.9)
・外傷性切断 NOS(T05.9)
外傷性切断 NOS(T14.7)

T14.2 部位不明の骨折

骨折：
・NOS
・閉鎖性 NOS
・脱臼性 NOS
・転位性 NOS
・開放性 NOS

除外：多発骨折 NOS(T02.9)

下記の細分類項目は，骨折及び開放創を分類するための複合コーディングが不可能又は不必要な場合に，必要に応じて選択できるよう設定されている；閉鎖性又は開放性の記載のない骨折は閉鎖性に分類する。

0　閉鎖性
1　開放性

T14.3 部位不明の脱臼，捻挫及びストレイン

裂離
裂傷＜laceration＞
捻挫
ストレイン
外傷性： ⎫
・関節血症 ⎪
・断裂 ⎬ 関節(包)NOS 及び靱帯 NOS
・亜脱臼 ⎪
・裂傷＜断裂＞＜tear＞ ⎭

除外：多発性の脱臼，捻挫及びストレイン NOS(T03.9)

T14.4 部位不明の神経損傷

神経損傷
外傷性： ⎫
・神経断裂 ⎬ NOS
・脊髄出血 ⎪
・麻痺(一過性) ⎭

除外：神経の多発性損傷 NOS(T06.2)

－836－

T14.5　部位不明の血管損傷
　　　　裂離
　　　　切断
　　　　損傷
　　　　裂傷＜laceration＞　　｝血管 NOS
　　　　外傷性：
　　　　　・動脈瘤又は(動静脈)瘻
　　　　　・動脈(性)血腫
　　　　　・破裂
　　　　除外：血管の多発性損傷 NOS(T06.3)

T14.6　部位不明の筋及び腱の損傷
　　　　裂離
　　　　切創
　　　　損傷
　　　　裂傷＜laceration＞　　｝筋 NOS 及び腱 NOS
　　　　捻挫
　　　　ストレイン
　　　　外傷性断裂
　　　　除外：筋及び腱の多発性損傷 NOS(T06.4)

T14.7　部位不明の挫滅損傷及び外傷性切断
　　　　挫滅損傷 NOS
　　　　外傷性切断 NOS
　　　　除外：多発性：
　　　　　　・挫滅損傷 NOS(T04.9)
　　　　　　・外傷性切断 NOS(T05.9)

T14.8　部位不明のその他の損傷

T14.9　損傷，詳細不明
　　　　除外：多発性損傷 NOS(T07)

自然開口部からの異物侵入の作用(T15-T19)
Effects of foreign body entering through natural orifice

除外：異物：
- 手術創内に不注意に残されたもの(T81.5)
- 残留物，軟部組織内(M79.5)
- 穿刺創内のもの － 部位により開放創を参照

大きな開放創を伴わない破片 － 部位により表在損傷を参照

T15　外眼における異物　Foreign body on external eye
除外：穿通創内の異物：
- 眼球及び眼窩(S05.4-S05.5)
- 遺残(性)(陳旧性)(H05.5, H44.6-H44.7)

眼瞼内の異物残留(H02.8)

- T15.0 角膜内異物
- T15.1 結膜のう＜嚢＞内異物
- T15.8 外眼のその他の部位及び多部位における異物
  - 涙点内異物
- T15.9 外眼における異物，部位不明

T16　耳内異物　Foreign body in ear
包含：耳道

T17　気道内異物　Foreign body in respiratory tract
包含：異物による窒息

下記による窒息：
- 食物(逆流(性))
- 粘液＜痰＞＜phlegm＞

液体又は吐物の誤えん＜嚥＞＜吸引＞ NOS

- T17.0 副鼻腔内異物
- T17.1 鼻腔内異物
  - 鼻 NOS
- T17.2 咽頭内異物
  - 鼻咽頭
  - 咽喉部＜のど＞ NOS
- T17.3 喉頭内異物
- T17.4 気管内異物
- T17.5 気管支内異物
- T17.8 気道のその他の部位及び多部位における異物
  - 細気管支
  - 肺

| T17.9 | 気道内異物,部位不明 |

T18 消化管内異物　Foreign body in alimentary tract
除外：咽頭内異物(T17.2)

T18.0	口腔内異物
T18.1	食道内異物
T18.2	胃内異物
T18.3	小腸内異物
T18.4	大腸内異物
T18.5	肛門及び直腸内異物

　　　　直腸 S 状結腸(接合＜移行＞部)

| T18.8 | 消化管のその他の部位及び多部位における異物 |
| T18.9 | 消化管内異物,部位不明 |

　　　　消化器系 NOS
　　　　異物のえん＜嚥＞下 NOS

T19 尿路性器内異物　Foreign body in genitourinary tract
除外：避妊具(子宮内)(腟)：
　　　　　・上記による機械的合併症(T83.3)
　　　　　・上記の存在(Z97.5)

T19.0	尿道内異物
T19.1	膀胱内異物
T19.2	外陰及び腟内異物
T19.3	子宮内異物［各部位］
T19.8	尿路性器のその他の部位及び多部位における異物
T19.9	尿路性器内異物,部位不明

熱傷及び腐食(T20-T32)
Burns and corrosions

包含：下記による熱傷(温熱性)：
- 電熱器具
- 電気
- 火炎
- 摩擦
- 高熱気体及び高熱ガス
- 高温固体
- 雷撃
- 放射線

化学熱傷［腐食］（外）（内）
熱湯傷＜scalds＞

除外：温熱性＜日焼け＞紅斑［皮膚炎］(L59.0)
皮膚及び皮下組織の放射線(非電離及び電離)に関連する障害(L55-L59)
日焼け(L55.-)

体表面の熱傷及び腐食，明示された部位(T20-T25)
Burns and corrosions of external body surface, specified by site

包含：下記の熱傷及び腐食：
- 第1度［紅斑］
- 第2度［水疱形成］［表皮欠損］
- 第3度［深部組織え＜壊＞死］［皮膚全層欠損］

T20 頭部及び頚部の熱傷及び腐食　Burn and corrosion of head and neck
包含：耳［各部位］
顔面，頭部及び頚部のその他の部位を伴う眼
口唇
鼻(中隔)
頭皮［各部位］
側頭(部)

除外：熱傷及び腐食：
- 眼及び付属器に限局するもの(T26.-)
- 口腔及び咽頭(T28.-)

T20.0　頭部及び頚部の程度不明の熱傷
T20.1　頭部及び頚部の第1度熱傷
T20.2　頭部及び頚部の第2度熱傷
T20.3　頭部及び頚部の第3度熱傷
T20.4　頭部及び頚部の程度不明の腐食

T20.5	頭部及び頚部の第1度腐食
T20.6	頭部及び頚部の第2度腐食
T20.7	頭部及び頚部の第3度腐食

T21 体幹の熱傷及び腐食　Burn and corrosion of trunk

包含：腹壁
　　　肛門
　　　背［各部位］
　　　乳房
　　　殿部
　　　胸壁
　　　側腹部
　　　そけい＜鼠径＞(部)
　　　肩甲間部
　　　(大)(小)陰唇
　　　陰茎
　　　会陰
　　　陰のう＜嚢＞
　　　精巣＜睾丸＞
　　　外陰
除外：熱傷及び腐食：
　　　　・腋窩(T22.-)
　　　　・肩甲部(T22.-)

T21.0	体幹の程度不明の熱傷
T21.1	体幹の第1度熱傷
T21.2	体幹の第2度熱傷
T21.3	体幹の第3度熱傷
T21.4	体幹の程度不明の腐食
T21.5	体幹の第1度腐食
T21.6	体幹の第2度腐食
T21.7	体幹の第3度腐食

T22 肩及び上肢の熱傷及び腐食，手首及び手を除く
Burn and corrosion of shoulder and upper limb, except wrist and hand

包含：腕［各部位，手首及び手のみのものを除く］
　　　腋窩
　　　肩甲部
除外：熱傷及び腐食：
　　　　・肩甲間部(T21.-)
　　　　・手首及び手のみ(T23.-)

T22.0	肩及び上肢の程度不明の熱傷，手首及び手を除く

T22.1	肩及び上肢の第1度熱傷，手首及び手を除く	
T22.2	肩及び上肢の第2度熱傷，手首及び手を除く	
T22.3	肩及び上肢の第3度熱傷，手首及び手を除く	
T22.4	肩及び上肢の程度不明の腐食，手首及び手を除く	
T22.5	肩及び上肢の第1度腐食，手首及び手を除く	
T22.6	肩及び上肢の第2度腐食，手首及び手を除く	
T22.7	肩及び上肢の第3度腐食，手首及び手を除く	

T23　手首及び手の熱傷及び腐食　Burn and corrosion of wrist and hand

包含：指(爪)
　　　手掌
　　　母指(爪)

T23.0	手首及び手の程度不明の熱傷
T23.1	手首及び手の第1度熱傷
T23.2	手首及び手の第2度熱傷
T23.3	手首及び手の第3度熱傷
T23.4	手首及び手の程度不明の腐食
T23.5	手首及び手の第1度腐食
T23.6	手首及び手の第2度腐食
T23.7	手首及び手の第3度腐食

T24　股関節部及び下肢の熱傷及び腐食，足首及び足を除く
Burn and corrosion of hip and lower limb, except ankle and foot

包含：脚［各部位，足首及び足のみのものを除く］
除外：足首及び足のみの熱傷及び腐食(T25.-)

T24.0	股関節部及び下肢の程度不明の熱傷，足首及び足を除く
T24.1	股関節部及び下肢の第1度熱傷，足首及び足を除く
T24.2	股関節部及び下肢の第2度熱傷，足首及び足を除く
T24.3	股関節部及び下肢の第3度熱傷，足首及び足を除く
T24.4	股関節部及び下肢の程度不明の腐食，足首及び足を除く
T24.5	股関節部及び下肢の第1度腐食，足首及び足を除く
T24.6	股関節部及び下肢の第2度腐食，足首及び足を除く
T24.7	股関節部及び下肢の第3度腐食，足首及び足を除く

T25　足首及び足の熱傷及び腐食　Burn and corrosion of ankle and foot

包含：趾＜足ゆび＞

T25.0	足首及び足の程度不明の熱傷
T25.1	足首及び足の第1度熱傷
T25.2	足首及び足の第2度熱傷
T25.3	足首及び足の第3度熱傷
T25.4	足首及び足の程度不明の腐食

T25.5	足首及び足の第1度腐食
T25.6	足首及び足の第2度腐食
T25.7	足首及び足の第3度腐食

眼及び内臓に限局する熱傷及び腐食(T26-T28)
Burns and corrosions confined to eye and internal organs

T26 眼及び付属器に限局する熱傷及び腐食
Burn and corrosion confined to eye and adnexa

T26.0	眼瞼及び眼球周囲の熱傷
T26.1	角膜及び結膜のう＜嚢＞の熱傷
T26.2	眼球破裂及び破壊を伴う熱傷
T26.3	眼及び付属器のその他の部位の熱傷
T26.4	眼及び付属器の熱傷，部位不明
T26.5	眼瞼及び眼球周囲の腐食
T26.6	角膜及び結膜のう＜嚢＞の腐食
T26.7	眼球破裂及び破壊を伴う腐食
T26.8	眼及び付属器のその他の部位の腐食
T26.9	眼及び付属器の腐食，部位不明

T27 気道の熱傷及び腐食　Burn and corrosion of respiratory tract

T27.0	喉頭及び気管の熱傷
T27.1	喉頭及び気管の熱傷，肺の熱傷を伴うもの
	除外：爆発損傷症候群(T70.8)
T27.2	気道のその他の部位の熱傷
	胸腔
T27.3	気道の熱傷，部位不明
T27.4	喉頭及び気管の腐食
T27.5	喉頭及び気管の腐食，肺の腐食を伴うもの
T27.6	気道のその他の部位の腐食
T27.7	気道の腐食，部位不明

T28 その他の内臓の熱傷及び腐食　Burn and corrosion of other internal organs

T28.0	口腔及び咽頭の熱傷
T28.1	食道の熱傷
T28.2	消化管のその他の部位の熱傷
T28.3	内部腎尿路生殖器の熱傷
T28.4	その他及び詳細不明の内臓の熱傷
T28.5	口腔及び咽頭の腐食
T28.6	食道の腐食

T28.7	消化管のその他の部位の腐食
T28.8	内部腎尿路生殖器の腐食
T28.9	その他及び詳細不明の内臓の腐食

多部位及び部位不明の熱傷及び腐食(T29-T32)
Burns and corrosions of multiple and unspecified body regions

T29 　多部位の熱傷及び腐食　　Burns and corrosions of multiple body regions
包含：T20-T28の２項目以上に分類される熱傷及び腐食

T29.0	多部位の熱傷，程度不明
	多発性熱傷 NOS
T29.1	多部位の熱傷，第１度以下と記載されたもの
T29.2	多部位の熱傷，第２度以下と記載されたもの
T29.3	多部位の熱傷，少なくとも１か所が第３度と記載されたもの
T29.4	多部位の腐食，程度不明
	多発性腐食 NOS
T29.5	多部位の腐食，第１度以下と記載されたもの
T29.6	多部位の腐食，第２度以下と記載されたもの
T29.7	多部位の腐食，少なくとも１か所が第３度と記載されたもの

T30　熱傷及び腐食，部位不明　　Burn and corrosion, body region unspecified
除外：傷害された体表面積の記述のある熱傷及び腐食(T31-T32)

T30.0	部位不明の熱傷，程度不明
	熱傷 NOS
T30.1	第１度熱傷，部位不明
	第１度熱傷 NOS
T30.2	第２度熱傷，部位不明
	第２度熱傷 NOS
T30.3	第３度熱傷，部位不明
	第３度熱傷 NOS
T30.4	部位不明の腐食，程度不明
	腐食 NOS
T30.5	第１度腐食，部位不明
	第１度腐食 NOS
T30.6	第２度腐食，部位不明
	第２度腐食 NOS
T30.7	第３度腐食，部位不明
	第３度腐食 NOS

第XIX章　損傷，中毒及びその他の外因の影響

T31　傷害された体表面積による熱傷分類
Burns classified according to extent of body surface involved

注：本項目は熱傷部位が不明な場合のみ，一次コードとして使用する。また，部位が明示されている場合は，必要に応じて項目 T20-T25 又は T29 とともに補助コードとして使用する。

- T31.0　体表面積 10%未満の熱傷
- T31.1　体表面積 10-19%の熱傷
- T31.2　体表面積 20-29%の熱傷
- T31.3　体表面積 30-39%の熱傷
- T31.4　体表面積 40-49%の熱傷
- T31.5　体表面積 50-59%の熱傷
- T31.6　体表面積 60-69%の熱傷
- T31.7　体表面積 70-79%の熱傷
- T31.8　体表面積 80-89%の熱傷
- T31.9　体表面積 90%以上の熱傷

T32　傷害された体表面積による腐食分類
Corrosions classified according to extent of body surface involved

注：本項目は腐食部位が不明な場合のみ，一次コードとして使用する。また，部位が明示されている場合は，必要に応じて項目 T20-T25 又は T29 とともに補助コードとして使用する。

- T32.0　体表面積 10%未満の腐食
- T32.1　体表面積 10-19%の腐食
- T32.2　体表面積 20-29%の腐食
- T32.3　体表面積 30-39%の腐食
- T32.4　体表面積 40-49%の腐食
- T32.5　体表面積 50-59%の腐食
- T32.6　体表面積 60-69%の腐食
- T32.7　体表面積 70-79%の腐食
- T32.8　体表面積 80-89%の腐食
- T32.9　体表面積 90%以上の腐食

凍傷（T33-T35）
Frostbite

除外：低体温及び低温環境のその他の作用（T68-T69）

T33　表在性凍傷　Superficial frostbite
包含：凍傷，皮膚層の部分的喪失を伴うもの
除外：多部位の表在性凍傷（T35.0）

T33.0	頭部の表在性凍傷
T33.1	頸部の表在性凍傷
T33.2	胸部＜郭＞の表在性凍傷
T33.3	腹壁，下背部及び骨盤部の表在性凍傷
T33.4	腕の表在性凍傷
	除外：手首及び手のみの表在性凍傷(T33.5)
T33.5	手首及び手の表在性凍傷
T33.6	股関節部及び大腿の表在性凍傷
T33.7	膝及び下腿の表在性凍傷
	除外：足首及び足のみの表在性凍傷(T33.8)
T33.8	足首及び足の表在性凍傷
T33.9	その他及び部位不明の表在性凍傷

　　　　表在性凍傷：
　　　　・NOS
　　　　・脚 NOS
　　　　・体幹 NOS

T34 組織え＜壊＞死を伴う凍傷　Frostbite with tissue necrosis
除外：多部位の組織え＜壊＞死を伴う凍傷(T35.1)

T34.0	頭部の組織え＜壊＞死を伴う凍傷
T34.1	頸部の組織え＜壊＞死を伴う凍傷
T34.2	胸部＜郭＞の組織え＜壊＞死を伴う凍傷
T34.3	腹壁，下背部及び骨盤部の組織え＜壊＞死を伴う凍傷
T34.4	腕の組織え＜壊＞死を伴う凍傷
	除外：手首及び手のみの組織え＜壊＞死を伴う凍傷(T34.5)
T34.5	手首及び手の組織え＜壊＞死を伴う凍傷
T34.6	股関節部及び大腿の組織え＜壊＞死を伴う凍傷
T34.7	膝及び下腿の組織え＜壊＞死を伴う凍傷
	除外：足首及び足のみの組織え＜壊＞死を伴う凍傷(T34.8)
T34.8	足首及び足の組織え＜壊＞死を伴う凍傷
T34.9	その他及び部位不明の組織え＜壊＞死を伴う凍傷

　　　　組織え＜壊＞死を伴う凍傷：
　　　　・NOS
　　　　・脚 NOS
　　　　・体幹 NOS

T35 多部位の凍傷及び詳細不明の凍傷
Frostbite involving multiple body regions and unspecified frostbite

T35.0	多部位の表在性凍傷

　　　　多発性表在性凍傷 NOS

T35.1	多部位の組織え＜壊＞死を伴う凍傷
	組織え＜壊＞死を伴う多発性凍傷 NOS
T35.2	頭部及び頚部の詳細不明の凍傷
T35.3	胸部＜郭＞，腹部，下背部及び骨盤部の詳細不明の凍傷
	体幹の凍傷 NOS
T35.4	上肢の詳細不明の凍傷
T35.5	下肢の詳細不明の凍傷
T35.6	多部位の詳細不明の凍傷
	多発性凍傷 NOS
T35.7	詳細不明の凍傷，部位不明
	凍傷 NOS

薬物，薬剤及び生物学的製剤による中毒(T36－T50)
Poisoning by drugs, medicaments and biological substances

包含：過量投与
　　　過失による誤った薬物の摂取又は投与
除外：依存を生じない物質の乱用(F55)
　　　適正な薬物が適正に投与された場合の有害作用［過敏症，反応など］は，下記のような有害作用の性質により分類する：
　　　　・アスピリン胃炎(K29.-)
　　　　・血液障害(D50-D76)
　　　　・皮膚炎：
　　　　　　・接触(L23-L25)
　　　　　　・摂取物質によるもの(L27.-)
　　　　・腎症＜ネフロパシー＞(N14.0-N14.2)
　　　　・薬物による詳細不明の有害作用(T88.7)
　　　酩酊＜inebration＞を意味する中毒＜intoxication＞(F10-F19)
　　　胎児及び新生児に影響する薬物反応及び中毒(P00-P96)
　　　病的薬物中毒(F10-F19)

T36 全身性抗生物質による中毒　Poisoning by systemic antibiotics
除外：抗生物質：
　　　　・抗腫瘍性(T45.1)
　　　　・局所に適用するもの NEC(T49.0)
　　　　・下記の局所に使用するもの：
　　　　　　・耳鼻咽喉科用(T49.6)
　　　　　　・眼科用(T49.5)

T36.0	ペニシリン系
T36.1	セファロスポリン系及びその他のベータラクタム系抗生物質
T36.2	クロラムフェニコール系

T36.3	マクロライド系
T36.4	テトラサイクリン系
T36.5	アミノグリコシド系
	ストレプトマイシン
T36.6	リファマイシン系
T36.7	全身性抗真菌性抗生物質
T36.8	その他の全身性抗生物質
T36.9	全身性抗生物質，詳細不明

T37 その他の全身性抗感染薬及び抗寄生虫薬による中毒
Poisoning by other systemic anti-infectives and antiparasitics

除外：抗感染薬：
・局所に適用するもの NEC（T49.0）
・下記の局所に使用するもの：
・耳鼻咽喉科用（T49.6）
・眼科用（T49.5）

T37.0	サルファ剤
T37.1	抗ミコバクテリア薬

除外：リファマイシン系（T36.6）
ストレプトマイシン（T36.5）

T37.2	抗マラリア薬及びその他の血液寄生性原虫類に作用する薬物

除外：ヒドロキシキノリン誘導体（T37.8）

T37.3	その他の抗原虫薬
T37.4	駆虫薬
T37.5	抗ウイルス薬

除外：アマンタジン（T42.8）
シタラビン（T45.1）

T37.8	その他の明示された全身性抗感染薬及び抗寄生虫薬
	ヒドロキシキノリン誘導体

除外：抗マラリア薬（T37.2）

T37.9	全身性抗感染薬及び抗寄生虫薬，詳細不明

T38 ホルモン類，その合成代替薬及び拮抗薬による中毒，他に分類されないもの
Poisoning by hormones and their synthetic substitutes and antagonists, not elsewhere classified

除外：ミネラル＜鉱質＞コルチコイド類及びその拮抗薬（T50.0）
子宮収縮ホルモン類（T48.0）
副甲状腺＜上皮小体＞ホルモン類及びその誘導体（T50.9）

T38.0	グルコ＜糖質＞コルチコイド類及びその合成類似薬

除外：グルコ＜糖質＞コルチコイド類，局所用（T49.-）

第XIX章　損傷，中毒及びその他の外因の影響

T38.1	甲状腺ホルモン類及びその代替薬
T38.2	抗甲状腺薬
T38.3	インスリン及び経口血糖降下薬［抗糖尿病薬］
T38.4	経口避妊薬
	単独及び複合製剤
T38.5	その他の卵胞ホルモン類及び黄体ホルモン類
	混合物及びその代替薬
T38.6	抗性腺刺激ホルモン類，抗卵胞ホルモン類，抗男性ホルモン類，他に分類されないもの
	タモキシフェン
T38.7	男性ホルモン類及びタンパク＜蛋白＞同化作用薬
T38.8	その他及び詳細不明のホルモン類及びその合成代替薬
	（脳）下垂体前葉ホルモン類
T38.9	その他及び詳細不明のホルモン拮抗薬

T39　非オピオイド系鎮痛薬，解熱薬及び抗リウマチ薬による中毒
Poisoning by nonopioid analgesics, antipyretics and antirheumatics

T39.0	サリチル酸誘導体
T39.1	4-アミノフェノール誘導体
T39.2	ピラゾロン誘導体
T39.3	その他の非ステロイド系抗炎症薬［NSAID］
T39.4	抗リウマチ薬，他に分類されないもの
	除外：グルコ＜糖質＞コルチコイド類(T38.0)
	サリチル酸誘導体(T39.0)
T39.8	その他の非オピオイド系鎮痛薬及び解熱薬，他に分類されないもの
T39.9	非オピオイド系鎮痛薬，解熱薬及び抗リウマチ薬，詳細不明

T40　麻薬及び精神変容薬［幻覚発現薬］による中毒
Poisoning by narcotics and psychodysleptics [hallucinogens]

除外：酩酊＜inebration＞を意味する中毒＜intoxication＞(F10-F19)

T40.0	アヘン
T40.1	ヘロイン
T40.2	その他のオピオイド類＜アヘン関連麻薬＞
	コデイン
	モルヒネ
T40.3	メタドン
T40.4	その他の合成麻薬
	ペチジン
T40.5	コカイン
T40.6	その他及び詳細不明の麻薬
T40.7	大麻(誘導体)
T40.8	リゼルギド［LSD］

T40.9	その他及び詳細不明の精神変容薬［幻覚発現薬］
	メスカリン
	サイロシン＜Psilocin＞
	サイロシビン＜Psilocybine＞

T41 麻酔薬及び治療用ガス類による中毒
Poisoning by anaesthetics and therapeutic gases

除外：ベンゾジアゼピン類(T42.4)
　　　コカイン(T40.5)
　　　オピオイド類＜アヘン関連麻薬＞(T40.0－T40.2)

T41.0	吸入麻酔薬
	除外：酸素(T41.5)
T41.1	静脈麻酔薬
	チオバルビツレート
T41.2	その他及び詳細不明の全身麻酔薬
T41.3	局所麻酔薬
T41.4	麻酔薬，詳細不明
T41.5	治療用ガス類
	二酸化炭素
	酸素

T42 抗てんかん薬，鎮静・催眠薬及び抗パーキンソン病薬による中毒
Poisoning by antiepileptic, sedative-hypnotic and antiparkinsonism drugs

除外：酩酊＜inebration＞を意味する中毒＜intoxication＞(F10－F19)

T42.0	ヒダントイン誘導体
T42.1	イミノスチルベン類
	カルバマゼピン
T42.2	コハク酸イミド類及びオキサゾリジンジオン類
T42.3	バルビツレート
	除外：チオバルビツレート(T41.1)
T42.4	ベンゾジアゼピン類
T42.5	抗てんかん薬の合剤，他に分類されないもの
T42.6	その他の抗てんかん薬及び鎮静・催眠薬
	メタカロン
	バルプロ酸
	除外：カルバマゼピン(T42.1)
T42.7	抗てんかん薬及び鎮静・催眠薬，詳細不明
	睡眠薬：
	・水薬
	・その他の剤型　　　NOS
	・錠剤

T42.8 抗パーキンソン病薬及びその他の中枢性筋し＜弛＞緩薬
　　　　アマンタジン

T43 向精神薬による中毒，他に分類されないもの
Poisoning by psychotropic drugs, not elsewhere classified
　　　除外：食欲減退薬(T50.5)
　　　　　　バルビツレート(T42.3)
　　　　　　ベンゾジアゼピン類(T42.4)
　　　　　　酩酊＜inebration＞を意味する中毒＜intoxication＞(F10－F19)
　　　　　　メタカロン(T42.6)
　　　　　　精神変容薬［幻覚発現薬］(T40.7－T40.9)
T43.0 三環系及び四環系抗うつ薬
T43.1 モノアミンオキシダーゼ阻害性抗うつ薬
T43.2 その他及び詳細不明の抗うつ薬
T43.3 フェノチアジン系抗精神病薬及び神経抑制薬
T43.4 ブチロフェノン系及びチオキサンテン系神経抑制薬
T43.5 その他及び詳細不明の抗精神病薬及び神経抑制薬
　　　除外：ラウオルフィア＜ローウオルフィア＞(T46.5)
T43.6 乱用される可能性のある興奮薬
　　　除外：コカイン(T40.5)
T43.8 その他の向精神薬，他に分類されないもの
T43.9 向精神薬，詳細不明

T44 主として自律神経系に作用する薬物による中毒
Poisoning by drugs primarily affecting the autonomic nervous system
T44.0 コリンエステラーゼ阻害薬
T44.1 その他の副交感神経興奮薬［コリン作動薬］
T44.2 神経節遮断薬，他に分類されないもの
T44.3 その他の副交感神経遮断薬［抗コリン及び抗ムスカリン作動薬］及び鎮けい＜痙＞薬，他に分類されないもの
　　　　パパベリン
T44.4 アルファアドレナリン受容体作動性を主とする薬，他に分類されないもの
　　　　メタラミノール
T44.5 ベータアドレナリン受容体作動性を主とする薬，他に分類されないもの
　　　除外：喘息治療に使用されるベータアドレナリン受容体作動薬(T48.6)
T44.6 アルファアドレナリン受容体拮抗薬，他に分類されないもの
　　　除外：麦角アルカロイド(T48.0)
T44.7 ベータアドレナリン受容体拮抗薬，他に分類されないもの
T44.8 中枢作動性及びアドレナリン作動性神経遮断薬，他に分類されないもの
　　　除外：クロニジン(T46.5)
　　　　　　グアネチジン(T46.5)

T44.9　主として自律神経系に作用するその他及び詳細不明の薬物
　　　　アルファアドレナリン受容体及びベータアドレナリン受容体の両者に作動する
　　　　　薬物

T45　主として全身及び血液に作用する薬物による中毒，他に分類されないもの
Poisoning by primarily systemic and haematological agents, not elsewhere classified

T45.0　抗アレルギー薬及び制吐薬
　　　　除外：フェノチアジン系神経抑制薬(T43.3)
T45.1　抗腫瘍薬及び免疫抑制薬
　　　　　抗腫瘍性抗生物質
　　　　　シタラビン
　　　　除外：タモキシフェン(T38.6)
T45.2　ビタミン類，他に分類されないもの
　　　　除外：ニコチン酸(誘導体)(T46.7)
　　　　　　　ビタミンK(T45.7)
T45.3　酵素類，他に分類されないもの
T45.4　鉄剤及びその化合物
T45.5　抗血液凝固薬
T45.6　血栓溶解薬
T45.7　血液凝固薬，ビタミンK及びその他の血液凝固薬
T45.8　主として全身及び血液に作用するその他の薬物
　　　　　肝臓製剤及びその他の貧血治療薬
　　　　　血液及び血液分画製剤
　　　　　代用血漿
　　　　除外：免疫グロブリン(T50.9)
　　　　　　　鉄剤(T45.4)
T45.9　主として全身及び血液に作用する薬物，詳細不明

T46　主として心血管系に作用する薬物による中毒
Poisoning by agents primarily affecting the cardiovascular system

　　　　除外：メタラミノール(T44.4)
T46.0　強心配糖体及び類似作用薬
T46.1　カルシウム拮抗薬
T46.2　その他の抗不整脈薬，他に分類されないもの
　　　　除外：ベータアドレナリン受容体拮抗薬(T44.7)
T46.3　冠血管拡張薬，他に分類されないもの
　　　　　ジピリダモール
　　　　除外：ベータアドレナリン受容体拮抗薬(T44.7)
　　　　　　　カルシウム拮抗薬(T46.1)
T46.4　アンギオテンシン変換酵素阻害薬

T46.5	その他の血圧降下薬，他に分類されないもの
	クロニジン
	グアネチジン
	ラウオルフィア＜ローウオルフィア＞
	除外：ベータアドレナリン受容体拮抗薬(T44.7)
	カルシウム拮抗薬(T46.1)
	利尿薬(T50.0－T50.2)
T46.6	抗脂血薬及び動脈硬化治療薬
T46.7	末梢血管拡張薬
	ニコチン酸(誘導体)
	除外：パパベリン(T44.3)
T46.8	静脈瘤治療薬，硬化薬を含む
T46.9	主として心血管系に作用するその他及び詳細不明の薬物

T47　主として消化器系に作用する薬物による中毒
Poisoning by agents primarily affecting the gastrointestinal system

T47.0	ヒスタミンH_2受容体拮抗薬
T47.1	その他の制酸薬及び胃液分泌抑制薬
T47.2	刺激性緩下薬
T47.3	塩類及び浸透圧性緩下薬
T47.4	その他の緩下薬
	腸し＜弛＞緩薬
T47.5	消化薬
T47.6	止しゃ薬
	除外：全身性抗生物質及びその他の抗感染薬(T36－T37)
T47.7	催吐薬
T47.8	主として消化器系に作用するその他の薬物
T47.9	主として消化器系に作用する薬物，詳細不明

T48　主として平滑筋，骨格筋及び呼吸器系に作用する薬物による中毒
Poisoning by agents primarily acting on smooth and skeletal muscles and the respiratory system

T48.0	子宮収縮薬
	除外：卵胞ホルモン類，黄体ホルモン類及びその拮抗薬(T38.4－T38.6)
T48.1	骨格筋し＜弛＞緩薬［神経筋遮断薬］
T48.2	主として筋肉に作用するその他及び詳細不明の薬物
T48.3	鎮咳薬
T48.4	去痰薬
T48.5	抗感冒薬

T48.6	抗喘息薬，他に分類されないもの
	喘息治療に使用されるベータアドレナリン受容体作動薬
	サルブタモール
	除外：喘息治療に使用されないベータアドレナリン受容体作動薬（T44.5）
	（脳）下垂体前葉ホルモン類（T38.8）
T48.7	主として呼吸器系に作用するその他及び詳細不明の薬物

T49 主として皮膚及び粘膜に作用する局所用薬物，眼科用薬，耳鼻咽喉科用薬及び歯科用薬による中毒

Poisoning by topical agents primarily affecting skin and mucous membrane and by ophthalmological, otorhinolaryngological and dental drugs

包含：グルコ＜糖質＞コルチコイド類，局所用

T49.0	局所に適用する抗真菌薬，抗感染薬及び抗炎症薬，他に分類されないもの
T49.1	止痒薬
T49.2	局所に適用する収れん＜斂＞薬及び界面活性剤
T49.3	皮膚軟化薬，粘滑薬及び保護薬
T49.4	角質溶解剤，角質形成薬並びにその他の毛髪治療薬及び製剤
T49.5	眼科用薬及び製剤
	眼科用抗感染薬
T49.6	耳鼻咽喉科用薬及び製剤
	耳鼻咽喉科用抗感染薬
T49.7	歯科用薬，局所用
T49.8	その他の局所用薬
	殺精子薬
T49.9	局所用薬，詳細不明

T50 利尿薬，その他及び詳細不明の薬物，薬剤及び生物学的製剤による中毒

Poisoning by diuretics and other and unspecified drugs, medicaments and biological substances

T50.0	ミネラル＜鉱質＞コルチコイド類及びその拮抗薬
T50.1	ループ［high-ceiling］利尿薬
T50.2	炭酸脱水酵素阻害薬，ベンゾチアジアジン誘導体及びその他の利尿薬
T50.3	電解質，カロリー及び水分平衡薬
	経口的再水和＜rehydration＞塩類＜経口補水塩類＞
T50.4	尿酸代謝に作用する薬物
T50.5	食欲減退薬
T50.6	解毒薬及びキレート剤，他に分類されないもの
	嫌酒薬
T50.7	覚せい剤及びオピオイド＜アヘン関連麻薬＞受容体拮抗薬
T50.8	診断用薬

T50.9 その他及び詳細不明の薬物，薬剤及び生物学的製剤
酸剤
制酸剤
免疫グロブリン
免疫製剤
向脂肪薬＜lipotropic drugs＞
副甲状腺＜上皮小体＞ホルモン類及びその誘導体

薬用を主としない物質の毒作用(T51－T65)
Toxic effects of substances chiefly nonmedicinal as to source

除外：腐食性物質(T20－T32)
　　　他に分類される局所的毒作用(A00－R99)
　　　外的因子による呼吸器の病態(J60－J70)

T51 アルコールの毒作用　Toxic effect of alcohol
T51.0 エタノール
エチルアルコール
除外：急性アルコール酩酊又は"二日酔い"の作用(F10.0)
　　　酩酊(F10.0)
　　　病的酩酊(F10.0)
T51.1 メタノール
メチルアルコール
T51.2 2-プロパノール
イソプロピルアルコール
T51.3 フーゼル油
アルコール：
・アミル
・ブチル［1-ブタノール］
・プロピル［1-プロパノール］
T51.8 その他のアルコール類
T51.9 アルコール，詳細不明

T52 有機溶剤の毒作用　Toxic effect of organic solvents
除外：脂肪族及び芳香族炭化水素のハロゲン誘導体(T53.-)

T52.0	石油製品
	ガソリン
	ケロシン［パラフィン油］
	パラフィンワックス
	石油エーテル
	ナフサ
	石油スピリット＜精製油＞
T52.1	ベンゼン
	除外：ベンゼンの同族体(T52.2)
	ベンゼン及びその同族体のニトロ誘導体及びアミノ誘導体(T65.3)
T52.2	ベンゼンの同族体
	トルエン［メチルベンゼン］
	キシレン［ジメチルベンゼン］
T52.3	グリコール類
T52.4	ケトン類
T52.8	その他の有機溶剤
T52.9	有機溶剤，詳細不明

T53	脂肪族及び芳香族炭化水素のハロゲン誘導体の毒作用
	Toxic effect of halogen derivatives of aliphatic and aromatic hydrocarbons
T53.0	四塩化炭素
	テトラクロロメタン
T53.1	クロロホルム
	トリクロロメタン
T53.2	トリクロロエチレン
	三塩化エチレン
T53.3	テトラクロロエチレン
	過塩化エチレン
	四塩化エチレン
T53.4	ジクロロメタン
T53.5	クロロフルオロカーボン類
T53.6	脂肪族炭化水素のその他のハロゲン誘導体
T53.7	芳香族炭化水素のその他のハロゲン誘導体
T53.9	脂肪族及び芳香族炭化水素のハロゲン誘導体，詳細不明

T54	腐食性物質の毒作用　Toxic effect of corrosive substances
T54.0	フェノール及びフェノール同族体
T54.1	その他の腐食性有機化合物
T54.2	腐食性の酸類及び酸類似物質
	塩酸
	硫酸

T54.3	腐食性のアルカリ類及びアルカリ類似物質	
	水酸化カリウム	
	水酸化ナトリウム	
T54.9	腐食性物質，詳細不明	

T55　石鹸及び洗浄剤の毒作用　Toxic effect of soaps and detergents

T56　金属の毒作用　Toxic effect of metals
包含：金属のフューム及び蒸気
　　　　すべての発生源からの金属，薬用を除く
除外：砒素及びその化合物(T57.0)
　　　　マンガン及びその化合物(T57.2)

T56.0	鉛及びその化合物
T56.1	水銀及びその化合物
T56.2	クロム及びその化合物
T56.3	カドミウム及びその化合物
T56.4	銅及びその化合物
T56.5	亜鉛及びその化合物
T56.6	錫及びその化合物
T56.7	ベリリウム及びその化合物
T56.8	その他の金属
	タリウム
T56.9	金属，詳細不明

T57　その他の無機物質の毒作用　Toxic effect of other inorganic substances

T57.0	砒素及びその化合物
T57.1	燐及びその化合物
	除外：有機燐系殺虫剤(T60.0)
T57.2	マンガン及びその化合物
T57.3	シアン化水素
T57.8	その他の明示された無機物質
T57.9	無機物質，詳細不明

T58　一酸化炭素の毒作用　Toxic effect of carbon monoxide
包含：すべての発生源からのもの

T59　その他の気体，フューム及び蒸気の毒作用
Toxic effect of other gases, fumes and vapours
　　包含：エアゾール噴射剤
　　除外：クロロフルオロカーボン類(T53.5)

T59.0	窒素酸化物

T59.1	二酸化イオウ
T59.2	ホルムアルデヒド
T59.3	催涙性の気体
	催涙ガス
T59.4	塩素ガス
T59.5	フッ素ガス及びフッ化水素
T59.6	硫化水素
T59.7	二酸化炭素
T59.8	その他の明示された気体，フューム及び蒸気
T59.9	気体，フューム及び蒸気，詳細不明

T60 農薬の毒作用　Toxic effect of pesticides
包含：木材用防腐剤

T60.0	有機燐及びカルバメート殺虫剤
T60.1	ハロゲン系殺虫剤
	除外：塩素化炭化水素(T53.-)
T60.2	その他の殺虫剤
T60.3	除草剤及び防黴剤
T60.4	殺鼠剤
	除外：ストリキニーネ及びその塩類(T65.1)
T60.8	その他の農薬
T60.9	農薬，詳細不明

T61 海産食品として摂取された有害物質の毒作用
Toxic effect of noxious substances eaten as seafood

除外：食物アレルギー反応，下記のようなもの：
・有害食物の反応によるアナフィラキシーショック(T78.0)
・皮膚炎(L23.6, L25.4, L27.2)
・胃腸炎(非感染性)(K52.-)
細菌性食中毒(A05.-)
食物汚染物質による毒作用，下記のようなもの：
・アフラトキシン及びその他の真菌毒素＜マイコトキシン＞(T64)
・シアン化物(T65.0)
・シアン化水素(T57.3)
・水銀(T56.1)

T61.0	シグワテラ＜Ciguatera＞魚中毒
T61.1	スコンブロイド＜Scombroid＞魚中毒
	ヒスタミン様症候群
T61.2	その他の魚介類中毒
T61.8	その他の海産食品の毒作用
T61.9	詳細不明の海産食品の毒作用

第XIX章　損傷，中毒及びその他の外因の影響

T62　食物として摂取されたその他の有害物質による毒作用
Toxic effect of other noxious substances eaten as food

除外：食物アレルギー反応，下記のようなもの：
・有害食物の反応によるアナフィラキシーショック(T78.0)
・皮膚炎(L23.6, L25.4, L27.2)
・胃腸炎(K52.-)
細菌性食中毒(A05.-)
食物汚染物質による毒作用，下記のようなもの：
・アフラトキシン及びその他の真菌毒素＜マイコトキシン＞(T64)
・シアン化物(T65.0)
・シアン化水素(T57.3)
・水銀(T56.1)

- T62.0 摂取されたきのこ
- T62.1 摂取された果実
- T62.2 その他の摂取された植物(一部)
- T62.8 食物として摂取されたその他の明示された有害物質
- T62.9 食物として摂取された有害物質，詳細不明

T63　有毒動物との接触による毒作用　Toxic effect of contact with venomous animals

- T63.0 ヘビ毒
  海ヘビ毒
- T63.1 その他の爬虫類の毒
  トカゲ毒
- T63.2 サソリ毒
- T63.3 クモ毒
- T63.4 その他の節足動物の毒
  有毒昆虫による咬傷又は刺傷
- T63.5 魚類との接触による毒作用
  除外：魚の摂取による中毒(T61.0－T61.2)
- T63.6 その他の海生動物との接触による毒作用
  クラゲ
  イソギンチャク
  甲殻類
  ヒトデ
  除外：甲殻類の摂取による中毒(T61.2)
  　　　海ヘビ毒(T63.0)
- T63.8 その他の有毒動物との接触による毒作用
  水陸両生動物の毒
- T63.9 詳細不明の有毒動物との接触による毒作用

T64 アフラトキシン及びその他の真菌毒素＜マイコトキシン＞による食物汚染物質の毒作用
Toxic effect of aflatoxin and other mycotoxin food contaminants

T65 その他及び詳細不明の物質の毒作用
Toxic effect of other and unspecified substances

- T65.0 シアン化物
  除外：シアン化水素(T57.3)
- T65.1 ストリキニーネ及びその塩類
- T65.2 タバコ及びニコチン
- T65.3 ベンゼン及びその同族体のニトロ誘導体及びアミノ誘導体
  アニリン［ベンゼナミン］
  ニトロベンゼン
  トリニトロトルエン
- T65.4 二硫化炭素
- T65.5 ニトログリセリン及びその他の硝酸エステル
  1，2，3-プロパントリオール トリニトレート
- T65.6 塗料及び染料，他に分類されないもの
- T65.8 その他の明示された物質の毒作用
- T65.9 詳細不明の物質の毒作用
  中毒 NOS

外因のその他及び詳細不明の作用(T66－T78)
Other and unspecified effects of external causes

T66 放射線の作用，詳細不明　Unspecified effects of radiation
包含：放射線宿酔
除外：下記のような明示された放射線の有害作用：
- ・熱傷(T20－T31)
- ・白血病(C91－C95)
- ・放射線による：
  - ・胃腸炎及び結腸炎(K52.0)
  - ・肺臓炎(J70.0)
  - ・皮膚及び皮下組織の関連障害(L55－L59)
- ・日焼け(L55.-)

第XIX章　損傷，中毒及びその他の外因の影響

T67　熱及び光線の作用　Effects of heat and light
除外：熱傷（T20－T31）
　　　温熱性＜日焼け＞紅斑［皮膚炎］（L59.0）
　　　麻酔による悪性高熱＜体温＞（症）（T88.3）
　　　皮膚及び皮下組織の放射線関連障害（L55－L59）
　　　日焼け（L55.-）
　　　熱による汗腺の障害（L74－L75）

- T67.0 熱射病及び日射病
　　熱卒中
　　熱性発熱
　　日射病
　　熱射病
- T67.1 熱性失神
　　熱(性)虚脱
- T67.2 熱(性)けいれん＜痙攣＞
- T67.3 日射病，無汗性
　　水分喪失による熱ばて
　　除外：塩分喪失による日射病（T67.4）
- T67.4 塩分喪失による日射病
　　塩分(及び水分)喪失による熱ばて
- T67.5 日射病，詳細不明
　　熱ばて NOS
- T67.6 熱疲労，一過性
- T67.7 熱性浮腫
- T67.8 熱及び光線のその他の作用
- T67.9 熱及び光線の作用，詳細不明

T68　低体温(症)　Hypothermia
包含：不慮の低体温(症)
除外：凍傷（T33－T35）
　　　　低体温(症)：
　　　　　・麻酔に続発するもの（T88.5）
　　　　　・新生児（P80.-）
　　　　　・低温環境に関連しないもの（R68.0）

T69　低温のその他の作用　Other effects of reduced temperature
除外：凍傷（T33－T35）
- T69.0 浸水した手及び足
　　塹壕足＜trench foot＞
- T69.1 凍瘡＜しもやけ＞

－861－

T69.8	低温のその他の明示された作用
T69.9	低温の作用，詳細不明

T70	気圧又は水圧の作用　Effects of air pressure and water pressure
T70.0	耳気圧外傷
	気圧性中耳炎
	耳への大気圧又は水圧の変化の作用
T70.1	副鼻腔の気圧性外傷
	気圧性副鼻腔炎
	副鼻腔への大気圧の変化の作用
T70.2	高所のその他及び詳細不明の作用
	アルプス病
	高所での無酸素症
	気圧性外傷 NOS
	気圧障害
	高山病
	除外：高所での赤血球増加症＜多血症＞(D75.1)
T70.3	潜函病＜減圧病＞
	加圧大気による疾患
	潜水夫麻痺
T70.4	高水圧の作用
	ジェット噴流による外傷(工業性)
T70.8	気圧及び水圧のその他の作用
	爆発損傷症候群
T70.9	気圧及び水圧の作用，詳細不明

T71 窒息 Asphyxiation
包含：窒息(絞扼による)：
- ※ ・鼻口部閉塞によるもの
- ※ ・頚部圧迫によるもの
- ※ ・胸部圧迫によるもの
- ※ ・その他

下記による全身性酸素欠乏：
- ・外気中の低酸素濃度
- ・機械的呼吸圧迫

除外：高所での無酸素症(T70.2)
下記による窒息：
- ・一酸化炭素(T58)
- ・食物又は異物の誤えん<嚥><吸引>(T17.-)
- ・その他の気体，フューム及び蒸気(T59.-)

下記における呼吸窮<促>迫：
- ・成人における症候群<ARDS>(J80)
- ・新生児におけるもの<IRDS>(P22.-)

T73 その他の欠乏・消耗の作用 Effects of other deprivation

- T73.0 飢餓の作用
    - 食物の欠乏
    - 飢餓
- T73.1 口渇の作用
    - 水の欠乏
- T73.2 曝露(不良環境)による消耗
- T73.3 働き過ぎによる消耗
    - 過労<overexertion>
- T73.8 欠乏・消耗のその他の作用
- T73.9 欠乏・消耗の作用，詳細不明

T74 虐待症候群 Maltreatment syndromes
新鮮損傷の分類が必要な場合は，追加コードを使用する。

- T74.0 怠慢又は遺棄
- T74.1 身体的虐待
    - 被虐待児症候群 NOS
    - 被虐待配偶者症候群 NOS
- T74.2 性的虐待
- T74.3 心理的虐待
- T74.8 その他の虐待症候群
    - 混合型

T74.9　虐待症候群，詳細不明
　　　　下記の作用：
　　　　　　・成人虐待 NOS
　　　　　　・小児虐待 NOS

T75　その他の外因の作用　Effects of other external causes
　　　　除外：有害作用 NEC（T78.-）
　　　　　　　熱傷（感電（性））（T20－T31）
T75.0　雷撃の作用
　　　　雷撃性ショック
　　　　雷撃 NOS
T75.1　溺死及び死に至らない溺水
　　　　入水
　　　　水泳者のけいれん＜痙攣＞
T75.2　振動の作用
　　　　エアハンマー症候群
　　　　外傷性血管れん＜攣＞縮性症候群
　　　　低音性めまい＜眩暈症＞
T75.3　動揺病
　　　　航空機酔い
　　　　船酔い
　　　　乗り物酔い
T75.4　電流の作用
　　　　感電死
　　　　電流によるショック
T75.8　外因のその他の明示された作用
　　　　異常重力［G］の作用
　　　　無重力の作用

T78　有害作用，他に分類されないもの　Adverse effects, not elsewhere classified
　　　　注：本項目は不明，不定又は不明確な原因で，他に分類されないものを一次コーディングする場合に使用する。また，本項目は複合コーディングの目的で，他に分類される病態の作用を特定するための追加コードとして使用されることもある。
　　　　除外：外科的及び内科的ケアの合併症 NEC（T80－T88）
T78.0　有害食物反応によるアナフィラキシーショック
T78.1　その他の有害食物反応，他に分類されないもの
　　　　除外：細菌性食中毒（A05.-）
　　　　　　　摂取食物による皮膚炎（L27.2）
　　　　　　　食物の皮膚接触による皮膚炎（L23.6，L24.6，L25.4）

T78.2	アナフィラキシーショック，詳細不明

   アレルギー性ショック ⎫
   アナフィラキシー反応 ⎬ NOS
   アナフィラキシー ⎭

  除外：下記によるアナフィラキシーショック：
   ・適正に投与された正しい医薬品の有害作用(T88.6)
   ・有害食物反応(T78.0)
   ・血清(T80.5)

T78.3	血管神経浮腫

   巨大じんま＜蕁麻＞疹
   クインケ＜Quincke＞浮腫

  除外：じんま＜蕁麻＞疹(L50.-)
   ・血清によるもの(T80.6)

T78.4	アレルギー，詳細不明

   アレルギー性反応 NOS
   過敏(症)NOS
   特異体質 NOS

  除外：適正に投与された正しい医薬品に対するアレルギー反応 NOS(T88.7)
   下記のようなアレルギー反応の明示された型：
   ・アレルギー性胃腸炎及び大腸炎(K52.2)
   ・皮膚炎(L23-L25，L27.-)
   ・枯草熱(J30.1)

T78.8	その他の有害作用，他に分類されないもの
T78.9	有害作用，詳細不明

  除外：外科的及び内科的ケアの有害作用 NOS(T88.9)

外傷の早期合併症(T79)
Certain early complications of trauma

T79 外傷の早期合併症，他に分類されないもの
Certain early complications of trauma, not elsewhere classified

  除外：外科的及び内科的ケアの合併症 NEC(T80-T88)
   呼吸：
   ・成人における症候群＜ARDS＞(J80)
   ・新生児におけるもの＜IRDS＞(P22.-)
   医学的処置中又は処置に続発して発生したもの(T80-T88)

T79.0	空気塞栓症(外傷性)

  除外：下記に合併する空気塞栓症：
   ・流産，子宮外妊娠又は胞状奇胎妊娠(O00-O07，O08.2)
   ・妊娠，分娩及び産じょく＜褥＞(O88.0)

第XIX章　損傷，中毒及びその他の外因の影響

T79.1　**脂肪塞栓症(外傷性)**
　　　　除外：下記に合併する脂肪塞栓症：
　　　　　　　　・流産，子宮外妊娠又は胞状奇胎妊娠(O00-O07，O08.2)
　　　　　　　　・妊娠，分娩及び産じょく＜褥＞(O88.8)

T79.2　**外傷性続発性出血及び再発性出血**

T79.3　**外傷後の創傷感染症，他に分類されないもの**
　　　　感染因子の分類が必要な場合は，追加コード(B95-B98)を使用する。

T79.4　**外傷性ショック**
　　　　損傷に続発するショック(即時性)(遅滞性)
　　　　除外：ショック：
　　　　　　　　・麻酔による(T88.2)
　　　　　　　　・アナフィラキシー：
　　　　　　　　　　・NOS(T78.2)
　　　　　　　　　　・下記によるもの：
　　　　　　　　　　　　・有害食物反応(T78.0)
　　　　　　　　　　　　・適正に投与された正しい医薬品(T88.6)
　　　　　　　　　　　　・血清(T80.5)
　　　　　　　　・流産，子宮外妊娠又は胞状奇胎妊娠に合併するもの(O00-O07，O08.3)
　　　　　　　　・感電性(T75.4)
　　　　　　　　・雷撃(T75.0)
　　　　　　　　・非外傷性 NEC(R57.-)
　　　　　　　　・産科的(O75.1)
　　　　　　　　・(手)術後(T81.1)

T79.5　**外傷性無尿**
　　　　挫滅症候群
　　　　挫滅に続発する腎不全

T79.6　**筋の外傷性阻血**
　　　　コンパートメント＜筋区画＞症候群，外傷性
　　　　フォルクマン＜Volkmann＞阻血性拘縮
　　　　除外：脛骨前(筋)症候群(M76.8)

T79.7　**外傷性皮下気腫**
　　　　除外：処置の結果生じた気腫(皮下)(T81.8)

T79.8　**外傷のその他の早期合併症**

T79.9　**外傷の詳細不明の早期合併症**

外科的及び内科的ケアの合併症，他に分類されないもの
(T80－T88)
Complications of surgical and medical care, not elsewhere classified

問題となる器具及び環境の細部の分類が必要な場合は，追加外因コード(XX章)を使用する．
感染因子の分類が必要な場合は，追加コード(B95－B98)を使用する．

除外：薬物及び薬剤の有害作用(A00－R99，T78.-)
　　　合併症が存在しない手術後の病態に対する医学的ケアに伴って起こるもので，下記のようなもの：
　　　　・人工的開口状態(Z93.-)
　　　　・外部ストマの閉鎖(Z43.-)
　　　　・外部プロステーシスの装着及び調整(Z44.-)
　　　局所処置及び放射線照射による熱傷及び腐食(T20－T32)
　　　妊娠，分娩及び産じょく＜褥＞中の外科的処置の合併症(O00－O99)
　　　薬剤及び化学物質の中毒及び毒作用(T36－T65)
　　　他に分類される明示された合併症，下記のようなもの：
　　　　・脊椎穿刺からの脳脊髄液漏(G97.0)
　　　　・結腸瘻＜人工肛門＞の機能障害(K91.4)
　　　　・体液及び電解質平衡障害(E86－E87)
　　　　・心臓手術後の心機能障害(I97.0－I97.1)
　　　　・胃手術後症候群(K91.1)
　　　　・椎弓切除後症候群 NEC(M96.1)
　　　　・乳房切除後リンパ浮腫症候群(I97.2)
　　　　・術後盲係蹄＜ブラインドループ＞症候群(K91.2)

T80　輸液，輸血及び治療用注射に続発する合併症
Complications following infusion, transfusion and therapeutic injection

包含：灌流
除外：骨髄移植の拒絶反応(T86.0)

T80.0　輸液，輸血及び治療用注射に続発する空気塞栓症
T80.1　輸液，輸血及び治療用注射に続発する血管合併症
　　　静脈炎
　　　血栓塞栓症　　　｝輸液，輸血及び治療用注射に続発するもの
　　　血栓静脈炎
　　除外：下記のように明示された場合の病態：
　　　　・プロステーシス，挿入物及び移植片による(T82.8, T83.8, T84.8, T85.8)
　　　　・処置後(T81.7)

T80.2	**輸液，輸血及び治療用注射に続発する感染症**

感染症 ｝ 輸液，輸血及び治療用注射に続発するもの
敗血症

敗血症性ショックの分類が必要な場合は，追加コード(R57.2)を使用する。

除外：下記のように明示された場合の病態：
・プロステーシス，挿入物及び移植片による(T82.6－T82.7, T83.5－T83.6, T84.5－T84.7, T85.7)
・処置後(T81.4)

T80.3	**ABO 不適合反応**

不適合血液輸血
輸液又は輸血における血液型不適合による反応

T80.4	**Rh 不適合反応**

輸液又は輸血における Rh 因子不適合による反応

T80.5	**血清によるアナフィラキシーショック**

除外：ショック：
・アレルギー性 NOS(T78.2)
・アナフィラキシー：
 ・NOS(T78.2)
 ・適正に投与された正しい医薬品による有害作用(T88.6)

T80.6	**その他の血清反応**

血清による中毒症
タンパク＜蛋白＞病
血清：
・発疹
・病
・じんま＜蕁麻＞疹

除外：血清肝炎(B16.-)

T80.8	**輸液，輸血及び治療用注射に続発するその他の合併症**
T80.9	**輸液，輸血及び治療用注射に続発する詳細不明の合併症**

輸血反応 NOS

第XIX章　損傷，中毒及びその他の外因の影響

T81 処置の合併症，他に分類されないもの
Complications of procedures, not elsewhere classified

除外：薬物の有害作用 NOS(T88.7)
　　　　下記に続発する合併症：
　　　　　・予防接種(T88.0-T88.1)
　　　　　・輸液，輸血及び治療用注射(T80.-)
　　　　他に分類される明示された合併症，下記のようなもの：
　　　　　・プロステーシス，挿入物及び移植片の合併症(T82-T85)
　　　　　・薬物及び薬剤による皮膚炎(L23.3, L24.4, L25.1, L27.0-L27.1)
　　　　　・移植臓器及び組織の不全及び拒絶反応(T86)
　　　　　・薬物及び化学物質の中毒及び毒作用(T36-T65)

T81.0　処置に合併する出血及び血腫，他に分類されないもの
　　　　処置の結果による各部位の出血
　　除外：産科的創傷の血腫(O90.2)
　　　　　　プロステーシス，挿入物及び移植片による出血(T82.8, T83.8, T84.8, T85.8)

T81.1　処置中の又はその結果によるショック，他に分類されないもの
　　　　虚脱 NOS
　　　　ショック(エンドトキシン性)(血流減少性)　｝処置中の又は処置に続発するもの
　　　　術後ショック NOS
　　　　敗血症性ショックの分類が必要な場合は，追加コード(R57.2)を使用する。
　　除外：ショック：
　　　　　・麻酔による(T88.2)
　　　　　・アナフィラキシー：
　　　　　　・NOS(T78.2)
　　　　　　・下記による：
　　　　　　　・適正に投与された正しい医薬品(T88.6)
　　　　　　　・血清(T80.5)
　　　　　・感電性(T75.4)
　　　　　・流産，子宮外妊娠又は胞状奇胎妊娠に続発するもの(O00-O07, O08.3)
　　　　　・産科的(O75.1)
　　　　　・外傷性(T79.4)

第XIX章 損傷，中毒及びその他の外因の影響

T81.2 **処置中の不慮の穿刺及び裂傷＜laceration＞，他に分類されないもの**
下記の不慮の穿孔：
・血管
・神経　　　｝処置中の ｛カテーテル／内視鏡／器具／プローブ｝ によるもの
・臓器

除外：分娩中の機器による傷害(O70-O71)
意図的に手術創内に残された器具及び挿入物が原因となった穿孔，穿刺または裂傷(T82-T85)
他に分類される明示された合併症，子宮広間膜裂傷症候群［アレン・マスターズ＜Allen-Masters＞症候群］(N83.8)のようなもの

T81.3 **手術創の離開，他に分類されないもの**
裂開　｝手術創
破裂

除外：下記の離開：
・帝王切開創(O90.0)
・産科的会陰創(O90.1)

T81.4 **処置に続発する感染症，他に分類されないもの**
膿瘍：
・腹腔内
・縫合　　　｝処置後
・横隔膜下
・創傷
敗血症

敗血症又は膿瘍での感染症の他の徴候の分類が必要な場合は，追加コードを使用する。

除外：下記による感染症：
・輸液，輸血及び治療用注射(T80.2)
・プロステーシス，挿入物及び移植片(T82.6-T82.7, T83.5-T83.6, T84.5-T84.7, T85.7)
産科的手術創の感染症(O86.0)

T81.5 **処置後に体腔又は手術創に不注意に残された異物**
癒着
閉塞　｝手術創又は体腔に不注意に残された異物によるもの
穿孔

除外：意図的に体内に残されたプロステーシス及び挿入物による閉塞又は穿孔(T82.0-T82.5, T83.0-T83.4, T84.0-T84.4, T85.0-T85.6)

T81.6 **処置中に不注意に残された異物による急性反応**
腹膜炎：
・無菌性
・化学物質による

— 870 —

T81.7	処置に続発する血管合併症，他に分類されないもの

処置に続発する空気塞栓症 NEC

除外：塞栓症：
- ・下記に合併するもの：
  - ・流産，子宮外妊娠又は胞状奇胎妊娠（O00－O07，O08.2）
  - ・妊娠，分娩及び産じょく＜褥＞（O88.-）
- ・プロステーシス，挿入物及び移植片によるもの（T82.8，T83.8，T84.8，T85.8）
- ・輸液，輸血及び治療用注射に続発するもの（T80.0）
- ・外傷性（T79.0）

T81.8	処置のその他の合併症，他に分類されないもの

吸入療法の合併症
処置の結果生じた気腫（皮下）
術後遺残瘻孔

除外：麻酔に続発する低体温（T88.5）
麻酔による悪性高熱＜体温＞（症）（T88.3）

T81.9	処置の詳細不明の合併症

T82 心臓及び血管のプロステーシス，挿入物及び移植片の合併症
Complications of cardiac and vascular prosthetic devices, implants and grafts

除外：移植臓器及び組織の不全及び拒絶反応（T86.-）

T82.0	人工心臓弁の機械的合併症

破綻（機械的）
偏位
漏出
位置異常　　 ｝人工心臓弁によるもの
閉塞，機械的
穿孔
突出

T82.1	心臓電子器具の機械的合併症

下記による T82.0 に記載された病態：
- ・電極
- ・脈拍発生装置（電池）＜ペースメーカー＞

T82.2	冠(状)動脈バイパス＜副行路＞及び弁移植片の機械的合併症

冠(状)動脈バイパス＜副行路＞及び弁移植片による T82.0 に記載された病態

T82.3	その他の血管移植片の機械的合併症

下記による T82.0 に記載された病態：
- ・大動脈（分岐(部)）移植片（置換）
- ・動脈（頚）（大腿）移植片（バイパス＜副行路＞）

T82.4	血管透析カテーテルの機械的合併症

血管透析カテーテルによる T82.0 に記載された病態
除外：腹膜内透析カテーテルの機械的合併症(T85.6)

T82.5	その他の心臓及び血管の人工器具及び挿入物の機械的合併症

下記による T82.0 に記載された病態
・動静脈：
　・瘻(孔)　　　｝外科的に創られたもの
　・シャント
・人工心臓
・バルーン(パンピング)器具
・輸液カテーテル
・傘型閉塞装置

除外：硬膜外及び硬膜下注入カテーテル装置の機械的合併症(T85.6)

T82.6	人工心臓弁による感染症及び炎症性反応
T82.7	その他の心臓及び血管の人工器具，挿入物及び移植片による感染症及び炎症性反応
T82.8	心臓及び血管のプロステーシス，挿入物及び移植片のその他の明示された合併症

塞栓症
線維症
出血
疼痛　　｝心臓及び血管のプロステーシス，挿入物及び移植片
狭窄(症)
血栓症

T82.9	心臓及び血管のプロステーシス，挿入物及び移植片の詳細不明の合併症

T83 尿路性器プロステーシス，挿入物及び移植片の合併症
Complications of genitourinary prosthetic devices, implants and grafts

除外：移植臓器及び組織の不全及び拒絶反応(T86.-)

T83.0	尿路(留置)カテーテルの機械的合併症

下記による T82.0 に記載された病態：
・カテーテル：
　・膀胱瘻造設術
　・尿道，留置

T83.1	その他の尿路の人工器具及び挿入物の機械的合併症

下記による T82.0 に記載された病態：
・尿路：
　・電気刺激器具
　・括約筋移植
　・ステント＜stent＞

T83.2	尿路の移植片の機械的合併症

尿路の移植片による T82.0 に記載された病態

T83.3	子宮内避妊器具の機械的合併症
	子宮内避妊器具によるT82.0に記載された病態
T83.4	性器のその他のプロステーシス，挿入物及び移植片の機械的合併症
	(植え込み)陰茎プロステーシスによるT82.0に記載された病態
T83.5	尿路系プロステーシス，挿入物及び移植片による感染症及び炎症性反応
T83.6	性器プロステーシス，挿入物及び移植片による感染症及び炎症性反応
T83.8	尿路性器プロステーシス，挿入物及び移植片のその他の合併症
	尿路性器プロステーシス，挿入物及び移植片によるT82.8に記載された病態
T83.9	尿路性器プロステーシス，挿入物及び移植片の詳細不明の合併症

T84 体内整形外科的プロステーシス，挿入物及び移植片の合併症
Complications of internal orthopaedic prosthetic devices, implants and grafts

除外：移植臓器及び組織の不全及び拒絶反応(T86.-)
　　　整形外科的挿入物，関節プロステーシス又は骨プレートの使用後に続発する骨折
　　　(M96.6)

T84.0	体内関節プロステーシスの機械的合併症
	関節プロステーシスによるT82.0に記載された病態
T84.1	(四)肢骨の内固定材の機械的合併症
	(四)肢骨の内固定材によるT82.0に記載された病態
T84.2	その他の骨の内固定材の機械的合併症
	その他の骨の内固定材によるT82.0に記載された病態
T84.3	その他の骨の人工器具，挿入物及び移植片の機械的合併症
	下記によるT82.0に記載された病態：
	・骨移植片
	・電気骨刺激装置
T84.4	その他の整形外科的体内器具，挿入物及び移植片の機械的合併症
	筋及び腱移植片によるT82.0に記載された病態
T84.5	体内関節プロステーシスによる感染症及び炎症性反応
T84.6	内固定材［各部位］による感染症及び炎症性反応
T84.7	その他の体内整形外科的プロステーシス，挿入物及び移植片による感染症及び炎症性反応
T84.8	体内整形外科的プロステーシス，挿入物及び移植片のその他の合併症
	体内整形外科的プロステーシス，挿入物及び移植片によるT82.8に記載された病態
T84.9	体内整形外科的プロステーシス，挿入物及び移植片の詳細不明の合併症

T85 その他の体内プロステーシス，挿入物及び移植片の合併症
Complications of other internal prosthetic devices, implants and grafts

除外：移植臓器及び組織の不全及び拒絶反応(T86.-)

T85.0	脳室頭蓋内(交通性)シャントの機械的合併症
	脳室頭蓋内(交通性)シャントによるT82.0に記載された病態

T85.1	**植え込み式神経系電気刺激装置の機械的合併症**
	下記の電気神経刺激装置(電極)による T82.0 に記載された病態:
	・脳
	・末梢神経
	・脊髄
T85.2	**眼内レンズの機械的合併症**
	眼内レンズによる T82.0 に記載された病態
T85.3	**その他の眼球プロステーシス,挿入物及び移植片の機械的合併症**
	下記による T82.0 に記載された病態:
	・角膜移植片
	・義眼
T85.4	**乳房プロステーシス及び挿入物の機械的合併症**
	乳房プロステーシス及び挿入物による T82.0 に記載された病態
T85.5	**胃腸プロステーシス,挿入物及び移植片による機械的合併症**
	下記による T82.0 に記載された病態:
	・胆管プロステーシス
	・食道逆流防止装置
T85.6	**その他の明示された体内プロステーシス,挿入物及び移植片の機械的合併症**
	下記による T82.0 に記載された病態:
	・硬膜外及び硬膜下注入カテーテル
	・腹膜内透析カテーテル
	・非吸収性外科的材料 NOS
	・永続性縫合具
	除外:骨修復に使用される永久(ワイヤー)縫合の機械的合併症(T84.1-T84.2)
T85.7	**その他の体内プロステーシス,挿入物及び移植片による感染症及び炎症性反応**
T85.8	**体内プロステーシス,挿入物及び移植片のその他の合併症,他に分類されないもの**
	体内プロステーシス,挿入物及び移植片による T82.8 に記載された病態 NEC
T85.9	**体内プロステーシス,挿入物及び移植片の詳細不明の合併症**
	体内プロステーシス,挿入物及び移植片の合併症 NOS

T86 移植臓器及び組織の不全及び拒絶反応
Failure and rejection of transplanted organs and tissues

T86.0	**骨髄移植の拒絶反応**
	移植片対宿主反応又は病
T86.1	**腎移植不全及び拒絶反応**
T86.2	**心臓移植不全及び拒絶反応**
	除外:下記の合併症:
	・人工心臓器具(T82.5)
	・心肺移植(T86.3)
T86.3	**心肺移植不全及び拒絶反応**
T86.4	**肝移植不全及び拒絶反応**

T86.8 その他の移植臓器及び組織の不全及び拒絶反応
　　　　下記の移植不全又は拒絶反応：
　　　　　・骨
　　　　　・腸
　　　　　・肺
　　　　　・膵
　　　　　・皮膚(同種移植片)(自家移植片)

T86.9 詳細不明の移植臓器及び組織の不全及び拒絶反応

T87 再接着及び切断に特有の合併症
Complications peculiar to reattachment and amputation

T87.0 再接着上肢(一部)の合併症
T87.1 再接着下肢(一部)の合併症
T87.2 その他の再接着部分の合併症
T87.3 切断端の神経腫
T87.4 切断端の感染症
T87.5 切断端のえ＜壊＞死
T87.6 切断端のその他及び詳細不明の合併症
　　　　切断端：
　　　　　・拘縮(屈曲)(次の近位関節の)
　　　　　・血腫
　　　　　・浮腫
　　　　除外：幻肢症候群(G54.6－G54.7)

T88 外科的及び内科的ケアのその他の合併症，他に分類されないもの
Other complications of surgical and medical care, not elsewhere classified

　　　除外：処置中の不慮の穿刺又は裂傷＜laceration＞(T81.2)
　　　　　下記に続発する合併症：
　　　　　　・輸液，輸血及び治療用注射(T80.-)
　　　　　　・処置 NEC(T81.-)
　　　　他に分類される明示された合併症，下記のようなもの：
　　　　　・下記の合併症：
　　　　　　　・麻酔：
　　　　　　　　・分娩におけるもの(O74.-)
　　　　　　　　・妊娠におけるもの(O29.-)
　　　　　　　　・産じょく＜褥＞におけるもの(O89.-)
　　　　　・器具，挿入物及び移植片(T82－T85)
　　　　　・産科的手術及び処置(O75.4)
　　　　　・薬物及び薬剤による皮膚炎(L23.3, L24.4, L25.1, L27.0－L27.1)
　　　　　・薬物及び化学物質の中毒及び毒作用(T36－T65)

T88.0	予防接種に続発する感染症
	予防接種に続発する敗血症
T88.1	予防接種に続発するその他の合併症，他に分類されないもの
	予防接種に続発する発疹
	除外：血清によるアナフィラキシーショック(T80.5)
	その他の血清反応(T80.6)
	予防接種後：
	・関節障害(M02.2)
	・脳炎(G04.0)
T88.2	麻酔によるショック
	正しい物質が適正に投与された麻酔によるショック
	除外：麻酔の合併症：
	・過量投与又は誤った物質の投与によるもの(T36-T50)
	・分娩におけるもの(O74.-)
	・妊娠におけるもの(O29.-)
	・産じょく＜褥＞におけるもの(O89.-)
	術後ショック NOS(T81.1)
T88.3	麻酔による悪性高熱＜体温＞(症)
T88.4	挿管の不成功又は困難
T88.5	麻酔のその他の合併症
	麻酔に続発する低体温
T88.6	適正に投与された正しい薬物及び薬剤の有害作用によるアナフィラキシーショック
	除外：血清によるアナフィラキシーショック(T80.5)
T88.7	薬物及び薬剤の詳細不明の有害作用
	有害作用 ⎫
	アレルギー反応 ⎬ 適正に投与された正しい薬物及び薬剤によるもの
	過敏症 ⎪
	特異体質 ⎭
	薬物：
	・過敏症 NOS
	・反応 NOS
	除外：薬物及び薬剤の明示された有害作用(A00-R99，T80-T88.6，T88.8)
T88.8	外科的及び内科的ケアのその他の明示された合併症，他に分類されないもの
T88.9	外科的及び内科的ケアの合併症，詳細不明
	除外：有害作用 NOS(T78.9)

損傷，中毒及びその他の外因による影響の
続発・後遺症
(T90-T98)

Sequelae of injuries, of poisoning and of other consequences of external causes

> 注：項目 T90-T98 は，後遺症(それ自体は他に分類される)の原因として S00-S99 及び T00-T88 に記載されている病態を示すために使用される。「続発・後遺症」とは，続発・後遺症と記載された病態又は急性損傷の後1年以上存在している病態を含む。慢性中毒及び有害な曝露については使用しない。現在の中毒及び有害な曝露にコードする。

T90 頭部損傷の続発・後遺症　Sequelae of injuries of head

T90.0 頭部の表在損傷の続発・後遺症
S00.- に分類される損傷の続発・後遺症

T90.1 頭部の開放創の続発・後遺症
S01.- に分類される損傷の続発・後遺症

T90.2 頭蓋及び顔面骨骨折の続発・後遺症
S02.- に分類される損傷の続発・後遺症

T90.3 脳神経損傷の続発・後遺症
S04.- に分類される損傷の続発・後遺症

T90.4 眼及び眼窩の損傷の続発・後遺症
S05.- に分類される損傷の続発・後遺症

T90.5 頭蓋内損傷の続発・後遺症
S06.- に分類される損傷の続発・後遺症

T90.8 頭部のその他の明示された損傷の続発・後遺症
S03.-，S07-S08 及び S09.0-S09.8 に分類される損傷の続発・後遺症

T90.9 頭部の詳細不明の損傷の続発・後遺症
S09.9 に分類される損傷の続発・後遺症

T91 頸部及び体幹損傷の続発・後遺症　Sequelae of injuries of neck and trunk

T91.0 頸部及び体幹の表在損傷及び開放創の続発・後遺症
S10-S11，S20-S21，S30-S31 及び T09.0-T09.1 に分類される損傷の続発・後遺症

T91.1 脊椎骨折の続発・後遺症
S12.-，S22.0-S22.1，S32.0，S32.7 及び T08 に分類される損傷の続発・後遺症

T91.2 胸部<郭>及び骨盤部のその他の骨折の続発・後遺症
S22.2-S22.9，S32.1-S32.5 及び S32.8 に分類される損傷の続発・後遺症

T91.3 脊髄損傷の続発・後遺症
S14.0-S14.1，S24.0-S24.1，S34.0-S34.1 及び T09.3 に分類される損傷の続発・後遺症

T91.4	胸腔内臓器損傷の続発・後遺症
	S26-S27 に分類される損傷の続発・後遺症
T91.5	腹腔内及び骨盤臓器の損傷の続発・後遺症
	S36-S37 に分類される損傷の続発・後遺症
T91.8	頚部又は体幹のその他の明示された損傷の続発・後遺症
	S13.-, S14.2-S14.6, S15-S18, S19.7-S19.8, S23.-, S24.2- S24.6, S25.-, S28.-, S29.0 - S29.8, S33.-, S34.2 - S34.8, S35.-, S38.-, S39.0 - S39.8, T09.2 及び T09.4-T09.8 に分類される損傷の続発・後遺症
T91.9	頚部及び体幹の詳細不明の損傷の続発・後遺症
	S19.9, S29.9, S39.9 及び T09.9 に分類される損傷の続発・後遺症

T92 上肢の損傷の続発・後遺症　Sequelae of injuries of upper limb

T92.0	上肢の開放創の続発・後遺症
	S41.-, S51.-, S61.-及び T11.1 に分類される損傷の続発・後遺症
T92.1	腕の骨折の続発・後遺症
	S42.-, S52.-及び T10 に分類される損傷の続発・後遺症
T92.2	手首及び手の骨折の続発・後遺症
	S62.-に分類される損傷の続発・後遺症
T92.3	上肢の脱臼，捻挫及びストレインの続発・後遺症
	S43.-, S53.-, S63.-及び T11.2 に分類される損傷の続発・後遺症
T92.4	上肢の神経損傷の続発・後遺症
	S44.-, S54.-, S64.-及び T11.3 に分類される損傷の続発・後遺症
T92.5	上肢の筋及び腱の損傷の続発・後遺症
	S46.-, S56.-, S66.-及び T11.5 に分類される損傷の続発・後遺症
T92.6	上肢の挫滅損傷及び外傷性切断の続発・後遺症
	S47-S48, S57-S58, S67-S68 及び T11.6 に分類される損傷の続発・後遺症
T92.8	上肢のその他の明示された損傷の続発・後遺症
	S40.-, S45.-, S49.7-S49.8, S50.-, S55.-, S59.7-S59.8, S60.-, S65.-, S69.7- S69.8, T11.0, T11.4 及び T11.8 に分類される損傷の続発・後遺症
T92.9	上肢の詳細不明の損傷の続発・後遺症
	S49.9, S59.9, S69.9 及び T11.9 に分類される損傷の続発・後遺症

T93 下肢の損傷の続発・後遺症　Sequelae of injuries of lower limb

T93.0	下肢の開放創の続発・後遺症
	S71.-, S81.-, S91.-及び T13.1 に分類される損傷の続発・後遺症
T93.1	大腿骨骨折の続発・後遺症
	S72.-に分類される損傷の続発・後遺症
T93.2	下肢のその他の骨折の続発・後遺症
	S82.-, S92.-及び T12 に分類される損傷の続発・後遺症
T93.3	下肢の脱臼，捻挫及びストレインの続発・後遺症
	S73.-, S83.-, S93.-及び T13.2 に分類される損傷の続発・後遺症

T93.4	下肢の神経損傷の続発・後遺症
	S74.-，S84.-，S94.-及び T13.3 に分類される損傷の続発・後遺症

T93.5	下肢の筋及び腱の損傷の続発・後遺症
	S76.-，S86.-，S96.-及び T13.5 に分類される損傷の続発・後遺症

T93.6	下肢の挫滅損傷及び外傷性切断の続発・後遺症
	S77-S78，S87-S88，S97-S98 及び T13.6 に分類される損傷の続発・後遺症

T93.8	下肢のその他の明示された損傷の続発・後遺症
	S70.-，S75.-，S79.7-S79.8，S80.-，S85.-，S89.7-S89.8，S90.-，S95.-，S99.7-S99.8，T13.0，T13.4 及び T13.8 に分類される損傷の続発・後遺症

T93.9	下肢の詳細不明の損傷の続発・後遺症
	S79.9，S89.9，S99.9 及び T13.9 に分類される損傷の続発・後遺症

T94 多部位及び部位不明の損傷の続発・後遺症
Sequelae of injuries involving multiple and unspecified body regions

T94.0	多部位の損傷の続発・後遺症
	T00-T07 に分類される損傷の続発・後遺症

T94.1	損傷の続発・後遺症，部位の明示されないもの
	T14.-に分類される損傷の続発・後遺症

T95 熱傷，腐食及び凍傷の続発・後遺症
Sequelae of burns, corrosions and frostbite

T95.0	頭部及び頚部の熱傷，腐食及び凍傷の続発・後遺症
	T20.-，T33.0-T33.1，T34.0-T34.1 及び T35.2 に分類される損傷の続発・後遺症

T95.1	体幹の熱傷，腐食及び凍傷の続発・後遺症
	T21.-，T33.2-T33.3，T34.2-T34.3 及び T35.3 に分類される損傷の続発・後遺症

T95.2	上肢の熱傷，腐食及び凍傷の続発・後遺症
	T22-T23，T33.4-T33.5，T34.4-T34.5 及び T35.4 に分類される損傷の続発・後遺症

T95.3	下肢の熱傷，腐食及び凍傷の続発・後遺症
	T24-T25，T33.6-T33.8，T34.6-T34.8 及び T35.5 に分類される損傷の続発・後遺症

T95.4	傷害された体表面積によってのみ分類される熱傷及び腐食の続発・後遺症
	T31-T32 に分類される損傷の続発・後遺症

T95.8	その他の明示された熱傷，腐食及び凍傷の続発・後遺症
	T26-T29，T35.0-T35.1 及び T35.6 に分類される損傷の続発・後遺症

T95.9	詳細不明の熱傷，腐食及び凍傷の続発・後遺症
	T30.-，T33.9，T34.9 及び T35.7 に分類される損傷の続発・後遺症

T96 薬物，薬剤及び生物学的製剤による中毒の続発・後遺症
Sequelae of poisoning by drugs, medicaments and biological substances
包含：T36－T50 に分類される中毒の続発・後遺症

T97 薬用を主としない物質の毒作用の続発・後遺症
Sequelae of toxic effects of substances chiefly nonmedicinal as to source
包含：T51－T65 に分類される毒作用の続発・後遺症

T98 外因のその他及び詳細不明の作用の続発・後遺症
Sequelae of other and unspecified effects of external causes

T98.0 自然開口部からの異物侵入の作用の続発・後遺症
　　　T15－T19 に分類される作用の続発・後遺症
T98.1 外因のその他及び詳細不明の作用の続発・後遺症
　　　T66－T78 に分類される作用の続発・後遺症
T98.2 外傷の早期合併症の続発・後遺症
　　　T79.- に分類される合併症の続発・後遺症
T98.3 外科的及び内科的ケアの合併症の続発・後遺症，他に分類されないもの
　　　T80－T88 に分類される合併症の続発・後遺症

第XX章　傷病及び死亡の外因（V01－Y98）

External causes of morbidity and mortality

　本章は損傷，中毒及びその他の有害作用の原因としての周囲の状況及びできごとを分類するものであり，ICD－9においては補助分類として扱われていた。本章のコードを使用する場合は，本分類の病態の性質を示す他章のコードに追加するものとして使用する。ほとんどの場合，病態の性質はXIX章の「損傷，中毒及びその他の外因の影響（S00－T98）」に分類可能である。死因は，XIX章及びXX章の両分類により集計することが望ましいが，単一のコードのみでしか集計しない場合にはXX章のコードを優先して使用する。外因によると記載されたその他の病態はI章からXIII章に分類する。これらの病態については，XX章のコードは複合病態の分析の目的に限り追加情報として使用する。

　傷病及び死亡の外因の続発・後遺症はY85－Y89に含まれる。

本章は，次の中間分類項目を含む：

V01－X59　　不慮の事故
　V01－V99　　交通事故
　　V01－V09　　交通事故により受傷した歩行者
　　V10－V19　　交通事故により受傷した自転車乗員
　　V20－V29　　交通事故により受傷したオートバイ乗員
　　V30－V39　　交通事故により受傷したオート三輪車乗員
　　V40－V49　　交通事故により受傷した乗用車乗員
　　V50－V59　　交通事故により受傷した軽トラック乗員又はバン乗員
　　V60－V69　　交通事故により受傷した大型輸送車両乗員
　　V70－V79　　交通事故により受傷したバス乗員
　　V80－V89　　その他の陸上交通事故
　　V90－V94　　水上交通事故
　　V95－V97　　航空及び宇宙交通事故
　　V98－V99　　その他及び詳細不明の交通事故
　W00－X59　　不慮の損傷のその他の外因
　　W00－W19　　転倒・転落
　　W20－W49　　生物によらない機械的な力への曝露
　　W50－W64　　生物による機械的な力への曝露
　　W65－W74　　不慮の溺死及び溺水
　　W75－W84　　その他の不慮の窒息
　　W85－W99　　電流，放射線並びに極端な気温及び気圧への曝露
　　X00－X09　　煙，火及び火炎への曝露
　　X10－X19　　熱及び高温物質との接触
　　X20－X29　　有毒動植物との接触
　　X30－X39　　自然の力への曝露
　　X40－X49　　有害物質による不慮の中毒及び有害物質への曝露
　　X50－X57　　無理ながんばり，旅行及び欠乏状態

X58-X59	その他及び詳細不明の要因への不慮の曝露
X60-X84	故意の自傷及び自殺
X85-Y09	加害にもとづく傷害及び死亡
Y10-Y34	不慮か故意か決定されない事件
Y35-Y36	法的介入及び戦争行為
Y40-Y84	内科的及び外科的ケアの合併症
Y40-Y59	治療上の使用により有害作用を引き起こした薬物，薬剤及び生物学的製剤
Y60-Y69	外科的及び内科的ケア時における患者に対する医療事故
Y70-Y82	治療及び診断に用いて副反応を起こした医療用器具
Y83-Y84	患者の異常反応又は後発合併症を生じた外科的及びその他の医学的処置で，処置時には事故の記載がないもの
Y85-Y89	傷病及び死亡の外因の続発・後遺症
Y90-Y98	他に分類される傷病及び死亡の原因に関係する補助的因子

発生場所コード

下記の分類項は，適当な場合は，外因の発生した場所を表示するために，ICD項目W00-Y34に加えて，別個の分類として使用するために設置されたものである：

※ **注**：2003年ケルン会議において，発生場所コードは3桁のXX章コードと分けるべきであると決議された。

0   家(庭)
  アパート
   下宿
  キャラバン［トレーラー］用居住地
  農家
  住宅
  屋敷
  施設以外の居住用の場所
  私有地：
   ・私邸への車道
   ・車庫
   ・私邸の庭園
   ・私邸の中庭
  私邸又は私有の庭園の水泳プール又は※テニスコート
  ※ グループホーム，サービス付き高齢者向け住宅
  ※ 社員寮，社宅
 除外：廃屋(.8)
   建築中で未入居の家(.6)
   居住用の施設(.1)

第XX章　傷病及び死亡の外因

1 **居住施設**
　　児童養護施設
　　寄宿舎
　　病者の施設(Home for the sick)
　　ホスピス
　　軍隊のキャンプ
　　ナーシング・ホーム
　　老人ホーム
　　乳児院
　　年金生活者用住宅
　　刑務所
　　少年院
　　児童自立支援施設
※　母子生活支援施設
※　児童養護施設

第XX章 傷病及び死亡の外因

2 **学校，施設及び公共の地域**
下記のような公衆又は公衆の一部グループにより利用される建築物(付属する敷地を含む)：
・集会場
・キャンパス
・教会
・映画館
・クラブハウス
・単科大学
・裁判所
・ダンスホール
・託児所
・保育園
・美術館
・病院
・高等教育機関
・幼稚園
・図書館
・映画館(Movie-house)
・ミュージックホール
・オペラ劇場
・郵便局
・公民館
・学校(私立)(公立)(国立)(小)(中)(高)
・劇場
・総合大学
※・専門学校
※・短期大学
※・神社
※・寺

除外：ユースセンター建設中の建物(.6)
居住施設(.1)
スポーツ競技場(.3)

3	**スポーツ施設及び競技施設**
	野球場
	バスケットボールコート
	クリケット場
	フットボール場
	ゴルフコース
	体育館
	ホッケー場
	乗馬学校
	スケートリンク
	スカッシュコート
	スタジアム
	公衆用水泳プール
	テニスコート
	除外：私邸又は私有の庭園の水泳プール又はテニスコート(.0)
4	**街路及びハイウェイ**
	幹線道路
	高速自動車道路
	舗道
	道路
	歩道

5　商業及びサービス施設

空港
銀行
喫茶店
カジノ
車庫(商業用)
ガソリンスタンド
ホテル
市場
事務所ビル
ラジオ又はテレビ放送局
レストラン
サービスステーション
商店
商店街
駅(バス)(鉄道)
小売店
スーパーマーケット
倉庫
※ ゲームセンター
※ 競馬場
※ 競輪場
※ 競艇場
※ デパート
※ パチンコ屋
※ 旅館

除外：私邸の車庫(.0)

第XX章　傷病及び死亡の外因

6　**工業用地域及び建築現場**
　　建設中の建物
　　造船所(小規模)
　　乾ドック
　　工場：
　　　・建物
　　　・敷地
　　ガス工場
　　工業用地域
　　鉱山
　　石油採掘設備及びその他の沖合の設備
　　採取場(石炭)(砂利)(砂)
　　発電所(火力)(原子力)(※水力)
　　造船所
　　工事中のトンネル
　　作業場

7　**農場**
　　農場：
　　　・建物
　　　・耕作農地
　　牧場
　　除外：農家及び農場内の屋敷(0)

8　その他の明示された場所
　　　海岸
　　　キャンプ場
　　　運河
　　　移動住宅用駐車場 NOS
　　　廃屋
　　　砂漠，荒野
　　　埠頭 NOS
　　　森林
　　　港
　　　丘
　　　湖
　　　沼地
　　　軍演習場
　　　山岳
　　　公園・遊園地
　　　駐車区域及び駐車場
　　　池又は沼
　　　草原
　　　公共の場所 NOS
　　　鉄道線路
　　　川
　　　海
　　　海浜
　　　小川
　　　湿地
　　　貯水池
　　　動物園
9　詳細不明の場所

活動コード

下記の分類項は，事件発生時の受傷者の活動を示すために V01-Y34 の項目に加えて，別個の分類として使用するために設置されたものである。この補助分類は，W00-Y34 に分類される事件の発生場所を示すために勧告された分類項目と混同したり，または代わりに使用してはならない。

※注：2003 年ケルン会議において，活動コードは 3 桁の XX 章コードと分けるべきであると決議された。

0　**スポーツ活動中**
　　　下記のような明示された身体活動：
　　　　・ゴルフ
　　　　・ジョギング
　　　　・乗馬
　　　　・学校体育
　　　　・スキー
　　　　・水泳
　　　　・トレッキング＜山歩き＞
　　　　・水上スキー

1　**余暇活動中**
　　　趣味活動
　　　映画，踊り，パーティーに行くなど娯楽的な余暇活動
　　　ボランティア組織の会合及び活動への参加
　　　除外：スポーツ活動(0)

2　**収入を得るための活動中**
　　　賃金労働(手作業)(専門職)
　　　上記の活動の往復の移動(時間)中
　　　俸給，特別賞与及びその他の収入を得るための労働

3　**その他の種類の労働中**
　　　下記のような家事労働：
　　　　・子どもや親族の世話
　　　　・掃除
　　　　・調理
　　　　・園芸
　　　　・家事＜メインテナンス＞
　　　通常は収入を得ない労働
　　　学習活動，たとえば学校又はけいこに通うなど
　　　教育を受けているとき

4　**休憩，睡眠，食事又は日常のその他の生活活動中**
　　　個人の衛生行動

8　**その他の明示された活動中**

9　**詳細不明の活動中**

不慮の事故(V01-X59)
Accidents

交通事故(V01-V99)
Transport accidents

注：本節は12の群からなる。陸上交通事故に関連したもの(V01-V89)は，受傷者の移動手段を示し，それは受傷者の"相手方"あるいは事件の型によって細分類されている。受傷者の乗っていた交通機関は最初の2桁で示されている。これは交通機関を同定することが事故防止の点からみてもっとも重要な因子と思われるからである。

除外：(動いていない)輸送機器もしくは車両の整備又は修理に従事する者の事故で，別の動いている車両による負傷を除く(W00-X59)
車両による事故，輸送手段関連の危険因子と関連しないもの
［例えば，船上での口論；大災害に巻きこまれた輸送車両；自動車の扉を閉める際に指を挟むことによる負傷］(W00-X59)
モーター車両の衝突による加害にもとづく傷害及び死亡(Y03.-)
不慮か故意かの決定されない事件(Y31-Y33)
故意の自傷(X81-X83)

交通事故に関連する諸定義

(a) 交通事故＜transport accident＞(V01-V99)とは，本来，人又は物をある場所に輸送する目的で設計されたものが関与したあらゆる不慮の事故をいう。また，本来はそうでなくても，少なくともそのとき上記の目的のために使用されたものも含まれる。

(b) 公道＜public highway＞［交通路］又は街路＜street＞とは，権利上あるいは慣習上人や物をある場所に輸送するために公衆の使用に開放されているすべての道あるいは土地境界線(又はその他の境界線)間の全幅をいう。車道とは，公道の中で，車両通行用に設計され，改良され，慣習上使用される部分である。

(c) 路上交通事故＜traffic accident＞とは，公道上で発生したあらゆる車両事故をいう［すなわち，事故が公道上で始まった場合，公道上で終わった場合，一部が公道上にある交通機関が関与した場合も公道上の事故とみなす］。車両事故が公道以外の場所で起きたと特に明記されていない場合は，公道上の事故とみなす。ただし，道路外＜オフロード＞用モーター車両のみが関係した事故は，それが公道上で起こったという記載のない限り路上外交通事故として分類する。

(d) 路上外交通事故＜nontraffic accident＞とは，公道以外のすべての場所で発生した交通事故をいう。

(e) 歩行者＜pedestrian＞とは，不慮の事故に巻きこまれた人で，事故発生時にモーター車両，列車，市街電車，動物牽引車，自転車，動物などに乗っていなかった者すべてをいう。
　　包含：タイヤを交換中の人
　　　　　車両のモーターを調整中の人
　　　　　歩行中の人
　　　　　下記のような移動用具の使用者：
　　　　　　・乳母車＜ベビーカー＞
　　　　　　・アイススケート
　　　　　　・手押し車
　　　　　　・ベビーカー
　　　　　　・ローラースケート
　　　　　　・片足滑走車（キックスケーター）
　　　　　　・スケートボード
　　　　　　・スキー
　　　　　　・そり＜橇＞
　　　　　　・車椅子（電動）
(f) 運転者とは，交通機関の乗員で運転中又は運転しようとしている者をいう。
(g) 同乗者とは，交通機関の乗員のうち，運転者でない者をいう。
　　除外：交通機関の外側に乗っている人 － 定義(h)を参照
(h) 車両の外側に乗っている者とは，車両で移動しているが通常は運転者又は乗客が占めない場所にいる者，又は物を輸送するための場所にいる者をいう。
　　包含：下記（に乗っている）の者：
　　　　　　・車体
　　　　　　・バンパー［フェンダー］
　　　　　　・外側にぶらさがっている
　　　　　　・屋根（網棚）
　　　　　　・踏み板
　　　　　　・ステップ
(i) 自転車とは，ペダルだけによって運転される地上交通機関をいう。
　　包含：二輪車
　　　　　三輪車
　　除外：原動機付き自転車 － 定義(k)を参照
(j) 自転車乗員とは，自転車に乗っている者又はそれに取り付けられたサイドカー又はトレーラーに乗っている者をいう。

第XX章 傷病及び死亡の外因

(k) オートバイとは，二輪自動車で一ないし二個のサドルがあるものをいい，サイドカーを支えるための第三輪を有することもある。このサイドカーはオートバイの一部とみなす。

　包含：ミニバイク＜モペット＞
　　　　スクーター
　　　　オートバイ：
　　　　　・NOS
　　　　　・コンビネーション
　　　　　・サイドカー付き
　　　　原動機付き自転車
　　　　速度制限モーター付き自転車
　除外：オート三輪車 － 定義(m)を参照

(l) オートバイ乗員とは，オートバイに乗っている者又はそれに取り付けられたサイドカー又はトレーラーに乗っている者をいう。

(m) オート三輪車とは，本来道路上で使用するために設計された原動機付き三輪車をいう。

　包含：原動機駆動三輪車
　　　　原動機付き人力車
　　　　三輪自動車
　除外：サイドカー付きオートバイ 定義(k)を参照
　　　　全地形用特殊車両 － 定義(w)を参照

(n) 乗用車とは，本来10人以内の人を輸送するために設計された四輪のモーター車両をいう。

　包含：ミニバス

(o) モーター車両又は車両には多様な輸送車両が該当する。車両用語の各地域における使用については，適切なコードを決定し，制定すべきである。用語が曖昧に使用された場合は，「詳細不明」のコードを使用する。

(p) 軽トラック又はバンとは，本来，物を輸送する目的で設計された四輪又は六輪のモーター車両で，その地域の大型貨物車の基準より軽く，特別な運転免許を要しないものをいう。

(q) 大型輸送車両とは，本来，物を輸送する目的で設計されたモーター車両で，その地域の大型貨物車の基準重量(通常3500kg 以上)を満たし，特別な運転免許を要するものをいう。

(r) バスとは，本来，10人を超える人を輸送する目的で設計され又は改造されたモーター車両で，特別な運転免許を要するものをいう。

(s)鉄道列車又は鉄道車両とは，連結車の有無を問わず，軌道上を走行する目的で作られたものをいう。
　　包含：都市間連絡：
　　　　　・電車　　　　｝
　　　　　・市街電車　　　（他の交通機関に用いられない専用路を走行するもの）
　　　　蒸気，電気，ディーゼルなどあらゆる動力による鉄道列車：
　　　　　・ケーブルカー
　　　　　・モノレール，両軌鉄道
　　　　　・地下鉄道，高架鉄道
　　　　鉄道線路上を走行する目的で作られたその他の車両
　　除外：都市間連絡電車［市街電車］で，専用路を走行するように定められているが，その専用路が公道又はハイウェイの一部となっている場合　－　定義(t)を参照
(t)市街電車とは，本来市内で人を輸送する目的で設計され，使用されるものをいい，線路上を走行し通常正規の交通信号にしたがい，道路の一部である専用路を主として運行するものをいう。市街電車により牽引されるトレーラーは市街電車の一部とみなす。
　　包含：街路又は公道上を運行中と明示された都市間連絡電車又は市街電車
　　　　　路面電車
　　　　　トロリー
(u)主として工業用地内で使用される特殊車両とは，本来，工業又は商業用の建物又は用地内で使用する目的で設計されたモーター車両をいう。
　　包含：電動：
　　　　　・空港乗客運搬車
　　　　　・運搬車(貨物)(郵便)
　　　　炭坑内石炭運搬車
　　　　フォークリフト(トラック)
　　　　木材伐採車
　　　　自動推進トラック，工業用
　　　　駅内貨物トラック(動力付き)
　　　　炭坑又は採石場の電車，運搬車又は鉱車(動力付き)
(v)主として農業用に使用される特殊車両とは，農業用又は園芸用に特別に設計されたモーター車両で，土地を耕したり作物を手入れし収穫したり，農場内の物を輸送したりするものをいう。
　　包含：コンバイン
　　　　　自動推進農業用機械
　　　　　トラクター(及びトレーラー)

(w)建設用特殊車両とは，道路，建物その他の構造物の建設(及び破壊)用に特別に設計されたモーター車両をいう。
　　包含：ブルドーザー
　　　　　掘削機
　　　　　ダンプカー
　　　　　地ならし機
　　　　　パワーショベル
　　　　　ロードローラー
(x)全地形用特殊車両とは，でこぼこあるいは軟弱な土地又は雪上を走行できるように特別に設計されたモーター車両をいう。この特別の設計とは，たとえば高い構造，特別の車輪又はタイヤ，軌道による走行又はエアークッションによる支持などをいう。
　　包含：陸上又は湿地でのホバークラフト
　　　　　雪上車＜スノーモービル＞
　　除外：水上のホバークラフト － 定義(y)を参照
(y)船舶とは，人又は物を水上で輸送するすべてのものをいう。
　　包含：ホバークラフト NOS
(z)航空機とは，人又は物を空中で輸送するすべてのものをいう。

交通事故の分類とコーディングの手引き

1. 事件が路上交通事故か路上外交通事故か不明であるときは，次のように考える：
(a)事件がV10－V82及びV87に分類されるときは，路上交通事故。
(b)事件がV83－V86に分類されるときは，路上外交通事故。これらの項目は，受傷者が歩行者であるか，又は本来道路外＜オフロード＞で使用するために設計された交通機関の乗員である場合である。
2. 事故に2種類以上の輸送様式が関与したと記載されている場合，次の優先順位を適用する：
　　　　　航空機又は宇宙船(V95－V97)
　　　　　船舶(V90－V94)
　　　　　その他の輸送様式(V01－V89，V98－V99)

第XX章 傷病及び死亡の外因

3. 交通事故の記述が，受傷者を交通機関の乗員と明示しておらず，次のように記載されている場合は，受傷者を歩行者として扱う(項目 V01－V09)。

挫滅
ひきずり
打撃
受傷   } を含む何らかの交通機関の関係した {
死亡
打倒
轢過

人を乗せた動物
動物牽引車
自転車
ブルドーザー
バス
乗用車
オートバイ
原動機付き三輪車
軽トラック
レクリエーション用車両
路面電車
トラクター
鉄道列車
市街電車
トラック
バン

4. 交通事故の記述が，下記のように受傷者の状況を明示していない場合，受傷者を記載された交通機関の乗員として分類する。

航空機
自転車
ボート
ブルドーザー
バス
乗用車
オートバイ
原動機付き三輪車
軽トラック
レクリエーション用車両
宇宙船
市街電車
トラクター
鉄道列車
路面電車
トラック
バン
船舶

事故
衝突   } NOS
破壊
難破

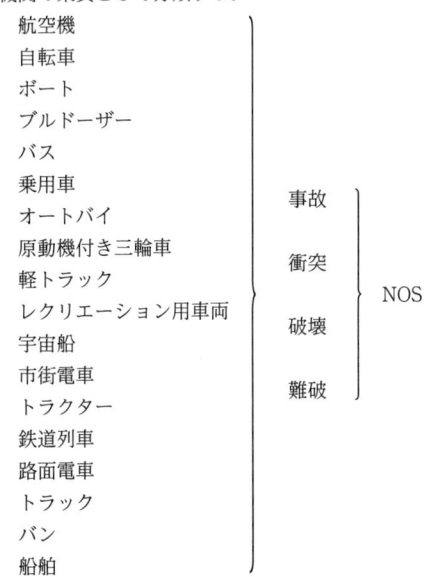

二つ以上の型の交通機関が記載された場合は，二つが同じ種類でない限り，受傷者がどちらの交通機関に乗っていたかを推定してはならない。この場合，前述のコーディングの手引き2で述べた優先順位を考慮して，V87－V88，V90－V94，V95－V97 の適切な項目にコードする。

5. 下記のような交通事故の結果，衝突が起こった場合は，衝突として分類する。衝突以外の事故が起こった場合は，交通機関の型にしたがって非衝突性の事故として分類する。
　　　交通機関(動力)(非動力)：
　　　　・カーブを曲がりそこねた
　　　　・下記の原因により操縦性を失った：
　　　　　　・タイヤのパンク［破裂］
　　　　　　・居眠り運転
　　　　　　・不注意運転
　　　　　　・スピードの出し過ぎ
　　　　　　・機械部分の故障

6. 下記のような交通事故の結果，衝突が起こった場合は，衝突として分類する。衝突以外の事故が起こった場合は，交通機関の型にしたがって非衝突性の事故として分類する。
　　　排気ガスによる不慮の中毒
　　　あらゆる部分の破損
　　　あらゆる部分の爆発
　　　墜落，ジャンプ又は不慮の押し出し事故　　　　　　　｝運転中の交通機関におけるもの
　　　火災
　　　投下物
　　　物体又は車体の一部から投げ出された際の受傷
　　　動く部分による受傷
　　　落下物

7. 下記のように記載された陸上交通事故：
　　(操縦性喪失による)(公道上での)交通機関と下記のものとの衝突：
　　　懸架(橋)(高架)
　　　落石
　　　ガードレール又は分離フェンス
　　　中央分離帯
　　　山くずれ(移動状態にないもの)　　　　　　　｝は V17.-, V27.-, V37.-,
　　　交通機関の前面に投げられた物体　　　　　　　　V47.-, V57.-, V67.-
　　　安全地帯　　　　　　　　　　　　　　　　　　　及び V77.-に含まれる
　　　立木
　　　交通標識又はマーカー(臨時)
　　　柱(電柱など)
　　　道路のために削られた道路側の壁
　　　固定された,移動可能又は移動中のその他の物体

転覆(衝突を伴わない)は V18.-, V28.-, V38.-, V48.-, V58.-, V68.-及び V78.-に含まれる。
動物(群れ)(人がついていない場合)を伴う衝突は V10.-, V20.-, V30.-, V40.-, V50.-, V60.-及び V70.-に含まれる。
動物牽引者又は人を乗せた動物を伴う衝突は V16.-, V26.-, V36.-, V46.-, V56.-, V66.-及び V76.-に含まれる。

交通事故により受傷した歩行者 (V01-V09)
Pedestrian injured in transport accident

除外：歩行者(移動用具)と他の歩行者(移動用具)との衝突(W51.-)
・続いて転倒がおこったもの(W03.-)

下記の4桁細分類項目は項目 V01-V06 に使用する：
.0 　路上外交通事故
.1 　路上交通事故
.9 　路上交通事故か路上外交通事故か不明

V01 自転車との衝突により受傷した歩行者
Pedestrian injured in collision with pedal cycle

V02 二輪又は三輪のモーター車両との衝突により受傷した歩行者
Pedestrian injured in collision with two- or three-wheeled motor vehicle

V03 乗用車，軽トラック又はバンとの衝突により受傷した歩行者
Pedestrian injured in collision with car, pick-up truck or van

V04 大型輸送車両又はバスとの衝突により受傷した歩行者
Pedestrian injured in collision with heavy transport vehicle or bus

V05 鉄道列車又は鉄道車両との衝突により受傷した歩行者
Pedestrian injured in collision with railway train or railway vehicle

V06 その他の非モーター車両との衝突により受傷した歩行者
Pedestrian injured in collision with other nonmotor vehicle

包含：動物牽引車，人を乗せた動物，鉄道馬車との衝突によるもの

V09 その他及び詳細不明の交通事故により受傷した歩行者
Pedestrian injured in other and unspecified transport accidents

包含：特殊な交通機関により受傷した歩行者

V09.0 　その他及び詳細不明のモーター車両が関与した路上外交通事故により受傷した歩行者
V09.1 　詳細不明の路上外交通事故により受傷した歩行者
V09.2 　その他及び詳細不明のモーター車両が関与した路上交通事故により受傷した歩行者
V09.3 　詳細不明の路上交通事故により受傷した歩行者
V09.9 　詳細不明の交通事故により受傷した歩行者

交通事故により受傷した自転車乗員(V10-V19)
Pedal cyclist injured in transport accident

下記の4桁細分類項目は項目V10-V18に使用する：
- .0　路上外交通事故により受傷した運転者
- .1　路上外交通事故により受傷した同乗者
- .2　路上外交通事故により受傷した詳細不明の乗員
- .3　乗降中に受傷した者
- .4　路上交通事故により受傷した運転者
- .5　路上交通事故により受傷した同乗者
- .9　路上交通事故により受傷した詳細不明の乗員

V10　歩行者又は動物との衝突により受傷した自転車乗員
Pedal cyclist injured in collision with pedestrian or animal

[V10の前の4桁細分類項目を参照]

除外：動物牽引車又は人を乗せた動物との衝突(V16.-)

V11　他の自転車との衝突により受傷した自転車乗員
Pedal cyclist injured in collision with other pedal cycle

[V10の前の4桁細分類項目を参照]

V12　二輪又は三輪のモーター車両との衝突により受傷した自転車乗員
Pedal cyclist injured in collision with two- or three-wheeled motor vehicle

[V10の前の4桁細分類項目を参照]

V13　乗用車，軽トラック又はバンとの衝突により受傷した自転車乗員
Pedal cyclist injured in collision with car, pick-up truck or van

[V10の前の4桁細分類項目を参照]

V14　大型輸送車両又はバスとの衝突により受傷した自転車乗員
Pedal cyclist injured in collision with heavy transport vehicle or bus

[V10の前の4桁細分類項目を参照]

V15　鉄道列車又は鉄道車両との衝突により受傷した自転車乗員
Pedal cyclist injured in collision with railway train or railway vehicle

[V10の前の4桁細分類項目を参照]

V16　その他の非モーター車両との衝突により受傷した自転車乗員
Pedal cyclist injured in collision with other nonmotor vehicle

[V10の前の4桁細分類項目を参照]

包含：動物牽引車，人を乗せた動物，路面電車との衝突

V17 固定又は静止した物体との衝突により受傷した自転車乗員
Pedal cyclist injured in collision with fixed or stationary object

V18 衝突以外の交通事故により受傷した自転車乗員
Pedal cyclist injured in noncollision transport accident

［V10の前の4桁細分類項目を参照］
包含：自転車からの転落又は投げ出され（衝突が先行しないもの）
　　　転倒：
　　　　・NOS
　　　　・衝突を伴わないもの

V19 その他及び詳細不明の交通事故により受傷した自転車乗員
Pedal cyclist injured in other and unspecified transport accidents

V19.0　その他及び詳細不明のモーター車両との路上外交通事故により受傷した自転車運転者
V19.1　その他及び詳細不明のモーター車両との路上外交通事故により受傷した自転車同乗者
V19.2　その他及び詳細不明のモーター車両との路上外交通事故により受傷した詳細不明の自転車乗員
　　　　自転車衝突 NOS, 路上外交通事故
V19.3　詳細不明の路上外交通事故により受傷した自転車乗員
　　　　自転車事故 NOS, 路上外交通事故
　　　　路上外交通事故 NOS により受傷した自転車乗員
V19.4　その他及び詳細不明のモーター車両との路上交通事故により受傷した自転車運転者
V19.5　その他及び詳細不明のモーター車両との路上交通事故により受傷した自転車同乗者
V19.6　その他及び詳細不明のモーター車両との路上交通事故により受傷した詳細不明の自転車乗員
　　　　自転車衝突 NOS（路上交通事故）
V19.8　その他の明示された交通事故により受傷した自転車乗員
　　　　自転車の一部への巻き込まれ
V19.9　詳細不明の路上交通事故により受傷した自転車乗員
　　　　自転車事故 NOS

第XX章　傷病及び死亡の外因

交通事故により受傷したオートバイ乗員(V20－V29)
Motorcycle rider injured in transport accident

包含：ミニバイク＜モペット＞
　　　サイドカー付きオートバイ
　　　原動機付き自転車
　　　モータースクーター

除外：オート三輪車(V30－V39)

下記の4桁細分類項目は項目 V20－V28 に使用する：
- .0　路上外交通事故により受傷した運転者
- .1　路上外交通事故により受傷した同乗者
- .2　路上外交通事故により受傷した詳細不明の乗員
- .3　乗降中に受傷した者
- .4　路上交通事故により受傷した運転者
- .5　路上交通事故により受傷した同乗者
- .9　路上交通事故により受傷した詳細不明の乗員

V20　歩行者又は動物との衝突により受傷したオートバイ乗員
Motorcycle rider injured in collision with pedestrian or animal

[V20 の前の4桁細分類項目を参照]

除外：動物牽引車又は人を乗せた動物との衝突(V26.-)

V21　自転車との衝突により受傷したオートバイ乗員
Motorcycle rider injured in collision with pedal cycle

[V20 の前の4桁細分類項目を参照]

V22　二輪又は三輪のモーター車両との衝突により受傷したオートバイ乗員
Motorcycle rider injured in collision with two- or three-wheeled motor vehicle

[V20 の前の4桁細分類項目を参照]

V23　乗用車，軽トラック又はバンとの衝突により受傷したオートバイ乗員
Motorcycle rider injured in collision with car, pick-up truck or van

[V20 の前の4桁細分類項目を参照]

V24　大型輸送車両又はバスとの衝突により受傷したオートバイ乗員
Motorcycle rider injured in collision with heavy transport vehicle or bus

[V20 の前の4桁細分類項目を参照]

V25　鉄道列車又は鉄道車両との衝突により受傷したオートバイ乗員
Motorcycle rider injured in collision with railway train or railway vehicle

[V20 の前の4桁細分類項目を参照]

| V26 | その他の非モーター車両との衝突により受傷したオートバイ乗員 |

Motorcycle rider injured in collision with other nonmotor vehicle

［V20 の前の 4 桁細分類項目を参照］
包含：動物牽引車，人を乗せた動物，路面電車との衝突

| V27 | 固定又は静止した物体との衝突により受傷したオートバイ乗員 |

Motorcycle rider injured in collision with fixed or stationary object

［V20 の前の 4 桁細分類項目を参照］

| V28 | 衝突以外の交通事故により受傷したオートバイ乗員 |

Motorcycle rider injured in noncollision transport accident

［V20 の前の 4 桁細分類項目を参照］
包含：オートバイからの転落又は投げ出され（衝突が先行しないもの）
　　　転倒：
　　　　・NOS
　　　　・衝突を伴わないもの

| V29 | その他及び詳細不明の交通事故により受傷したオートバイ乗員 |

Motorcycle rider injured in other and unspecified transport accidents

V29.0　その他及び詳細不明のモーター車両との路上外交通事故により受傷したオートバイ運転者
V29.1　その他及び詳細不明のモーター車両との路上外交通事故により受傷したオートバイ同乗者
V29.2　その他及び詳細不明のモーター車両との路上外交通事故により受傷した詳細不明のオートバイ乗員
　　　オートバイ衝突 NOS，路上外交通事故
V29.3　詳細不明の路上外交通事故により受傷したオートバイ乗員
　　　オートバイ事故 NOS，路上外交通事故
　　　路上外交通事故 NOS により受傷したオートバイ乗員
V29.4　その他及び詳細不明のモーター車両との路上交通事故により受傷したオートバイ運転者
V29.5　その他及び詳細不明のモーター車両との路上交通事故により受傷したオートバイ同乗者
V29.6　その他及び詳細不明のモーター車両との路上交通事故により受傷した詳細不明のオートバイ乗員
　　　オートバイ衝突 NOS（路上交通事故）
V29.8　その他の明示された交通事故により受傷したオートバイ乗員
　　　オートバイの一部への巻き込まれ
V29.9　詳細不明の路上交通事故により受傷したオートバイ乗員
　　　オートバイ事故 NOS

交通事故により受傷したオート三輪車乗員(V30-V39)
Occupant of three-wheeled motor vehicle injured in transport accident

包含：原動機付き三輪車

除外：サイドカー付きオートバイ(V20-V29)
　　　　本来道路外＜オフロード＞で使用するために設計された車両(V86.-)

下記の4桁細分類項目は項目V30-V38に使用する：

- .0　路上外交通事故により受傷した運転者
- .1　路上外交通事故により受傷した同乗者
- .2　路上外交通事故により受傷した車両の外側に乗っていた者
- .3　路上外交通事故により受傷した詳細不明の乗員
- .4　乗降中に受傷した者
- .5　路上交通事故により受傷した運転者
- .6　路上交通事故により受傷した同乗者
- .7　路上交通事故により受傷した車両の外側に乗っていた者
- .9　路上交通事故により受傷した詳細不明の乗員

V30　歩行者又は動物との衝突により受傷したオート三輪車乗員
Occupant of three-wheeled motor vehicle injured in collision with pedestrian or animal

［V30の前の4桁細分類項目を参照］

除外：動物牽引車又は人を乗せた動物との衝突(V36.-)

V31　自転車との衝突により受傷したオート三輪車乗員
Occupant of three-wheeled motor vehicle injured in collision with pedal cycle

［V30の前の4桁細分類項目を参照］

V32　二輪又は三輪のモーター車両との衝突により受傷したオート三輪車乗員
Occupant of three-wheeled motor vehicle injured in collision with two- or three-wheeled motor vehicle

［V30の前の4桁細分類項目を参照］

V33　乗用車，軽トラック又はバンとの衝突により受傷したオート三輪車乗員
Occupant of three-wheeled motor vehicle injured in collision with car, pick-up truck or van

［V30の前の4桁細分類項目を参照］

V34　大型輸送車両又はバスとの衝突により受傷したオート三輪車乗員
Occupant of three-wheeled motor vehicle injured in collision with heavy transport vehicle or bus

［V30の前の4桁細分類項目を参照］

V35 鉄道列車又は鉄道車両との衝突により受傷したオート三輪車乗員
Occupant of three-wheeled motor vehicle injured in collision with railway train or railway vehicle

［V30の前の4桁細分類項目を参照］

V36 その他の非モーター車両との衝突により受傷したオート三輪車乗員
Occupant of three-wheeled motor vehicle injured in collision with other nonmotor vehicle

［V30の前の4桁細分類項目を参照］

包含：動物牽引車，人を乗せた動物，鉄道馬車との衝突

V37 固定又は静止した物体との衝突により受傷したオート三輪車乗員
Occupant of three-wheeled motor vehicle injured in collision with fixed or stationary object

［V30の前の4桁細分類項目を参照］

V38 衝突以外の交通事故により受傷したオート三輪車乗員
Occupant of three-wheeled motor vehicle injured in noncollision transport accident

［V30の前の4桁細分類項目を参照］

包含：オート三輪車からの転落又は投げ出され
　　　転覆：
　　　　・NOS
　　　　・衝突を伴わないもの

V39 その他及び詳細不明の交通事故により受傷したオート三輪車乗員
Occupant of three-wheeled motor vehicle injured in other and unspecified transport accidents

V39.0 その他及び詳細不明のモーター車両との路上外交通事故により受傷したオート三輪車運転者

V39.1 その他及び詳細不明のモーター車両との路上外交通事故により受傷したオート三輪車同乗者

V39.2 その他及び詳細不明のモーター車両との路上外交通事故により受傷した詳細不明のオート三輪車乗員
オート三輪車が関与した衝突 NOS，路上外交通事故

V39.3 詳細不明の路上外交通事故により受傷したオート三輪車乗員
オート三輪車が関与した事故 NOS，路上外交通事故
路上外交通事故 NOS により受傷したオート三輪車乗員

V39.4 その他及び詳細不明のモーター車両との路上交通事故により受傷したオート三輪車運転者

V39.5 その他及び詳細不明のモーター車両との路上交通事故により受傷したオート三輪車同乗者

V39.6 その他及び詳細不明のモーター車両との路上交通事故により受傷した詳細不明のオート三輪車乗員
オート三輪車が関与した衝突 NOS(路上交通事故)

V39.8 その他の明示された交通事故により受傷したオート三輪車乗員
オート三輪車のドア又はその他の部分への巻き込まれ

V39.9 詳細不明の路上交通事故により受傷したオート三輪車乗員
オート三輪車が関与した事故 NOS

交通事故により受傷した乗用車乗員(V40－V49)
Car occupant injured in transport accident

包含：ミニバス

下記の4桁細分類項目は項目 V40－V48 に使用する：
- .0 路上外交通事故により受傷した運転者
- .1 路上外交通事故により受傷した同乗者
- .2 路上外交通事故により受傷した車両の外側に乗っていた者
- .3 路上外交通事故により受傷した詳細不明の乗員
- .4 乗降中に受傷した者
- .5 路上交通事故により受傷した運転者
- .6 路上交通事故により受傷した同乗者
- .7 路上交通事故により受傷した車両の外側に乗っていた者
- .9 路上交通事故により受傷した詳細不明の乗員

V40 歩行者又は動物との衝突により受傷した乗用車乗員
Car occupant injured in collision with pedestrian or animal
［V40 の前の4桁細分類項目を参照］
除外：動物牽引車又は人を乗せた動物との衝突(V46.-)

V41 自転車との衝突により受傷した乗用車乗員
Car occupant injured in collision with pedal cycle
［V40 の前の4桁細分類項目を参照］

V42 二輪又は三輪のモーター車両との衝突により受傷した乗用車乗員
Car occupant injured in collision with two- or three-wheeled motor vehicle
［V40 の前の4桁細分類項目を参照］

V43 乗用車，軽トラック又はバンとの衝突により受傷した乗用車乗員
Car occupant injured in collision with car, pick-up truck or van
［V40 の前の4桁細分類項目を参照］

| V44 | 大型輸送車両又はバスとの衝突により受傷した乗用車乗員
Car occupant injured in collision with heavy transport vehicle or bus

[V40 の前の 4 桁細分類項目を参照]

| V45 | 鉄道列車又は鉄道車両との衝突により受傷した乗用車乗員
Car occupant injured in collision with railway train or railway vehicle

[V40 の前の 4 桁細分類項目を参照]

| V46 | その他の非モーター車両との衝突により受傷した乗用車乗員
Car occupant injured in collision with other nonmotor vehicle

[V40 の前の 4 桁細分類項目を参照]

包含：動物牽引車，人を乗せた動物，鉄道馬車との衝突

| V47 | 固定又は静止した物体との衝突により受傷した乗用車乗員
Car occupant injured in collision with fixed or stationary object

| V48 | 衝突以外の交通事故により受傷した乗用車乗員
Car occupant injured in noncollision transport accident

包含：転覆：
・NOS
・衝突を伴わないもの

| V49 | その他及び詳細不明の交通事故により受傷した乗用車乗員
Car occupant injured in other and unspecified transport accidents

V49.0　その他及び詳細不明のモーター車両との路上外交通事故により受傷した乗用車運転者
V49.1　その他及び詳細不明のモーター車両との路上外交通事故により受傷した乗用車同乗者
V49.2　その他及び詳細不明のモーター車両との路上外交通事故により受傷した詳細不明の乗用車乗員

乗用車衝突 NOS，路上外交通事故

V49.3　詳細不明の路上外交通事故により受傷した乗用車乗員

乗用車事故 NOS，路上外交通事故
路上外交通事故 NOS により受傷した乗用車乗員

V49.4　その他及び詳細不明のモーター車両との路上交通事故により受傷した乗用車運転者
V49.5　その他及び詳細不明のモーター車両との路上交通事故により受傷した乗用車同乗者
V49.6　その他及び詳細不明のモーター車両との路上交通事故により受傷した詳細不明の乗用車乗員

乗用車衝突 NOS（路上交通事故）

V49.8　その他の明示された交通事故により受傷した乗用車乗員

乗用車のドア又はその他の部分への巻き込まれ

第XX章　傷病及び死亡の外因

V49.9　詳細不明の路上交通事故により受傷した乗用車乗員
　　　　乗用車事故 NOS

交通事故により受傷した軽トラック乗員又はバン乗員(V50-V59)
Occupant of pick-up truck or van injured in transport accident

除外：大型輸送車両(V60-V69)
下記の4桁細分類項目は項目V50-V58に使用する：
- .0　路上外交通事故により受傷した運転者
- .1　路上外交通事故により受傷した同乗者
- .2　路上外交通事故により受傷した車両の外側に乗っていた者
- .3　路上外交通事故により受傷した詳細不明の乗員
- .4　乗降中に受傷した者
- .5　路上交通事故により受傷した運転者
- .6　路上交通事故により受傷した同乗者
- .7　路上交通事故により受傷した車両の外側に乗っていた者
- .9　路上交通事故により受傷した詳細不明の乗員

V50　歩行者又は動物との衝突により受傷した軽トラック乗員又はバン乗員
Occupant of pick-up truck or van injured in collision with pedestrian or animal

[V50の前の4桁細分類項目を参照]

除外：動物牽引車又は人を乗せた動物との衝突(V56.-)

V51　自転車との衝突により受傷した軽トラック乗員又はバン乗員
Occupant of pick-up truck or van injured in collision with pedal cycle

[V50の前の4桁細分類項目を参照]

V52　二輪又は三輪のモーター車両との衝突により受傷した軽トラック乗員又はバン乗員
Occupant of pick-up truck or van injured in collision with two- or three-wheeled motor vehicle

[V50の前の4桁細分類項目を参照]

V53　乗用車，軽トラック又はバンとの衝突により受傷した軽トラック乗員又はバン乗員
Occupant of pick-up truck or van injured in collision with car, pick-up truck or van

[V50の前の4桁細分類項目を参照]

V54 大型輸送車両又はバスとの衝突により受傷した軽トラック乗員又はバン乗員
Occupant of pick-up truck or van injured in collision with heavy transport vehicle or bus
［V50 の前の 4 桁細分類項目を参照］

V55 鉄道列車又は鉄道車両との衝突により受傷した軽トラック乗員又はバン乗員
Occupant of pick-up truck or van injured in collision with railway train or railway vehicle
［V50 の前の 4 桁細分類項目を参照］

V56 その他の非モーター車両との衝突により受傷した軽トラック乗員又はバン乗員
Occupant of pick-up truck or van injured in collision with other nonmotor vehicle
［V50 の前の 4 桁細分類項目を参照］
包含：動物牽引車，人を乗せた動物，鉄道馬車との衝突

V57 固定又は静止した物体との衝突により受傷した軽トラック乗員又はバン乗員
Occupant of pick-up truck or van injured in collision with fixed or stationary object
［V50 の前の 4 桁細分類項目を参照］

V58 衝突以外の交通事故により受傷した軽トラック乗員又はバン乗員
Occupant of pick-up truck or van injured in noncollision transport accident
［V50 の前の 4 桁細分類項目を参照］
包含：転覆：
・NOS
・衝突を伴わないもの

V59 その他及び詳細不明の交通事故により受傷した軽トラック乗員又はバン乗員
Occupant of pick-up truck or van injured in other and unspecified transport accidents

V59.0 その他及び詳細不明のモーター車両との路上外交通事故により受傷した軽トラック運転者又はバン運転者

V59.1 その他及び詳細不明のモーター車両との路上外交通事故により受傷した軽トラック同乗者又はバン同乗者

V59.2 その他及び詳細不明のモーター車両との路上外交通事故により受傷した詳細不明の軽トラック乗員又は詳細不明のバン乗員
軽トラック又はバンが関与した衝突 NOS，路上外交通事故

第XX章　傷病及び死亡の外因

V59.3　詳細不明の路上外交通事故により受傷した軽トラック乗員又はバン乗員
　　　　軽トラック又はバンが関与した事故 NOS，路上外交通事故
　　　　路上外交通事故 NOS により受傷した軽トラック乗員又はバン乗員
V59.4　その他及び詳細不明のモーター車両との路上交通事故により受傷した軽トラック運転者
　　　　又はバン運転者
V59.5　その他及び詳細不明のモーター車両との路上交通事故により受傷した軽トラック同乗者
　　　　又はバン同乗者
V59.6　その他及び詳細不明のモーター車両との路上交通事故により受傷した詳細不明の軽ト
　　　　ラック乗員又は詳細不明のバン乗員
　　　　軽トラック又はバンが関与した衝突 NOS（路上交通事故）
V59.8　その他の明示された交通事故により受傷した軽トラック乗員又はバン乗員
　　　　軽トラック又はバンのドア又はその他の部分への巻き込まれ
V59.9　詳細不明の路上交通事故により受傷した軽トラック乗員又はバン乗員
　　　　軽トラック又はバンが関与した事故 NOS

交通事故により受傷した大型輸送車両乗員（V60－V69）
Occupant of heavy transport vehicle injured in transport accident

下記の4桁細分類項目は項目 V60－V68 に使用する：
.0　　路上外交通事故により受傷した運転者
.1　　路上外交通事故により受傷した同乗者
.2　　路上外交通事故により受傷した車両の外側に乗っていた者
.3　　路上外交通事故により受傷した詳細不明の乗員
.4　　乗降中に受傷した者
.5　　路上交通事故により受傷した運転者
.6　　路上交通事故により受傷した同乗者
.7　　路上交通事故により受傷した車両の外側に乗っていた者
.9　　路上交通事故により受傷した詳細不明の乗員

V60　歩行者又は動物との衝突により受傷した大型輸送車両乗員
Occupant of heavy transport vehicle injured in collision with pedestrian or animal
［V60 の前の4桁細分類項目を参照］
除外：動物牽引車又は人を乗せた動物との衝突（V66.-）

V61　自転車との衝突により受傷した大型輸送車両乗員
Occupant of heavy transport vehicle injured in collision with pedal cycle
［V60 の前の4桁細分類項目を参照］

V62 二輪又は三輪のモーター車両との衝突により受傷した大型輸送車両乗員
Occupant of heavy transport vehicle injured in collision with two- or three-wheeled motor vehicle
［V60 の前の 4 桁細分類項目を参照］

V63 乗用車，軽トラック又はバンとの衝突により受傷した大型輸送車両乗員
Occupant of heavy transport vehicle injured in collision with car, pick-up truck or Van
［V60 の前の 4 桁細分類項目を参照］

V64 大型輸送車両又はバスとの衝突により受傷した大型輸送車両乗員
Occupant of heavy transport vehicle injured in collision with heavy transport vehicle or bus
［V60 の前の 4 桁細分類項目を参照］

V65 鉄道列車又は鉄道車両との衝突により受傷した大型輸送車両乗員
Occupant of heavy transport vehicle injured in collision with railway train or railway vehicle
［V60 の前の 4 桁細分類項目を参照］

V66 その他の非モーター車両との衝突により受傷した大型輸送車両乗員
Occupant of heavy transport vehicle injured in collision with other nonmotor vehicle
［V60 の前の 4 桁細分類項目を参照］
包含：動物牽引車，人を乗せた動物，路面電車との衝突

V67 固定又は静止した物体との衝突により受傷した大型輸送車両乗員
Occupant of heavy transport vehicle injured in collision with fixed or stationary object
［V60 の前の 4 桁細分類項目を参照］

V68 衝突以外の交通事故により受傷した大型輸送車両乗員
Occupant of heavy transport vehicle injured in noncollision transport accident
［V60 の前の 4 桁細分類項目を参照］
包含：転覆：
・NOS
・衝突を伴わないもの

V69 その他及び詳細不明の交通事故により受傷した大型輸送車両乗員
Occupant of heavy transport vehicle injured in other and unspecified transport accidents
［V60 の前の 4 桁細分類項目を参照］

V69.0 その他及び詳細不明のモーター車両との路上外交通事故により受傷した大型輸送車両運転者

V69.1	その他及び詳細不明のモーター車両との路上外交通事故により受傷した大型輸送車両同乗者
V69.2	その他及び詳細不明のモーター車両との路上外交通事故により受傷した詳細不明の大型輸送車両乗員
	大型輸送車両が関与した衝突 NOS，路上外交通事故
V69.3	詳細不明の路上外交通事故により受傷した大型輸送車両乗員
	大型輸送車両が関与した事故 NOS，路上外交通事故
	路上外交通事故 NOS により受傷した大型輸送車両乗員
V69.4	その他及び詳細不明のモーター車両との路上交通事故により受傷した大型輸送車両運転者
V69.5	その他及び詳細不明のモーター車両との路上交通事故により受傷した大型輸送車両同乗者
V69.6	その他及び詳細不明のモーター車両との路上交通事故により受傷した詳細不明の大型輸送車両乗員
	大型輸送車両が関与した衝突 NOS(路上交通事故)
V69.8	その他の明示された交通事故により受傷した大型輸送車両乗員
	大型輸送車両のドア又はその他の部分への巻き込まれ
V69.9	詳細不明の路上交通事故により受傷した大型輸送車両乗員
	大型輸送車両が関与した事故 NOS

交通事故により受傷したバス乗員(V70-V79)
Bus occupant injured in transport accident

除外：ミニバス(V40-V49)

下記の4桁細分類項目は項目 V70-V78 に使用する：
- .0　路上外交通事故により受傷した運転者
- .1　路上外交通事故により受傷した同乗者＜乗客＞
- .2　路上外交通事故により受傷した車両の外側に乗っていた者
- .3　路上外交通事故により受傷した詳細不明の乗員
- .4　乗降中に受傷した者
- .5　路上交通事故により受傷した運転者
- .6　路上交通事故により受傷した同乗者＜乗客＞
- .7　路上交通事故により受傷した車両の外側に乗っていた者
- .9　路上交通事故により受傷した詳細不明の乗員

V70 歩行者又は動物との衝突により受傷したバス乗員
Bus occupant injured in collision with pedestrian or animal

[V70 の前の4桁細分類項目を参照]

除外：動物牽引車又は人を乗せた動物との衝突(V76.-)

第XX章　傷病及び死亡の外因

V71　自転車との衝突により受傷したバス乗員
Bus occupant injured in collision with pedal cycle
［V70の前の4桁細分類項目を参照］

V72　二輪又は三輪のモーター車両との衝突により受傷したバス乗員
Bus occupant injured in collision with two- or three-wheeled motor vehicle
［V70の前の4桁細分類項目を参照］

V73　乗用車，軽トラック又はバンとの衝突により受傷したバス乗員
Bus occupant injured in collision with car, pick-up truck or van
［V70の前の4桁細分類項目を参照］

V74　大型輸送車両又はバスとの衝突により受傷したバス乗員
Bus occupant injured in collision with heavy transport vehicle or bus
［V70の前の4桁細分類項目を参照］

V75　鉄道列車又は鉄道車両との衝突により受傷したバス乗員
Bus occupant injured in collision with railway train or railway vehicle
［V70の前の4桁細分類項目を参照］

V76　その他の非モーター車両との衝突により受傷したバス乗員
Bus occupant injured in collision with other nonmotor vehicle
［V70の前の4桁細分類項目を参照］
包含：動物牽引車，人を乗せた動物，路面電車との衝突

V77　固定又は静止した物体との衝突により受傷したバス乗員
Bus occupant injured in collision with fixed or stationary object
［V70の前の4桁細分類項目を参照］

V78　衝突以外の交通事故により受傷したバス乗員
Bus occupant injured in noncollision transport accident
［V70の前の4桁細分類項目を参照］
包含：転覆：
・NOS
・衝突を伴わないもの

V79　その他及び詳細不明の交通事故により受傷したバス乗員
Bus occupant injured in other and unspecified transport accidents

V79.0　その他及び詳細不明のモーター車両との路上外交通事故により受傷したバス運転者

V79.1	その他及び詳細不明のモーター車両との路上外交通事故により受傷したバス同乗者＜乗客＞
V79.2	その他及び詳細不明のモーター車両との路上外交通事故により受傷した詳細不明のバス乗員
	バス衝突 NOS，路上外交通事故
V79.3	詳細不明の路上外交通事故により受傷したバス乗員
	バス事故 NOS，路上外交通事故
	路上外交通事故 NOS により受傷したバス乗員
V79.4	その他及び詳細不明のモーター車両との路上交通事故により受傷したバス運転者
V79.5	その他及び詳細不明のモーター車両との路上交通事故により受傷したバス同乗者＜乗客＞
V79.6	その他及び詳細不明のモーター車両との路上交通事故により受傷した詳細不明のバス乗員
	バス衝突 NOS（路上交通事故）
V79.8	その他の明示された交通事故により受傷したバス乗員
	バスのドア又はその他の部分への巻き込まれ
V79.9	詳細不明の路上交通事故により受傷したバス乗員
	バス事故 NOS

その他の陸上交通事故（V80－V89）
Other land transport accidents

V80	交通事故により受傷した動物牽引車乗員又は動物に乗った者
	Animal-rider or occupant of animal-drawn vehicle injured in transport accident
V80.0	衝突以外の事故における動物又は動物牽引車からの落下又は投げ出されにより受傷した動物牽引車乗員又は動物に乗った者
	転覆：
	・NOS
	・衝突を伴わないもの
V80.1	歩行者又は動物との衝突により受傷した動物牽引車乗員又は動物に乗った者
	除外：動物牽引車又は人を乗せた動物との衝突（V80.7）
V80.2	自転車との衝突により受傷した動物牽引車乗員又は動物に乗った者
V80.3	二輪又は三輪のモーター車両との衝突により受傷した動物牽引車乗員又は動物に乗った者
V80.4	乗用車，軽トラック，バン，大型輸送車両又はバスとの衝突により受傷した動物牽引車乗員又は動物に乗った者
V80.5	その他の明示されたモーター車両との衝突により受傷した動物牽引車乗員又は動物に乗った者
V80.6	鉄道列車又は鉄道車両との衝突により受傷した動物牽引車乗員又は動物に乗った者

V80.7	その他の非モーター車両との衝突により受傷した動物牽引車乗員又は動物に乗った者

下記との衝突：
- 人を乗せた動物
- 動物牽引車
- 路面電車

V80.8	固定又は静止した物体との衝突により受傷した動物牽引車乗員又は動物に乗った者
V80.9	その他及び詳細不明の交通事故により受傷した動物牽引車乗員又は動物に乗った者

　　動物牽引車事故 NOS
　　動物に乗った者の事故 NOS

V81 交通事故により受傷した鉄道列車乗員又は鉄道車両乗員
Occupant of railway train or railway vehicle injured in transport accident

包含：列車の外側に乗っていた者

V81.0	モーター車両との路上外交通事故により受傷した鉄道列車乗員又は鉄道車両乗員
V81.1	モーター車両との路上交通事故により受傷した鉄道列車乗員又は鉄道車両乗員
V81.2	鉄道車両間の衝突又は衝撃により受傷した鉄道列車乗員又は鉄道車両乗員
V81.3	その他の物体との衝突により受傷した鉄道列車乗員又は鉄道車両乗員

　　鉄道衝突 NOS

V81.4	鉄道列車又は鉄道車両の乗降中に受傷した者
V81.5	鉄道列車又は鉄道車両上での転倒により受傷した鉄道列車乗員又は鉄道車両乗員

　除外：転倒：
　　　　・脱線：
　　　　　　・衝突が先行するもの（V81.0－V81.3）
　　　　　　・衝突が先行しないもの（V81.7）
　　　　・乗降中（V81.4）

V81.6	鉄道列車又は鉄道車両からの転落により受傷した鉄道列車乗員又は鉄道車両乗員

　除外：転落：
　　　　・脱線：
　　　　　　・衝突が先行するもの（V81.0－V81.3）
　　　　　　・衝突が先行しないもの（V81.7）
　　　　・乗降中（V81.4）

V81.7	衝突が先行しない脱線により受傷した鉄道列車乗員又は鉄道車両乗員
V81.8	その他の明示された鉄道事故により受傷した鉄道列車乗員又は鉄道車両乗員

　　爆発又は火災
　　　列車又は車両の転落による衝撃：
　　　　・地面
　　　　・岩
　　　　・樹木
　除外：脱線：
　　　　・衝突が先行するもの（V81.0－V81.3）
　　　　・衝突が先行しないもの（V81.7）

V81.9　詳細不明の鉄道事故により受傷した鉄道列車乗員又は鉄道車両乗員
　　　　鉄道事故 NOS

V82　交通事故により受傷した市街電車乗員
Occupant of streetcar injured in transport accident

　　　包含：市街電車の外側に乗っていた者
V82.0　モーター車両との路上外交通事故により受傷した市街電車乗員
V82.1　モーター車両との路上交通事故により受傷した市街電車乗員
V82.2　市街電車間の衝突又は衝撃により受傷した市街電車乗員
V82.3　その他の物体との衝突により受傷した市街電車乗員
　　　　除外：動物牽引車又は人を乗せた動物との衝突(V82.8)
V82.4　市街電車の乗降中に受傷した者
V82.5　市街電車上での転倒により受傷した市街電車乗員
　　　　除外：転倒：
　　　　　　　　・乗降中(V82.4)
　　　　　　　　・衝突が先行するもの(V82.0－V82.3)
V82.6　市街電車からの転落により受傷した市街電車乗員
　　　　除外：転落：
　　　　　　　　・乗降中(V82.4)
　　　　　　　　・衝突が先行するもの(V82.0－V82.3)
V82.7　衝突が先行しない脱線により受傷した市街電車乗員
V82.8　その他の明示された交通事故により受傷した市街電車乗員
　　　　列車又はその他の非モーター車両との衝突
V82.9　詳細不明の路上交通事故により受傷した市街電車乗員
　　　　市街電車事故 NOS

V83　主として工業用地内で使用される特殊車両の乗員で，交通事故により受傷した者
Occupant of special vehicle mainly used on industrial premises injured in transport accident

　　　除外：固定して使用中又は修理中の車両(W31.-)
V83.0　工業用特殊車両の運転者で，路上交通事故により受傷した者
V83.1　工業用特殊車両の同乗者で，路上交通事故により受傷した者
V83.2　工業用特殊車両の外側に乗っていた者で，路上交通事故により受傷した者
V83.3　工業用特殊車両の詳細不明の乗員で，路上交通事故により受傷した者
V83.4　工業用特殊車両の乗降中に受傷した者
V83.5　工業用特殊車両の運転者で，路上外交通事故により受傷した者
V83.6　工業用特殊車両の同乗者で，路上外交通事故により受傷した者
V83.7　工業用特殊車両の外側に乗っていた者で，路上外交通事故により受傷した者
V83.9　工業用特殊車両の詳細不明の乗員で，路上外交通事故により受傷した者
　　　　工業用特殊車両事故 NOS

第XX章　傷病及び死亡の外因

| V84 | 主として農業用に使用される特殊車両の乗員で，交通事故により受傷した者 |

Occupant of special vehicle mainly used in agriculture injured in transport accident

除外：固定して使用中又は修理中の車両(W30.-)

- V84.0　農業用特殊車両の運転者で，路上交通事故により受傷した者
- V84.1　農業用特殊車両の同乗者で，路上交通事故により受傷した者
- V84.2　農業用特殊車両の外側に乗っていた者で，路上交通事故により受傷した者
- V84.3　農業用特殊車両の詳細不明の乗員で，路上交通事故により受傷した者
- V84.4　農業用特殊車両の乗降中に受傷した者
- V84.5　農業用特殊車両の運転者で，路上外交通事故により受傷した者
- V84.6　農業用特殊車両の同乗者で，路上外交通事故により受傷した者
- V84.7　農業用特殊車両の外側に乗っていた者で，路上外交通事故により受傷した者
- V84.9　農業用特殊車両の詳細不明の乗員で，路上外交通事故により受傷した者
　　　　農業用特殊車両事故 NOS

| V85 | 建設用特殊車両の乗員で，交通事故により受傷した者 |

Occupant of special construction vehicle injured in transport accident

除外：固定して使用中又は修理中の車両(W31.-)

- V85.0　建設用特殊車両の運転者で，路上交通事故により受傷した者
- V85.1　建設用特殊車両の同乗者で，路上交通事故により受傷した者
- V85.2　建設用特殊車両の外側に乗っていた者で，路上交通事故により受傷した者
- V85.3　建設用特殊車両の詳細不明の乗員で，路上交通事故により受傷した者
- V85.4　建設用特殊車両の乗降中に受傷した者
- V85.5　建設用特殊車両の運転者で，路上外交通事故により受傷した者
- V85.6　建設用特殊車両の同乗者で，路上外交通事故により受傷した者
- V85.7　建設用特殊車両の外側に乗っていた者で，路上外交通事故により受傷した者
- V85.9　建設用特殊車両の詳細不明の乗員で，路上外交通事故により受傷した者
　　　　建設用特殊車両事故 NOS

| V86 | 本来道路外＜オフロード＞で使用するために設計された特殊全地形用又はその他のモーター車両の乗員で，交通事故により受傷した者 |

Occupant of special all-terrain or other motor vehicle designed primarily for off-road use, injured in transport accident

除外：固定して使用中又は修理中の車両(W31.-)

- V86.0　全地形用又はその他の道路外＜オフロード＞用モーター車両の運転者で，路上交通事故により受傷した者
- V86.1　全地形用又はその他の道路外＜オフロード＞用モーター車両の同乗者で，路上交通事故により受傷した者
- V86.2　全地形用又はその他の道路外＜オフロード＞用モーター車両の外側に乗っていた者で，路上交通事故により受傷した者

V86.3	全地形用又はその他の道路外＜オフロード＞用モーター車両の詳細不明の乗員で，路上交通事故により受傷した者
V86.4	全地形用又はその他の道路外＜オフロード＞用モーター車両の乗降中に受傷した者
V86.5	全地形用又はその他の道路外＜オフロード＞用モーター車両の運転者で，路上外交通事故により受傷した者
V86.6	全地形用又はその他の道路外＜オフロード＞用モーター車両の同乗者で，路上外交通事故により受傷した者
V86.7	全地形用又はその他の道路外＜オフロード＞用モーター車両の外側に乗っていた者で，路上外交通事故により受傷した者
V86.9	全地形用又はその他の道路外＜オフロード＞用モーター車両の詳細不明の乗員で，路上外交通事故により受傷した者 全地形用モーター車両事故 NOS 道路外＜オフロード＞用モーター車両事故 NOS

V87　事故の形態が明示され，受傷者の輸送形態が不明の路上交通事故
Traffic accident of specified type but victim's mode of transport unknown

除外：自転車乗員との衝突(V10－V19)
　　　歩行者との衝突(V01－V09)

V87.0	乗用車と二輪又は三輪のモーター車両との衝突(路上交通事故)により受傷した者
V87.1	その他のモーター車両と二輪又は三輪のモーター車両との衝突(路上交通事故)により受傷した者
V87.2	乗用車と軽トラック又はバンとの衝突(路上交通事故)により受傷した者
V87.3	乗用車とバスとの衝突(路上交通事故)により受傷した者
V87.4	乗用車と大型輸送車両との衝突(路上交通事故)により受傷した者
V87.5	大型輸送車両とバスとの衝突(路上交通事故)により受傷した者
V87.6	鉄道列車又は鉄道車両と乗用車との衝突(路上交通事故)により受傷した者
V87.7	その他の明示されたモーター車両間の衝突(路上交通事故)により受傷した者
V87.8	モーター車両が関与したその他の明示された衝突以外の交通事故(路上交通事故)により受傷した者
V87.9	非モーター車両が関与したその他の明示された(衝突)(非衝突)交通事故(路上交通事故)により受傷した者

V88　事故の形態が明示され，受傷者の輸送形態が不明の路上外交通事故
Nontraffic accident of specified type but victim's mode of transport unknown

除外：自転車乗員との衝突(V10－V19)
　　　歩行者との衝突(V01－V09)

V88.0	乗用車と二輪又は三輪のモーター車両との衝突により受傷した者，路上外交通事故
V88.1	その他のモーター車両と二輪又は三輪のモーター車両との衝突により受傷した者，路上外交通事故
V88.2	乗用車と軽トラック又はバンとの衝突により受傷した者，路上外交通事故
V88.3	乗用車とバスとの衝突により受傷した者，路上外交通事故

第XX章　傷病及び死亡の外因

V88.4	乗用車と大型輸送車両との衝突により受傷した者，路上外交通事故
V88.5	大型輸送車両とバスとの衝突により受傷した者，路上外交通事故
V88.6	鉄道列車又は鉄道車両と乗用車との衝突により受傷した者，路上外交通事故
V88.7	その他の明示されたモーター車両間の衝突により受傷した者，路上外交通事故
V88.8	モーター車両が関与したその他の明示された衝突以外の交通事故により受傷した者，路上外交通事故
V88.9	非モーター車両が関与したその他の明示された(衝突)(非衝突)交通事故により受傷した者，路上外交通事故

V89　車両(駆動形態を問わない)事故，車両の型式不明
Motor- or nonmotor-vehicle accident, type of vehicle unspecified

V89.0	詳細不明のモーター車両事故により受傷した者，路上外交通事故
	モーター車両事故 NOS，路上外交通事故
V89.1	詳細不明の非モーター車両事故により受傷した者，路上外交通事故
	非モーター車両事故 NOS(路上外交通事故)
V89.2	詳細不明のモーター車両事故により受傷した者，路上交通事故
	モーター車両事故 NOS
	道路(路上交通)事故 NOS
V89.3	詳細不明の非モーター車両事故により受傷した者，路上交通事故
	非モーター車両の路上交通事故 NOS
V89.9	詳細不明の車両事故により受傷した者
	衝突 NOS

水上交通事故(V90－V94)
Water transport accidents

包含：レクリエーション活動中の船舶事故
下記の4桁細分類項目は項目 V90－V94 に使用する：

- .0　商船
- .1　客船
    - フェリーボート
    - 定期船
- .2　漁船
- .3　その他の動力船
    - ホバークラフト(公共水域上)
    - ジェットスキー
    - ※　モーターボート
    - ※　水上バイク
- .4　帆船
    - ヨット
- .5　カヌー又はカヤック

.6 ゴムボート(無動力)
.7 水上スキー
.8 その他の無動力船
　　サーフボード
　　ウィンドサーフィン
.9 詳細不明の船舶
　　ボート NOS
　　船 NOS
　　船舶 NOS

V90 **溺死又は溺水を生じた船舶事故**
Accident to watercraft causing drowning and submersion
［V90の前の4桁細分類項目を参照］
包含：下記による溺死及び溺水：
　・ボート：
　　・転覆
　　・浸水
　・下記からの転落又は飛び込み：
　　・火災中の船
　　・破砕した船舶
　・船舶のその他の事故
除外：船舶事故を伴わない，水上交通機関の関係した溺死又は溺水(V92.-)

V91 **その他の損傷を生じた船舶事故**　　Accident to watercraft causing other injury
［V90の前の4桁細分類項目を参照］
包含：船舶事故による溺死及び溺水以外のあらゆる損傷
　　船の火災時の熱傷
　　船の衝突による両船間にはさまれての破砕
　　本船放棄後の救命ボートによる破砕
　　船舶の衝突又はその他の事故による転落
　　船舶の事故による落下物体による打撃
　　衝突を含む船舶の事故による損傷
　　破損ボートからの転落又は飛び込み後のボート又はボートの一部による打撲
除外：船上での部分的爆発又は火災による熱傷(V93.-)

V92 船舶事故を伴わない，水上交通機関の関係した溺死及び溺水
Water-transport-related drowning and submersion without accident to watercraft

[V90の前の4桁細分類項目を参照]

包含：下記の事故による溺死及び溺水：
- 転落：
  - 渡し板から
  - 船から
  - 船外へ
- 船の揺れによる船外への投げ出され
- 船外へのさらわれ

除外：事故に伴うものでなく，意図して船から飛び込んだ泳者又はダイバーの溺死または溺水(W69.-，W73.-)

V93 船舶事故を伴わない船舶上の事故で，溺死及び溺水を生じないもの
Accident on board watercraft without accident to watercraft, not causing drowning and submersion

[V90の前の4桁細分類項目を参照]

包含：船内でのガス又はフュームによる不慮の中毒
船舶内での原子炉の機能不良
船上での落下物体による破砕
下記での過熱：
- ボイラー室
- 機関室
- 蒸気室
- 汽罐室

蒸気船のボイラー爆発
船舶内での転倒及び転落
船舶内での階段又ははしごからの転落
船舶内での下記による損傷：
- 甲板
- 機関室
- 厨房 ┤ 機械設備
- 洗濯場
- 積み荷

船上での部分的火災
船舶内での機械事故

第XX章 傷病及び死亡の外因

V94 その他及び詳細不明の水上交通事故
Other and unspecified water transport accidents
［V90 の前の4桁細分類項目を参照］
包含：船舶の乗員以外の者に対する事故
　　　水上スキー中のボートによる打撃

航空及び宇宙交通事故(V95-V97)
Air and space transport accidents

V95 乗員が受傷した動力航空機事故
Accident to powered aircraft causing injury to occupant
包含：固定した物体，移動可能な物体又は移動中の物体との衝突 ⎫
　　　墜落　　　　　　　　　　　　　　　　　　　　　　　　｜
　　　爆発　　　　　　　　　　　　　　　　　　　　　　　　⎬ （動力）
　　　火災　　　　　　　　　　　　　　　　　　　　　　　　｜ 航空機
　　　不時着　　　　　　　　　　　　　　　　　　　　　　　⎭

V95.0　乗員が受傷したヘリコプター事故
V95.1　乗員が受傷した超軽量，軽量又は動力付きグライダー事故
V95.2　乗員が受傷したその他の自家用固定翼航空機事故
V95.3　乗員が受傷した商業用固定翼航空機事故
V95.4　乗員が受傷した宇宙船事故
V95.8　乗員が受傷したその他の航空機事故
V95.9　乗員が受傷した詳細不明の航空機事故
　　　　航空機事故 NOS
　　　　航空交通事故 NOS

V96 乗員が受傷した無動力航空機事故
Accident to nonpowered aircraft causing injury to occupant
包含：固定した物体，移動可能な物体又は移動中の物体との衝突 ⎫
　　　墜落　　　　　　　　　　　　　　　　　　　　　　　　｜
　　　爆発　　　　　　　　　　　　　　　　　　　　　　　　⎬ 無動力
　　　火災　　　　　　　　　　　　　　　　　　　　　　　　｜ 航空機
　　　不時着　　　　　　　　　　　　　　　　　　　　　　　⎭

V96.0　乗員が受傷した気球事故
V96.1　乗員が受傷したハンググライダー事故
V96.2　乗員が受傷したグライダー(無動力)事故
V96.8　乗員が受傷したその他の無動力航空機事故
　　　　人を乗せている凧

V96.9	乗員が受傷した詳細不明の無動力航空機事故

   無動力航空機事故 NOS

V97	その他の明示された航空交通事故 Other specified air transport accidents

  包含：航空機乗員以外の者に対する事故

V97.0	その他の明示された航空交通事故により受傷した航空機乗員

   航空交通事故における航空機内での転倒，転落及び機外への落下
  除外：乗降中の事故(V97.1)

V97.1	航空機の乗降中に受傷した者
V97.2	航空交通事故により受傷したパラシュート降下者

  除外：航空機事故後に降下した者(V95-V96)

V97.3	航空交通事故により受傷した地上の者

   航空機からの落下物による打撃
   回転するプロペラによる損傷
   ジェットの中への吸入

V97.8	その他の航空交通事故，他に分類されないもの

   航空機の機械設備による損傷
  除外：航空機事故 NOS(V95.9)
     上昇中又は降下中の気圧の変化への曝露(W94.-)

その他及び詳細不明の交通事故(V98-V99)
Other and unspecified transport accidents

  除外：車両事故，車両の種類不明(V89.-)

V98	その他の明示された交通事故 Other specified transport accidents

  包含：下記の事故：
    ・無軌道ケーブルカー
    ・氷上ヨット
    ・砂上ヨット
    ・スキーリフト
    ・スキーゴンドラ
   ※ ・ロープウェイ

    無軌道ケーブルカー ｛ へのまきこまれ，又は引きずられ
            からの転落又は飛び降り
             から投げられた，又は投げこまれた物体

V99	詳細不明の交通事故 Unspecified transport accident

第XX章 傷病及び死亡の外因

不慮の損傷のその他の外因(W00-X59)
Other external causes of accidental injury

転倒・転落・墜落(W00-W19)
Falls

[外因の発生場所と事件発生時の受傷者の活動の分類については，第XX章の最初にある，発生場所コードと活動コードを参照]

除外：加害にもとづく傷害及び死亡(Y01-Y02)
　　　下記への，又は下記からの転落：
　　　　・動物(V80.-)
　　　　・燃焼中の建物(X00.-)
　　　　・火中(X00-X04, X08-X09)
　　　　・水中(溺死又は溺水を伴うもの)(W65-W74)
　　　　・機械(運転中のもの)(W28-W31)
　　　　・不慮の事故に起因しない転倒傾向(R29.6)
　　　　・交通機関(V01-V99)
　　　故意の自傷(X80-X81)

W00 氷及び雪による同一平面上での転倒　　Fall on same level involving ice and snow
除外：下記の記載がある転倒：
　　　　　・アイススケート及びスキー(W02.-)
　　　　　・階段及びステップ(W10.-)

W01 スリップ，つまづき及びよろめきによる同一平面上での転倒
Fall on same level from slipping, tripping and stumbling
除外：氷又は雪による転倒(W00.-)

W02 アイススケート，スキー，ローラースケート又はスケートボードによる転倒
Fall involving ice-skates, skis, roller-skates or skateboards

W03 他人との衝突又は他人に押されることによる同一平面上でのその他の転倒
Other fall on same level due to collision with, or pushing by, another person
包含：歩行者(移動用具)と他の歩行者(移動用具)との衝突による転倒
除外：群衆又は人の殺到による衝突又は押し合い(W52.-)
　　　　氷又は雪による転倒(W00.-)

第XX章　傷病及び死亡の外因

W04	他人によって運ばれているとき又は支えられているときの転倒・転落

Fall while being carried or supported by other persons

包含：運ばれている途中の不慮の落下

W05	車椅子からの転落　　Fall involving wheelchair

W06	ベッドからの転落　　Fall involving bed

W07	椅子からの転落　　Fall involving chair

W08	その他の家具からの転落　　Fall involving other furniture

W09	運動場設備からの転落　　Fall involving playground equipment

除外：レクリエーション用機械からの転落（W31.-）

W10	階段及びステップからの転落及びその上での転倒

Fall on and from stairs and steps

包含：転倒・転落（下記の上での）（下記からの）：
・エスカレーター
・傾斜面
・階段及びステップ上の氷又は雪による
・傾斜路

W11	はしごからの転落又はその上での転倒　　Fall on and from ladder

W12	足場からの転落又はその上での転倒　　Fall on and from scaffolding

XX

W13 　**建物又は建造物からの転落**　Fall from, out of or through building or structure
　　　包含：下記からの転落：
　　　　　　　・バルコニー
　　　　　　　・橋
　　　　　　　・建物
　　　　　　　・旗掲揚台
　　　　　　　・床
　　　　　　　・手すり
　　　　　　　・屋根
　　　　　　　・塔
　　　　　　　・櫓
　　　　　　　・陸橋
　　　　　　　・壁
　　　　　　　・窓
　　　除外：建物又は建造物の崩壊(W20.-)
　　　　　　　燃焼中の建物又は建造物からの転落又は飛び降り(X00.-)

W14 　**樹木からの転落**　Fall from tree

W15 　**がけからの転落**　Fall from cliff

W16 　**溺死又は溺水以外の損傷を生じた水中への潜水又は飛込み**
　　　Diving or jumping into water causing injury other than drowning or submersion
　　　包含：下記との衝突又は打撲：
　　　　　　　・浅い水中への飛込み又は潜水時における水底
　　　　　　　・水泳プールの側壁又は飛び込み板
　　　　　　　・水面
　　　除外：不慮の溺死及び溺水(W65-W74)
　　　　　　　不十分な空気供給下での潜水(W81.-)
　　　　　　　潜水での気圧による作用(W94.-)

第XX章 傷病及び死亡の外因

W17 その他の転落　Other fall from one level to another
包含：下記からの又は下記への転落：
・空洞
・移動クレーン
・穴
・干し草の山
・つり上げ装置
・可動式昇降作業足場［MEWP］
・くぼみ
・高所作業車
・井戸
・採石場
・スキーリフト
・立杭
・岸壁

W18 同一平面上でのその他の転倒　Other fall on same level
包含：転倒：
・物体への衝突による
・便所・浴室から又は便所・浴室での
・同一平面上 NOS

W19 詳細不明の転落　Unspecified fall
包含：不慮の転落 NOS

生物によらない機械的な力への曝露 (W20-W49)
Exposure to inanimate mechanical forces

［外因の発生場所と事件発生時の受傷者の活動の分類については，第XX章の最初にある，発生場所コードと活動コードを参照］

除外：加害にもとづく傷害及び死亡(X85-Y09)
　　　動物又は人との接触又は衝突(W50-W64)
　　　故意の自傷(X60-X84)

W20 投げられ，投げ出され又は落下する物体による打撲
Struck by thrown, projected or falling object

包含：窒息を伴わない落盤
　　　建物の崩壊，火災の場合を除く
　　　下記の落下：
　　　　・岩
　　　　・石
　　　　・樹木

除外：燃焼中の建物の崩壊(X00.-)
　　　下記の場合における落下物：
　　　　・天災(X34-X39)
　　　　・機械事故(W24.-，W28-W31)
　　　　・交通事故(V01-V99)
　　　爆発による運動物体(W35-W40)
　　　銃器による発射物(W32-W34)
　　　スポーツ用具(W21.-)

W21 スポーツ用具との衝突又は打撲　Striking against or struck by sports equipment
包含：下記による打撲：
　　　　・打球又は投球
　　　　・ホッケーのスティック又はパック

W22 その他の物体との衝突又は打撲　Striking against or struck by other objects
包含：壁との衝突

第XX章　傷病及び死亡の外因

W23　物体内又は物体間への捕捉，圧挫，圧入又は挟まれ
Caught, crushed, jammed or pinched in or between objects

包含：下記への捕捉，圧挫，
　　　圧入又は挟まれ：
　　　　・運動中の物体間　　　　　　のようなものにおいて
　　　　・停止中の物体と運動中の物体との間
　　　　・物体内
　　　・折りたたみ式のもの
　　　・引き戸と戸枠の間に挟まった場合
　　　・手のゆるみにより（運送用）外装箱の下になった場合
　　　・洗濯機のローラー式しぼり機

除外：下記による損傷：
　　　・刃器又は刺器（W25－W27）
　　　・持ち上げ装置及び伝達装置（W24.-）
　　　・機械（W28－W31）
　　　・無動力手工具（W27.-）
　　　・輸送手段として使用される交通機関（V01－V99）
　　　投げられ，投げ出され又は落下する物体による打撲（W20.-）

W24　持ち上げ装置及び伝達装置との接触，他に分類されないもの
Contact with lifting and transmission devices, not elsewhere classified

包含：チェーンホイスト＜起重機＞
　　　駆動ベルト
　　　滑車
　　　電導ベルト又は電導ケーブル
　　　ウインチ
　　　ワイヤー
　　※　エスカレーター
　　※　エレベーター
　　※　クレーン
　　※　昇降器
除外：交通事故（V01－V99）

W25　鋭いガラスとの接触　　Contact with sharp glass
除外：ガラスの関係した転落（W00－W19）
　　　爆発又は銃器の発射により飛んできたガラス（W32－W40）

W26　ナイフ，刀剣又は短剣との接触　　Contact with knife, sword or dagger

第XX章　傷病及び死亡の外因

W27　**無動力手工具との接触**　Contact with nonpowered hand tool
包含：おの
　　　缶切り NOS
　　　のみ
　　　フォーク
　　　手のこ
　　　くわ
　　　アイスピック
　　　針
　　　ペーパーカッター
　　　さすまた＜ピッチフォーク＞
　　　レーキ
　　　はさみ
　　　ドライバー
　　　ミシン，無動力
　　　シャベル
　　※くま手
除外：皮下注射針(W46.-)

W28　**動力芝刈り機との接触**　Contact with powered lawnmower
除外：電流への曝露(W86.-)

W29　**その他の動力手工具及び家庭用機械との接触**
Contact with other powered hand tools and household machinery
包含：ミキサー
　　　動力付き：
　　　　・缶切り
　　　　・チェインソー
　　　　・日曜大工道具
　　　　・園芸用機械
　　　　・生垣刈り機
　　　　・カッター
　　　　・ミシン
　　　　・回転式乾燥機
　　　洗濯機
除外：電流への曝露(W86.-)

| W30 | 農業用機械との接触　Contact with agricultural machinery |

包含：動物を動力とする農業用機械
　　　コンバイン
　　　干草用起重機＜デリック＞
　　　農業用機械 NOS
　　　刈り取り機＜リーパー＞
　　　脱穀機
除外：自力で又は他の車に牽引されて移動中の農業用機械との接触(V01－V99)
　　　電流への曝露(W86.-)

| W31 | その他及び詳細不明の機械との接触 |

Contact with other and unspecified machinery

包含：機械 NOS
　　　レクリエーション用機械
除外：自力で又は他の車に牽引されて移動中の機械との接触(V01－V99)
　　　電流への曝露(W86.-)

| W32 | 拳銃の発射　Handgun discharge |

包含：片手で使用する拳銃
　　　ピストル
　　　リボルバー
除外：ベリー式ピストル(W34.-)

| W33 | ライフル，ショットガン及び大型銃器の発射 |

Rifle, shotgun and larger firearm discharge

包含：軍隊用ライフル銃
　　　狩猟用ライフル銃
　　　機関銃
除外：空気銃(W34.-)

| W34 | その他及び詳細不明の銃器の発射 |

Discharge from other and unspecified firearms

包含：空気銃
　　　エアーソフトガン＜BB銃＞
　　　銃撃による損傷 NOS
　　　被弾 NOS
　　　ベリー式ピストル［信号］

| W35 | ボイラーの爆発及び破裂　Explosion and rupture of boiler |

第XX章　傷病及び死亡の外因

W36 **ガスシリンダーの爆発及び破裂**　Explosion and rupture of gas cylinder
包含：エアロゾル缶
　　　エアータンク
　　　高圧ガスタンク

W37 **加圧されたタイヤ，パイプ又はホースの爆発及び破裂**
Explosion and rupture of pressurized tyre, pipe or hose

W38 **その他の明示された加圧された装置の爆発及び破裂**
Explosion and rupture of other specified pressurized devices

W39 **花火の発射**　Discharge of firework

W40 **その他の物質の爆発**　Explosion of other materials
包含：爆発物
　　　　　下記における爆発：
　　　　　　・NOS
　　　　　　・ごみ捨場
　　　　　　・工場
　　　　　　・穀物倉庫
　　　　　　・弾薬
　　　爆発性ガス

W41 **高圧ジェットへの曝露**　Exposure to high-pressure jet
包含：水圧ジェット
　　　空気圧ジェット

W42 **騒音への曝露**　Exposure to noise
包含：音波
　　　超音波

W43 **振動への曝露**　Exposure to vibration
包含：超低周波

W44 **目又は自然の孔口からの異物侵入**
Foreign body entering into or through eye or natural orifice
除外：腐食性液体＜腐食剤＞（X49.-）
　　　窒息又は気道閉塞を伴う異物の誤えん＜嚥＞＜吸引＞（W78－W80）

－930－

第XX章　傷病及び死亡の外因

W45　皮膚からの異物侵入　Foreign body or object entering through skin
　　包含：硬い紙の角
　　　　　爪
　　　　　とげ
　　　　　ブリキ缶のふた
　　除外：下記との接触：
　　　　　・手工具(無動力)(動力)(W27－W29)
　　　　　・皮下注射針(W46.-)
　　　　　・ナイフ，刀剣又は短剣(W26.-)
　　　　　・鋭いガラス(W25.-)
　　　　物体による打撲(W20－W22)

W46　皮下注射針との接触　Contact with hypodermic needle

W49　その他及び詳細不明の生物によらない機械的な力への曝露
　　Exposure to other and unspecified inanimate mechanical forces
　　包含：異常な重力

生物による機械的な力への曝露(W50－W64)
Exposure to animate mechanical forces

[外因の発生場所と事件発生時の受傷者の活動の分類については，第XX章の最初にある，発生場所コードと活動コードを参照]
　　除外：咬傷，有毒(X20－X29)
　　　　　刺傷(有毒)(X20－X29)

W50　他人による叩かれ，打撲，蹴られ，ねじられ，咬まれ又はひっかかれ
　　Hit, struck, kicked, twisted, bitten or scratched by another person
　　除外：加害にもとづく傷害及び死亡(X85－Y09)
　　　　　物体による打撲(W20－W22)

W51　他人との衝突　Striking against or bumped into by another person
　　除外：歩行者(移動用具)と他の歩行者(移動用具)との衝突による転倒(W03.-)

W52　群衆又は人の殺到による衝突，押され又は踏まれ
　　Crushed, pushed or stepped on by crowd or human stampede
　　※ 将棋倒し

W53　ネズミによる咬傷　Bitten by rat

| W54 | 犬による咬傷又は打撲　Bitten or struck by dog |

| W55 | その他の哺乳類による咬傷又は打撲　Bitten or struck by other mammals |

除外：海生哺乳類との接触（W56.-）

| W56 | 海生動物との接触　Contact with marine animal |

包含：海生動物による咬傷又は打撲

| W57 | 無毒昆虫及びその他の無毒節足動物による咬傷又は刺傷 |

Bitten or stung by nonvenomous insect and other nonvenomous arthropods

| W58 | ワニによる咬傷又は打撲　Bitten or struck by crocodile or alligator |

| W59 | その他の爬虫類による咬傷又は挫滅　Bitten or crushed by other reptiles |

包含：トカゲ
　　　ヘビ，無毒

| W60 | 植物のとげ及び鋭い葉との接触 |

Contact with plant thorns and spines and sharp leaves

| W64 | その他及び詳細不明の生物による機械的な力への曝露 |

Exposure to other and unspecified animate mechanical forces

不慮の溺死及び溺水（W65-W74）
Accidental drowning and submersion

［外因の発生場所と事件発生時の受傷者の活動の分類については，第XX章の最初にある，発生場所コードと活動コードを参照］

除外：下記による溺死及び溺水：
　　・天災（X34-X39）
　　・交通事故（V01-V99）
　　・水上交通事故（V90.-，V92.-）

| W65 | 浴槽内での溺死及び溺水　Drowning and submersion while in bath-tub |

| W66 | 浴槽への転落による溺死及び溺水 |

Drowning and submersion following fall into bath-tub

| W67 | 水泳プール内での溺死及び溺水 |

Drowning and submersion while in swimming-pool

W68 水泳プールへの転落による溺死及び溺水
Drowning and submersion following fall into swimming-pool

W69 自然の水域内での溺死及び溺水
Drowning and submersion while in natural water
　　包含：湖
　　　　　外洋
　　　　　河川
　　　　　小川

W70 自然の水域への転落による溺死及び溺水
Drowning and submersion following fall into natural water

W73 その他の明示された溺死及び溺水　Other specified drowning and submersion
　　包含：防火用水槽
　　　　　貯水池

W74 詳細不明の溺死及び溺水　Unspecified drowning and submersion
　　包含：溺死 NOS
　　　　　水中への転落 NOS

その他の不慮の窒息(W75－W84)
Other accidental threats to breathing

［外因の発生場所と事件発生時の受傷者の活動の分類については，第XX章の最初にある，発生場所コードと活動コードを参照］

W75 ベッド内での不慮の窒息及び絞首
Accidental suffocation and strangulation in bed
　　包含：下記による窒息及び絞首：
　　　　　・シーツ，枕カバー
　　　　　・母親の体
　　　　　・枕

W76 その他の不慮の首つり及び絞首　Other accidental hanging and strangulation

W77 落盤，落下する土砂及びその他の物体による窒息
Threat to breathing due to cave-in, falling earth and other substances

包含：落盤 NOS

除外：天災による落盤(X34－X39)
　　　窒息を伴わない落盤(W20.-)

W78 胃内容物の誤えん＜嚥＞＜吸引＞　　Inhalation of gastric contents

包含：嘔吐物［逆流した食物］による窒息
　　　（気道への）嘔吐物の誤えん＜嚥＞＜吸引＞ NOS
　　　気管の圧迫　　｜
　　　呼吸の中断　　｝　食道内の嘔吐物による
　　　呼吸の閉塞　　｜

除外：嘔吐物による窒息又は気道閉塞以外の損傷(W44.-)
　　　窒息又は気道閉塞の記載のない嘔吐物による食道閉塞(W44.-)

W79 気道閉塞を生じた食物の誤えん＜嚥＞＜吸引＞
Inhalation and ingestion of food causing obstruction of respiratory tract

包含：食物［骨又は種を含む］による窒息
　　　（気道への）食物［各種］の誤えん＜嚥＞＜吸引＞ NOS
　　　気管の圧迫　　｜
　　　呼吸の中断　　｝　食道内の食物による
　　　呼吸の閉塞　　｜
　　　食物(塊)による咽頭の閉塞

除外：嘔吐物の誤えん＜嚥＞＜吸引＞(W78.-)
　　　食物による窒息又は気道閉塞以外の損傷(W44.-)
　　　窒息又は気道閉塞の記載のない食物による食道閉塞(W44.-)

W80 気道閉塞を生じたその他の物体の誤えん＜嚥＞＜吸引＞
Inhalation and ingestion of other objects causing obstruction of respiratory tract

包含：食物又は嘔吐物以外の物体の鼻又は口からの侵入による窒息
　　　誤えん＜嚥＞＜吸引＞ NOS
　　　（気道への）食物又は嘔吐物以外の物体の誤えん＜嚥＞＜吸引＞ NOS
　　　気管の圧迫　　｜
　　　呼吸の中断　　｝　食道内の異物による
　　　呼吸の障害　　｜
　　　鼻内異物
　　　異物による咽頭の閉塞

除外：嘔吐物又は食物の誤えん＜嚥＞＜吸引＞(W78－W79)
　　　異物による窒息又は気道閉塞以外の損傷(W44.-)
　　　窒息又は気道閉塞の記載のない異物による食道閉塞(W44.-)

| W81 | **低酸素環境への閉じ込め**　Confined to or trapped in a low-oxygen environment |

包含：冷蔵庫又はその他の空気の限られた空間への不慮の閉じ込め
　　　　不十分な空気供給下での潜水
除外：ビニール袋による窒息(W83.-)

| W83 | **その他の明示された窒息**　Other specified threats to breathing |

包含：ビニール袋による窒息

| W84 | **詳細不明の窒息**　Unspecified threat to breathing |

包含：窒息 NOS

電流，放射線並びに極端な気温及び気圧への曝露(W85－W99)
Exposure to electric current, radiation and extreme ambient air temperature and pressure

　　　　[外因の発生場所と事件発生時の受傷者の活動の分類については，第XX章の最初にある，
　　　　発生場所コードと活動コードを参照]
　　　除外：治療の合併症に対する異常反応で医療事故の記載がないもの(Y84.2)
　　　　　　外科的及び内科的処置における患者に対する医療事故(Y63.2－Y63.5)
　　　　　　下記への曝露：
　　　　　　　・自然の：
　　　　　　　　　・低温(X31.-)
　　　　　　　　　・高温(X30.-)
　　　　　　　・放射線 NOS(X39.-)
　　　　　　　・太陽光線(X32.-)
　　　　　　落雷による受傷者(X33.-)

| W85 | **送電線への曝露**　Exposure to electric transmission lines |

| W86 | **その他の明示された電流への曝露**　Exposure to other specified electric current |

| W87 | **詳細不明の電流への曝露**　Exposure to unspecified electric current |

包含：電流による熱傷又はその他の損傷 NOS
　　　電気ショック NOS
　　　感電死 NOS

| W88 | **電離放射線への曝露**　Exposure to ionizing radiation |

包含：放射性同位元素＜ラジオアイソトープ＞
　　　X線

第XX章　傷病及び死亡の外因

W89　**人工の可視光線及び紫外線への曝露**
Exposure to man-made visible and ultraviolet light
包含：溶接光（アーク）

W90　**その他の非電離放射線への曝露**　Exposure to other nonionizing radiation
包含：赤外線
　　　レーザー ｝放射
　　　電波

W91　**詳細不明の放射線への曝露**　Exposure to unspecified type of radiation

W92　**人工の過度の高温への曝露**　Exposure to excessive heat of man-made origin

W93　**人工の過度の低温への曝露**　Exposure to excessive cold of man-made origin
包含：下記との接触又は吸入：
　　　　・ドライアイス
　　　　・液体：
　　　　　　・空気
　　　　　　・水素
　　　　　　・窒素
　　　冷凍庫内での長期曝露

W94　**高圧，低圧及び気圧の変化への曝露**
Exposure to high and low air pressure and changes in air pressure
包含：急速な潜水による高圧
　　　下記による気圧低下：
　　　　・深い潜水からの浮上
　　　　・地下から地上に出る
　　　下記を生じた高地の居住又は長期滞在：
　　　　・無酸素
　　　　・気圧性歯痛
　　　　・気圧性中耳炎
　　　　・低酸素
　　　　・高山病
　　　航空機の上昇，下降の際の急激な気圧変化

W99　**その他及び詳細不明の人工の環境要因への曝露**
Exposure to other and unspecified man-made environmental factors

煙，火及び火炎への曝露(X00-X09)
Exposure to smoke, fire and flames

［外因の発生場所と事件発生時の受傷者の活動の分類については，第XX章の最初にある，発生場所コードと活動コードを参照］

包含：落雷による火災
除外：放火(X97.-)
　　　爆発による二次的火災(W35-W40)
　　　交通事故(V01-V99)

X00 建物又は建造物内の管理されていない火への曝露
Exposure to uncontrolled fire in building or structure

包含：燃焼中の建物又は建造物 ┤ の崩壊 / からの墜落 / からの落下物による打撃 / からの飛び降り

大火災

調度品 ／ 家具 ｝ の ┤ 火災 / 溶解 / くすぶり

X01 建物又は建造物外の管理されていない火への曝露
Exposure to uncontrolled fire, not in building or structure

包含：森林火災

X02 建物又は建造物内の管理された火への曝露
Exposure to controlled fire in building or structure

包含：下記の火：
・いろり＜暖炉＞
・ストーブ

X03 建物又は建造物外の管理された火への曝露
Exposure to controlled fire, not in building or structure

包含：キャンプファイア
※たき火

X04 高可燃性物質の発火への曝露　Exposure to ignition of highly flammable material
包含：下記の発火：
・ガソリン
・灯油

第XX章　傷病及び死亡の外因

X05　**夜着の発火又は溶解への曝露**　Exposure to ignition or melting of nightwear

X06　**その他の着衣及び衣服の発火又は溶解への曝露**
Exposure to ignition or melting of other clothing and apparel

　　包含：プラスチック性装身具の　{ 発火
　　　　　　　　　　　　　　　　　 溶解

X08　**その他の明示された煙，火及び火炎への曝露**
Exposure to other specified smoke, fire and flames

X09　**詳細不明の煙，火及び火炎への曝露**
Exposure to unspecified smoke, fire and flames

　包含：火災 NOS
　　　　焼却 NOS

熱及び高温物質との接触(X10-X19)
Contact with heat and hot substances

［外因の発生場所と事件発生時の受傷者の活動の分類については，第XX章の最初にある，発生場所コードと活動コードを参照］

除外：下記への曝露：
　　　・自然の過度の高温(X30.-)
　　　・火及び火炎(X00-X09)

X10　**高温の飲物，食物，油脂及び食用油との接触**
Contact with hot drinks, food, fats and cooking oils

X11　**蛇口からの熱湯との接触**　Contact with hot tap-water
　包含：下記の中の熱湯：
　　　　・浴槽
　　　　・バケツ
　　　　・たらい
　　　下記からの熱湯：
　　　　・ホース
　　　　・蛇口

X12　**その他の高温液体との接触**　Contact with other hot fluids
　包含：ストーブで熱した湯
　除外：高温の(溶融)金属(X18.-)

X13 スチーム及び高温蒸気との接触　Contact with steam and hot vapours

X14 高温の空気及びガスとの接触　Contact with hot air and gases
包含：高温の空気及びガスの吸入

X15 高温の家庭用具との接触　Contact with hot household appliances
包含：オーブン
　　　ホットプレート
　　　やかん
　　　ソースパン(ガラス製)(金属製)
　　　コンロ・レンジ
　　　トースター
　＊　なべ
除外：暖房器具(X16.-)

X16 高温の暖房器具，ラジエーター及びパイプとの接触
Contact with hot heating appliances, radiators and pipes

X17 高温のエンジン，機械及び器具との接触
Contact with hot engines, machinery and tools
除外：高温の暖房器具，ラジエーター及びパイプ(X16.-)
　　　高温の家庭用具(X15.-)

X18 その他の高温金属との接触　Contact with other hot metals
包含：溶融金属

X19 その他及び詳細不明の熱及び高温物質との接触
Contact with other and unspecified heat and hot substances
除外：通常は熱くない物体，たとえば家屋火災により熱せられた物体(X00-X09)

第XX章　傷病及び死亡の外因

有毒動植物との接触(X20－X29)
Contact with venomous animals and plants

［外因の発生場所と事件発生時の受傷者の活動の分類については，第XX章の最初にある，発生場所コードと活動コードを参照］
包含：下記が放出した化学物質：
　　　　・動物
　　　　・昆虫
　　　きば，毛，とげ，触手及びその他の有毒器官からの毒の放出
　　　有毒咬傷及び刺傷
除外：有毒な動物又は植物の摂食(X49.-)

X20　毒ヘビ及び毒トカゲとの接触　Contact with venomous snakes and lizards
包含：コブラ
　　　フェルドランス
　　　アメリカ毒トカゲ
　　　アマガサヘビ
　　　ガラガラヘビ
　　　ウミヘビ
　　　ヘビ(有毒)
　　　ハブ
　　　マムシ
除外：トカゲ(無毒)(W59.-)
　　　ヘビ，無毒(W59.-)

X21　毒グモとの接触　Contact with venomous spiders
包含：クロゴケグモ
　　　タランチュラ

X22　サソリとの接触　Contact with scorpions

X23　スズメバチ，ジガバチ及びミツバチとの接触
Contact with hornets, wasps and bees
包含：スズメバチ

X24　ムカデ及び有毒ヤスデ(熱帯)との接触
Contact with centipedes and venomous millipedes (tropical)

X25 その他の有毒節足動物との接触　Contact with other venomous arthropods
包含：アリ
　　　毛虫

X26 有毒海生動植物との接触　Contact with venomous marine animals and plants
包含：珊瑚
　　　クラゲ
　　　刺胞
　　　イソギンチャク
　　　ナマコ
　　　ウニ
除外：無毒性の海生動物(W56.-)
　　　ウミヘビ(X20.-)

X27 その他の明示された有毒動物との接触
Contact with other specified venomous animals

X28 その他の明示された有毒植物との接触
Contact with other specified venomous plants
包含：植物のとげ又はその他の機構による皮膚を通しての毒物又は毒素の注入
除外：有毒植物の摂食(X49.-)
　　　植物のとげによる刺傷 NOS(W60.-)

X29 詳細不明の有毒動植物との接触
Contact with unspecified venomous animal or plant
包含：(有毒)刺傷 NOS
　　　有毒咬傷 NOS

自然の力への曝露(X30-X39)
Exposure to forces of nature

[外因の発生場所と事件発生時の受傷者の活動の分類については，第XX章の最初にある，発生場所コードと活動コードを参照]

X30 自然の過度の高温への曝露　Exposure to excessive natural heat
包含：日射病を生じた過度の高温
　　　高温への曝露 NOS
除外：人工の過度の高温(W92.-)

第XX章　傷病及び死亡の外因

X31　**自然の過度の低温への曝露**　Exposure to excessive natural cold
　　　包含：下記の原因となった過度の低温：
　　　　　　　・凍傷 NOS
　　　　　　　・浸水足又は手
　　　　　下記への曝露：
　　　　　　　・低温 NOS
　　　　　　　・天候
　　　除外：人工の低温（W93.-）
　　　　　　下記との接触又は吸入：
　　　　　　　・ドライアイス（W93.-）
　　　　　　　・液化ガス（W93.-）

X32　**日光への曝露**　Exposure to sunlight

X33　**落雷による受傷者**　Victim of lightning
　　　除外：落雷による火災（X00-X09）
　　　　　　落雷による樹木又はその他の物体の落下による損傷（W20.-）

X34　**地震による受傷者**　Victim of earthquake
X34.0　地震による地殻変動の受傷者
　　　　建物又はその他の構造物の崩壊に閉じ込められた者又はそれによって傷つけられた者
X34.1　津波による受傷者
X34.8　地震によるその他の明示された影響の受傷者
X34.9　地震による詳細不明の影響の受傷者

X35　**火山の噴火による受傷者**　Victim of volcanic eruption

X36　**なだれ，地すべり及びその他の地面の運動による受傷者**
　　　Victim of avalanche, landslide and other earth movements
　　　包含：大規模な土砂くずれ
　　　除外：地震（X34）
　　　　　　なだれ又は地すべり跡との衝突を伴う交通事故（V01-V99）

X37 暴風雨による受傷者　Victim of cataclysmic storm
　　包含：大吹雪＜ブリザード＞
　　　　　豪雨
　　　　　熱帯低気圧＜サイクロン＞
　　　　　台風＜ハリケーン＞
　　　　　暴風雨による大波
　　　　　竜巻
　　　　　大雨
　　　　　暴風雨により道路外へ流された交通車両
　　除外：地面の運動によるダム又は人工構造物の破壊(X36)
　　　　　暴風雨後に発生した交通事故(V01－V99)

X38 洪水による受傷者　Victim of flood
　　包含：洪水：
　　　　　　・遠方の暴風雨により生じたもの
　　　　　　・融雪により生じた大規模なもの
　　　　　　・暴風雨に直接起因するもの
　　除外：地面の運動によるダム又は人工構造物の破壊(X36)
　　　　　大波：
　　　　　　・NOS(X39)
　　　　　　・暴風雨による(X37)

X39 その他及び詳細不明の自然の力への曝露
　　　　Exposure to other and unspecified forces of nature
　　包含：自然放射線 NOS
　　　　　大波 NOS
　　除外：曝露 NOS(X59.9)
　　　　　津波(X34.1)

有害物質による不慮の中毒及び有害物質への曝露(X40-X49)
Accidental poisoning by and exposure to noxious substances

[外因の発生場所と事件発生時の受傷者の活動の分類については，第XX章の最初にある，発生場所コードと活動コードを参照]

注：特定の薬物及びその他の物質の3桁分類項目用リストについては，索引の薬物および化学薬品の表を参照されたい。アルコールと下記に明示する物質との複合作用については，補助コードY90-Y91を使用して分類する。

包含：薬物の不慮の過量投与，過誤による不適正な薬物の投与又は服用及び不注意な薬物摂取

内科的及び外科的処置における薬物，薬剤及び生物学的製剤使用による不慮の事故

事故によるか，故意によるか明示されない(自為的)中毒。出来れば，法的規則に従うこと(957頁の注記参照)。

除外：自殺又は他殺，加害を意図した投与又はX60-X69, X85-X90, Y10-Y19に分類できるその他の状況下での投与

治療上又は予防上の適量で正しく投与された適正な薬物の有害作用(Y40-Y59)

X40 非オピオイド系鎮痛薬，解熱薬及び抗リウマチ薬による不慮の中毒及び曝露
Accidental poisoning by and exposure to nonopioid analgesics, antipyretics and antirheumatics

包含：4-アミノフェノール誘導体
非ステロイド系抗炎症薬[NSAID]
ピラゾロン誘導体
サリチル酸類

X41 抗てんかん薬，鎮静・催眠薬，パーキンソン病治療薬及び向精神薬による不慮の中毒及び曝露，他に分類されないもの
Accidental poisoning by and exposure to antiepileptic, sedative-hypnotic, antiparkinsonism and psychotropic drugs, not elsewhere classified

包含：抗うつ薬
バルビツレート
ヒダントイン誘導体
イミノスチルベン類
メタカロン化合物
神経抑制薬
精神賦活薬
コハク酸イミド類及びオキサゾリジンジオン類
精神安定薬<トランキライザー>

X42 麻薬及び精神変容薬［幻覚発現薬］による不慮の中毒及び曝露，他に分類されないもの
Accidental poisoning by and exposure to narcotics and psychodysleptics [hallucinogens], not elsewhere classified

包含：大麻(誘導体)
コカイン
コデイン
ヘロイン
リセルギド［LSD］
メスカリン
メタドン
モルヒネ
アヘン(アルカロイド)

X43 自律神経系に作用するその他の薬物による不慮の中毒及び曝露
Accidental poisoning by and exposure to other drugs acting on the autonomic nervous system

包含：副交感神経遮断薬［抗コリン及び抗ムスカリン作動薬］及び鎮けい＜痙＞薬
副交感神経興奮薬［コリン作動薬］
交感神経遮断薬［抗アドレナリン作動薬］
交感神経興奮薬［アドレナリン作動薬］

X44 その他及び詳細不明の薬物，薬剤及び生物学的製剤による不慮の中毒及び曝露
Accidental poisoning by and exposure to other and unspecified drugs, medicaments and biological substances

包含：主として平滑筋，骨格筋及び呼吸器系に作用する薬物
麻酔薬(全身性)(局所性)
下記に作用する薬物：
　・心血管系
　・消化器系
ホルモン類及びその合成代替薬
全身及び血液に作用する薬物
全身性の抗生物質及びその他の抗感染薬
治療用ガス類
局所用製剤
ワクチン類
無機物及び尿酸代謝に作用する水分平衡調整剤＜薬＞

X45 アルコールによる不慮の中毒及び曝露
Accidental poisoning by and exposure to alcohol

包含：アルコール：
　　　　・NOS
　　　　・ブチル［1-ブタノール］
　　　　・エチル［エタノール］
　　　　・イソプロピル［2-プロパノール］
　　　　・メチル［メタノール］
　　　　・プロピル［1-プロパノール］
　　　フーゼル油

X46 有機溶剤及びハロゲン化炭化水素類及びこれらの蒸気による不慮の中毒及び曝露
Accidental poisoning by and exposure to organic solvents and halogenated hydrocarbons and their vapours

包含：ベンゼン及びその同族体
　　　　四塩化炭素［テトラクロロメタン］
　　　　クロロフルオロカーボン類
　　　　石油(誘導体)

X47 その他のガス及び蒸気による不慮の中毒及び曝露
Accidental poisoning by and exposure to other gases and vapours

包含：一酸化炭素
　　　　ヘリウム(非薬物性)NEC
　　　　流涙ガス［催涙ガス］
　　　　自動車排気ガス
　　　　窒素酸化物
　　　　二酸化硫黄
　　　　都市ガス
除外：金属フューム及び蒸気(X49)

X48 農薬による不慮の中毒及び曝露
Accidental poisoning by and exposure to pesticides

包含：くん蒸剤
　　　　防黴剤
　　　　除草剤
　　　　殺虫剤
　　　　殺鼠剤
　　　　木材用防腐剤
除外：肥料(X49)

X49 その他及び詳細不明の化学物質及び有害物質による不慮の中毒及び曝露
Accidental poisoning by and exposure to other and unspecified chemicals and noxious substances

包含：腐食性の芳香族化合物，酸類及び苛性アルカリ類
にかわ及び粘着剤
フューム及び蒸気を含む金属類
塗料及び染料
肥料
中毒 NOS
有毒食料品及び有毒植物
石鹸及び洗浄剤

除外：有毒動植物との接触(X20-X29)

無理ながんばり，旅行及び欠乏状態(X50-X57)
Overexertion, travel and privation

［外因の発生場所と事件発生時の受傷者の活動の分類については，第XX章の最初にある，発生場所コードと活動コードを参照］

除外：加害にもとづく傷害及び死亡(X85-Y09)
交通事故(V01-V99)

X50 無理ながんばり及び激しい運動又は反復性の運動
Overexertion and strenuous or repetitive movements

包含：重い物体の持ち上げ
重量挙げ
マラソン
ボート漕ぎ
※ジョギング

X51 旅行及び移動　Travel and motion

X52 無重力環境への長期滞在　Prolonged stay in weightless environment
包含：宇宙船(シミュレーター)内での無重力

X53 食糧の不足　Lack of food
包含：下記の原因となった食糧不足：
・栄養失調
・栄養不良
・飢餓
除外：遺棄又は放置(Y06.-)
　　　セルフネグレクトによる食物及び水分の摂取不足(R63.6)
　　　セルフネグレクト NOS(R46.8)

X54 水の不足　Lack of water
包含：下記の原因となった水の不足：
・脱水
・栄養失調
除外：遺棄又は放置(Y06.-)

X57 詳細不明の欠乏状態　Unspecified privation
包含：欠乏

その他及び詳細不明の要因への不慮の曝露(X58-X59)
Accidental exposure to other and unspecified factors

[外因の発生場所と事件発生時の受傷者の活動の分類については，第XX章の最初にある，発生場所コードと活動コードを参照]

X58 その他の明示された要因への曝露　Exposure to other specified factors

X59 詳細不明の要因への曝露　Exposure to unspecified factor
X59.0　詳細不明の骨折
X59.9　その他及び詳細不明の損傷
　　　　不慮の事故 NOS
　　　　曝露 NOS

故意の自傷及び自殺(X60-X84)
Intentional self-harm

[外因の発生場所と事件発生時の受傷者の活動の分類については，第XX章の最初にある，発生場所コードと活動コードを参照]
包含：故意に自分に加えた中毒又は損傷
　　　自殺(未遂)

X60 非オピオイド系鎮痛薬，解熱薬及び抗リウマチ薬による中毒及び曝露にもとづく自傷及び自殺

Intentional self-poisoning by and exposure to nonopioid analgesics, antipyretics and antirheumatics

包含：4-アミノフェノール誘導体
　　　非ステロイド系抗炎症薬［NSAID］
　　　ピラゾロン誘導体
　　　サリチル酸類

X61 抗てんかん薬，鎮静・催眠薬，パーキンソン病治療薬及び向精神薬による中毒および曝露にもとづく自傷及び自殺，他に分類されないもの

Intentional self-poisoning by and exposure to antiepileptic, sedative-hypnotic, antiparkinsonism and psychotropic drugs, not elsewhere classified

包含：抗うつ薬
　　　バルビツレート
　　　ヒダントイン誘導体
　　　イミノスチルベン類
　　　メタカロン化合物
　　　神経遮断薬
　　　精神賦活薬
　　　コハク酸イミド類及びオキサゾリジンジオン類
　　　精神安定薬＜トランキライザー＞

X62 麻薬及び精神変容薬［幻覚発現薬］による中毒及び曝露にもとづく自傷及び自殺，他に分類されないもの

Intentional self-poisoning by and exposure to narcotics and psychodysleptics [hallucinogens], not elsewhere classified

包含：大麻(誘導体)
　　　コカイン
　　　コデイン
　　　ヘロイン
　　　リセルギド［LSD］
　　　メスカリン
　　　メタドン
　　　モルヒネ
　　　アヘン(アルカロイド)

X63 自律神経系に作用するその他の薬物による中毒及び曝露にもとづく自傷及び自殺

Intentional self-poisoning by and exposure to other drugs acting on the autonomic nervous system

包含：副交感神経遮断薬［抗コリン及び抗ムスカリン作動薬］及び鎮けい
　　　　＜痙＞薬
　　　副交感神経興奮薬［コリン作動薬］
　　　交感神経遮断薬［抗アドレナリン作動薬］
　　　交感神経興奮薬［アドレナリン作動薬］

X64 その他及び詳細不明の薬物，薬剤及び生物学的製剤による中毒及び曝露にもとづく自傷及び自殺

Intentional self-poisoning by and exposure to other and unspecified drugs, medicaments and biological substances

包含：主として平滑筋，骨格筋及び呼吸器系に作用する薬物
　　　麻酔薬(全身性)(局所性)
　　　下記に作用する薬物：
　　　　・心血管系
　　　　・消化器系
　　　ホルモン類及びその合成代替薬
　　　全身及び血液に作用する薬物
　　　全身性の抗生物質及びその他の抗感染薬
　　　治療用ガス類
　　　局所用製剤
　　　ワクチン類
　　　無機物及び尿酸代謝に作用する水分平衡調整剤＜薬＞

X65 アルコールによる中毒及び曝露にもとづく自傷及び自殺

Intentional self-poisoning by and exposure to alcohol

包含：アルコール：
　　　　　・NOS
　　　　　・ブチル［1-ブタノール］
　　　　　・エチル［エタノール］
　　　　　・イソプロピル［2-プロパノール］
　　　　　・メチル［メタノール］
　　　　　・プロピル［1-プロパノール］
　　　フーゼル油

X66 有機溶剤及びハロゲン化炭化水素類及びそれらの蒸気による中毒及び曝露にもとづく自傷及び自殺
Intentional self-poisoning by and exposure to organic solvents and halogenated hydrocarbons and their vapours

包含：ベンゼン及びその同族体
　　　四塩化炭素［テトラクロロメタン］
　　　クロロフルオロカーボン類
　　　石油(誘導体)

X67 その他のガス及び蒸気による中毒及び曝露にもとづく自傷及び自殺
Intentional self-poisoning by and exposure to other gases and vapours

包含：一酸化炭素
　　　ヘリウム(非薬物性)NEC
　　　流涙性ガス［催涙ガス］
　　　自動車排気ガス
　　　窒素酸化物
　　　二酸化イオウ
　　　燃料用ガス
除外：金属フューム及び蒸気(X69)

X68 農薬による中毒及び曝露にもとづく自傷及び自殺
Intentional self-poisoning by and exposure to pesticides

包含：くん蒸剤
　　　防黴剤
　　　除草剤
　　　殺虫剤
　　　殺鼠剤
　　　木材用防腐剤
除外：肥料(X69)

X69 その他及び詳細不明の化学物質及び有害物質による中毒及び曝露にもとづく自傷及び自殺
Intentional self-poisoning by and exposure to other and unspecified chemicals and noxious substances

包含：腐食性の芳香族化合物，酸類及び苛性アルカリ類
　　　にかわ及び粘着剤
　　　フューム及び蒸気を含む金属類
　　　塗料及び染料
　　　肥料
　　　有毒食料品及び有毒植物
　　　石鹸及び洗浄剤

X70 縊首，絞首及び窒息による故意の自傷及び自殺
Intentional self-harm by hanging, strangulation and suffocation

X71 溺死及び溺水による故意の自傷及び自殺
Intentional self-harm by drowning and submersion

X72 拳銃の発射による故意の自傷及び自殺
Intentional self-harm by handgun discharge

X73 ライフル，散弾銃及び大型銃器の発射による故意の自傷及び自殺
Intentional self-harm by rifle, shotgun and larger firearm discharge

X74 その他及び詳細不明の銃器の発射による故意の自傷及び自殺
Intentional self-harm by other and unspecified firearm discharge

X75 爆発物による故意の自傷及び自殺　　Intentional self-harm by explosive material

X76 煙，火及び火炎による故意の自傷及び自殺
Intentional self-harm by smoke, fire and flames

X77 スチーム，高温蒸気及び高温物体による故意の自傷及び自殺
Intentional self-harm by steam, hot vapours and hot objects

X78 鋭利な物体による故意の自傷及び自殺　　Intentional self-harm by sharp object

X79 鈍器による故意の自傷及び自殺　　Intentional self-harm by blunt object

X80 高所からの飛び降りによる故意の自傷及び自殺
Intentional self-harm by jumping from a high place
包含：故意の墜落

X81 移動中の物体の前への飛び込み又は横臥による故意の自傷及び自殺
Intentional self-harm by jumping or lying before moving object

X82 モーター車両の衝突による故意の自傷及び自殺
Intentional self-harm by crashing of motor vehicle
包含：下記との故意の衝突：
・モーター車両
・列車
・市街電車
除外：航空機の衝突(X83)

X83 その他の明示された手段による故意の自傷及び自殺
Intentional self-harm by other specified means
包含：下記による故意の自傷及び自殺：
・腐食剤，中毒を除く
・航空機の衝突
・感電

X84 詳細不明の手段による故意の自傷及び自殺
Intentional self-harm by unspecified means

加害にもとづく傷害及び死亡(X85－Y09)
Assault

[外因の発生場所と事件発生時の受傷者の活動の分類については，第XX章の最初にある，発生場所コードと活動コードを参照]

包含：他殺
　　　傷害又は殺害を意図して，あらゆる手段により，他人によって加えられた損傷
除外：下記による損傷：
・法的介入(Y35.-)
・戦争行為(Y36.-)

X85 薬物，薬剤及び生物学的製剤による加害にもとづく傷害及び死亡
Assault by drugs, medicaments and biological substances

包含：下記の中毒による他殺：
- 生物学的製剤
- 薬物
- 薬剤

X86 腐食性物質による加害にもとづく傷害及び死亡
Assault by corrosive substance

除外：腐食性ガス(X88)

X87 農薬による加害にもとづく傷害及び死亡　Assault by pesticides
包含：木材用防腐剤
除外：肥料(X89)

X88 ガス及び蒸気による加害にもとづく傷害及び死亡
Assault by gases and vapours

X89 その他の明示された化学物質及び有害物質による加害にもとづく傷害及び死亡
Assault by other specified chemicals and noxious substances

包含：肥料

X90 詳細不明の化学物質又は有害物質による加害にもとづく傷害及び死亡
Assault by unspecified chemical or noxious substance

包含：中毒による他殺 NOS

X91 縊首，絞首及び窒息による加害にもとづく傷害及び死亡
Assault by hanging, strangulation and suffocation

X92 溺水による加害にもとづく傷害及び死亡
Assault by drowning and submersion

X93 拳銃の発射による加害にもとづく傷害及び死亡
Assault by handgun discharge

X94 ライフル，散弾銃及び大型銃器の発射による加害にもとづく傷害及び死亡
Assault by rifle, shotgun and larger firearm discharge

X95 その他及び詳細不明の銃器の発射による加害にもとづく傷害及び死亡
Assault by other and unspecified firearm discharge

第XX章 傷病及び死亡の外因

X96 爆発物による加害にもとづく傷害及び死亡　Assault by explosive material
　　　除外：発火装置(X97)

X97 煙，火及び火炎による加害にもとづく傷害及び死亡
　　　Assault by smoke, fire and flames
　　　包含：放火
　　　　　　タバコ
　　　　　　発火装置

X98 スチーム，高温蒸気及び高温物体による加害にもとづく傷害及び死亡
　　　Assault by steam, hot vapours and hot objects

X99 鋭利な物体による加害にもとづく傷害及び死亡　Assault by sharp object
　　　包含：刺傷 NOS

Y00 鈍器による加害にもとづく傷害及び死亡　Assault by blunt object

Y01 高所からの突き落としによる加害にもとづく傷害及び死亡
　　　Assault by pushing from high place

Y02 移動中の物体の前への押し出し又は置き去りによる加害にもとづく傷害及び死亡　Assault by pushing or placing victim before moving object

Y03 モーター車両の衝突による加害にもとづく傷害及び死亡
　　　Assault by crashing of motor vehicle
　　　包含：モーター車両による故意の衝突又は轢過

Y04 暴力による加害にもとづく傷害及び死亡　Assault by bodily force
　　　包含：武器を用いない格闘又はけんか
　　　除外：下記による加害にもとづく傷害及び死亡：
　　　　　　・絞首(X91)
　　　　　　・溺水(X92)
　　　　　　・武器の使用(X93-X95, X99, Y00)
　　　　　　暴力による性的加害にもとづく傷害及び死亡(Y05)

Y05 暴力による性的加害にもとづく傷害及び死亡　Sexual assault by bodily force
　　　包含：強姦(未遂)
　　　　　　男色(未遂)

Y06 遺棄又は放置　Neglect and abandonment
Y06.0　配偶者又はパートナーによるもの
Y06.1　親によるもの
Y06.2　知人又は友人によるもの
Y06.8　その他の明示された者によるもの
Y06.9　詳細不明の者によるもの

Y07 その他の虐待　Other maltreatment
包含：精神的虐待
　　　肉体的虐待
　　　性的虐待
　　　拷問
除外：遺棄又は放置(Y06)
　　　暴力による性的加害にもとづく傷害及び死亡(Y05)

Y07.0　配偶者又はパートナーによるもの
Y07.1　親によるもの
Y07.2　知人又は友人によるもの
Y07.3　公的機関によるもの
Y07.8　その他の明示された者によるもの
Y07.9　詳細不明の者によるもの

Y08 その他の明示された手段による加害にもとづく傷害及び死亡
Assault by other specified means

Y09 詳細不明の手段による加害にもとづく傷害及び死亡
Assault by unspecified means

包含：暗殺(未遂)NOS
　　　他殺(未遂)NOS
　　　未遂 NOS
　　　故意の殺人(非事故)

不慮か故意か決定されない事件(Y10-Y34)
Event of undetermined intent

[外因の発生場所と事件発生時の受傷者の活動の分類については,第XX章の最初にある,発生場所コードと活動コードを参照]

注:本項は,有効な情報が少ない場合,医学又は司法当局の調査によって不慮の事故か自為的なものか,他人の加害によるものかが決定されなかった事件について使用するものである。本項には,自傷は含まれるが,不慮の事故か意図されたものかが明示されていない場合,自為的な中毒(X40-X49)は含まれない。

利用可能な場合,法的規則に従うこと。

Y10 非オピオイド系鎮痛薬,解熱薬及び抗リウマチ薬による中毒及び曝露,不慮か故意か決定されないもの
Poisoning by and exposure to nonopioid analgesics, antipyretics and antirheumatics, undetermined intent

包含:4-アミノフェノール誘導体
　　　非ステロイド系抗炎症薬[NSAID]
　　　ピラゾロン誘導体
　　　サリチル酸類

Y11 他に分類されない抗てんかん薬,鎮静・催眠薬,パーキンソン病治療薬及び向精神薬による中毒及び曝露,不慮か故意か決定されないもの
Poisoning by and exposure to antiepileptic, sedative-hypnotic, antiparkinsonism and psychotropic drugs, not elsewhere classified, undetermined intent

包含:抗うつ薬
　　　バルビツレート
　　　ヒダントイン誘導体
　　　イミノスチルベン類
　　　メタカロン化合物
　　　神経遮断薬
　　　精神賦活薬
　　　コハク酸イミド類及びオキサゾリジンジオン類
　　　精神安定薬<トランキライザー>

Y12 他に分類されない麻薬及び精神変容薬［幻覚発現薬］による中毒及び曝露，不慮か故意か決定されないもの
Poisoning by and exposure to narcotics and psychodysleptics [hallucinogens], not elsewhere classified, undetermined intent

包含：大麻(誘導体)
　　　コカイン
　　　コデイン
　　　ヘロイン
　　　リセルギド［LSD］
　　　メスカリン
　　　メタドン
　　　モルヒネ
　　　アヘン(アルカロイド)

Y13 自律神経系に作用するその他の薬物による中毒及び曝露，不慮か故意か決定されないもの
Poisoning by and exposure to other drugs acting on the autonomic nervous system, undetermined intent

包含：副交感神経遮断薬［抗コリン及び抗ムスカリン作動薬］及び鎮けい＜痙＞薬副交感神経興奮薬［コリン作動薬］
　　　交感神経遮断薬［抗アドレナリン作動薬］
　　　交感神経興奮薬［アドレナリン作動薬］

Y14 その他及び詳細不明の薬物，薬剤及び生物学的製剤による中毒及び曝露，不慮か故意か決定されないもの
Poisoning by and exposure to other and unspecified drugs, medicaments and biological substances, undetermined intent

包含：主として平滑筋，骨格筋及び呼吸器系に作用する薬物
　　　麻酔薬(全身性)(局所性)
　　　下記に作用する薬物：
　　　　・心血管系
　　　　・消化器系
　　　ホルモン類及びその合成代替薬
　　　全身及び血液に作用する薬物
　　　全身性の抗生物質及びその他の抗感染薬
　　　治療用ガス類
　　　局所用製剤
　　　ワクチン類
　　　無機物及び尿酸代謝に作用する水分平衡調整剤＜薬＞

Y15 アルコールによる中毒及び曝露，不慮か故意か決定されないもの
Poisoning by and exposure to alcohol, undetermined intent

包含：アルコール：
- NOS
- ブチル［1-ブタノール］
- エチル［エタノール］
- イソプロピル［2-プロパノール］
- メチル［メタノール］
- プロピル［1-プロパノール］

フーゼル油

Y16 有機溶剤及びハロゲン化炭化水素類及びそれらの蒸気による中毒及び曝露，不慮か故意か決定されないもの
Poisoning by and exposure to organic solvents and halogenated hydrocarbons and their vapours, undetermined intent

包含：ベンゼン及びその同族体
 四塩化炭素［テトラクロロメタン］
 クロロフルオロカーボン類
 石油(誘導体)

Y17 その他のガス及び蒸気による中毒及び曝露，不慮か故意か決定されないもの
Poisoning by and exposure to other gases and vapours, undetermined intent

包含：一酸化炭素
 ヘリウム(非薬物性)NEC
 流涙性ガス［催涙ガス］
 自動車排気ガス
 窒素酸化物
 二酸化イオウ
 燃料用ガス

除外：金属フューム及び蒸気(Y19)

Y18 農薬による中毒及び曝露, 不慮か故意か決定されないもの
Poisoning by and exposure to pesticides, undetermined intent

包含：くん蒸剤
　　　防黴剤
　　　除草剤
　　　殺虫剤
　　　殺鼠剤
　　　木材用防腐剤

除外：肥料（Y19）

Y19 その他及び詳細不明の化学物質及び有害物質による中毒及び曝露, 不慮か故意か決定されないもの
Poisoning by and exposure to other and unspecified chemicals and noxious substances, undetermined intent

包含：腐食性の芳香族化合物, 酸類及び苛性アルカリ類
　　　にかわ及び粘着剤
　　　フューム及び蒸気を含む金属類
　　　塗料及び染料
　　　肥料
　　　有毒食料品及び有毒植物
　　　石鹸及び洗浄剤

Y20 縊首, 絞首及び窒息, 不慮か故意か決定されないもの
Hanging, strangulation and suffocation, undetermined intent

Y21 溺死及び溺水, 不慮か故意か決定されないもの
Drowning and submersion, undetermined intent

Y22 拳銃の発射, 不慮か故意か決定されないもの
Handgun discharge, undetermined intent

Y23 ライフル, 散弾銃及び大型銃器の発射, 不慮か故意か決定されないもの
Rifle, shotgun and larger firearm discharge, undetermined intent

Y24 その他及び詳細不明の銃器の発射, 不慮か故意か決定されないもの
Other and unspecified firearm discharge, undetermined intent

Y25 爆発物との接触, 不慮か故意か決定されないもの
Contact with explosive material, undetermined intent

| Y26 | 煙，火及び火炎への曝露，不慮か故意か決定されないもの
Exposure to smoke, fire and flames, undetermined intent

| Y27 | スチーム，高温蒸気及び高温物体との接触，不慮か故意か決定されないもの　Contact with steam, hot vapours and hot objects, undetermined intent

| Y28 | 鋭利な物体との接触，不慮か故意か決定されないもの
Contact with sharp object, undetermined intent

| Y29 | 鈍器との接触，不慮か故意か決定されないもの
Contact with blunt object, undetermined intent

| Y30 | 高所からの転落，飛び降り又は押され，不慮か故意か決定されないもの
Falling, jumping or pushed from a high place, undetermined intent
包含：墜落による受傷者，不慮か故意か決定されないもの

| Y31 | 移動中の物体の前又は中への転落，横臥又は走り込み，不慮か故意か決定されないもの
Falling, lying or running before or into moving object, undetermined intent

| Y32 | モーター車両の衝突，不慮か故意か決定されないもの
Crashing of motor vehicle, undetermined intent

| Y33 | その他の明示された事件，不慮か故意か決定されないもの
Other specified events, undetermined intent

| Y34 | 詳細不明の事件，不慮か故意か決定されないもの
Unspecified event, undetermined intent

法的介入及び戦争行為 (Y35–Y36)
Legal intervention and operations of war

| Y35 | 法的介入　Legal intervention
包含：違法者の逮捕あるいは逮捕しようとしていた時，騒動の鎮圧，秩序の維持又は他の法的行為の過程において，勤務中の軍隊，警察又はその他の法施行機関により受けた損傷。

第XX章　傷病及び死亡の外因

Y35.0　銃器による法的介入
　　　　下記を伴う法的介入：
　　　　　　・機関銃
　　　　　　・リボルバー
　　　　　　・ライフル銃弾又はゴム弾

Y35.1　爆発物による法的介入
　　　　下記を伴う法的介入：
　　　　　　・ダイナマイト
　　　　　　・破裂弾
　　　　　　・手りゅう弾
　　　　　　・臼砲弾

Y35.2　ガスによる法的介入
　　　　ガスによる窒息　　　　｜
　　　　催涙ガスによる損傷　　｝法的介入によるもの
　　　　ガス中毒　　　　　　　｜

Y35.3　鈍器による法的介入
　　　　下記による打撃及び殴打：
　　　　　　・警棒　　　　　　｜
　　　　　　・鈍器　　　　　　｝法的介入におけるもの
　　　　　　・棒　　　　　　　｜

Y35.4　鋭利な物体による法的介入
　　　　切傷　　　　　　　　　｜
　　　　銃剣による損傷　　　　｝法的介入におけるもの
　　　　刺傷　　　　　　　　　｜

Y35.5　合法的処刑
　　　　司法当局［永久又は一時的を問わず］の命令により実行されたあらゆる処刑，たとえば：
　　　　　　・ガスによる窒息
　　　　　　・打ち首，断頭(ギロチンによる)
　　　　　　・死刑
　　　　　　・電気処刑
　　　　　　・絞首刑
　　　　　　・毒殺
　　　　　　・銃殺刑

Y35.6　その他の明示された手段による法的介入
　　　　手荒な扱い

Y35.7　法的介入，詳細不明の手段

Y36　戦争行為　Operations of war
注：停戦後に生じた戦争行為による損傷は，Y36.8に分類する。
包含：戦争及び暴動による軍人及び一般人の損傷

第XX章 傷病及び死亡の外因

Y36.0 海兵器の爆発を伴う戦争行為
 爆雷
 機雷
 海上又は港湾での機雷　NOS
 艦砲弾
 魚雷
 水上機雷

Y36.1 航空機破壊を伴う戦争行為
 航空機：
  ・炎上
  ・爆発
  ・撃墜
 墜落機による破砕

Y36.2 その他の爆発及び破片を伴う戦争行為
 下記の不慮の爆発：
  ・軍需品
  ・自分の武器
 対人用の爆弾（破片）
 （下記の）爆発：
  ・砲弾
  ・遊底
  ・尾栓
  ・臼砲弾
 下記による破片： ┐
  ・砲弾
  ・爆弾
  ・手りゅう弾
  ・誘導ミサイル 戦争行為におけるもの
  ・地雷
  ・ロケット弾
  ・破裂弾
  ・りゅう散弾
 機雷 NOS
 ※ 爆破　NOS ┘

Y36.3 火事，火災及び高温物質を伴う戦争行為
 窒息 ┐
 熱傷 火炎放射器による直接的なもの又は一般兵器による間接的
 その他の損傷 ┘　な火に起因するもの
 ガソリン爆弾

— 963 —

Y36.4	銃器及びその他の通常の戦闘を伴う戦争行為

   戦傷
   銃剣による損傷
   銃弾：
    ・カービン銃
    ・機関銃
    ・拳銃
    ・ライフル銃
    ・ゴム（ライフル）銃
   戦争行為における溺水 NOS
   散弾銃

Y36.5	核兵器を伴う戦争行為

   爆風の影響
   核兵器からの電離放射線による被曝
   火球の影響
   熱放射
   核兵器のその他の直接的及び二次的な作用

Y36.6	生物学的兵器を伴う戦争行為
Y36.7	化学兵器及びその他の非通常戦闘を伴う戦争行為

   ガス，フューム及び化学物質
   レーザー

Y36.8	停戦後に生じた戦争行為

   戦争中に敷設した爆弾又は地雷の爆発による損傷で，その爆発が停戦後に発生したもの
   Y36.0－Y36.7 又は Y36.9 に分類される戦争行為にもとづく損傷で，停戦後に発生したもの

Y36.9	戦争行為，詳細不明

内科的及び外科的ケアの合併症(Y40-Y84)
Complications of medical and surgical care

 包含：医療用器具の合併症
   治療上又は予防上の適量で正しく投与された適正な薬物の有害作用
   外科的及び内科的ケア時における患者に対する医療事故
   患者の異常反応又は後発合併症を生じた外科的及び内科的処置で，処置時には事故の記載がないもの
 除外：薬物の不慮の過量投与もしくは過誤による不適正な薬物の投与又は服用(X40-X44)

治療上の使用により有害作用を引き起こした薬物，薬剤及び生物学的製剤(Y40－Y59)
Drugs, medicaments and biological substances causing adverse effects in therapeutic use

注：4桁細分類項目に分類される薬物のリストについては，索引の薬物及び化学物質の表を参照

除外：内科的及び外科的処置における薬物，薬剤及び生物学的製剤の投与技術上の不慮の事故(Y60－Y69)

Y40　全身性抗生物質　Systemic antibiotics
除外：局所に適用する抗生物質(Y56.-)
抗腫瘍性抗生物質(Y43.3)

- Y40.0　ペニシリン系
- Y40.1　セファロスポリン系及びその他のベータラクタム系抗生物質
- Y40.2　クロラムフェニコール系
- Y40.3　マクロライド系
- Y40.4　テトラサイクリン系
- Y40.5　アミノグリコシド系
　　　　　ストレプトマイシン
- Y40.6　リファマイシン系
- Y40.7　全身性抗真菌性抗生物質
- Y40.8　その他の全身性抗生物質
- Y40.9　全身性抗生物質，詳細不明

Y41　その他の全身性抗感染薬及び抗寄生虫薬
Other systemic anti-infectives and antiparasitics

除外：局所に適用する抗感染薬(Y56.-)

- Y41.0　サルファ剤
- Y41.1　抗ミコバクテリア薬
　　　除外：リファマイシン系(Y40.6)
　　　　　　　ストレプトマイシン(Y40.5)
- Y41.2　抗マラリア薬及びその他の血液寄生性原虫類に作用する薬物
　　　除外：ヒドロキシキノリン誘導体(Y41.8)
- Y41.3　その他の抗原虫薬
- Y41.4　駆虫薬
- Y41.5　抗ウイルス薬
　　　除外：アマンタジン(Y46.7)
　　　　　　　シタラビン(Y43.1)
- Y41.8　その他の明示された全身性抗感染薬及び抗寄生虫薬
　　　　ヒドロキシキノリン誘導体
　　　除外：抗マラリア薬(Y41.2)

Y41.9　全身性抗感染薬及び抗寄生虫薬，詳細不明

Y42　ホルモン類及びその合成代替薬及び拮抗薬，他に分類されないもの
Hormones and their synthetic substitutes and antagonists, not elsewhere classified

除外：ミネラル＜鉱質＞コルチコイド類及びその拮抗薬(Y54.0－Y54.1)
　　　　子宮収縮ホルモン類(Y55.0)
　　　　副甲状腺＜上皮小体＞ホルモン類及び誘導体(Y54.7)

Y42.0　グルコ＜糖質＞コルチコイド類及びその合成類似薬
除外：グルコ＜糖質＞コルチコイド類，局所用(Y56.-)
Y42.1　甲状腺ホルモン及びその代替薬
Y42.2　抗甲状腺薬
Y42.3　インスリン及び経口血糖降下薬［抗糖尿病薬］
Y42.4　経口避妊薬
　　　　単独及び複合製剤
Y42.5　その他の卵胞ホルモン類及び黄体ホルモン類
　　　　混合物及びその代替薬
Y42.6　抗性腺刺激ホルモン類，抗卵胞ホルモン類及び抗男性ホルモン類，他に分類されないもの
　　　　タモキシフェン
Y42.7　男性ホルモン類及びタンパク＜蛋白＞同化作用薬
Y42.8　その他及び詳細不明のホルモン類及びその合成代替薬
　　　　(脳)下垂体前葉ホルモン類
Y42.9　その他及び詳細不明のホルモン拮抗薬

Y43　主として全身に作用する薬物　Primarily systemic agents
除外：ビタミン類 NEC(Y57.7)
Y43.0　抗アレルギー薬及び制吐薬
除外：フェノチアジン系神経抑制薬(Y49.3)
Y43.1　抗腫瘍性代謝拮抗薬
　　　　シタラビン
Y43.2　抗腫瘍性天然物
Y43.3　その他の抗腫瘍薬
　　　　抗腫瘍性抗生物質
除外：タモキシフェン(Y42.6)
Y43.4　免疫抑制薬
Y43.5　酸性化及びアルカリ化剤
Y43.6　酵素類，他に分類されないもの
Y43.8　主として全身に作用するその他の薬物，他に分類されないもの
　　　　重金属拮抗薬
Y43.9　主として全身に作用する薬物，詳細不明

第XX章 傷病及び死亡の外因

Y44 主として血液成分に作用する薬物
Agents primarily affecting blood constituents

- Y44.0 鉄製剤及びその他の抗ヘモグロビン<血色素>減少性貧血製剤
- Y44.1 ビタミンB_{12}，葉酸及びその他の抗赤芽球性貧血製剤
- Y44.2 抗血液凝固薬
- Y44.3 抗血液凝固薬拮抗薬，ビタミンK及びその他の血液凝固薬
- Y44.4 抗血栓薬［血小板凝集阻害薬］
  除外：アセチルサリチル酸(Y45.1)
  　　　ジピリダモール(Y52.3)
- Y44.5 血栓溶解薬
- Y44.6 血液及び血液分画製剤
  除外：免疫グロブリン(Y59.3)
- Y44.7 血漿代替物
- Y44.9 血液成分に作用するその他及び詳細不明の薬物

Y45 鎮痛薬，解熱薬及び抗炎症薬
Analgesics, antipyretics and anti-inflammatory drugs

- Y45.0 オピオイド類<アヘン関連麻薬>及び関連鎮痛薬
- Y45.1 サリチル酸類
- Y45.2 プロピオン酸誘導体
  　　　プロパン酸誘導体
- Y45.3 その他の非ステロイド系抗炎症薬［NSAID］
- Y45.4 抗リウマチ薬
  除外：クロロキン(Y41.2)
  　　　グルコ<糖質>コルチコイド類(Y42.0)
  　　　サリチル酸類(Y45.1)
- Y45.5 4-アミノフェノール誘導体
- Y45.8 その他の鎮痛薬及び解熱薬
- Y45.9 鎮痛薬，解熱薬及び抗炎症薬，詳細不明

Y46 抗てんかん薬及びパーキンソン病治療薬
Antiepileptics and antiparkinsonism drugs

  除外：アセタゾラミド(Y54.2)
  　　　バルビツレートNEC(Y47.0)
  　　　ベンゾジアゼピン類(Y47.1)
  　　　パラアルデヒド(Y47.3)
- Y46.0 コハク酸イミド類
- Y46.1 オキサゾリジンジオン類
- Y46.2 ヒダントイン誘導体
- Y46.3 デオキシバルビツレート

Y46.4	イミノスチルベン類
	カルバマゼピン
Y46.5	バルプロ酸
Y46.6	その他及び詳細不明の抗てんかん薬
Y46.7	パーキンソン病治療薬
	アマンタジン
Y46.8	鎮けい<痙>薬
	除外：ベンゾジアゼピン類(Y47.1)

Y47 鎮静薬，催眠薬及び抗不安薬　Sedatives, hypnotics and antianxiety drugs

Y47.0	バルビツレート，他に分類されないもの
	除外：デオキシバルビツレート(Y46.3)
	チオバルビツレート(Y48.1)
Y47.1	ベンゾジアゼピン類
Y47.2	クロラール誘導体
Y47.3	パラアルデヒド
Y47.4	臭素化合物
Y47.5	鎮静薬と催眠薬の混合物，他に分類されないもの
Y47.8	その他の鎮静薬，催眠薬及び抗不安薬
	メタカロン
Y47.9	鎮静薬，催眠薬及び抗不安薬，詳細不明
	睡眠薬：
	・水薬
	・その他の剤形　　　NOS
	・錠剤

Y48 麻酔薬及び治療用ガス類　Anaesthetics and therapeutic gases

Y48.0	吸入麻酔薬
Y48.1	静注麻酔薬
	チオバルビツレート
Y48.2	その他及び詳細不明の全身麻酔薬
Y48.3	局所麻酔薬
Y48.4	麻酔薬，詳細不明
Y48.5	治療用ガス類

Y49 向精神薬，他に分類されないもの　Psychotropic drugs, not elsewhere classified
除外：食欲抑制薬［食欲低下薬］(Y57.0)
　　　　　バルビツレート NEC(Y47.0)
　　　　　ベンゾジアゼピン類(Y47.1)
　　　　　カフェイン(Y50.2)
　　　　　コカイン(Y48.3)
　　　　　メタカロン(Y47.8)

- Y49.0　三環系及び四環系抗うつ薬
- Y49.1　モノアミンオキシダーゼ阻害性抗うつ薬
- Y49.2　その他及び詳細不明の抗うつ薬
- Y49.3　フェノチアジン系抗精神病薬及び神経抑制薬
- Y49.4　ブチロフェノン系及びチオキサンテン系神経抑制薬
- Y49.5　その他の抗精神病薬及び神経抑制薬
　　　　除外：ウオルフィア＜ローウオルフィア＞(Y52.5)
- Y49.6　精神変容薬［幻覚発現薬］
- Y49.7　乱用される可能性がある興奮薬
- Y49.8　その他の向精神薬，他に分類されないもの
- Y49.9　向精神薬，詳細不明

Y50 中枢神経系興奮薬，他に分類されないもの
Central nervous system stimulants, not elsewhere classified

- Y50.0　興奮薬＜蘇生薬＞
- Y50.1　オピオイド受容体拮抗薬
- Y50.2　メチルキサンチン類，他に分類されないもの
　　　　　　カフェイン
　　　　除外：アミノフィリン(Y55.6)
　　　　　　　テオブロミン(Y55.6)
　　　　　　　テオフィリン(Y55.6)
- Y50.8　その他の中枢神経系興奮薬
- Y50.9　中枢神経系興奮薬，詳細不明

Y51 主として自律神経系に作用する薬物
Drugs primarily affecting the autonomic nervous system

- Y51.0　コリンエステラーゼ阻害薬
- Y51.1　その他の副交感神経興奮薬［コリン作動薬］
- Y51.2　神経節遮断薬，他に分類されないもの
- Y51.3　その他の副交感神経遮断薬［抗コリン及び抗ムスカリン作動薬］及び鎮けい＜痙＞薬，他に分類されないもの
　　　　　　パパベリン

Y51.4	アルファアドレナリン受容体作動薬，他に分類されないもの
	メタラミノール
Y51.5	ベータアドレナリン受容体作動薬，他に分類されないもの
	除外：サルブタモール(Y55.6)
Y51.6	アルファアドレナリン受容体拮抗薬，他に分類されないもの
	除外：麦角アルカロイド(Y55.0)
Y51.7	ベータアドレナリン受容体拮抗薬，他に分類されないもの
Y51.8	中枢作動性及びアドレナリン作動性神経遮断薬，他に分類されないもの
	除外：クロニジン(Y52.5)
	グアネチジン(Y52.5)
Y51.9	主として自律神経系に作用するその他及び詳細不明の薬物
	アルファアドレナリン受容体及びベータアドレナリン受容体の両者に作用する薬物

Y52　主として心血管系に作用する薬物
Agents primarily affecting the cardiovascular system

除外：メタラミノール(Y51.4)

Y52.0	強心配糖体及び類似作用薬
Y52.1	カルシウムチャンネル遮断薬
Y52.2	その他の抗不整脈薬，他に分類されないもの
	除外：ベータアドレナリン受容体拮抗薬(Y51.7)
Y52.3	冠血管拡張薬，他に分類されないもの
	ジピリダモール
	除外：ベータアドレナリン受容体拮抗薬(Y51.7)
	カルシウムチャンネル遮断薬(Y52.1)
Y52.4	アンギオテンシン変換酵素阻害薬
Y52.5	その他の抗高血圧薬，他に分類されないもの
	クロニジン
	グアネチジン
	ラウオルフィア＜ローウオルフィア＞
	除外：ベータアドレナリン受容体拮抗薬(Y51.7)
	カルシウムチャンネル遮断薬(Y52.1)
	利尿薬(Y54.0－Y54.5)
Y52.6	高脂血症治療薬及び動脈硬化治療薬
Y52.7	末梢血管拡張薬
	ニコチン酸(誘導体)
	除外：パパベリン(Y51.3)
Y52.8	静脈瘤治療薬，硬化薬を含む
Y52.9	主として心血管系に作用するその他及び詳細不明の薬物

第XX章　傷病及び死亡の外因

Y53　主として消化器系に作用する薬物
Agents primarily affecting the gastrointestinal system

- Y53.0　ヒスタミンH_2受容体拮抗薬
- Y53.1　その他の制酸薬及び胃液分泌抑制薬
- Y53.2　刺激性緩下薬
- Y53.3　塩類及び浸透圧性緩下薬
- Y53.4　その他の緩下薬
　　　　腸し＜弛＞緩薬
- Y53.5　消化薬
- Y53.6　止しゃ薬
　　　　除外：全身性の抗生物質及びその他の抗感染薬(Y40－Y41)
- Y53.7　催吐薬
- Y53.8　主として消化器系に作用するその他の薬物
- Y53.9　主として消化器系に作用する薬物，詳細不明

Y54　主として水分調節，ミネラル＜鉱質＞及び尿酸代謝に作用する薬物
Agents primarily affecting water-balance and mineral and uric acid metabolism

- Y54.0　ミネラル＜鉱質＞コルチコイド類
- Y54.1　ミネラル＜鉱質＞コルチコイド拮抗薬［アルドステロン拮抗薬］
- Y54.2　炭酸脱水酵素阻害薬
　　　　アセタゾラミド
- Y54.3　ベンゾチアジアジン誘導体
- Y54.4　ループ［high-ceiling］利尿薬
- Y54.5　その他の利尿薬
- Y54.6　電解質，カロリー及び水分の平衡薬
　　　　経口的再水和＜rehydration＞塩類＜経口補水塩類＞
- Y54.7　石灰化に作用する薬物
　　　　上皮小体＜副甲状腺＞ホルモン類及び誘導体
　　　　ビタミンD群
- Y54.8　尿酸代謝に作用する薬物
- Y54.9　ミネラル＜鉱質＞塩類，他に分類されないもの

Y55　主として平滑筋，骨格筋及び呼吸器系に作用する薬物
Agents primarily acting on smooth and skeletal muscles and the respiratory system

- Y55.0　子宮収縮薬
　　　　麦角アルカロイド
　　　　除外：卵胞ホルモン，黄体ホルモン及びその拮抗薬(Y42.5－Y42.6)
- Y55.1　骨格筋し＜弛＞緩薬［神経筋遮断薬］
　　　　除外：鎮けい＜痙＞薬(Y46.8)
- Y55.2　主として筋肉に作用するその他及び詳細不明の薬物

Y55.3	鎮咳薬
Y55.4	去痰薬
Y55.5	抗感冒薬
Y55.6	抗喘息薬，他に分類されないもの

   アミノフィリン
   サルブタモール
   テオブロミン
   テオフィリン
  除外：ベータアドレナリン受容体作動薬(Y51.5)
     （脳）下垂体前葉ホルモン類(Y42.8)

Y55.7	主として呼吸器系に作用するその他及び詳細不明の薬物

Y56 主として皮膚及び粘膜に作用する局所用薬物，眼科用薬，耳鼻咽喉科用薬及び歯科用薬
Topical agents primarily affecting skin and mucous membrane and ophthalmological, otorhinolaryngological and dental drugs

  包含：グルコ＜糖質＞コルチコイド，局所用

Y56.0	局所に適用する抗真菌薬，抗感染薬及び抗炎症薬，他に分類されないもの
Y56.1	止痒薬
Y56.2	局所に適用する収れん＜斂＞薬及び界面活性剤
Y56.3	皮膚軟化薬，粘滑薬及び保護薬
Y56.4	角質溶解薬，角質形成薬及びその他の毛髪治療薬及び製剤
Y56.5	眼科用薬及び製剤
Y56.6	耳鼻咽喉科用薬及び製剤
Y56.7	歯科用薬，局所用
Y56.8	その他の局所用薬物

   殺精子薬

Y56.9	局所用薬物，詳細不明

Y57 その他及び詳細不明の薬物及び薬剤
Other and unspecified drugs and medicaments

Y57.0	食欲抑制薬［食欲低下薬］
Y57.1	脂肪作用薬
Y57.2	解毒薬及びキレート剤，他に分類されないもの
Y57.3	嫌酒薬
Y57.4	医薬品添加物
Y57.5	X線造影剤
Y57.6	その他の診断薬

第XX章　傷病及び死亡の外因

Y57.7　ビタミン類，他に分類されないもの
　　　除外：ニコチン酸(Y52.7)
　　　　　　ビタミンB_{12}(Y44.1)
　　　　　　ビタミンD(Y54.7)
　　　　　　ビタミンK(Y44.3)
Y57.8　その他の薬物及び薬剤
Y57.9　薬物又は薬剤，詳細不明

Y58　細菌ワクチン　Bacterial vaccines
Y58.0　BCGワクチン
Y58.1　腸チフス及びパラチフスワクチン
Y58.2　コレラワクチン
Y58.3　ペストワクチン
Y58.4　破傷風ワクチン
Y58.5　ジフテリアワクチン
Y58.6　百日咳ワクチン，百日咳菌コンポーネントとの混合物を含む
Y58.8　混合細菌ワクチン，百日咳菌コンポーネントとの混合物を除く
Y58.9　その他及び詳細不明の細菌ワクチン

Y59　その他及び詳細不明のワクチン及び生物学的製剤
Other and unspecified vaccines and biological substances
Y59.0　ウイルスワクチン
Y59.1　リケッチアワクチン
Y59.2　原虫ワクチン
Y59.3　免疫グロブリン
Y59.8　その他の明示されたワクチン及び生物学的製剤
Y59.9　ワクチン又は生物学的製剤，詳細不明

外科的及び内科的ケア時における患者に対する医療事故
(Y60－Y69)
Misadventures to patients during surgical and medical care

　　　除外：医療用具の破損，又は不具合(治療中)(移植後)(継続使用)(Y70－Y82)
　　　　　　他に分類される外因による有害事象に関連した医療用具(V01－Y59, Y85-Y87, Y89)
　　　　　　患者の異常反応を生じた外科的及び内科的処置で、処置時には事故の記載がないもの(Y83－Y84)

Y60 外科的及び内科的ケア時における意図しない切断，穿刺，穿孔又は出血
Unintentional cut, puncture, perforation or haemorrhage during surgical and medical care

- Y60.0 外科手術時におけるもの
- Y60.1 輸液又は輸血時におけるもの
- Y60.2 腎透析又はその他の潅流時におけるもの
- Y60.3 注射又はワクチン接種時におけるもの
- Y60.4 内視鏡検査時におけるもの
- Y60.5 心(臓)カテーテル法実施時におけるもの
- Y60.6 吸引，穿刺及びその他のカテーテル法実施時におけるもの
- Y60.7 浣腸時におけるもの
- Y60.8 その他の外科的及び内科的ケア時におけるもの
- Y60.9 詳細不明の外科的及び内科的ケア時におけるもの

Y61 外科的及び内科的ケア時における不慮の体内残留異物
Foreign object accidentally left in body during surgical and medical care

- Y61.0 外科手術時におけるもの
- Y61.1 輸液又は輸血時におけるもの
- Y61.2 腎透析又はその他の潅流時におけるもの
- Y61.3 注射又はワクチン接種時におけるもの
- Y61.4 内視鏡検査時におけるもの
- Y61.5 心(臓)カテーテル法実施時におけるもの
- Y61.6 吸引，穿刺及びその他のカテーテル法実施時におけるもの
- Y61.7 カテーテル又は填塞物の除去時におけるもの
- Y61.8 その他の外科的及び内科的ケア時におけるもの
- Y61.9 詳細不明の外科的及び内科的ケア時におけるもの

Y62 外科的及び内科的ケア時における無菌的処理の失敗
Failure of sterile precautions during surgical and medical care

- Y62.0 外科手術時におけるもの
- Y62.1 輸液又は輸血時におけるもの
- Y62.2 腎透析又はその他の潅流時におけるもの
- Y62.3 注射又はワクチン接種時におけるもの
- Y62.4 内視鏡検査時におけるもの
- Y62.5 心(臓)カテーテル法実施時におけるもの
- Y62.6 吸引，穿刺及びその他のカテーテル法実施時におけるもの
- Y62.8 その他の外科的及び内科的ケア時におけるもの
- Y62.9 詳細不明の外科的及び内科的ケア時におけるもの

Y63 外科的及び内科的ケア時における投与量の誤り
Failure in dosage during surgical and medical care

除外：薬物の不慮の過量投与又は過誤による不適正な薬物の投与（X40－X44）

- Y63.0 輸血又は輸液時における血液又はその他の液体の過剰
- Y63.1 輸液時に使用された液体の不正確な希釈
- Y63.2 放射線治療時における過剰照射
- Y63.3 内科的ケア時における不注意による患者の放射線被爆
- Y63.4 電気ショック又はインスリンショック療法における量の誤り
- Y63.5 局所への貼付及びパックにおける温度不適
- Y63.6 必要な薬物，薬剤又は生物学的製剤の無投与
- Y63.8 その他の外科的及び内科的ケア時における投与量の誤り
- Y63.9 詳細不明の外科的及び内科的ケア時における投与量の誤り

Y64 汚染された医薬品又は生物学的製剤
Contaminated medical or biological substances

- Y64.0 汚染された医薬品又は生物学的製剤，輸血又は輸液されたもの
- Y64.1 汚染された医薬品又は生物学的製剤，注射又は予防接種に使用されたもの
- Y64.8 その他の手段で投与された汚染された医薬品又は生物学的製剤
- Y64.9 詳細不明の手段で投与された汚染された医薬品又は生物学的製剤

  汚染された医薬品又は生物学的製剤の投与 NOS

Y65 外科的及び内科的ケア時におけるその他の事故
Other misadventures during surgical and medical care

- Y65.0 輸血に使用された不適合血液
- Y65.1 輸液に使用された不適切な液体
- Y65.2 外科手術における縫合又は結紮の失敗
- Y65.3 麻酔処置における気管チューブの誤装着
- Y65.4 その他のチューブ又は装置の着脱の失敗
- Y65.5 不適正な手術の実施
- Y65.8 外科的及び内科的ケア時におけるその他の明示された事故

Y66 外科的及び内科的ケアの非実施　Nonadministration of surgical and medical care
包含：外科的及び内科的ケアのとりやめ

Y69 外科的及び内科的ケア時における詳細不明の事故
Unspecified misadventure during surgical and medical care

治療及び診断に用いて副反応を起こした医療用器具(Y70-Y82)
Medical devices associated with adverse incidents in diagnostic and therapeutic use

包含：医療用器具の破損又は不具合(治療中)(移植後)(継続使用)
除外：医療用器具の使用後に合併症を生じた処置で医療用器具の破損又は不具合の記載がないもの(Y83-Y84)
　　　他に分類される外因による有害事象に関連した医療用器具(V01-Y59, Y85-Y87, Y89)
　　　外科的及び内科的ケア時における患者に対する医療事故，Y60-Y69に分類されるもの(Y60-Y69)

下記の4桁細分類項目は項目Y70-Y82に使用する：
- .0　診断及びモニター用器具
- .1　治療(外科手術以外)及びリハビリテーション器具
- .2　プロステーシス及びその他の挿入物，材料及び付属器具
- .3　外科用機械，材料及び器具(縫合を含む)
- .8　その他の器具，他に分類されないもの

Y70　副反応を起こした麻酔科用器具
Anaesthesiology devices associated with adverse incidents

［四桁細分類項目はY70の前を参照］

Y71　副反応を起こした循環器科用器具
Cardiovascular devices associated with adverse incidents

［四桁細分類項目はY70の前を参照］

Y72　副反応を起こした耳鼻咽喉科用器具
Otorhinolaryngological devices associated with adverse incidents

［四桁細分類項目はY70の前を参照］

Y73　副反応を起こした胃腸科用及び泌尿器科用器具
Gastroenterology and urology devices associated with adverse incidents

［四桁細分類項目はY70の前を参照］

Y74　副反応を起こした一般的な病院用及び個人用器具
General hospital and personal-use devices associated with adverse incidents

［四桁細分類項目はY70の前を参照］

Y75　副反応を起こした神経科用器具
Neurological devices associated with adverse incidents

［四桁細分類項目はY70の前を参照］

Y76 副反応を起こした産婦人科用器具
Obstetric and gynaecological devices associated with adverse incidents

[四桁細分類項目は Y70 の前を参照]

Y77 副反応を起こした眼科用器具
Ophthalmic devices associated with adverse incidents

[四桁細分類項目は Y70 の前を参照]

Y78 副反応を起こした放射線科用器具
Radiological devices associated with adverse incidents

[四桁細分類項目は Y70 の前を参照]

Y79 副反応を起こした整形外科用器具
Orthopaedic devices associated with adverse incidents

[四桁細分類項目は Y70 の前を参照]

Y80 副反応を起こした身体医学＜physical medicine＞用器具
Physical medicine devices associated with adverse incidents

[四桁細分類項目は Y70 の前を参照]

Y81 副反応を起こした一般外科用及び形成外科用器具
General- and plastic-surgery devices associated with adverse incidents

[四桁細分類項目は Y70 の前を参照]

Y82 副反応を起こしたその他及び詳細不明の医療用器具
Other and unspecified medical devices associated with adverse incidents

[四桁細分類項目は Y70 の前を参照]

患者の異常反応又は後発合併症を生じた外科的及びその他の医学的処置で，処置時には事故の記載がないもの(Y83-Y84)
Surgical and other medical procedures as the cause of abnormal reaction of the patient, or of later complication, without mention of misadventure at the time of the procedure

除外：医療用器具の破損又は不具合(治療中)(移植後)(継続使用)(Y70-Y82)
　　　他に分類される外因による有害事象に関連した医療用器具(V01-Y59, Y85-Y87, Y89)
　　　外科的及び内科的ケア時における患者に対する医療事故，Y60-Y69 に分類されるもの(Y60-Y69)

Y83	患者の異常反応又は後発合併症を生じた外科手術及びその他の外科的処置で，処置時には事故の記載がないもの

Surgical operation and other surgical procedures as the cause of abnormal reaction of the patient, or of later complication, without mention of misadventure at the time of the procedure

- Y83.0 器官全体の移植を伴う外科手術
- Y83.1 人工体内器具の植込みを伴う外科手術
- Y83.2 吻合，バイパス又は移植を伴う外科手術
- Y83.3 外部ストマ形成を伴う外科手術
- Y83.4 その他の再建手術
- Y83.5 (四)肢切断
- Y83.6 その他の器官(一部)(全部)の除去
- Y83.8 その他の外科的処置
- Y83.9 外科的処置，詳細不明

Y84	患者の異常反応又は後発合併症を生じたその他の医学的処置で，処置時には事故の記載がないもの

Other medical procedures as the cause of abnormal reaction of the patient, or of later complication, without mention of misadventure at the time of the procedure

- Y84.0 心(臓)カテーテル法
- Y84.1 腎透析
- Y84.2 放射線医学的処置及び放射線治療
- Y84.3 ショック療法
- Y84.4 体液の吸引
- Y84.5 胃又は十二指腸ゾンデの挿入
- Y84.6 尿路カテーテル法
- Y84.7 採血
- Y84.8 その他の医学的処置
- Y84.9 医学的処置，詳細不明

傷病及び死亡の外因の続発・後遺症(Y85-Y89)
Sequelae of external causes of morbidity and mortality

注：項目 Y85-Y89 は，続発・後遺症又は「後遺症」（それ自身は他に分類される）が死亡，機能障害又は能力低下の原因となった状況を示すために使用する。
　　続発・後遺症とは，続発・後遺症と報告された病態又は事件後1年以上後に「後遺症」として生じている病態を含む。
慢性中毒及び有害な曝露については使用しない。現在の中毒及び有害な曝露にコードする。

Y85 交通事故の続発・後遺症　Sequelae of transport accidents
- Y85.0 モーター車両事故の続発・後遺症
- Y85.9 その他及び詳細不明の交通事故の続発・後遺症

Y86 その他の不慮の事故の続発・後遺症　Sequelae of other accidents

Y87 故意の自傷，加害にもとづく傷害及び不慮か故意か決定されない事件の続発・後遺症
Sequelae of intentional self-harm, assault and events of undetermined intent
- Y87.0 故意の自傷の続発・後遺症
- Y87.1 加害にもとづく傷害の続発・後遺症
- Y87.2 不慮か故意か決定されない事件の続発・後遺症

Y88 外因としての外科的及び内科的ケアの続発・後遺症
Sequelae with surgical and medical care as external cause
- Y88.0 薬物，薬剤及び生物学的製剤の治療上の使用により生じた有害作用の続発・後遺症
- Y88.1 外科的又は内科的ケア時における患者に対する医療事故の続発・後遺症
- Y88.2 診断及び治療に用いて生じた医療器具による有害作用の続発・後遺症
- Y88.3 患者の異常反応又は後発合併症を生じた外科的及び内科的処置の続発・後遺症，処置時には事故の記載がないもの

Y89 その他の外因の続発・後遺症　Sequelae of other external causes
- Y89.0 法的介入の続発・後遺症
- Y89.1 戦争行為の続発・後遺症
- Y89.9 詳細不明の外因の続発・後遺症

他に分類される傷病及び死亡の原因に関係する補助的因子
(Y90－Y98)
Supplementary factors related to causes of morbidity and mortality classified elsewhere

注：本項目は傷病と死亡の原因に関して補足的な情報を与えるために使用する。本項目は傷病又は死亡の単一病態のコーディングとしては使用しない。

Y90 血中アルコール濃度によるアルコールの関与の証明
Evidence of alcohol involvement determined by blood alcohol level
- Y90.0 血中アルコール濃度　20mg／100ml 未満
- Y90.1 血中アルコール濃度　20－39mg／100ml
- Y90.2 血中アルコール濃度　40－59mg／100ml
- Y90.3 血中アルコール濃度　60－79mg／100ml
- Y90.4 血中アルコール濃度　80－99mg／100ml

Y90.5	血中アルコール濃度	100－119mg／100ml
Y90.6	血中アルコール濃度	120－199mg／100ml
Y90.7	血中アルコール濃度	200－239mg／100ml
Y90.8	血中アルコール濃度	240mg／100ml 以上
Y90.9	血中にアルコールが存在するが，濃度は不明	

Y91 中毒の程度によるアルコールの関与の証明
Evidence of alcohol involvement determined by level of intoxication

除外：血中アルコール濃度によるアルコールの関与の証明(Y90.-)

Y91.0 軽度のアルコール中毒
呼気のアルコール臭あり，機能と反応の軽度の行動障害又は協調運動の軽度の障害

Y91.1 中等度のアルコール中毒
呼気のアルコール臭あり，機能と反応の中等度の行動障害又は協調運動の中等度の障害

Y91.2 高度のアルコール中毒
機能と反応の高度の行動障害，協調運動の高度の障害又は協同能力の障害

Y91.3 極度のアルコール中毒
機能と反応の極度の行動障害，協調運動の極度の障害又は協同能力の喪失

Y91.9 アルコールの関与，他に記載のないもの
アルコールの関与の推定 NOS

Y95 病院内の環境等に関連した病態　　Nosocomial condition

Y96 職業に関連した病態　　Work-related condition

Y97 環境汚染に関連した病態　　Environmental-pollution-related condition

Y98 生活様式に関連した病態　　Lifestyle-related condition

第XXI章　健康状態に影響を及ぼす要因及び保健サービスの利用（Z00－Z99）

Factors influencing health status and contact with health services

注：本章は国際比較及び原死因コーディングには使用しない。

項目 Z00－Z99 は項目 A00－Y89 に分類される疾病，損傷又は外因以外の状況が「診断名」又は「問題」として記載された場合のために設置された項目である．すなわち下記のような場合がある：
(a) 疾病にり患しているいないにかかわらず，ある特定の目的のために保健サービスを受ける場合．たとえば，現在の病態のために一定限度のケア又は（保健）サービスを受ける場合，臓器や組織を提供する場合，予防接種を受ける場合又は本来疾病や損傷ではない何らかの問題に関し相談するために受診している場合である．
(b) 現在，疾病又は損傷のある状態ではないが，その者の健康状態に影響をおよぼすような状況や問題がある場合．たとえば現在，疾病にり患しているいないにかかわらず集団健診で発見されるような要因，又はある傷病に対するケアを受けている場合に，留意すべき付加的な要因として記録されるものである．

本章は，下記の中間分類項目を含む：

Z00－Z13	検査及び診査のための保健サービスの利用者
Z20－Z29	伝染病に関連する健康障害をきたす恐れのある者
Z30－Z39	生殖に関連する環境下での保健サービスの利用者
Z40－Z54	特定の処置及び保健ケアのための保健サービスの利用者
Z55－Z65	社会経済的環境及び社会心理的環境に関連する健康障害をきたす恐れのある者
Z70－Z76	その他の環境下での保健サービスの利用者
Z80－Z99	家族歴，既往歴及び健康状態に影響を及ぼす特定の状態に関連する健康障害をきたす恐れのある者

検査及び診査のための保健サービスの利用者（Z00－Z13）
Persons encountering health services for examination and investigation

注：これらの検査時に発見された非特異的な異常所見は項目 R70－R94 に分類する．
除外：妊娠及び生殖に関連する検査（Z30－Z36，Z39.-）

Z00　愁訴がない又は診断名の記載がない者の一般検査及び診査
General examination and investigation of persons without complaint and reported diagnosis

除外：管理目的の検査（Z02.-）
　　　　特殊スクリーニング検査（Z11－Z13）

Z00.0　一般医学的検査

健康診断 NOS
定期健診(毎年の)(身体的)
除外：一般健康診断：
・特定集団(Z10.-)
・乳児又は小児(Z00.1)

Z00.1 **定型的＜ルーチン＞小児健康診断**
乳児又は小児の発育＜発達＞テスト
除外：捨て子又はその他の健康な乳児もしくは小児の健康管理(Z76.1-Z76.2)

Z00.2 **小児の急速成長期の検査**

Z00.3 **青年期の発育＜発達＞状態の検査**
思春期の発育＜発達＞状態

Z00.4 **一般精神医学的検査，他に分類されないもの**
除外：法医学的理由により要請された検査(Z04.6)

Z00.5 **臓器及び組織の提供の可能性がある者の検査**

Z00.6 **臨床研究計画における対照者の検査**

Z00.8 **その他の一般検査**
集団健康診査＜集団検診＞

Z01 愁訴がない又は診断名の記載がない者のその他の特殊検査及び診査
Other special examinations and investigations of persons without complaint or reported diagnosis

包含：特定の器官系の定型的＜ルーチン＞検査
除外：下記の検査：
・管理目的(Z02.-)
・病態が疑われる場合で証明されないもの(Z03.-)
特殊スクリーニング検査(Z11-Z13)

Z01.0 **眼及び視力検査**
除外：運転免許のための検査(Z02.4)

Z01.1 **耳及び聴力検査**

Z01.2 **歯科的検査**

Z01.3 **血圧検査**

Z01.4 **婦人科的検査(一般)(定型的＜ルーチン＞)**
子宮頚(部)のパパニコロウ＜Papanicolaou＞検査
内診(毎年の)(定期的)
除外：妊娠の検査(Z32.-)
避妊維持のための定型的＜ルーチン＞検査(Z30.4-Z30.5)

Z01.5	診断目的の皮膚テスト及び感作テスト	

  アレルギーテスト
  下記の皮膚テスト：
   ・細菌性疾患
   ・過敏症

Z01.6 放射線診断，他に分類されないもの
  定型的＜ルーチン＞：
   ・胸部 X 線撮影
   ・乳房撮影＜マンモグラフィ＞

Z01.7 臨床検査
Z01.8 その他の明示された特殊検査
Z01.9 特殊検査，詳細不明

Z02 管理目的の検査 Examination and encounter for administrative purposes

Z02.0 教育施設への入学のための検査
  未就学児用教育施設への入所(園)のための検査

Z02.1 就職前の検査
  除外：職場健診(Z10.0)

Z02.2 居住施設への入所のための検査
  除外：刑務所への入所＜受刑＞のための検査(Z02.8)
     施設入所者の一般健康診断(Z10.1)

Z02.3 軍隊への入隊のための検査
  除外：軍隊の一般健康診断(Z10.2)

Z02.4 運転免許のための検査
Z02.5 スポーツ参加のための検査
  除外：血中アルコール及び血中薬物のテスト(Z04.0)
     スポーツチームの一般健康診断(Z10.3)

Z02.6 保険目的の検査
Z02.7 診断書の発行
  下記の診断書の発行：
   ・死因
   ・適性
   ・身体障害
   ・病弱
  除外：一般医学的検査の受診者(Z00-Z01，Z02.0-Z02.6，Z02.8-Z02.9，Z10.-)

Z02.8　管理目的のその他の検査
　　　　検査（下記のための）：
　　　　　・刑務所への入所＜受刑＞
　　　　　・夏季キャンプへの参加
　　　　　・養子縁組
　　　　　・入国
　　　　　・帰化
　　　　　・結婚前
　　　　除外：捨て子又はその他の健康な乳児もしくは小児の健康管理(Z76.1-Z76.2)
Z02.9　管理目的の検査，詳細不明

Z03　疾病及び病態の疑いに対する医学的観察及び評価
Medical observation and evaluation for suspected diseases and conditions

　　　　包含：検討すべき若干の症状や異常状態はあるが，検査及び観察の結果さらに治療や医学的ケアの必要がない者
　　　　除外：病気ではないが病訴を持つ者(Z71.1)
Z03.0　結核の疑いに対する観察
Z03.1　悪性新生物＜腫瘍＞の疑いに対する観察
Z03.2　精神及び行動の障害の疑いに対する観察
　　　　下記の観察：
　　　　　・非社会性行動
　　　　　・放火　　　　　　　明らかな精神医学的障害を伴わないもの
　　　　　・集団非行
　　　　　・万引き
Z03.3　神経系の障害の疑いに対する観察
Z03.4　心筋梗塞の疑いに対する観察
Z03.5　その他の循環器系の疾患の疑いに対する観察
Z03.6　摂取物質の毒作用の疑いに対する観察
　　　　下記の疑いに対する観察：
　　　　　・薬物の有害作用
　　　　　・中毒
Z03.8　その他の疾病及び病態の疑いに対する観察
Z03.9　疾病又は病態の疑いに対する観察，詳細不明

Z04　その他の理由による検査及び観察
Examination and observation for other reasons

　　　　包含：法医学的理由による検査
Z04.0　血中アルコール及び血中薬物のテスト
　　　　除外：下記の存在：
　　　　　　　・血中のアルコール(R78.0)
　　　　　　　・血中の薬物(R78.-)

Z04.1	交通事故後における検査及び観察
	除外：就業中の事故＜労働災害＞後におけるもの(Z04.2)
Z04.2	就業中の事故＜労働災害＞後における検査及び観察
Z04.3	その他の事故後における検査及び観察
Z04.4	強姦及び婦女暴行の申し立て後における検査及び観察
	強姦及び婦女暴行の申し立て後における被害者又は被疑者の検査及び観察
Z04.5	その他の故意の損傷後における検査及び観察
	その他の故意の損傷後における被害者又は被疑者の検査及び観察
Z04.6	当局の要請による一般精神医学的検査
Z04.8	その他の明示された理由による検査及び観察
	鑑定人の証言
Z04.9	理由不明の検査及び観察
	観察 NOS

Z08 悪性新生物＜腫瘍＞治療後の経過観察＜フォローアップ＞検査
Follow-up examination after treatment for malignant neoplasms

包含：治療後の医学的サーベイランス
除外：経過観察＜フォローアップ＞の医学的ケア及び回復期(Z42−Z51, Z54.-)

Z08.0	悪性新生物＜腫瘍＞の術後の経過観察＜フォローアップ＞検査
Z08.1	悪性新生物＜腫瘍＞の放射線治療後の経過観察＜フォローアップ＞検査
	除外：放射線治療施行中(Z51.0)
Z08.2	悪性新生物＜腫瘍＞の化学療法後の経過観察＜フォローアップ＞検査
	除外：化学療法施行中(Z51.1)
Z08.7	悪性新生物＜腫瘍＞の複合治療後の経過観察＜フォローアップ＞検査
Z08.8	悪性新生物＜腫瘍＞のその他の治療後の経過観察＜フォローアップ＞検査
Z08.9	悪性新生物＜腫瘍＞の詳細不明の治療後の経過観察＜フォローアップ＞検査

Z09 悪性新生物＜腫瘍＞以外の病態の治療後の経過観察＜フォローアップ＞検査
Follow-up examination after treatment for conditions other than malignant neoplasms

包含：治療後の医学的サーベイランス
除外：経過観察＜フォローアップ＞の医学的ケア及び回復期(Z42−Z51, Z54.-)
　　　悪性新生物＜腫瘍＞の治療後の医学的サーベイランス(Z08.-)
　　　下記のサーベイランス：
　　　　・避妊(Z30.4−Z30.5)
　　　　・プロステーシス及びその他の医療用器具(Z44−Z46)

Z09.0	その他の病態の術後の経過観察＜フォローアップ＞検査
Z09.1	その他の病態の放射線治療後の経過観察＜フォローアップ＞検査
	除外：放射線治療施行中(Z51.0)
Z09.2	その他の病態の化学療法後の経過観察＜フォローアップ＞検査
	除外：維持化学療法(Z51.1−Z51.2)

Z09.3	精神療法後の経過観察＜フォローアップ＞検査
Z09.4	骨折治療後の経過観察＜フォローアップ＞検査
Z09.7	その他の病態の複合治療後の経過観察＜フォローアップ＞検査
Z09.8	その他の病態のその他の治療後の経過観察＜フォローアップ＞検査
Z09.9	その他の病態の詳細不明の治療後の経過観察＜フォローアップ＞検査

Z10 特定集団の定型的＜ルーチン＞一般健康診断
Routine general health check-up of defined subpopulation

除外：管理目的の医学的検査(Z02.-)

- Z10.0 職場健診
  除外：就職前の検査(Z02.1)
- Z10.1 施設入所者の定型的＜ルーチン＞一般健康診断
  除外：入所検査(Z02.2)
- Z10.2 軍隊の定型的＜ルーチン＞一般健康診断
  除外：入隊検査(Z02.3)
- Z10.3 スポーツチームの定型的＜ルーチン＞一般健康診断
  除外：血中アルコール及び血中薬物のテスト(Z04.0)
  　　　スポーツ参加のための検査(Z02.5)
- Z10.8 その他の特定集団の定型的＜ルーチン＞一般健康診断
  児童
  生徒
  学生

Z11 感染症及び寄生虫症の特殊スクリーニング検査
Special screening examination for infectious and parasitic diseases

- Z11.0 腸管感染症の特殊スクリーニング検査
- Z11.1 呼吸器結核の特殊スクリーニング検査
- Z11.2 その他の細菌性疾患の特殊スクリーニング検査
- Z11.3 主として性的伝播様式をとる感染症の特殊スクリーニング検査
- Z11.4 ヒト免疫不全ウイルス［HIV］の特殊スクリーニング検査
- Z11.5 その他のウイルス性疾患の特殊スクリーニング検査
  除外：ウイルス性腸疾患(Z11.0)
- Z11.6 その他の原虫疾患及びぜん＜蠕＞虫症の特殊スクリーニング検査
  除外：原虫性腸疾患(Z11.0)
- Z11.8 その他の感染症及び寄生虫症の特殊スクリーニング検査
  クラミジア疾患
  リケッチア疾患
  スピロヘータ疾患
  真菌症
- Z11.9 感染症及び寄生虫症の特殊スクリーニング検査，詳細不明

Z12 新生物＜腫瘍＞の特殊スクリーニング検査
Special screening examination for neoplasms

- Z12.0 胃の新生物＜腫瘍＞の特殊スクリーニング検査
- Z12.1 腸管の新生物＜腫瘍＞の特殊スクリーニング検査
- Z12.2 呼吸器の新生物＜腫瘍＞の特殊スクリーニング検査
- Z12.3 乳房の新生物＜腫瘍＞の特殊スクリーニング検査
  除外：定型的＜ルーチン＞乳房撮影＜マンモグラフィ＞(Z01.6)
- Z12.4 子宮頚(部)の新生物＜腫瘍＞の特殊スクリーニング検査
  除外：婦人科的定型的＜ルーチン＞検査又は一般検査の一部としての場合(Z01.4)
- Z12.5 前立腺の新生物＜腫瘍＞の特殊スクリーニング検査
- Z12.6 膀胱の新生物＜腫瘍＞の特殊スクリーニング検査
- Z12.8 その他の部位の新生物＜腫瘍＞の特殊スクリーニング検査
- Z12.9 新生物＜腫瘍＞の特殊スクリーニング検査，詳細不明

Z13 その他の疾患及び障害の特殊スクリーニング検査
Special screening examination for other diseases and disorders

- Z13.0 血液及び造血器の疾患並びに免疫機構の障害の特殊スクリーニング検査
- Z13.1 糖尿病の特殊スクリーニング検査
- Z13.2 栄養障害の特殊スクリーニング検査
- Z13.3 精神及び行動の障害の特殊スクリーニング検査
  - アルコール症
  - うつ病
  - 知的障害
- Z13.4 小児期の発育＜発達＞障害の特殊スクリーニング検査
  除外：乳児又は小児の定型的＜ルーチン＞発育＜発達＞テスト(Z00.1)
- Z13.5 眼及び耳の障害の特殊スクリーニング検査
- Z13.6 心血管障害の特殊スクリーニング検査
- Z13.7 先天奇形，変形及び染色体異常の特殊スクリーニング検査
- Z13.8 その他の明示された疾患及び障害の特殊スクリーニング検査
  - 歯科的障害
  - 内分泌障害及び代謝障害

  除外：糖尿病(Z13.1)
- Z13.9 特殊スクリーニング検査，詳細不明

伝染病に関連する健康障害をきたす恐れのある者(Z20−Z29)
Persons with potential health hazards related to communicable diseases

Z20 伝染病の感染源との接触及び病原体への曝露
Contact with and exposure to communicable diseases

Z20.0	腸管感染症の感染源との接触及び病原体への曝露
Z20.1	結核の感染源との接触及び病原体への曝露
Z20.2	主として性的伝播様式をとる感染症の感染源との接触及び病原体への曝露
Z20.3	狂犬病の感染源との接触及び病原体への曝露
Z20.4	風疹の感染源との接触及び病原体への曝露
Z20.5	ウイルス性肝炎の感染源との接触及び病原体への曝露
Z20.6	ヒト免疫不全ウイルス［HIV］との接触及び曝露

除外：無症候性ヒト免疫不全ウイルス［HIV］感染状態(Z21)

Z20.7	シラミ症，ダニ症及びその他の寄生虫症の感染源との接触及び病原体への曝露
Z20.8	その他の伝染病の感染源との接触及び病原体への曝露
Z20.9	詳細不明の伝染病の感染源との接触及び病原体への曝露

Z21 無症候性ヒト免疫不全ウイルス［HIV］感染状態
Asymptomatic human immunodeficiency virus [HIV] infection status

包含：HIV陽性(状態)NOS
除外：ヒト免疫不全ウイルス［HIV］との接触又は曝露(Z20.6)
　　　ヒト免疫不全ウイルス［HIV］病(B20-B24)
　　　妊娠，分娩及び産じょく＜褥＞に合併するヒト免疫不全ウイルス［HIV］病(O98.7)
　　　ヒト免疫不全ウイルス［HIV］の検査陽性(R75)

Z22 感染症のキャリア＜病原体保有者＞　Carrier of infectious disease
包含：キャリア＜病原体保有者＞の疑いのある者

Z22.0	腸チフスのキャリア＜病原体保有者＞
Z22.1	その他の腸管感染症のキャリア＜病原体保有者＞
Z22.2	ジフテリアのキャリア＜病原体保有者＞
Z22.3	その他の明示された細菌性疾患のキャリア＜病原体保有者＞

下記による細菌性疾患のキャリア＜病原体保有者＞：
・髄膜炎菌
・ブドウ球菌
・連鎖球菌

Z22.4	主として性的伝播様式をとる感染症のキャリア＜病原体保有者＞

下記のキャリア＜病原体保有者＞：
・淋疾
・梅毒

Z22.5	ウイルス性肝炎のキャリア＜病原体保有者＞

Ｂ型肝炎表面抗原［HBsAg］のキャリア＜病原体保有者＞

Z22.6	ヒトTリンパ球ウイルスⅠ型［HTLV-1］感染症のキャリア＜病原体保有者＞
Z22.8	その他の感染症のキャリア＜病原体保有者＞
Z22.9	感染症のキャリア＜病原体保有者＞，詳細不明

Z23 単独の細菌性疾患に対する予防接種の必要性
Need for immunization against single bacterial diseases

除外：混合予防接種(Z27.-)
　　　未施行の予防接種(Z28.-)

- Z23.0 コレラのみに対する予防接種の必要性
- Z23.1 腸チフス・パラチフスのみに対する予防接種［TAB］の必要性
- Z23.2 結核に対する予防接種［BCG］の必要性
- Z23.3 ペストに対する予防接種の必要性
- Z23.4 野兎病＜ツラレミア＞に対する予防接種の必要性
- Z23.5 破傷風のみに対する予防接種の必要性
- Z23.6 ジフテリアのみに対する予防接種の必要性
- Z23.7 百日咳のみに対する予防接種の必要性
- Z23.8 その他の単独の細菌性疾患に対する予防接種の必要性

Z24 単独のウイルス性疾患に対する予防接種の必要性
Need for immunization against certain single viral diseases

除外：混合予防接種(Z27.-)
　　　未施行の予防接種(Z28.-)

- Z24.0 灰白髄炎＜ポリオ＞に対する予防接種の必要性
- Z24.1 節足動物媒介ウイルス脳炎に対する予防接種の必要性
　　　※ 日本脳炎
- Z24.2 狂犬病に対する予防接種の必要性
- Z24.3 黄熱に対する予防接種の必要性
- Z24.4 麻疹のみに対する予防接種の必要性
- Z24.5 風疹のみに対する予防接種の必要性
- Z24.6 ウイルス性肝炎に対する予防接種の必要性

Z25 その他の単独のウイルス性疾患に対する予防接種の必要性
Need for immunization against other single viral diseases

除外：混合予防接種(Z27.-)
　　　未施行の予防接種(Z28.-)

- Z25.0 ムンプスのみに対する予防接種の必要性
- Z25.1 インフルエンザに対する予防接種の必要性
- Z25.8 その他の明示された単独のウイルス性疾患に対する予防接種の必要性

Z26 その他の単独の感染症に対する予防接種の必要性
Need for immunization against other single infectious diseases

除外：混合予防接種(Z27.-)
　　　未施行の予防接種(Z28.-)

- Z26.0 リーシュマニア症に対する予防接種の必要性

Z26.8	その他の明示された単独の感染症に対する予防接種の必要性
Z26.9	詳細不明の感染症に対する予防接種の必要性
	予防接種の必要性 NOS

Z27 感染症の混合予防接種の必要性
Need for immunization against combinations of infectious diseases

除外：未施行の予防接種(Z28.-)

Z27.0	コレラと腸チフス・パラチフスに対する予防接種 [cholera + TAB] の必要性
Z27.1	ジフテリア・破傷風・百日咳に対する混合予防接種 [DTP] の必要性
Z27.2	ジフテリア・破傷風・百日咳と腸チフス・パラチフスに対する予防接種 [DTP + TAB] の必要性
Z27.3	ジフテリア・破傷風・百日咳と灰白髄炎＜ポリオ＞に対する予防接種 [DTP + polio] の必要性
Z27.4	麻疹・ムンプス・風疹に対する予防接種 [MMR] の必要性
Z27.8	感染症のその他の混合予防接種の必要性
Z27.9	感染症の詳細不明の混合予防接種の必要性

Z28 未施行の予防接種　Immunization not carried out

Z28.0	禁忌により未施行の予防接種
Z28.1	信条又は集団圧力にもとづく患者の意志により未施行の予防接種
Z28.2	その他及び詳細不明の理由にもとづく患者の意志により未施行の予防接種
Z28.8	その他の理由により未施行の予防接種
Z28.9	未施行の予防接種，理由不明

Z29 その他の予防処置の必要性　Need for other prophylactic measures

除外：アレルゲンに対する脱感作(Z51.6)
　　　予防的手術(Z40.-)

Z29.0	隔離
	周囲の環境から個人を保護するための入院，又は感染症の感染源に接触後の個人隔離のための入院
Z29.1	予防(的)免疫療法
	免疫グロブリンの投与
Z29.2	その他の予防的化学療法
	化学的予防法
	予防的抗生物質療法
Z29.8	その他の明示された予防処置
Z29.9	予防処置，詳細不明

生殖に関連する環境下での保健サービスの利用者(Z30-Z39)
Persons encountering health services in circumstances related to reproduction

Z30 避妊管理　Contraceptive management
- Z30.0 避妊に関する一般カウンセリング及び指導
  - 家族計画指導 NOS
  - 避妊の初期＜初回＞処方
- Z30.1 (子宮内)避妊器具の挿入
- Z30.2 不妊手術
  - 卵管又は精管の結紮手術のための入院
- Z30.3 月経操作
  - 妊娠の阻害
  - 月経調節
- Z30.4 避妊薬のサーベイランス
  - 避妊用ピル又はその他の避妊薬の反復処方
  - 避妊維持のための定型的＜ルーチン＞検査
- Z30.5 (子宮内)避妊器具のサーベイランス
  - (子宮内)避妊器具の点検，再挿入又は除去
- Z30.8 その他の避妊管理
  - 精管切除後精子量算定
- Z30.9 避妊管理，詳細不明

Z31 妊娠促進管理　Procreative management
除外：人工授精に関連する合併症(N98.-)
- Z31.0 既往の避妊手術後の卵管形成(術)又は精管形成(術)
- Z31.1 人工授精
- Z31.2 試験管内受精
  - 卵子採取又は着床のための入院
- Z31.3 その他の受精介助法
- Z31.4 妊娠促進の診査及びテスト
  - 卵管通気
  - 精子量算定
  - 除外：精管切除後精子量算定(Z30.8)
- Z31.5 遺伝カウンセリング
- Z31.6 妊娠促進に関する一般カウンセリング及び指導
- Z31.8 その他の妊娠促進管理
- Z31.9 妊娠促進管理，詳細不明

Z32 妊娠の検査　Pregnancy examination and test
- Z32.0 妊娠，(まだ)確認されていないもの

第XXI章　健康状態に影響を及ぼす要因及び保健サービスの利用

Z32.1　確認された妊娠

Z33　**妊娠中の女性**　Pregnant state, incidental
包含：妊娠中 NOS

Z34　**正常妊娠の管理**　Supervision of normal pregnancy
Z34.0　正常初回妊娠の管理
Z34.8　その他の正常妊娠の管理
Z34.9　正常妊娠の管理，詳細不明

Z35　**ハイリスク妊娠の管理**　Supervision of high-risk pregnancy
Z35.0　不妊歴のある妊娠の管理
Z35.1　流産歴のある妊娠の管理
　　　　胞状奇胎の病歴のある妊娠の管理
　　　除外：習慣流産：
　　　　　　・妊娠中のケア(O26.2)
　　　　　　・現在妊娠していないもの(N96)
Z35.2　その他の妊娠・分娩に不利な産科歴のある妊娠の管理
　　　　下記の病歴のある妊娠の管理：
　　　　　・O10－O92 に分類できる病態
　　　　　・新生児死亡
　　　　　・死産
Z35.3　不十分な出産前ケア歴のある妊娠の管理
　　　　秘密にされ隠された妊娠
Z35.4　頻回経産婦の妊娠の管理
　　　除外：現在妊娠していない経産婦(Z64.1)
Z35.5　高年初妊婦の管理
Z35.6　若年初妊婦の管理
Z35.7　社会問題によるハイリスク妊娠の管理
Z35.8　その他のハイリスク妊娠の管理
Z35.9　ハイリスク妊娠の管理，詳細不明

Z36　**分娩前スクリーニング**　Antenatal screening
　　　除外：母体の分娩前スクリーニングにおける異常所見(O28.-)
　　　　　　定型的＜ルーチン＞分娩前ケア(Z34－Z35)
Z36.0　染色体異常の分娩前スクリーニング
　　　　羊水穿刺
　　　　胎盤試料［経腟採取］
Z36.1　アルファフェトプロテイン＜AFP＞値上昇のための分娩前スクリーニング
Z36.2　羊水穿刺によるその他の分娩前スクリーニング
Z36.3　超音波及びその他の物理学的方法による奇形の分娩前スクリーニング

Z36.4	超音波及びその他の物理学的方法による胎児発育遅滞＜成長遅延＞の分娩前スクリーニング
Z36.5	同種免疫の分娩前スクリーニング
Z36.8	その他の分娩前スクリーニング
	異常ヘモグロビン＜血色素＞症のスクリーニング
Z36.9	分娩前スクリーニング，詳細不明

Z37 分娩の結果　Outcome of delivery

注：本項目は母の診療録に記載された分娩の結果を分類するための追加コードとして使用するものである。

Z37.0	単胎出生
Z37.1	単胎死産
Z37.2	双胎，両者出生
Z37.3	双胎，出生及び死産
Z37.4	双胎，両者死産
Z37.5	その他の多胎出産，すべて出生
Z37.6	その他の多胎出産，一部出生
Z37.7	その他の多胎出産，すべて死産
Z37.9	分娩の結果，詳細不明
	多胎出産 NOS
	単胎出産 NOS

Z38 出生児，出生の場所による　Liveborn infants according to place of birth

Z38.0	単胎児，院内出生
Z38.1	単胎児，院外出生
Z38.2	単胎児，出生の場所不明
	出生児 NOS
Z38.3	双胎児，院内出生
Z38.4	双胎児，院外出生
Z38.5	双胎児，出生の場所不明
Z38.6	その他の多胎児，院内出生
Z38.7	その他の多胎児，院外出生
Z38.8	その他の多胎児，出生の場所不明

Z39 分娩後のケア及び検査　Postpartum care and examination

Z39.0	分娩直後のケア及び検査
	合併症のない場合のケア及び観察
	除外：分娩後の合併症のケア － 索引を参照
Z39.1	授乳婦のケア及び検査
	授乳管理
	除外：乳汁分泌障害(O92.-)

Z39.2 分娩後の定型的＜ルーチン＞経過観察＜フォローアップ＞

特定の処置及び保健ケアのための保健サービスの利用者
(Z40－Z54)
Persons encountering health services for specific procedures and health care

注：項目 Z40－Z54 はケアを受ける理由を分類するために使用する。これらは，すでに疾病や損傷の治療を受けた者の残存している病状を処置し，病態の再発のないことを確認し，又は再発防止を図るため，経過観察＜フォローアップ＞ケア，予防的ケア，回復期ケア又は治療強化のためのケアを受けている者を分類するものである。

除外：治療後の医学的サーベイランスのための経過観察＜フォローアップ＞検査(Z08－Z09)

Z40 予防的手術　Prophylactic surgery
Z40.0　悪性新生物＜腫瘍＞に関連する危険因子のための予防的手術
　　　　臓器の予防的除去のための入院
Z40.8　その他の予防的手術
Z40.9　予防的手術，詳細不明

Z41 健康状態改善以外を目的とする処置
Procedures for purposes other than remedying health state

Z41.0　毛髪移植
Z41.1　美容上の理由による形成手術
　　　　乳房移植
　　　除外：損傷又は手術の治癒後の形成手術及び再建手術(Z42.-)
Z41.2　定型的＜ルーチン＞及び儀式的な包皮切除(術)
Z41.3　耳介穿孔＜ピアス＞
Z41.8　健康状態改善以外を目的とするその他の処置
Z41.9　健康状態改善以外を目的とする処置，詳細不明

Z42 形成手術後の経過観察＜フォローアップ＞ケア
Follow-up care involving plastic surgery

包含：損傷又は手術の治癒後の形成手術及び再建手術
　　　瘢痕組織の修復
除外：形成手術：
　　　・新鮮損傷治療の場合 － 関連の損傷にコードする － 索引を参照
　　　・美容上の理由による場合(Z41.1)

Z42.0　頭部及び頚部の形成手術後の経過観察＜フォローアップ＞ケア
Z42.1　乳房の形成手術後の経過観察＜フォローアップ＞ケア
Z42.2　その他の体幹部位の形成手術後の経過観察＜フォローアップ＞ケア

Z42.3	上肢の形成手術後の経過観察＜フォローアップ＞ケア
Z42.4	下肢の形成手術後の経過観察＜フォローアップ＞ケア
Z42.8	その他の部位の形成手術後の経過観察＜フォローアップ＞ケア
Z42.9	形成手術後の経過観察＜フォローアップ＞ケア，詳細不明

Z43 人工開口部に対する手当て　　Attention to artificial openings

包含：閉鎖
　　　　ゾンデ又はブジー挿入
　　　　修復
　　　　カテーテルの除去
　　　　清拭又は清浄
除外：人工的開口状態のみ，ケアの必要のないもの(Z93.-)
　　　　外部ストマの合併症(J95.0, K91.4, N99.5)
　　　　プロステーシス及びその他の器具の適合及び調整(Z44-Z46)

Z43.0	気管切開に対する手当て
Z43.1	胃瘻造設に対する手当て
Z43.2	回腸瘻造設に対する手当て
Z43.3	結腸瘻造設に対する手当て
Z43.4	消化管のその他の人工開口部に対する手当て
Z43.5	膀胱瘻造設に対する手当て
Z43.6	尿路のその他の人工開口部に対する手当て
	腎瘻造設
	尿管瘻造設
	尿道瘻造設
Z43.7	人工腟に対する手当て
Z43.8	その他の人工開口部に対する手当て
Z43.9	詳細不明の人工開口部に対する手当て

Z44 外部プロステーシスの装着及び調整
Fitting and adjustment of external prosthetic device

　　　除外：プロステーシスの存在(Z97.-)

Z44.0	義手(全部)(一部)の装着及び調整
Z44.1	義足(全部)(一部)の装着及び調整
Z44.2	義眼の装着及び調整
	除外：眼球プロステーシスの機械的合併症(T85.3)
Z44.3	乳房外部プロステーシスの装着及び調整
Z44.8	その他の外部プロステーシスの装着及び調整
Z44.9	詳細不明の外部プロステーシスの装着及び調整

Z45 移植された器具の調整及び管理
Adjustment and management of implanted device

除外:器具の機能不全又はその他の合併症 − 索引を参照
　　　プロステーシス及びその他の器具の存在(Z95−Z97)

- Z45.0 心臓デバイスの調整及び管理
  - 心臓デバイスの点検検査
- Z45.1 輸液注入ポンプの調整及び管理
- Z45.2 血管アクセス器具の調整及び管理
- Z45.3 移植された聴覚器具の調整及び管理
  - 骨伝導器具
  - 蝸牛器具
- Z45.8 その他の移植された器具の調整及び管理
- Z45.9 詳細不明の移植された器具の調整及び管理

Z46 その他の器具の装着及び調整　Fitting and adjustment of other devices

除外:処方箋のみの反復発行(Z76.0)
　　　器具の機能不全又はその他の合併症 − 索引を参照
　　　プロステーシス及びその他の器具の存在(Z95−Z97)

- Z46.0 眼鏡及びコンタクトレンズの装着及び調整
- Z46.1 補聴器の装着及び調整
- Z46.2 神経系及び特定感覚器に関連するその他の器具の装着及び調整
- Z46.3 義歯の装着及び調整
- Z46.4 歯列矯正具の装着及び調整
- Z46.5 回腸瘻造設及びその他の腸器具の装着及び調整
- Z46.6 尿路器具の装着及び調整
- Z46.7 整形外科用器具の装着及び調整
  - 整形外科用:
    - ・装具
    - ・ギプス包帯
    - ・コルセット
    - ・靴
- Z46.8 その他の明示された器具の装着及び調整
  - 車椅子
- Z46.9 詳細不明の器具の装着及び調整

Z47 その他の整形外科的経過観察<フォローアップ>ケア
Other orthopaedic follow-up care

除外:リハビリテーション処置に関連するケア(Z50.-)
　　　体内整形外科的プロステーシス,挿入物及び移植片の合併症(T84.-)
　　　骨折治療後の経過観察<フォローアップ>検査(Z09.4)

Z47.0	骨折プレート及びその他の内固定器具の除去に関する経過観察＜フォローアップ＞ケア

下記の除去：
- ピン
- プレート＜板＞
- ロッド
- ねじ

除外：外固定器具の除去(Z47.8)

Z47.8	その他の明示された整形外科的経過観察＜フォローアップ＞ケア

下記の交換，点検又は除去：
- 外固定器具又は牽引装置
- ギプス包帯

Z47.9	整形外科的経過観察＜フォローアップ＞ケア，詳細不明

Z48 その他の外科的経過観察＜フォローアップ＞ケア
Other surgical follow-up care

除外：人工開口部に対する手当て(Z43.-)
　　　プロステーシス及びその他の器具の装着及び調整(Z44-Z46)
　　　下記の後の経過観察＜フォローアップ＞ケア：
　　　　・外科手術(Z09.0)
　　　　・骨折治療(Z09.4)
　　　整形外科的経過観察＜フォローアップ＞ケア(Z47.-)

Z48.0	手術包帯及び縫合に対する手当て

　　包帯交換
　　抜糸
※ガーゼ交換

Z48.8	その他の明示された外科的経過観察＜フォローアップ＞ケア
Z48.9	外科的経過観察＜フォローアップ＞ケア，詳細不明

Z49 透析に関連するケア　Care involving dialysis
包含：透析準備及び治療
除外：腎透析状態(Z99.2)

Z49.0	透析のための準備ケア
Z49.1	体外透析

　　(腎)透析 NOS

Z49.2	その他の透析

　　腹膜透析

Z50 リハビリテーション処置に関連するケア
Care involving use of rehabilitation procedures

除外：カウンセリング(Z70-Z71)

Z50.0	心臓リハビリテーション

－997－

Z50.1	その他の理学療法
	運動療法及び機能回復訓練
Z50.2	アルコール中毒症リハビリテーション
Z50.3	薬物中毒症リハビリテーション
Z50.4	精神療法，他に分類されないもの
Z50.5	言語療法
Z50.6	視能訓練
Z50.7	作業療法及び職業的リハビリテーション，他に分類されないもの
Z50.8	その他のリハビリテーション処置に関連するケア
	タバコ＜禁煙＞リハビリテーション
	日常生活動作［ADL］訓練 NEC
Z50.9	リハビリテーション処置に関連するケア，詳細不明
	リハビリテーション NOS

Z51 その他の医学的ケア　　Other medical care

除外：治療後の経過観察＜フォローアップ＞検査(Z08－Z09)

Z51.0	放射線治療施行中
Z51.1	新生物＜腫瘍＞の化学療法施行中
Z51.2	その他の化学療法
	維持化学療法 NOS
	除外：予防接種としての予防的化学療法(Z23－Z27，Z29.-)
Z51.3	輸血(診断名の記載がないもの)
Z51.4	後続治療のための準備ケア，他に分類されないもの
	除外：透析のための準備ケア(Z49.0)
Z51.5	緩和ケア
Z51.6	アレルゲンに対する脱感作
Z51.8	その他の明示された医学的ケア
	除外：休日交替ケア(Z75.5)
Z51.9	医学的ケア，詳細不明

Z52 臓器及び組織の提供者＜ドナー＞　　Donors of organs and tissues

除外：提供の可能性がある者の検査(Z00.5)

Z52.0	血液提供者＜ドナー＞
	包含：リンパ球，血小板及び幹細胞などの血液成分
Z52.1	皮膚提供者＜ドナー＞
Z52.2	骨提供者＜ドナー＞
Z52.3	骨髄提供者＜ドナー＞
Z52.4	腎提供者＜ドナー＞
Z52.5	角膜提供者＜ドナー＞
Z52.6	肝臓提供者＜ドナー＞
Z52.7	心臓提供者＜ドナー＞

Z52.8	その他の臓器及び組織の提供者＜ドナー＞
Z52.9	詳細不明の臓器又は組織の提供者＜ドナー＞
	提供者＜ドナー＞ NOS

Z53 特定の処置のための保健サービスの利用者，未施行
Persons encountering health services for specific procedures, not carried out

除外：未施行の予防接種(Z28.-)

Z53.0	禁忌により未施行の処置
Z53.1	信条又は集団圧力にもとづく患者の意志により未施行の処置
Z53.2	その他及び詳細不明の理由にもとづく患者の意志により未施行の処置
Z53.8	その他の理由により未施行の処置
Z53.9	未施行の処置，理由不明

Z54 回復期　Convalescence

Z54.0	手術後の回復期
Z54.1	放射線治療後の回復期
Z54.2	化学療法後の回復期
Z54.3	精神療法後の回復期
Z54.4	骨折治療後の回復期
Z54.7	複合治療後の回復期
	Z54.0－Z54.4に分類される治療の複合治療後の回復期
Z54.8	その他の治療後の回復期
Z54.9	詳細不明の治療後の回復期

社会経済的環境及び社会心理的環境に関連する健康障害をきたす恐れのある者(Z55－Z65)
Persons with potential health hazards related to socioeconomic and psychosocial circumstances

Z55 教育及び識字に関連する問題　Problems related to education and literacy

除外：心理的発達障害(F80－F89)

Z55.0	文盲及び低識字レベル
Z55.1	就学不能
Z55.2	試験不合格
Z55.3	学力の不足
Z55.4	教育適応障害及び教師や級友との不和
Z55.8	教育及び識字に関連するその他の問題
	不適切な教育によるもの
Z55.9	教育及び識字に関連する問題，詳細不明

Z56 雇用及び失業に関連する問題
Problems related to employment and unemployment

除外：危険因子への職業的曝露(Z57.-)
住居及び経済的環境に関連する問題(Z59.-)

- Z56.0 失業，詳細不明
- Z56.1 転職
- Z56.2 失職不安
- Z56.3 ストレスの多い作業計画
- Z56.4 上司及び同僚との不和
- Z56.5 不快な業務
業務が困難な状況
- Z56.6 業務に関連するその他の身体的及び精神的過労
- Z56.7 雇用に関連するその他及び詳細不明の問題

Z57 危険因子への職業的曝露   Occupational exposure to risk-factors
- Z57.0 騒音への職業的曝露
- Z57.1 職業的放射線被曝
- Z57.2 粉じんへの職業的曝露
- Z57.3 その他の空気汚染物質への職業的曝露
- Z57.4 農業における毒性物質への職業的曝露
固体，液体，ガス又は蒸気
- Z57.5 その他の産業における毒性物質への職業的曝露
固体，液体，ガス又は蒸気
- Z57.6 極端な温度への職業的曝露
- Z57.7 振動への職業的曝露
- Z57.8 その他の危険因子への職業的曝露
- Z57.9 詳細不明の危険因子への職業的曝露

Z58 物理的環境に関連する問題   Problems related to physical environment

除外：職業的曝露(Z57.-)

- Z58.0 騒音への曝露
- Z58.1 空気汚染への曝露

除外：タバコの煙(Z58.7)

- Z58.2 水質汚染への曝露
- Z58.3 土壌汚染への曝露
- Z58.4 放射線被曝
- Z58.5 その他の汚染への曝露
- Z58.6 不適切な飲料水の供給

除外：口渇の作用(T73.1)

Z58.7	タバコの煙への暴露
	受動喫煙
	除外：タバコ使用＜喫煙＞による精神及び行動の障害(F17.-)
	精神作用物質乱用の既往歴(Z86.4)
	タバコ使用＜喫煙＞(Z72.0)
Z58.8	物理的環境に関連するその他の問題
Z58.9	物理的環境に関連する問題，詳細不明

Z59　住居及び経済的環境に関連する問題
Problems related to housing and economic circumstances

除外：不適切な飲料水の供給(Z58.6)

Z59.0	ホームレス＜路上生活者＞
Z59.1	不適正住居
	暖房の不足
	居住面積の不足
	適正ケアの障害となる家屋の技術的欠陥
	不十分な環境
	除外：物理的環境に関連する問題(Z58.-)
Z59.2	隣人，同居人及び家主との不和
Z59.3	居住施設における生活に関連する問題
	学校寮生
	除外：施設養育(Z62.2)
Z59.4	適正な食物の不足
	除外：飢餓の作用(T73.0)
	不適正な食事又は食習慣(Z72.4)
	栄養失調(症)(E40-E46)
Z59.5	極度の貧困
Z59.6	低所得
Z59.7	不十分な社会保険及び社会福祉
Z59.8	住居及び経済的環境に関連するその他の問題
	ローンの抵当流れ
	孤立した住宅
	債権者との問題
Z59.9	住居及び経済環境に関連する問題，詳細不明

Z60　社会的環境に関連する問題　Problems related to social environment

Z60.0	ライフサイクル移行期における適応の問題
	定年退職［年金受給］への適応
	空の巣症候群＜empty nest syndrome＞

Z60.1		**非定型的養育関係**
		下記に関連する問題：
		・母子家庭又は父子家庭
		・同居する実の両親以外の者による養育
Z60.2		**独居**
Z60.3		**社会同化困難**
		移住
		社会的移民
Z60.4		**社会的排斥及び社会的拒絶**
		変わった身体的外見，疾病又は行動のような個人の特徴にもとづく排斥及び拒絶
		除外：人種的又は宗教的理由等による好ましくない差別の標的(Z60.5)
Z60.5		**好ましくない差別及び迫害の標的と受けとられる状態**
		個人の特徴よりむしろある集団（皮膚の色，宗教，人種等により区別される）の一員であるかどうかということにもとづく迫害又は差別，本人がそう受けとめるもの又は実際に受けるもの
		除外：社会的排斥及び社会的拒絶(Z60.4)
Z60.8		**社会的環境に関連するその他の問題**
Z60.9		**社会的環境に関連する問題，詳細不明**

Z61 小児期における否定的な生活体験に関連する問題
Problems related to negative life events in childhood

除外：虐待症候群(T74.-)

Z61.0	**小児期における愛情関係の喪失**
	密接な愛情関係の喪失，たとえば両親，兄弟姉妹，親友もしくは可愛がっていたペットの死，永久の別離又は拒絶によるもの
Z61.1	**小児期における家庭からの別離**
	里親家庭，社会心理的ストレスの原因となる病院又はその他の施設への入居，入院又は長期間にわたり家庭から離れた仕事をさせられる強制労働
Z61.2	**小児期における家族関係の変化**
	子供との関係を悪くする家族の新来者の出現，親の再婚又は弟妹の出生を含む
Z61.3	**小児期の自尊心喪失を引き起こす事件**
	個人による高額投資を伴った仕事の失敗のような子供自身による否定的自己再評価を引き起こす事件；屈辱的又は汚名的な自分自身又は家族が関係した事件の露見又は発覚；及びその他の恥辱的体験
Z61.4	**家族による子供に対する性的虐待の申し立てに関連する問題**
	成人の家族と性的に刺激された子供との間におけるあらゆる型の身体的接触又は露出に関連する問題，その子供が性的行動を進んで行ったか否かを問わない（たとえば性器の接触，乳房や性器の手いじり又は故意の露出）

第XXI章　健康状態に影響を及ぼす要因及び保健サービスの利用

- Z61.5 家族以外の者による子供に対する性的虐待の申し立てに関連する問題

    子供の家族以外の年長者により，子供又は他人の乳房や性器と接触したり接触をしようとすること，又は密接した対面での性的露出又は子供に対して，着衣を脱がせようとしたり誘惑しようとしたりすることに関連する問題で，加害者の地位や立場にもとづくか又は子供の意志に反して行われたもの

- Z61.6 子供に対する身体的虐待の申し立てに関連する問題

    子供が過去に家族内の大人によって受けた医学的に重大な損傷(たとえば骨折，著明な皮下出血)による影響又は異常な暴力の形式(たとえば子供を硬い又は鋭利な物で殴打すること，熱傷を負わせること又は縛ること)を含む問題

- Z61.7 小児期における個人的な恐怖体験

    子供の将来に恐れをもたらす体験，たとえば子供の誘拐，生命をおびやかす自然災害，自己像や安全をおびやかす損傷，又は最愛の人の重度の外傷を目撃すること

- Z61.8 小児期におけるその他の否定的な生活体験
- Z61.9 小児期における否定的な生活体験，詳細不明

Z62 養育に関連するその他の問題　Other problems related to upbringing

除外：虐待症候群(T74.-)

- Z62.0 親の不適正な監督及び管理

    子供が何をしているか，どこにいるかの親の認識不足；管理不足；子供が危険な状況にある場合の関心の不足又は意図的介入の不足

- Z62.1 親の過保護

    幼児化をもたらした養育方法及び独立心のある行動の阻害をもたらした養育方法

- Z62.2 施設養育

    養育責任が主に施設側にある施設形式(乳児院，孤児院，児童福祉施設)における集団養育ケア，又は病院，回復施設等の施設で，一方の親さえ子供と生活していないで長期間におよぶ治療的なケア

- Z62.3 子供に対する敵意及び子供を敵意の身代わりとすること

    親の否定的行動が一個の人間としての子供の上に特に集中する。これは，時間的にも継続し，子供のすべての行動についてなされる(たとえば家族内のどんな問題にも決まって子供を叱ったり，悪い面を子供のせいにする)

- Z62.4 子供に対する情緒的軽視

    子供に対して横柄又は無神経な方法で話しかける親。子供への関心の不足，子供の困難に対する同情の不足，褒めることや勇気づけることの不足。不安行動に対するいらいら反応並びに十分な安らぎ及び情緒的な温かさの欠如

- Z62.5 養育の怠慢に関連するその他の問題

    学習及び遊びの経験の不足

- Z62.6 親の不適正な圧迫及び養育のその他の質的な異常

    その地域の基準と異なったことを子に強制する親。性の不適当(たとえば女の子の衣服を男の子に着せる)，年齢の不適当(たとえば子供の年齢以上の責任負担を子に強制)又はその他の不適当(たとえば望まない又はあまりに困難な活動を子供に押しつける)

| Z62.8 | 養育に関連するその他の明示された問題 |
| Z62.9 | 養育に関連する問題，詳細不明 |

Z63 家族に関連するその他の問題，家族環境を含む
Other problems related to primary support group, including family circumstances

除外：虐待症候群(T74.-)
　　　　　下記に関連する問題：
　　　　　　・小児期における否定的な生活体験(Z61.-)
　　　　　　・養育(Z62.-)

Z63.0	配偶者又はパートナーとの関係における問題
	敵意もしくは批判的な感情の重度又は長期にわたる調整不能又は広がり，又は激しい個人間の暴力(打つ又は殴る)が持続する環境を引き起こしたパートナー間の不和
Z63.1	両親及び義理の家族との関係における問題
Z63.2	不適切な家族の援助
Z63.3	家族の構成員の不在
Z63.4	家族の失踪及び死亡
	家族の死亡が推定される場合
Z63.5	離別及び離婚による家族の崩壊
	別居
Z63.6	家庭におけるケアの必要な扶養親族
Z63.7	家族や家庭に影響するその他のストレスの多い生活体験
	家族内の病人に関する不安(正常範囲内)
	家族の健康問題
	病気の又は具合の悪い家族の一員
	孤立した家族
Z63.8	家族に関連するその他の明示された問題
	家庭の不和 NOS
	家族内の感情のあつれきの高まり
	不適当な又は歪められた家族内のコミュニケーション
Z63.9	家族に関連する問題，詳細不明

Z64 社会心理的環境に関連する問題
Problems related to certain psychosocial circumstances

Z64.0	望まない妊娠に関連する問題
	除外：社会問題によるハイリスク妊娠の管理(Z35.7)
Z64.1	経産婦に関連する問題
	除外：頻回経産婦の妊娠の管理(Z35.4)
Z64.2	危険及び有害と知られている身体的，栄養的及び化学的関与＜介入＞を求めたり，受け入れたりすること
	除外：物質依存 － 索引を参照

Z64.3	危険及び有害と知られている行動的及び心理的関与＜介入＞を求めたり，受け入れたりすること
Z64.4	カウンセラーとの不和

下記との不和：
- 保護司
- ソーシャルワーカー

Z65 その他の社会心理的環境に関連する問題
Problems related to other psychosocial circumstances

除外：新鮮損傷 － 索引を参照

Z65.0	収監を伴わない民事及び刑事訴訟の有罪決定
Z65.1	収監及びその他の拘禁
Z65.2	刑務所からの釈放に関連する問題
Z65.3	その他の法的環境に関連する問題

逮捕
児童の保護又は扶養訴訟手続
訴訟
起訴

Z65.4	犯罪及びテロリズムの被害者

拷問の被害者

Z65.5	災害，戦争及びその他の敵対行為との遭遇

除外：差別又は迫害の標的と受けとられる状態(Z60.5)

Z65.8	社会心理的環境に関連するその他の明示された問題
Z65.9	社会心理的環境に関連する問題，詳細不明

その他の環境下での保健サービスの利用者(Z70－Z76)
Persons encountering health services in other circumstances

Z70 性的態度，性的行動及び性の方向づけに関連するカウンセリング
Counselling related to sexual attitude, behaviour and orientation

除外：避妊又は妊娠促進カウンセリング(Z30－Z31)

Z70.0	性的態度に関連するカウンセリング

性に関して当惑，小心又はその他の否定的な反応を示す者

Z70.1	性的行動及び性の方向づけに関連する患者へのカウンセリング

下記に関連する者：
- インポテンス＜(性交)不能症＞
- 無反応
- 乱交
- 性の方向づけ

Z70.2	**性的行動及び性の方向づけに関連する第三者へのカウンセリング**
	下記の者の性的行動及び性の方向づけに関連する指導：
	・小児
	・パートナー
	・配偶者
Z70.3	**性的態度，性的行動及び性の方向づけの複合に関連するカウンセリング**
Z70.8	**その他の性カウンセリング**
	性教育
Z70.9	**性カウンセリング，詳細不明**

Z71 その他のカウンセリング及び医学的助言についての保健サービスの利用者，他に分類されないもの
Persons encountering health services for other counselling and medical advice, not elsewhere classified

除外：避妊又は妊娠促進カウンセリング(Z30-Z31)
　　　性カウンセリング(Z70.-)

Z71.0	**他人のための相談者**
	不参加の第三者への指導又は治療
	除外：家族内の病人に関する不安(正常範囲内)(Z63.7)
Z71.1	**病気ではないが病訴を持つ者**
	表現されていない恐れの状態
	正常状態にある問題
	健康心配症＜健康なのに病気ではないかと心配している者＞
	除外：疾病及び病態の疑いに対する医学的観察及び評価(Z03.-)
Z71.2	**診査所見の説明を求める相談者**
Z71.3	**食事カウンセリング及びサーベイランス**
	食事カウンセリング及びサーベイランス(下記のための)：
	・NOS
	・大腸炎
	・糖尿病
	・食物アレルギー又は不耐症
	・胃炎
	・高コレステロール血症
	・肥満(症)
Z71.4	**アルコール乱用カウンセリング及びサーベイランス**
	除外：アルコール中毒症リハビリテーション処置(Z50.2)
Z71.5	**薬物乱用カウンセリング及びサーベイランス**
	除外：薬物中毒症リハビリテーション処置(Z50.3)
Z71.6	**タバコ乱用カウンセリング**
	除外：タバコ＜禁煙＞リハビリテーション処置(Z50.8)
Z71.7	**ヒト免疫不全ウイルス［HIV］カウンセリング**

Z71.8	その他の明示されたカウンセリング
	血族関係に関連するカウンセリング
Z71.9	カウンセリング，詳細不明
	医学的助言 NOS

Z72 ライフスタイル＜生活様式＞に関連する問題　Problems related to lifestyle
除外：下記に関連する問題：
・生活管理困難(Z73.-)
・社会経済的環境及び社会心理的環境(Z55-Z65)

Z72.0	タバコ使用＜喫煙＞
	除外：タバコ依存(F17.2)
Z72.1	アルコール使用＜飲酒＞
	除外：アルコール依存(F10.2)
Z72.2	薬物使用
	除外：依存を生じない物質の乱用(F55)
	薬物依存(共通4桁項目 .2 を伴う F11-F16, F19)
Z72.3	運動不足
Z72.4	不適正な食事及び食習慣
	除外：幼児期又は小児期の摂食行動の障害(F98.2-F98.3)
	摂食障害(F50.-)
	適正な食物の不足(Z59.4)
	栄養失調(症)及びその他の栄養欠乏症(E40-E64)
Z72.5	リスクの高い性行動
Z72.6	賭博及び賭
	除外：強迫性又は病的賭博(F63.0)
Z72.8	ライフスタイル＜生活様式＞に関連するその他の問題
	自傷的行動
Z72.9	ライフスタイル＜生活様式＞に関連する問題，詳細不明

Z73 生活管理困難に関連する問題　Problems related to life-management difficulty
除外：社会経済的環境及び社会心理的環境に関連する問題(Z55-Z65)

Z73.0	燃えつき(状態)
	活力消耗の状態
Z73.1	人格的素質の強調
	タイプA行動様式［抑制のない野望，高度の達成願望，短気，競争心及び危機感で特徴づけられたもの］
Z73.2	休養及び余暇の不足
Z73.3	ストレス，他に分類されないもの
	身体的及び精神的緊張 NOS
	除外：雇用又は失業に関連するもの(Z56.-)
Z73.4	世渡り下手，他に分類されないもの

Z73.5	社会的不協調，他に分類されないもの
Z73.6	能力低下による活動の制限
	除外：介護者依存(Z74.-)
Z73.8	生活管理困難に関連するその他の問題
Z73.9	生活管理困難に関連する問題，詳細不明

Z74 介護者依存に関連する問題　Problems related to care-provider dependency
除外：機能支持機器又は器具への依存 NEC(Z99.-)

Z74.0	移動困難による援助の必要性
Z74.1	個人介護の援助の必要性
Z74.2	家庭における援助の必要があるが，介護を行う世帯員がいない場合
Z74.3	継続的管理の必要性
Z74.8	介護者依存に関連するその他の問題
Z74.9	介護者依存に関連する問題，詳細不明

Z75 医療施設及びその他の保健ケアに関連する問題
Problems related to medical facilities and other health care

Z75.0	在宅医療サービスが受けられない状態
	除外：介護を行う世帯員がいない場合(Z74.2)
Z75.1	適切な施設への入所待機者
Z75.2	診査及び治療のためのその他の待機中
Z75.3	保健施設への入所及び利用の困難
	除外：ベッド待機(Z75.1)
Z75.4	その他の援助機関への入所及び利用の困難
Z75.5	休日交替ケア
	家人が休暇をとるために通常は家庭で介護を受けている者に対する保健ケア施設の提供
	一時ケア
	※ショートステイ
Z75.8	医療施設及びその他の保健ケアに関連するその他の問題
Z75.9	医療施設及びその他の保健ケアに関連する問題，詳細不明

Z76 その他の環境下での保健サービスの利用者
Persons encountering health services in other circumstances

Z76.0	処方箋の反復発行
	下記の処方箋の反復発行：
	・器具＜装具＞＜装置＞
	・薬剤
	・眼鏡
	除外：診断書の発行(Z02.7)
	避妊薬の反復処方(Z30.4)

-1008-

Z76.1	捨て子の健康管理及びケア
Z76.2	その他の健康な乳児及び小児の健康管理及びケア

　　　　下記のような環境下での健康な小児の医学的ケア，看護ケア又は管理：
　　　　・家庭の社会経済状態が悪い場合
　　　　・養父母又は養子先を待機中
　　　　・母の疾病
　　　　・通常のケアが妨害されるほど子の多い家庭

Z76.3	病人に付添う健康者

　　　　※ 付添看護者

Z76.4	保健ケア施設のその他の宿泊者

　　　　除外：ホームレス<路上生活者>(Z59.0)

Z76.5	仮病[意識的に装う]

　　　　仮病者(明確な動機を伴うもの)
　　　　除外：虚偽性障害(F68.1)
　　　　　　　医者めぐりをする患者<peregrinating patient>(F68.1)

Z76.8	その他の明示された環境下における保健サービスの利用者
Z76.9	詳細不明の環境下における保健サービスの利用者

家族歴，既往歴及び健康状態に影響を及ぼす特定の状態に関連する健康障害をきたす恐れのある者(Z80-Z99)
Persons with potential health hazards related to family and personal history and certain conditions influencing health status

　　　除外：経過観察<フォローアップ>検査(Z08-Z09)
　　　　　　経過観察<フォローアップ>の医学的ケア及び回復期(Z42-Z51，Z54.-)
　　　　　　家族歴及び既往歴にもとづき特殊スクリーニング並びにその他の検査又は診査を行う場合(Z00-Z13)
　　　　　　胎児障害の可能性があるために妊娠中の観察や処置を行う場合(O35.-)

Z80　悪性新生物<腫瘍>の家族歴　Family history of malignant neoplasm

Z80.0	消化器の悪性新生物<腫瘍>の家族歴

　　　　C15-C26に分類される病態

Z80.1	気管，気管支及び肺の悪性新生物<腫瘍>の家族歴

　　　　C33-C34に分類される病態

Z80.2	その他の呼吸器及び胸腔内臓器の悪性新生物<腫瘍>の家族歴

　　　　C30-C32，C37-C39に分類される病態

Z80.3	乳房の悪性新生物<腫瘍>の家族歴

　　　　C50.-に分類される病態

Z80.4	生殖器の悪性新生物<腫瘍>の家族歴

　　　　C51-C63に分類される病態

Z80.5	腎尿路の悪性新生物＜腫瘍＞の家族歴	
	C64-C68 に分類される病態	
Z80.6	白血病の家族歴	
	C91-C95 に分類される病態	
Z80.7	リンパ組織，造血組織及び関連組織のその他の悪性新生物＜腫瘍＞の家族歴	
	C81-C90，C96.- に分類される病態	
Z80.8	その他の臓器又は器官系の悪性新生物＜腫瘍＞の家族歴	
	C00-C14，C40-C49，C69-C79，C97 に分類される病態	
Z80.9	悪性新生物＜腫瘍＞の家族歴，詳細不明	
	C80.- に分類される病態	

Z81 精神及び行動の障害の家族歴
Family history of mental and behavioural disorders

Z81.0	知的障害＜精神遅滞＞の家族歴	
	F70-F79 に分類される病態	
Z81.1	アルコール乱用の家族歴	
	F10.- に分類される病態	
Z81.2	タバコ乱用の家族歴	
	F17.- に分類される病態	
Z81.3	その他の精神作用物質乱用の家族歴	
	F11-F16，F18-F19 に分類される病態	
Z81.4	その他の物質乱用の家族歴	
	F55 に分類される病態	
Z81.8	その他の精神及び行動の障害の家族歴	
	F00-F99 に分類されるその他の病態	

Z82 能力低下及び能力低下をもたらす慢性疾患の家族歴
Family history of certain disabilities and chronic diseases leading to disablement

Z82.0	てんかん及びその他の神経系疾患の家族歴	
	G00-G99 に分類される病態	
Z82.1	盲＜失明＞及び視力障害の家族歴	
	H54.- に分類される病態	
Z82.2	ろう＜聾＞及び難聴の家族歴	
	H90-H91 に分類される病態	
Z82.3	脳卒中の家族歴	
	I60-I64 に分類される病態	
Z82.4	虚血性心疾患及びその他の循環器系疾患の家族歴	
	I00-I52，I65-I99 に分類される病態	
Z82.5	喘息及びその他の慢性下気道疾患の家族歴	
	J40-J47 に分類される病態	

Z82.6	関節炎並びに筋骨格系及び結合組織のその他の疾患の家族歴
	M00-M99 に分類される病態
Z82.7	先天奇形，変形及び染色体異常の家族歴
	Q00-Q99 に分類される病態
Z82.8	その他の能力低下及び能力低下をもたらすその他の慢性疾患の家族歴，他に分類されないもの

Z83 その他の特定の障害の家族歴　Family history of other specific disorders

除外：家族内における伝染病の感染源との接触又は病原体への曝露(Z20.-)

Z83.0	ヒト免疫不全ウイルス［HIV］病の家族歴
	B20-B24，O98.7 に分類される病態
Z83.1	その他の感染症及び寄生虫症の家族歴
	A00-B19，B25-B94，B99 に分類される病態
Z83.2	血液及び造血器の疾患並びに免疫機構の障害の家族歴
	D50-D89 に分類される病態
Z83.3	糖尿病の家族歴
	E10-E14，O24 に分類される病態
Z83.4	その他の内分泌，栄養及び代謝疾患の家族歴
	E00-E07，E15-E90 に分類される病態
Z83.5	眼及び耳の障害の家族歴
	H00-H53，H55-H83，H92-H95 に分類される病態
	除外：下記の家族歴：
	・盲＜失明＞及び視力障害(Z82.1)
	・ろう＜聾＞及び難聴(Z82.2)
Z83.6	呼吸器系の疾患の家族歴
	J00-J39，J60-J99 に分類される病態
	除外：慢性下気道疾患の家族歴(Z82.5)
Z83.7	消化器系の疾患の家族歴
	K00-K93 に分類される病態

Z84 その他の病態の家族歴　Family history of other conditions

Z84.0	皮膚及び皮下組織の疾患の家族歴
	L00-L99 に分類される病態
Z84.1	腎及び尿管の障害の家族歴
	N00-N29 に分類される病態
Z84.2	腎尿路生殖器系のその他の疾患の家族歴
	N30-N99 に分類される病態
Z84.3	血族結婚の家族歴
Z84.8	その他の明示された病態の家族歴

| **Z85** | **悪性新生物＜腫瘍＞の既往歴**　Personal history of malignant neoplasm |

除外：経過観察＜フォローアップ＞の医学的ケア及び回復期(Z42-Z51, Z54.-)
　　　悪性新生物＜腫瘍＞の治療後の経過観察＜フォローアップ＞検査(Z08.-)

Z85.0　消化器の悪性新生物＜腫瘍＞の既往歴
　　　　C15-C26 に分類される病態

Z85.1　気管，気管支及び肺の悪性新生物＜腫瘍＞の既往歴
　　　　C33-C34 に分類される病態

Z85.2　その他の呼吸器及び胸腔内臓器の悪性新生物＜腫瘍＞の既往歴
　　　　C30-C32, C37-C39 に分類される病態

Z85.3　乳房の悪性新生物＜腫瘍＞の既往歴
　　　　C50.- に分類される病態

Z85.4　生殖器の悪性新生物＜腫瘍＞の既往歴
　　　　C51-C63 に分類される病態

Z85.5　腎尿路の悪性新生物＜腫瘍＞の既往歴
　　　　C64-C68 に分類される病態

Z85.6　白血病の既往歴
　　　　C91-C95 に分類される病態

Z85.7　リンパ組織，造血組織及び関連組織のその他の悪性新生物＜腫瘍＞の既往歴
　　　　C81-C90, C96.- に分類される病態

Z85.8　その他の臓器及び器官系の悪性新生物＜腫瘍＞の既往歴
　　　　C00-C14, C40-C49, C69-C79, C97 に分類される病態

Z85.9　悪性新生物＜腫瘍＞の既往歴，詳細不明
　　　　C80.- に分類される病態

| **Z86** | **その他の疾患の既往歴**　Personal history of certain other diseases |

除外：経過観察＜フォローアップ＞の医学的ケア及び回復期(Z42-Z51, Z54.-)

Z86.0　その他の新生物＜腫瘍＞の既往歴
　　　　D00-D48 に分類される病態
　　　　除外：悪性新生物＜腫瘍＞(Z85.-)

Z86.1　感染症及び寄生虫症の既往歴
　　　　A00-B89, B99 に分類される病態
　　　　除外：感染症及び寄生虫症の続発・後遺症(B90-B94)

Z86.2　血液及び造血器の疾患並びに免疫機構の障害の既往歴
　　　　D50-D89 に分類される病態

Z86.3　内分泌，栄養及び代謝疾患の既往歴
　　　　E00-E90 に分類される病態

Z86.4	精神作用物質乱用の既往歴

F10-F19 に分類される病態

除外:現在ある依存(共通4桁項目 .2 を伴う F10-F19)
　　　　下記の使用に関連する問題:
　　　　　　・アルコール(Z72.1)
　　　　　　・薬物(Z72.2)
　　　　　　・タバコ(Z72.0)

Z86.5	その他の精神及び行動の障害の既往歴

F00-F09,F20-F99 に分類される病態

Z86.6	神経系及び感覚器の疾患の既往歴

G00-G99,H00-H95 に分類される病態

Z86.7	循環器系の疾患の既往歴

I00-I99 に分類される病態

除外:陳旧性心筋梗塞(I25.2)
　　　心筋梗塞後症候群(I24.1)
　　　脳血管疾患の続発・後遺症(I69.-)

Z87　その他の疾患及び病態の既往歴
Personal history of other diseases and conditions

除外:経過観察＜フォローアップ＞の医学的ケア及び回復期(Z42-Z51,Z54.-)

Z87.0	呼吸器系の疾患の既往歴

J00-J99 に分類される病態

Z87.1	消化器系の疾患の既往歴

K00-K93 に分類される病態

Z87.2	皮膚及び皮下組織の疾患の既往歴

L00-L99 に分類される病態

Z87.3	筋骨格系及び結合組織の疾患の既往歴

M00-M99 に分類される病態

Z87.4	腎尿路生殖器系の疾患の既往歴

N00-N99 に分類される病態

Z87.5	妊娠,分娩及び産じょく＜褥＞の合併症の既往歴

O00-O99 に分類される病態
絨毛性疾患の既往歴

除外:習慣流産(N96)
　　　妊娠・分娩に不利な産科歴のある妊婦の管理(Z35.-)

Z87.6	周産期に発生した病態の既往歴

P00-P96 に分類される病態

Z87.7	先天奇形,変形及び染色体異常の既往歴

Q00-Q99 に分類される病態

Z87.8	その他の明示された病態の既往歴

S00-T98に分類される病態

除外:自傷の既往歴(Z91.5)

Z88 薬物,薬剤及び生物学的製剤のアレルギーの既往歴
Personal history of allergy to drugs, medicaments and biological substances

Z88.0	ペニシリンアレルギーの既往歴
Z88.1	その他の抗生物質アレルギーの既往歴
Z88.2	サルファ剤アレルギーの既往歴
Z88.3	その他の抗感染薬アレルギーの既往歴
Z88.4	麻酔薬アレルギーの既往歴
Z88.5	麻薬アレルギーの既往歴
Z88.6	鎮痛薬アレルギーの既往歴
Z88.7	血清及びワクチンのアレルギーの既往歴
Z88.8	その他の薬物,薬剤及び生物学的製剤のアレルギーの既往歴
Z88.9	詳細不明の薬物,薬剤及び生物学的製剤のアレルギーの既往歴

Z89 (四)肢の後天性欠損　Acquired absence of limb

包含:(四)肢の喪失:
・手術後
・外傷後

除外:(四)肢の後天性変形(M20-M21)
　　　(四)肢の先天性欠損(Q71-Q73)

Z89.0	指の後天性欠損[母指を含む],一側性
Z89.1	手及び手首の後天性欠損
Z89.2	手首より近位の上肢の後天性欠損

腕 NOS

Z89.3	両側上肢[各部位]の後天性欠損

指の後天性欠損,両側性

Z89.4	足及び足首の後天性欠損

趾<足ゆび>

Z89.5	膝又は膝より遠位の脚の後天性欠損
Z89.6	膝より近位の脚の後天性欠損

脚 NOS

Z89.7	両側下肢[各部位,趾<足ゆび>のみを除く]の後天性欠損
Z89.8	上肢及び下肢[各部位]の後天性欠損
Z89.9	(四)肢の後天性欠損,部位不明

Z90 臓器の後天性欠損，他に分類されないもの
Acquired absence of organs, not elsewhere classified

包含：身体の一部の手術後又は外傷後欠損 NEC
除外：先天性欠損 － 索引を参照
　　　　下記の術後欠損：
　　　　　　・内分泌腺(E89.-)
　　　　　　・脾(D73.0)

- Z90.0 頭部及び頚部の一部の後天性欠損
  - 眼
  - 喉頭
  - 鼻
  - 除外：歯(K08.1)
- Z90.1 乳房の後天性欠損
- Z90.2 肺［の一部］の後天性欠損
- Z90.3 胃の一部の後天性欠損
- Z90.4 消化管のその他の部位の後天性欠損
- Z90.5 腎の後天性欠損
- Z90.6 尿路のその他の部位の後天性欠損
- Z90.7 生殖器の後天性欠損
- Z90.8 その他の臓器の後天性欠損

Z91 危険因子の既往歴，他に分類されないもの
Personal history of risk-factors, not elsewhere classified

除外：汚染への曝露及び物理的環境に関連するその他の問題(Z58.-)
　　　　危険因子への職業的曝露(Z57.-)
　　　　精神作用物質乱用の既往歴(Z86.4)

- Z91.0 アレルギーの既往歴，薬物及び生物学的製剤以外のもの
  - 除外：薬物及び生物学的製剤のアレルギー既往歴(Z88.-)
- Z91.1 医療及び指示への不従順の既往歴
- Z91.2 個人衛生不十分の既往歴
- Z91.3 不健康な睡眠・覚醒スケジュールの既往歴
  - 除外：睡眠障害(G47.-)
- Z91.4 心理的外傷の既往歴，他に分類されないもの
- Z91.5 自傷の既往歴
  - 自殺に近いこと
  - 服毒
  - 自殺企図
- Z91.6 その他の身体的外傷の既往歴

Z91.8	その他の明示された危険因子の既往歴，他に分類されないもの
	乱用 NOS
	虐待 NOS

Z92 医療の既往歴　Personal history of medical treatment

Z92.0	避妊の既往歴
	除外：現在避妊中のカウンセリング又は管理(Z30.-)
	(子宮内)避妊器具の存在(Z97.5)
Z92.1	抗凝固薬の長期使用(現在継続中も含む)の既往歴
Z92.2	その他の医薬品の長期使用(現在継続中も含む)の既往歴
	アスピリン
Z92.3	放射線被曝の既往歴
	放射線治療
	除外：物理的環境における放射線被曝(Z58.4)
	職業的放射線被曝(Z57.1)
Z92.4	大手術の既往歴，他に分類されないもの
	除外：人工的開口状態(Z93.-)
	術後状態(Z98.-)
	機能性の挿入物及び移植片の存在(Z95-Z96)
	臓器又は組織の移植後の状態(Z94.-)
Z92.5	リハビリテーション療法の既往歴
Z92.6	新生物＜腫瘍＞性疾患に対する化学療法の既往歴
Z92.8	その他の医療の既往歴
Z92.9	医療の既往歴，詳細不明

Z93 人工的開口状態　Artificial opening status

除外：人工開口部の手当て又は管理(Z43.-)
　　　外部ストマの合併症(J95.0, K91.4, N99.5)

Z93.0	気管開口状態
Z93.1	胃瘻造設状態
Z93.2	回腸瘻造設状態
Z93.3	人工肛門造設状態
Z93.4	消化管のその他の人工的開口状態
Z93.5	膀胱瘻造設状態
Z93.6	尿路のその他の人工的開口状態
	腎瘻造設
	尿管瘻造設
	尿道瘻造設
Z93.8	その他の人工的開口状態
Z93.9	人工的開口状態，部位不明

第XXI章 健康状態に影響を及ぼす要因及び保健サービスの利用

Z94 臓器及び組織の移植後の状態　Transplanted organ and tissue status
包含：同種又は異種移植により置換された臓器又は組織
除外：移植臓器又は組織の合併症 － 索引を参照
　　　下記の存在：
　　　　　・血管移植片(Z95.-)
　　　　　・異種心臓弁(Z95.3)

- Z94.0　腎移植後の状態
- Z94.1　心臓移植後の状態
  除外：弁膜置換後の状態(Z95.2－Z95.4)
- Z94.2　肺移植後の状態
- Z94.3　心肺移植後の状態
- Z94.4　肝移植後の状態
- Z94.5　皮膚移植後の状態
  　　　自家皮膚移植後の状態
- Z94.6　骨移植後の状態
- Z94.7　角膜移植後の状態
- Z94.8　その他の臓器及び組織の移植後の状態
  　　　骨髄
  　　　腸
  　　　膵
  　　　幹細胞
- Z94.9　臓器及び組織の移植後の状態，詳細不明

Z95 心臓及び血管の挿入物及び移植片の存在
Presence of cardiac and vascular implants and grafts
除外：心臓及び血管の器具，挿入物及び移植片の合併症(T82.-)

- Z95.0　心臓の電気的デバイスの存在
  下記の存在：
  　　・心臓ペースメーカー
  　　・両室ペーシング機能付植え込み型除細動器(CRT-D)
  　　・両室ペーシング機能付(CRT)ペースメーカー
  　　・植え込み型除細動器(ICD)
  除外：心臓デバイスの調整又は管理(Z45.0)
  　　　人工心臓依存(Z99.4)
- Z95.1　大動脈・冠動脈バイパス移植片の存在
- Z95.2　人工心臓弁の存在
- Z95.3　異種心臓弁の存在
- Z95.4　その他の心臓弁置換状態

Z95.5	冠動脈血管形成挿入物及び移植片の存在
	人工冠動脈＜冠動脈プロステーシス＞の存在
	冠血管形成術後状態 NOS
Z95.8	その他の心臓及び血管の挿入物及び移植片の存在
	血管内プロステーシスの存在 NEC
	末梢血管形成術後状態 NOS
Z95.9	心臓及び血管の挿入物及び移植片の存在，詳細不明

Z96　その他の機能性の挿入物の存在　Presence of other functional implants

除外：体内プロステーシス，挿入物及び移植片の合併症(T82-T85)
　　　プロステーシス及びその他の器具の装着及び調整(Z44-Z46)

Z96.0	泌尿生殖器の挿入物の存在
Z96.1	眼内レンズの存在
	眼内レンズ挿入眼
Z96.2	耳鼻科学的挿入物の存在
	骨伝導聴覚器具
	蝸牛挿入物
	耳管ステント
	鼓膜切開チューブ
	あぶみ骨置換
Z96.3	人工喉頭の存在
Z96.4	内分泌腺挿入物の存在
	インスリンポンプ
Z96.5	歯根及び顎(骨)インプラントの存在
Z96.6	整形外科的関節挿入物の存在
	手指関節置換
	股関節置換(一部)(全部)
Z96.7	その他の骨及び腱の挿入物の存在
	頭蓋プレート
	※人工頭蓋
Z96.8	その他の明示された機能性の挿入物の存在
Z96.9	機能性の挿入物の存在，詳細不明

Z97　その他の器具の存在　Presence of other devices

除外：体内プロステーシス，挿入物及び移植片の合併症(T82-T85)
　　　プロステーシス及びその他の器具の装着及び調整(Z44-Z46)
　　　脳脊髄液ドレナージ器具の存在(Z98.2)

Z97.0	義眼の存在
Z97.1	義肢の存在(全部)(一部)
Z97.2	義歯の存在(全部床)(局部(床))
Z97.3	眼鏡及びコンタクトレンズの存在

- Z97.4 外部補聴器の存在
- Z97.5 (子宮内)避妊器具の存在

  除外：避妊器具の点検，再挿入又は除去(Z30.5)

  　　　避妊器具の挿入(Z30.1)
- Z97.8 その他の明示された器具の存在

Z98 その他の術後状態　Other postsurgical states

除外：経過観察＜フォローアップ＞の医学的ケア及び回復期(Z42-Z51, Z54.-)

　　　処置後又は術後合併症 － 索引を参照

- Z98.0 腸バイパス及び吻合状態
- Z98.1 関節固定状態
- Z98.2 脳脊髄液ドレナージ器具の存在

  CSFシャント
- Z98.8 その他の明示された術後状態

Z99 機能支持機器及び器具への依存，他に分類されないもの
Dependence on enabling machines and devices, not elsewhere classified

- Z99.0 吸引器依存
- Z99.1 人工呼吸器依存
- Z99.2 腎透析依存

  透析用の動静脈シャントの存在

  腎透析状態

  除外：透析治療又は施行中(Z49.-)
- Z99.3 車椅子依存
- Z99.4 人工心臓依存
- Z99.8 その他の機能支持機器及び器具への依存
- Z99.9 詳細不明の機能支持機器及び器具への依存

第XXII章　特殊目的用コード（U00－U89）

Codes for special purposes

本章には次のブロックを含む
U00－U49　　原因不明の新たな疾患の暫定分類
U82－U85　　抗菌薬及び抗腫瘍薬への耐性

原因不明の新たな疾患又はエマージェンシーコードの暫定分類
(U00－U49)
Provisional assignment of new diseases of uncertain etiology or emergency use

U04　重症急性呼吸器症候群［SARS］　Severe acute respiratory syndrome [SARS]
U04.9　　重症急性呼吸器症候群［SARS］，詳細不明

U06　ジカ＜Zika＞ウイルス病　Zika virus disease
　　　　項目 U00－U49 は WHO により原因不明の新しい疾患に暫定的に使用される。非常時においては，必ずしもコードが電子システムにおいて利用できるものではない。ここで使用する U06 項目の詳細は，WHO で指示があった場合に，直ちに，全ての電子システムでいつでもこの分類項目及び細分類項目が利用できるようにするものである。

U06.0　　エマージェンシーコード U06.0
U06.1　　エマージェンシーコード U06.1
U06.2　　エマージェンシーコード U06.2
U06.3　　エマージェンシーコード U06.3
U06.4　　エマージェンシーコード U06.4
U06.5　　エマージェンシーコード U06.5
U06.6　　エマージェンシーコード U06.6
U06.7　　エマージェンシーコード U06.7
U06.8　　エマージェンシーコード U06.8
U06.9　　ジカ＜Zika＞ウイルス病，詳細不明

U07　エマージェンシーコード U07　Emergency use of U07
　　　　項目 U00－U49 は WHO により原因不明の新しい疾患に暫定的に使用される。非常時においては，必ずしもコードが電子システムにおいて利用できるものではない。ここで使用する U07 項目の詳細は，WHO で指示があった場合に，直ちに，全ての電子システムでいつでもこの分類項目及び細分類項目が利用できるようにするものである。

U07.0　　ベイピングに関連する障害
　　　　　ダビング関連肺傷害
　　　　　ダビング関連障害
　　　　　エレクトロニックシガレット関連肺傷害

第XXI章　特殊目的用コード

　　　　　エレクトロニックシガレット関連肺損傷
　　　　　ダビング関連肺損傷
　　　　　イーシガレットー[エレクトロニック]シガレット関連障害
　　　　　EVALI[イーシガレット，又はベイピング，製品使用に伴う肺損傷]
　　　　　肺炎又はその他の症状の分類が必要な場合は，追加コードを使用する。

U07.1　コロナウイルス感染症2019，ウイルスが同定されたもの
　　　　※COVID-19，ウイルスが同定されたもの
　　　　　コロナウイルス感染症2019＜COVID-19＞ NOS
　　　　　臨床徴候又は症状の重症度にかかわらず，コロナウイルス感染症2019が検査で確認された場合に使用する。肺炎又はその他の症状の分類が必要な場合は，追加コードを使用する。
　　　　　除外：コロナウイルス感染症，部位不明(B34.2)
　　　　　　　　他章に分類される疾患の原因であるコロナウイルス(B97.2)
　　　　　　　　重症急性呼吸器症候群[SARS]，詳細不明(U04.9)

U07.2　コロナウイルス感染症2019，ウイルスが同定されていないもの
　　　　※COVID-19，ウイルスが同定されていないもの
　　　　　コロナウイルス感染症2019が臨床的又は疫学的に診断されているが，検査の結果が確定的でない又は検査が利用できない場合に使用する。肺炎又はその他の症状の分類が必要な場合は，追加コードを使用する。
　　　　　除外：コロナウイルス感染症，部位不明(B34.2)
　　　　　　　　コロナウイルス感染症2019＜COVID-19＞：
　　　　　　　　・検査で確認されたもの(U07.1)
　　　　　　　　・特殊スクリーニング検査(Z11.5)
　　　　　　　　・疑われたが検査陰性により除外診断されたもの(Z03.8)

U07.3　エマージェンシーコードU07.3
U07.4　エマージェンシーコードU07.4
U07.5　エマージェンシーコードU07.5
U07.6　エマージェンシーコードU07.6
U07.7　エマージェンシーコードU07.7
U07.8　エマージェンシーコードU07.8
U07.9　エマージェンシーコードU07.9

U08　コロナウイルス感染症2019の既往歴
　　　　※COVID-19の既往歴
　　　　　項目U00-U49はWHOにより原因不明の新しい疾患に暫定的に使用される。非常時においては，必ずしもコードが電子システムにおいて利用できるものではない。ここで使用するU08項目の詳細は，WHOで指示があった場合に，直ちに，全ての電子システムでいつでもこの分類項目及び細分類項目が利用できるようにするものである。

U08.0　エマージェンシーコードU08.0
U08.1　エマージェンシーコードU08.1
U08.2　エマージェンシーコードU08.2

第XII章　特殊目的用コード

U08.3	エマージェンシーコード U08.3
U08.4	エマージェンシーコード U08.4
U08.5	エマージェンシーコード U08.5
U08.6	エマージェンシーコード U08.6
U08.7	エマージェンシーコード U08.7
U08.8	エマージェンシーコード U08.8
U08.9	コロナウイルス感染症 2019 の既往歴，詳細不明

　　　※ COVID-19 の既往歴，詳細不明

　　　注：この任意のコードは，もはやコロナウイルス感染症 2019 を患っていないが，健康状態に影響を与えたと確認された又はその可能性が高いコロナウイルス感染症 2019 の以前のエピソードを記録するために使用される。このコードは死亡の一次製表に使用すべきではない。

U09　コロナウイルス感染症 2019 後の病態

　　　※ COVID-19 後の病態

　　　項目 U00-U49 は WHO により原因不明の新しい疾患に暫定的に使用される。非常時においては，必ずしもコードが電子システムにおいて利用できるものではない。ここで使用する U09 項目の詳細は，WHO で指示があった場合に，直ちに，全ての電子システムでいつでもこの分類項目及び細分類項目が利用できるようにするものである。

U09.0	エマージェンシーコード U09.0
U09.1	エマージェンシーコード U09.1
U09.2	エマージェンシーコード U09.2
U09.3	エマージェンシーコード U09.3
U09.4	エマージェンシーコード U09.4
U09.5	エマージェンシーコード U09.5
U09.6	エマージェンシーコード U09.6
U09.7	エマージェンシーコード U09.7
U09.8	エマージェンシーコード U09.8
U09.9	コロナウイルス感染症 2019 後の病態，詳細不明

　　　※ COVID-19 後の病態，詳細不明

　　　注：この任意のコードは，コロナウイルス感染症 2019 との関連性の確立を可能にするためのものである。このコードは，依然としてコロナウイルス感染症 2019 を呈している場合には使用しない。

U10　コロナウイルス感染症 2019 に関連する多系統炎症性症候群

　　　※ COVID-19 に関連する多系統炎症性症候群

　　　項目 U00-U49 は WHO により原因不明の新しい疾患に暫定的に使用される。非常時においては，必ずしもコードが電子システムにおいて利用できるものではない。ここで使用する U10 項目の詳細は，WHO で指示があった場合に，直ちに，全ての電子システムでいつでもこの分類項目及び細分類項目が利用できるようにするものである。

U10.0	エマージェンシーコード U10.0

U10.1	エマージェンシーコード U10.1
U10.2	エマージェンシーコード U10.2
U10.3	エマージェンシーコード U10.3
U10.4	エマージェンシーコード U10.4
U10.5	エマージェンシーコード U10.5
U10.6	エマージェンシーコード U10.6
U10.7	エマージェンシーコード U10.7
U10.8	エマージェンシーコード U10.8
U10.9	**コロナウイルス感染症 2019 に関連する多系統炎症性症候群，詳細不明**

※ COVID-19 に関連する多系統炎症性症候群，詳細不明

サイトカインストーム
川崎病様症候群
小児炎症性多系統症候群（PIMS）　　時間的にコロナウイルス
小児多系統炎症性症候群（MIS-C）　　感染症 2019 に関連するもの

除外：皮膚粘膜リンパ節症候群［川崎病］（M30.3）

U11　エマージェンシーコード U11

項目 U00-U49 は WHO により原因不明の新しい疾患に暫定的に使用される．非常時においては，必ずしもコードが電子システムにおいて利用できるものではない．ここで使用する U11 項目の詳細は，WHO で指示があった場合に，直ちに，全ての電子システムでいつでもこの分類項目及び細分類項目が利用できるようにするものである．

U11.0	エマージェンシーコード U11.0
U11.1	エマージェンシーコード U11.1
U11.2	エマージェンシーコード U11.2
U11.3	エマージェンシーコード U11.3
U11.4	エマージェンシーコード U11.4
U11.5	エマージェンシーコード U11.5
U11.6	エマージェンシーコード U11.6
U11.7	エマージェンシーコード U11.7
U11.8	エマージェンシーコード U11.8
U11.9	エマージェンシーコード U11.9

U12　エマージェンシーコード U12

項目 U00-U49 は WHO により原因不明の新しい疾患に暫定的に使用される．非常時においては，必ずしもコードが電子システムにおいて利用できるものではない．ここで使用する U12 項目の詳細は，WHO で指示があった場合に，直ちに，全ての電子システムでいつでもこの分類項目及び細分類項目が利用できるようにするものである．

U12.0	エマージェンシーコード U12.0
U12.1	エマージェンシーコード U12.1
U12.2	エマージェンシーコード U12.2
U12.3	エマージェンシーコード U12.3

U12.4	エマージェンシーコード U12.4
U12.5	エマージェンシーコード U12.5
U12.6	エマージェンシーコード U12.6
U12.7	エマージェンシーコード U12.7
U12.8	エマージェンシーコード U12.8
U12.9	エマージェンシーコード U12.9

U13　エマージェンシーコード U13

項目 U00-U49 は WHO により原因不明の新しい疾患に暫定的に使用される。非常時においては，必ずしもコードが電子システムにおいて利用できるものではない。ここで使用する U13 項目の詳細は，WHO で指示があった場合に，直ちに，全ての電子システムでいつでもこの分類項目及び細分類項目が利用できるようにするものである。

U13.0	エマージェンシーコード U13.0
U13.1	エマージェンシーコード U13.1
U13.2	エマージェンシーコード U13.2
U13.3	エマージェンシーコード U13.3
U13.4	エマージェンシーコード U13.4
U13.5	エマージェンシーコード U13.5
U13.6	エマージェンシーコード U13.6
U13.7	エマージェンシーコード U13.7
U13.8	エマージェンシーコード U13.8
U13.9	エマージェンシーコード U13.9

U14　エマージェンシーコード U14

項目 U00-U49 は WHO により原因不明の新しい疾患に暫定的に使用される。非常時においては，必ずしもコードが電子システムにおいて利用できるものではない。ここで使用する U14 項目の詳細は，WHO で指示があった場合に，直ちに，全ての電子システムでいつでもこの分類項目及び細分類項目が利用できるようにするものである。

U14.0	エマージェンシーコード U14.0
U14.1	エマージェンシーコード U14.1
U14.2	エマージェンシーコード U14.2
U14.3	エマージェンシーコード U14.3
U14.4	エマージェンシーコード U14.4
U14.5	エマージェンシーコード U14.5
U14.6	エマージェンシーコード U14.6
U14.7	エマージェンシーコード U14.7
U14.8	エマージェンシーコード U14.8
U14.9	エマージェンシーコード U14.9

第XXII章　特殊目的用コード

U15　エマージェンシーコード U15
　　　項目 U00-U49 は WHO により原因不明の新しい疾患に暫定的に使用される。非常時においては，必ずしもコードが電子システムにおいて利用できるものではない。ここで使用する U15 項目の詳細は，WHO で指示があった場合に，直ちに，全ての電子システムでいつでもこの分類項目及び細分類項目が利用できるようにするものである。

- U15.0　エマージェンシーコード U15.0
- U15.1　エマージェンシーコード U15.1
- U15.2　エマージェンシーコード U15.2
- U15.3　エマージェンシーコード U15.3
- U15.4　エマージェンシーコード U15.4
- U15.5　エマージェンシーコード U15.5
- U15.6　エマージェンシーコード U15.6
- U15.7　エマージェンシーコード U15.7
- U15.8　エマージェンシーコード U15.8
- U15.9　エマージェンシーコード U15.9

U16　エマージェンシーコード U16
　　　項目 U00-U49 は WHO により原因不明の新しい疾患に暫定的に使用される。非常時においては，必ずしもコードが電子システムにおいて利用できるものではない。ここで使用する U16 項目の詳細は，WHO で指示があった場合に，直ちに，全ての電子システムでいつでもこの分類項目及び細分類項目が利用できるようにするものである。

- U16.0　エマージェンシーコード U16.0
- U16.1　エマージェンシーコード U16.1
- U16.2　エマージェンシーコード U16.2
- U16.3　エマージェンシーコード U16.3
- U16.4　エマージェンシーコード U16.4
- U16.5　エマージェンシーコード U16.5
- U16.6　エマージェンシーコード U16.6
- U16.7　エマージェンシーコード U16.7
- U16.8　エマージェンシーコード U16.8
- U16.9　エマージェンシーコード U16.9

U17　エマージェンシーコード U17
　　　項目 U00-U49 は WHO により原因不明の新しい疾患に暫定的に使用される。非常時においては，必ずしもコードが電子システムにおいて利用できるものではない。ここで使用する U17 項目の詳細は，WHO で指示があった場合に，直ちに，全ての電子システムでいつでもこの分類項目及び細分類項目が利用できるようにするものである。

- U17.0　エマージェンシーコード U17.0
- U17.1　エマージェンシーコード U17.1
- U17.2　エマージェンシーコード U17.2
- U17.3　エマージェンシーコード U17.3

第XXII章 特殊目的用コード

U17.4	エマージェンシーコード U17.4
U17.5	エマージェンシーコード U17.5
U17.6	エマージェンシーコード U17.6
U17.7	エマージェンシーコード U17.7
U17.8	エマージェンシーコード U17.8
U17.9	エマージェンシーコード U17.9

U18 エマージェンシーコード U18

項目 U00-U49 は WHO により原因不明の新しい疾患に暫定的に使用される。非常時においては，必ずしもコードが電子システムにおいて利用できるものではない。ここで使用する U18 項目の詳細は，WHO で指示があった場合に，直ちに，全ての電子システムでいつでもこの分類項目及び細分類項目が利用できるようにするものである。

U18.0	エマージェンシーコード U18.0
U18.1	エマージェンシーコード U18.1
U18.2	エマージェンシーコード U18.2
U18.3	エマージェンシーコード U18.3
U18.4	エマージェンシーコード U18.4
U18.5	エマージェンシーコード U18.5
U18.6	エマージェンシーコード U18.6
U18.7	エマージェンシーコード U18.7
U18.8	エマージェンシーコード U18.8
U18.9	エマージェンシーコード U18.9

U19 エマージェンシーコード U19

項目 U00-U49 は WHO により原因不明の新しい疾患に暫定的に使用される。非常時においては，必ずしもコードが電子システムにおいて利用できるものではない。ここで使用する U19 項目の詳細は，WHO で指示があった場合に，直ちに，全ての電子システムでいつでもこの分類項目及び細分類項目が利用できるようにするものである。

U19.0	エマージェンシーコード U19.0
U19.1	エマージェンシーコード U19.1
U19.2	エマージェンシーコード U19.2
U19.3	エマージェンシーコード U19.3
U19.4	エマージェンシーコード U19.4
U19.5	エマージェンシーコード U19.5
U19.6	エマージェンシーコード U19.6
U19.7	エマージェンシーコード U19.7
U19.8	エマージェンシーコード U19.8
U19.9	エマージェンシーコード U19.9

第XXII章 特殊目的用コード

U20 エマージェンシーコード U20

項目 U00-U49 は WHO により原因不明の新しい疾患に暫定的に使用される．非常時においては，必ずしもコードが電子システムにおいて利用できるものではない．ここで使用する U20 項目の詳細は，WHO で指示があった場合に，直ちに，全ての電子システムでいつでもこの分類項目及び細分類項目が利用できるようにするものである．

U20.0 エマージェンシーコード U20.0
U20.1 エマージェンシーコード U20.1
U20.2 エマージェンシーコード U20.2
U20.3 エマージェンシーコード U20.3
U20.4 エマージェンシーコード U20.4
U20.5 エマージェンシーコード U20.5
U20.6 エマージェンシーコード U20.6
U20.7 エマージェンシーコード U20.7
U20.8 エマージェンシーコード U20.8
U20.9 エマージェンシーコード U20.9

U21 エマージェンシーコード U21

項目 U00-U49 は WHO により原因不明の新しい疾患に暫定的に使用される．非常時においては，必ずしもコードが電子システムにおいて利用できるものではない．ここで使用する U21 項目の詳細は，WHO で指示があった場合に，直ちに，全ての電子システムでいつでもこの分類項目及び細分類項目が利用できるようにするものである．

U21.0 エマージェンシーコード U21.0
U21.1 エマージェンシーコード U21.1
U21.2 エマージェンシーコード U21.2
U21.3 エマージェンシーコード U21.3
U21.4 エマージェンシーコード U21.4
U21.5 エマージェンシーコード U21.5
U21.6 エマージェンシーコード U21.6
U21.7 エマージェンシーコード U21.7
U21.8 エマージェンシーコード U21.8
U21.9 エマージェンシーコード U21.9

U22 エマージェンシーコード U22

項目 U00-U49 は WHO により原因不明の新しい疾患に暫定的に使用される．非常時においては，必ずしもコードが電子システムにおいて利用できるものではない．ここで使用する U22 項目の詳細は，WHO で指示があった場合に，直ちに，全ての電子システムでいつでもこの分類項目及び細分類項目が利用できるようにするものである．

U22.0 エマージェンシーコード U22.0
U22.1 エマージェンシーコード U22.1
U22.2 エマージェンシーコード U22.2
U22.3 エマージェンシーコード U22.3

U22.4	エマージェンシーコード U22.4
U22.5	エマージェンシーコード U22.5
U22.6	エマージェンシーコード U22.6
U22.7	エマージェンシーコード U22.7
U22.8	エマージェンシーコード U22.8
U22.9	エマージェンシーコード U22.9

U23　エマージェンシーコード U23

項目 U00-U49 は WHO により原因不明の新しい疾患に暫定的に使用される．非常時においては，必ずしもコードが電子システムにおいて利用できるものではない．ここで使用する U23 項目の詳細は，WHO で指示があった場合に，直ちに，全ての電子システムでいつでもこの分類項目及び細分類項目が利用できるようにするものである．

U23.0	エマージェンシーコード U23.0
U23.1	エマージェンシーコード U23.1
U23.2	エマージェンシーコード U23.2
U23.3	エマージェンシーコード U23.3
U23.4	エマージェンシーコード U23.4
U23.5	エマージェンシーコード U23.5
U23.6	エマージェンシーコード U23.6
U23.7	エマージェンシーコード U23.7
U23.8	エマージェンシーコード U23.8
U23.9	エマージェンシーコード U23.9

U24　エマージェンシーコード U24

項目 U00-U49 は WHO により原因不明の新しい疾患に暫定的に使用される．非常時においては，必ずしもコードが電子システムにおいて利用できるものではない．ここで使用する U24 項目の詳細は，WHO で指示があった場合に，直ちに，全ての電子システムでいつでもこの分類項目及び細分類項目が利用できるようにするものである．

U24.0	エマージェンシーコード U24.0
U24.1	エマージェンシーコード U24.1
U24.2	エマージェンシーコード U24.2
U24.3	エマージェンシーコード U24.3
U24.4	エマージェンシーコード U24.4
U24.5	エマージェンシーコード U24.5
U24.6	エマージェンシーコード U24.6
U24.7	エマージェンシーコード U24.7
U24.8	エマージェンシーコード U24.8
U24.9	エマージェンシーコード U24.9

第XII章　特殊目的用コード

U25　エマージェンシーコード U25

項目 U00−U49 は WHO により原因不明の新しい疾患に暫定的に使用される．非常時においては，必ずしもコードが電子システムにおいて利用できるものではない．ここで使用する U25 項目の詳細は，WHO で指示があった場合に，直ちに，全ての電子システムでいつでもこの分類項目及び細分類項目が利用できるようにするものである．

U25.0	エマージェンシーコード U25.0
U25.1	エマージェンシーコード U25.1
U25.2	エマージェンシーコード U25.2
U25.3	エマージェンシーコード U25.3
U25.4	エマージェンシーコード U25.4
U25.5	エマージェンシーコード U25.5
U25.6	エマージェンシーコード U25.6
U25.7	エマージェンシーコード U25.7
U25.8	エマージェンシーコード U25.8
U25.9	エマージェンシーコード U25.9

U26　エマージェンシーコード U26

項目 U00−U49 は WHO により原因不明の新しい疾患に暫定的に使用される．非常時においては，必ずしもコードが電子システムにおいて利用できるものではない．ここで使用する U26 項目の詳細は，WHO で指示があった場合に，直ちに，全ての電子システムでいつでもこの分類項目及び細分類項目が利用できるようにするものである．

U26.0	エマージェンシーコード U26.0
U26.1	エマージェンシーコード U26.1
U26.2	エマージェンシーコード U26.2
U26.3	エマージェンシーコード U26.3
U26.4	エマージェンシーコード U26.4
U26.5	エマージェンシーコード U26.5
U26.6	エマージェンシーコード U26.6
U26.7	エマージェンシーコード U26.7
U26.8	エマージェンシーコード U26.8
U26.9	エマージェンシーコード U26.9

U27　エマージェンシーコード U27

項目 U00−U49 は WHO により原因不明の新しい疾患に暫定的に使用される．非常時においては，必ずしもコードが電子システムにおいて利用できるものではない．ここで使用する U27 項目の詳細は，WHO で指示があった場合に，直ちに，全ての電子システムでいつでもこの分類項目及び細分類項目が利用できるようにするものである．

U27.0	エマージェンシーコード U27.0
U27.1	エマージェンシーコード U27.1
U27.2	エマージェンシーコード U27.2
U27.3	エマージェンシーコード U27.3

第XXII章　特殊目的用コード

U27.4	エマージェンシーコード U27.4
U27.5	エマージェンシーコード U27.5
U27.6	エマージェンシーコード U27.6
U27.7	エマージェンシーコード U27.7
U27.8	エマージェンシーコード U27.8
U27.9	エマージェンシーコード U27.9

U28 エマージェンシーコード U28

項目 U00-U49 は WHO により原因不明の新しい疾患に暫定的に使用される。非常時においては，必ずしもコードが電子システムにおいて利用できるものではない。ここで使用する U28 項目の詳細は，WHO で指示があった場合に，直ちに，全ての電子システムでいつでもこの分類項目及び細分類項目が利用できるようにするものである。

U28.0	エマージェンシーコード U28.0
U28.1	エマージェンシーコード U28.1
U28.2	エマージェンシーコード U28.2
U28.3	エマージェンシーコード U28.3
U28.4	エマージェンシーコード U28.4
U28.5	エマージェンシーコード U28.5
U28.6	エマージェンシーコード U28.6
U28.7	エマージェンシーコード U28.7
U28.8	エマージェンシーコード U28.8
U28.9	エマージェンシーコード U28.9

U29 エマージェンシーコード U29

項目 U00-U49 は WHO により原因不明の新しい疾患に暫定的に使用される。非常時においては，必ずしもコードが電子システムにおいて利用できるものではない。ここで使用する U29 項目の詳細は，WHO で指示があった場合に，直ちに，全ての電子システムでいつでもこの分類項目及び細分類項目が利用できるようにするものである。

U29.0	エマージェンシーコード U29.0
U29.1	エマージェンシーコード U29.1
U29.2	エマージェンシーコード U29.2
U29.3	エマージェンシーコード U29.3
U29.4	エマージェンシーコード U29.4
U29.5	エマージェンシーコード U29.5
U29.6	エマージェンシーコード U29.6
U29.7	エマージェンシーコード U29.7
U29.8	エマージェンシーコード U29.8
U29.9	エマージェンシーコード U29.9

第XXII章　特殊目的用コード

U30　エマージェンシーコード U30

項目 U00－U49 は WHO により原因不明の新しい疾患に暫定的に使用される。非常時においては，必ずしもコードが電子システムにおいて利用できるものではない。ここで使用する U30 項目の詳細は，WHO で指示があった場合に，直ちに，全ての電子システムでいつでもこの分類項目及び細分類項目が利用できるようにするものである。

- U30.0　エマージェンシーコード U30.0
- U30.1　エマージェンシーコード U30.1
- U30.2　エマージェンシーコード U30.2
- U30.3　エマージェンシーコード U30.3
- U30.4　エマージェンシーコード U30.4
- U30.5　エマージェンシーコード U30.5
- U30.6　エマージェンシーコード U30.6
- U30.7　エマージェンシーコード U30.7
- U30.8　エマージェンシーコード U30.8
- U30.9　エマージェンシーコード U30.9

U31　エマージェンシーコード U31

項目 U00－U49 は WHO により原因不明の新しい疾患に暫定的に使用される。非常時においては，必ずしもコードが電子システムにおいて利用できるものではない。ここで使用する U31 項目の詳細は，WHO で指示があった場合に，直ちに，全ての電子システムでいつでもこの分類項目及び細分類項目が利用できるようにするものである。

- U31.0　エマージェンシーコード U31.0
- U31.1　エマージェンシーコード U31.1
- U31.2　エマージェンシーコード U31.2
- U31.3　エマージェンシーコード U31.3
- U31.4　エマージェンシーコード U31.4
- U31.5　エマージェンシーコード U31.5
- U31.6　エマージェンシーコード U31.6
- U31.7　エマージェンシーコード U31.7
- U31.8　エマージェンシーコード U31.8
- U31.9　エマージェンシーコード U31.9

U32　エマージェンシーコード U32

項目 U00－U49 は WHO により原因不明の新しい疾患に暫定的に使用される。非常時においては，必ずしもコードが電子システムにおいて利用できるものではない。ここで使用する U32 項目の詳細は，WHO で指示があった場合に，直ちに，全ての電子システムでいつでもこの分類項目及び細分類項目が利用できるようにするものである。

- U32.0　エマージェンシーコード U32.0
- U32.1　エマージェンシーコード U32.1
- U32.2　エマージェンシーコード U32.2
- U32.3　エマージェンシーコード U32.3

U32.4	エマージェンシーコード U32.4
U32.5	エマージェンシーコード U32.5
U32.6	エマージェンシーコード U32.6
U32.7	エマージェンシーコード U32.7
U32.8	エマージェンシーコード U32.8
U32.9	エマージェンシーコード U32.9

U33 エマージェンシーコード U33

項目 U00-U49 は WHO により原因不明の新しい疾患に暫定的に使用される。非常時においては，必ずしもコードが電子システムにおいて利用できるものではない。ここで使用する U33 項目の詳細は，WHO で指示があった場合に，直ちに，全ての電子システムでいつでもこの分類項目及び細分類項目が利用できるようにするものである。

U33.0	エマージェンシーコード U33.0
U33.1	エマージェンシーコード U33.1
U33.2	エマージェンシーコード U33.2
U33.3	エマージェンシーコード U33.3
U33.4	エマージェンシーコード U33.4
U33.5	エマージェンシーコード U33.5
U33.6	エマージェンシーコード U33.6
U33.7	エマージェンシーコード U33.7
U33.8	エマージェンシーコード U33.8
U33.9	エマージェンシーコード U33.9

U34 エマージェンシーコード U34

項目 U00-U49 は WHO により原因不明の新しい疾患に暫定的に使用される。非常時においては，必ずしもコードが電子システムにおいて利用できるものではない。ここで使用する U34 項目の詳細は，WHO で指示があった場合に，直ちに，全ての電子システムでいつでもこの分類項目及び細分類項目が利用できるようにするものである。

U34.0	エマージェンシーコード U34.0
U34.1	エマージェンシーコード U34.1
U34.2	エマージェンシーコード U34.2
U34.3	エマージェンシーコード U34.3
U34.4	エマージェンシーコード U34.4
U34.5	エマージェンシーコード U34.5
U34.6	エマージェンシーコード U34.6
U34.7	エマージェンシーコード U34.7
U34.8	エマージェンシーコード U34.8
U34.9	エマージェンシーコード U34.9

第ⅩⅩⅡ章　特殊目的用コード

U35　エマージェンシーコード U35

項目 U00－U49 は WHO により原因不明の新しい疾患に暫定的に使用される．非常時においては，必ずしもコードが電子システムにおいて利用できるものではない．ここで使用する U35 項目の詳細は，WHO で指示があった場合に，直ちに，全ての電子システムでいつでもこの分類項目及び細分類項目が利用できるようにするものである．

- U35.0　エマージェンシーコード U35.0
- U35.1　エマージェンシーコード U35.1
- U35.2　エマージェンシーコード U35.2
- U35.3　エマージェンシーコード U35.3
- U35.4　エマージェンシーコード U35.4
- U35.5　エマージェンシーコード U35.5
- U35.6　エマージェンシーコード U35.6
- U35.7　エマージェンシーコード U35.7
- U35.8　エマージェンシーコード U35.8
- U35.9　エマージェンシーコード U35.9

U36　エマージェンシーコード U36

項目 U00－U49 は WHO により原因不明の新しい疾患に暫定的に使用される．非常時においては，必ずしもコードが電子システムにおいて利用できるものではない．ここで使用する U36 項目の詳細は，WHO で指示があった場合に，直ちに，全ての電子システムでいつでもこの分類項目及び細分類項目が利用できるようにするものである．

- U36.0　エマージェンシーコード U36.0
- U36.1　エマージェンシーコード U36.1
- U36.2　エマージェンシーコード U36.2
- U36.3　エマージェンシーコード U36.3
- U36.4　エマージェンシーコード U36.4
- U36.5　エマージェンシーコード U36.5
- U36.6　エマージェンシーコード U36.6
- U36.7　エマージェンシーコード U36.7
- U36.8　エマージェンシーコード U36.8
- U36.9　エマージェンシーコード U36.9

U37　エマージェンシーコード U37

項目 U00－U49 は WHO により原因不明の新しい疾患に暫定的に使用される．非常時においては，必ずしもコードが電子システムにおいて利用できるものではない．ここで使用する U37 項目の詳細は，WHO で指示があった場合に，直ちに，全ての電子システムでいつでもこの分類項目及び細分類項目が利用できるようにするものである．

- U37.0　エマージェンシーコード U37.0
- U37.1　エマージェンシーコード U37.1
- U37.2　エマージェンシーコード U37.2
- U37.3　エマージェンシーコード U37.3

U37.4	エマージェンシーコード U37.4
U37.5	エマージェンシーコード U37.5
U37.6	エマージェンシーコード U37.6
U37.7	エマージェンシーコード U37.7
U37.8	エマージェンシーコード U37.8
U37.9	エマージェンシーコード U37.9

U38 エマージェンシーコード U38

項目 U00-U49 は WHO により原因不明の新しい疾患に暫定的に使用される。非常時においては，必ずしもコードが電子システムにおいて利用できるものではない。ここで使用する U38 項目の詳細は，WHO で指示があった場合に，直ちに，全ての電子システムでいつでもこの分類項目及び細分類項目が利用できるようにするものである。

U38.0	エマージェンシーコード U38.0
U38.1	エマージェンシーコード U38.1
U38.2	エマージェンシーコード U38.2
U38.3	エマージェンシーコード U38.3
U38.4	エマージェンシーコード U38.4
U38.5	エマージェンシーコード U38.5
U38.6	エマージェンシーコード U38.6
U38.7	エマージェンシーコード U38.7
U38.8	エマージェンシーコード U38.8
U38.9	エマージェンシーコード U38.9

U39 エマージェンシーコード U39

項目 U00-U49 は WHO により原因不明の新しい疾患に暫定的に使用される。非常時においては，必ずしもコードが電子システムにおいて利用できるものではない。ここで使用する U39 項目の詳細は，WHO で指示があった場合に，直ちに，全ての電子システムでいつでもこの分類項目及び細分類項目が利用できるようにするものである。

U39.0	エマージェンシーコード U39.0
U39.1	エマージェンシーコード U39.1
U39.2	エマージェンシーコード U39.2
U39.3	エマージェンシーコード U39.3
U39.4	エマージェンシーコード U39.4
U39.5	エマージェンシーコード U39.5
U39.6	エマージェンシーコード U39.6
U39.7	エマージェンシーコード U39.7
U39.8	エマージェンシーコード U39.8
U39.9	エマージェンシーコード U39.9

第XXII章　特　殊　目　的　用　コ　ー　ド

U40　エマージェンシーコード U40

項目 U00-U49 は WHO により原因不明の新しい疾患に暫定的に使用される．非常時においては，必ずしもコードが電子システムにおいて利用できるものではない．ここで使用する U40 項目の詳細は，WHO で指示があった場合に，直ちに，全ての電子システムでいつでもこの分類項目及び細分類項目が利用できるようにするものである．

- U40.0　エマージェンシーコード U40.0
- U40.1　エマージェンシーコード U40.1
- U40.2　エマージェンシーコード U40.2
- U40.3　エマージェンシーコード U40.3
- U40.4　エマージェンシーコード U40.4
- U40.5　エマージェンシーコード U40.5
- U40.6　エマージェンシーコード U40.6
- U40.7　エマージェンシーコード U40.7
- U40.8　エマージェンシーコード U40.8
- U40.9　エマージェンシーコード U40.9

U41　エマージェンシーコード U41

項目 U00-U49 は WHO により原因不明の新しい疾患に暫定的に使用される．非常時においては，必ずしもコードが電子システムにおいて利用できるものではない．ここで使用する U41 項目の詳細は，WHO で指示があった場合に，直ちに，全ての電子システムでいつでもこの分類項目及び細分類項目が利用できるようにするものである．

- U41.0　エマージェンシーコード U41.0
- U41.1　エマージェンシーコード U41.1
- U41.2　エマージェンシーコード U41.2
- U41.3　エマージェンシーコード U41.3
- U41.4　エマージェンシーコード U41.4
- U41.5　エマージェンシーコード U41.5
- U41.6　エマージェンシーコード U41.6
- U41.7　エマージェンシーコード U41.7
- U41.8　エマージェンシーコード U41.8
- U41.9　エマージェンシーコード U41.9

U42　エマージェンシーコード U42

項目 U00-U49 は WHO により原因不明の新しい疾患に暫定的に使用される．非常時においては，必ずしもコードが電子システムにおいて利用できるものではない．ここで使用する U42 項目の詳細は，WHO で指示があった場合に，直ちに，全ての電子システムでいつでもこの分類項目及び細分類項目が利用できるようにするものである．

- U42.0　エマージェンシーコード U42.0
- U42.1　エマージェンシーコード U42.1
- U42.2　エマージェンシーコード U42.2
- U42.3　エマージェンシーコード U42.3

第XXII章　特殊目的用コード

U42.4	エマージェンシーコード U42.4
U42.5	エマージェンシーコード U42.5
U42.6	エマージェンシーコード U42.6
U42.7	エマージェンシーコード U42.7
U42.8	エマージェンシーコード U42.8
U42.9	エマージェンシーコード U42.9

U43　エマージェンシーコード U43

項目 U00－U49 は WHO により原因不明の新しい疾患に暫定的に使用される。非常時においては，必ずしもコードが電子システムにおいて利用できるものではない。ここで使用する U43 項目の詳細は，WHO で指示があった場合に，直ちに，全ての電子システムでいつでもこの分類項目及び細分類項目が利用できるようにするものである。

U43.0	エマージェンシーコード U43.0
U43.1	エマージェンシーコード U43.1
U43.2	エマージェンシーコード U43.2
U43.3	エマージェンシーコード U43.3
U43.4	エマージェンシーコード U43.4
U43.5	エマージェンシーコード U43.5
U43.6	エマージェンシーコード U43.6
U43.7	エマージェンシーコード U43.7
U43.8	エマージェンシーコード U43.8
U43.9	エマージェンシーコード U43.9

U44　エマージェンシーコード U44

項目 U00－U49 は WHO により原因不明の新しい疾患に暫定的に使用される。非常時においては，必ずしもコードが電子システムにおいて利用できるものではない。ここで使用する U44 項目の詳細は，WHO で指示があった場合に，直ちに，全ての電子システムでいつでもこの分類項目及び細分類項目が利用できるようにするものである。

U44.0	エマージェンシーコード U44.0
U44.1	エマージェンシーコード U44.1
U44.2	エマージェンシーコード U44.2
U44.3	エマージェンシーコード U44.3
U44.4	エマージェンシーコード U44.4
U44.5	エマージェンシーコード U44.5
U44.6	エマージェンシーコード U44.6
U44.7	エマージェンシーコード U44.7
U44.8	エマージェンシーコード U44.8
U44.9	エマージェンシーコード U44.9

第XXII章　特殊目的用コード

U45　エマージェンシーコード U45

項目 U00–U49 は WHO により原因不明の新しい疾患に暫定的に使用される。非常時においては，必ずしもコードが電子システムにおいて利用できるものではない。ここで使用する U45 項目の詳細は，WHO で指示があった場合に，直ちに，全ての電子システムでいつでもこの分類項目及び細分類項目が利用できるようにするものである。

U45.0　エマージェンシーコード U45.0
U45.1　エマージェンシーコード U45.1
U45.2　エマージェンシーコード U45.2
U45.3　エマージェンシーコード U45.3
U45.4　エマージェンシーコード U45.4
U45.5　エマージェンシーコード U45.5
U45.6　エマージェンシーコード U45.6
U45.7　エマージェンシーコード U45.7
U45.8　エマージェンシーコード U45.8
U45.9　エマージェンシーコード U45.9

U46　エマージェンシーコード U46

項目 U00–U49 は WHO により原因不明の新しい疾患に暫定的に使用される。非常時においては，必ずしもコードが電子システムにおいて利用できるものではない。ここで使用する U46 項目の詳細は，WHO で指示があった場合に，直ちに，全ての電子システムでいつでもこの分類項目及び細分類項目が利用できるようにするものである。

U46.0　エマージェンシーコード U46.0
U46.1　エマージェンシーコード U46.1
U46.2　エマージェンシーコード U46.2
U46.3　エマージェンシーコード U46.3
U46.4　エマージェンシーコード U46.4
U46.5　エマージェンシーコード U46.5
U46.6　エマージェンシーコード U46.6
U46.7　エマージェンシーコード U46.7
U46.8　エマージェンシーコード U46.8
U46.9　エマージェンシーコード U46.9

U47　エマージェンシーコード U47

項目 U00–U49 は WHO により原因不明の新しい疾患に暫定的に使用される。非常時においては，必ずしもコードが電子システムにおいて利用できるものではない。ここで使用する U47 項目の詳細は，WHO で指示があった場合に，直ちに，全ての電子システムでいつでもこの分類項目及び細分類項目が利用できるようにするものである。

U47.0　エマージェンシーコード U47.0
U47.1　エマージェンシーコード U47.1
U47.2　エマージェンシーコード U47.2
U47.3　エマージェンシーコード U47.3

U47.4	エマージェンシーコード U47.4
U47.5	エマージェンシーコード U47.5
U47.6	エマージェンシーコード U47.6
U47.7	エマージェンシーコード U47.7
U47.8	エマージェンシーコード U47.8
U47.9	エマージェンシーコード U47.9

U48 エマージェンシーコード U48

項目 U00-U49 は WHO により原因不明の新しい疾患に暫定的に使用される。非常時においては，必ずしもコードが電子システムにおいて利用できるものではない。ここで使用する U48 項目の詳細は，WHO で指示があった場合に，直ちに，全ての電子システムでいつでもこの分類項目及び細分類項目が利用できるようにするものである。

U48.0	エマージェンシーコード U48.0
U48.1	エマージェンシーコード U48.1
U48.2	エマージェンシーコード U48.2
U48.3	エマージェンシーコード U48.3
U48.4	エマージェンシーコード U48.4
U48.5	エマージェンシーコード U48.5
U48.6	エマージェンシーコード U48.6
U48.7	エマージェンシーコード U48.7
U48.8	エマージェンシーコード U48.8
U48.9	エマージェンシーコード U48.9

U49 エマージェンシーコード U49

項目 U00-U49 は WHO により原因不明の新しい疾患に暫定的に使用される。非常時においては，必ずしもコードが電子システムにおいて利用できるものではない。ここで使用する U49 項目の詳細は，WHO で指示があった場合に，直ちに，全ての電子システムでいつでもこの分類項目及び細分類項目が利用できるようにするものである。

U49.0	エマージェンシーコード U49.0
U49.1	エマージェンシーコード U49.1
U49.2	エマージェンシーコード U49.2
U49.3	エマージェンシーコード U49.3
U49.4	エマージェンシーコード U49.4
U49.5	エマージェンシーコード U49.5
U49.6	エマージェンシーコード U49.6
U49.7	エマージェンシーコード U49.7
U49.8	エマージェンシーコード U49.8
U49.9	エマージェンシーコード U49.9

抗菌薬及び抗腫瘍薬への耐性(U82-U85)
Resistance to antimicrobial and antineoplastic drugs

注：一次コーディングには決して用いるべきではない。本分類は，抗菌薬及び抗悪性腫瘍薬の病態の耐性，非反応性及び不応性物質を特定する必要がある場合に，補助コード又は追加コードとして使用するためのものである。

U82　ベータラクタム抗生物質への耐性　Resistance to betalactam antibiotics
ベータラクタム抗生物質の治療に対する耐性病原体の分類が必要な場合は，追加コードを使用する(B95-B98)

U82.0　ペニシリンへの耐性
　　　　耐性：
　　　　　・アモキシシリン
　　　　　・アンピシリン
U82.1　メチシリンへの耐性
　　　　耐性：
　　　　　・クロキサシリン
　　　　　・フルクロキサシリン
　　　　　・オキサシリン
U82.2　基質特異性拡張型ベータラクタマーゼ(ESBL)耐性
U82.8　その他のベータラクタム耐性
U82.9　ベータラクタム耐性，詳細不明

U83　その他の抗生物質への耐性　Resistance to other antibiotics
その他の抗生物質の治療に対する耐性病原体の分類が必要な場合は，追加コード(B95-B98)を使用する。

U83.0　バンコマイシンへの耐性
U83.1　その他のバンコマイシン関連抗生物質への耐性
U83.2　キノロンへの耐性
U83.7　多剤抗生物質への耐性
U83.8　その他の明示された単剤抗生物質への耐性
U83.9　詳細不明の抗生物質への耐性
　　　　抗生物質への耐性 NOS

U84　その他の抗菌薬への耐性　Resistance to other antimicrobial drugs
抗菌薬に対する耐性病原体の分類が必要な場合は，追加コード(B95-B98)を使用する。
除外：抗生物質への耐性(U82-U83)

U84.0　抗寄生虫薬への耐性
　　　　キニーネ又は化合物関連への耐性
U84.1　抗真菌薬への耐性
U84.2　抗ウイルス薬への耐性

U84.3	抗結核薬への耐性
U84.7	多剤抗菌薬への耐性
	除外:多剤抗生物質のみの耐性(U83.7)
U84.8	その他の明示された抗菌薬への耐性
U84.9	詳細不明の抗菌薬への耐性
	薬剤耐性 NOS

U85 抗腫瘍薬への耐性　Resistance to antineoplastic drugs
　包含:抗悪性腫瘍薬への非反応性
　　　　難治性＜治療抵抗性＞癌

備考
1　同一の疾病を二重に分類している場合,基礎疾患としての分類項目には†印を,症状発現(臓器)の分類項目には＊印を使用している。
2　(　)書きの用語は,統計調査の結果を表示するに当たり,省略することができる。
3　＜　＞書きの用語又は当該用語の直前の用語は,統計調査の結果を表示するに当たり,いずれかを省略することができる。
4　[　]書きの用語は,その直前の用語の同義語であって,統計調査の結果を表示するに当たり,省略することができる。

9. 勧告された特定製表用リスト

注：これらのリストは、データの製表について、1990年の世界保健総会により採択されたものである。これらの使用法については、5.4及び5.5に記載されている。

死亡製表用リスト
  リスト1 一般死亡   簡約リスト（103項目）
  リスト2 一般死亡   選択リスト（80項目）
  リスト3 乳児及び小児死亡 簡約リスト（67項目）
  リスト4 乳児及び小児死亡 簡約リスト（51項目）
疾病製表用リスト（298項目）

9.1　死亡製表用リスト　1

（一般死亡簡約リスト）

1-001	感染症及び寄生虫症	A00－B99
1-002	コレラ	A00
1-003	感染症と推定される下痢及び胃腸炎	A09
1-004	その他の腸管感染症	A01－A08
1-005	呼吸器結核	A15－A16
1-006	その他の結核	A17－A19
1-007	ペスト	A20
1-008	破傷風	A33－A35
1-009	ジフテリア	A36
1-010	百日咳	A37
1-011	髄膜炎菌感染症	A39
1-012	敗血症	A40－A41
1-013	主として性的伝播様式をとる感染症	A50－A64
1-014	急性灰白髄炎＜ポリオ＞	A80
1-015	狂犬病	A82
1-016	黄熱	A95
1-017	その他の節足動物媒介ウイルス熱及びウイルス性出血熱	A90－A94，A96－A99
1-018	麻疹	B05
1-019	ウイルス性肝炎	B15－B19
1-020	ヒト免疫不全ウイルス［HIV］病	B20－B24
1-021	マラリア	B50－B54
1-022	リーシュマニア症	B55
1-023	トリパノソーマ症	B56－B57
1-024	住血吸虫症	B65

1-025	その他の感染症及び寄生虫症	A21－A32，A38，A42－A49，A65－A79，A81，A83－A89，B00－B04，B06－B09，B25－B49，B58－B64，B66－B94，B99
1-026	新生物＜腫瘍＞	C00－D48
1-027	口唇，口腔及び咽頭の悪性新生物＜腫瘍＞	C00－C14
1-028	食道の悪性新生物＜腫瘍＞	C15
1-029	胃の悪性新生物＜腫瘍＞	C16
1-030	結腸，直腸及び肛門の悪性新生物＜腫瘍＞	C18－C21
1-031	肝及び肝内胆管の悪性新生物＜腫瘍＞	C22
1-032	膵の悪性新生物＜腫瘍＞	C25
1-033	喉頭の悪性新生物＜腫瘍＞	C32
1-034	気管，気管支及び肺の悪性新生物＜腫瘍＞	C33－C34
1-035	皮膚の悪性黒色腫	C43
1-036	乳房の悪性新生物＜腫瘍＞	C50
1-037	子宮頚部の悪性新生物＜腫瘍＞	C53
1-038	その他及び部位不明の子宮の悪性新生物＜腫瘍＞	C54－C55
1-039	卵巣の悪性新生物＜腫瘍＞	C56
1-040	前立腺の悪性新生物＜腫瘍＞	C61
1-041	膀胱の悪性新生物＜腫瘍＞	C67
1-042	髄膜，脳及び中枢神経系のその他の部位の悪性新生物＜腫瘍＞	C70－C72
1-043	非ホジキン＜non-Hodgkin＞リンパ腫	C83－C85
1-044	多発性骨髄腫及び悪性形質細胞性新生物＜腫瘍＞	C90
1-045	白血病	C91－C95
1-046	その他の悪性新生物＜腫瘍＞	C17，C23－C24，C26－C31，C37－C41，C44－C49，C51－C52，C57－C60，C62－C66，C68－C69，C73－C81，C88，C96－C97
1-047	その他の新生物＜腫瘍＞	D00－D48
1-048	血液及び造血器の疾患並びに免疫機構の障害	D50－D89
1-049	貧血	D50－D64
1-050	その他の血液及び造血器の疾患並びに免疫機構の障害	D65－D89
1-051	内分泌，栄養及び代謝疾患	E00－E88
1-052	糖尿病	E10－E14
1-053	栄養失調（症）	E40－E46

1-054	その他の内分泌，栄養及び代謝疾患	E00－E07，E15－E34，E50－E88
1-055	精神及び行動の障害	F01－F99
1-056	精神作用物質使用による精神及び行動の障害	F10－F19
1-057	その他の精神及び行動の障害	F01－F09，F20－F99
1-058	神経系の疾患	G00－G98
1-059	髄膜炎	G00，G03
1-060	アルツハイマー＜Alzheimer＞病	G30
1-061	その他の神経系の疾患	G04－G25，G31－G98
1-062	眼及び付属器の疾患	H00－H57
1-063	耳及び乳様突起の疾患	H60－H93
1-064	循環器系の疾患	I00－I99
1-065	急性リウマチ熱及び慢性リウマチ性心疾患	I00－I09
1-066	高血圧性疾患	I10－I13
1-067	虚血性心疾患	I20－I25
1-068	その他の心疾患	I26－I51
1-069	脳血管疾患	I60－I69
1-070	アテローム＜じゅく＜粥＞状＞硬化（症）	I70
1-071	その他の循環器系の疾患	I71－I99
1-072	呼吸器系の疾患	J00－J98
1-073	インフルエンザ	J09－J11
1-074	肺炎	J12－J18
1-075	その他の急性下気道感染症	J20－J22
1-076	慢性下気道疾患	J40－J47
1-077	その他の呼吸器系の疾患	J00－J06，J30－J39，J60－J98
1-078	消化器系の疾患	K00－K92
1-079	胃及び十二指腸潰瘍	K25－K27
1-080	肝疾患	K70－K76
1-081	その他の消化器系の疾患	K00－K22，K28－K66，K80－K92
1-082	皮膚及び皮下組織の疾患	L00－L98
1-083	筋骨格系及び結合組織の疾患	M00－M99
1-084	腎尿路生殖器系の疾患	N00－N98
1-085	糸球体及び腎尿細管間質性疾患	N00－N15
1-086	その他の腎尿路生殖器系の疾患	N17－N98
1-087	妊娠，分娩及び産じょく＜褥＞	O00－O99
1-088	流産に終わった妊娠	O00－O07
1-089	その他の直接産科的死亡	O10－O92
1-090	間接産科的死亡	O98－O99
1-091	その他の妊娠，分娩及び産じょく＜褥＞	O95－O97

1-092	周産期に発生した病態	P00－P96
1-093	先天奇形，変形及び染色体異常	Q00－Q99
1-094	症状，徴候及び異常臨床所見・異常検査所見で他に分類されないもの	R00－R99
1-095	傷病及び死亡の外因	V01－Y89
1-096	交通事故	V01－V99
1-097	転倒・転落・墜落	W00－W19
1-098	不慮の溺死及び溺水	W65－W74
1-099	煙，火及び火炎への曝露	X00－X09
1-100	有害物質による不慮の中毒及び有害物質への曝露	X40－X49
1-101	故意の自傷及び自殺	X60－X84
1-102	加害にもとづく傷害及び死亡	X85－Y09
1-103	その他のすべての外因	W20－W64，W75－W99，X10－X39，X50－X59，Y10－Y89
1-901	SARS	U04

9.2　死亡製表用リスト　2

（一般死亡選択リスト）

2-001	コレラ	A00
2-002	感染症と推定される下痢及び胃腸炎	A09
2-003	その他の腸管感染症	A01－A08
2-004	呼吸器結核	A15－A16
2-005	その他の結核	A17－A19
2-006	ペスト	A20
2-007	破傷風	A33－A35
2-008	ジフテリア	A36
2-009	百日咳	A37
2-010	髄膜炎菌感染症	A39
2-011	敗血症	A40－A41
2-012	主として性的伝播様式をとる感染症	A50－A64
2-013	急性灰白髄炎＜ポリオ＞	A80
2-014	狂犬病	A82
2-015	黄熱	A95
2-016	その他の節足動物媒介ウイルス熱及びウイルス性出血熱	A90－A94，A96－A99
2-017	麻疹	B05
2-018	ウイルス性肝炎	B15－B19
2-019	ヒト免疫不全ウイルス［HIV］病	B20－B24
2-020	マラリア	B50－B54

2-021	リーシュマニア症	B55
2-022	トリパノソーマ症	B56-B57
2-023	住血吸虫症	B65
2-024	その他の感染症及び寄生虫症	A21-A32, A38, A42-A49, A65-A79, A81, A83-A89, B00-B04, B06-B09, B25-B49, B58-B64, B66-B94, B99
2-025	口唇，口腔及び咽頭の悪性新生物<腫瘍>	C00-C14
2-026	食道の悪性新生物<腫瘍>	C15
2-027	胃の悪性新生物<腫瘍>	C16
2-028	結腸，直腸及び肛門の悪性新生物<腫瘍>	C18-C21
2-029	肝及び肝内胆管の悪性新生物<腫瘍>	C22
2-030	膵の悪性新生物<腫瘍>	C25
2-031	喉頭の悪性新生物<腫瘍>	C32
2-032	気管，気管支及び肺の悪性新生物<腫瘍>	C33-C34
2-033	皮膚の悪性黒色腫	C43
2-034	乳房の悪性新生物<腫瘍>	C50
2-035	子宮頚部の悪性新生物<腫瘍>	C53
2-036	その他及び部位不明の子宮の悪性新生物<腫瘍>	C54-C55
2-037	卵巣の悪性新生物<腫瘍>	C56
2-038	前立腺の悪性新生物<腫瘍>	C61
2-039	膀胱の悪性新生物<腫瘍>	C67
2-040	髄膜，脳及び中枢神経系のその他の部位の悪性新生物<腫瘍>	C70-C72
2-041	非ホジキン<non-Hodgkin>リンパ腫	C82-C85
2-042	多発性骨髄腫及び悪性形質細胞性新生物<腫瘍>	C90
2-043	白血病	C91-C95
2-044	その他の悪性新生物<腫瘍>	C17, C23-C24, C26-C31, C37-C41, C44-C49, C51-C52, C57-C60, C62-C66, C68-C69, C73-C81, C88, C96-C97
2-045	貧血	D50-D64
2-046	糖尿病	E10-E14
2-047	栄養失調（症）	E40-E46
2-048	精神作用物質使用による精神及び行動の障害	F10-F19
2-049	髄膜炎	G00, G03
2-050	アルツハイマー<Alzheimer>病	G30

2-051	急性リウマチ熱及び慢性リウマチ性心疾患	I00－I09
2-052	高血圧性疾患	I10－I13
2-053	虚血性心疾患	I20－I25
2-054	その他の心疾患	I26－I51
2-055	脳血管疾患	I60－I69
2-056	アテローム＜じゅく＜粥＞状＞硬化（症）	I70
2-057	その他の循環器系の疾患	I71－I99
2-058	インフルエンザ	J09－J11
2-059	肺炎	J12－J18
2-060	その他の急性下気道感染症	J20－J22
2-061	慢性下気道疾患	J40－J47
2-062	その他の呼吸器系の疾患	J00－J06，J30－J39，J60－J98
2-063	胃及び十二指腸潰瘍	K25－K27
2-064	肝疾患	K70－K76
2-065	糸球体及び腎尿細管間質性疾患	N00－N15
2-066	流産に終わった妊娠	O00－O07
2-067	その他の直接産科的死亡	O10－O92
2-068	間接産科的死亡	O98－O99
2-069	周産期に発生した病態	P00－P96
2-070	先天奇形，変形及び染色体異常	Q00－Q99
2-071	症状，徴候及び異常臨床所見・異常検査所見で他に分類されないもの	R00－R99
2-072	その他のすべての疾患	D00－D48，D65－D89，E00－E07，E15－E34，E50－E88，F01－F09，F20－F99，G04－G25，G31－G98，H00－H93，K00－K22，K28－K66，K80－K92，L00－L98，M00－M99，N17－N98，O95－O97
2-073	交通事故	V01－V99
2-074	転倒・転落・墜落	W00－W19
2-075	不慮の溺死及び溺水	W65－W74
2-076	煙，火及び火炎への曝露	X00－X09
2-077	有害物質による不慮の中毒及び有害物質への曝露	X40－X49
2-078	故意の自傷及び自殺	X60－X84
2-079	加害にもとづく傷害及び死亡	X85－Y09

2-080	その他のすべての外因	W20－W64, W75－W99, X10－X39, X50－X59, Y10－Y89
2-901	SARS	U04

9.3　死亡製表用リスト　3

（乳児及び小児死亡　簡約リスト）

3-801	感染症及び寄生虫症	A00－B99
3-002	感染症と推定される下痢及び胃腸炎	A09
3-003	その他の腸管感染症	A00－A08
3-004	結核	A15－A19
3-005	破傷風	A33, A35
3-006	ジフテリア	A36
3-007	百日咳	A37
3-008	髄膜炎菌感染症	A39
3-009	敗血症	A40－A41
3-010	急性灰白髄炎＜ポリオ＞	A80
3-011	麻疹	B05
3-012	ヒト免疫不全ウイルス［HIV］病	B20－B24
3-013	その他のウイルス性疾患	A81－B04, B06－B19, B25－B34
3-014	マラリア	B50－B54
3-015	その他の感染症及び寄生虫症	A20－A32, A38, A42－A79, B35－B49, B55－B94, B99
3-016	新生物＜腫瘍＞	C00－D48
3-017	白血病	C91－C95
3-018	その他の悪性新生物＜腫瘍＞	C00－C90, C96－C97
3-019	その他の新生物＜腫瘍＞	D00－D48
3-020	血液及び造血器の疾患並びに免疫機構の障害	D50－D89
3-021	貧血	D50－D64
3-022	その他の血液，造血器並びに免疫機構の障害	D65－D89
3-023	内分泌，栄養及び代謝疾患	E00－E88
3-024	栄養失調（症）及びその他の栄養欠乏症	E40－E64
3-025	その他の内分泌，栄養及び代謝疾患	E00－E34, E65－E88
3-026	神経系の疾患	G00－G98
3-027	髄膜炎	G00, G03
3-028	その他の神経系の疾患	G04－G98
3-029	耳及び乳様突起の疾患	H60－H93

3-030	循環器系の疾患	I00－I99
3-031	呼吸器系の疾患	J00－J98
3-032	肺炎	J12－J18
3-033	その他の急性呼吸器感染症	J00－J11, J20－J22
3-034	その他の呼吸器系の疾患	J30－J98
3-035	消化器系の疾患	K00－K92
3-036	腎尿路生殖器系の疾患	N00－N98
3-037	周産期に発生した病態	P00－P96
3-038	母体側要因並びに妊娠及び分娩の合併症により影響を受けた胎児及び新生児	P00－P04
3-039	妊娠期間及び胎児発育に関連する障害	P05－P08
3-040	出産外傷	P10－P15
3-041	子宮内低酸素症及び出生時仮死	P20－P21
3-042	新生児の呼吸窮<促>迫	P22
3-043	先天性肺炎	P23
3-044	新生児のその他の呼吸器病態	P24－P28
3-045	新生児の細菌性敗血症	P36
3-046	軽度出血を伴う又は伴わない新生児の臍炎	P38
3-047	胎児及び新生児の出血性障害及び血液障害	P50－P61
3-048	その他の周産期の病態	P29, P35, P37, P39, P70－P96
3-049	先天奇形,変形及び染色体異常	Q00－Q99
3-050	先天性水頭症及び二分脊椎<脊椎披<破>裂>	Q03, Q05
3-051	神経系のその他の先天奇形	Q00－Q02, Q04, Q06－Q07
3-052	心臓の先天奇形	Q20－Q24
3-053	循環器系のその他の先天奇形	Q25－Q28
3-054	ダウン症候群及びその他の染色体異常	Q90－Q99
3-055	その他の先天奇形	Q10－Q18, Q30－Q89
3-056	症状,徴候及び異常臨床所見・異常検査所見で他に分類されないもの	R00－R99
3-057	乳幼児突然死症候群	R95
3-058	その他の症状,徴候及び異常臨床所見・異常検査所見で他に分類されないもの	R00－R94, R96－R99
3-059	その他のすべての疾患	F01－F99, H00－H59, L00－L98, M00－M99
3-060	傷病及び死亡の外因	V01－Y89
3-061	交通事故	V01－V99
3-062	不慮の溺死及び溺水	W65－W74
3-063	その他の不慮の窒息	W75－W84
3-064	煙,火及び火炎への曝露	X00－X09

3-065	有毒物質による不慮の中毒及び有害物質への曝露	X40－X49
3-066	加害にもとづく傷害及び死亡	X85－Y09
3-067	その他のすべての外因	W00－W64，W85－W99，X10－X39，X50－X84，Y10－Y89
3-901	SARS	U04

9.4　死亡製表用リスト　4

（乳児及び小児死亡　選択リスト）

4-001	感染症と推定される下痢及び胃腸炎	A09
4-002	その他の腸管感染症	A00－A08
4-003	結核	A15－A19
4-004	破傷風	A33，A35
4-005	ジフテリア	A36
4-006	百日咳	A37
4-007	髄膜炎菌感染症	A39
4-008	敗血症	A40－A41
4-009	急性灰白髄炎＜ポリオ＞	A80
4-010	麻疹	B05
4-011	ヒト免疫不全ウイルス［HIV］病	B20－B24
4-012	その他のウイルス性疾患	A81－B04，B06－B19，B25－B34
4-013	マラリア	B50－B54
4-014	その他の感染症及び寄生虫症	A20－A32，A38，A42－A79，B35－B49，B55－B94，B99
4-015	白血病	C91－C95
4-016	その他の悪性新生物＜腫瘍＞	C00－C90，C96－C97
4-017	貧血	D50－D64
4-018	その他の血液，造血器並びに免疫機構の障害	D65－D89
4-019	栄養失調（症）及びその他の栄養欠乏症	E40－E64
4-020	髄膜炎	G00，G03
4-021	その他の神経系の疾患	G04－G98
4-022	肺炎	J12－J18
4-023	その他の急性呼吸器感染症	J00－J11，J20－J22
4-024	消化器系の疾患	K00－K92
4-025	母体側要因並びに妊娠及び分娩の合併症により影響を受けた胎児及び新生児	P00－P04
4-026	妊娠期間及び胎児発育に関連する障害	P05－P08

4-027	出産外傷	P10－P15
4-028	子宮内低酸素症及び出生時仮死	P20－P21
4-029	新生児の呼吸窮＜促＞迫	P22
4-030	先天性肺炎	P23
4-031	新生児のその他の呼吸器病態	P24－P28
4-032	新生児の細菌性敗血症	P36
4-033	軽度出血を伴う又は伴わない新生児の臍炎	P38
4-034	胎児及び新生児の出血性障害及び血液障害	P50－P61
4-035	その他の周産期の病態	P29, P35, P37, P39, P70－P96
4-036	先天性水頭症及び二分脊椎＜脊椎披＜破＞裂＞	Q03, Q05
4-037	神経系のその他の先天奇形	Q00－Q02, Q04, Q06－Q07
4-038	心臓の先天奇形	Q20－Q24
4-039	循環器系のその他の先天奇形	Q25－Q28
4-040	ダウン症候群及びその他の染色体異常	Q90－Q99
4-041	その他の先天奇形	Q10－Q18, Q30－Q89
4-042	乳幼児突然死症候群	R95
4-043	その他の症状，徴候及び異常臨床所見・異常検査所見で他に分類されないもの	R00－R94, R96－R99
4-044	その他のすべての疾患	D00－D48, E00－E34, E65－E88, F01－F99, H00－H95, I00－I99, J30－J98, L00－L98, M00－M99, N00－N98
4-045	交通事故	V01－V99
4-046	不慮の溺死及び溺水	W65－W74
4-047	その他の不慮の窒息	W75－W84
4-048	煙，火及び火炎への曝露	X00－X09
4-049	有毒物質による不慮の中毒及び有害物質への曝露	X40－X49
4-050	加害にもとづく傷害及び死亡	X85－Y09
4-051	その他のすべての外因	W00－W64, W85－W99, X10－X39, X50－X84, Y10－Y89
4-901	SARS	U04

9.5 疾病製表用リスト

001	コレラ	A00
002	腸チフス及びパラチフス	A01
003	細菌性赤痢	A03

004	アメーバ症	A06
005	感染症と推定される下痢及び胃腸炎	A09
006	その他の腸管感染症	A02, A04－A05, A07－A08
007	呼吸器結核	A15－A16
008	その他の結核	A17－A19
009	ペスト	A20
010	ブルセラ症	A23
011	ハンセン＜Hansen＞病	A30
012	新生児破傷風	A33
013	その他の破傷風	A34－A35
014	ジフテリア	A36
015	百日咳	A37
016	髄膜炎菌感染症	A39
017	敗血症	A40－A41
018	その他の細菌性疾患	A21－A22, A24－A28, A31－A32, A38, A42－A49
019	先天梅毒	A50
020	早期梅毒	A51
021	その他の梅毒	A52－A53
022	淋菌感染症	A54
023	性的伝播性クラミジア疾患	A55－A56
024	主として性的伝播様式をとるその他の感染症	A57－A64
025	回帰熱	A68
026	トラコーマ	A71
027	発疹チフス	A75
028	急性灰白髄炎＜ポリオ＞	A80
029	狂犬病	A82
030	ウイルス（性）脳炎	A83－A86
031	黄熱	A95
032	その他の節足動物媒介ウイルス熱及びウイルス性出血熱	A90－A94, A96－A99
033	ヘルペスウイルス感染症	B00
034	水痘及び帯状疱疹	B01－B02
035	麻疹	B05
036	風疹	B06
037	急性B型肝炎	B16
038	その他のウイルス性肝炎	B15, B17－B19
039	ヒト免疫不全ウイルス［HIV］病	B20－B24
040	ムンプス	B26

041	その他のウイルス性疾患	A81，A87－A89，B03－B04，B07－B09，B25，B27－B34
042	真菌症	B35－B49
043	マラリア	B50－B54
044	リーシュマニア症	B55
045	トリパノソーマ症	B56－B57
046	住血吸虫症	B65
047	その他の吸虫感染症	B66
048	エキ＜ヒ＞ノコックス症	B67
049	メジナ虫症＜ドラカ＜ク＞ンクルス症＞	B72
050	オンコセルカ症	B73
051	フィラリア症＜糸状虫症＞	B74
052	鉤虫症	B76
053	その他のぜん＜蠕＞虫症	B68－B71，B75，B77－B83
054	結核の続発・後遺症	B90
055	灰白髄炎＜ポリオ＞の続発・後遺症	B91
056	ハンセン＜Hansen＞病の続発・後遺症	B92
057	その他の感染症及び寄生虫症	A65－A67，A69－A70，A74，A77－A79，B58－B64，B85－B89，B94，B99
058	口唇，口腔及び咽頭の悪性新生物＜腫瘍＞	C00－C14
059	食道の悪性新生物＜腫瘍＞	C15
060	胃の悪性新生物＜腫瘍＞	C16
061	結腸の悪性新生物＜腫瘍＞	C18
062	直腸S状結腸移行部，直腸，肛門及び肛門管の悪性新生物＜腫瘍＞	C19－C21
063	肝及び肝内胆管の悪性新生物＜腫瘍＞	C22
064	膵の悪性新生物＜腫瘍＞	C25
065	消化器系のその他の悪性新生物＜腫瘍＞	C17，C23－C24，C26
066	喉頭の悪性新生物＜腫瘍＞	C32
067	気管，気管支及び肺の悪性新生物＜腫瘍＞	C33－C34
068	呼吸器及び胸腔内臓器のその他の悪性新生物＜腫瘍＞	C30－C31，C37－C39
069	骨及び関節軟骨の悪性新生物＜腫瘍＞	C40－C41
070	皮膚の悪性黒色腫	C43
071	皮膚のその他の悪性新生物＜腫瘍＞	C44
072	中皮及び軟部組織の悪性新生物＜腫瘍＞	C45－C49
073	乳房の悪性新生物＜腫瘍＞	C50
074	子宮頚部の悪性新生物＜腫瘍＞	C53

075	その他及び部位不明の子宮の悪性新生物＜腫瘍＞	C54－C55
076	女性生殖器のその他の悪性新生物＜腫瘍＞	C51－C52，C56－C58
077	前立腺の悪性新生物＜腫瘍＞	C61
078	男性生殖器のその他の悪性新生物＜腫瘍＞	C60，C62－C63
079	膀胱の悪性新生物＜腫瘍＞	C67
080	尿路のその他の悪性新生物＜腫瘍＞	C64－C66，C68
081	眼及び付属器の悪性新生物＜腫瘍＞	C69
082	脳の悪性新生物＜腫瘍＞	C71
083	中枢神経系のその他の部位の悪性新生物＜腫瘍＞	C70，C72
084	その他の部位，部位不明確，続発部位，部位不明及び多部位の悪性新生物＜腫瘍＞	C73－C80，C97
085	ホジキン＜Hodgkin＞病	C81
086	非ホジキン＜non-Hodgkin＞リンパ腫	C82－C85
087	白血病	C91－C95
088	リンパ組織，造血組織及び関連組織のその他の悪性新生物＜腫瘍＞	C88－C90，C96
089	子宮頚（部）の上皮内癌	D06
090	皮膚の良性新生物＜腫瘍＞	D22－D23
091	乳房の良性新生物＜腫瘍＞	D24
092	子宮平滑筋腫	D25
093	卵巣の良性新生物＜腫瘍＞	D27
094	腎尿路の良性新生物＜腫瘍＞	D30
095	脳及び中枢神経系のその他の部位の良性新生物＜腫瘍＞	D33
096	その他の上皮内新生物＜腫瘍＞及び良性新生物＜腫瘍＞並びに性状不詳及び不明の新生物＜腫瘍＞	D00－D05，D07－D21，D26，D28－D29，D31－D32，D34－D48
097	鉄欠乏性貧血	D50
098	その他の貧血	D51－D64
099	出血性の病態並びに血液及び造血器のその他の疾患	D65－D77
100	免疫機構の障害	D80－D89
101	ヨード欠乏による甲状腺障害	E00－E02
102	甲状腺中毒症	E05
103	その他の甲状腺障害	E03－E04，E06－E07
104	糖尿病	E10－E14
105	栄養失調（症）	E40－E46
106	ビタミンA欠乏症	E50
107	その他のビタミン欠乏症	E51－E56
108	栄養失調（症）及びその他の栄養欠乏症の続発・後遺症	E64
109	肥満（症）	E66
110	体液量減少（症）	E86

111	その他の内分泌，栄養及び代謝障害	E15－E35，E58－E63，E65，E67－E85，E87－E90
112	認知症	F00－F03
113	アルコール使用＜飲酒＞による精神及び行動の障害	F10
114	その他の精神作用物質使用による精神及び行動の障害	F11－F19
115	統合失調症，統合失調症型障害及び妄想性障害	F20－F29
116	気分［感情］障害	F30－F39
117	神経症性障害，ストレス関連障害及び身体表現性障害	F40－F48
118	知的障害＜精神遅滞＞	F70－F79
119	その他の精神及び行動の障害	F04－F09，F50－F69，F80－F99
120	中枢神経系の炎症性疾患	G00－G09
121	パーキンソン＜Parkinson＞病	G20
122	アルツハイマー＜Alzheimer＞病	G30
123	多発性硬化症	G35
124	てんかん	G40－G41
125	片頭痛及びその他の頭痛症候群	G43－G44
126	一過性脳虚血発作及び関連症候群	G45
127	神経，神経根及び神経そう＜叢＞の障害	G50－G59
128	脳性麻痺及びその他の麻痺性症候群	G80－G83
129	その他の神経系の疾患	G10－G14，G21－G26，G31－G32，G36－G37，G46－G47，G60－G73，G90－G99
130	眼瞼の炎症	H00－H01
131	結膜炎及び結膜のその他の障害	H10－H13
132	角膜炎並びに強膜及び角膜のその他の障害	H15－H19
133	白内障及び水晶体のその他の障害	H25－H28
134	網膜剥離及び裂孔	H33
135	緑内障	H40－H42
136	斜視	H49－H50
137	屈折及び調節の障害	H52
138	盲＜失明＞及び低視力	H54
139	その他の眼及び付属器の疾患	H02－H06，H20－H22，H30－H32，H34－H36，H43－H48，H51，H53，H55－H59
140	中耳炎並びに中耳及び乳（様）突（起）のその他の障害	H65－H75
141	難聴	H90－H91

142	その他の耳及び乳様突起の疾患	H60－H62，H80－H83，H92－H95
143	急性リウマチ熱	I00－I02
144	慢性リウマチ性心疾患	I05－I09
145	本態性（原発性＜一次性＞）高血圧（症）	I10
146	その他の高血圧性疾患	I11－I15
147	急性心筋梗塞	I21－I22
148	その他の虚血性心疾患	I20，I23－I25
149	肺塞栓症	I26
150	伝導障害及び不整脈	I44－I49
151	心不全	I50
152	その他の心疾患	I27－I43，I51－I52
153	頭蓋内出血	I60－I62
154	脳梗塞	I63
155	脳卒中，脳出血又は脳梗塞と明示されないもの	I64
156	その他の脳血管疾患	I65－I69
157	アテローム＜じゅく＜粥＞状＞硬化（症）	I70
158	その他の末梢血管疾患	I73
159	動脈の塞栓症及び血栓症	I74
160	動脈，細動脈及び毛細血管のその他の疾患	I71－I72，I77－I79
161	静脈炎，血栓（性）静脈炎，静脈の塞栓症及び血栓症	I80－I82
162	下肢の静脈瘤	I83
163	痔核	K64
164	その他の循環器系の疾患	I85－I99
165	急性咽頭炎及び急性扁桃炎	J02－J03
166	急性喉頭炎及び気管炎	J04
167	その他の急性上気道感染症	J00－J01，J05－J06
168	インフルエンザ	J09－J11
169	肺炎	J12－J18
170	急性気管支炎及び急性細気管支炎	J20－J21
171	慢性副鼻腔炎	J32
172	鼻及び副鼻腔のその他の疾患	J30－J31，J33－J34
173	扁桃及びアデノイドの慢性疾患	J35
174	上気道のその他の疾患	J36－J39
175	気管支炎，肺気腫及びその他の慢性閉塞性肺疾患	J40－J44
176	喘息	J45－J46
177	気管支拡張症	J47
178	じん＜塵＞肺（症）	J60－J65
179	その他の呼吸器系の疾患	J22，J66－J99
180	う＜齲＞蝕	K02
181	歯及び歯の支持組織のその他の障害	K00－K01，K03－K08

182	口腔，唾液腺及び顎骨のその他の疾患	K09－K14
183	胃潰瘍及び十二指腸潰瘍	K25－K27
184	胃炎及び十二指腸炎	K29
185	食道，胃，十二指腸のその他の疾患	K20－K23, K28, K30－K31
186	虫垂の疾患	K35－K38
187	そけい＜鼠径＞ヘルニア	K40
188	その他のヘルニア	K41－K46
189	クローン＜Crohn＞病及び潰瘍性大腸炎	K50－K51
190	麻痺性イレウス及び腸閉塞，ヘルニアを伴わないもの	K56
191	腸の憩室性疾患	K57
192	腸及び腹膜のその他の疾患	K52－K55, K58－K67
193	アルコール性肝疾患	K70
194	その他の肝疾患	K71－K77
195	胆石症及び胆のう＜嚢＞炎	K80－K81
196	急性膵炎及びその他の膵疾患	K85－K86
197	その他の消化器系の疾患	K82－K83, K87－K93
198	皮膚及び皮下組織の感染症	L00－L08
199	皮膚及び皮下組織のその他の疾患	L10－L99
200	関節リウマチ及びその他の炎症性多発性関節障害	M05－M14
201	関節症	M15－M19
202	（四）肢の後天性変形	M20－M21
203	その他の関節障害	M00－M03, M22－M25
204	全身性結合組織障害	M30－M36
205	頚部及びその他の椎間板障害	M50－M51
206	その他の脊柱障害	M40－M49, M53－M54
207	軟部組織障害	M60－M79
208	骨の密度及び構造の障害	M80－M85
209	骨髄炎	M86
210	その他の筋骨格系及び結合組織の疾患	M87－M99
211	急性及び急速進行性腎炎症候群	N00－N01
212	その他の糸球体疾患	N02－N08
213	腎尿細管間質性疾患	N10－N16
214	腎不全	N17－N19
215	尿路結石症	N20－N23
216	膀胱炎	N30
217	その他の尿路系の疾患	N25－N29, N31－N39
218	前立腺肥大（症）	N40
219	前立腺のその他の障害	N41－N42
220	精巣＜睾丸＞水瘤及び精液瘤	N43
221	過長包皮，包茎及びかん＜嵌＞頓包茎	N47

222	男性生殖器のその他の疾患	N44－N46，N48－N51
223	乳房の障害	N60－N64
224	卵管炎及び卵巣炎	N70
225	子宮頚（部）の炎症性疾患	N72
226	女性骨盤臓器のその他の炎症性疾患	N71，N73－N77
227	子宮内膜症	N80
228	女性性器脱	N81
229	卵巣，卵管及び子宮広間膜の非炎症性障害	N83
230	月経障害	N91－N92
231	閉経期及びその他の閉経周辺期障害	N95
232	女性不妊症	N97
233	その他の腎尿路生殖器の障害	N82，N84－N90，N93－N94，N96，N98－N99
234	自然流産	O03
235	医学的人工流産	O04
236	その他の流産に終わった妊娠	O00－O02，O05－O08
237	妊娠，分娩及び産じょく＜褥＞における浮腫，タンパク＜蛋白＞尿及び高血圧性障害	O10－O16
238	前置胎盤，（常位）胎盤早期剥離及び分娩前出血	O44－O46
239	胎児及び羊膜腔に関連するその他の母体のケア並びに予想される分娩の諸問題	O30－O43，O47－O48
240	分娩停止	O64－O66
241	分娩後出血	O72
242	妊娠及び分娩のその他の合併症	O20－O29，O60－O63，O67－O71，O73－O75，O81－O84
243	単胎自然分娩	O80
244	主として産じょく＜褥＞に関連する合併症及びその他の産科的病態，他に分類されないもの	O85－O99
245	母体側要因並びに妊娠及び分娩の合併症により影響を受けた胎児及び新生児	P00－P04
246	胎児発育遅延＜成長遅滞＞，胎児栄養失調（症）並びに妊娠期間短縮及び低出産体重に関連する障害	P05－P07
247	出産外傷	P10－P15
248	子宮内低酸素症及び出生時仮死	P20－P21
249	周産期に発生したその他の呼吸障害	P22－P28
250	先天性感染症及び寄生虫症	P35－P37
251	周産期に特異的なその他の感染症	P38－P39
252	胎児及び新生児の溶血性疾患	P55

253	その他の周産期に発生した病態	P08, P29, P50−P54, P56−P96
254	二分脊椎＜脊椎披＜破＞裂＞	Q05
255	神経系のその他の先天奇形	Q00−Q04, Q06−Q07
256	循環器系の先天奇形	Q20−Q28
257	唇裂及び口蓋裂	Q35−Q37
258	小腸の欠損，閉鎖及び狭窄	Q41
259	消化器系のその他の先天奇形	Q38−Q40, Q42−Q45
260	停留精巣＜睾丸＞	Q53
261	腎尿路生殖器系のその他の奇形	Q50−Q52, Q54−Q64
262	股関節部の先天（性）変形	Q65
263	足の先天（性）変形	Q66
264	筋骨格系のその他の先天奇形及び変形	Q67−Q79
265	その他の先天奇形	Q10−Q18, Q30−Q34, Q80−Q89
266	染色体異常，他に分類されないもの	Q90−Q99
267	腹痛及び骨盤痛	R10
268	不明熱	R50
269	老衰	R54
270	その他の症状，徴候及び異常臨床所見・異常検査所見で他に分類されないもの	R00−R09, R11−R49, R51−R53, R55−R99
271	頭蓋骨及び顔面骨の骨折	S02
272	頚部，胸部＜郭＞又は骨盤の骨折	S12, S22, S32, T08
273	大腿骨骨折	S72
274	その他の（四）肢骨の骨折	S42, S52, S62, S82, S92, T10, T12
275	多部位の骨折	T02
276	明示された部位及び多部位の脱臼，捻挫及びストレイン	S03, S13, S23, S33, S43, S53, S63, S73, S83, S93, T03
277	眼球及び眼窩の損傷	S05
278	頭蓋内損傷	S06
279	その他の内臓の損傷	S26−S27, S36−S37
280	明示された部位及び多部位の挫滅損傷及び外傷性切断	S07−S08, S17−S18, S28, S38, S47−S48, S57−S58, S67−S68, S77−S78, S87−S88, S97−S98, T04−T05

281	明示された部位，部位不明及び多部位のその他の損傷	S00－S01, S04, S09－S11, S14－S16, S19－S21, S24－S25, S29－S31, S34－S35, S39－S41, S44－S46, S49－S51, S54－S56, S59－S61, S64－S66, S69－S71, S74－S76, S79－S81, S84－S86, S89－S91, S94－S96, S99, T00－T01, T06－T07, T09, T11, T13－T14
282	自然開口部からの異物侵入の作用	T15－T19
283	熱傷及び腐食	T20－T32
284	薬物及び生物学的製剤による中毒	T36－T50
285	薬用を主としない物質の毒作用	T51－T65
286	虐待症候群	T74
287	外因のその他及び詳細不明の作用	T33－T35, T66－T73, T75－T78
288	外傷の早期合併症並びに外科的及び内科的ケアの合併症，他に分類されないもの	T79－T88
289	損傷，中毒及びその他の外因による影響の続発・後遺症	T90－T98
290	検査及び診査のための保健サービスの利用者	Z00－Z13
291	無症候性ヒト免疫不全ウイルス［HIV］感染状態	Z21
292	伝染病に関連する健康障害をきたす恐れのあるその他の者	Z20, Z22－Z29
293	避妊管理	Z30
294	分娩前スクリーニング及びその他の妊娠の管理	Z34－Z36
295	出生児，出生の場所による	Z38
296	分娩後のケア及び検査	Z39
297	特定の処置及び保健ケアのための保健サービスの利用者	Z40－Z54
298	その他の理由による保健サービスの利用者	Z31－Z33, Z37, Z55－Z99
901	SARS	U04

10. 定義

注：これらの定義は、世界保健機関憲章第23条の規定に基づき、世界保健総会で採択された（決議WHA20.19及びWHA43.24）ものである。

1. 死亡原因＜死因＞（Cause of death）
　死亡診断書上に記載される死亡原因＜死因＞とは、「死亡を引き起こしたか、その一因となったすべての疾病、病態又は損傷及びこれらの損傷を引き起こした事故又は暴力の状況」をいう。

2. 原死因（Underlying cause of death）
　原死因とは、(a) 直接に死亡を引き起こした一連の事象の起因となった疾病もしくは損傷又は(b) 致命傷を負わせた事故もしくは暴力の状況をいう。

3. 胎児死亡、周産期死亡、新生児死亡及び乳児死亡に関する定義

3.1 出生（Live birth）
　出生とは、妊娠期間にかかわりなく、受胎生成物が母体から完全に排出又は娩出された場合で、それが母体からの分離後、臍帯の切断又は胎盤の付着いかんにかかわらず、呼吸している場合又は心臓の拍動、臍帯の拍動もしくは随意筋の明白な運動のような生命の証拠のいずれかを表す場合である；このような出産の生成物を出生児という。

3.2 胎児死亡［死産児］（Fetal death［deadborn fetus］）
　胎児死亡とは、妊娠期間にかかわりなく、受胎生成物が母体から完全に排出又は娩出される前に死亡した場合をいう；死亡は、母体からの分離後、胎児が呼吸しないこと又は心臓の拍動、臍帯の拍動もしくは随意筋の明白な運動のような生命の証拠のいずれをも表さないことによって示される。

3.3 出産体重（Birth weight）
　出産後に最初に測定された胎児又は新生児の体重。

3.4 低出産体重（Low birth weight）
　2,500グラム未満（2,499グラムまでで、2,499グラムを含む）。

3.5 極低出産体重（Very low birth weight）
　1,500グラム未満（1,499グラムまでで、1,499グラムを含む）。

3.6 超低出産体重（Extremely low birth weight）
　1,000グラム未満（999グラムまでで、999グラムを含む）。

3.7 妊娠期間（Gestational age）
　妊娠の継続期間は、最終正常月経の第1日から起算する。妊娠期間は満日数又は満週数で表現する（すなわち、最終正常月経の開始後満280日から満286日に発生した事象は、妊娠40週に発生

したものとする)。

3.8 早期 (Pre‐term)
　妊娠満37週未満 (259日未満)。

3.9 正期 (Term)
　妊娠満37週から満42週未満 (259日から293日)。

3.10 過期 (Post‐term)
　妊娠満42週以上 (294日以上)。

3.11 周産期 (Perinatal period)
　周産期は、妊娠満22週 (154日) に始まり (出産体重が正常では500グラムである時点)、出生後満7日未満で終わる。

3.12 新生児期 (Neonatal period)
　新生児期は出生に始まり、出生後満28日未満で終わる。新生児死亡 (生後満28日未満における出生児の死亡) は、生後満7日未満に起こる「早期新生児死亡」及び生後満7日から満28日未満に起こる「後期新生児死亡」に分けられる。

定義に関する注釈 (Notes on definitions)

i. 出生児については、出産体重は明白な出生後の体重減少が起こる前、すなわち生後1時間以内に測定することが望ましい。統計表を作成する場合には、出産体重は500グラム階級の区分を用いているが、体重はこれらの分類によって記録されるべきではない。測定された実際の体重を正確に記録するべきである。

ii. 「低」、「極低」及び「超低」出産体重の定義は、お互いに相容れない区分ではない。設定限界以下の体重をすべて含んでいる。すなわち定義は重複する (つまり、「低」は「極低」及び「超低」を含み、また「極低」は「超低」を含む)。

iii. 妊娠期間は、月経日に基づいて算定する場合、しばしば混乱の原因となる。妊娠期間を、最終正常月経の第1日から分娩日までと算定するためには、第1日は0日であって、1日ではないことに注意しなければならない；従って、0－6日は「満0週」、7－13日は「満1週」に相当し、従来の妊娠第40週は「満39週」と同義である。最終正常月経の日付が不明な場合には、妊娠期間は、最も適切な臨床的推定に基づかなければならない。誤解を避けるため、統計表には週数及び日数の両方を表示すべきである。

iv. 生後第1日 (満0日) の死亡日齢は、生後満の分又は時間の単位で記録しなければならない。第2日 (満1日)、第3日 (満2日) 及び満27日までは、死亡日齢は日の単位で記録しなければならない。

4. 妊産婦＜母体＞死亡に関連した定義（Definitions related to maternal mortality）

4.1 妊産婦＜母体＞死亡（Maternal death）
妊産婦＜母体＞死亡とは、妊娠中又は妊娠終了後満42日未満の女性の死亡で、妊娠の期間及び部位には関係しないが、妊娠もしくはその管理に関連した又はそれらによって悪化したすべての原因によるものをいう。ただし、不慮又は偶発の原因によるものを除く。

4.2 後発妊産婦＜母体＞死亡（Late maternal death）
後発妊産婦＜母体＞死亡とは、妊娠終了後満42日以後1年未満における直接又は間接産科的原因による女性の死亡をいう。

4.3 妊娠関連死亡（妊娠、分娩及び産じょく＜褥＞の期間に生じる死亡）（Death occurring during pregnancy, childbirth and puerperium）
妊娠関連死亡とは、死亡の原因いかんにかかわらず、妊娠中又は妊娠終了後満42日未満の女性の死亡をいう。

妊産婦＜母体＞死亡は下記の2群に分類する：

4.4 直接産科的死亡（Direct obstetric deaths）
直接産科的死亡とは、妊娠時（妊娠、分娩及び産じょく＜褥＞）の産科的合併症、関与＜介入＞(intervention)、義務の怠慢（omission）、不適切な処置（incorrect treatment）又は上記のいずれかの結果から発生した一連の事象の結果として生じた死亡をいう。

4.5 間接産科的死亡（Indirect obstetric deaths）
間接産科的死亡とは、妊娠前から存在した疾患又は妊娠中に発症した疾患による死亡をいう。これらの疾患は、直接産科的原因によるものではないが、妊娠の生理的作用によって悪化したものである。

11. 世界保健機関分類規則

[疾病及び死因の分類（統計の作成及び公表を含む）に関する規則]

　第20回世界保健総会は、死亡及び疾病統計を比較し得るような基準において、作成し公表することの重要性に鑑み、世界保健機関憲章第2条（s）、第21条（b）、第22条及び第64条の規定に基づき、1967年5月22日、1967年分類規則を採択する。この規則は、引用に際しては、世界保健機関分類規則と称することができる。

第 1 条

　下記第7条の規定に基づき、この規則が効力を生ずる世界保健機関の加盟国を、以下加盟国という。

第 2 条

　死亡及び疾病統計を作成する各加盟国は、世界保健総会がその都度採択する国際疾病、傷害及び死因統計分類の改正に基づいて、これを行うものとする。
　この分類は、引用に際しては、国際疾病分類と称することができる。

第 3 条

　死亡及び疾病統計の作成公表にあたっては、各加盟国は、分類、符号処理、年齢区分、地域区分、その他の関連した定義及び基準について、世界保健総会が作成した勧告に、できる限り従わなければならない。

第 4 条

　各加盟国は、毎年1回死亡統計を作成し、これを公表しなければならない。この統計には、本国（内地）の領域又は資料の入手可能な地域を範囲とし、かつその地域を明示しなければならない。

第 5 条

　各加盟国は、原死因を明瞭に付して、死亡を引き起こし又はその一因となった病状若しくは傷害を記載しうるような死亡診断書の様式を採用しなければならない。

第 6 条

　各加盟国は、本機関より依頼された場合、憲章第64条の規定に基づき、この規則に従って作成された統計及憲章第63条の規定により通報されない統計を提出しなければならない。

第 7 条

1　この規則は、1968年1月1日から効力を生ずる。
2　この規則は、施行に際し次に規定する場合を除き、この規則に拘束される各加盟国間及びこれらの各国と本機関との間において、1948年の世界保健機関分類規則の規定及びその後の改正にかわるものとする。
3　本規則第2条により世界保健総会が採択した国際疾病分類の改正は、世界保健総会が定めた期日から効力を生ずるものとし、以下に規定する場合を除き、従前のいずれの「分類」にもかわるものとする。

第 8 条

1　世界保健機関憲章第22条に規定する拒否又は留保を行うことのできる期間は、世界保健総会によるこの規則の採択を、事務局長が通告した日から6か月間とする。この期間満了後に事務局長が受理した拒否又は留保は、いずれも効力を有しない。
2　本条第1項の規定は、世界保健総会が本規則第2条によって今後採択する国際疾病分類の改正にも、同様に適用するものとする。

第 9 条
　本規則、国際疾病分類又はその改正に対する拒否又は留保の全部若しくは一部は、事務局長に通告することによって、随時撤回することができる。
第 10 条
　事務局長は、本規則の採択、国際疾病分類の改正の採択並びに第8条及び第9条の規定に基づき受理した通告を、すべての加盟国に通告するものとする。
第 11 条
　この規則の原本は、本機関の記録に寄託する。
　事務局長は、認証謄本をすべての加盟国へ送付する。
　事務局長は、この規則の効力が発生したときには、国際連合憲章第102条の規定に基づく登録の為に、認証謄本を国際連合事務総長に送付する。

1967年5月22日に、ジュネーブにおいて作成した。

　　　　　　　　　　　　　　　　　　　　　世界保健総会議長
　　　　　　　　　　　　　　　　　　　　　　V.T.H.GUNARATNE

　　　　　　　　　　　　　　　　　　　　　世界保健機関事務局長
　　　　　　　　　　　　　　　　　　　　　　M.G.CANDAU

12. 我が国における対応

12.1 疾病、傷害及び死因の統計分類について
12.1.1 統計法との関連

　我が国においては、「統計法」(平成19年法律第53号)第28条1項の規定に基づき定められた平成27年2月13日総務省告示第35号に基づき、統計基準として「疾病、傷害及び死因の統計分類」をICD-10に準拠して定め、公的統計の表示において適用することとされている。

　なお、告示された分類表の使用に当たっては、分類項目を集約し、又は細分して統計調査の結果を表示することも認められている。但し、この場合においては、使用した分類表の最大分類項目及び異なる最大分類項目に属する下位分類項目は集約することができない。

12.1.2 ICD-10(1990年版)の適用(平成6年告示)

　WHOから第10回ICD改訂分類に関する勧告を受けて、我が国においては、厚生統計協議会第4部会の場を中心に、委員及び専門委員によって慎重に審議が行われ、国際疾病分類(3桁・4桁コード)に別表「日本で追加した細分類項目」を追加することとなった。この分類は、統計審議会に報告した後、「疾病、傷害及び死因の統計分類基本分類表」として平成6年10月12日公示された(平成6年総務庁告示第75号)。

　また、「疾病分類表」及び「死因分類表」についても同様に、WHOから提案された、特定製表用リストをもとに、国際比較の可能性、関連する統計調査の利用、これまでの統計表章との連続性、我が国の疾病構造に鑑み重要な疾患についての考慮、医療水準の向上等による我が国の死因構造の変化、各分野におけるニーズなど多面的な配慮のもとに審議が作成され、同様の手続で平成6年10月12日に公示された。

12.1.3 ICD-10(2003年版)の適用(平成17年告示)

　ICD-10(2003年版)の我が国への適用に当たっては、総務大臣は、「統計法」(昭和22年法律第18号)第3条第2項及び第8条第2項の規定に基づいて制定された「統計調査に用いる産業分類並びに疾病、傷害及び死因分類を定める政令」(昭和26年政令第127号)に基づき、指定統計調査の実施者及び届出統計調査を実施する国の機関は、統計調査の結果を疾病、傷害及び死因別に表示する疾病統計及び死因統計を作る場合には、「統計調査に用いる産業分類並びに疾病、傷害及び死因分類を定める政令第3条の規定に基づく分類の名称及び分類表」によることとされていた。そこで社会保障審議会の答申を受けて、我が国の統計に使用する「疾病、傷害及び死因の統計分類」として「疾病、傷害及び死因の統計分類基本分類表」、「疾病分類表」及び「死因分類表」が定められ、平成18年1月1日から施行することとされた(平成17年10月7日総務省告示第1147号)。

　平成6年告示において、「疾病、傷害及び死因の統計分類基本分類表」に追加した「日本で追加した細分類項目」は、平成17年の告示改正では変更がなかった。また、「疾病分類表」及び「死因分類表」については、「疾病、傷害及び死因の統計分類基本分類表」の改正内容をそのまま反映したものとなっている。

12.1.4 統計法の全面施行に伴う統計基準としての設定

　平成19年5月、第166回国会において、公的統計の体系的かつ効率的整備及びその有用性の確保を図ることを目的とした統計法(平成19年法律第53号)が成立し、同法第28条において、公

的統計の作成に際し、その統一性又は総合性を確保するための技術的な基準である「統計基準」が設けられた。統計基準は、同条に基づき総務大臣が設定するものである。また、統計法の規定により統計委員会が設置され、統計審議会は統計委員会に改組された。

　統計法の全面施行に伴い、分類の基礎となる政令が廃止されたため、総務大臣は、統計委員会に対して平成21年1月19日に諮問を行い、統計基準として設定して差し支えないとの答申を得た上で、平成21年3月23日に疾病、傷害及び死因の統計分類を統計基準として設定し、公示した。

12.1.5　ICD-10 (2013年版) の適用 (平成27年告示)

　平成18年以降、1990年にWHOの世界保健総会で採択された「第10回改訂版 (ICD-10)」を改正した「ICD-10 (2003年版)」に準拠したものが使用されてきたところであったが、本分類の統計基準としての設定に係る統計委員会答申 (平成21年1月19日府統委第7号) における「今後の検討」として、WHOにおけるICD改訂の動向を踏まえ、所要の見直しを着実に行うよう指摘されていること及び「公的統計の整備に関する基本的な計画」(平成26年3月25日閣議決定) で、「統計基準については、今後とも、継続性の観点に留意しつつ、社会経済情勢の変化等を踏まえ、設定又は改正からおおむね5年後を目途に、改定の必要性について検討し、必要に応じて所要の措置を講ずる。」とされていること、また、WHOにおいては毎年改正内容を公表しており、我が国においてもより新しい版への対応が求められたことから、本分類改正のための検討が開始された。

　今回の改正の内容は、公的統計の国際比較の観点と我が国の傷病の実態のより適切な表示の観点から、平成25年1月までにWHOから公表された内容等を踏まえて改正した。あわせて、我が国の傷病の実態のより適切な表示の観点から、日本医学会が定める用語との整合性を図る等のため、所要の改正も行っている。

　本分類は医学に関する高度に専門的な内容であるため、改正に当たっては、厚生労働省社会保障審議会の答申を踏まえて変更内容が取りまとめられた。その後、総務大臣による諮問、内閣府統計委員会の答申を経て改正された。

　本改正は、平成27年2月13日総務省告示第35号をもって定められ、平成28年1月1日から施行される。ただし、平成28年12月31日までに作成する公的統計の表示については、この告示による分類表により難い場合に限り、なお従前の例によることができることとなっている。

12.2　国内における検討組織について

12.2.1　社会保障審議会統計分科会疾病、傷害及び死因分類部会及び専門委員会

　現在、我が国は、WHOが1990年に勧告したICD-10を1995年から適用している。WHOは、これまで、ICD-9からICD-10のように、概ね10年ごとにICDの改訂 (リビジョン (revision)) を行ってきたが、新しい医学的知見等に適時に対応するため、ICD-10では、改正 (アップデート (update)) のプロセスを導入した。

　<2003年版準拠>
　我が国は、世界各国におけるWHOの改正の勧告の適用状況と、WHOの勧告を我が国に適用する手続き等を考慮し、当初その適用を行わなかったが、WHOが2004年にICD-10の改正の勧告をホームページに掲載し、2005年5月にICD-10の第2版を書籍として刊行したことと各国の適用の動向を踏まえ、我が国における疾病、傷害及び死因の実態を一層正確に把握し、国際比較可能とするため、WHOの最新の勧告を適用することとし、社会保障審議会統計分科会の下に、医学の各分野について専門的知識を有する学識経験者で構成する部会において検討することとした。

平成 16 年 10 月 14 日の第 7 回社会保障審議会統計分科会において疾病、傷害及び死因分類部会が設置され、平成 17 年 1 月 7 日に厚生労働大臣から社会保障審議会会長に ICD-10（2003 年版）の我が国への適用に関して諮問が行われ、ただちに統計分科会、更に統計分科疾病、傷害及び死因分類部会に付議された。平成 17 年 1 月 13 日、同年 7 月 7 日の同部会の審議を経てとりまとめられた報告が統計分科会、社会保障審議会の了承を得て、同年 7 月 26 日に、社会保障審議会会長から厚生労働大臣に答申が行われた。

＜2013 年版準拠＞

今回の改正は、平成 25 年 11 月 1 日厚生労働大臣から社会保障審議会に、ICD-10 の一部改正の適用に関して諮問が行われ、ただちに統計分科会、更に統計分科疾病、傷害及び死因分類部会に付議され、さらに、社会保障審議会令第 6 条第 1 項に基づき設置された統計分科疾病、傷害及び死因分類専門委員会においても審議された。平成 25 年 11 月 6 日、平成 26 年 3 月 24 日、5 月 19 日、9 月 12 日の部会における審議及び平成 25 年 11 月 22 日、平成 26 年 2 月 28 日の専門委員会における審議を経てとりまとめられた報告は、統計分科会、社会保障審議会の了承を得て、平成 26 年 9 月 25 日に社会保障審議会から厚生労働大臣に答申された。

12.2.2　社会保障審議会統計分科会疾病、傷害及び死因分類部会委員名簿

（五十音順、敬称略、○は部会長）

氏　　　名	職　　　名
赤　川　安　正	奥羽大学学長
五十嵐　　　隆	独立行政法人国立成育医療研究センター総長
今　村　　　聡	公益社団法人日本医師会副会長
大　江　和　彦	東京大学大学院医学系研究科医療情報経済学分野教授
金　子　あけみ	東京医療保健大学東が丘看護学部看護学科准教授
金　子　隆　一	国立社会保障・人口問題研究所副所長
栗　山　真理子	NPO 法人「アラジーポット」代表・日本患者会情報センター代表
小　池　和　彦	東京大学大学院医学系研究科消化器内科学講座教授
郡　山　一　明	一般財団法人救急振興財団救急救命九州研修所教授
駒　村　康　平	慶應義塾大学経済学部教授
末　松　　　誠	慶応義塾大学医学部長
菅　野　健太郎	自治医科大学消化器内科主任教授
田　嶼　尚　子	東京慈恵会医科大学名誉教授
辰　井　聡　子	立教大学大学院法務研究科教授
○永　井　良　三	自治医科大学学長
中　村　耕　三	国立障害者リハビリテーションセンター総長
西　田　陽　光	一般社団法人次世代社会研究機構代表理事
樋　口　輝　彦	独立行政法人国立精神・神経医療研究センター理事長
堀　田　知　光	独立行政法人国立がん研究センター理事長
松　谷　有希雄	国立保健医療科学院長
宮　﨑　元　伸	さいたま市健康科学研究センター所長

（この名簿は、平成 25 年 11 月 1 日～平成 26 年 9 月 25 日の間における在任者である。）

12.2.3 社会保障審議会統計分科会疾病、傷害及び死因分類専門委員会委員名簿

(五十音順、敬称略、○は委員長)

飯野 靖彦	医療法人社団やよい会あだち入谷舎人クリニック院長
岡野 友宏	昭和大学名誉教授
岡本 真一郎	慶応義塾大学医学部血液内科学教室教授
落合 和徳	東京慈恵会医科大学産婦人科学講座教授
柏井 聡	愛知淑徳大学健康医療科学部視覚科学教授
嘉山 孝正	山形大学医学部脳神経外科教授
神庭 重信	九州大学大学院医学研究院精神病態医学教授
木下 博之	香川大学医学部法医学教授
清田 浩	東京慈恵会医科大学葛飾医療センター泌尿器科教授・診療部長
久具 宏司	東京都立墨東病院産婦人科部長
○小池 和彦	東京大学大学院医学系研究科消化器内科学講座教授（任期：H26.4.1～）
○菅野 健太郎	自治医科大学内科学講座消化器内科部門教授（任期：～H26.3.31）
髙橋 姿	新潟大学学長
滝澤 始	杏林大学医学部呼吸器内科教授
玉岡 晃	筑波大学医学医療系教授
土屋 了介	公益財団法人がん研究会理事
戸倉 新樹	浜松医科大学医学部皮膚科学教授
中田 正	虎ノ門アクチュアリー事務所顧問
中谷 純	東北大学東北メディカルメガバンク機構教授
名越 澄子	埼玉医科大学総合医療センター消化器・肝臓内科教授
根本 則道	日本大学医学部病態病理学系病理学分野教授
馬場 志郎	北里大学医学部泌尿器科学名誉教授
針谷 正祥	東京医科歯科大学大学院医歯学総合研究科薬害監視学講座教授
肥塚 直美	東京女子医科大学第二内科教授
松本 万夫	埼玉医科大学国際医療センター心臓内科教授
水沼 英樹	弘前大学大学院医学研究科教授
望月 一男	伊豆東部総合病院顧問
森内 浩幸	長崎大学大学院医歯薬学総合研究科教授
矢永 勝彦	東京慈恵会医科大学外科学講座教授
横田 順一朗	市立堺病院副院長
渡辺 賢治	慶應義塾大学環境情報学部政策メディア研究科医学部兼担教授
渡辺 重行	筑波大学附属病院水戸地域医療教育センター教授

(この名簿は、平成25年11月1日～平成26年9月25日の間における在任者であり、委員長は在任中に交代している。)

12.3 ICD-10（2013年）準拠版の概要
12.3.1 主な改正点：ICD-10（2013年版）

1　WHO勧告に基づく改正
　（1）疾病概念の確立や変更等に伴う項目の新設
　　ア　ポリオ後症候群（G14）：灰白髄炎＜ポリオ＞の続発・後遺症（B91）とは別概念と整理し、項目を新設
　　イ　ヒト・メタニューモウイルス：従来ICD上は特定の分類が設けられていなかったが、2001年に本ウイルスが発見されたことに伴い、「J12.3 ヒト・メタニューモウイルス肺炎」及び「J21.1 ヒト・メタニューモウイルスによる急性細気管支炎」を新設
　（2）病期別分類等の導入に伴う項目の細分化
　　ア　白血病、リンパ腫（C81-C96）：疾病概念を整理し、定義を明確化するとともに、グレード等を区分して細分化
　　イ　両眼性及び単眼性視覚障害（盲を含む）（H54）：国際眼科学会理事会決議やWHO勧告に基づく重症度の分類に従い、細分項目を整理
　　ウ　じょく＜褥＞瘡性潰瘍及び圧迫領域（L89）：病期別分類を導入し細分化
　　エ　腎不全（N17-N19）：急性腎不全と慢性腎臓病の概念整理を行い、後者について病期別分類を導入
　（3）原因別分類等の導入に伴う項目の細分化
　　ア　腹壁ヘルニア（K43）：腹壁ヘルニアを「瘢痕ヘルニア」、「傍ストーマヘルニア」、「その他及び詳細不明の腹壁ヘルニア」に細分化
　　イ　急性膵炎（K85）：特発性、胆石性、アルコール性等、原因による細分を導入
　　ウ　産科的死亡（O60、O96、O97）：陣痛前後等の分類や原因別の細分を導入
　　エ　地震による受傷者（X34）：地殻変動、津波など原因をより細分化
　　オ　薬剤耐性の病原体（U80-U85）：耐性を示す薬剤をベータラクタム系とその他の抗生物質、抗菌薬、抗腫瘍薬に整理し、より詳細に細分化
　（4）臨床での活用に対応した名称の変更
　　ア　西ナイル熱→西ナイルウイルス感染症（A92.3）
　　イ　インスリン依存性糖尿病＜IDDM＞→1型＜インスリン依存性＞糖尿病＜IDDM＞（E10）
　　ウ　インスリン非依存性糖尿病＜NIDDM＞→2型＜インスリン非依存性＞糖尿病＜NIDDM＞（E11）
　　エ　イートン・ランバート＜Eaton-Lambert＞症候群（C80）→ランバート・イートン＜Lambert-Eaton＞症候群（C00-D48）（G73.1）
　　オ　ディスペプシア（症）→機能性ディスペプシア（K30）（ただし、症状としてのディスペプシアは「第XVIII章　症状、徴候及び異常臨床所見・異常検査所見で他に分類されないもの（R00-R99）」に分類される）
　（5）統計上の必要性から新設
　　ア　敗血症性ショック（R57.2）：原死因選択において敗血症（A41.9）と区別する必要性からコードを新設したもの
　　イ　エマージェンシーコード（U06-U07）：エマージェンシーコードはWHOにより原因

不明の新しい疾患に暫定的に使用され、新たに発生または認識された疾患があった場合、分類に困るので暫定的にこのコードを使用する（※ 2002 年重症急性呼吸器症候群（SARS）が発生した際には、U04 が SARS のコードとして割り当てられた）

2　日本医学会が定める用語に基づく用語適正化等
　ア　「レンサ球菌」→「連鎖球菌」
　　　例：レンサ球菌性敗血症→連鎖球菌性敗血症（A40）
　イ　カリニ肺炎を起こした HIV 病→ニューモシスチス・イロベチイ肺炎を起こした HIV 病（B20.6）
　ウ　「新生物」→「新生物＜腫瘍＞」
　　　例：口唇の悪性新生物→口唇の悪性新生物＜腫瘍＞（C00）
　エ　「ウイルス」→「ウイルス性」（例：ウイルス性肝炎）
　オ　その他、「たんぱく」→「タンパク」（例：リポタンパク欠乏症）、「靭」→「靱」（例：靱帯の障害）　他多数

12.3.2 分類項目数：ICD-10（2013年版）

		3桁		4桁		5桁
		3桁総数	4桁を持つ3桁項目数	4桁総数	細分項目を持つ3桁項目数	細分項目を持つ4桁項目数
I	感染症及び寄生虫症　　　　　　（A00－B99）	172	135	748	0	0
II	新生物＜腫瘍＞　　　　　　　　（C00－D48）	137	115	737	0	0
III	血液及び造血器の疾患並びに免疫機構の障害 （D50－D89）	34	27	158	0	0
IV	内分泌，栄養及び代謝疾患　　　（E00－E90）	73	56	339	50	0
V	精神及び行動の障害　　　　　　（F00－F99）	81	63	423	154	0
VI	神経系の疾患　　　　　　　　　（G00－G99）	68	55	321	0	0
VII	眼及び付属器の疾患　　　　　　（H00－H59）	47	45	260	0	0
VIII	耳及び乳様突起の疾患　　　　　（H60－H95）	24	22	111	0	0
IX	循環器系の疾患　　　　　　　　（I00 － I99）	76	70	377	0	0
X	呼吸器系の疾患　　　　　　　　（J00 － J99）	64	45	215	0	0
XI	消化器系の疾患　　　　　　　　（K00－K93）	72	68	431	36	0
XII	皮皮膚及び皮下組織の疾患　　　（L00－L99）	72	58	327	0	0
XIII	筋骨格系及び結合組織の疾患　　（M00－M99）	79	78	544	0	0
XIV	腎尿路生殖器系の疾患　　　　　（N00－N99）	82	67	423	80	0
XV	妊娠，分娩及び産じょく＜褥＞　（O00－O99）	76	67	425	40	0
XVI	周産期に発生した病態　　　　　（P00－P96）					
XVII	先天奇形，変形及び染色体異常　（Q00－Q99）	59	51	330	0	0
XVIII	症状，徴候及び異常臨床所見・異常検査所見 で他に分類されないもの　　　（R00－R99）	87	86	620	0	0
XIX	損傷，中毒及びその他の外因の影響 （S00－T98）	91	58	307	60	0
XX	傷病及び死亡の外因　　　　　　（V01－Y98）	195	179	1,090	0	344
XXI	健康状態に影響を及ぼす要因及び保健サービスの利用　　　　　　　　　　（Z00－Z99）	373	364	3,299	2,824	60
XXII	特殊目的用コード　　　　　　　（U00－U99）	84	82	628	0	0
		7	6	39	0	0
	合　　　　計	2,053	1,797	12,152	3,244	404

12.3.3 日本における死亡診断書等の様式

　厚生労働省（旧厚生省大臣官房統計情報部と健康政策局）では、ICD-10（1990年版）の勧告を契機として、平成7年1月1日から新しい書式を用いている。
　死亡診断書等記入上の注意については、下記アドレスを参照願いたい。
　死亡診断書（死体検案書）記入マニュアル
　http://www.mhlw.go.jp/toukei/manual/

13. 我が国で使用する分類表

　我が国においては、疾病、傷害及び死因の統計分類基本分類表、疾病分類表及び死因分類表の3種の分類表が告示されている。

　基本分類表は第43回世界保健総会で採択されたICD-10に「日本で追加した細分類項目」を追加し作成されたものであり、経緯等は、本巻参考資料を参照されたい。

　疾病分類表は、我が国の疾病罹患の状況を概括できるように、推定患者数を基準にして、大、中、小分類が作成されており、基本分類表の変更に伴う見直しがされている他、活用に対応した分類の変更や、疾患の名称の変更が行われた。

　死因分類については、一定数を超える死因又は社会的に重要である死因を項目として採用されており、関連する統計調査での利用、統計表章との連続性等を考慮し、我が国の死因構造を概括的に把握することが可能となっている。

13.1　疾病、傷害及び死因の統計分類　基本分類表

　（本表は、別途本巻8．において掲載しているため省略する。）

13.2 疾病、傷害及び死因の統計分類　疾病分類表

疾病分類表（大分類）

	分類名	基本分類コード
a-0100	感染症及び寄生虫症	A00－B99
a-0101	腸管感染症	A00－A09
a-0102	結核	A15－A19
a-0103	皮膚及び粘膜の病変を伴うウイルス性疾患	B00－B09
a-0104	真菌症	B35－B49
a-0105	その他の感染症及び寄生虫症	A00－B99 の残り
a-0200	新生物＜腫瘍＞	C00－D48
	（悪性新生物＜腫瘍＞）	（C00－C97）
a-0201	胃の悪性新生物＜腫瘍＞	C16
a-0202	結腸及び直腸の悪性新生物＜腫瘍＞	C18－C20
a-0203	気管，気管支及び肺の悪性新生物＜腫瘍＞	C33－C34
a-0204	その他の悪性新生物＜腫瘍＞	C00－C15, C17, C21－C32, C37－C97
a-0205	良性新生物＜腫瘍＞及びその他の新生物＜腫瘍＞	D00－D48
a-0300	血液及び造血器の疾患並びに免疫機構の障害	D50－D89
a-0301	貧血	D50－D64
a-0302	その他の血液及び造血器の疾患並びに免疫機構の障害	D65－D89
a-0400	内分泌，栄養及び代謝疾患	E00－E90
a-0401	甲状腺障害	E00－E07
a-0402	糖尿病	E10－E14
a-0403	脂質異常症	E78
a-0404	その他の内分泌，栄養及び代謝疾患	E15－E77, E79－E90
a-0500	精神及び行動の障害	F00－F99
a-0501	統合失調症，統合失調症型障害及び妄想性障害	F20－F29
a-0502	気分［感情］障害（躁うつ病を含む）	F30－F39
a-0503	神経症性障害，ストレス関連障害及び身体表現性障害	F40－F48
a-0504	その他の精神及び行動の障害	F00－F19, F50－F99
a-0600	神経系の疾患	G00－G99
a-0700	眼及び付属器の疾患	H00－H59
a-0701	白内障	H25－H26

a-0702	その他の眼及び付属器の疾患	H00－H22，H27－H59
a-0800	耳及び乳様突起の疾患	H60－H95
a-0801	外耳疾患	H60－H62
a-0802	中耳炎	H65－H67
a-0803	その他の中耳及び乳様突起の疾患	H68－H75
a-0804	内耳疾患	H80－H83
a-0805	その他の耳疾患	H90－H95
a-0900	循環器系の疾患	I00－I99
a-0901	高血圧性疾患	I10－I15
	（心疾患（高血圧性のものを除く））	（I01－I02.0，I05－I09，I20－I25， I27，I30－I52）
a-0902	虚血性心疾患	I20－I25
a-0903	その他の心疾患	I01－I02.0，I05－I09，I27，
	（脳血管疾患）	I30－I52（I60－I69）
a-0904	脳梗塞	I63，I69.3
a-0905	その他の脳血管疾患	I60－I62，I64－I68，I69.0－I69.2， I69.4－I69.8
a-0906	その他の循環器系の疾患	I00，I02.9，I26，I28，I70－I99
a-1000	呼吸器系の疾患	J00－J99
a-1001	急性上気道感染症	J00－J06
a-1002	肺炎	J12－J18
a-1003	急性気管支炎及び急性細気管支炎	J20－J21
a-1004	気管支炎及び慢性閉塞性肺疾患	J40－J44
a-1005	喘息	J45－J46
a-1006	その他の呼吸器系の疾患	J00－J99 の残り
a-1100	消化器系の疾患	K00－K93
a-1101	う蝕	K02
a-1102	歯肉炎及び歯周疾患	K05
a-1103	その他の歯及び歯の支持組織の障害	K00－K01，K03－K04，K06－K08
a-1104	胃潰瘍及び十二指腸潰瘍	K25－K27
a-1105	胃炎及び十二指腸炎	K29
a-1106	肝疾患	K70－K77
a-1107	その他の消化器系の疾患	K00－K93 の残り
a-1200	皮膚及び皮下組織の疾患	L00－L99
a-1300	筋骨格系及び結合組織の疾患	M00－M99
a-1301	炎症性多発性関節障害	M05－M14
a-1302	脊柱障害	M40－M54
a-1303	骨の密度及び構造の障害	M80－M85
a-1304	その他の筋骨格系及び結合組織の疾患	M00－M99 の残り
a-1400	腎尿路生殖器系の疾患	N00－N99

a-1401	糸球体疾患，腎尿細管間質性疾患及び腎不全	N00－N19
a-1402	乳房及び女性生殖器の疾患	N60－N98，N99.2－N99.3
a-1403	その他の腎尿路生殖器系の疾患	N00－N99 の残り
a-1500	妊娠，分娩及び産じょく	O00－O99
a-1501	流産	O00－O08
a-1502	妊娠高血圧症候群	O10－O16
a-1503	単胎自然分娩	O80
a-1504	その他の妊娠，分娩及び産じょく	O20－O75，O81－O99
a-1600	周産期に発生した病態	P00－P96
a-1700	先天奇形，変形及び染色体異常	Q00－Q99
a-1800	症状，徴候及び異常臨床所見・異常検査所見で他に分類されないもの	R00－R99
a-1900	損傷，中毒及びその他の外因の影響	S00－T98
a-1901	骨折	S02, S12, S22, S32, S42, S52, S62, S72, S82, S92, T02, T08, T10, T12, T14.2
a-1902	その他の損傷，中毒及びその他の外因の影響	S00－T98 の残り
a-2100	健康状態に影響を及ぼす要因及び保健サービスの利用	Z00－Z99
a-2101	正常妊娠及び産じょくの管理並びに家族計画	Z30－Z39
a-2102	歯の補てつ	Z46.3
a-2103	その他の健康状態に影響を及ぼす要因及び保健サービスの利用	Z00－Z99 の残り
a-2200	特殊目的用コード	U00－U99
a-2210	重症急性呼吸器症候群［SARS］	U04
a-2220	その他の特殊目的用コード	U00－U99 の残り

疾病分類表（中分類）

	分類名	基本分類コード	大分類コード
b-0100	感染症及び寄生虫症	A00－B99	a-0100
b-0101	腸管感染症	A00－A09	a-0101
b-0102	結核	A15－A19	a-0102
b-0103	主として性的伝播様式をとる感染症	A50－A64	a-0105
b-0104	皮膚及び粘膜の病変を伴うウイルス性疾患	B00－B09	a-0103
b-0105	ウイルス性肝炎	B15－B19	a-0105
b-0106	その他のウイルス性疾患	A80－A99，B20－B34	a-0105
b-0107	真菌症	B35－B49	a-0104

b-0108	感染症及び寄生虫症の続発・後遺症	B90－B94	a-0105
b-0109	その他の感染症及び寄生虫症	A00－B99 の残り	a-0105
b-0200	新生物＜腫瘍＞	C00－D48	a-0200
b-0201	胃の悪性新生物＜腫瘍＞	C16	a-0201
b-0202	結腸の悪性新生物＜腫瘍＞	C18	a-0202
b-0203	直腸S状結腸移行部及び直腸の悪性新生物＜腫瘍＞	C19－C20	a-0202
b-0204	肝及び肝内胆管の悪性新生物＜腫瘍＞	C22	a-0204
b-0205	気管，気管支及び肺の悪性新生物＜腫瘍＞	C33－C34	a-0203
b-0206	乳房の悪性新生物＜腫瘍＞	C50	a-0204
b-0207	子宮の悪性新生物＜腫瘍＞	C53－C55	a-0204
b-0208	悪性リンパ腫	C81－C86	a-0204
b-0209	白血病	C91－C95	a-0204
b-0210	その他の悪性新生物＜腫瘍＞	C00－C97 の残り	a-0204
b-0211	良性新生物＜腫瘍＞及びその他の新生物＜腫瘍＞	D00－D48	a-0205
b-0300	血液及び造血器の疾患並びに免疫機構の障害	D50－D89	a-0300
b-0301	貧血	D50－D64	a-0301
b-0302	その他の血液及び造血器の疾患並びに免疫機構の障害	D65－D89	a-0302
b-0400	内分泌，栄養及び代謝疾患	E00－E90	a-0400
b-0401	甲状腺障害	E00－E07	a-0401
b-0402	糖尿病	E10－E14	a-0402
b-0403	脂質異常症	E78	a-0403
b-0404	その他の内分泌，栄養及び代謝疾患	E15－E77, E79－E90	a-0404
b-0500	精神及び行動の障害	F00－F99	a-0500
b-0501	血管性及び詳細不明の認知症	F01, F03	a-0504
b-0502	精神作用物質使用による精神及び行動の障害	F10－F19	a-0504
b-0503	統合失調症，統合失調症型障害及び妄想性障害	F20－F29	a-0501
b-0504	気分［感情］障害（躁うつ病を含む）	F30－F39	a-0502
b-0505	神経症性障害，ストレス関連障害及び身体表現性障害	F40－F48	a-0503
b-0506	知的障害＜精神遅滞＞	F70－F79	a-0504
b-0507	その他の精神及び行動の障害	F00－F99 の残り	a-0504
b-0600	神経系の疾患	G00－G99	a-0600

b-0601	パーキンソン病	G20	a-0600
b-0602	アルツハイマー病	G30	a-0600
b-0603	てんかん	G40－G41	a-0600
b-0604	脳性麻痺及びその他の麻痺性症候群	G80－G83	a-0600
b-0605	自律神経系の障害	G90	a-0600
b-0606	その他の神経系の疾患	G00－G99 の残り	a-0600
b-0700	眼及び付属器の疾患	H00－H59	a-0700
b-0701	結膜炎	H10	a-0702
b-0702	白内障	H25－H26	a-0701
b-0703	屈折及び調節の障害	H52	a-0702
b-0704	その他の眼及び付属器の疾患	H00－H59 の残り	a-0702
b-0800	耳及び乳様突起の疾患	H60－H95	a-0800
b-0801	外耳炎	H60	a-0801
b-0802	その他の外耳疾患	H61－H62	a-0801
b-0803	中耳炎	H65－H67	a-0802
b-0804	その他の中耳及び乳様突起の疾患	H68－H75	a-0803
b-0805	メニエール病	H81.0	a-0804
b-0806	その他の内耳疾患	H80, H81.1－H83	a-0804
b-0807	その他の耳疾患	H90－H95	a-0805
b-0900	循環器系の疾患	I00－I99	a-0900
b-0901	高血圧性疾患	I10－I15	a-0901
b-0902	虚血性心疾患	I20－I25	a-0902
b-0903	その他の心疾患	I01－I02.0, I05－I09, I27, I30－I52	a-0903
b-0904	くも膜下出血	I60, I69.0	a-0905
b-0905	脳内出血	I61, I69.1	a-0905
b-0906	脳梗塞	I63, I69.3	a-0904
b-0907	脳動脈硬化（症）	I67.2	a-0905
b-0908	その他の脳血管疾患	I62, I64－I67.1, I67.3－I68, I69.2, I69.4－I69.8	a-0905
b-0909	動脈硬化（症）	I70	a-0906
b-0911	低血圧（症）	I95	a-0906
b-0912	その他の循環器系の疾患	I00－I99 の残り	a-0906
b-1000	呼吸器系の疾患	J00－J99	a-1000
b-1001	急性鼻咽頭炎［かぜ］＜感冒＞	J00	a-1001
b-1002	急性咽頭炎及び急性扁桃炎	J02－J03	a-1001
b-1003	その他の急性上気道感染症	J01, J04－J06	a-1001
b-1004	肺炎	J12－J18	a-1002
b-1005	急性気管支炎及び急性細気管支炎	J20－J21	a-1003
b-1006	アレルギー性鼻炎	J30	a-1006

b-1007	慢性副鼻腔炎	J32	a-1006
b-1008	急性又は慢性と明示されない気管支炎	J40	a-1004
b-1009	慢性閉塞性肺疾患	J41-J44	a-1004
b-1010	喘息	J45-J46	a-1005
b-1011	その他の呼吸器系の疾患	J00-J99の残り	a-1006
b-1100	消化器系の疾患	K00-K93	a-1100
b-1101	う蝕	K02	a-1101
b-1102	歯肉炎及び歯周疾患	K05	a-1102
b-1103	その他の歯及び歯の支持組織の障害	K00-K01, K03-K04, K06-K08	a-1103
b-1104	胃潰瘍及び十二指腸潰瘍	K25-K27	a-1104
b-1105	胃炎及び十二指腸炎	K29	a-1105
b-1106	痔核	K64	a-1107
b-1107	アルコール性肝疾患	K70	a-1106
b-1108	慢性肝炎（アルコール性のものを除く）	K73	a-1106
b-1109	肝硬変（アルコール性のものを除く）	K74.3-K74.6	a-1106
b-1110	その他の肝疾患	K71-K72, K74.0-K74.2, K75-K77	a-1106
b-1111	胆石症及び胆のう炎	K80-K81	a-1107
b-1112	膵疾患	K85-K86	a-1107
b-1113	その他の消化器系の疾患	K00-K93の残り	a-1107
b-1200	皮膚及び皮下組織の疾患	L00-L99	a-1200
b-1201	皮膚及び皮下組織の感染症	L00-L08	a-1200
b-1202	皮膚炎及び湿疹	L20-L30	a-1200
b-1203	その他の皮膚及び皮下組織の疾患	L10-L14, L40-L99	a-1200
b-1300	筋骨格系及び結合組織の疾患	M00-M99	a-1300
b-1301	炎症性多発性関節障害	M05-M14	a-1301
b-1302	関節症	M15-M19	a-1304
b-1303	脊椎障害（脊椎症を含む）	M45-M49	a-1302
b-1304	椎間板障害	M50-M51	a-1302
b-1305	頚腕症候群	M53.1	a-1302
b-1306	腰痛症及び坐骨神経痛	M54.3-M54.5	a-1302
b-1307	その他の脊柱障害	M40-M43, M53.0, M53.2-M53.9, M54.0-M54.2, M54.6-M54.9	a-1302
b-1308	肩の傷害＜損傷＞	M75	a-1304
b-1309	骨の密度及び構造の障害	M80-M85	a-1303

b-1310	その他の筋骨格系及び結合組織の疾患	M00－M99 の残り	a-1304
b-1400	腎尿路生殖器系の疾患	N00－N99	a-1400
b-1401	糸球体疾患及び腎尿細管間質性疾患	N00－N16	a-1401
b-1402	腎不全	N17－N19	a-1401
b-1403	尿路結石症	N20－N23	a-1403
b-1404	その他の腎尿路系の疾患	N25－N39, N99.0－N99.1, N99.4－N99.9	a-1403
b-1405	前立腺肥大（症）	N40	a-1403
b-1406	その他の男性生殖器の疾患	N41－N51	a-1403
b-1407	月経障害及び閉経周辺期障害	N91－N92, N94.0, N94.3－N95	a-1402
b-1408	乳房及びその他の女性生殖器の疾患	N60－N90, N93, N94.1－N94.2, N96－N98, N99.2－N99.3	a-1402
b-1500	妊娠，分娩及び産じょく	O00－O99	a-1500
b-1501	流産	O00－O08	a-1501
b-1502	妊娠高血圧症候群	O10－O16	a-1502
b-1503	単胎自然分娩	O80	a-1503
b-1504	その他の妊娠，分娩及び産じょく	O20－O75, O81－O99	a-1504
b-1600	周産期に発生した病態	P00－P96	a-1600
b-1601	妊娠及び胎児発育に関連する障害	P05－P08	a-1600
b-1602	その他の周産期に発生した病態	P00－P04, P10－P96	a-1600
b-1700	先天奇形，変形及び染色体異常	Q00－Q99	a-1700
b-1701	心臓の先天奇形	Q20－Q24	a-1700
b-1702	その他の先天奇形，変形及び染色体異常	Q00－Q18, Q25－Q99	a-1700
b-1800	症状，徴候及び異常臨床所見・異常検査所見で他に分類されないもの	R00－R99	a-1800
b-1900	損傷，中毒及びその他の外因の影響	S00－T98	a-1900
b-1901	骨折	S02, S12, S22, S32, S42, S52, S62, S72, S82, S92, T02, T08, T10, T12, T14.2	a-1901
b-1902	頭蓋内損傷及び内臓の損傷	S06, S26－S27, S36－S37	a-1902
b-1903	熱傷及び腐食	T20－T32	a-1902
b-1904	中毒	T36－T65	a-1902
b-1905	その他の損傷及びその他の外因の影響	S00－T98 の残り	a-1902
b-2100	健康状態に影響を及ぼす要因及び保健サービスの利用	Z00－Z99	a-2100

b-2101	検査及び診査のための保健サービスの利用者	Z00－Z13	a-2103
b-2102	予防接種	Z23－Z27	a-2103
b-2103	正常妊娠及び産じょくの管理並びに家族計画	Z30－Z39	a-2101
b-2104	歯の補てつ	Z46.3	a-2102
b-2105	特定の処置（歯の補てつを除く）及び保健ケアのための保健サービスの利用者	Z40－Z46.2, Z46.4－Z54	a-2103
b-2106	その他の理由による保健サービスの利用者	Z00－Z99 の残り	a-2103
b-2200	特殊目的用コード	U00－U99	a-2200
b-2210	重症急性呼吸器症候群 [SARS]	U04	a-2210
b-2220	その他の特殊目的用コード	U00－U99 の残り	a-2220

疾病分類表（小分類）

	分類名	基本分類コード	中分類コード
c-0100	感染症及び寄生虫症	A00－B99	b-0100
c-0101	原因の明示された腸管感染症	A00－A08	b-0101
c-0102	感染症と推定される下痢及び胃腸炎	A09	b-0101
c-0103	呼吸器結核	A15－A16	b-0102
c-0104	その他の結核	A17－A19	b-0102
c-0105	百日咳	A37	b-0109
c-0106	敗血症	A40－A41	b-0109
c-0107	その他の細菌性疾患	A20－A36, A38－A39, A42－A49	b-0109
c-0108	梅毒	A50－A53	b-0103
c-0109	淋菌感染症	A54	b-0103
c-0110	主として性的伝播様式をとるその他の感染症	A55－A64	b-0103
c-0111	ヘルペスウイルス感染症	B00	b-0104
c-0112	水痘	B01	b-0104
c-0113	帯状疱疹	B02	b-0104
c-0114	麻疹	B05	b-0104
c-0115	風疹	B06	b-0104
c-0116	皮膚及び粘膜の病変を伴うその他のウイルス性疾患	B03－B04, B07－B09	b-0104
c-0117	B型ウイルス性肝炎	B16－B17.0, B18.0－B18.1	b-0105
c-0118	C型ウイルス性肝炎	B17.1, B18.2	b-0105
c-0119	その他のウイルス性肝炎	B15－B19 の残り	b-0105
c-0120	ヒト免疫不全ウイルス [HIV] 病	B20－B24	b-0106

c-0121	ムンプス	B26	b-0106
c-0122	その他のウイルス性疾患	A80－A99，B25，B27－B34	b-0106
c-0123	皮膚糸状菌症	B35	b-0107
c-0124	カンジダ症	B37	b-0107
c-0125	その他の真菌症	B36，B38－B49	b-0107
c-0126	結核の続発・後遺症	B90	b-0108
c-0127	その他の感染症及び寄生虫症の続発・後遺症	B91－B94	b-0108
c-0128	その他の感染症及び寄生虫症	A00－B99の残り	b-0109
c-0200	新生物＜腫瘍＞	C00－D48	b-0200
c-0201	口唇，口腔及び咽頭の悪性新生物＜腫瘍＞	C00－C14	b-0210
c-0202	食道の悪性新生物＜腫瘍＞	C15	b-0210
c-0203	胃の悪性新生物＜腫瘍＞	C16	b-0201
c-0204	結腸の悪性新生物＜腫瘍＞	C18	b-0202
c-0205	直腸S状結腸移行部及び直腸の悪性新生物＜腫瘍＞	C19－C20	b-0203
c-0206	肛門及び肛門管の悪性新生物＜腫瘍＞	C21	b-0210
c-0207	肝及び肝内胆管の悪性新生物＜腫瘍＞	C22	b-0204
c-0208	胆のう及びその他の胆道の悪性新生物＜腫瘍＞	C23－C24	b-0210
c-0209	膵の悪性新生物＜腫瘍＞	C25	b-0210
c-0210	その他の消化器の悪性新生物＜腫瘍＞	C17，C26	b-0210
c-0211	喉頭の悪性新生物＜腫瘍＞	C32	b-0210
c-0212	気管，気管支及び肺の悪性新生物＜腫瘍＞	C33－C34	b-0205
c-0213	その他の呼吸器及び胸腔内臓器の悪性新生物＜腫瘍＞	C30－C31，C37－C39	b-0210
c-0214	骨及び関節軟骨の悪性新生物＜腫瘍＞	C40－C41	b-0210
c-0215	皮膚の悪性黒色腫	C43	b-0210
c-0216	その他の皮膚の悪性新生物＜腫瘍＞	C44	b-0210
c-0217	中皮及び軟部組織の悪性新生物＜腫瘍＞	C45－C49	b-0210
c-0218	乳房の悪性新生物＜腫瘍＞	C50	b-0206
c-0219	子宮頚（部）の悪性新生物＜腫瘍＞	C53	b-0207
c-0220	子宮体（部）の悪性新生物＜腫瘍＞	C54	b-0207

c-0221	子宮の部位不明の悪性新生物＜腫瘍＞	C55	b-0207
c-0222	卵巣の悪性新生物＜腫瘍＞	C56	b-0210
c-0223	その他の女性生殖器の悪性新生物＜腫瘍＞	C51－C52, C57－C58	b-0210
c-0224	前立腺の悪性新生物＜腫瘍＞	C61	b-0210
c-0225	その他の男性生殖器の悪性新生物＜腫瘍＞	C60, C62－C63	b-0210
c-0226	腎及び腎盂の悪性新生物＜腫瘍＞	C64－C65	b-0210
c-0227	膀胱の悪性新生物＜腫瘍＞	C67	b-0210
c-0228	その他の尿路の悪性新生物＜腫瘍＞	C66, C68	b-0210
c-0229	眼及び付属器の悪性新生物＜腫瘍＞	C69	b-0210
c-0230	中枢神経系の悪性新生物＜腫瘍＞	C70－C72, C75.1－C75.3	b-0210
c-0231	甲状腺の悪性新生物＜腫瘍＞	C73	b-0210
c-0232	ホジキンリンパ腫	C81	b-0208
c-0233	非ホジキンリンパ腫	C82－C86	b-0208
c-0234	白血病	C91－C95	b-0209
c-0235	その他のリンパ組織，造血組織及び関連組織の悪性新生物＜腫瘍＞	C88－C90, C96	b-0210
c-0236	その他の悪性新生物＜腫瘍＞	C00－C97 の残り	b-0210
c-0237	子宮頚（部）の上皮内癌	D06	b-0211
c-0238	その他の上皮内新生物＜腫瘍＞	D00－D05, D07－D09	b-0211
c-0239	皮膚の良性新生物＜腫瘍＞	D22－D23	b-0211
c-0240	乳房の良性新生物＜腫瘍＞	D24	b-0211
c-0241	子宮平滑筋腫	D25	b-0211
c-0242	卵巣の良性新生物＜腫瘍＞	D27	b-0211
c-0243	腎尿路の良性新生物＜腫瘍＞	D30	b-0211
c-0244	中枢神経系のその他の新生物＜腫瘍＞	D32－D33, D35.2－D35.4, D42－D43, D44.3－D44.5	b-0211
c-0245	その他の新生物＜腫瘍＞	D00－D48 の残り	b-0211
c-0300	血液及び造血器の疾患並びに免疫機構の障害	D50－D89	b-0300
c-0301	鉄欠乏性貧血	D50	b-0301
c-0302	その他の貧血	D51－D64	b-0301
c-0303	出血性の病態並びにその他の血液及び造血器の疾患	D65－D77	b-0302
c-0304	免疫機構の障害	D80－D89	b-0302
c-0400	内分泌，栄養及び代謝疾患	E00－E90	b-0400
c-0401	甲状腺中毒症	E05	b-0401
c-0402	甲状腺炎	E06	b-0401
c-0403	その他の甲状腺障害	E00－E04, E07	b-0401

c-0404	１型糖尿病	E10	b-0402
c-0405	２型糖尿病	E11	b-0402
c-0406	その他の糖尿病	E12－E14	b-0402
c-0407	卵巣機能障害	E28	b-0404
c-0408	栄養失調（症）及びビタミン欠乏症	E40－E46，E50－E56	b-0404
c-0409	肥満（症）	E66	b-0404
c-0410	脂質異常症	E78	b-0403
c-0411	体液量減少（症）	E86	b-0404
c-0412	その他の内分泌，栄養及び代謝疾患	E00－E90の残り	b-0404
c-0500	精神及び行動の障害	F00－F99	b-0500
c-0501	血管性及び詳細不明の認知症	F01，F03	b-0501
c-0502	アルコール使用＜飲酒＞による精神及び行動の障害	F10	b-0502
c-0503	その他の精神作用物質使用による精神及び行動の障害	F11－F19	b-0502
c-0504	統合失調症，統合失調症型障害及び妄想性障害	F20－F29	b-0503
c-0505	気分［感情］障害（躁うつ病を含む）	F30－F39	b-0504
c-0506	神経症性障害，ストレス関連障害及び身体表現性障害	F40－F48	b-0505
c-0507	知的障害＜精神遅滞＞	F70－F79	b-0506
c-0508	その他の精神及び行動の障害	F00－F99の残り	b-0507
c-0600	神経系の疾患	G00－G99	b-0600
c-0601	髄膜炎	G00－G03	b-0606
c-0602	中枢神経系の炎症性疾患	G04－G09	b-0606
c-0603	脊髄性筋萎縮症及び関連症候群	G12	b-0606
c-0604	パーキンソン病	G20	b-0601
c-0605	アルツハイマー病	G30	b-0602
c-0606	多発性硬化症	G35	b-0606
c-0607	てんかん	G40－G41	b-0603
c-0608	片頭痛及びその他の頭痛症候群	G43－G44	b-0606
c-0609	一過性脳虚血発作及び関連症候群	G45	b-0606
c-0610	睡眠障害	G47	b-0606
c-0611	神経，神経根及び神経そうの障害	G50－G64	b-0606
c-0612	脳性麻痺及びその他の麻痺性症候群	G80－G83	b-0604
c-0613	自律神経系の障害	G90	b-0605
c-0614	その他の神経系の疾患	G00－G99の残り	b-0606
c-0700	眼及び付属器の疾患	H00－H59	b-0700
c-0701	麦粒腫及びさん粒腫	H00	b-0704
c-0702	涙器の障害	H04	b-0704

c-0703	結膜炎	H10	b-0701
c-0704	角膜炎	H16	b-0704
c-0705	白内障	H25－H26	b-0702
c-0706	網膜剥離及び裂孔	H33	b-0704
c-0707	網膜血管閉塞症	H34	b-0704
c-0708	緑内障	H40－H42	b-0704
c-0709	斜視	H49－H50	b-0704
c-0710	屈折及び調節の障害	H52	b-0703
c-0711	両眼性及び単眼性視覚障害（盲を含む）	H54	b-0704
c-0712	その他の眼及び付属器の疾患	H00－H59 の残り	b-0704
c-0800	耳及び乳様突起の疾患	H60－H95	b-0800
c-0801	外耳炎	H60	b-0801
c-0802	耳垢栓塞	H61.2	b-0802
c-0803	その他の外耳疾患	H61.0－H61.1, H61.3－H62	b-0802
c-0804	中耳炎	H65－H67	b-0803
c-0805	耳管炎	H68.0	b-0804
c-0806	耳管閉塞	H68.1	b-0804
c-0807	中耳真珠腫	H71	b-0804
c-0808	その他の中耳及び乳様突起の疾患	H69－H70, H72－H75	b-0804
c-0809	メニエール病	H81.0	b-0805
c-0810	中枢性めまい	H81.4	b-0806
c-0811	その他の内耳疾患	H80, H81.1－H81.3, H81.8－H81.9, H82－H83	b-0806
c-0812	難聴	H90－H91	b-0807
c-0813	その他の耳疾患	H92－H95	b-0807
c-0900	循環器系の疾患	I00－I99	b-0900
c-0901	本態性（原発性）高血圧（症）	I10	b-0901
c-0902	高血圧性心疾患	I11	b-0901
c-0903	高血圧性腎疾患	I12	b-0901
c-0904	高血圧性心腎疾患	I13	b-0901
c-0905	二次性高血圧症	I15	b-0901
c-0906	狭心症	I20	b-0902
c-0907	急性心筋梗塞	I21－I22	b-0902
c-0908	冠動脈硬化症	I25.0－I25.1	b-0902
c-0909	陳旧性心筋梗塞	I25.2	b-0902
c-0910	その他の虚血性心疾患	I23－I24, I25.3－I25.9	b-0902
c-0911	慢性リウマチ性心疾患	I05－I09	b-0903
c-0912	慢性非リウマチ性心内膜疾患	I34－I39	b-0903
c-0913	心筋症	I42－I43	b-0903
c-0914	不整脈及び伝導障害	I44－I49	b-0903

c-0915	心不全	I 50	b-0903
c-0916	その他の心疾患	I 01−I 02.0，I 27，I 30−I 33， I 40−I 41，I 51−I 52	b-0903
c-0917	くも膜下出血	I 60，I 69.0	b-0904
c-0918	脳内出血	I 61，I 69.1	b-0905
c-0919	脳梗塞	I 63，I 69.3	b-0906
c-0920	脳動脈硬化（症）	I 67.2	b-0907
c-0921	その他の脳血管疾患	I 62，I 64−I 67.1， I 67.3−I 68，I 69.2， I 69.4−I 69.8	b-0908
c-0922	肺塞栓症	I 26	b-0912
c-0923	動脈硬化（症）	I 70	b-0909
c-0924	大動脈瘤及び解離	I 71	b-0912
c-0925	レイノー症候群	I 73.0	b-0912
c-0926	動脈の塞栓症及び血栓症	I 74	b-0912
c-0927	その他の動脈，細動脈及び毛細血管 の疾患	I 72，I 77−I 79	b-0912
c-0928	静脈炎，血栓（性）静脈炎並びに 静脈の塞栓症及び血栓症	I 80−I 82	b-0912
c-0929	下肢の静脈瘤	I 83	b-0912
c-0931	食道静脈瘤	I 85	b-0912
c-0932	低血圧（症）	I 95	b-0911
c-0933	その他の循環器系の疾患	I 00−I 99 の残り	b-0912
c-1000	呼吸器系の疾患	J 00−J 99	b-1000
c-1001	急性鼻咽頭炎［かぜ］＜感冒＞	J 00	b-1001
c-1002	急性副鼻腔炎	J 01	b-1003
c-1003	急性咽頭炎及び急性扁桃炎	J 02−J 03	b-1002
c-1004	急性喉頭炎及び気管炎	J 04	b-1003
c-1005	その他の急性上気道感染症	J 05−J 06	b-1003
c-1006	インフルエンザ	J 09−J 11	b-1011
c-1007	肺炎	J 12−J 18	b-1004
c-1008	急性気管支炎	J 20	b-1005
c-1009	急性細気管支炎	J 21	b-1005
c-1010	アレルギー性鼻炎	J 30	b-1006
c-1011	慢性副鼻腔炎	J 32	b-1007
c-1012	その他の鼻及び副鼻腔の疾患	J 31，J 33−J 34	b-1011
c-1013	扁桃及びアデノイドの慢性疾患	J 35	b-1011
c-1014	その他の上気道の疾患	J 36−J 39	b-1011
c-1015	急性又は慢性と明示されない気管 支炎	J 40	b-1008
c-1016	慢性閉塞性肺疾患	J 41−J 44	b-1009

c-1017	喘息	J45－J46	b-1010
c-1018	気管支拡張症	J47	b-1011
c-1019	じん肺（症）	J60－J65	b-1011
c-1020	間質性肺疾患	J80－J84	b-1011
c-1021	気胸	J93	b-1011
c-1022	その他の呼吸器系の疾患	J00－J99の残り	b-1011
c-1100	消化器系の疾患	K00－K93	b-1100
c-1101	う蝕	K02	b-1101
c-1102	歯肉炎及び歯周疾患	K05	b-1102
c-1103	その他の歯及び歯の支持組織の障害	K00－K01, K03－K04, K06－K08	b-1103
c-1104	口内炎及び関連疾患	K12	b-1113
c-1105	その他の口腔，唾液腺及び顎の疾患	K09－K11, K13－K14	b-1113
c-1106	胃潰瘍	K25	b-1104
c-1107	十二指腸潰瘍	K26	b-1104
c-1108	部位不明の消化性潰瘍	K27	b-1104
c-1109	胃炎及び十二指腸炎	K29	b-1105
c-1110	その他の食道，胃及び十二指腸の疾患	K20－K23, K28, K30－K31	b-1113
c-1111	虫垂の疾患	K35－K38	b-1113
c-1112	鼠径ヘルニア	K40	b-1113
c-1113	その他のヘルニア	K41－K46	b-1113
c-1114	クローン病	K50	b-1113
c-1115	潰瘍性大腸炎	K51	b-1113
c-1116	腸閉塞	K56	b-1113
c-1117	過敏性腸症候群	K58	b-1113
c-1118	便秘	K59.0	b-1113
c-1119	裂肛及び痔瘻	K60	b-1113
c-1120	痔核	K64	b-1106
c-1121	その他の胃腸の疾患	K52, K55, K57, K59.1－K59.9, K61－K63	b-1113
c-1122	腹膜の疾患	K65－K67	b-1113
c-1123	アルコール性肝疾患	K70	b-1107
c-1124	慢性肝炎（アルコール性のものを除く）	K73	b-1108
c-1125	肝硬変（アルコール性のものを除く）	K74.3－K74.6	b-1109
c-1126	その他の肝疾患	K71－K72, K74.0－K74.2, K75－K77	b-1110
c-1127	胆石症	K80	b-1111
c-1128	胆のう炎	K81	b-1111

c-1129	急性膵炎	K85	b-1112
c-1130	慢性膵炎	K86.0−K86.1	b-1112
c-1131	その他の膵疾患	K86.2−K86.9	b-1112
c-1132	その他の消化器系の疾患	K82−K83, K87−K93	b-1113
c-1200	皮膚及び皮下組織の疾患	L00−L99	b-1200
c-1201	皮膚及び皮下組織の感染症	L00−L08	b-1201
c-1202	アトピー性皮膚炎	L20	b-1202
c-1203	接触皮膚炎	L21−L25	b-1202
c-1204	その他の皮膚炎及び湿疹	L26−L30	b-1202
c-1205	乾せん及びその他の丘疹落せつ性障害	L40−L45	b-1203
c-1206	じんま疹	L50	b-1203
c-1207	爪の障害	L60−L62	b-1203
c-1208	脱毛症	L63−L65	b-1203
c-1209	ざ瘡<アクネ>	L70	b-1203
c-1210	色素異常症	L80−L81	b-1203
c-1211	うおのめ及びべんち	L84	b-1203
c-1212	その他の皮膚及び皮下組織の疾患	L00−L99 の残り	b-1203
c-1300	筋骨格系及び結合組織の疾患	M00−M99	b-1300
c-1301	関節リウマチ	M05−M06	b-1301
c-1302	痛風	M10	b-1301
c-1303	その他の炎症性多発性関節障害	M07−M09, M11−M14	b-1301
c-1304	関節症	M15−M19	b-1302
c-1305	四肢の後天性変形	M20−M21	b-1310
c-1306	膝内障	M23	b-1310
c-1307	関節痛	M25.5	b-1310
c-1308	その他の関節障害	M00−M03, M22, M24−M25.4, M25.6−M25.9	b-1310
c-1309	全身性エリテマトーデス<SLE>	M32	b-1310
c-1310	乾燥症候群[シェーグレン症候群]	M35.0	b-1310
c-1311	ベーチェット病	M35.2	b-1310
c-1312	その他の全身性結合組織障害	M30−M31, M33−M34, M35.1, M35.3−M36	b-1310
c-1313	脊椎障害（脊椎症を含む）	M45−M49	b-1303
c-1314	椎間板障害	M50−M51	b-1304
c-1315	頸腕症候群	M53.1	b-1305
c-1316	腰痛症及び坐骨神経痛	M54.3−M54.5	b-1306
c-1317	その他の背部痛	M54.6−M54.9	b-1307

c-1318	その他の脊柱障害	M40－M43, M53.0, M53.2－M53.9, M54.0－M54.2	b-1307
c-1319	軟部組織障害	M60－M73, M76－M79	b-1310
c-1320	肩の傷害＜損傷＞	M75	b-1308
c-1321	骨粗しょう症	M80－M82	b-1309
c-1322	その他の骨の密度及び構造の障害	M83－M85	b-1309
c-1323	骨髄炎	M86	b-1310
c-1324	若年性骨軟骨症＜骨端症＞	M91－M92	b-1310
c-1325	その他の筋骨格系及び結合組織の疾患	M87－M90, M93－M99	b-1310
c-1400	腎尿路生殖器系の疾患	N00－N99	b-1400
c-1401	急性及び急速進行性腎炎症候群	N00－N01	b-1401
c-1402	ネフローゼ症候群	N04	b-1401
c-1403	その他の糸球体疾患	N02－N03, N05－N08	b-1401
c-1404	腎尿細管間質性疾患	N10－N16	b-1401
c-1405	慢性腎臓病	N18	b-1402
c-1406	その他の腎不全	N17, N19	b-1402
c-1407	尿路結石症	N20－N23	b-1403
c-1408	膀胱炎	N30	b-1404
c-1409	その他の腎尿路系の疾患	N25－N29, N31－N39, N99.0－N99.1, N99.4－N99.9	b-1404
c-1410	前立腺肥大（症）	N40	b-1405
c-1411	その他の男性生殖器の疾患	N41－N51	b-1406
c-1412	乳房の障害	N60－N64	b-1408
c-1413	卵管炎及び卵巣炎	N70	b-1408
c-1414	子宮頚（部）の炎症性疾患	N72	b-1408
c-1415	その他の女性骨盤臓器の炎症性疾患	N71, N73－N77	b-1408
c-1416	子宮内膜症	N80	b-1408
c-1417	女性性器脱	N81	b-1408
c-1418	卵巣，卵管及び子宮広間膜の非炎症性障害	N83	b-1408
c-1419	月経障害	N91－N92, N94.0, N94.3－N94.9	b-1407
c-1420	閉経期及びその他の閉経周辺期障害	N95	b-1407
c-1421	女性不妊症	N97	b-1408
c-1422	その他の女性生殖器の疾患	N82, N84－N90, N93, N94.1－N94.2, N96, N98, N99.2－N99.3	b-1408
c-1500	妊娠，分娩及び産じょく	O00－O99	b-1500

c-1501	自然流産	O03	b-1501
c-1502	医学的人工流産	O04	b-1501
c-1503	その他の流産	O00－O02, O05－O08	b-1501
c-1504	妊娠高血圧症候群	O10－O16	b-1502
c-1505	妊娠早期の出血（切迫流産を含む）	O20	b-1504
c-1506	前置胎盤，胎盤早期剥離及び分娩前出血	O44－O46	b-1504
c-1507	その他の胎児及び羊膜腔に関連する母体のケア並びに予想される分娩の諸問題	O30－O43, O47－O48	b-1504
c-1508	早産	O60	b-1504
c-1509	分娩後出血	O72	b-1504
c-1510	単胎自然分娩	O80	b-1503
c-1511	その他の妊娠及び分娩の障害及び合併症	O21－O29, O61－O71, O73－O75, O81－O84	b-1504
c-1512	主として産じょくに関連する合併症及びその他の産科的病態，他に分類されないもの	O85－O99	b-1504
c-1600	周産期に発生した病態	P00－P96	b-1600
c-1601	妊娠期間及び胎児発育に関連する障害	P05－P08	b-1601
c-1602	出産外傷	P10－P15	b-1602
c-1603	周産期に特異的な呼吸障害及び心血管障害	P20－P29	b-1602
c-1604	周産期に特異的な感染症	P35－P39	b-1602
c-1605	胎児及び新生児の出血性障害及び血液障害	P50－P61	b-1602
c-1606	その他の周産期に発生した病態	P00－P96 の残り	b-1602
c-1700	先天奇形，変形及び染色体異常	Q00－Q99	b-1700
c-1701	二分脊椎＜脊椎披裂＞	Q05	b-1702
c-1702	その他の神経系の先天奇形	Q00－Q04, Q06－Q07	b-1702
c-1703	心臓の先天奇形	Q20－Q24	b-1701
c-1704	その他の循環器系の先天奇形	Q25－Q28	b-1702
c-1705	唇裂及び口蓋裂	Q35－Q37	b-1702
c-1706	小腸の先天欠損，閉鎖及び狭窄	Q41	b-1702
c-1707	その他の消化器系の先天奇形	Q38－Q40, Q42－Q45	b-1702
c-1708	停留精巣＜睾丸＞	Q53	b-1702
c-1709	その他の腎尿路生殖器系の先天奇形	Q50－Q52, Q54－Q64	b-1702
c-1710	股関節部の先天変形	Q65	b-1702
c-1711	足の先天変形	Q66	b-1702
c-1712	脊柱及び骨性胸郭の先天奇形	Q76	b-1702

c-1713	その他の筋骨格系の先天奇形及び変形	Q67－Q75, Q77－Q79	b-1702
c-1714	その他の先天奇形	Q10－Q18, Q30－Q34, Q80－Q89	b-1702
c-1715	染色体異常，他に分類されないもの	Q90－Q99	b-1702
c-1800	症状，徴候及び異常臨床所見・異常検査所見で他に分類されないもの	R00－R99	b-1800
c-1801	腹痛及び骨盤痛	R10	b-1800
c-1802	めまい	R42	b-1800
c-1803	不明熱	R50	b-1800
c-1804	頭痛	R51	b-1800
c-1805	老衰	R54	b-1800
c-1806	その他の症状，徴候及び異常臨床所見・異常検査所見で他に分類されないもの	R00－R99 の残り	b-1800
c-1900	損傷，中毒及びその他の外因の影響	S00－T98	b-1900
c-1901	頭蓋骨及び顔面骨の骨折	S02	b-1901
c-1902	頸部，胸部及び骨盤の骨折（脊椎を含む）	S12, S22, S32, T08	b-1901
c-1903	大腿骨の骨折	S72	b-1901
c-1904	その他の四肢の骨折	S42, S52, S62, S82, S92, T10, T12	b-1901
c-1905	多部位及び部位不明の骨折	T02, T14.2	b-1901
c-1906	脱臼，捻挫及びストレイン	S03, S13, S23, S33, S43, S53, S63, S73, S83, S93, T03, T14.3	b-1905
c-1907	眼球及び眼窩の損傷	S05	b-1905
c-1908	頭蓋内損傷	S06	b-1902
c-1909	その他の内臓の損傷	S26－S27, S36－S37	b-1902
c-1910	挫滅損傷及び外傷性切断	S07－S08, S17－S18, S28, S38, S47－S48, S57－S58, S67－S68, S77－S78, S87－S88, S97－S98, T04－T05, T14.7	b-1905

c-1911	その他の明示された部位,部位不明及び多部位の損傷	S00−S01, S04, S09−S11, S14−S16, S19−S21, S24−S25, S29−S31, S34−S35, S39−S41, S44−S46, S49−S51, S54−S56, S59−S61, S64−S66, S69−S71, S74−S76, S79−S81, S84−S86, S89−S91, S94−S96, S99, T00−T01, T06−T07, T09, T11, T13, T14.1, T14.4−T14.6, T14.8−T14.9	b-1905
c-1912	自然開口部からの異物侵入の作用	T15−T19	b-1905
c-1913	熱傷及び腐食	T20−T32	b-1903
c-1914	薬物,薬剤及び生物学的製剤による中毒	T36−T50	b-1904
c-1915	薬用を主としない物質の毒作用	T51−T65	b-1904
c-1916	虐待症候群	T74	b-1905
c-1917	その他及び詳細不明の外因の作用	T33−T35, T66−T73, T75−T78	b-1905
c-1918	外傷の早期合併症並びに外科的及び内科的ケアの合併症,他に分類されないもの	T79−T88	b-1905
c-1919	損傷,中毒及びその他の外因による影響の続発・後遺症	T90−T98	b-1905
c-2100	健康状態に影響を及ぼす要因及び保健サービスの利用	Z00−Z99	b-2100
c-2101	検査及び診査のための保健サービスの利用者	Z00−Z13	b-2101
c-2102	無症候性ヒト免疫不全ウイルス[HIV]感染状態	Z21	b-2106
c-2103	予防接種	Z23−Z27	b-2102
c-2104	伝染病に関連する健康障害をきたす恐れのあるその他の者	Z20, Z22, Z28−Z29	b-2106
c-2105	避妊管理	Z30	b-2103
c-2106	分娩前スクリーニング及びその他の妊娠の管理	Z34−Z36	b-2103
c-2107	その他の生殖に関連する環境下での保健サービスの利用者	Z31−Z33, Z37−Z38	b-2103
c-2108	分娩後のケア及び検査	Z39	b-2103

c-2109	歯の補てつ	Z46.3	b-2104
c-2110	特定の処置（歯の補てつを除く）及び保健ケアのための保健サービスの利用者	Z40-Z46.2, Z46.4-Z54	b-2105
c-2111	腎透析依存	Z99.2	b-2106
c-2112	その他の理由による保健サービスの利用者	Z55-Z99.1, Z99.3-Z99.9	b-2106
c-2200	特殊目的用コード	U00-U99	b-2200
c-2210	重症急性呼吸器症候群［SARS］	U04	b-2210
c-2220	その他の特殊目的用コード	U00-U99 の残り	b-2220

13.3 疾病、傷害及び死因の統計分類　死因分類表

死因分類表

コード	分類名	基本分類コード
01000	感染症及び寄生虫症	A00－B99
01100	腸管感染症	A00－A09
01200	結核	A15－A19
01201	呼吸器結核	A15－A16
01202	その他の結核	A17－A19
01300	敗血症	A40－A41
01400	ウイルス性肝炎	B15－B19
01401	B型ウイルス性肝炎	B16－B17.0，B18.0－B18.1
01402	C型ウイルス性肝炎	B17.1，B18.2
01403	その他のウイルス性肝炎	B15－B19の残り
01500	ヒト免疫不全ウイルス［HIV］病	B20－B24
01600	その他の感染症及び寄生虫症	A00－B99の残り
02000	新生物＜腫瘍＞	C00－D48
02100	悪性新生物＜腫瘍＞	C00－C97
02101	口唇，口腔及び咽頭の悪性新生物＜腫瘍＞	C00－C14
02102	食道の悪性新生物＜腫瘍＞	C15
02103	胃の悪性新生物＜腫瘍＞	C16
02104	結腸の悪性新生物＜腫瘍＞	C18
02105	直腸S状結腸移行部及び直腸の悪性新生物＜腫瘍＞	C19－C20
02106	肝及び肝内胆管の悪性新生物＜腫瘍＞	C22
02107	胆のう及びその他の胆道の悪性新生物＜腫瘍＞	C23－C24
02108	膵の悪性新生物＜腫瘍＞	C25
02109	喉頭の悪性新生物＜腫瘍＞	C32
02110	気管，気管支及び肺の悪性新生物＜腫瘍＞	C33－C34
02111	皮膚の悪性新生物＜腫瘍＞	C43－C44
02112	乳房の悪性新生物＜腫瘍＞	C50
02113	子宮の悪性新生物＜腫瘍＞	C53－C55
02114	卵巣の悪性新生物＜腫瘍＞	C56
02115	前立腺の悪性新生物＜腫瘍＞	C61
02116	膀胱の悪性新生物＜腫瘍＞	C67
02117	中枢神経系の悪性新生物＜腫瘍＞	C70－C72，C75.1－C75.3
02118	悪性リンパ腫	C81－C86

02119	白血病	C91-C95
02120	その他のリンパ組織，造血組織及び関連組織の悪性新生物＜腫瘍＞	C88-C90, C96
02121	その他の悪性新生物＜腫瘍＞	C00-C97 の残り
02200	その他の新生物＜腫瘍＞	D00-D48
02201	中枢神経系のその他の新生物＜腫瘍＞	D32-D33, D35.2-D35.4, D42-D43, D44.3-D44.5
02202	中枢神経系を除くその他の新生物＜腫瘍＞	D00-D48 の残り
03000	血液及び造血器の疾患並びに免疫機構の障害	D50-D89
03100	貧血	D50-D64
03200	その他の血液及び造血器の疾患並びに免疫機構の障害	D65-D89
04000	内分泌，栄養及び代謝疾患	E00-E90
04100	糖尿病	E10-E14
04200	その他の内分泌，栄養及び代謝疾患	E00-E90 の残り
05000	精神及び行動の障害	F00-F99
05100	血管性及び詳細不明の認知症	F01-F03
05200	その他の精神及び行動の障害	F00-F99 の残り
06000	神経系の疾患	G00-G99
06100	髄膜炎	G00-G03
06200	脊髄性筋萎縮症及び関連症候群	G12
06300	パーキンソン病	G20
06400	アルツハイマー病	G30
06500	その他の神経系の疾患	G00-G99 の残り
07000	眼及び付属器の疾患	H00-H59
08000	耳及び乳様突起の疾患	H60-H95
09000	循環器系の疾患	I00-I99
09100	高血圧性疾患	I10-I15
09101	高血圧性心疾患及び心腎疾患	I11, I13
09102	その他の高血圧性疾患	I10, I12, I15
09200	心疾患（高血圧性を除く）	I01-I02.0, I05-I09, I20-I25, I27, I30-I52
09201	慢性リウマチ性心疾患	I05-I09
09202	急性心筋梗塞	I21-I22
09203	その他の虚血性心疾患	I20, I23-I25
09204	慢性非リウマチ性心内膜疾患	I34-I39
09205	心筋症	I42-I43
09206	不整脈及び伝導障害	I44-I49

09207	心不全	I50
09208	その他の心疾患	I01－I02.0, I27, I30－I33, I40－I41, I51－I52
09300	脳血管疾患	I60－I69
09301	くも膜下出血	I60, I69.0
09302	脳内出血	I61, I69.1
09303	脳梗塞	I63, I69.3
09304	その他の脳血管疾患	I60－I69の残り
09400	大動脈瘤及び解離	I71
09500	その他の循環器系の疾患	I00－I99の残り
10000	呼吸器系の疾患	J00－J99
10100	インフルエンザ	J09－J11
10200	肺炎	J12－J18
10300	急性気管支炎	J20
10400	慢性閉塞性肺疾患	J41－J44
10500	喘息	J45－J46
10600	その他の呼吸器系の疾患	J00－J99の残り
11000	消化器系の疾患	K00－K93
11100	胃潰瘍及び十二指腸潰瘍	K25－K27
11200	ヘルニア及び腸閉塞	K40－K46, K56
11300	肝疾患	K70－K77
11301	肝硬変（アルコール性を除く）	K74.3－K74.6
11302	その他の肝疾患	K70－K77の残り
11400	その他の消化器系の疾患	K00－K93の残り
12000	皮膚及び皮下組織の疾患	L00－L99
13000	筋骨格系及び結合組織の疾患	M00－M99
14000	腎尿路生殖器系の疾患	N00－N99
14100	糸球体疾患及び腎尿細管間質性疾患	N00－N16
14200	腎不全	N17－N19
14201	急性腎不全	N17
14202	慢性腎臓病	N18
14203	詳細不明の腎不全	N19
14300	その他の腎尿路生殖器系の疾患	N00－N99の残り
15000	妊娠，分娩及び産じょく	O00－O99
16000	周産期に発生した病態	P00－P96
16100	妊娠期間及び胎児発育に関連する障害	P05－P08
16200	出産外傷	P10－P15
16300	周産期に特異的な呼吸障害及び心血管障害	P20－P29
16400	周産期に特異的な感染症	P35－P39

16500	胎児及び新生児の出血性障害及び血液障害	P50－P61
16600	その他の周産期に発生した病態	P00－P96 の残り
17000	先天奇形，変形及び染色体異常	Q00－Q99
17100	神経系の先天奇形	Q00－Q07
17200	循環器系の先天奇形	Q20－Q28
17201	心臓の先天奇形	Q20－Q24
17202	その他の循環器系の先天奇形	Q25－Q28
17300	消化器系の先天奇形	Q35－Q45
17400	その他の先天奇形及び変形	Q00－Q89 の残り
17500	染色体異常，他に分類されないもの	Q90－Q99
18000	症状，徴候及び異常臨床所見・異常検査所見で他に分類されないもの	R00－R99
18100	老衰	R54
18200	乳幼児突然死症候群	R95
18300	その他の症状，徴候及び異常臨床所見・異常検査所見で他に分類されないもの	R00－R99 の残り
20000	傷病及び死亡の外因	V01－Y89
20100	不慮の事故	V01－X59
20101	交通事故	V01－V99
20102	転倒・転落・墜落	W00－W19
20103	不慮の溺死及び溺水	W65－W74
20104	不慮の窒息	W75－W84
20105	煙，火及び火炎への曝露	X00－X09
20106	有害物質による不慮の中毒及び有害物質への曝露	X40－X49
20107	その他の不慮の事故	W00－X59 の残り
20200	自殺	X60－X84
20300	他殺	X85－Y09
20400	その他の外因	Y10－Y89
22000	特殊目的用コード	U00－U99
22100	重症急性呼吸器症候群［SARS］	U04
22200	その他の特殊目的用コード	U00－U99 の残り

13.4　日本で追加している細分類項目

Ⅰ　感染症及び寄生虫症
A08.5　　その他の明示された腸管感染症
A08.5a　伝染性下痢症
A08.5b　その他
A77.8　　その他の紅斑熱
A77.8a　日本紅斑熱＜リケッチア　ジャポニカによる紅斑熱＞
A77.8b　その他の紅斑熱

Ⅴ　精神及び行動の障害
F15.-　　カフェインを含むその他の精神刺激薬使用による精神及び行動の障害
F15.-a　カフェインによる精神及び行動の障害
F15.-b　アンフェタミンによる精神及び行動の障害
F15.-c　その他の精神刺激薬使用による精神及び行動の障害
F60.3　　情緒不安定性人格障害
F60.3a　衝動型人格障害
F60.3b　境界型人格障害
F60.3c　その他の情緒不安定性人格障害
F60.3d　情緒不安定性人格障害, 詳細不明

ⅩⅥ　周産期に発生した病態
P07.1　　その他の低出産体重（児）
P07.1a　その他の低出産体重（児）のうち，出産体重 1000 グラム-1499 グラムの児
P07.1b　その他の低出産体重（児）のうち，出産体重 1500 グラム-2499 グラムの児

ⅩⅦ　先天奇形, 変形及び染色体異常
Q43.3　　腸管固定の先天奇形
Q43.3a　腸回転異常（症）及び総腸間膜症
Q43.3b　その他の腸管固定の先天奇形

参考資料

参1．疾病、傷害及び死因の統計分類の変遷

第1回～第9回改訂

改訂・改正	所轄機関 国際	所轄機関 日本	告示日	項目数（細分類）	適用期間
第1回 1900（明33）	国際統計協会	内閣統計局	—	179	1899～1908 （明32～41年）[1]
第2回 1909（明42）	国際統計協会	内閣統計局	—	189	1909～1922 （明42～大11年）
第3回 1920（大9）	国際統計協会	内閣統計局	—	205	1923～1932 （大12～昭7年）
第4回 1929（昭4）	国際連盟 国際統計協会	内閣統計局	—	200	1933～1945 （昭8～20年）
第5回 1938（昭13）	国際連盟 国際統計協会	厚生省予防局 衛生統計部	—	200	1946～1949 （昭21～24年）
第6回 1948（昭23）	世界保健機関（WHO）	厚生省大臣官房 統計調査部	1951（昭26）年 4月30日	953	1950～1957 （昭25～32年）
第7回 1955（昭30）	世界保健機関（WHO）	厚生省大臣官房 統計調査部	1957（昭32）年 11月20日	953	1958～1967 （昭33～42年）
第8回 1965（昭40）	世界保健機関（WHO）	厚生省大臣官房 統計調査部	1967（昭42）年 12月28日	1,040 (3,489)	1968～1978 （昭43～53年）
第9回 1975（昭50）	世界保健機関（WHO）	厚生省大臣官房 統計情報部	1978（昭53）年 12月15日	1,178 (7,129)	1979～1994 （昭54～平6年）

第10回改訂

改訂・改正	所轄機関 国際	所轄機関 日本	告示日	3桁項目数（細分類含）	施行日（適用期間）
第10回 1990（平2）	世界保健機関（WHO）	厚生省大臣官房 統計情報部	1994（平6）年 10月12日	2,036 (14,195)	1995（平7）．1.1 ～1996（平8）．7.31
一部改正	—	厚生省大臣官房 統計情報部	1996（平8）年 7月25日	2,036 (14,195)	1996（平8）．8.1 ～1999（平11）．3.31
一部改正	—	厚生省大臣官房 統計情報部	1999（平11）年 3月31日	2,036 (14,195)	1999（平11）．4.1 ～2001（平13）．7.31
一部改正	—	厚生労働省大臣官房 統計情報部	2001（平13）年 7月23日	2,036 (14,195)	2001（平13）．8.1 ～2005（平17）．12.31
一部改正 2003（平15）	世界保健機関（WHO）	厚生労働省大臣官房 統計情報部	2005（平17）年 10月7日	2,045 (14,258)	2006（平18）．1.1 ～2009（平21）．3.31
統計法改正[2]	—	厚生労働省大臣官房 統計情報部	2009（平21）年 3月23日	2,045 (14,258)	2009（平21）．4.1 ～2015（平27）．12.31
一部改正 2013（平25）	世界保健機関（WHO）	厚生労働省大臣官房 統計情報部	2015（平27）年 2月13日	2,053 (14,609)	2016（平28）．1.1～

1) 最初のICDは、1899年の国際統計協会の会議で採用にかかる決議が採択され、翌年世界保健総会で正式に採択された。わが国では1899年の決議を受けて同年から国内適用を行った。
2) 統計法改正に伴う統計基準設定の告示（分類の内容については、2003年一部改正と変化はない）

参2．疾病、傷害及び死因の統計分類の改正に係る資料

参2.1　社会保障審議会への諮問

厚生労働省発統1101第1号
平成25年11月1日

社会保障審議会
会長　西村　周三　殿

厚生労働大臣
田村　憲久

諮　問　書

　世界保健機関が勧告する「疾病及び関連保健問題の国際統計分類」第10回改訂分類（ICD-10）の一部改正の適用について、厚生労働省設置法（平成11年法律第97号）第7条第1項第1号の規定に基づき、貴会の意見を求めます。

参2.2 社会保障審議会答申

社保審発０９２５第１号
平成２６年９月２５日

厚生労働大臣
　　塩﨑恭久殿

社会保障審議会
　　会長　　西村周三

世界保健機関が勧告する「疾病及び関連保健問題の国際統計分類」
第10回改訂分類（ICD-10）の一部改正の適用について（答申）

　平成25年11月1日厚生労働省発統1101第1号をもって諮問のあった標記については、本審議会は、下記のとおり答申する。

記

別紙「記」のとおり

別紙

平成２６年 ９月２４日

社会保障審議会
　　統計分科会
　　　　会長　　西郷　浩　殿

　　　　　　　　　　　　　　　　　　　社会保障審議会統計分科会
　　　　　　　　　　　　　　　　　　　　疾病、傷害及び死因分類部会
　　　　　　　　　　　　　　　　　　　　　　部会長　　永　井　良　三

世界保健機関が勧告する「疾病及び関連保健問題の国際統計分類」
第 10 回改訂分類（ICD-10）の一部改正の適用について（報告）

　平成 25 年 11 月 1 日厚生労働省発統 1101 第 1 号をもって社会保障審議会に諮問のあった標記について、当部会は、審議の結果、下記のとおり結論を得たので報告する。

記

　世界保健機関が勧告する「疾病及び関連保健問題の国際統計分類」（以下「ICD」という。）に準拠した「疾病、傷害及び死因の統計分類」（平成 21 年総務省告示第 176 号）は、統計法（平成 19 年法律第 53 号）第 28 条第 1 項及び附則第 3 条に基づき定められた統計基準であり、我が国の統計に使用される分類として重要な位置を占めている。
　今般、世界保健機関において勧告された ICD の改正の我が国への適用について諮問されたことを受け、最新の医学的見地等から適用の妥当性等について審議した結果、基本分類表、疾病分類表及び死因分類表を別紙のとおり改正し、適用することが適当との結論を得た。

（別紙の各分類表は、別途本巻に掲載しているため省略する。）

参2.3　統計委員会への諮問

総政企第246号
平成26年11月17日

統計委員会委員長
　西村　清彦　殿

総務大臣
　　山本　早苗

諮問第75号
　疾病、傷害及び死因の統計分類の変更について（諮問）

　標記について、統計法（平成19年法律第53号）第2条第9項に規定する統計基準を別紙のとおり変更するに当たり、同法第28条第2項の規定に基づき、統計委員会の意見を求める。

参 2.4　統計委員会答申

府 統 委 第 124 号
平成 26 年 12 月 8 日

総務大臣
山本　早苗　殿

統計委員会委員長
西村　清彦

諮問第 75 号の答申
疾病、傷害及び死因の統計分類の変更について

　本委員会は、疾病、傷害及び死因の統計分類の変更について審議した結果、下記の結論を得たので答申する。

記

1　変更の適否
　　疾病、傷害及び死因の統計分類については、諮問のとおり、変更して差し支えない。

2　理由等
　　今回の変更は、世界保健機関が定める「疾病及び関連保健問題の国際統計分類」(以下「ICD」という。)に準拠して行われるものであると同時に、我が国において用いられている用語の現状との整合性が図られること、また、我が国の傷病の実態のより適切な表示の観点にも配慮した変更であることから、適当である。
　　なお、本分類は、国際比較可能性を確保する観点から引き続き、ICDとの整合性を図るべく、定期的に改定の必要性につき検討し、必要に応じ所要の措置を講ずるべきである。その際には、統計の利用者・関係者の必要性・利便性にも配慮する必要がある。
　　また、正確・有効な統計を作成するためには、医師を始めとした関係者の統計作成への理解・協力が不可欠である。厚生労働省は本分類の変更の周知に合わせ、統計作成の意義や必要性につき、理解を得られるよう努める必要がある。

参3．関係法令（抄）

参3.1　統計法（平成19年法律第53号）（抄）

（定義）
第2条　（略）
2　（略）
3　この法律において「公的統計」とは、行政機関、地方公共団体又は独立行政法人等（以下「行政機関等」という。）が作成する統計をいう。
4～8　（略）
9　この法律において「統計基準」とは、公的統計の作成に際し、その統一性又は総合性を確保するための技術的な基準をいう。

（統計基準の設定）
第28条　総務大臣は、政令で定めるところにより、統計基準を定めなければならない。
2　総務大臣は、前項の統計基準を定めようとするときは、あらかじめ、統計委員会の意見を聴かなければならない。これを変更し、又は廃止しようとするときも、同様とする。
3　総務大臣は、第一項の統計基準を定めたときは、これを公示しなければならない。これを変更し、又は廃止したときも、同様とする。

2．統計法施行令（平成20年10月31日政令第334号）（抄）
（統計基準の設定方法）
第10条　法第28条第1項の統計基準は、公的統計の統一性又は総合性の確保を必要とする事項ごとに定めなければならない。

参3.2 平成27年2月13日総務省告示第35号

○総務省告示第三十五号

　統計法（平成十九年法律第五十三号。以下「法」という。）第二十八条第一項の規定に基づき、法第二条第九項に規定する統計基準として、疾病、傷害及び死因に関する分類を次のように定め、平成二十八年一月一日から施行し、同日以後に作成する公的統計（法第二条第三項に規定する公的統計をいう。）の表示に適用する。

　平成二十一年総務省告示第百七十六号は、平成二十七年十二月三十一日限り廃止する。ただし、平成二十八年十二月三十一日までに作成する公的統計の表示については、この告示による分類表により難い場合に限り、なお従前の例によることができる。

　平成二十七年二月十三日

総務大臣　山本　早苗

1　統計基準の名称　疾病、傷害及び死因の統計分類
2　疾病、傷害及び死因の統計分類を設定する目的
　　公的統計を疾病、傷害及び死因別に表示する場合において、当該公的統計の統一性と総合性を確保し、利用の向上を図ることを目的とする。
3　疾病、傷害及び死因の統計分類の設定に当たっての基本的な考え方
　　疾病、傷害及び死因の統計分類（以下「本分類」という。）は、世界保健機関が勧告する「疾病及び関連保健問題の国際統計分類」に準拠して設定する。ただし、我が国の疾病構造等にも配慮する。
4　疾病、傷害及び死因の統計分類の構成及び分類符号の標記
　　本分類は、以下の分類表により構成されている。
（1）　基本分類表（章分類22項目、基本分類14,609項目）
（2）　疾病分類表（大分類85項目、中分類148項目、小分類374項目）
（3）　死因分類表（133項目）

　基本分類表の章分類の名称並びに基本分類表、疾病分類表（大分類、中分類及び小分類）及び死因分類表の章分類別項目数は、次の表のとおりである。

章分類		基本分類表　基本分類	疾病分類表 大分類	疾病分類表 中分類	疾病分類表 小分類	死因分類表
Ⅰ	感染症及び寄生虫症（A00−B99）	920	6	10	29	12
Ⅱ	新生物＜腫瘍＞（C00−D48）	874	6	12	46	26
Ⅲ	血液及び造血器の疾患並びに免疫機構の障害（D50−D89）	192	3	3	5	3
Ⅳ	内分泌，栄養及び代謝疾患（E00−E90）	412	5	5	13	3
Ⅴ	精神及び行動の障害（F00−F99）	504	5	8	9	3
Ⅵ	神経系の疾患（G00−G99）	389	1	7	15	6

VII	眼及び付属器の疾患（H00－H59）	307	3	5	13	1
VIII	耳及び乳様突起の疾患（H60－H95）	135	6	8	14	1
IX	循環器系の疾患（I00－I99）	453	7	12	33	20
X	呼吸器系の疾患（J00－J99）	279	7	12	23	7
XI	消化器系の疾患（K00－K93）	503	8	14	33	7
XII	皮膚及び皮下組織の疾患（L00－L99）	399	1	4	13	1
XIII	筋骨格系及び結合組織の疾患（M00－M99）	623	5	11	26	1
XIV	腎尿路生殖器系の疾患（N00－N99）	505	4	9	23	7
XV	妊娠、分娩及び産じょく＜褥＞（O00－O99）	501	5	5	13	1
XVI	周産期に発生した病態（P00－P96）	389	1	3	7	7
XVII	先天奇形、変形及び染色体異常（Q00－Q99）	707	1	3	16	8
XVIII	症状、徴候及び異常臨床所見・異常検査所見で他に分類されないもの（R00－R99）	398	1	1	7	4
XIX	損傷、中毒及びその他の外因の影響（S00－T98）	1,629	3	6	20	
XX	傷病及び死亡の外因（V01－Y98）	3,732				12
XXI	健康状態に影響を及ぼす要因及び保健サービスの利用（Z00－Z99）	712	4	7	13	
XXII	特殊目的用コード（U00－U99）	46	3	3	3	3
	計	14,609	85	148	374	133

　本分類の分類符号は、アルファベットと数字で表記し、基本分類表の基本分類においては、符号が4桁以上になる場合は、3桁目と4桁目の間に小数点を付し、疾病分類表においては、アルファベットと数字の間にハイフンを用いる。
5　疾病、傷害及び死因の統計分類の適用に当たって留意すべき事項
　本分類の適用に当たっては、次項の分類表の各表の分類項目を集約し、又は細分することができる。ただし、同項の分類表の各表の最大分類項目及び異なる最大分類項目に属する下位分類項目は、集約することができない。
6　分類表
（1）　基本分類表
（2）　疾病分類表
（3）　死因分類表

（各分類表は、別途本巻に掲載しているため省略する。）

参4．過去の改訂及び改正に係る資料

参4.1 WHOにおけるICD-10の主な概要

参4.1.1 第43回世界保健総会におけるICD-10採択について

1984年（昭和59年）にWHOより第10回ICD改訂分類の草案が提示された。この提示を受けて、我が国においては、厚生統計協議会第4部会「疾病、傷害及び死因統計に関する部会」の委員及び専門委員により、慎重に審議を重ね日本側意見を取りまとめ、我が国の意見をWHOに提出した。これらの提案は、WHOの試案又は問題点に対する我が国の意見を述べたものであり、日本からの最終提案（第7回目）は、1989年9月にスイスで開催されたICD-10改訂国際会議において行っている。

参4.1.2 第9回改訂から第10回改訂の主な概要

（ア）基本的な分類

第10回改訂でも章構成においては、本質的には第9回と同様であるが、免疫機構の障害が血液及び造血器の疾患とともにまとめられ、栄養及び代謝疾患に含められていたものが「血液及び造血器の疾患並びに免疫機構の障害」の新しい章で「D」のコードが使われ、「新生物＜腫瘍＞」の次の章に配置された。

「神経系及び感覚器の疾患」の章は三つの章に分割され、「神経系の疾患」は「G」のコードが、「眼及び付属器の疾患」並びに「耳及び乳様突起の疾患」の二つの章は「H」のコードが使われた。

また、「尿路性器系の疾患」、「妊娠、分娩及び産じょく＜褥＞」、「周産期に発生した病態」及び「先天奇形、変形及び染色体異常」に関する章はXIV章からXVII章に連続して構成された。

更に、補助分類であった「外因の補助分類」及び「健康状態に影響を及ぼす要因及び保健サービス受療の理由に関する補助分類」は中心分類の一部として含め、新規に二つの章を持ったことにより、章区分の数は21となった。

次に、基本分類項目は、4桁レベルの比較では約7,000項目から約14,000項目へと倍増した。また、分類コードは今までの数字だけによるコードから、最初の桁をAからZ（Uは除く）とする英数字コードに変更となった。

（イ）選択ルール（準則）及び死亡診断書の見直し

WHOでは、死亡を招いた一連の病態の原因となった傷病を原死因と定義し、死亡診断書の記載から原死因を選び出すため、死因選択ルールが作られている。ICD-10ではこのルールが見直され、「一般準則」が「一般原則」と呼称が変わり、一般準則が適用できない場合に使用した「準則1～3」が「ルール1～3」となった。また、修正ルールである「準則4～12」までが整理され「ルールA～F」となった。

死亡診断書の国際様式については、各国の必要性に応じて、死亡の原因Ⅰ欄にd欄を加えて4欄にするように勧告された。

（ウ）特定製表用リスト

前回のICDでは、307項目の基本製表用リストと各々55項目の死因リスト及び疾病リストの3種類が提案されたが、今回の疾病製表用リストは298の詳細な項目を含んでいる。疾病リストは、各分類項目を一度だけ含まれている簡約化されたリストであり、連続した項目を加えることにより、疾病群及びICDの章の合計が得られる。

死亡の特定製表用リストには二つの簡約リスト及び二つの選択リストがある。簡約リストは

ICDの各章に対し項目をあて、3桁分類項目の全範囲を凝縮している。選択リストはICDのほとんどの章中にある項目を含み、これらの項目は、国内的、国際的レベルの両方に関係する住民の健康状態及び死亡関連の健康問題の観察又は分析に重要な病態や外因についてのものである。

なお、これらの四つの特定製表用リストは、各国における、最も重要な疾病及び死亡の外因についての適切な情報源となっている。

参4.1.3 WHOにおけるICD-10の改正（update）プロセスについて

(ア)　WHOは、1990年のICD-10の勧告後、新しい疾病、臨床（医学的）知識の変化、医学用語の変化、分類表の一層の明確化等に対応するため、1997年以来、ICD-10の改正（update）、すなわち、ICD-10のまま改善（大改正、小改正）を加え、その適用を各国に勧告している。

(イ)　一部改正の原則は、「基本分類表（Tabular list）」については、下記の区分により3年ごとの「大改正（Major change）」と毎年行われる「小改正（Minor change）」に分けて改正されており、基本分類表に影響を与えない「索引」については、毎年改正される。

(ウ)　大改正については、毎年10月に開催されるWHO-FIC※ネットワーク会議において、WHOが受理したICD-10の改正項目のうち大改正に該当する更新事項が翌年公表され、指定された大改正の年の1月から施行される。

　　　小改正については、毎年10月に開催されるWHO-FICネットワーク会議において、WHOが受理したICD-10の改正項目のうち小改正に該当する更新事項が翌年公表され、公表された年の翌年1月から施行される。

※WHO-FIC：WHO国際分類ファミリー（WHO Family of International Classifications）

[参考] 大改正と小改正の区分

大改正（Major change）	小改正（Minor change）
・新たなコードの追加	・あるコードについて、同一の3桁分類項目のカテゴリー内における索引の修正もしくは明確化
・コードの削除	・内容例示表もしくは索引の強化（例：包含、除外項目の追加及び二重分類の追加など）
・コードの移動	
・あるカテゴリーについて、3桁分類項目のカテゴリーの変化を伴う索引の改正	・あるコードについて、概念の変化ではなく表現の強化
・罹患率もしくは死亡率に関するデータの収集の精度に影響を与えるルールもしくはガイドラインの改正	・罹患率もしくは死亡率に関するデータの収集の精度に影響を与えないルールもしくはガイドラインの改正
・新たな用語の索引への導入	・誤植の修正

参4.2　ICD-10（1990年版）の適用
参4.2.1　経緯
　WHOから第10回ICD改訂分類に関する勧告を受けて、我が国においては、厚生統計協議会第4部会の場を中心に、委員及び専門委員によって慎重に審議が行われ、国際疾病分類（3桁・4桁コード）に別表「日本で追加した細分類項目」を追加することとなった。この分類は、統計審議会に報告した後、「疾病、傷害及び死因の統計分類基本分類表」として平成6年10月12日公示された（平成6年総務庁告示第75号）。

　また、「疾病分類表」及び「死因分類表」についても同様に、WHOから提案された、特定製表用リストをもとに、国際比較との可能性、関連する統計調査の利用、これまでの統計表章との連続性、我が国の疾病構造に鑑み重要な疾患についての考慮、医療水準の向上等による我が国の死因構造の変化、各分野におけるニーズなど多面的な配慮のもとに審議が行われ作成され、同様の手続で平成6年10月12日に公示された。

参4.2.2　我が国における死亡診断書等
　厚生労働省（旧厚生省大臣官房統計情報部と健康政策局）では、ICD-10の勧告（1990年）を契機として、死亡診断書（死体検案書）及び死産証書（死胎検案書）の抜本的改定を図るため、関係団体の代表者等から構成される死亡診断書等検討委員会を設置し、様々な観点から審議を続け、その報告に基づき医師法施行規則及び歯科医師法施行規則、死産届書、死産証書及び死胎検案書に関する省令の一部改正を行い、平成7年1月1日から新しい書式を用いている。

　死亡診断書等の目的は、死亡（死産）事実の単なる証明ではなく、それぞれの死亡（死産）に至る過程を医学的・客観的に表現することである。ここに表現された内容が個々の死亡診断書のレベルでは貴重な医学的・法律的な証明として活かされ、集合体としては死亡統計となって保健・医療・福祉に関する行政の重要な基礎資料として役立つとともに、医学研究を始めとした各分野で活用されることになる。従って、死亡診断書等は、死亡を一時点のみではなく、死亡（死産）に至る過程を流れとして総合的に表現できるものでなくてはならないが、この視点が改訂書式作成に当たって検討された最も重要なポイントであった。

(1) 死亡診断書（死胎検案書）の主な変更点

事項名等	改訂のポイント
「発病年月日」 （事項の削除）	がん等の慢性疾患では、いつの時点をもって発病とするのかを明確に判断するのが困難であることから、当欄を削除した。
「死亡したところ及びその種別」 （種別の追加等）	今後の高齢者死亡の増加を勘案し、種別の選択肢の中に「老人ホーム」を追加した。なお老人ホームとは、特別養護老人ホーム、養護老人ホーム、軽費老人ホーム及び有料老人ホームをいう。
「死亡の原因」 （Ⅰ欄の増設）	ICD-10の勧告、わが国における今後の高齢者死亡の増加に伴う死因構造の多様化・複雑化等を総合的に勘案し、現行の3欄から4欄に増設した。
（心不全関係）	「死亡の原因」欄の注意書きとして「疾患の終末期の状態としての心不全、呼吸不全等は書かないでください」を追加した。これは心不全等という記載全てを否定するものではなく、死の直前の状態としての心不全等のみを捉えて「心不全」等と記載しないでほしいという趣旨でICD-10の勧告に基づいたものである。
（Ⅱ欄の事項名）	Ⅱ欄の事項名を現行書式の「その他の身体状況」から「直接には死因に関係しないがⅠ欄の傷病経過に影響を及ぼした傷病名等」と、ICD-10の勧告における英文の直訳に変更し、記載内容を明確にした。
「死因の種類」 （事項名と位置）	事項名を現行書式の「死亡の種類」から「死因の種類」に変更するとともに、死亡の原因を判断してから死因の種類を選ぶために位置を「死亡の原因」欄の下に変更した。
（外因死の選択肢の充実）	外因死統計の充実を図る観点から、外因死を「不慮の外因死」と「その他及び不詳の外因死」に分割するとともに、外因の選択肢を大幅に充実した。
「外因死の追加事項」 （注意書き）	外因の発生状況について、死亡診断を行う医師が自ら把握できない場合もあることから、注意書きとして「伝聞又は推定情報の場合でも書いてください」を追加した。
（従業中か否かを判断する事項の削除）	外因発生が従業中か否かを死亡診断を行う医師が判断することは難しいこと、労働災害認定の際には死亡診断書の記載内容以外の調査の結果等が重要視されることから、「従業中か否か」を判断する事項を削除した。
「生後1年未満で病死した場合の追加事項」 （対象の拡大と事項の明確化）	対象を現行書式の早期新生児死亡から乳児死亡（病死）に拡大・整理するとともに、記入者が容易に記入できて利用側が効率的に活用できるように必要な事項を明確に項立てた。なお、当欄の記入者は必ずしも出生時の状況を詳細に把握していない可能性があることから、母子健康手帳等から容易に転記できる事項で構成されている。
「その他特に付言すべきことがら」 （新規追加）	死亡へ至る過程はそれぞれ異なり、予め決められた事項だけでは詳細に表現することは不可能なことから、各々の記載内容を補完するためのいわゆる備考欄を新設した。
「記入の注意」 （位置の変更）	記入者が、記入中に不明な点が生じた場合に、必要な注意書きを直ちに読めるように、「記入の注意」を書式の欄内又は各々の事項の右側に一覧形式で記載した。

(2) 死産証書（死胎検案書）の主な変更点

事項名等	改訂のポイント
「妊娠週数」 （「日」の追加）	妊娠週数の正確な把握を目的として、従来の「何週」に加えて「何日」を記入する欄を追加した。ただし、「日」まで正確な記載が難しい場合は、従来どおり「週」のみの記載でも可能となっている。
「死産児の身長」 （事項の新設）	現行書式の「死産児の体重」のみでは死産児の発育状況の正確な把握が困難なため、「死産児の身長」を記入する欄を新設した。
「自然死産の原因若しくは理由又は人工死産の理由」 （構成の変更等）	「自然死産の場合」及び「人工死産の場合」の記入欄を明確にするため、各々の記入欄の上に事項名を記載するとともに、「優生保護法によらない場合」の記入欄を新設した。
（Ⅰ欄の削減）	Ⅰ欄の原因（理由）記載欄については、5欄で構成されていたものが、死亡診断書との整合性及び実際には最下欄にほとんど記入例がないことから、4欄に削減した。
（Ⅱ欄の事項名）	死亡診断書と同様の内容、趣旨。
「胎児手術の有無」	今後の増加を勘案し、有無及び「有」の場合の「部位及び主要所見」記入欄を新設した。
「記入の注意」 （位置の変更）	記入者が、記入中に不明な点が生じた場合に、必要な注意書きを直ちに読めるように「記入の注意」を書式の欄内又は各々の事項の右側に一覧形式で記載した。

参4.2.3 我が国で使用する分類表：ICD-10（1990年）準拠版

疾病、傷害及び死因の統計分類基本分類表、疾病分類表及び死因分類表の3種の分類表が告示されている。

基本分類表は第43回世界保健総会で採択されたICD-10に「日本で追加した細分類項目」を追加し、作成されたものである。

疾病分類表は、第9回まで使用されていた大中小分類との整合性を保ちながら、これまで一表であった大分類、中分類および小分類がそれぞれ独立し、分類表としての形式を統一した。

疾病分類は、我が国の疾病罹患の状況を概括できるように、推定患者数を基準にして、大、中、小分類が作成された。それぞれの分類の項目数、これまでの統計表章との連続性およびWHOが勧告した特定製表用リストとの整合性、各疾病間の項目のバランス等を含めて検討が行われた。さらに、大分類、中分類及び小分類の相互の包含関係を明確にするため、中分類には大分類のコードを、小分類には中分類のコードを加えた。また、各項目の包含する範囲については、可能な限り死因分類の項目と共通にし、相互のデータ比較が可能となるようにした。

死因分類については、一定数を超える死因または社会的に重要である死因を項目として採用し、関連する統計調査での利用、これまでの統計表章との連続性等を考慮しつつ、我が国の死因構造を概括的に把握することが可能となるよう検討が行われた。

なお、人口動態統計においては、基本分類表の一部に5桁細分類項目を追加した分類、告示された死因分類表の他に、それぞれの目的に応じて選択死因分類表、死因年次推移分類表、乳児死因分類表、感染症分類表、死因順位に用いる分類項目が使用されている。

参4.2.4 日本における細分類項目：ICD-10（1990年）準拠版

Ⅰ　感染症および寄生虫症
A08.5　　その他の明示された腸管感染症
A08.5a　伝染性下痢症
A08.5b　その他
A77.8　　その他の紅斑熱
A77.8a　日本紅斑熱＜リケッチア，ジャポニカによる紅斑熱＞
A77.8b　その他の紅斑熱

Ⅴ　精神および行動の障害
F15.-　　カフェインを含むその他の精神刺激薬使用による精神および行動の障害
F15.-a　カフェインによる精神および行動の障害
F15.-b　アンフェタミンによる精神および行動の障害
F15.-c　その他の精神刺激薬使用による精神および行動の障害
F60.3　　情緒不安定性人格障害
F60.3a　衝動型人格障害
F60.3b　境界型人格障害
F60.3c　その他の情緒不安定性人格障害
F60.3d　情緒不安定性人格障害，詳細不明

XVI　周産期に発生した病態
P07.1　　　その他の低出産体重（児）
P07.1a　　その他の低出産体重（児）のうち、出産体重 1000 グラム－1499 グラムの児
P07.1b　　その他の低出産体重（児）のうち、出産体重 1500 グラム－2499 グラムの児

XVII　先天奇形，変形および染色体異常
Q43.3　　　腸管固定の先天奇形
Q43.3a　　腸回転異常（症）および総腸間膜症
Q43.3b　　その他

参 4.2.5 分類項目数：ICD-10 と ICD-9 との比較

		3桁項目数 ICD-10	3桁項目数 ICD-9	4桁を持つ3桁項目数 ICD-10	4桁を持つ3桁項目数 ICD-9	4桁項目数 ICD-10	4桁項目数 ICD-9
I	感染症および寄生虫症　　　　　（A　B）	†1　171	†5　120	†1　133	†4　96	†64　738	†75　565
II	新生物　　　　　　　　　　　　（C　D）	136	92	113	82	716	570
III	血液および造血器の疾患ならびに免疫機構の障害　　（D）	*2　34	10	*1　27	9	*2　157	61
IV	内分泌,栄養および代謝疾患　　（E）	*2　73	37	*1　56	32	†15 *3　337	†15　206
V	精神および行動の障害　　　　　（F）	*2　78	30	*2　60	25	*10　389	180
VI	神経系の疾患　　　　　　　　　（G）	*16　67	(35)	*12　55	(31)	*58　319	(210)
VII	眼および付属器の疾患　　　　　（H）	*12　47	*1　(20) 65	*12　45	*1　(20) 61	*39　260	*42　(178) 458
VIII	耳および乳様突起の疾患　　　　（H）	*5　24	(10)	*4　22	(10)	*13　111	(70)
IX	循環器系の疾患　　　　　　　　（I）	*8　77	58	*8　70	40	*32　377	*9　208
X	呼吸器系の疾患　　　　　　　　（J）	*3　63	*2　50	*2　45	*2　28	*8　213	*14　136
XI	消化器系の疾患　　　　　　　　（K）	*5　71	48	*5　66	37	*15　405	*3　250
XII	皮膚および皮下組織の疾患　　　（L）	*6　72	26	*3　57	21	†1 *6　323	†1　125
XIII	筋骨格系および結合組織の疾患　（M）	*12　79	*1　30	*12　78	*1　28	†6 *66　543	*3 *29　245
XIV	尿路性器系の疾患　　　　　　　（N）	*9　82	47	*9　67	40	*36　419	*3　273
XV	妊娠、分娩および産じょく＜褥＞　　　　　　　　（O）	75	46	64	33	412	239
XVI	周産期に発生した病態　　　　　（P）	*1　59	20	51	19	327	*2　157
XVII	先天奇形, 変形および染色体異常　　　　　　　　　　（Q）	87	20	86	20	623	168
XVIII	症状, 徴候および異常臨床所見・異常検査所見で他に分類されないもの　　　（R）	90	20	56	19	296	161
XIX	損傷, 中毒およびその他の外因の影響　　　　　（S　T）	195	190	179	113	1,262	815
XX	傷病および死亡の外因　（V　W　X　Y）	372	192	363	94	3,309	624
XXI	健康状態に影響をおよぼす要因および保健サービスの利用　　　　（Z）	84	77	82	66	623	510
	合　　計	2,036 †1 *83	1,178 †5 *4	1,775 †1 *71	863 †4 *4	12,159 †86 *288	5,951 †94 *102

注：（　）内の数は ICD-9 に対する ICD-9 の内訳である。

参4.3　ICD-10（2003年版）の適用
参4.3.1　社会保障審議会統計分科会疾病、傷害及び死因分類部会

　現在、我が国は、WHOが1990年に勧告したICD-10を1995年から適用している。

　WHOは、これまで、ICD-9からICD-10のように、概ね10年ごとにICDの改訂（リビジョン（revision））を行ってきたが、ICD-10からは改正（アップデート（update））のプロセスが導入された。

　我が国は、世界各国におけるWHOの改正の勧告の適用状況と、WHOの勧告を我が国に適用する手続き等を考慮し、その適用を行わなかったが、WHOが2004年にICD-10の改正の勧告をホームページに掲載し、2005年5月にICD-10の第2版を書籍として刊行したことと各国の適用の動向を踏まえ、我が国における疾病、傷害及び死因の実態を一層正確に把握し、国際比較可能とするため、WHOの最新の勧告を適用することとし、社会保障審議会統計分科会の下に、医学の各分野について専門的知識を有する学識経験者で構成する部会を設置し検討することとした。

　平成16年10月14日の第7回社会保障審議会統計分科会において疾病、傷害及び死因分類部会が設置され、平成17年1月7日に厚生労働大臣から社会保障審議会会長にICD-10（2003年版）の我が国への適用に関して諮問が行われ、ただちに統計分科会、更に統計分科会疾病、傷害及び死因分類部会に付議された。平成17年1月13日、同年7月7日の同部会の審議を経てとりまとめられた報告が統計分科会、社会保障審議会の了承を得て、同年7月26日に、社会保障審議会会長から厚生労働大臣に答申が行われた。

　社会保障審議会の答申を受けて、総務大臣は、「統計調査に用いる産業分類並びに疾病、傷害及び死因分類を定める政令」（昭和26年政令第127号）に基づき、平成17年10月7日に「統計調査に用いる産業分類並びに疾病、傷害及び死因分類を定める政令第三条の規定に基づく疾病、傷害及び死因に関する分類」（平成17年総務省告示第1147号）を告示し、我が国の統計に使用する「疾病、傷害及び死因の統計分類」として、「疾病、傷害及び死因の統計分類基本分類表」、「疾病分類表」及び「死因分類表」を定め、平成18年1月1日から施行することとされた。

　平成6年告示において、「疾病、傷害及び死因の統計分類基本分類表」に追加した「日本で追加した細分類項目」は、今回の告示改正では変更がない。また、「疾病分類表」及び「死因分類表」については、「疾病、傷害及び死因の統計分類基本分類表」の改正内容をそのまま反映したものとなっている。

　なお、人口動態統計において使用する感染症分類表については、「感染症の予防及び感染症の患者に対する医療に関する法律及び検疫法の一部を改正する法律（平成15年法律第145号）」が平成15年10月16日に公布され、同年11月5日から施行されたことに伴い変更された。

社会保障審議会統計分科会「疾病、傷害及び死因分類部会」委員
(五十音順、敬称略。○印は部会長)　　　　　　　　　　(平成17年1月時点)

氏　　　　名	職　　　　　　　　　　　　　名
飯　島　正　文	昭和大学病院長
飯　森　眞喜雄	東京医科大学病院副院長
石名田　洋　一	独立行政法人国立病院機構埼玉病院名誉院長
大　江　和　彦	東京大学大学院教授
落　合　和　徳	東京慈恵会医科大学産婦人科学教授
加　我　君　孝	東京大学大学院教授
勝　又　義　直	名古屋大学大学院医学系研究科教授
嘉　山　孝　正	山形大学医学部長
北　島　政　樹	慶応義塾大学医学部長
北　村　　聖	東京大学医学教育国際協力研究センター教授
○北　村　惣一郎	国立循環器病センター総長
黒　川　　清	東京大学先端科学技術研究センター客員教授
菅　野　健太郎	自治医科大学消化器内科教授
田　中　紘　一	京都大学病院長
永　井　良　三	東京大学病院長
名和田　　新	九州大学大学院医学研究院病態制御内科学教授
藤　原　研　司	埼玉医科大学教授
堀　江　孝　至	日本大学医学部長
増　田　寛次郎	日本赤十字社医療センター院長
松　尾　宣　武	国立成育医療センター名誉総長
柳　澤　正　義	国立成育医療センター総長
山　本　修　三	慶応義塾大学医学部客員教授

参4.3.2　主な改正点：ICD-10（2003年）準拠版

```
1　WHO勧告に基づく改正
 (1) 新たな分類項目の設定（Uコード利用）
    ・重症急性呼吸器症候群（SARS）
    ・抗生物質に耐性の細菌性病原体
 (2) 項目の移動
    ・胃ポリープ
        新生物（D13.1）から消化器系の疾患（K31.7）へ移動
    ・大腸＜結腸＞ポリープ
        新生物（D12.6）から消化器系の疾患（K63.5）へ移動
     等
 (3) 分類項目の廃止及び新設（Uコード以外）
    廃止　　8
    新設　　1 3
```

— 1118 —

　　　　・肝臓提供者＜ドナー＞（Z52.6）
　　　　・心臓提供者＜ドナー＞（Z52.7）
　　　等
　(4)　剣印（†）の変更
　　　削除　　１１
　　　新設　　２
　　　注：剣印（†）、星印（＊）等について
　　　　　ある特定の疾患には、剣印のコードと星印のコードを２つ付けることができる（ダブルコーデイング）。
　　　　　この方法は、ICD-9より導入された方法でICD-10においても引き続き用いられている。基礎疾患としては剣印（†）のコードを、その疾患から症状が発現した特定の臓器部位における症状としては星印（＊）のコードを付けることができる。
　　　　　これは、基礎疾患のみでコード化すると、症状があらわれている専門領域の統計が十分とられないからである。このシステムにより星印（＊）のコードで集計すると特定の臓器部位における症状の統計が得られる。
　　　　　なお、死因統計の際には、剣印（†）のコードを集計する。
　　　（例）　成人型糖尿病性白内障
　　　　　・基礎疾患としてコードした場合
　　　　　　　E11.3†　　インスリン非依存性糖尿病＜NIDDM＞
　　　　　・発現した症状をコードした場合
　　　　　　　H28.0＊　　糖尿病（性）白内障（共通４桁項目、３を伴うE10－E14†）

２　法令の改正等に基づく名称の変更
　　　精神分裂病　　→　　統合失調症
　　　痴呆　　　　　→　　認知症

３　医学の進歩等に対応した名称の変更
　　　慢性関節リウマチ　→　　関節リウマチ
　　　妊娠中毒症　　　　→　　妊娠高血圧症候群
　　　等

参4.3.3　分類項目数：ICD-10（2003年）準拠版

		3桁項目数		4桁項目数
		総数	4桁を持つ3桁項目数	
I	感染症および寄生虫症（A,B）	171	133	743
II	新生物（C,D）	136	113	716
III	血液および造血器の疾患ならびに免疫機構の障害（D）	34	27	157
IV	内分泌、栄養および代謝疾患（E）	73	56	338
V	精神および行動の障害（F）	81	63	423
VI	神経系の疾患（G）	67	55	320
VII	眼および付属器の疾患（H）	47	45	260
VIII	耳および乳様突起の疾患（H）	24	22	111
IX	循環器の疾患（I）	77	70	378
X	呼吸器系の疾患（J）	63	45	213
XI	消化器系の疾患（K）	71	66	408
XII	皮膚および皮下組織の疾患（L）	72	57	323
XIII	筋骨格系および結合組織の疾患（M）	79	78	542
XIV	腎尿路生殖器系の疾患（N）	82	67	419
XV	妊娠、分娩および産じょく＜褥＞（O）	76	64	412
XVI	周産期に発生した病態（P）	59	51	330
XVII	先天奇形、変形および染色体異常（Q）	87	86	620
XVIII	症状、徴候および異常臨床所見・異常検査所見で他に分類されないもの（R）	90	56	296
XIX	損傷、中毒およびその他の外因の影響（S,T）	195	179	1,262
XX	傷病および死亡の外因（V,W,X,Y）	372	363	3,309
XXI	健康状態に影響をおよぼす要因および保健サービスの利用（Z）	84	82	625
XXII	特殊目的用コード（U）	5	4	8
	合計	2,045	1,782	12,213

参4.4 統計法（平成19年法律第53号）の全面施行に伴う統計基準としての設定について

(1) 統計委員会への諮問

総政企第 8 号
平成 21 年 1 月 19 日

統計委員会委員長
　　竹　内　　啓　殿

総　務　大　臣
鳩　山　邦　夫

諮問第14号
日本標準産業分類及び疾病、傷害及び死因の統計分類の
統計基準としての設定について（諮問）

　標記について、別紙のとおり設定するに当たり、統計法（平成19年法律第53号）第28条第2項及び附則第3条の規定に基づき、統計委員会の意見を求める。

(2) 統計委員会答申

府統委第 7 号
平成 21 年 1 月 19 日

総務大臣
　鳩山邦夫殿

統計委員会委員長
竹内　啓

諮問第 14 号の答申
日本標準産業分類及び疾病、傷害及び死因の
統計分類の統計基準としての設定について

　本委員会は、日本標準産業分類及び疾病、傷害及び死因の統計分類を統計法に規定する統計基準として設定することについて審議した結果、下記の結論を得たので答申する。

記

1　統計基準として設定することの適否
　日本標準産業分類及び疾病、傷害及び死因の統計分類については、諮問のとおり、統計法に規定する統計基準として設定して差し支えない。
2　理由等
　ア　統計基準として設定することの理由
　　　日本標準産業分類及び疾病、傷害及び死因の統計分類は、標準統計分類として様々な分野で利用されており、平成 21 年 4 月の新たな統計法（平成 19 年法律第 53 号。以下「新法」という。）の全面施行後も、統計の統一性と総合性を確保し、利用の向上を図るために重要であることから、統計基準として設定する必要がある。
　イ　今後の検討
　　　日本標準産業分類については、世界各国の経済・産業構造が地球規模で相互により一層連関を深めている状況を、また、疾病、傷害及び死因の統計分類については、世界保健機関の疾病及び関連保健問題の国際統計分類の改定の動向を踏まえるとともに、今後閣議決定される予定である「公的統計の整備に関する基本的な計画」も踏まえ、所要の見直しを着実に行うことが肝要である。

平成28年5月25日　第1版　第1刷　発行	
定価　8,800円　本体8,000円　⑩	
送料　実費	

疾病、傷害及び死因の統計分類提要
ICD-10（2013年版）準拠
第1巻
Tabular list
（内容例表示）

編　集	厚生労働省大臣官房統計情報部
発　行	一般財団法人　厚生労働統計協会
	郵便番号　103-0001
	東京都中央区日本橋小伝馬町4-9
	小伝馬町新日本橋ビルディング3F
	電　話　03—5623—4123
印　刷	大和綜合印刷株式会社

ISBN978-4-87511-674-5　¥8000E